2021年上海交通大学研究生院核心课程教材培育项目

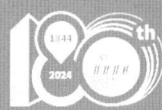

U0653528

# 老年医学新概念

New Concept of
**Geriatric Medicine**

（第二版）

陆惠华 方宁远 **主编**

孟 超 金 贤 刘宝林 胡耀敏 **副主编**

上海交通大学研究生院医学院分院 **指导**

上海交通大学仁济临床医学院 **组编**

上海交通大学 出版社
SHANGHAI JIAO TONG UNIVERSITY PRESS

**内容提要**

本书为老年医学新概念(第二版)教材,旨在提高医学研究生对社会老龄化的认识,普及老年医学基本概念、理念、新知识等,培养学生提出问题、分析问题和解决问题的能力。全书分为总论和各论两篇,总论部分阐述老年医学的新概念和共性问题,如老龄化新概念、老年综合评估、老年综合征、老年康复护理和心理健康、老年营养和老年用药等;各论部分从具体疾病出发,详细阐述老年疾病的特点、病因、诊断、治疗和预后。此外,本书还附有创新实用、应用型题库专篇,包括选择题(含 A1 型题和 A2 型题)、简答题和病例分析型思考题。

本书适合研究型或临床型学科硕士、博士研究生以及住院/专科规范化培训医师学习使用,也可供各学科课程老师参考。

**图书在版编目(CIP)数据**

老年医学新概念 / 陆惠华,方宁远主编. -- 2 版.

上海 :上海交通大学出版社,2024.9. -- ISBN 978-7-313-31689-9

Ⅰ.R592

中国国家版本馆 CIP 数据核字第 2024C2E881 号

老年医学新概念(第二版)

LAONIAN YIXUE XINGAINIAN (DI-ER BAN)

主 编:陆惠华 方宁远

出版发行:上海交通大学出版社　　　　　　地　　址:上海市番禺路 951 号

邮政编码:200030　　　　　　　　　　　电　　话:021 - 64071208

印　　刷:常熟市文化印刷有限公司　　　　经　　销:全国新华书店

开　　本:787mm×1092mm　1/16　　　印　　张:39

字　　数:948 千字

版　　次:2021 年 11 月第 1 版　　　　　印　　次:2024 年 9 月第 2 次印刷
　　　　　2024 年 9 月第 2 版

书　　号:ISBN 978 - 7 - 313 - 31689 - 9

定　　价:78.00 元

# 编委会

# 再版序

我国老龄化的进程发展迅猛,2023年始已进入人口负增长期。目前我国60岁及以上人口2.97亿(占比21.1%),其中65岁及以上人口2.17亿(占比15.4%),80岁及以上高龄老人近4000万(占比2.8%),已经进入深度老龄化(aged)期。党的二十届三中全会从国家发展战略的高度出发,对健全人口发展支持和服务体系做出部署,提出"以应对老龄化、少子化为重点完善人口发展战略,健全覆盖全人群、全生命周期的人口服务体系,促进人口高质量发展"。近年来,国家面临老龄化日益严峻的挑战,制定了完善发展养老事业和养老产业的系列政策,强调要加快培养老年医学、护理、康复等国家急需紧缺人才,我国老年医学专科建设也因此得到了快速发展。

2018年我国老年医学专科作为十个试点专科之一,进入了国家专科医师培训试点行列,至今46个培训基地已经考核结业近400名老年医学专科医师。2021年,上海交通大学医学院陆惠华教授和方宁远教授主编出版了《老年医学新概念》一书,是我国较早一批与时俱进的老年医学专科多学科研究生、住院/专科医师规范化培训教材的代表,因其内容新颖、实用性强而深受好评,被评价为一部能够促进"健康老龄化"和"健康中国"战略目标实现的教材。令人鼓舞的是,目前,上海交通大学研究生院优秀研究生教材培育项目——《老年医学新概念》(第二版)也出版了!

《老年医学新概念》(第二版)聚焦整合了当下迅猛发展的老年医学前沿、热点与难点的实际问题,全书分为上、下两篇,共25章,内容包括老年医学的基础知识及临床诊疗知识,增加了反映新时代老年医学新特点、思政课程的内容及人工智能新技术在老年医学相关领域的应用,以期提高老年医学工作者的预防与诊疗水平,从而明显提高老年患者的生活质量和适当延长健康期望寿命。书后附有创新应用型题库,旨在加强临床思维训练,切实提高临床医师们分析问题和解决问题的实战能力。

本书主编之一陆惠华教授是一位德高望重的老师和医学前辈,几十年来,她严谨治学、呕心沥血、无私奉献,倾心指导临床医生毕业后教育,并荣获上海市住院医师规范化培训杰出贡献奖。我国老年医学专科建设取得的每一步成就都凝聚着她和众多老一辈专家的心血,八十三岁高龄仍然坚持教学一线工作,她始终是我们心中的楷模和学习的榜样! 主编之二方宁远教授作为资深老年医学专家和全科医学系主任,近年来在临床医生规范化培训中成绩卓著。本次《老年医学新概念》(第二版)增补了相关专业领域的资深专家,6位特别策划,64位编委,在主编的精心组织下,坚持严谨治学的仁济传统,集思广益,倾力协作,共同推动了《老年医学新概念》(第二版)的问世。

　　相信《老年医学新概念》(第二版)的出版发行,将进一步促进老年医学与多科研究生、住院/专科规范化培训医师工作的进展,成为临床一线医生们爱不释手的优秀临床教材! 我愿借此机会向陆惠华教授、方宁远教授、全体编委及编辑人员致以崇高的敬意和诚挚的感谢!

　　让我们共同助力中国老年医学的发展,一起加油!

2024 年 7 月 22 日

# 再版前言

2021年11月,上海交通大学研究生院教材建设项目——由上海交通大学仁济临床医学院组编、仁济医院老年医学科陆惠华和方宁远主编、上海交通大学出版社出版的《老年医学新概念》,是一部旨在加强老年医学研究生和住院/专科医师规范化培训的教材。自问世以来,由于该教材充分反映了老年医学的前沿进展,内容重点突出,实用性强,被评价为一部能够促进"健康老龄化"和"健康中国2030"战略目标实现的教材,深受研究生、住院/专科规范化培训医师及临床多学科带教师资的欢迎与好评!

根据国家统计局2024年1月17日公布的数据,截至2023年12月31日,全国人口数量14.09亿人,比上年末减少208万人。这是自1961年以来全国人口数连续第二年下降!从年龄构成看,60岁及以上人口2.97亿人,占全国人口的21.1%,其中65岁及以上人口2.17亿人,占全国人口的15.4%。平均预期寿命为78.1岁,其中,男性平均预期寿命为75.64岁,女性则为81.9岁,这一数值在逐年递增。所有数据无疑都在显示我国老龄化现状远超联合国定义老龄化社会的标准,而且趋势发展迅猛,形势日趋严峻。

2024年7月5日,上海市民政部门公布了2023年上海市户籍老年人口相关数据。2023年末,上海市户籍人口中,60岁及以上老年人口达568.05万人,占总人口的37.4%,高于2022年底的36.8%;65岁及以上老年人口497.92万,占总人口的28.8%;80岁及以上老年人口81.64万,占总人口的5.4%。2023年,上海市平均预期寿命达83.66岁(其中女性预期寿命达86.14岁,男性预期寿命81.25岁),显示上海市深度老龄化进行性加剧,老年化程度居全国首位,上海面临更严峻的挑战。

当下为老社会服务的特殊需求迅速膨胀,全社会高度重视与关注,国家层面针对看病与养老问题,出台了一系列强有力的方针政策。老年人是国家的宝贵资源,他们为社会做出了巨大的贡献,因此,保障老年人的权益和福利成为国家的重要任务。这大大促进了老年医学全方位、高质量研究的不断深入,也加速了专业人才培养与梯队建设。科技创新、信息化、人工智能(人工智能技术在老年医疗领域的广泛应用,帮助医生提高诊断效率和精准度,加速药物研发,优化医疗资源管理,同时也帮助老年人实现健康管理和预防,提高生活质量和健康水平)及大数据应用从衰老机制到临床实践研究,众多新揭秘、新理念、新概念、新技术都被引入老年医学领域,国家标准(指南、共识与教科书)也迅速更新与拓展,大大推进了老年医学学科的持续完善与高质量发展。

在抗击新冠病毒感染大流行的实践中,老年医学专业队伍经受了严峻实战的挑战与考验,积淀了宝贵的新经验,也让我们进一步感受老年人群是弱势群体,需要进一步的关怀与帮助，老年人疾病也相对复杂难治，需要临床医生掌握老年医学专业真知识、多学科团队合作和解决实际医疗问题的真本领与特殊技能。

综上，在这个日新月异的时代，知识更新的速度之快，仿佛每一刻都有新的智慧结晶诞生。对于老年医学，这样的知识更新更是关乎生命，关乎实现健康老龄化，助力"健康中国2030"建设，我们必须与时俱进，更新现有的《老年医学新概念》教材。同时，2022年12月，《老年医学新概念》（第二版）也获得上海交通大学研究生院优秀研究生教材培育项目的资助，教材配套的选修课《老年医学新概念》在2023年上海交通大学研究生课程思政示范课程培育项目（研—SP—2023016）结项答辩中获评"优秀"。

第二版增补了相关专业领域的资深专家作为编委，他们坚持严谨治学的仁济传统，集思广益，聚焦整合当下老年医学前沿、热点与难点的实际问题，对第一版相关内容进行了更新和完善全书分为上、下两篇，共25章，内容既包括老年医学的基础知识，又增加了反映新时代老年医学新特点及思政课程的内容。此外，图书还附有创新实用、应用型的题库，特色题型包括选择题、简答题和病例分析型思考题专篇。再版旨在与时俱进更新知识，强化爱国主义教育，提高硕士、博士研究生以及住院/专科规培医师及各专业带教师资对我国迅猛发展社会老龄化的认知，学习现代老年医学基本概念、理念、知识、特殊新技能和应急处理老年人群实际复杂医疗问题的实战胜任力，从而切实激发他们的爱国热情，助力《"健康中国2030"规划纲要》的实施，增强他们"健康老龄化"先行的使命感和责任意识，帮助他们更好地应对21世纪社会老龄化持续加剧的机遇与挑战，为今后历练成为眼中有光、心中有爱、腹中有才、有灵魂、有温度、会看病、人民欢迎的卓越好医生和优秀科技工作者奠定基础。

诚挚感谢上海交通大学研究生院、上海交通大学医学院研究生分院、上海交通大学出版社及仁济临床医学院的6位特别策划、64位编委，他们在本书编写过程中，弘扬了严谨治学的精神，以及辛勤耕耘与无私奉献的仁济精神。谨以此书献礼上海交通大学附属仁济医院一百八十周年华诞。

老年医学毕竟是年轻学科，尤其在当今大数据与人工智能发展迅猛的时代背景下，因为其涉及学科面广，编者背景不一，在编写过程中难免有疏漏、滞后，乃至不当之处，恳请前辈、专家和所有读者指正、赐教和谅解，不胜感激。

张素军

2024年5月28日

# 目　录

# 上篇　老年医学总论

# 第一章　老年医学概述

本章要点

**本章要点**

1. 我国老龄化社会现状，老年医学发展面临的挑战与机遇。
2. 新医学时代老年医学基本概念。
3. 老年医学的特殊规律与应对策略。
4. 实现健康老龄化是人类永恒的主题，也是全社会的责任，医务人员对此责无旁贷。医学生须建立应有的使命感、责任意识与担当精神。

**教学目的**

1. 掌握
(1)老年医学的定义、范畴和目标。
(2)老年、社会老龄化的界定标准及老年期年龄分期。
(3)衰老的定义与老年医学特点的相关性。
(4)增龄性功能降低的概念与临床意义。
(5)老年医学科医师必备的核心技能和胜任力。
2. 熟悉
(1)社会老龄化现状及老年医学面临挑战与机遇。
(2)成功老化、老年综合征与老年综合评估。
3. 了解
(1)抗衰老、延缓衰老的概念。
(2)人工智能技术全面赋能老年医学的发展。

## 第一节　社会老龄化与老年医学

### 一、社会老龄化现状

根据联合国定义，当一个地区 60 岁以上老年人口达到总人口的 10%，或 65 岁以上老年人口达到总人口的7%，即该地区视为进入老龄化社会。

老龄化已成为21世纪不可逆转的世界性趋势，也是社会进步的表现。与"边富边老"和"先富后老"的发达国家不同，我国在刚迈入老龄化社会时处于"未富先老"状态。发达国家老龄化进程长达几十年至百余年，如法国用了115年，瑞士用了85年，英国用了80年，美国用了60年，而我国仅用了18年（1981—1999年）就进入了老龄化社会，而且老龄化的进程持续加快。2000年我国与全球同步进入老龄化社会。根据国家统计局公布的数据，截至2023年12月31日，全国人口14.09亿人，比上年末减少208万人。这是自1961年来全国人口数连续第二年下降。从年龄构成看，16～59岁的劳动年龄人口86481万人，占全国人口的比重为61.3%；60岁及以上人口2.97亿人，占全国人口的21.1%，其中65岁及以上人口2.17亿人，占全国人口的15.4%。平均预期寿命为78.1岁，其中，男性平均预期寿命为75.64岁，女性则为81.9岁，逐年递增。所有数据无疑显示我国老龄化现状远超联合国定义老龄化社会的标准，发展迅猛，形势日趋严峻。

我国老龄化现状远超于联合国定义老龄化社会的标准。预计至2025年，我国老年人口总数将超过3亿，2033年超过4亿，平均每年增加1000万以上老年人口，预示着21世纪我国必将是一个不可逆转的高龄老龄化国家。

上海市于1979年在全国率先进入老龄化社会，老龄化程度及绝对老年人口数均是全国之冠，且呈现为高龄老龄化。2024年7月5日，上海市民政部门公布了2023年上海市户籍老年人口。2023年末，上海市户籍人口中，60岁及以上老年人口达568.05万人，占总人口的37.4%，高于2022年底的36.8%；65岁及以上老年人口497.92万，占总人口的28.8%；80岁及以上老年人口81.64万，占总人口的5.4%。2023年，上海市平均预期寿命达83.66岁（其中女性预期寿命达86.14岁，男性预期寿命81.25岁），显示上海市深度老龄化进行性加剧，居全国首位，上海面临更严峻的挑战，任务更艰巨。

## 二、老年医学面临的挑战与机遇

### （一）面临严峻挑战

随着社会的进步，人口老龄化的迅猛发展，我国人口老龄化现状，说明老龄化问题已成为一个刻不容缓的重大社会问题，党中央、国务院已把重视和妥善合理解决社会老龄化问题列为重要的国情问题之一，明确提出"健康老龄化"是我国应对人口老龄化的必由之路。

首先，劳动年龄人口对老年人的赡养负担加重。其次，社会保障问题突出。随着老年人口的增加和平均寿命的延长，因疾病、伤残、衰老而失去独立生活能力的老年人口显著增加，给国家、社会和家庭的压力和负担日趋增加，因此，亟需科学有效解决社会保障问题，其中养老、疾病、护理、康复、心理、舒缓医疗及善终等成为重要而迫切期待解决的实际问题。根据新医学概念，老年疾病的治疗目标不仅是为了单纯控制疾病和延长寿命，而是要最大限度地维持和恢复老年患者的生理功能状态，改善和提高生存质量，使老年人增加生活的自信心，有尊严地活着。1990年世界卫生组织（World Health Organization，WHO）提出："健康老龄化"是人类永恒的主题，实现健康老龄化是全社会的责任，医护人员更是责无旁贷。《老年健康蓝皮书：中国老年健康研究报告（2018）》明确提出"健康老龄化"是我国应对人口老龄化的必由之路。这对老年医疗和社会保障制度体系等提出了更高要求，这与我国相对滞后的老年医学水平、老年医疗服务机构不足和人才匮乏形成明显的反差。这就意味着相对滞后的老年医学现状面临社会老龄化加剧的前所未有的严峻挑战。

**（二）千载难逢的机遇**

庞大的老年人群尤其是高龄老人的客观实际，要实现"健康老龄化"的迫切需求，必定对各级医院、康复医院、护理院、养老院、社区医疗卫生中心等，尤其是社区全科医疗服务形成巨大的压力和严峻挑战，无论是硬件（养老机构、各类医院、床位及仪器设备等）还是软件（培养人才的机构、老年医学相关医学专业人才与社会工作者的匮乏等），都存在着明显供需不足的矛盾。而要实现"健康中国2030战略"，必须"健康老龄化"先行，对原养老、医疗、康复和社会保障制度体系等提出了更高要求，这就意味着相对滞后的老年医学现状面临社会老龄化的前所未有的严峻挑战，必须加快和深化改革的步伐，从体制机制上建立真正适应老龄化社会实际需求的现代老年医学学科。这就给老年医学发展带来千载难逢的机遇，国家正在积极建立和健全"健康老龄化"的保障体系，出台了一系列强有力的政策、法规和实施措施，尤其强化加速老年医学工作者人才培养与培训制度体系的建立与不断完善，我们必须珍惜和抓住这千载难逢的机遇，积极投入老年医学优秀人才的培养和对其他专业学科医师老年医学基本概念等新知识与技能的普及工作。《老年医学新概念》旨在提高医学硕士研究生、博士研究生与住院/专科规培医师对迅猛发展社会老龄化的认识，普及老年医学基本概念、新理念、新知识、特殊新技能和应急处理老年人群实际复杂医疗问题的胜任力，当我们在诊治老年患者，尤其是高龄、长寿患者都必须应用老年医学的基本概念，包括衰老、增龄功能降低、老年疾病特点、老年各系统疾病特点及必备的五项特殊核心技能，从而提前激发青年医护工作者为实现"健康老龄化"先行，助推《"健康中国2030"规划纲要》实施的使命感与责任担当，更好适应21世纪社会老龄化持续加深的严峻挑战和千载难逢的机遇，为练就成为卓越医生/科研工作者的岗位胜任力奠定基础。

在现代社会中，随着人口老龄化问题的日益突出，老年医学科在医学界的地位和重要性也日益凸显。现实世界老年医学的客观需求，更要求无论您是不是老年医学专科医师，您在诊治老年患者，尤其是高龄、长寿患者都必须掌握老年医学的基本概念与处理原则，包括衰老、增龄性功能降低、老年疾病特点、老年各系统疾病特点及必备的特殊核心技能：①沟通交流的技能。②综合评估的技能。③精准诊治的技能。④无缝转诊的技能。⑤安宁疗护（临终关怀）的技能。⑥要掌握与参与AI技术全面赋能老年医学发展的研究与实践。

通过提高医学硕士研究生、博士研究生与住院/专科规培医师规范化培训的途径，培养老年医学科专科医师、全科医学科及各临床专科医师能掌握全面的老年医学新知识与新技能，是我们老年医学教育工作者的历史使命，也是现代老年医学真实世界的客观迫切需求。

# 第二节　现代老年医学基本概念

随着社会老龄化程度不断加剧，老年医学也在快速发展，老年医学早已发展为独立的专业学科，其基本知识与技能已为多学科临床医生所必须具备；众多新概念、新理论、新技能日新月异引入老年医学，并在实践中逐步促进、更新和完善了我国老年医学相关领域的诊疗规范（标准）、指南与教科书。在现代社会中，随着人口老龄化问题的日益突出，老年医学科在医学界的地位和重要性也日益凸显。现以2017年9月全国科学技术名词审定委员会公布的《老年医学名词》为蓝本，将近三年权威性文献中的重要和常用现代老年医学基本概念阐述如下。

## 一、老年学、老年社会学、老年医学

### （一）老年学

老年学（gerontology）是一门研究老年人晚年生活各方面问题的学科，它涉及的领域十分广泛，包括心理、生理、社会、经济、文化等各个方面。老年学的研究和应用可以促进老年人的健康、幸福和生活质量提升，同时对于社会发展和老年人扶持政策的制订也具有重要影响。

### （二）老年社会学

老年社会学（sociology of aging）研究与老年人有关的政治、经济、文化、教育、娱乐、环境，以及社会制度、家庭结构和风俗习惯等相关问题的学科。侧重于研究老年人的心理、智能和行为，以及老年人社会福利、教育、保健和护理、环境保护、合法权益的保护等问题。

### （三）老年医学

**1. 概念**

老年医学（geriatrics）是老年学的一个分支，是临床医学中的一个独立的二级专业学科，是以年龄来界定，在我国是 60 岁及以上人群的学科。老年医学研究人体衰老的起因、发生机制和发展过程，研究影响衰老的有关因素，实施老年保健，防治老年性疾病，延长人类平均寿命和提高生活质量的综合性临床医学新兴学科。老年医学科的设立为解决老年人群体的特殊需求提供了专门的途径和平台，为老年人提供更好的医疗服务，延缓老年人身体衰老进程，维持和提高老年人的生活质量做出了重要贡献。

**2. 范畴**

从医疗服务角度，老年医学是服务于老年人、具有独特的专业知识和专科技能、整合流行病学、预防医学、基础医学、康复医学、护理、人文、社会及心理学科等相关学科于一体的综合性临床医学学科。

**3. 目标**

现代老年医学是把老年患者视作一个整体进行综合评估并给予全面全程管理的学科。目标除了防治和控制老年相关的疾病外，更需要最大限度地维持和恢复老年患者的生理功能状态，提高生活质量，尽可能让老年人有自信和尊严地活着。这是社会发展的必然，也是人口老龄化必然面临的强烈需求。

（1）切实提升老年医学科的医疗服务水平，提供高质量的医疗服务。

（2）大力加强老年医学科的科研能力，推动老年病学科的学术发展。

（3）尽快建立完善的老年病患者管理体系，提高患者的生活质量和健康水平。

（4）加速培养和引进优秀的老年病学科医生和护理人员，提高医疗团队的整体素质和实战胜任力。

**4. 老年医学科医师必备的特殊核心技能**

（1）沟通交流的技能：由于衰老老化致老年人视听功能下降、理解力下降，或有不同程度的认知障碍，疾病复杂，这会增加沟通难度，只有掌握与老年患者沟通的特殊方法才有可能正确地进行诊断和治疗。与老年患者、家属/陪护人员诊治疾病过程的沟通要点：①了解病情。由于老年患者增加了病史采集和体检体征判断的难度,除了耐心还需要学会与老年人或借助家人/陪护人员沟通的技巧。②交代病情。直接告知或间接告知,尤其要学会如何告知坏消息。③介绍与实施治疗方案。说明其必要性、治疗方法与步骤,不良反应及风险的防范措施,充分考虑老年患者意愿和家庭社会的支持程度。

(2)综合评估的技能:老年综合评估(comprehensive assessment of the elderly,CGA)是老年医学服务的特殊核心技能之一,是一个多维度跨学科的诊断过程。CGA多采用评估量表的方法,由于老年综合征的发病率很高而且跨越了器官和专科的界限,因此专科诊治常不能解决问题,需多学科团队式诊疗模式。

(3)精准诊治的技能:老年医学科虽然不能完全等同于全科,但老年医学科医师必须掌握老年人相关的全科知识。老年医学科医师不仅要熟悉单病种的诊治,更要兼顾熟悉共病的诊治;不仅要掌握老年各系统疾病的特点,更要掌握老年疾病的特点;不仅要学会急症的救治,更要学会慢病的长期管理。共病及异质性在老年人群常见,因此应根据患者/家属的意愿、循证医学证据、预后、治疗的复杂性和可行性进行医疗决策。

(4)无缝转诊的技能:老年医疗服务模式按阶段可分为急性病救治、慢病管理、安宁疗护和临终关怀服务;老年医疗机构按服务场所可分为医院、康复医院、护理院、养老院、社区医疗中心等。每个不同阶段或场所都有多学科团队的工作模式,因此在双向转诊的过程中患者个体化的治疗和管理方案如何不间断地贯穿始终(无缝转诊)是高质量服务的关键,目前我们在这方面的工作尚需完善。老年医学科医师要掌握无缝转诊的技能,必须在入院接诊时向前期经管医师详细了解患者的病情及诊疗方案,在出院转诊时向下级单位医师详细介绍诊疗过程及出院治疗方案,并通过建立个体化电子病历档案实现医疗连续性的目标。

(5)安宁疗护(临终关怀)的技能:安宁疗护或称临终关怀是运用医学、护理学、社会学、心理学等多学科理论与实践知识为临终患者及家属提供整体照护的新学科,使患者及家属在老人疾病终末期能够坦然、舒适、有尊严地走完人生的最后旅程。

(6)要掌握与参与AI技术全面赋能老年医学发展的研究与实践。

由此可见,老年科、老年社会学与老年医学是不同概念、不同学科,切不可混为一谈。以往将老年医学科命名为老年科或老年病科均是不恰当的。

**5. 老年疾病防治的特别提示**

1)老年疾病防治同样可获益

随着老年医学的发展,以及大量规范化的大样本、多中心研究的开展,循证医学的佐证对老年疾病防治的重要性与可行性得到论证、认可和应用,使老年性疾病发生延缓,老年患者生活质量提高及老年人平均寿命延长得以获益。如:①适度的运动锻炼对生存和健康有利。②高血压、糖尿病等慢病的治疗,即使是高龄老人,在靶器官损害的防治中也同样可获益。③急性心肌梗死、脑梗死时的溶栓治疗和β-受体阻滞剂在严格排除禁忌证的情况下应用同样可使老年人获益。④免疫疗法,各类疫苗接种在流感、新冠病毒感染及增强免疫力的治疗对老年人各类感染的防治及抢救危重症中肯定有效。⑤老年人补钙,虽然无明显增加骨密度的作用,但能降低骨折的发生率。

2)掌握"适度"慎思笃行

(1)重要性。为确保老年医疗保健的安全,在老年疾病诊疗全过程中时时处处掌握"适度"慎思笃行的原则有着极其重要的作用。随着年龄的递增,增龄性功能减退,导致老年人对内外环境变化的代偿适应能力逐渐降低,而所有的风险就相应递增,任何不恰当、过度或不足均可造成严重的医源性损害。

(2)"适度"慎思笃行。①适度的限食与运动量。②治疗适度达标的标准与控制达标的时间。③适度用药的种类、剂量、途径、时间与配伍。④多学科的综合评估,明确有必要的手术指征和无绝对禁忌证存在的基础上,选择最佳的手术(包括各类介入检查)时间、术式、范围、用药(术前、中、后)及麻醉方式等。

## 二、寿命

### (一)寿命

寿命(life span)是指生物个体从出生开始,经过生长、发育、成长、成熟、衰老直至死亡结束时,机体所生存的时间。由于个体之间寿命有较大的差别,所以在比较某个时期、某个地区或某个社会的人类寿命时,常采用平均寿命(average life)。

### (二)健康期望寿命

健康期望寿命(health life expectancy)是老年人能保持和维护良好的日常活动及保持正常生理功能的时间,其终点是日常生活活动及自理能力的丧失。我们需掌握最简便的评估方法进行评估。

(1)日常生活能力(activities of daily life,ADL):具有洗澡、穿衣、剃须、如厕、进食、座椅、上下床、行走等自理能力。

(2)工具性日常生活能力(instrumental activities of daily life,IADL):除具有日常生活自理能力外,还具有购物、做饭、财务(钱)管理、家务、使用电话、外出散步等自理能力。

### (三)期望寿命

期望寿命(life expectancy)是健康期望寿命年限和依赖他人生存年限的总和。期望寿命的终点是死亡。据美国报道,不同年龄组的期望寿命如下:65岁人群为18年,75岁人群为11年,85岁人群为6年,90岁人群为4年,100岁人群为2年。2022年1月10日,国家发展改革委等部门印发的《"十四五"公共服务规划》显示,2025年中国人均预期寿命达78.3岁。

我们追求的是延长健康期望寿命,而非期望寿命。

### (四)长寿

90岁及以上老年人为长寿老人。流行病学调查发现,长寿经验的集中点是合理的生活方式,核心内容为"情绪乐观(被认为是首要因素),坚持活动,生活规律,营养适中,戒烟限酒,讲究卫生"。"情绪乐观"被一致地认为是首要因素。人类长寿受多因素的影响,它涉及基因网络和强效环境因素之间的相互作用。

## 三、衰老

### (一)概念

#### 1. 衰老的定义

(1)英国牛津大学提出的衰老概念:生物体进入成熟期后随着年龄的递增,机体器官逐渐丧失了它的适应能力(adaptability),也就是随着年龄增长,机体对来自内、外环境变化所致的挑战逐步失去反应性的适应能力。外因挑战包括损伤、感染、战争、自然灾害及精神刺激,内因挑战包括动脉硬化与闭塞、恶性肿瘤细胞的克隆等。丧失适应能力是老年医学实践至今所得出的关键性概念。老年人自身调节机制随着增龄变得不敏感、不精确、缓慢、不能持久、不能即刻应急,到后期遭遇任何因素挑战时均无法有效应对,直至死亡。这个概念让我们更具体、更形象、更深入地理解衰老(老化)。

(2)我国的衰老概念:衰老是人体在生长发育成熟期后,随着增龄发生的形态,结构退行性改变和生理及心理功能等减退。衰老导致个体对内外环境变化的适应能力和抵抗力下降和易损性增加,是人体生命周期的最后阶段,是不可逆而可被干预的自然过程。衰老过程伴随着生物学、心理学和行为学的多种复杂改变。衰老关乎人类社会的未来,随着人口老龄化的加剧,逐步成为一个极其重要的社会问题,带来了养老、医疗和人口负担等种种问题。

衰老影响着老年疾病的发生、发展与预后,说明老年人群是真正的弱者,他们即使有较轻的疾病或损伤,也必须得到及时的,较青壮年更审慎、更严谨、更严密的照顾和治疗。这也是老年医学的实质、精华之所在。

**(二)衰老的机制**

衰老机制高深莫测,理论众多,尚无肯定统一的定论,目前较认同的观点如下。

(1)遗传因素:遗传程序、体细胞突变、差错成灾、DNA 修复缺陷、细胞分裂限制。

(2)细胞凋亡:致衰老、端粒缩短、线粒体 DNA 损伤。

(3)损伤因素:自由基、脂褐素、交联、生物膜损伤。

(4)神经内分泌和代谢因素:下丘脑调节的"级联效应"、垂体激素与衰老、弓状核与衰老、内分泌与衰老、脂代谢、糖代谢和蛋白紊乱。

(5)心理因素。

(6)中医学的衰老学说。

**(三)特点**

(1)积累性(cumulative)。

(2)普遍性(universal)。

(3)渐进性(progressive)。

(4)内生性(intrinsic)。

(5)危害性(deleterious)。

这 5 个特点的英语首字母依次排序则成为 cupid,恰与罗马神话中的爱神丘比特(Cupid)一致,因此也戏称为鉴别衰老的丘比特标准。

(6)可干预性(intervention)。虽然衰老是生物体随增龄而发生内生性的自发过程,是不可逆的变化,经循证医学证明在中老年期通过对健康的积极合理干预,还是能达到预防疾病、延缓衰老的目的,从而延长预期寿命。

**(四)衰老征象**

衰老征象(aging signs)又称"老征",指用于判断衰老程度外部形态的表现。如头发斑白、皮肤皱纹增多、老视、重听、脊柱的弯曲变形、身高变矮等。

**(五)衰老的相关概念**

**1. 衰老与老化(aging)**

老化是指衰老的动态过程,衰老是老化的结果。老化是随年龄增长逐渐加重,而衰老未必随年龄增长而成比例地加重。这也就是人们经常见到的日历年龄(chronological age)和生理年龄常不一致的现象。

### 2. 老化的四种模式

"成功老化"这一观点自 1953 年 Havighurst 和 Albrecht 首次提出后一直存在着争议，而 2001 年的"成功老化"新定义，则得到了广泛的认可，但直至 2016 年 WHO"健康老龄化"定义与保健系统的建立，才真正确立"成功老化"新理念的相关理论，肯定了其对鼓励老年人及创建"健康老龄化"社会的积极意义和实际应用的重要性。根据老年人现状进行的评估结果，老化分为四种模式：

（1）常态老化（usual aging）：正常人进入老年期前后，随着年龄的增长而出现生理、社会和认知功能等逐渐下降的状态。

（2）成功老化（successful aging）。成功老化老人需同时具备以下 4 项指标：①日常生活功能正常。②认知功能正常。③无抑郁症状。④良好社会支持。

这明确诠释了"成功老化"的核心理念：用维持功能去取代彻底治愈的传统观念，这是"成功老化"的出发点，为老年人正确对待自己的疾病提供了正能量，使老人们从自闭、焦虑、抑郁等痛苦中解放出来。

（3）活跃老化（active aging）。活跃老化老人需同时符合以下 6 项指标：①日常生活功能正常。②工具性日常活动正常。③认知功能正常。④无抑郁症状。⑤社会支持。⑥投入老年生产力活动。

（4）病态老化（morbid aging）：与年龄不一致的疾病和脏器明显功能障碍的状态。

我们应积极鼓励老年人走成功老化之路，争做健康老人，尽量保持生活质量，对生活充满自信而尊严地活着。

### 3. 增龄致生理功能减退（老化伴随病）

衰老是机体在增龄过程中发生功能性和器质性衰退老化的过程，涉及生物体不同层面的受损，与导致机体退行性病变的许多疾病相关，又称老化伴随病。随着衰老机制的不断探索，具有针对性抗衰老潜力的药物研发也逐渐受到关注。从基因、蛋白、细胞及细胞间通信4 个层面综述不同生物体的衰老特征及潜在抗衰老药物研究进展，可以为衰老机制和抗衰老过程探索及相关药物研发提供参考。

（1）概念。增龄致生理功能减退（age-related disability）以往被翻译为增龄性失能，经多方考证与推敲，应翻译成增龄致生理功能减退更贴切。生物体（人体）成熟后，随着年龄增加，各系统生理功能不受病理影响而自然地相应降低，称为增龄致生理功能减退。增龄致生理功能减退一般在老年前期发生，男性较女性发生晚 5～10 年。肾脏、肺相对早发于肝、心脏等。以 30 岁无疾病成年人脏器作业能力为 100%，随着年龄的递增，即使老年人无特殊疾病，到 90 岁时，这些器官的功能就自然下降至 35%～40%，这种脏器功能下降即为增龄致生理功能减退。

（2）现状。增龄致生理功能减退将严重影响老年人的生活质量，并导致只有老年人才会罹患的疾病，也就是真正意义上的老年病，可冠以"老年"二字，如老年白内障、老年前列腺肥大、老年骨质疏松、老年神经性耳聋等。我国目前尚无大样本增龄致生理功能减退研究的流行病学资料。日本曾对 45 000 名 65 岁及以上老年人进行调查，其增龄致生理功能减退的发生率依次为：记忆力下降为 19%，视力下降为 14%，步态障碍 12.9%，神经性耳聋为11.1%，阿尔茨海默病为 4.6%，排便困难为 4.3%，非病理性进食困难为 2.4%。我国老年残疾人数占我国总残疾人的 75.5%，且逐年上升，老年疾病患者占家庭病床总家庭人数的 85%

左右。

（3）重要性。增龄致生理功能减退影响着老年人疾病的发生、发展与转归,造成老年疾病临床表现不典型等复杂的老年综合征表现。经调查发现,影响老年生活质量最普遍、最严重的是老年骨关节病。故在临床老年疾病诊疗全过程中,我们要高度重视增龄性功能减退在疾病演变过程中所起的重要作用。

**4. 衰弱（frailty）**

衰弱是生物体进入成熟期后,机体对生理储备的降低和多系统的失调,导致的内外应急状态下保持内外环境稳定能力的受限,从而增加对应急事件易感性的一种综合征。衰老是年龄和躯体疾病积累的表达,当其达到生理系统阈值时就会导致不良的健康结果。

**5. 抗衰老与延缓衰老**

（1）抗衰老。衰老是生物体在成熟期后发生的退化过程,是随年龄增长而加重的不可逆变化,是自然规律所致,逆规律而动的所谓"抗衰老"是不科学的。

（2）延缓衰老。现理论与实践证明,在中老年期通过对健康的积极合理综合干预,达到延缓衰老、预防疾病、延长健康期望寿命是可行的。为此,延缓衰老是保证长寿、实现 WHO 提出的"健康老龄化"和"积极老龄化"目标的可行基础。延缓衰老可以明显降低老年人健康管理成本和治疗成本。《自然》(*Nature*)通过梳理衰老研究历史,指出人类最终有望实现健康衰老。

本文总结了标志着这一科学成就的里程碑事件,讨论了不同的衰老途径和过程,并提出衰老研究正在进入一个具有独特的医学、商业和社会意义的新时代。这个时代标志着一个转折点,不仅在衰老研究方面,而且在所有影响人类健康的生物学研究方面都是如此。

## 四、老年

### （一）老年人年龄界定

以 WHO 的标准,老年人(the aged)在一般发达国家指 65 岁及以上的人群,在发展中国家则指 60 岁及以上的人群。我国目前通用标准为 60 岁及以上的人群。

### （二）老年期年龄分段标准

1982 年 WHO 将老年人的年龄标准划定如下。我国 2020 年第七次人口普查仍沿用此标准。2023 年 WHO 对人们的年龄划分标准也做出了一个新的规定,这个规定共把人的年龄分成了 5 个常见年龄段:

（1）青年人:18～44 岁。

（2）中年人(老年前期):45～59 岁。

（3）年轻老人:60～74 岁。

（4）老老人:75～90 岁。

（5）长寿老人:90 岁以上。

### （三）社会老龄化的标准

当一个地区或国家 60 岁以上的老年人口占总人口数的 10% 及以上,或 65 岁以上的老年人口占总人口的 7% 及以上,则称为老龄化地区或老龄化国家,又称为老龄型社会。

### （四）中国健康老年人标准

随着人口老龄化的加剧,老年人的健康问题越来越受到社会的关注。为了规范和推进老年人健康服务,国家卫生健康委于2023年发布了《中国健康老年人标准》。该标准从躯体健康、心理健康和社会健康三个维度对老年人健康进行评估,为老年人健康服务提供了重要的参考依据。

《中国健康老年人标准》2023,应满足下述要求:

(1)生活自理或基本自理。

(2)重要脏器的年龄增长性改变未导致明显的功能异常。

(3)影响健康的危险因素控制在与其年龄相适应的范围内。

(4)营养状况良好。

(5)认知功能基本正常。

(6)乐观积极,自我满意。

(7)具有一定的健康素养,保持良好生活方式。

(8)积极参与家庭和社会活动。

(9)社会适应能力良好。

《中国健康老年人标准》的发布和实施,对于推动老年人健康服务的发展、提高老年人生活质量具有重要意义。该标准为老年人健康评估提供了科学依据,有助于提高老年人健康服务的针对性和有效性。同时,该标准也有助于引导老年人树立正确的健康观念,促进老年人积极参与社会活动,实现健康老龄化。

总之,《中国健康老年人标准》的发布和实施,对于推动我国老年人健康服务的发展、提高老年人生活质量具有重要的意义。中国老年人健康状态评估标准、内容及方法均有规范要求。

## 五、老年共病

老年共病(older adults with comorbidity),指2种或以上慢病共存于同一老年人的现象。这不仅指老年人常见病(如高血压、冠心病、糖尿病等),还包括老年人特有的老年综合征或老年问题,如跌倒、衰弱、睡眠障碍、营养不良、尿失禁、谵妄以及药物成瘾等。

## 六、老年综合征

老年综合征(geriatric syndrome,GS),是指多种疾病或多种因素导致老年人发生同一种临床表现,既不能确定其发病部位,又无法用传统的病名来概括,需要全方位地综合评估和对症治疗的一类老年特有病态。常见老年综合征有跌倒、尿失禁、谵妄、肌少症、衰弱、便秘、耳聋、多重用药等。

老年综合征是老年人在病理状态下最常见和最重要的临床表现,不但导致失能、生活质量降低,而且使病情复杂化和严重化、住院时间延长、费用和病死率增加,同时还具有较高的共病率、住院率、致残率和病死率,是影响老年人日常生活能力最重要的医疗问题,老年综合征现已成为老年医学重点关注的领域。

## 七、老年综合评估

老年综合评估(comprehensive geriatric assessment,CGA)又称老年健康综合评估,是采用多学科方法评估老年人的身体健康、功能状态、心理健康和社会环境的诊断过程,可以据此制订和启动以保护老年人健康和功能状态为目标的治疗计划,最大限度地提高老年人的生活质量。老年综合评估方法已经成为老年医学实践中不可缺少的核心技能之一。

（陆惠华）

## 参考文献

[1] 陆惠华. 实用老年病学[M]. 上海：上海科技出版社，2006.

[2] 全国老龄办. 关于开展人口老龄化国情教育的通知[EB/OL]（2018－01－29）[2018－02－25].

[3] Godman L，Ausiello D A，et al. Cecil Medicine[M]. 23rd ed. Philadelphia：W. B. Saunders，2007：113-136.

[4] 陆惠华. 重视老年医学教育的研究与学科建设——21世纪医学教育是重大历史使命[J]中国老年学杂志，2011，31(20)：4073-4074.

[5] 蹇在金. 现代老年医学理念[J]. 中华老年医学杂志，2016，35(8)：805-807.

[6] 马永兴，俞卓伟. 现代衰老学[M]. 北京：科学技术文献出版社，2008.

[7] 黄定九. 老年医学[M]. 上海：上海科学技术出版社，2009.

[8] 于普林. 老年医学[M]. 2版. 北京：人民卫生出版社，2016.

[9] 李小鹰，樊瑾. 老年医学进展[M]. 北京：人民卫生出版社，2015.

[10] 王吉耀. 毕业后医学教育系列：综合知识[M]. 3版. 北京：科学出版社，2024.

[11] 全国科学技术名词审定委员会. 老年医学名词[M]. 北京：科学出版社，2015.

[12] 李小鹰. 老年医学高级教程. 中华医学会组织编制[M]. 北京：中华医学电子音像出版社，2019.

# 第二章 老年流行病学与老年疾病

## 第一节 老年流行病学与老年疾病特点

**本节要点**

1. 老年临床流行病学特点与临床意义。
2. 老年病的定义与老年期疾病分类。
3. 老年期疾病临床特点与应对策略。

**教学目的**

1. 掌握：老年疾病临床九大特点与应对策略；老年临床流行病学特点、老年发病及死因序列；老年病定义，何谓真正意义上的老年病。
2. 熟悉：老年综合征的内涵，老年药物不良反应的临床特点与有效应对策略。
3. 了解：老年综合评估的实施，AI技术对老年疾病的影响。

### 一、概念与特点

#### （一）概念

老年流行病学是现代流行病学的一个重要分支，也是老年医学的一个带头学科，它是运用流行病学的理论和方法，从预防医学和群体角度来探讨老年医学领域中的诸多问题，研究老年人群中疾病的病因、特点、分布、流行特征以及防治策略和措施等方面，从而达到促进老年人群健康的目的。老年流行病学研究的资料在临床实践中已越来越广泛地被用作背景资料加以借鉴应用，指导临床实践。

#### （二）特点

研究发现我国老年流行病学有以下特点。

（1）环境因素与老化有关的各种情况受遗传因素的影响日趋减少，而环境因素变得日趋重要。

（2）教育水平、文化程度将直接影响预期健康寿命的长短。

（3）青壮年期的预防保健措施是否及时、合理、恰当、有效，将会在一个人生命的中后期得到回报。

这3个特点说明了环境因素、文化教育程度、青壮年期的预防保健，都直接会影响老年期的患病率、生活质量，乃至期望健康寿命。

## 二、老年人发病、死亡及影响生活质量疾病序列

### （一）我国老年人发病率较高的前6位疾病

依次为高血压、冠心病、脑血管病、恶性肿瘤、糖尿病及呼吸系统疾病，均为WHO规定的慢性病。我国老年人脑卒中发病率明显高于急性心肌梗死，为后者的5～30倍；脑卒中、急性心肌梗死的发病率，北方比南方高5～10倍。

### （二）我国老年人死亡病因序列

依次为心脑血管疾病、恶性肿瘤、心脏疾病、呼吸系统疾病、损伤和中毒的五大主要死因。我国人口死亡近九成为慢性病所致，慢性病导致死亡已经占到我国总死亡的85%。但近年权威杂志《柳叶刀》从1990—2019年的282类致死原因中找出了2017年中国人的十大死亡原因，分别是：卒中、缺血性心脏病、癌症、慢性阻塞性肺疾病、肝癌、交通事故、胃癌、阿尔茨海默病、肺癌、高血压性心脏病。尚无老年人确切资料的分析结果，但慢病是导致国人死亡的重要原因。

### （三）致残及影响生活质量的疾病

依次为老年骨关节病、视力老化、高血压、糖尿病等，如这些患者同时伴有心脑血管疾病（尤其是认知功能降低患者）、慢性阻塞性肺疾病，其生活质量会更差。这说明年龄增长老化性失能会直接影响生活质量，必须在青壮年时期采取有效的防治措施，推迟和延缓年龄增长老化性失能的发生。

## 三、老年疾病分类

### （一）老年人特有

真正意义上的老年病，是指只有老年人才会罹患的疾病，其发生、发展及回归与衰老密不可分。年龄增长性功能减退可严重影响老年人的生活质量，并导致只有老年人才会罹患的疾病。真正意义上的老年病可冠以"老年性"，如白内障、神经性耳聋、骨质疏松、阿尔茨海默病、老年期抑郁症、前列腺肥大、围绝经期综合征、部分睾酮缺乏综合征等。

### （二）老年人常见，年轻人可患，但其发病率随年龄增长明显增高的疾病

如高血压、冠心病、脑血管意外、2型糖尿病、慢性支气管炎等。

### （三）青中老年皆可发生

青年人和老年人患病率相差不大的疾病：如急性上呼吸道感染、溃疡病、一般外伤等，但老年人症状不典型，易发生多种并发症或癌变。

### （四）人工智能技术对老年疾病的影响

近年，人工智能（artificial intelligence，AI）技术发展迅猛，全面赋能医疗领域，应用较广泛，效果甚佳，乃至创造了奇迹，它在老年医学领域更有价值，可助力实现健康老龄化。

（1）AI技术对老年疾病诊治方面的赋能。帮助医生提高诊断效率和精准度，加速药物研发，优化医疗资源管理，同时也可以帮助个人实现健康管理和预防，提高老年人的生活质

量和健康水平。

（2）AI机器人助力医疗护理，为老年人提供更好的帮助。特别是在老龄化社会的背景下，AI机器人为老年人提供照顾与关爱正变得越来越重要。在医疗护理中，AI机器人可以扮演多种角色，并提供多种功能，以满足老年人的不同需求。AI机器人可以提供老年人日常生活照顾。老年人常常需要帮助完成一些简单的任务，如煮饭、洗衣、清洁等。AI机器人可以通过灵活的机械臂和传感器技术，协助老年人完成这些日常活动，减轻他们的负担。因此，老年医学工作者也要高度重视和参与AI技术在老年医学领域创新性的研究和应用，高质量地助力实现健康老龄化，推进"健康中国"建设。

### 四、老年疾病特点与应对策略

#### （一）老年共病

**1. 概念与现状**

老年共病指2种或2种以上慢性病共存于同一老年人的现象。根据报道，60～69岁的老年人平均患7.5种慢性病，70～79岁的老年人平均患7.8种，80～89岁的老年人平均患9.7种，≥90岁的老年人平均患11.1种，没有一位老年人只患1种病。因病致残，病残交织，互为因果，给老年人疾病诊治带来极大困难。共病的数目直接影响老年患者的生活质量和预后。

**2. 应对策略**

三个必须：①必须强调老年患者疾病诊治的整体观念，绝非单纯治一个疾病；②必须全面地了解和掌握患者病史资料；③必须进行科学综合评估，权衡轻重缓急，权衡受益/风险，抓住主要矛盾，制订多学科个体化的综合治疗方案。

#### （二）老年综合征

**1. 概念**

老年综合征（GS）的概念不同于以往其他学科的特殊疾病或综合征。老年综合征是指随着年龄增加，老年人的器官系统功能出现退化，同时由于多种疾病或其他多种因素影响造成的同一种临床表现，从而导致老年人出现一系列非特异性的症状和体征，难以确认是哪个系统、哪个疾病所致。如我们熟知的老年人无论何种疾病通常表现为：急性意识紊乱、抑郁、气短、胸闷、乏力、头晕、跌倒、晕厥、排尿困难、便秘和（或）腹泻等多种症状，这些症状被统称为老年综合征。它使病情复杂化和严重化、住院时间延长、医疗费用和病死率增加，同时具有较高的发病率、住院率、致残率和病死率，是影响老年人日常生活能力最重要的医疗问题，老年综合征现已成为老年医学重点关注的热点领域。

**2. 范畴**

老年综合征临床表现林林总总，非常复杂，可将下列内容列入老年综合征范畴：阿尔茨海默病、衰弱、肌少症、老年吞咽困难、视觉障碍、听力障碍、跌倒、谵妄、尿失禁、排尿困难、便秘和（或）腹泻、压力性损伤、多重用药、心理障碍等。

**3. 应对策略**

综合评估是老年医学发展应运而生的应对复杂老年综合征的有效策略与办法。老年综合评估（CGA）是指采用多学科方法评估老年人的躯体情况、功能状态、心理健康和社会环境状况等，并据此制订以维持和改善老年人健康及功能状态为目的的防治计划，最大限度地提高老年人的功能水平和生活质量。

### （三）临床表现不典型

由于老年人衰老所致年龄增长性功能减退，加之多病共存，部分患者又无法如实地反映病情，这必然使老年疾病的临床表现复杂而不典型。

**1. 临床特点**

（1）常表现为病情重而症状轻或无症状，概括为以下特点：该有的没有、不该有的却有；该高的不高、不该高的却高；该低的不低、不该低的却低；极易造成漏诊、误诊与误治。如老年心肌梗死 40% 可无心前区疼痛而仅有气急，甚至无任何症状而不被患者、家属乃至医师认识。有 25% 的老年心肌梗死是在行心电图检查时发现病理性 Q 波而做出诊断，其中 48% 为确实无临床表现的无痛性心肌梗死。无痛性心肌梗死随年龄增加而发生率增高，年龄 75～84 岁组的发生率可增高至 42%，女性较男性更高。无痛性心肌梗死住院死亡率可高达 64.9%，因此，无痛性老年心肌梗死更具危险性。老年人患重症肺炎可仅表现为意识障碍谵妄，而无发热、咳嗽、咳痰，血常规中白细胞亦不增高。老年甲状腺功能亢进可以阵发快速房颤及心力衰竭为首要表现，却无其他任何甲状腺功能亢进毒性症状。

（2）老年疾病有着与青壮年不同的独特规律和特点，这给老年患者的鉴别诊断带来了极大的困难，是造成漏诊、误诊及误治医疗安全隐患的重要原因之一，也是老年疾病最重要的特点之一。

（3）由于老年患者的症状是多病所致，故在诊断时不能应用普通成年人的诊断方法。如青年人发生"发热、视网膜动脉栓塞、心脏杂音"需考虑感染性心内膜炎，而老年人可以是阿司匹林导致慢性出血、胆固醇性视网膜动脉栓塞、严重的主动脉硬化、病毒感染等几种疾病，故应警惕漏诊、误诊。

**2. 应对策略**

①要高度重视和时刻牢记老年人患病时其临床表现不典型的特点；②加强和规范进行症状、体征、实验室及辅助检查的监测，及时搜集诊断依据和拓展分析思路尤为重要。

### （四）发展迅速、突发易变、猝死发生率高

**1. 机制**

（1）老年人免疫系统老化致免疫功能降低，应急能力减退，多病共存，一旦发病，病情迅速恶化，治疗极为困难。如老年重症肺炎可很快继发呼吸衰竭、心力衰竭、脑病、多器官功能衰竭（multiple organ failure，MOF）而死亡。这也说明为什么 SARS、重症新冠病毒感染中的老人死亡率最高。

（2）老年人又存在多个心脑血管意外的危险因素，故猝死发生率高。如老年急性心肌梗死的猝死率高达 8%。

**2. 应对策略**

①必须提高警惕，加强监护，密切观察病情变化，随时进行综合评估，调整治疗方案。②制订个体化有效防范措施。③加强持续与家属有效沟通。

### （五）并发症多

老年患者尤其是高龄患者多种共病，极易发生多种并发症，使临床表现更复杂、更不典型、更难控制，并迅速发展为重症及不良预后，这是老年人疾病的最大特点之一。

**1. 临床类型**

（1）意识障碍和精神症状。老年人患急性肺炎、急性心肌梗死、消化道大出血、败血症等危重症等疾病时，主要表现为：对答不切题、淡漠、谵妄、躁狂、昏迷等意识障碍，一旦危重症控制后，以上症状消失。此外，应注意镇静剂的使用情况，个别患者在肌注 12.5 mg 异丙嗪后会发生严重意识障碍。老年人出现意识障碍时，要及时进行鉴别诊断，以免延误治疗。

（2）水、电解质紊乱。老年人肌肉萎缩、细胞数减少、脂肪增加多、水摄入量不足，患发热性疾病或腹泻时易发生失水性脱水及低钠性脱水。老年人体内含钾量减少，保钾能力降低，因此临床上常见低钾血症，但他们又容易因肾功能减退而并发高钾血症。电解质紊乱可致严重室性心律失常，导致心力衰竭加重、洋地黄中毒及意识障碍等。高钾血症可发生心搏骤停。故应注意老年人的皮肤弹性，加强出入量及电解质的监测，及时纠正异常。

（3）感染。高龄、共病、瘫痪、肿瘤、长期卧床、住院≥5 天、应用化疗及抗生素者更易发生多菌种感染、多重感染。据统计，老年人各类感染的发生率依次为尿路感染、肺炎、结核、皮肤和软组织感染、带状疱疹、骨髓炎、菌血症、感染性内膜炎、胆囊炎、憩室（尤其是肠憩室）炎及腹腔脓肿。与壮年相比，老年人感染的危险性明显增高：肺炎的发病危险为青壮年的 3 倍，肾盂肾炎为 5～10 倍，菌血症为 3 倍，阑尾炎为 15～20 倍，胆囊炎为 2～8 倍，结核为 10 倍，心内膜炎为 2～3 倍，化脓性脑膜炎为 3 倍。故要高度重视老年并发感染的有效防治，以防发展为败血症、MOF。

（4）血栓和栓塞。老年人常因各种疾病或手术长期卧床，易发生深静脉和肺的血栓形成或栓塞，严重者可致猝死，这也是老年猝死的重要原因之一。这与老年人肌肉萎缩、血流缓慢、血液黏度增高及静脉曲张等有关。临床医师应提高对该并发症的认知、警惕和重视。

血栓和栓塞防治策略：首先应积极提高医护人员与家属对老年患者血栓和栓塞防治意识。要常规评估患者是否存在血栓和栓塞危险因素，及时去除危险因素。卧床或久坐老年人定时做床上的主动或被动肢体活动（每 15 分钟一次）和翻身（每小时一次），是预防血栓和栓塞并发症的简易有效方法，及时应用低分子肝素皮下注射也被认为是有效和安全的防治方法。

（5）多器官功能障碍综合征（multiple organ dysfunction syndrome，MODS）。老年患者因患较为危重的疾病、各类手术及微创检查均可并发多器官功能衰竭，如慢性支气管炎的患者患重症肺部感染后很快出现呼吸衰竭，继之出现心力衰竭、脑功能不全、肾功能不全、弥漫性血管内凝血等，导致死亡。

**2. 应对策略**

①必须高度重视和警惕老年患者并发症多而复杂的特点。②努力提升临床医师宽厚扎实的多学科理论基础和积淀的临床经验。③应用科学思维的方法，早期发现、早期干预，将并发症的发生率降到最低。④一旦发生应及时处理、将损害降到最低，避免严重后果发生。

**（六）受心理、精神因素影响明显**

**1. 现状**

社会—心理—生物学模式与衰老的关系，已越来越广泛地被学者们认可。国内外研究表明，70%～80%的老年疾病与心理、精神因素有关。进入老年期后，由于社会地位、家庭及经济收入的改变，躯体和心理都会发生变化，心理方面就面临一个再适应的问题。据报道，在综合性医院内，老年患者中心理障碍的患病率可达 60%。

**2. 临床特点**

老年人存在着焦虑、忧郁、孤独感、急躁、多疑等状况,会使一般疾病的症状加重。在老年人急性躯体疾病的过程中,有时精神方面的改变较体温、心率、呼吸、血压等的变化更为突出。此外,老年期心理障碍往往以躯体障碍的形式出现(指患者诉躯体不适,如同冠心病心绞痛发作的症状,不断要求给予医学检查,但经多方检查,未发现异常,且给予解释仍不能打消其疑虑。有时患者存在某种躯体疾病,但其躯体障碍不能解释其症状的严重程度,经心理疏导及适当应用抗焦虑、抑郁药物后症状明显缓解),也使老年期疾病治疗更为复杂。抑郁紧张的心理亦会破坏机体的免疫力,加速肿瘤患者死亡,故有学者提出"心理疾病烈于癌"的观点。

**3. 应对策略**

①老年心理障碍的特点说明,开展老年心理学的研究、学习和应用非常紧迫;②老年医学工作者应积极开展预防心理教育,开展身心关怀,争取家属的支持;③掌握心理疏导,合理、正确应用抗焦虑、忧郁的药物,以提高老年人的生活质量、节约卫生资源。

**(七)用药的特殊性**

**1. 临床特点**

(1)年龄增长、疾病及药物的特殊影响:老年患者一人多病,用多种药物,治疗矛盾多,且需长期应用。由于年龄增长失能和病理性损害,老年患者对药物的吸收、分布、代谢、排泄、药物的相互作用等均发生不良影响,从而使药物的不良反应发生率增高,临床表现复杂不典型,死亡率高。对某种疾病有治疗作用的药物可加重、诱发另一种疾病。

(2)药物不良反应及生活习惯影响病情:年龄增长使老年人患病数增多,用药数亦增多,药物不良反应(adverse drug reaction,ADR)会相互叠加,而且可以加重原有的疾病。老年药物不良反应发生率高,WHO 指出全球死亡患者中 1/3 与药物不良反应有关,我国每年5000 万住院患者中,至少有 250 万人入院与药物不良反应有关,其中重症药物不良反应约50 万。例如,利尿剂的应用可致严重的电解质紊乱,电解质紊乱可致严重室性心律失常,导致心力衰竭加重、洋地黄中毒,同时可加重糖尿病、诱发痛风。

(3)老年人因体力活动减少,经常处于坐位,可掩盖心功能不全所致的气促、呼吸困难。部分患者因久坐引起踝部及胫骨前部水肿,常被误认为心力衰竭、肾功能不全等,这常是老年人就诊的主诉,必须认真鉴别。

**2. 应对策略**

①老年人用药的原则:个体化、慎选、小剂量开始、控制用药数量、紧密监测、随时修正、高度警惕药源性损害,以受益和安全为目标。②特别提示:一旦发生药物不良反应,应立即停药,紧急采取相应措施;每位临床医师必须高度重视老年患者的此项特点,不能教条主义地将指南硬套于老年患者,必须个体化。

**(八)护理具有特殊需求**

**1. 特殊需求**

由于生理老化、病理变化及心理障碍,绝大多数老年患者合并不同程度的意识障碍及伤残,因此老年病护理有其特殊性、复杂性及高难度,护理要求个体化程度更高。

**2. 应对策略**

(1)老年病的护理原则为"4 个必须":①优质的基础生活护理与专病专科护理相结合,

体现全科护理的原则。②躯体与心理护理相结合,体现整体性老年护理。③疾病治疗与康复相结合。④老年护理的目标:是增强自我照顾能力,延缓老化及功能衰退、提高生活质量、帮助老人及其亲属正确面对死亡。⑤训练有素、操作熟练与诚挚爱心相结合的呵护。

(2)老年护理的道德准则:①尊重老人和友善的准则。老年人的人格、自主权及作为社会成员应有的尊严,不能因病而予以否定,不能因病而受到训斥、侮辱、嘲弄及歧视,即使是老年精神病或临终老人亦然。②慎独精神的准则。在任何情况下,都自觉地对老年人的健康负责,任何护理措施均应使老年人受益。

### (九)诊治难度大

**1. 机制**

①老年人的认知状态决定其病史可靠性;②陪护人员反映病史的真实性难以判定;③老年病复杂,临床表现不典型,常具有突发易变等特点。

**2. 应对策略**

①首先要有宽厚扎实的老年医学的理论基础,牢记老年病的特点,掌握老年病患者某些特殊评估的方法与技能,但评估标准掌握尺度上变异度很大,如记忆症状的评估。介入性的试验尽可能避免在生命的终末期进行,即使是微创性的检查,同样要进行严格的受益/风险的评估后才能进行。②认真规范体检显得更为重要。③实验室及有关辅助检查有时是确定诊断的主要依据。④在某种程度上,医师需要家属的支持和帮助远较患者的支持更重要。

(陆惠华)

### 参考文献

[1] 陆惠华.实用老年病学[M].上海:上海科技出版社,2006.

[2] 韩雅玲,周玉杰,陈韵岱,等.老年心脏病学[M].4版.北京:人民卫生出版社,2018.

[3] 中华人民共和国国家卫生健康委员会.中国健康老年人标准:WS/T 802—2022[S].北京:中华人民共和国国家卫生健康委员会,2022.

[4] 黄定九.内科学理论与实践[M].上海:上海科技出版社,2009

[5] 全国科学技术名词审定委员会.老年医学名词[M].北京:科学出版社,2017.

[6] 李小鹰.老年医学高级教程[M].北京:中华医学电子影像出版社,2018.

[7] 王建新.老年医学[M].北京:人民卫生出版社,2021.

[8] 朱寿华,凌泽农,周金花,等.人工智能技术在医疗健康领域的应用[J].电子技术与软件工程,2020,1:18-19.

## 第二节　健康老龄化与《"健康中国2030"规划纲要》

### 本节要点

1. 健康是促进人的全面发展的必然要求,是经济社会发展的基础条件。实现国民健康长寿,是国家富强、民族振兴的重要标志,也是全国各族人民的共同愿望。

2. 改善健康公平,提高健康生活质量是新时代赋予医疗工作者的任务。

3. 加强健康管理是实现健康老龄化的重要方法。

**教学目的**

1. 掌握:健康管理定义,健康管理内容与主要方法。

2. 熟悉:《"健康中国 2030"规划纲要》的基本内容。

3. 了解:老年健康服务难点;老年健康核心信息,老年健康六大服务体系。

人人都希望健康,那么健康是什么呢? 有人说,"吃得下,睡得着,没病没灾就是健康";也有人说,"身体棒,工作好,家庭幸福就是健康",这些都对,那么根据 WHO 的标准,什么是健康? 健康管理又是什么呢?

## 一、健康与健康管理

### (一)健康的定义

1948 年 WHO 在其宪章中提出健康定义的核心内容。定义指出:"健康是一种身体、心理和社会适应的健全状态,而不仅仅是没有疾病或身体虚弱。"1990 年 WHO 对健康的阐述是:在躯体健康、心理健康、社会适应良好和道德健康四个方面皆健全。即"四位一体"的健康。

### (二)健康管理的定义

健康管理是以预防和控制疾病发生与发展、降低医疗费用、提高生命质量为目的,针对个体及群体生活方式相关的健康危险因素,通过系统的检测、评估、干预等手段持续加以改善的过程和方法。健康管理是指一种对个人或人群的健康危险因素进行全面管理的过程。

**1. 健康管理的来源与发展**

秦汉时期,《黄帝内经》明确提出与论述"治未病"思想,并进一步论述饮食、五味、起居、六气、情志等对人体的影响。古罗马的医生盖仑认为健康和疾病与人本身的意愿和行动能影响的六个因素有关,即空气,运动和休息,睡眠和觉醒,食物和饮料,满足和疏泄,情绪性兴奋。这可以说是健康管理的朴素认识。

至近现代,健康管理是从管理学引入的概念,或说是把管理学应用于健康管理,形成管理的一个重要方面,健康管理是逐渐形成的。

1940 年,Lewis Ribbins 医生首次提出健康风险评估的概念。20 世纪 60 年代,美国保险公司和企业注意到当时 80% 的医疗支出用于治疗可预防的疾病,为节省大量的医疗费用,正式提出"管理式医疗"的概念,由此美国步入管理式医疗的时代。

1978 年,美国密西根大学 Eding ton 提出健康管理(health management)一词,并成立健康管理研究中心,标志着现代健康管理的起步。我国于 2003 年开始进行相关探索,2009 年 5 月创办《中华健康管理学杂志》,并在咨询专家后形成中国健康管理的专家共识。

**2. 健康管理的科学理念与管理方法**

狭义的健康管理，是指基于健康体检结果建立健康档案，给予健康评估，提出个性化健康管理方案。

广义的健康管理的科学定义，是以预防和控制疾病发生与发展，降低医疗费用，提高生命质量为目的，针对个体及群体生活方式相关的健康危险因素，通过系统的检测、评估、干预等手段持续加以改善的过程和方法。健康管理是指一种对个人或人群的健康危险因素进行全面管理的过程。

疾病特别是慢性非传染性疾病的发生、发展过程长，且其危险因素具有可干预性，这就成为健康管理的科学基础。健康管理是一套方法，更是一套完善、周密的程序：

一学：学会一套自我管理和日常保健的方法。

二改：改变不合理的饮食习惯和不良的生活方式。

三减：减少用药量、住院费、医疗费。

四降：降血脂、降血糖、降血压、降体重，即降低慢性病风险因素。

通过全面了解个体，制订健康生活处方及行动计划长期跟踪健康、指导就医，最终达到提高个人生命质量的目的。

**（三）健康管理的意义**

健康管理的意义在于，针对慢性病的共同危险因素进行综合干预，优先着眼于降低这一类疾病引起的早逝、伤残和疾病负担；生活方式包括饮食结构、工作、睡眠、运动、文化娱乐、社会交往等诸多调节，改善健康状态；是"生物、心理、社会医学模式"的体现；利用现代信息技术，管理更系统，更完善，更有利于建立良好的健康生活方式。

## 二、健康老龄化

按照 WHO 的解释，健康老龄化分成两个方面，一是内在能力的维持，二是功能的发挥。整合整个健康领域的资源体系，通过早发现、早预防、早治疗，实现老年疾病的早康复是健康老龄化的目标。同时，健康老龄化的目标还包括努力缩小不同地区、不同种族、不同年龄等之间的健康服务发展不平衡现象，提高全民的健康生活质量。据此，联合国提出了"健康老龄化十年（2021—2030）规划"。

WHO 在 2023 年出版的《联合国 2021—2023 年健康老龄化十年规划进展报告》指出，老年健康，很大程度上取决于自然社会环境与生命过程中的个人生活方式，而后者是可以调整的。因此，改变老年健康的传统观念，挖掘老年健康正性因素至关重要。通过积极看待老龄及老年人、建设老年友善环境、建立配合老年需要的卫生系统、建立长期照护系统等举措可推动健康老龄化。同时，国家卫生健康委 2022 年 9 月发布，2023 年 3 月 1 日起实行的《中国老年人健康标准》就健康老龄化明确了定义及评价标准。

## 三、健康中国行动介绍

### （一）背景

人民健康是民族昌盛和国家富强的重要指标，预防是最经济、最有效的健康策略。新中国医疗卫生事业大发展，居民主要健康指标总体达中高收入国家平均水平，同时工业化、城镇化、人口老龄化、疾病谱变化、生活方式变化等也带来一系列新挑战。在我国平均寿命不断延长的同时,如何老年生活质量成为一个新课题。根据 2021 年第七次全国人口普查结果,我国 60 岁及以上的老年人口数达到 2.64 亿,占总人口比例 18.7%,65 岁及以上老年人口达到 1.90 亿人,占总人口的 13.5%。上海 60 岁及以上老年人口 581.55 万,占总人口的23.38%,其中 65 岁以上人口 404.9 万,占总人口 16.28%。2020 年,中国有超过 4200 万失能老人和超过 2900 万 80 岁及以上老人,合计占到总老年人口的 30%。我国老年人整体健康状况不容乐观,近 1.8 亿老年人患有慢病。患有一种及以上慢病的比例高达 75%。开展老年健康促进行动,对于提高老年人的健康水平、改善老年人生活质量,实现健康老龄化具有重要意义。因此,实施健康中国行动,细化落实《"健康中国 2030"规划纲要》,落实"预防为主"方针刻不容缓。

**(二)健康中国行动的总体战略**

**1. 健康中国行动的指导思想**

(1)理念:强化政府、社会、家庭、个人责任,加快推动卫生健康工作理念。

(2)服务方式:以"治病为中心"向"以人民健康为中心"转变。

(3)措施:建立健全健康教育体系,加强早期干预。

(4)目标:形成有利于健康的环境氛围,延长健康寿命,为全方位、全周期保障人民健康,建设健康中国奠定坚实基础。

**2. 战略主题**

"共建共享、全民健康",是建设健康中国的战略主题。核心是以人民健康为中心,坚持以基层为重点,以改革创新为动力,预防为主,中西医并重,把健康融入所有政策,人民共建共享的卫生与健康工作方针,针对生活行为方式、生产生活环境以及医疗卫生服务等健康影响因素,坚持政府主导与调动社会、个人的积极性相结合,推动人人参与、人人尽力、人人享有,落实预防为主,推行健康生活方式,减少疾病发生,强化早诊断、早治疗、早康复,实现全民健康。

**3. 战略目标**

到 2020 年,建立覆盖城乡居民的中国特色基本医疗卫生制度,健康素养水平持续提高,健康服务体系完善高效,人人享有基本医疗卫生服务和基本体育健身服务,基本形成内涵丰富、结构合理的健康产业体系,主要健康指标居于中高收入国家前列。

到 2030 年,促进全民健康的制度体系更加完善,健康领域发展更加协调,健康生活方式得到普及,健康服务质量和健康保障水平不断提高,健康产业繁荣发展,基本实现健康公平,主要健康指标进入高收入国家行列。到 2050 年,建成与社会主义现代化国家相适应的健康国家。

**(三)健康中国行动的主要内容**

健康中国行动规划共有八篇二十九章,其中关于具体内容,包括普及健康生活,优化健康服务,完善健康保障体系,建设健康环境,发展健康产业等具体措施,以及政策支持、组织保障等支持政策。据此,包含对全民的健康教育,公共卫生体系建设,养老机构建设,加快国产药品研发等各项具体措施,是一个非常具体和详细的工程。

**(四)健康中国行动之老年健康行动、健康老龄化的中国方案**

在健康中国行动中,对于老年健康,有明确的目标与措施:①到 2022 年和 2030 年,65～74 岁老年人失能发生率有所下降。②65 岁及以上人群老年期痴呆患病率增速下降。③二级以上综合性医院设老年医学科比例分别达到 50% 及以上和 90% 及以上。④三级中医医院设置康复科比例分别达到 75% 和 90%。⑤养老机构以不同形式为入住老年人提供医疗卫生服务比例、医疗机构为老年人提供挂号就医等便利服务绿色通道比例均达到 100%。⑥加强社区日间照料中心等社区养老机构建设，为居家养老提供依托。⑦逐步建立支持家庭养老的政策体系，支持成年子女和老年父母共同生活，推动夯实居家社区养老服务基础。⑧提倡老年人知晓健康核心信息。⑨老年人参加定期体检，经常监测呼吸、脉搏、血压、大小便情况。接受家庭医生团队的健康指导。⑩鼓励和支持老年大学、老年活动中心、基层老年协会、有资质的社会组织等为老年人组织开展健康活动。⑪鼓励和支持社会力量参与、兴办居家养老服务机构。

### 四、健康中国行动与老年医学

预测到 2025 年，"十四五"规划完成时，65 岁及以上的老年人将超过 2.1 亿，占总人口数的约 15%；2035 年和 2050 年时，中国 65 岁及以上的老年人将达到 3.1 亿和接近 3.8 亿，占总人口比例则分别达到 22.3% 和 27.9%。这部分人如果在养老机构养老，必须要有医疗支撑。中国社会老龄化有三个特点：未富先老、长寿不健康、对医养结合的需求与日俱增。而相应的供给严重不足：如医疗、康复、护理、安宁机构；高龄、失能老人增加，上门健康服务不足，老人长期照护体系未建立，这都是目前老人健康服务的难点。

党的二十大报告指出，要"推进健康中国建设"。实施积极应对人口老龄化国家战略，发展养老事业和养老产业，优化孤寡老人服务，推动实现全体老年人享有基本养老服务。对此，根据健康中国行动实施方案，我们医疗卫生机构开展了适老化改造，开展老年友善服务；开展老年健康促进行动；开展失能老人健康评估和健康服务试点工作。在此过程中，需要更多专业工作者的参与，需要从事老年医学临床与研究工作的医务人员积极投身其中、总结经验，为老年医学发展提供理论与技术支撑，为养老服务、健康老龄化做贡献。

（李瑾）

#### 参考文献

[1] 陆惠华. 实用老年病学[M]. 上海：上海科技出版社，2006.

[2] 马永兴，俞卓伟. 现代衰老学[M]. 北京：科学技术文献出版社，2008.

[3] 黄定九. 内科学理论与实践[M]. 上海：上海科技出版社，2009.

[4] 丁诚，殷少军. 老年患者综合健康评估研究进展[J]. 实用老年医学，2013，02：160-162.

[5] 陆惠华. 重视老年医学教育的研究与学科建设：21 世纪医学教育的重大历史使命[J]. 中国老年学杂志，2011，31(20)：4073-4074.

[6] 健康管理概念与学科体系的中国专家初步共识[J]. 中华健康管理学杂志，2009，3(3)：141-147.

# 附件　中国老年人健康指南 36 条

（全国老龄工作委员会办公室、国家卫生和计划生育委员会 2013 年发布）

**1. 健康生活习惯**

（1）勤洗手，常洗澡。手疾病传染过程中重要的媒介。接触钱币后、便前便后、做完清洁后、去医院看病或接触患者后、外出归来、用餐前等情况下，都要采取正确方法用肥皂和流动的水洗手。老年人应经常洗澡，水温以 38 ℃为宜。不与他人共用毛巾和洗漱用具。

（2）早晚刷牙，饭后漱口。坚持每天早晚刷牙，应特别重视睡前刷牙和饭后及时漱口。若使用假牙，必须每天摘下刷洗干净，然后浸泡。建议每 3 个月更换 1 次牙刷。

（3）经常开窗通风，保持空气流通。除了雾霾天气等特殊情况外，应经常开窗通风，提高室内空气质量。每天最好早、中、晚各开窗 1 次，每次 15～20 分钟。做饭时，也应及时开窗或打开抽油烟机。

（4）劳逸结合，作息规律。养成良好的生活作息习惯，劳逸结合，张弛有度。睡眠起居要有规律，每天睡眠不少于 6 小时，最好有午休。

（5）主动饮水。主动饮水，不要等渴了才喝，且以少量多饮为宜。一般每人每天喝水 6～8 杯（每杯 200 毫升）。运动或体力劳动时，饮水量应适当增加。

（6）坚持每天晒太阳。每天应晒太阳 15～20 分钟，但要避免暴晒或中暑。阳光强时，应佩戴太阳镜；或在树荫下停留较长时间，也可获得同样效果。

（7）咳嗽、打喷嚏时遮掩口鼻，不随地吐痰。日常生活中，切勿随地吐痰，也不要直接面对周围人咳嗽和打喷嚏。咳嗽和打喷嚏时，要用纸巾、手帕或衣袖遮掩口鼻。

（8）不滥用镇静、催眠和镇痛剂等成瘾性药物。镇静、催眠和镇痛剂等成瘾性药物应在医生指导下使用。长期或不当使用损害身心健康。严重时会改变人的心境、情绪、意识和行为，引起人格改变和各种精神障碍。

（9）保持大便通畅，要养成定时排便习惯。多吃富含纤维素的食物，多活动，避免久坐。每天坚持按摩腹部并做些提肛收腹运动。晨起最好饮用 1 杯温开水。

（10）控制体重，避免超重、肥胖或体重过低 通过吃动平衡，控制自身体重，使体重指数保持在 18.5～23.9 的正常范围。超重（体重指数≥24）、肥胖（体重指数≥28）、体重过低（体重指数＜18.5）都不利于健康，应该避免。

**小贴士：体重指数（BMI）＝体重（kg）÷身高$^2$（m$^2$）.**

（11）不抽烟，少饮酒，不酗酒。做到不抽烟、不敬烟，避免吸二手烟。吸烟者，越早戒除越好。应限量饮酒，最好不喝白酒，不劝酒。建议每天饮酒的酒精含量，男性不超过 25 克（一般高度白酒 50 毫升或红酒 200 毫升或啤酒 750 毫升），女性不超过 15 克。

**2. 合理膳食规律**

（12）食品新鲜卫生食品应保持新鲜，瓜果、蔬菜生吃要洗干净。少吃隔顿、隔夜饭菜，不吃过期和腐败变质的食物。

（13）进餐定时、定量，细嚼慢咽。合理安排一日三餐的进餐时间及食量，也可按照自身情况，少量多餐。进餐时，一定要细嚼慢咽。三餐食物应多样化，荤素搭配，松软可口，易于消化。

(14)膳食以谷类为主,粗细搭配。一日三餐中,都要有米、面、杂粮等主食。提倡粗细搭配、粗粮 细做,也可将粗细粮混合一起做。建议每人每天摄入 1～2 两粗粮。

(15)多吃蔬菜水果,保证"餐餐有蔬菜,天天有水果"。最好每餐都有 2 种以上蔬菜,每天进食 1～2 种水果,并经常更换不同品种。建议每人每天吃 6 两到 1 斤的各种新鲜蔬菜,深色蔬菜最好占一半以上。

**小贴士:深绿、橘黄、紫色、红色蔬菜均为深色蔬菜。**

(16)适量摄入肉、禽、鱼、虾及蛋类。每天摄入 1～2 两肉类,尽量选择瘦肉。建议每人每天摄入 1.5～2 两水产品和 1 个鸡蛋。血脂异常者,每周可吃 3～4 个鸡蛋。有条件者,可以多选择一些海鱼和虾类。

**小贴士:尿酸高者,应限制摄入动物内脏、海鲜、肉汤、菌类、豆类等高嘌呤食物。**

(17)经常食用奶类、豆制品和少量坚果。应经常喝牛奶,超重、肥胖或血脂异常者可选用低脂或脱脂奶、无糖或低糖奶粉。另外,每天最好吃一次豆制品和少量坚果。

(18)控制油、盐摄入,保持饮食清淡。每人每天烹调油的用量不超过半两。应少用或不用动物油,多选用植物油,并需经常更换种类。每人每天的食盐量(包括酱油、调料和其他食物中的盐)不要超过 5 克。某些疾病患者(如高血压、肾病、心衰等患者),每日食盐量还应适当减少。

(19)合理补充微量营养素。在医生的指导下,适当补充钙、维生素 D、铁、维生素 A 等微量营养素。体弱者应补充适量的营养素补充剂。

(20)正确选择保健食品。保健食品适宜于特定人群使用。它不以治疗疾病为目的,不能代替药品。可根据自身需要,正确选择国家主管部门正式批准和正规厂家生产的合格产品。

**3. 适量体育运动**

(21)选择适宜的运动项目。可根据自身的情况和喜好选择安全有效的运动项目,如步行、慢跑、游泳、太极拳、八段锦、五禽戏、六字诀、经络拍打操、门球、跳舞等。

(22)掌握合适的运动次数、时间和强度。每周运动 3～5 次,每次不少于 30 分钟,每周不少于 150 分钟。运动时轻微出汗、无上气不接下气的感觉,运动中最大脉搏次数不超过 170－年龄(次/分),即运动强度为适宜。

**4. 良好心理状态**

(23)保持良好心态和稳定的情绪。不开心时要主动向家人和朋友倾诉,说说心里话。当伤心难过时,不要过于压抑自己的情绪,想哭就哭。生气时,先静下心来想想原因,然后听听大家的意见,做些自身调整。

(24)建立良好的人际关系。应根据自身的特点和喜好,积极参加各种社会活动,广交朋友。既要尽力保持与老同事、老朋友的联系,又要努力结交一些新朋友。并以开放、谦虚和包容的心态与他人建立平等、互信、互利的交往。

(25)营造和谐的家庭关系。应以相互尊重和体谅的心态处理好夫妻关系;以相互理解和支持的心态处理好与儿女之间的关系;以相互宽容和信任的心态处理好与儿媳、女婿之间的关系;以关爱和教导的心态养育孙辈,不宜过度溺爱和干预。家庭发生矛盾时,要积极稳妥地处理和化解。

(26)积极融入社区。应积极融入社区,力所能及地为社区文明建设做贡献。积极参加志愿者活动,多做好事、善事。要主动关心、帮助他人和邻居,特别是社区中生活困难和行动不便者。

(27)不轻信他人的蛊惑,遇事应多问几个"为什么"。有不明之事,可先找家人和亲朋商量,不要过快、过早地做决定。平时应多学习,经常读书看报,关心法制信息,开阔视野。

### 5. 加强健康管理

(28)保护好视力和听力。不要在强光或光线昏暗的条件下看电视、电脑和书报。连续用眼时间不宜过长,以防视觉疲劳。应注意身体姿势,不要躺着看书报。应远离噪声,尽力维护好自己的听力。发现视力下降、听力减退时应及时就医。

(29)重视脑力活动,加强认知锻炼。要重视脑力活动。每天坚持一定时间的听、说、读、写等多样化认知能力的锻炼,有助于预防老年痴呆等认知障碍性疾病。

(30)重视跌倒预防。活动时应熟悉身边的环境和障碍物,且动作宜慢。在光线暗、光滑或不平的地面行走,以及上下台阶时,要特别小心。切勿边走边看手机或书报。行动不便者,可选择辅助工具帮助。活动时,穿戴应合身、合脚、鞋底应防滑。视力不好者,应佩戴眼镜。

(31)学会自我检测脉搏、体温、血压等技能。应学会测量脉搏、体温和血压。自备一台电子血压计,高血压患者每天至少自测 3 次血压(早、中、晚各 1 次)。糖尿病患者须自备一个电子血糖仪,适时自测血糖。血糖稳定时,每周抽查 1~2 次血糖。将血压、血糖控制在达标范围内。

(32)随身携带医保卡、急救卡和急救盒。急救卡应写明姓名、住址、联系人、联系电话、定点医院、病历号、血型、主要疾病诊断和用药、急救盒放置的位置。急救盒应备有阿司匹林、硝酸甘油、速效救心丸等。糖尿病患者外出可备点糖果,以备发生低血糖时食用。

(33)每年至少做一次体检,加强自我健康管理。有些疾病早期没有明显症状,如"三高症"(高血压、高血糖、高血脂)被称为"无声的杀手",往往易被忽视。通过健康体检,可以做到疾病的早发现、早诊断、早治疗。老年人应每年至少做 1 次体检,并注意追踪检查结果,及时调整生活方式,采取有效的预防措施,降低疾病风险。

### 6. 疾病自我控制

(34)警惕身体出现的各种异常变化。身体若出现以下各种异常变化:体重无明显原因突然下降;短暂昏厥,一侧肢体麻木、无力、不灵活;咳嗽、痰中带血;心慌、心前区憋闷;食欲下降,大便次数或形状改变、便血、柏油样便;无痛性血尿;颈部、乳腺、腋下、大腿根部出现"疙瘩"或摸到肿块等,应及时去医院检查诊治,不能掉以轻心。

(35)生病及时就诊,遵医嘱治疗。疾病只有早诊断、早治疗,才可能获得良好的疗效,早日恢复健康。生病后,一定要到正规医疗机构及时诊治,配合医生,遵医嘱治疗。不要贪图便宜和听信传言,找巫医看病;也不要自作主张,盲目自行用药和擅自停药;千万不要瞒着医生采用多个治疗方案;忌用"偏方""验方""秘方"。

(36)突发急重症时,及时拨打"120"。突发急重症,需要紧急医疗救助时,立即拨打"120"电话。讲清患者的姓名、性别、年龄、联系方式、病情及准确的位置,并根据病情积极采取适当的方法进行现场救助。

**小贴士:**①中风(脑卒中)。平卧,头偏向一侧,保持呼吸道通畅。②心绞痛。坐卧,舌下含服硝酸甘油或救心丸。③中暑。转移到阴凉处，并采取各种办法散热和降温。

（李瑾）

# 第三节　健康老人与成功老化新概念

**本节要点** ✎

1. 传统"健康老龄化"的理念转变为"成功老化"新理念。
2. 成功老化模式的分类和简易综合评估方法。
3. 助力"成功老化"，为落实《"十三五"健康老龄化规划》和助力实现"健康中国 2030"注入巨大正能量。

**教学目的** 📋

1. 掌握：成功老化的理论核心，成功老化必备的三大要素；成功老化的模式分类；成功老化的简易综合评估方法。
2. 熟悉：成功老化的理念转变。
3. 了解："十三五"时期健康老龄化工作的主要任务，对于成功老化的研究意义。

## 一、背景

中国是世界人口大国，老龄化迅猛发展也属世界之最。我国从 1999 年进入人口老龄化社会到 2019 年，老年人口净增 1.22 亿。"十三五"期间，我国 60 岁及以上老年人口平均每年增加 640 万，其中 2017 年新增老年人口首次超过 1000 万。截至 2019 年 12 月 31 日，我国老年人口 2.54 亿，占总人口 18.1%。预计到 2050 年前后，我国老年人口数将达到峰值 4.87 亿，占总人口的 34.9%。伴随老龄化的不断加深，老龄问题已成为国家高度重视的国情问题，《"十三五"健康老龄化规划》的制订实施，着眼于老年群体，对我国积极应对人口老龄化，维护老年人的健康功能，提高老年人的健康水平，促进健康老龄化，助力实现"健康中国 2030"的战略目标发挥了重要的作用。为了增强全社会人口老龄化国情意识，全国老龄办、中组部、中宣部等 14 个部门决定联合在全社会开展人口老龄化国情教育。但与老年人直接相关的"成功老化"理念，对于大多数人，乃至医护人员来说仍是一个陌生的概念。

## 二、案例启示：她是健康老人吗？为什么？

杨奶奶，93 岁，是一名退休高级会计师。她患多种慢性疾病，但目前控制均良好：消化系统疾病(胃食管反流病,慢性萎缩性胃炎),2型糖尿病,心律失常(阵发性心房颤动),外周血管疾病(双下肢动脉节段性狭窄),高甘油三酯血症(3.6 mmol/L),骨质疏松(近期检查骨密度 T 值在－1.5～－2,血 25-$(OH)D_3$ 水平 20.6 ng/ml)。

既往疾病(目前均不活动):眼部疾病(双侧老年性白内障术后);焦虑;乳腺癌根治术后(临床治愈);张力性尿失禁,坚持盆底肌锻炼,近 2 年未出现漏尿现象。

一般情况及实验室检查:身高 158 cm,体重 56 kg,体质指数(BMI)22.4;人血白蛋白(ALB)43 g/L,总胆固醇(TC)3.85 mmol/L,低密度脂蛋白胆固醇(LDL-C)2.75 mmol/L,甘油三酯(TG)1.67 mmol/L,空腹血糖(FBG)5.8 mmol/L,糖化血红蛋白 6.1%。

该老人的综合评估(CGA):日常生活自理,积极参与社区活动,追求高品质生活,每年外出旅游 1～2 次。日常生活能力(ADL)评分 6 分;工具性日常生活能力(IADL)评分 8 分;一次可慢速步行 2500 米或爬 3 层楼;1 年内无跌倒;起立—行走测试 10 s(很好<12 s,基本正常<20 s);5 次站起测试 8.1 s(正常<10 s);平衡试验的全足距站立 50 s(正常>10 s),为跌倒低风险;定向力、记忆力和思维能力佳,沟通良好,抑郁评分(SDS)22 分,焦虑评分(SAS)21 分(正常<50 分);视力和听力均有下降但不影响沟通与生活;无大小便失禁、便秘,无牙周炎、龋齿,未佩戴义齿;饮食品种丰富,营养良好;睡眠正常,每晚入睡 5～6 小时;与保姆同住,社会支持以及经济状况良好。

用药核查:同时服用 14 种药品、8 种维生素片。经老年医学团队给予调整后,减至 7 种药品、2 种维生素片,每月一次由保姆陪同到门诊诊治。

这位长者(长寿老人)严格意义上来讲算不上健康老人,有多种疾病,甚至多项手术病史,但是她与同年龄段甚至比她小 20 岁的老人相比,肌力和平衡功能更好,认知和心理状态没有明显衰退,积极参与生活,还能外出旅游,她的生活质量是属于良好的。那么,如何来评价她,她属于成功老化的健康老人吗? 如果是的话,理由依据何在?

### 三、传统"健康老龄化"的理念转变为"成功老化"新理念

21 世纪老龄问题是最突出的社会问题,WHO 于 1990 年提出实现"健康老龄化"的目标。无论是 1946 年 WHO 在章程中给健康所下的经典式定义,即必须符合躯体、精神和社会的完整健康状况才是健康,还是 1982 年中华医学会上海老年协会提出我国"健康老人"的定义,都存在一定的片面性、局限性和脱离现实,难以做到,更严重的是,这会严重挫伤老年人群的积极性,一直为自己的疾病焦虑甚至忧郁,导致生活质量更差。老化指自出生后在人生过程中所发生一系列退行性变化的总和,受环境、生活方式和疾病病理影响。成功老化即个体成功适应老化过程的程度,是每个人在面对老化时的期望和理想。自 1953 年 Havighurst 及 Albrecht 首次提出"成功老化"的观点后,一直存在着争议。至 2001 年"成功老化"新定义的提出得到广泛的认可,直至 2016 年 WHO"健康老龄化"定义与保健系统的建立,才真正确立"成功老化"新理念的相关理论,肯定了其对鼓励老年人及创建"健康老龄化"社会的积极意义和实际应用的重要性。

#### (一)健康老人定义

1982 年中华医学会老年医学分会提出了有关健康老年人标准的 5 条建议,认为健康老年人是指主要的脏器没有器质性病理改变的老年人。1995 年依据医学模式从生物医学模式向社会—心理—生物医学模式转变的要求,中华医学会老年医学分会又对这一标准进行

了补充修订为 10 条,该标准侧重健康和精神心理等方面,但对健康相关危险因素,社会参与度和社会贡献以及自我满意度方面涉及不全。1996 年,中华医学会老年医学分会流行病学组正式发布了我国健康老年人的标准。伴随社会进步和疾病谱变化,2022 年中国健康老人的标准根据《中国健康老年人标准》(WS/T 802—2022)进行了详细规定,这些标准涵盖了老年人生活自理能力、重要脏器的功能、影响健康的危险因素控制、营养状况、认知功能、心理状态、健康素养、社会活动参与以及社会适应能力等多个方面。具体来说,中国健康老人应满足以下九大标准:

(1)生活自理或基本自理:老年人应能够独立完成日常生活所需的基本活动,如穿衣、洗漱、进食、排泄等。

(2)重要脏器的年龄增长性改变未导致明显的功能异常:虽然老年人的身体器官会随着年龄增长而发生变化,但这些变化并未导致明显的功能异常。

(3)影响健康的危险因素控制在与其年龄相适应的范围内:老年人应能够控制高血压、糖尿病等慢性疾病,使其处于稳定状态。

(4)营养状况良好:老年人应能够摄取足够、均衡的营养,以满足身体的需求。

(5)认知功能基本正常:老年人应能够清晰地表达自己的思想和意愿,没有明显的记忆力减退或老年痴呆现象。

(6)乐观积极,自我满意:老年人应保持积极、乐观的心态,对自己的生活状况感到满意。

(7)具有一定的健康素养,保持良好生活方式:老年人应了解基本的健康知识,能够根据自身健康状况合理搭配饮食、锻炼身体等。

(8)积极参与家庭和社会活动:老年人应积极参与家庭和社会活动,与家人、朋友保持良好的互动和联系。

(9)社会适应能力良好:老年人应能够适应社会的变化和发展,处理生活中的各种问题和挑战。

这些标准旨在帮助人们更好地了解和评估老年人的健康状况,并为老年人提供有针对性的健康管理和服务。同时,这些标准也强调了老年人的生活质量和心理健康,倡导全社会关注老年人的身心健康和幸福生活。

**(二)老化的定义**

老化,是指人随着年龄的增长,生理、心理及社会功能的不断减退,即随着自然年龄的增长,人体细胞、组织及各器官的结构和功能日趋衰老,人的体力、智力及工作能力日趋减弱,直至生命停止,这是一种不可逆转的自然规律。据现代科学研究,人从性成熟期以后就开始老化,起初老化的速度较慢,50 岁以后老化进程加快。在不同的个体,老化开始的时间及速度快慢也不相同,同一个体的不同器官,老化开始的时间及速度也不相同,如皮肤、肌肉等老化发生得较早,而心、肺、肝、肾、脑等老化发生较迟。这种差异除决定于遗传因素外,还取决于后天因素或外界环境的影响。例如吸烟可以促进皮肤和肺的老化;适当参加体育锻炼可以延缓人体各器官的老化等。

**(三)关于成功老化的研究**

1953 年哈里希胡斯特及阿尔布雷希特提出成功老化的观点,但如何定义一直存在争议。1987 年,科维及卡恩等提出老化过程是受老化本身影响还是疾病影响的问题,并提出了成功老化的模型,即要求没有年龄相关的生理和认知功能的下降,以及有良好的社会功能,但在老年人群中能达到该要求者非常少。此后该概念不断变迁,对于无病和无残疾状况方面标准逐渐放宽,可以允许有轻度的功能下降和(或)慢性疾病的轻微表现。

1998 年,科维及卡恩将人群分为常态老化、成功老化和病态老化。修订了成功老化的模型:①在生物医学方面没有慢性病症状及其所致的功能残障,以及引起疾病的危险因素(如吸烟、肥胖);②在社会心理方面则涉及生活满意度、社会参与功能(高水平的社会角色功能、社会整体感与社会参与)和心理支持(正向的世界观和自我价值)。

1998 年,约尔等将成功老化定义为:①生活在社区的老人;②良好的自我健康评价;③无日常生活能力残疾;④简易精神状态检查量表(MMSE)分数高(28~30 分)。他们由此得出的 70~74 岁成功老化比例为 44%,85~89 岁仅为 6%。萨拉等以科维及卡恩模型为标准,对纳入美国"健康与退休研究"的老年人进行了为期 6 年的调查随访。符合成功老化者,1998—2000 年检出率为 11.9%,2002 年为 11.0%,2004 年为 10.9%,在被调查者中 80% 以上能达到没有功能残障的标准,但不符合没有疾病的标准。

1999 年,威廉等用科维及卡恩标准与自我定义对美国阿拉米达郡 867 名 65~99 岁老人进行了调查,结果发现,自认为是成功老化的老人占 50.3%,但符合科维及卡恩标准的仅占 18.8%。到 2001 年,瓦力恩特提出的成功老化的定义得到较广泛的接受,包括发生疾病和疾病相关残障的概率低,高水平认知功能和躯体功能,以及对生活的积极参与。

目前成功老化概念的统一认识:即个体成功适应老化过程的程度。过去健康老人概念不能适应时代的需要,代之成功老化的概念比较适合,后者主要从老年人的疾病、功能、心理和社会活动参与方面进行衡量。评估老年人健康状况若仅以身体健康为唯一指标,则易忽略老年人的心理健康或社会健康问题,而心理社会健康又与身体健康密切相关。因此促进心理健康和社会连接与促进身体健康同等重要。

（四）成功老化的理论核心

老年医学研究通过实践让人们清醒地意识到,定义"成功老化"必须在老年人生活中能发挥积极的作用,这样的评估才有意义。1997 年科维及卡恩进一步明确提出成功老化必须同时具备三个要素:

(1)避免疾病与其造成之身心障碍。

(2)能维持高度的认知与躯体的生理功能。

(3)积极参与社会活动。

这明确诠释了"成功老化"的核心理念:就是用维持功能去取代彻底治愈的传统观念,这是"成功老化"的出发点,为老年人正确对待自己的疾病提供了正能量,使老人们从自闭、焦虑、抑郁等痛苦中解放出来。

2016 年,WHO 通过的"健康老龄化"定义及保健系统建立,肯定了建立和保持老年人的内在能力,在自己生存的环境中能独立发挥功能,直至生命结束,是最令人满意的结果。核心价值是尽可能保障老年人的生活质量,让老人有尊严地活着。

（五）成功老化之上还有活跃老化

联合国大会在 1991 年 12 月 16 日通过"联合国老人政策纲领",提出照顾的五大原则,即独立、参与、照顾、自我实现与尊严。为了达成这五大原则,世界卫生组织在 2002 年最先提出了"活跃老化"(active aging)的概念。它是老化现象中的最优状态和最高层次。所以,"活跃"代表的不仅是有能力参与体育活动和生产劳作,还包括持续地参与社会、经济、文化、精神及公共事务等多方面的工作。即使是退休的、体弱的或失能需要照顾的老人，都能对他的家庭和社会做出持续的贡献。从这个理念上看，活跃老化是通过健康、社会参与和社会安全三个支柱来达成联合国老人政策纲领的五大原则的。活跃老化概念延伸了成功老化概念，扩大了老年民众对于社会参与重要性，现在已成为国际组织对老年健康政策拟定的参考框架。

## 四、老化的模式分类

2004年，有关成功老化的研究修正了1998年科维及卡恩成功老化的模式，分为以下四种：

（1）常态老化（usual aging）：进入老年期前后，随着年龄增长出现生理、社会和认知功能下降的状态。

（2）病态老化（morbid aging）：疾病和明显功能障碍的状态。

（3）成功老化（successful aging）：老人同时具备日常生活功能正常、认知功能正常、无抑郁症状与良好社会支持这四项指标。

（4）活跃老化（active aging）：老人同时符合以下六项指标：日常生活功能正常，工具性日常活动正常，认知功能正常，无抑郁症状，社会支持并投入老年生产力活动。总之，成功老化足以被视为基础的健康指标，而活跃老化则应被视为更高一级的健康指标。

## 五、成功老化的简易评估方法

要明确老人是否成功老化，要按规范要求进行综合评估后才能做出结论。

**（一）老年综合评估**（comprehensive geriatric assessment, CGA）

老年医学科的复杂临床核心技能之一，又称"老年健康综合评估"。它是指多学科的诊疗过程，以确定老年人在医学、精神心理、社会行为、环境及功能活动状态等方面所具有的能力和存在的问题，以此制订保护老年人健康和功能状态为目标的、个体化的身心综合治疗、康复、照护计划，从而最大限度地提高老年人的生活质量。必须通过专业训练的团队才能完成。CGA主要包括四个方面：①医疗评估；②躯体功能评估；③认知和心理功能评估；④社会/环境因素。

**（二）日常生活能力**（activity of daily living, ADL）

主要包括自理能力、移动/平衡能力和理解/交流能力。那就是老人能独立完成洗澡、穿衣、上厕所、进食、坐椅、上下床、行走、上下楼梯的能力。

**（三）工具性日常生活活动**（instrumental activity of daily living, IADL）

表示老年人在家独立生活能力。如老人能独立完成做饭、洗衣、家务、使用电话、服用药物、购物、使用交通工具、财务处理等高级能力。

## 六、如何助力老年人实现成功老化

从成功老化的概念可以看出，影响成功老化的因素有很多，包括生理、心理以及社会各方面，三者之间紧密联系。

**（一）助力影响成功老化的个人因素**

**1. 生理因素**

生理因素是个体适应社会的最基本条件。在老化过程中，老年人会面临很多疾病，影响正常生活的疾病主要有以下几方面：神经系统随着年龄增长而衰老，反应会变得缓慢；身体老化后，心血管系统效率降低，而体育锻炼、停止吸烟等能够帮助老年人预防心血管疾病；会感到食欲下降、吞咽缓慢、便秘等消化功能减退症状；呼吸系统功能减退，易患肺炎、呼吸衰竭等。

**2. 心理因素**

老年人的智力、记忆、个性、学习状态等都会影响老年人的心理，进而影响其行动变化。若在老年阶段继续学习，可以在学习中提升自尊心和自我效能感。

**3. 社会因素**

是否拥有社会互动和支持已被证明是衡量老年人对生活满意度和幸福感的重要标准之一。

以上三种因素相互独立，又相互影响，在不同情况和场合下，各种因素对成功老化的影响是不同的。

**（二）助力影响成功老化的客观社会因素**

由于老年人特殊的身体机能状况，实现老年人成功老化，不仅需要老年人自身的努力，更重要的是需要家庭与社会的支持，需要从外界入手来帮助老年人。

（1）生理方面：预防有害因素，保持健康生活方式，控制体重，养成运动习惯，保证睡眠，饮食健康，及早发现潜在隐患，早期干预和控制慢性疾病。定期做针对性查体，通过老年综合评估，及早发现潜在的医学问题与风险因素。早期干预和控制慢性疾病，避免发生器官功能障碍。定期做针对性查体，通过老年综合评估，及早发现潜在的医学问题与风险因素。

（2）心理方面：形成良好认知，调整心态。

（3）社会交往方面：鼓励老年人要积极参与社会活动，促进成功老化的实现。老年人参与实践的方式有很多种，如保持共同的兴趣爱好，参与社区中的志愿服务，或者组织好友继续开展工作等。朋友、邻里间的相互联系，不仅能够巩固多年的友情，而且能够使老年人的生活丰富多彩，也能帮助老年人与时俱进，跟上时代步伐。

**（三）助力影响成功老化的家庭因素**

家庭在老年人的生活中占有举足轻重的地位。在中国，家庭养老仍然是养老的主流方式，配偶、子女不仅对老年人提供物质支持，更重要的是给老年人提供精神支撑。尤其对于生活圈子小的老年人来说，可以说家庭是其唯一的生活范围，甚至配偶子女就是其全部的生活主题。因而，提高子女尊老、养老、孝敬老人的意识非常重要，这对维持家庭和谐，帮助老人实现成功老化有重要作用。

**（四）助力影响成功老化的社会支持网络**

发展社会支持网络，帮助老年人实现成功老化。老年人积极参与生活，仅仅靠老年人自己很难实现，需要调动社会各方面的力量，在老年人自身外部形成一个社会支持网络。包括国家、社区和服务机构的支持，三者支持老年人的范围不同。

国家支持，主要表现在法律法规及政策方面，可以引导和宣传舆论，对老年事业给予宏观管理和干预。社区和服务机构被认为是国家法规政策的执行者，可以组织老年人开展各种形式有意义的活动，比如鼓励身体健康的老年人进行老年人互助服务、关心下一代和精神文明建设等公益活动，鼓励经验丰富、身心健康的老年人提供社会咨询服务、参与经济建设和社区管理等各项社会活动。宣传老年人在改革发展和维护社会稳定中的积极作用，形成全社会尊老、爱老、助老的良好社会风气。在社会安全方面,健全社会养老保险制度、最低生活保障制度等经济安全制度。在老年住宅、公共交通和居家安全等关乎老年人生活质量的问题上,要人性化地设计安全、舒适、卫生和无障碍的环境。在保护老年人权益问题上,要推动司法服务进社区,培育社区老人接受法律教育以及自我保护意识、维权意识。通过以上这些制度建设和措施推进,实现成功老化在健康、社会参与、社会安全方面的目标,促成老年人的成功老化甚至活跃老化。

综上,让我们领悟到"成功老化"这个概念在真实世界的应用价值,让老年人同样能感受到生活在温馨世界之中,可以分享改革开放的成果,为落实《"十三五"建立健康老龄化》和助力实现《"健康中国2030"规划纲要》注入了巨大的正能量,故助力"成功老化"将成为应对人口老龄化问题的一把金钥匙。老年人无须为疾病而烦恼,要积极走"成功老化"之路,争取加入健康老人的队伍之中。

WHO在2002年的老龄问题世界大会上提出了"尊重、照顾、参与"口号,积极宣传成功老化的观念。未来,我们需要根据较大规模的老年人群研究,制订更为明确的、可操作性的标准,并使之符合中国国情,以便更好地帮助我国老人成功老化。成功老化是近些年老龄化研究的一个新课题。对成功老化(主要是影响因素)的研究,能够帮助老年人改变对自身的认识,积极面对人生最后阶段的生活,改善其自身生活质量;能够为子女减轻负担,建立幸福美满的家庭;能够建立起真正的和谐社会,老年人丰富的生活阅历也是社会的一笔巨大的财富。

（周艳）

## 参考文献

[1] 陆惠华. 实用老年病学[M]. 上海：上海科技出版社,2006.

[2] Rowe JW,Kahn RL. Successful aging.[J]. Gerontologist,1997,37：433-440.

[3] 陆惠华. 重视老年医学教育的研究与学科建设:21世纪医学教育是重大历史使命[J]. 中国老年学杂志,2011,31(20)：4073-4074.

[4] 徐惠娟,张明正. 台湾老人成功老化与活跃老化现况:多层次分析[J]. 台湾社会福利学刊,2009,3(2):1-36.

[5] 中华医学会老年医学分会,中华老年医学杂志编辑部. 中国健康老年人标准2013[J]. 中华老年医学杂志,2013,32(8)：801.

[6] 于普林,孟丽,王建业,等. 对《健康老年人标准》的再认识[J]. 中华老年医学杂志,2013,32(8)：802-803.

[7] 于普林. 老年医学[M]2版. 北京：人民卫生出版社,2016.

[8] 李小鹰,樊瑾. 老年医学进展[M]. 北京：人民卫生出版社,2015.

# 第三章　老年综合评估的理论与实践

**本章要点**

1. 老年综合评估的定义、目的和意义。
2. 老年综合评估的内容及程序。
3. 老年人功能评估、老年综合征评估、社会评估。

**教学目的**

1. 掌握:老年综合评估的内容及进行老年综合评估的策略方法。
2. 熟悉:老年综合征评估。
3. 了解:为何做老年综合评估。

## 第一节　老年综合评估概述

### 一、老年综合评估的定义和发展史

老年综合评估(CGA)是采用多学科的方法,对老年人的生理健康、心理健康、社会支持、功能状态和环境状况等多维度进行全面评估,并制订以保护老年人健康和功能为目的的预防及诊疗计划,以最大限度地提高老年人的生活质量。

20世纪30年代,英国学者Marjory Warren首次提出CGA的概念并应用于临床实践,标志着现代老年医学的形成。他对一所疗养院中卧床不起的老年人进行评估后,制订了综合的康复治疗措施,结果多数老年人摆脱了卧床状态,其中1/3的老年人出院回家。20世纪70年代,美国退伍军人医院应用CGA技术来评估和治疗功能衰弱或丧失的老年退伍军人,后来范围延伸到门诊患者。与传统的医学评估对比,人们发现CGA可改善老年人日常生活能力和认知功能,提高生命质量,同时还可降低医疗需求和费用,节约卫生资源。因此,在1987年美国国家健康研究院组织相关专家共同制订了CGA并在全国加以推广,现在美国的社区医疗服务机构广泛使用CGA。

老年人在衰老的基础上常合并多种慢性疾病、老年综合征、不同程度的功能障碍和接受多种药物治疗,还有复杂的心理、社会问题。传统的医学评估已不能满足老年人的评估需要,因此我们在探索中前进,慢慢摸索出更适合当今社会的CGA。

CGA是一个医疗专业团队基于对衰弱的老年人的系统性评估为前提,揭示可处理的健康问题,有益于改善健康状态。CGA包括4个方面:①体格健康;②功能状态;③精神健康,包括认知和情感状态;④社会环境因素。CGA是一个分为三步的程序:①筛选或寻找合适的患者;②评估和发展建议;③完善建议,包括医生和患者对建议的执行。每一步对于最终能否成功地增进身体功能的健康非常重要。

CGA第一步是将合适的能从CGA中获益的目标老年患者区分出来,一般来说,CGA的目标人群是有多种慢性疾病、老年综合征、同时有功能损害且伴随心理、社会问题但也有相当恢复潜力的老人。CGA项目筛选合适的老年人所使用的特别策略包括生理年龄、功能残疾、躯体疾病、衰老状态、精神状态和既往的或可预测的使用高级卫生保健的需要。

CGA的第二步是评估本身,在评估过程中有较大的可变性。在评估团队中卫生保健专业人员的类型,搜集的信息的内容,所提供服务的类型和密度在许多CGA有效性研究中都不一致。CGA的过程依赖于以医生、护士、社会工作者为核心的团队。适当的时候,可以是一个包括各种理疗和职业治疗师、营养师、药剂师、精神病医生、心理学家、牙医、听力学家、足病医师和验光师在内的扩展团队。

CGA在不同的卫生保健机构以不同的模式进行应用(见表3-1)。

表3-1 老年综合评估干预的范围

| 范围 | 最强 | 最不强 |
| --- | --- | --- |
| 环境 | CGA:老年评估和管理,康复机构社区和居家外展计划 | CGA:咨询住院患者或门诊患者 |
| 目标 | 特别限制 | 不限制 |
| 过程 | 大团队,广泛评估 | 筛查和推介专家 |
| 费用 | 非常昂贵 | 相对便宜 |

CGA可以分为以下五个模式:①老年医学研究评估和管理;②住院患者咨询;③出院后评估和管理;④门诊患者咨询;⑤家庭评估。从老年医学研究评估和管理方面来看:荟萃分析显示,CGA的医院和疗养院模式对于居家和功能状态有最强和最一致的益处。从住院患者咨询的结果来看,CGA的这种模式效果不佳。同样,CGA的出院后评估和管理模式,在荟萃分析中显示不能减少死亡率、功能下降或再入院率,后续的随机临床试验也确认了这些阴性结果。门诊患者CGA咨询项目也未显示出有任何的效果。近来,有一种模式将CGA与坚持干预方式相结合,这个项目为有功能残疾、尿失禁、跌倒或有抑郁症状的社区老年人提供门诊CGA服务。一项随机临床试验显示,这项方案与很多其他普通的治疗相比,减少了功能下降、疲劳,改善了社会功能,而且经济有效。家庭评估项目是CGA的一个变异类型,重点在预防而不是康复,目标患者是低危而不是高危的疗养所患者。这一项目能有效地减少疗养院入院率,只有在多方面评估项目中的人群,能显著减少功能下降的发生。

关于CGA的有效性尽管存在一些尚未解决的问题,但CGA的原则已被纳入很多行之有效的项目中。老年医学评估和医疗服务的连续性是CGA的直接产物。随机试验表明,这种连续性医疗服务,可使患者得到更好的健康感、生活满意度、精神状态、健康质量和社会责任感。总之,老年人评估不断发展成为老年人医疗护理的一个密不可分的组成部分。

## 二、老年综合评估的目的和意义

CGA 利用多学科方法评估老年人的躯体情况、功能状态、心理健康和社会环境状况等,是筛查老年综合征的有效手段。老年综合评估适合 60 岁以上,已出现生活或活动功能不全(尤其是最近恶化者)、已伴有老年综合征、老年共病、多重用药、合并有精神方面问题、合并有社会支持问题(独居、缺乏社会支持、疏于照顾)及多次住院者。对于合并有严重疾病(如疾病终末期、重症患者)、严重痴呆、完全失能的老年人及健康老年人酌情开展部分评估工作。

CGA 旨在发现、量化评估及合理管理老年人群的健康及相关问题,不仅包括评估和诊断,还包括治疗和干预方案。首先,通过 CGA 可以发现问题,发现被忽略的症状,老年人功能的丧失常常为某些疾病的初发阶段。其次,CGA 可以发现患者感染、跌倒、死亡、尿失禁、恶性心律失常等疾病的风险,并进行危险分级。通过检测疾病进展和治疗反应确定治疗或康复的临床目标,并通过各专业团队的交流设计、实施一个综合协调的护理计划。

## 三、老年综合评估的内容

老年群体的健康问题较为复杂,CGA 用于描述对老年患者的健康评估,已延伸超出了传统的以疾病为导向的老年人健康医疗评估。目前,国内外尚无针对 CGA 全球标准化的共识或指南,虽然 CGA 在国内外临床和研究机构中的内容不尽相同,但主要评估内容基本一致,包括一般情况、躯体功能状态、营养状态、精神心理状态、衰弱、肌少症、疼痛、共病、多重用药、睡眠障碍、视力障碍、听力障碍、口腔问题、尿失禁、压疮、居家环境的评估。其中,功能状态评估为老年人健康评估的主要部分。

## 四、老年综合评估的程序

由于老年人问题的复杂性,如何更好地评估老年人身体健康状况是一个复杂且冗长的过程。为了使评估高效化、完整化、合理化,一般可将评估分为几个步骤进行。

(1)拜访前问卷(患者或者代理人在遇到临床问题之前完成)。收集的信息包括既往的病史用药、预防措施和功能状态,以及在患者不能独立生活时是谁给予帮助。所以,它能显著减少询问和首次评估的时间,也能使所有的患者保持一个相对稳定的水平,其已被证实有效的筛查工具,可用于筛查出现一般老年病症状的老年患者。

(2)将重要的老年人问题筛查表的管理委派给受过专业训练的员工。医生可以用很短的时间回顾一下这些筛查表的结果,然后决定是否还有某个方面需要进一步评估。这可能是老年患者各方面健康需求得到全面保障唯一可行的方法。

(3)将衰老状态筛查表整合入诊所流程,然后使用结构式的临床拜访记录来指导更细致的评估,指导临床采取适当的处理方案。这种方法被证明能够改善跌倒后老人的看护质量和尿失禁的情况。

# 第二节　老年人功能评估

　　功能评估是老年人健康评估的主要部分，传统的医学评估对急慢性疾病的诊疗十分有用，但临床诊断有时无法体现老年人内在的能力和外在的行为表现，不能反映功能状态。患者的功能状态可以被看作是生存环境和社会支持对他/她的整个健康状况作用的综合测量。因此，功能状态的变化提示患者需要进行医学诊断和干预治疗。功能状态的评估对治疗效果的评价也有一定的价值，可为长期护理提供预后信息。功能是指老年人完成日常生活的能力，主要包括自理能力、视力、听力、尿失禁、营养状态评估、移动/平衡能力和跌倒。

## 一、日常生活能力评估

　　日常生活能力可分为日常生活基本活动、中等水平日常生活活动和高级日常生活活动。

### （一）日常生活基本活动

　　日常生活基本活动包括洗澡、穿衣、如厕、梳洗、进食和使用交通工具等（见表 3-2）。

表 3-2　Lawton 日常生活能力量表（范围 0～6）

| | |
|---|---|
| 如厕 | 独立，无尿失禁现象：1 |
| | 其他方式：0 |
| 进食 | 独立进食：1 |
| | 其他方式进食：0 |
| 穿衣 | 穿衣、脱衣、从自己衣柜中挑选：1 |
| | 其他：0 |
| 梳洗 | 常独立保持整洁（头发、指甲、手、面、着装）：1 |
| | 依靠他人帮助完成：0 |
| 行走 | 独立行走，距离超过一个街区：1 |
| | 在他人的帮助下行走少于一个街区：0 |
| 洗澡 | 自己洗澡（浴盆、淋浴、用海绵擦洗沐浴）：1 |
| | 他人帮助：0 |

### （二）中等水平日常生活活动

　　中等水平日常生活活动：指能够保持独立的家庭状态，如购买杂货、驾驶或使用交通工具、使用电话、准备食物、家务劳动、修理房子、洗衣服、服药、理财等（见表 3-3）。

表 3-3　Lawton 中等水平日常生活能力量表（范围 0～8）

| 打电话 | 独立拨电话号码,简单回答:1 |
| --- | --- |
| | 不能使用电话:0 |
| 购物 | 独立购物:1 |
| | 不能:0 |
| 备餐 | 独立备餐:1 |
| | 无法独立完成:0 |
| 做家务 | 只独立做简单家务,简单但把厨房搞得很脏:1 |
| | 不能:0 |
| 洗衣 | 清洗小件物品:1 |
| | 不能:0 |
| 使用交通工具 | 独立安排出租,在他人帮助下乘坐公共交通:1 |
| | 无法自己乘坐出租,或当他人帮助时仅乘坐私家车:0 |
| 服药 | 实时、适量服药:1 |
| | 需要他人帮助,如日常药物的拿取:0 |
| 自理钱财 | 独立理财,或在银行帮助下,购买大的产品:1 |
| | 不能:0 |

### (三)高级日常生活活动

高级日常生活活动:指能够完全满足社会的、公共的和家庭角色,参与休闲和职业的功能都很好。

### (四)视力

在老年人中,视力缺损是一个常见而被低估的问题。视力筛查的标准方法是 Snellen 视力检查表。行该项检查时,要求患者站在距检查表 6 米的地方,并且读字母,如有需要可使用矫正镜片。如果戴上眼镜(最佳矫正视力)不能读出 20/40 行的所有字母,则提示筛查没有通过。

### (五)听力

听力减退是老年人最常报告的医疗问题之一,大约影响 1/3 的 65 岁以上老年人。听力减退的筛查有许多方法,老年听障调查表对鉴定老年人听力缺失的准确性较高(见表 3-4)。

表 3-4　老年听障调查表

| ①听力不好会使你与人交流感到尴尬吗? |
| --- |
| ②听力不好使你与家人谈话感到失落吗? |
| ③有人跟你低声说话你会觉得困难吗? |
| ④听力问题使你感觉有缺陷吗? |

（续表）

| |
|---|
| ⑤听力造成了拜访朋友、亲戚时困难吗？ |
| ⑥听力妨碍你出席宗教活动吗？ |
| ⑦听力也常造成与家人的争执吗？ |
| ⑧听力使得你难以看电视、听广播吗？ |
| ⑨听力限制或妨碍你的个人或社会生活吗？ |
| ⑩听力使得你难以和朋友一起在餐厅就餐吗？ |

评分与说明：回答是＝4分；回答有时＝2分；回答没有＝0分；0～8＝正常；10～24＝50%的损伤；26～40＝84%的损伤。

### （六）吞咽功能评估

吞咽功能评估对老年人尤其是脑卒中患者来讲是非常重要的，常用的评估方法有饮水试验、医疗床旁吞咽评估量表和吞咽困难分级量表等。

饮水试验具体做法：患者端坐，喝下30ml温开水，观察所需时间及呛咳情况。1级（优）能顺利地1次将水咽下；2级（良）分2次以上，能不呛咳地咽下；3级（中）能1次咽下，但有呛咳；4级（可）分2次以上咽下，但有呛咳；5级（差）频繁呛咳，不能全部咽下。正常：1级，5秒之内；可疑：1级，5秒以上或2级；异常：3～5级。疗效判断标准：治愈，吞咽障碍消失，饮水试验评定1级；有效，吞咽障碍明显改善，饮水试验评定2级；无效，吞咽障碍改善不显著。

## 二、活动平衡能力评估

平衡是指身体所处的一种姿势状态或在运动或受到外力作用时人体自动调整并维持姿势稳定性的一种能力，是一种自动反应，是人体维持正常体位及完成各项日常生活活动的基本保障。目前平衡功能评定方法主要有观察法、量表法等。

观察法常用的方法有Rombeg法，又称闭目直立检查法：嘱受试者双足并拢直立，观察其睁眼、闭眼情况下身体摇摆情况；单腿直立检查法：受检者单腿直立，观察其睁眼、闭眼情况下维持平衡时间的长短；强化Rombeg法：嘱受检者两足一前一后、足尖接足跟直立，观察其睁眼、闭眼时身体的摇摆等。观察法主要用于怀疑平衡功能障碍患者的快速筛选，比较简便，但只能对患者平衡功能进行简单的评定，敏感性及准确度均不高。

门诊常用的初筛量表有计时起立—行走测试（Timed Up and Go Test，TUGT）、Berg平衡量表、Tinetti量表等。此外，用于脑卒中患者平衡功能评估的常用量表有Barthel指数、Fugl-Meyer平衡功能评定表、Lindmark平衡评估等。目前国际上广泛使用、信效度更高、可更好评定受试者平衡功能的是Tinetti量表（Tinetti Assessment Tool），该量表包括平衡与步态两部分。平衡和步态评估前均需要准备：①评估环境干净、明亮，行走的路面防滑平整。②一把结实无扶手的椅子。③测评表、笔、秒表、步态带等工具。④提前告知患者穿舒适的鞋子和轻便的衣服；测评前要先将整个流程告知患者，测试时尽可能紧跟患者，以便提供必需的支持。评估时注意事项：①始终站在患者的身边，准备好随时帮助患者稳定身体，防止跌倒；如果一旦患者跌倒，应及时扶住他并帮助他坐在椅子上。②根据患者的情况适当使用步态带。③每个项目测评过程当中尽量不使用步行辅助器。

### 三、理解交流能力评估

近年来,由于老年人随着年龄增加发生阿尔茨海默病、其他痴呆和认知障碍的患病率提高,因此对老年人来说,对其认知障碍的筛查也应该相应增加。一般可以采用简易智能状态检查(Mini-Mental State Examination,MMSE)、临床痴呆评定量表(Clinical Dementia Rating,CDR)、痴呆简易认知评价(迷你认知评估,Mini-Cognitive Assessment for Dementia,Mini-Cog)(见表 3-5)等方法,其中 Mini-Cog 较常用。

**表 3-5　痴呆简易认知评价(Mini-Cognitive Assessment for Dementia,Mini-Cog)**

| 测试方法: |
| --- |
| 1.指导患者认真听并记住 3 个没有关联的词,然后给你重复。 |
| 2.指导患者画一个时钟的面。 |
| 3.患者将数字画在时钟的面上后,要求他将时钟指针指向 8:20。不再给出其他指令。 |
| 如果 3 分钟后,这个画钟测试没有完成,继续下一个步骤。 |
| 4.要求患者重复刚才念给他听的 3 个词。 |

评分:画钟测试(先画表盘,再填上数字,然后标出 8:20,正确记 2 分,有一处不正确为 0 分);然后复述 3 个名词(3 分)。总分 5 分,0～2 分为阳性,3～5 分为阴性。

# 第三节　老年综合征评估

通常来说,老年综合征是由多种纯老化的预期危险因素相互作用而引起的,发现每一种综合征都有多种危险因素,其危险因素决定危险的水平。识别危险因素、干预哪些可改变的因素可以预防老年综合征的发展。当出现老年综合征时,干预是必要的、起作用的,但对身体已经造成伤害,所以预防至为重要。

老年综合征常见的危险因素有跌倒病史、认知损害、视觉缺陷、药物(镇静剂、降血压药)、下肢无力、平衡或步态异常、ADL 受损、>80 岁,环境危险等。针对危险因素进行相应的干预,对预防老年综合征的发展至关重要。

## 一、抑郁

虽然抑郁症在老年人中的发病率远远低于年轻人,但由于抑郁症与躯体疾病和精神心理密切相关,因此抑郁和其他情感障碍性疾病在老年人中更普遍,患病率高。为了对老年人的情感状态进行评估,患者健康状况调查表(见表 3-6)越来越多地被应用于筛查和监测抑郁症状。该表是一种简短的患者自测抑郁量表,它可以为抑郁的严重程度提供可靠、有效的测量。

表 3-6　患者健康状况调查表

| 方法:根据你过去一周的情况选择最佳答案 |
| --- |
| ①你基本满意你的生活吗？是的/不是 |
| ②你减少了你的活动或兴趣爱好吗？是的/不是 |
| ③你是否觉得生活枯燥无味？是的/不是 |
| ④你经常感到无聊吗？是的/不是 |
| ⑤你更多的时间精神状态饱满吗？是的/不是 |
| ⑥担心有什么不好的事要发生在你身上？是的/不是 |
| ⑦你大多数时间感到幸福吗？是的/不是 |
| ⑧常感到无助,对吗？是的/不是 |
| ⑨更喜欢待在家里,而非外出做一些新鲜事？是的/不是 |
| ⑩感觉记忆力问题更多？是的/不是 |
| ⑪你现在感到活着是多么美好？是的/不是 |
| ⑫你现在这种状态感觉很不值得？是的/不是 |
| ⑬觉得精力充沛吗？是的/不是 |
| ⑭感觉像你这种情况无救,是的/不是 |
| ⑮感觉大多数人都比你强,是的/不是 |

评分和说明:每点击每一个红色答案得1分,大于5个表明有抑郁症。

## 二、营养不良

近年来,营养不良已经成为一个全球性的问题,它包括多种不同的营养问题,这些营养问题又可导致不同的健康结果。肥胖或者过瘦这两种体重的极端会增加老年人功能障碍、疾病和死亡的发生率。目前临床上提倡应用系统评估法,结合多项营养指标评价患者营养状况。系统评估法包括营养风险筛查(Nutrition Risk Screen 2002,NRS2002)、简易营养评价法(Mini Nutritional Assessment,MNA)等。MNA是一种专门评价老年人营养状况的方法,已在国内外得到广泛应用。但MNA的项目多,调查较繁琐,而微型营养评定法(Short Form Mini Nutritional Assessment,MNA-SF)因与MNA有很好的相关性,较高的灵敏度、特异度及指标容易测量,可作为老年人营养不良的初筛工具。2013年《中国老年患者肠外肠内营养支持专家共识》推荐老年患者使用的营养筛查工具主要为MNA-SF;住院患者可采用NRS2002。采用MNA-SF时注意:优先选测体重指数,无法测得体重指数值,用小腿围代替;营养不良风险患者如需深入评估,需要完成完整版MNA。

## 三、衰弱

目前关于衰弱的评估方法尚无统一标准,较常用的有美国Fried等提出的衰弱模型,加拿大Rockwood和Mitniski提出的衰弱指数(frailty index,FI),国际老年营养和保健学会提出的衰弱筛查量表(the FRAIL Scale)和临床衰弱量表等。所有衰弱评估手段不适用于依赖辅具、不能步行 4m、跌倒高风险、严重的心力衰竭、恶病质、严重残疾患者。目前国内常推荐的评估方法是美国 Fried 等提出的衰弱表型评估,有 5 项标准,包括:①体重下降:过去 1 年,出现不明原因体重下降>4.5 kg 或>5%体重;②疲劳:抑郁症流行病学研究中心抑郁量表(CES-D)的任一问题得分为 2~3 分;③握力下降:应用握力计分别测双手的握力,测 3 次,取最大值,并与性别和体重指数(BMI)相对应的握力值比较(男性握力下降的标准:BMI≤24.0 kg/m², 握力≤29.0 kg;BMI 24.1~28.0 kg/m², 握力≤30.0 kg;BMI>28.0 kg/m², 握力≤32.0 kg。女性握力下降的标准:BMI≤23.0kg/m², 握力≤17.0 kg;BMI 23.1~26.0 kg/m², 握力≤17.3kg;BMI 26.1~29.0 kg/m², 握力≤18.0kg;BMI>29.0 kg/m², 握力≤21.0 kg);④行走速度减慢:测患者 4.57 米的行走时间,测 3 次,取最小值计算行走速度(行走速度减慢的标准为:身高>173 cm 的男性或身高>159cm 的女性,行走速度≤0.76 m/s;身高≤173 cm 男性或身高≤159cm 女性,行走速度≤0.65 m/s);⑤体力活动减少:采用明达休闲时间活动问卷,根据一周活动消耗的热量评价,男性<383 kcal/周为体力活动减少,女性<270 kcal/周为体力活动减少。具备 3 条及以上者为衰弱,<3 条者为衰弱前期,0 条者为衰弱。

### 四、肌少症

肌少症的定义为:与年龄相关的全身肌肉质量减少,同时存在肌肉力量和(或)躯体功能下降,导致身体活动性下降的一种退行性疾病。2016 年 10 月肌少症已经被正式纳入国际疾病分类(International Classification of Diseases,ICD)-10 编码中,标志着医学界将其视为一种有其独立特征的、独立的疾病。事实上肌少症是一种常见的疾病,我国 60 岁以上老年人中,肌少症发病率为 6.8%~18.5%,意味着平均每 8 个老年人中,就有 1 个人患有肌少症。肌肉减少,基础代谢率会降低,中年后很容易出现肥胖和三高的代谢问题;同时肌少症会引起跌倒、骨折、身体残疾和死亡等不良事件发生的可能性增加,不予以干预而导致的后果严重。因此,肌少症的早发现、早诊断及早干预极为重要,这有赖于有效的筛查及评估工具。

筛查肌少症时可使用小腿围测量、SARC-F 量表、SARC-CalF 量表(见表 3-7)、Ishii 评分、MSRA 问卷、YU 人体测量预测方程等筛查工具。肌少症患者的肌肉力量可以通过握力、伸膝/屈膝实验、最大呼气流速等检测进行评估。肌少症患者的躯体功能可以通过 6 米步速、椅立测试(5 次起坐时间)或简易体能测量表(Short Physical Performance Battery, SPPB)、起立—行走计时测试、400m 步行试验等检测进行评估。肌少症患者肌量的评估可以用生物电阻抗检测、双能 X 线吸收法、CT、MRI、超声以及肌酸试验等。

表 3-7 SARC-CalF 量表

| 力量 | 搬运 5 kg 重物 | 无困难 | 0 分 |
|---|---|---|---|
| | | 有一点困难 | 1 分 |
| | | 很困难或不能 | 2 分 |
| 行走 | 步行走过房间 | 无困难 | 0 分 |

（续表）

| | | 有一点困难 | 1分 |
|---|---|---|---|
| | | 很困难或不能 | 2分 |
| 起身 | 从床上或椅子起身 | 无困难 | 0分 |
| | | 有一点困难 | 1分 |
| | | 很困难或不能 | 2分 |
| 爬楼梯 | 爬10层楼梯 | 无困难 | 0分 |
| | | 有一点困难 | 1分 |
| | | 很困难或不能 | 2分 |
| 跌倒 | 过去一年跌倒次数 | 无跌倒 | 0分 |
| | | 跌倒1~3次 | 1分 |
| | | 跌倒≥4次 | 2分 |
| 小腿围测量 | 女性 | ≤33cm | 10分 |
| | | >33cm | 0分 |
| | 男性 | ≤34cm | 10分 |
| | | >34cm | 0分 |

注：评分≥11分为可疑肌少症患者，评分<11分为正常。

## 五、跌倒

超过1/3的65岁以上社区老年人每年均出现跌倒，跌倒与功能和灵活性下降独立相关。跌倒的危险可由询问老年人近1年内的跌倒情况进行评估，然后进行一项多因素的跌倒评估，可评估平衡性、步态和下肢力量。对于筛查出的跌倒高危患者进行相关危险因素治疗可降低跌倒发生率30%～40%。此外，还可以对跌倒进行适当的干预措施。包括以下方面：锻炼或物理疗法；改变家中危险的存在；减药或调整药物；营养或维生素补充；推荐修正视觉缺陷；与晕厥相关跌倒的心脏起搏器；多学科、多因素、健康及环境危险因素筛选与干预；认知行为介入；系统提高，以防高危住院患者的跌倒；对CT医师进行常规教育。

起立行走测试为患者坐在无扶手的椅子上，要求患者不适用手扶站起，走30m远，转身走回到椅子，再坐下，并告诉患者这是计时测试。这是一个经过验证的测量方法，大于9s表示有两倍的跌倒风险。

Morse跌倒评估量表是专门用于评估住院老年患者跌倒风险的量表。评估注意事项：①询问跌倒史时，对于不愿叙述、合并认知功能障碍下降、精神障碍者，应询问与患者长期一起生活的家属或照顾者。②询问现病史和既往史时，可按照老年常见系统疾病询问，或通过查阅患者病案，了解疾病和服药史。③行走辅具的使用，可通过观察和询问结合的方式。

## 六、尿失禁

尿失禁已经被认为是老年人的常见现象，老年人常常由于不好意思而不重视这个问题，或者认为这是年龄增大的正常表现,因此尿失禁经常被忽视。问两个问题就可以筛查尿失禁:①去年,你是否有过无意识的尿湿床? 如果答案是肯定,继续问。②你是否有超过 6 次的尿湿床? 这两个问题答案都是肯定的人群,在临床评估方面就存在患有尿失禁的高风险(女性 79%,男性 76%)。目前多采用国际尿失禁咨询委员会尿失禁问卷简表(International Consultation on Incontinence Questionnaire Short Form,ICI-Q-SF)评估尿失禁的发生率和尿失禁对患者的影响程度。

# 第四节　老年人社会评估

## 一、社会支持

社会支持是指个体从社会获得的物质及心理上的资源,可以是物质上的,也可以是情感上的。良好的社会支持可以为个体提供足够的保护,帮助个体应对压力,更好地适应环境。可以通过一些提问来评估老年人的社会支持的结构,同时还应确定这些社会关系的紧密程度。结合社会支持评定量表,早期明确这些社会支持的问题,可以提早进行计划,对治疗的长期有效管理非常重要。

目前国内应用最广泛的、更适应我国人群的测量社会支持的量表为社会支持评定量表(Social Support Rating Scale,SSRS),适合神志清楚且认知良好的老年人。该量表有 3 个维度共 10 个条目:客观支持(即患者所接受到的实际支持)、主观支持(即患者所能体验到的或情感上的支持)和对支持的利用度(支持利用度是反映个体对各种社会支持的主动利用,包括倾诉方式、求助方式和参加活动的情况),总得分和各分量表得分越高,表明社会支持程度越好。

## 二、居家环境

居家环境评估只针对接受居家护理的低分老年患者,其重点在于预防而非康复。环境评估包括两方面:家庭环境的安全性及患者是否充足地获得需要的私人和医疗服务。家庭环境的安全性主要包括房屋的周边环境、出入口、楼层、电梯、居室内的电路、电器、燃气、水源、温度、台阶、扶手、浴盆等的评估,可以使用常用家庭危险因素评估工具(Home Fall Hazards Assessment,HFHA)进行评估。私人和医疗服务包括子女的关心及社会提供的养老服务等。良好的环境氛围可以显著降低老年人身心疾病的发生。健康老年人的家庭评估,可延迟功能残疾和去养老院的需要。

## 三、照护者负担

家庭照顾者是在一段相当长的时间内,对身心功能障碍者提供医疗、保健、生活及心理的照顾及支持的人。家庭照顾者不仅要为患者提供情感支持,承担照顾患者的责任,还要承担沉重的医疗费用,这些因素不仅影响照顾者及患者的身心健康,还会影响照顾者对患者的照顾质量。国内外对照顾者负担的测评工具尚未统一,目前测评工具主要包括:Zarit 照料者负担量表（Zarit Caregiver Burden Interview，ZBI，见表 3 - 8）、照顾者负担问卷（Caregiver Burden Inventory，CBI）、照顾者压力量表（Caregiver Strain Index，CSI）、照顾者反应评估量表（Caregiver Reaction Assessment，CRA）、照顾者负担评估量表-16（Assessment Burden of Caregiver-16，ABC-16）等。

ZBI 照顾者负担量表有 4 个维度，包括照顾者健康情况、精神状态、经济生活、社会生活，共 22 条目，是目前国内研究者使用最多的一个量表。

**表 3 - 8　ZBI 照顾者负担量表**

| 回答问题，没有 0 分，偶尔 1 分，有时 2 分，经常 3 分，总是 4 分 |
| --- |
| ①您是否认为，您所照料的患者会向您提出过多的照顾要求？ |
| ②您是否认为，由于护理患者会使自己的时间不够？ |
| ③您是否认为，在照料患者和努力做好家务及工作之间，你会感到有压力？ |
| ④您是否认为，因患者的行为而感到为难？ |
| ⑤您是否因为患者在您身边而感到烦恼？ |
| ⑥您是否认为，您的患者已经影响到了您和您的家人与朋友间的关系？ |
| ⑦您对患者的将来感到担心吗？ |
| ⑧您是否认为，患者依赖于您？ |
| ⑨当患者在您身边时，您感到紧张吗？ |
| ⑩您是否认为，由于护理患者，您的社交受到影响？ |
| ⑪您是否认为，由于护理患者，您没有时间办自己的私事？ |
| ⑫您是否认为，由于护理患者，您的社交受到影响？ |
| ⑬您有没有由于患者在家，放弃请朋友来家的想法？ |
| ⑭您是否认为，患者只期盼着您的照料，您好像是他/她唯一可依赖的人？ |
| ⑮您是否认为，除了您的花费，您没有余钱用于护理患者？ |
| ⑯您是否认为，您有可能花更多时间护理患者？ |
| ⑰您是否认为，开始护理以来，按照自己的意愿生活已经不可能了？ |
| ⑱您是否希望，能把患者留给别人来照料？ |
| ⑲您对患者有不知如何是好的情形吗？ |
| ⑳您认为应该为患者做更多的事情是吗？ |
| ㉑您认为在护理患者上您能做得更好吗？ |
| ㉒综合看来，您怎样评价自己在护理上的负担？（无、轻、中、重、极重） |

评分和说明：21～40 分：无负担或轻度负担；41～60 分：中到重度负担。

## 四、经济状况

虽然很多患者对自己的经济状况讳莫如深,但作为医生还是非常有必要对患者的经济状况进行评估。包括患者的收入情况、家庭负担、子女赡养情况、养老保险、社会医疗保险等。因为这与患者治疗方案的选择密切相关。而对于衰弱和功能受损的老年人,医生应该开始进行计划动用储备金和其他资源来提供私人看护照顾的讨论。

## 五、生活质量

WHO 对生存质量的定义为:一个人在其生活的文化和价值体系背景下对所处地位和状态的一种感觉,它与个人的目标、期望、标准和所关心的事物密切相关。目前国内外对生活质量的评估量表主要有生活质量量表(LEIPAD 量表)、简明健康测量量表(Medical Outcomes Study 36-Item Short-Form Health Survey,MOSSF-36)、中文版 SF-36 量表、WHO 生存质量评估量表(World Health Organization Quality of Life,WHOQOL)等。LEIPAD 量表主要评估范围包括躯体、社会、认知、经济状况、环境、性功能,共 49 个问题。2005 年我国学者在 WHOQOL 基础上编制了老年人生存质量量表(WHOQOL-OLD),涉及 6 个方面 33 个条目,该量表评估老年人生活质量的特异性较好。浙江大学医学院社会医学教研室完成了中文版 SF-36 量表的研制,中文版 SF-36 量表包含 36 个条目,涉及 8 个方面的生活质量因素,具体包括:生理功能(physical function,PF)、生理职能(role-physical,RP)、躯体疼痛(bodily pain,BP)、总体健康(general health,GH)、活力(vitality,VT)、社会功能(social function,SF)、情感职能(role-emotional,RE)、精神健康(mental-health,MH)等,目前应用较广泛。

（方宁远）

参考文献

[1] 陆惠华. 实用老年病学[M]. 上海:上海科技出版社,2006.

[2] 骞在金. 老年综合评估[J]. 中华老年医学杂志,20121,31(3):177-181.

[3] Hickman LD,Philips JL,Newton PJ,et al. Multidisciplinary team interventions to optimize health outcomes for older people in acute care settings:A systematic review[J]. Arch Gerontol Geriatr,2015,3:322-329.

[4] Graf CE,Zekry D,Giannelli S,et al. Efficiency and applicability of comprehensive geriatric assessment in the emergency department:a systematic review[J]. Aging Clin Exp Res,2011,23(4):244-254.

[5] Maurer DM. Screening for depression[J]. Am Fam Physician,2012,85(2):139-144.

[6] 宋岳涛. 老年综合评估[M]. 北京:中国协和医科大学出版社,2012.

[7] 陈旭娇,严静,王建业,等. 老年综合评估技术应用中国专家共识[J]. 中华老年医学杂志,2017,36(5):471-477.

[8] 高业兰,杨玉佩. 失能老人主要照顾者负担及影响因素[J]. 中国老年学杂志,2020,40(22):4913-4917.

# 第四章　老年综合征

## 第一节　老年综合征概述

### 一、老年综合征的概念、范畴及现状

#### (一)什么是老年综合征?

老年综合征(geriatric syndrome,GS)的概念不同于以往的疾病或综合征,是指随着年龄增加,老年人的各部分器官系统功能出现退化,同时由多种疾病或多种原因造成的同一种临床表现或问题,从而导致老年人出现一系列非特异性的症状和体征,这些症状可能会严重损害老年人的生活功能、影响老年人的生活质量和显著缩短预期寿命。损害的累积影响,引起老年人多个系统对环境应激表现出脆弱性。这些老年人群中的非特异性的症状体征统称为老年综合征,综合表现为老年人群的功能衰退。

随着全球老龄化日趋严峻,老年综合征这一概念得到了更多的关注,随着研究的深入,医疗工作者、医疗与养护机构、老年患者及家属也对这一概念有了更深的认识。

#### (二)老年综合征的范畴

老年综合征关注的重点是症状,而不是疾病,与传统医学的概念存在较大的差异,至今

国际尚无统一的指南。

Inouye 等在 2007 年提出的关于老年综合征的定义正在逐渐被老年医学领域所认可,其认为老年综合征仅包括尿失禁、跌倒、谵妄、压力性溃疡和功能下降,而美国老年医学会推荐的老年综合征则包括痴呆、多重用药、抑郁、失眠障碍、功能衰退、压疮、老年营养不良等 13 个症状。亚太地区老年医学会于 2013 年发表共识,指出常见的老年综合征包括痴呆、尿失禁、谵妄、跌倒、听力受损、视力受损、肌少症、营养不良、衰弱、卧床、步态不平衡和压力性溃疡 12 个种类。

### (三)我国老年综合征的现状

我国人口老龄化加速到来,对医疗卫生的需求也是极大的挑战。老年人群常伴有多种慢性病和老年综合征并发的情况,某种危险因素可能与多种老年综合征的发生有关,如高龄、肢体功能下降和中枢功能退化等,是跌倒、痴呆、抑郁等多种老年综合征的重要危险因素。一种老年综合征也会引起其他老年综合征的发生或加重其后果。如慢性疼痛导致睡眠障碍、意识模糊、抑郁等,营养不良导致跌倒、意识模糊、痴呆、谵妄等。

但正如前述,传统医学专科更多关注的是老年躯体疾病患病情况,对老年综合征的关注较少,忽视了老年综合征对老年人群生活质量和健康的影响。由于国内对于老年综合征的认识较晚,仍旧处于研究的初步阶段,对于老年综合征的定义、诊断、应用等问题尚未明确,是未来老年医学研究的重要方向之一。

## 二、医护人员面临的社会责任

### (一)重视对老年综合征的认知与警惕性

老年综合征是导致老年人失能和入院的重要原因之一,随着年龄的增长,老年人大多不止存在一种老年综合征,甚至可达到 3~4 种。包括住院、养老机构和社区中的老年人,日常生活能力缺陷、跌倒和尿失禁都是最常见的老年综合征,已经成为影响老年人健康预后和生存质量的主要问题之一。老年综合征的危害不容忽视,医护人员面对老年综合征患者要时刻保有警惕性,不断加深对于该疾病的认识。

20 世纪 90 年代,美国开展了一系列临床试验研究,证实了开展老年综合征评估及管理的有效性,研究显示,接受老年综合征早期筛查评估的实验组经过功能训练等干预措施后,在日常生活能力、生活质量和肢体功能状况等方面显著优于接受常规治疗的对照组。

### (二)社会责任的定位

在临床工作中,我们仍旧应该明确地认识到对老年综合征的认识和防治还存在诸多问题,医护人员、家属,甚至是患者本人对老年综合征的重视程度远未达到应有水平。由于目前仍旧缺少标准化的管理流程和机制,对社区、养老院的专业化指导和干预后的方式及评估机制还需要在摸索中不断完善,这也是对于老年医学专业的挑战。

老年综合征对老年人身心健康产生了严重的影响,同时,也造成了巨额医疗费用投入,占用了大量的医疗资源。因此,有效、快速地在医院、护理院、社区及家庭中开展规范评估、合理干预、及早发现老年综合征,制订合理干预方案预防 GS 的发生发展,降低老年综合征影响老年人日常生活质量的可能性,同时降低医疗成本,减少医疗、康复和护理费用,这样才能加速解决目前老龄化带来的医学问题,真正实现健康老龄化的目标。

老年综合征应用于社区老年人群已成为研究热点之一。如果能合理地利用基层医疗服务在社区老年人群中开展老年综合征评估及其效果评价，来更好地应对我国老龄化所带来的问题和挑战。

### （三）医患沟通的实施

老年综合征患者因病程长，病情反复，容易造成情绪波动，常伴有孤独、焦虑、抑郁等负面心理情绪，所以心理护理越早，患者精神状态正向改变的可能性越大，才能尽早地建立良好的医患关系。良好的医患关系和精神状态，能促进患者产生安全感和加强对医护的信任感，进一步对疾病康复产生信心，这是对于疾病的正向反馈，能促进疾病的稳定和康复。

老年综合征患者的护理和沟通可以从以下几方面着手：

(1)减少患者对于死亡的恐惧。

(2)控制各种疾病对情绪的影响。

(3)倾听、共情、关注，解除心理负担。

(4)医护人员与患者、家属沟通时要注意言辞。

### （四）社会资源短缺与寻求解决途径探索

当老年人出现老年综合征，往往涉及多个系统或器官的病变，对于传统的疾病诊断或治疗策略存在一定的局限性，治疗效果差强人意，传统医学及专科治疗在此出现了短板与一定缺陷。在此基础之上，对于老年综合征的治疗的解决途径需要社会各界共同努力、协同合作，需要进行多学科和(或)老年医学专科、全科医学的综合治疗。目前，国内外已经开展多个临床干预性研究，对比了老年病房或老年综合评估和常规病房或常规社区管理的效果，研究结论显示，更加肯定了老年综合征早期筛查、治疗和预防对于提高老年人群生活质量、降低死亡率的显著作用。

老年综合征评估是目前寻求解决途径之一，以期待改善老人日常生活能力，减少不必要的用药，缩短住院时间，减少再住院率，减少住院费用，提高老人生活质量，更好维护老人功能，减少失能发生，让老人或家属对所患疾病、心理状态、躯体功能、社会功能有全面的认识。

## 三、治疗老年综合征可以采取的防控有效途径

### （一）掌握老年患者所患各类疾病的特点

有研究显示，老年综合征的发生率存在明显的性别差异，其发生机制可能与老年人性激素的变化有关，男性日常生活能力缺陷、跌倒和尿失禁的发生率高于女性。该研究还发现，各年龄段的老年人最常见的老年综合征常表现为生活能力缺陷、跌倒和尿失禁，可能与这3种老年综合征各自发生率较高，同时三者之间存在相互作用有关，包括老年人尿失禁后会导致跌倒，老年人跌倒后自身自理能力下降等连锁反应。多个研究表明，家庭环境中的整洁情况、照明度、地面平坦度等与老年人跌倒的患病率显著相关。独居、家庭不和谐是老年人群痴呆、抑郁发生的重要危险因素。

### （二）加强人文关爱，尊重生命价值，遵循伦理原则

老年综合征评估是以人为中心的一种诊疗模式，目的在于全面评价老人的身心功能状况和社会环境影响因素，以便有针对性地制订全面的预防、保健、治疗、康复和护理计划，更多关注的是老人的全面功能状况和生命质量，并对老人的体能、疾病、认知、社会和经济进行全面的评估，了解老人的身体健康、心理健康和功能状态等情况。

由于老年疾病绝大部分是无法治愈的，因此，在老人的医疗照护实践中，怎样综合地、全

面地评估老年人的功能状况,如何准确地对症干预,从而使老人"老而不病或老而少病、病而不残、残而不废"才是至关重要的。

通过老年综合征评估,可为老年患者制订科学、合理和有效的预防、保健、治疗、康复和护理计划,促进老年患者各种功能状态的改善,从而提高老年患者的生命质量和健康期望寿命。

#### (三)目前可以采取的主动、被动治疗方式

**1. 关于老年综合征的评估**

国外的研究开展较早,有较为成熟的量表,而我国在这一领域发展相对较晚,对老年综合征重视程度有所欠缺,目前仍缺乏适宜在医院和社区使用的老年综合征评估工具。目前使用的多数为针对单一老年综合征的评估工具,种类繁多,缺乏系统、全面的老年综合征整体评估工具或者量表。对于评估量表的选择,还需要结合我国老年人群的实际情况、患病率发生情况等综合因素,同时需要提供相关基础数据作为依据,选取并修订一套简便、客观、有效、适用于我国老年人群的老年综合征评估工具。

**2. 重视和加强对老年综合征的认知**

要改善传统医疗对于老年综合征不够重视的局面,就要加强老年综合征的认知:①开展针对医护人员的老年综合征知识教育,提高对老年人群中患有老年综合征的认知和重视。②要开展针对一般老年人群和住院人群老年综合征知识的健康教育,使之在重视疾病的基础上,加强对自身老年综合征的关注和管理。③将老年综合征的评估、管理纳入到医院、康复院、养老机构及社区卫生服务中心的日常工作中,也会加速推动老年综合征的治疗,把此类疾病的认知与治疗变成常规化和系统化的工作,将医疗工作的重心从疾病治疗扩大到影响生活质量的症状防治。

#### (四)个体化治疗方案的重要性

需要做老年综合征的评估人群主要包括:老年病急性期的诊治、亚急性和急性后期的中期照护、失能老人的长期照料、生命末期的临终关怀以及社区老年慢病防控等。

在医疗工作中采取老年综合征评估,可以方便地进行功能、认知和步态等评估,发现潜在的疾病及危险因素;在社区工作中可以充分利用、协调社区内的资源来满足老年人的各种保健需求,减少医疗费用、改善并维持老年人健康功能水平。

老年综合征评估有助于早期识别和治疗社区老人老年综合征(包括痴呆、抑郁症、谵妄、失眠、尿失禁、跌倒、骨质疏松、语言障碍、功能依赖、忽视和虐待、持续性眩晕和视力障碍等)的发病情况,提高老人生存率和生活质量。

#### (五)心理疏导与功能锻炼相结合

老年综合征具有多因素、高流行的特点,是当前老年医疗护理服务中重点关注的问题,为老年人群制订科学、合理、有效的预防、治疗、护理和康复计划,实施有效干预,以改善老年人群功能状态,提高健康水平,重视心理疏导与功能锻炼相结合。

#### (六)关注陪护及护理人员的心理状态变化以及需求

倾听、共情、关注是打开患者心结的钥匙,同时,对于陪护及护理人员的心理状态变化也要高度关注,满足彼此的实际需求,保持良好的状态,建立有效且可持续性的信任及沟通。

(李雯妮 刘建平)

参考文献

[1] 陈峰.老年综合征管理指南[M].北京：中国协和医科大学出版社，2010.

[2] 老年医学专科医师教育委员会.老年医学专科医师必备的临床知识与技能[J].中华老年医学杂志，2016，35(6)：569-571.

[3] 陈旭娇，严静，王建业，等.老年综合评估技术应用中国专家共识[J].中华老年医学杂志，2017，36(5)：471-477.

[4] ZHANG Y，GU Y H. Research progress of the related tools of the comprehensive geriatric ssessment[J]. Chin Gen Pract，2017，20(17)：2150-2154.

[5] Inouye SK，Studenski S，Tinetti ME，et al. Geriatric syndromes：clinical，research，and policy implications of acoregeriatric concept[J]. J Am Geriatr Soc，2007，55(5)：780-791.

[6] 陆惠华，方宁远.老年医学新概念[M].上海：上海交通大学出版社，2021.

[7] 陈旭娇，严静，王建业，等.老年综合评估技术应用中国专家共识[J].中华老年医学杂志，2017，36(5)：471-477.

# 第二节　阿尔茨海默病

## 本节要点

1. 阿尔茨海默病的病因、病理及危险因素。
2. 阿尔茨海默病的临床特点及诊断。

## 教学目的

1. 掌握：阿尔茨海默病的临床特点。
2. 熟悉：阿尔茨海默病的诊断及鉴别诊断。
3. 了解：引入生物标记物的阿尔茨海默病诊断框架。

## 一、概述

老年认知障碍是指患者的大脑发育成熟，智能发育正常，但以后由于各种有害因素引起大脑器质性损害，造成持续性智能障碍。通常按引起认知障碍的原因分为两大类：①变性病性，主要包括阿尔茨海默病、额颞叶变性、路易体变性等；②非变性病性，后者包括血管性痴呆、自身免疫性脑炎、感染性痴呆、代谢性脑病及中毒性脑病等。目前，我国处于老龄化社会，伴随而来的老年性认知功能损害也日渐增多。

## 二、阿尔茨海默病流行病学和危险因素

阿尔茨海默病（Alzheimer's disease，AD）是 65 岁以上人群认知障碍或痴呆的最常见原因，是具有特定神经病理学改变的神经退行性疾病。

### （一）流行病学

AD 是一个全球公共卫生问题，严重影响患者及家庭的生活质量，增加社会负担。2018 年全球痴呆症患病率约为 5000 万人。随着寿命的延长，轻度认知障碍（MCI）、AD 和 AD 相关痴呆的患病率将在全球范围内增加，预计到 2050 年 AD 患者将增加到 1.52 亿。近期的一项研究显示，我国 60 岁以上人群中痴呆患者有 1507 万人，其中 AD 患者人数 983 万人。此外，并且 AD 的病死率也稳步上升，目前 AD 已成为中国城乡居民第五大死因。

### （二）危险因素

#### 1. 年龄

年龄是 AD 重要的危险因素。65～85 岁人群的 AD 或痴呆症患病率大约每 5 年增加一倍：从 65 岁时的 1%～2%，到 85 岁时超过 30%。根据发病年龄，将 AD 分为早发型和晚发型两大类。早发型 AD（early-onset AD，EOAD）：65 岁之前发病，可能是遗传性或散发性。晚发型 AD（late-onset AD，LOAD）：占所有病例的 90%，在 65 岁之后发病。

#### 2. 遗传因素

已知与 AD 相关的遗传变异包括风险变异和致病变异两类。目前已经确定了 40 多个与 AD 相关的遗传风险位点，其中载脂蛋白 E（ApoE）等位基因与疾病的关联最强。ApoE 有 3 个确定的等位基因（ε2、ε3 和 ε4）。ε4 等位基因会增加 AD 的患病风险。一个 ε4 等位基因使终生风险增加 2～4 倍，该等位基因的纯合子使 AD 的患病风险增加 8～12 倍。而 ε2 等位基因是保护型基因，其携带者患 AD 的终生风险降低了 50%。致病变异如早老素 1 基因、早老素 2 和淀粉样前体蛋白，这些基因的突变是显性的，会导致 淀粉样蛋白（Aβ）在大脑中堆积，形成淀粉样斑块，直接引起 AD 的发病，发病年龄常早于 40 岁，是常染色体显性 AD。

#### 3. 其他危险因素

AD 是一种复杂的多因素疾病，其发病的危险性是由遗传和终生环境因素及其相互作用共同决定的，因此针对 AD 发病的可控危险因素的临床研究已成为目前预防痴呆的研究热点。研究表明心血管危险因素和不健康的生活方式与痴呆症风险增加有关。2020 年《柳叶刀》杂志提出 12 项痴呆危险因素，包括受教育程度低下、高血压、听力障碍、吸烟、肥胖、抑郁、缺乏体育锻炼、糖尿病、缺乏社交活动、过度饮酒、创伤性脑损伤和空气污染。改变这些危险因素可能会预防或延缓高达 40% 的痴呆症发生。干预可改变的危险因素对痴呆的预防具有重要意义。

## 三、阿尔茨海默病的病因、病理生理

阿尔茨海默病的主要病理改变包括：细胞外 β-淀粉样蛋白（amyloid β-protein，Aβ）沉积形成淀粉样蛋白斑、tau 蛋白异常磷酸化形成细胞内神经原纤维缠结、神经元丢失、突触紊乱（例如突触丢失和突起可塑性缺陷）。

各种病理变化的病因和发病机制仍不明确，主要的病因假说如下。

**1. 淀粉样蛋白级联假说**

Aβ是由淀粉样前体蛋白（amyloid precursor protein，APP）通过分泌酶降解产生的。APP被β-分泌酶裂解生成sAPPβ蛋白，后者进一步被γ分泌酶裂解生成Aβ多肽，包括Aβ1-42，Aβ1-40等，并释放到胞外结构域，最终聚集形成淀粉样斑块，导致神经元凋亡和AD的发展。此外Aβ清除过慢，也可导致淀粉样蛋白斑块的形成。Aβ假说认为Aβ的变化触发了下游tau蛋白通路的激活。

**2. Tau蛋白过度磷酸化假说**

病理条件下，细胞内Tau蛋白过度或异常磷酸化，使其失去促进微管组装的生物活性，引起微管解聚，轴突运转紊乱，导致神经元变性和神经细胞凋亡，导致AD的发生。

**3. 胆碱能假说**

基底前脑胆碱能神经元严重缺失，导致乙酰胆碱合成的乙酰胆碱转移酶活性降低，突触前胆碱能递质严重耗竭，从而导致认知功能下降。胆碱能假说认为，胆碱酯酶包括乙酰胆碱酯酶、丁酰胆碱酯酶和乙酰胆碱转移酶活性低是胆碱能水平下降的主要原因。

其他的发病机制还包括：神经炎症假说，线粒体功能障碍和氧化应激假说。

## 四、阿尔茨海默病的临床症状

阿尔茨海默病的临床特点可归纳为CBA三个核心症状。

**1. 认知功能障碍（C）**

（1）记忆障碍：是典型AD最突出的早期症状。表现为近事记忆损害和学习新信息能力受损，如重复发问，乱放物品，甚至忘记重要的事件等。

（2）视空间障碍：AD患者早期可出现视空间障碍，表现为视觉信息处理障碍，比如阅读困难、无法判断距离、不能识别熟悉的面孔或常见物品、无法看清画面的全貌或周围环境、在熟悉的地方迷路，以及不会辨别时钟等。

（3）语言障碍：包括命名和（或）找词困难，语法和（或）句法错误，语言连贯性和逻辑性受损等，还包括理解困难、书写错误等沟通障碍，导致不愿与外界交流。

（4）执行功能障碍：也可早期出现。包括推理、处理复杂任务能力受损，判断力、管理财务和决策能力下降，社会交往和工作能力减退。

（5）复合性注意障碍：轻度表现为较既往需更长时间完成常规任务，工作中出现失误等，加重时会无法心算、回忆复述新信息等。

（6）社会认知受损表现为性格改变、日常行为不考虑他人感受或明显超出可接受的社交范围。

**2. 精神症状和行为改变（B）**

AD患者精神症状和行为改变包括淡漠、易激惹、抑郁、幻觉、妄想、激越、游荡及尾随等行为表现。中度AD患者激越、焦虑、妄想及异常行为发生率较轻度AD患者更高，是此阶段照料者最关注的症状，需要正确识别和及时有效地处理。临床前期AD轻度行为损害包括动机缺乏、情绪不稳定、冲动控制障碍、社交不适、异常的信念和观念等。这些症状均可增加AD的发病风险。

**3. 日常生活能力下降（A）**

日常生活能力（ADL）包括基本ADL（basic ADL，BADL）和高级ADL（IADL）。

BADL 主要包括如厕、进食、穿脱衣、梳洗、行走和洗澡。IADL 主要包括使用电话、购物、备餐、做家务、洗衣、独自乘公交车、遵嘱服药和经济自理。AD 患者早期即可出现 IADL 的下降,执行功能和性格改变可能是导致 IADL 下降的独立危险因素。

典型 AD 痴呆,是以遗忘首发,缓慢进展为语言、定向力、执行等多域的认知功能障碍。然而非典型 AD,以非遗忘表型为特征,视觉、语言、执行、行为和运动领域障碍为初始症状,这些表现不成比例地影响了 65 岁之前发病的患者,主要包括以下亚型:

(1)失语变异型:早期出现进行性单词检索和句子复述障碍,而语法、发音及运动语言功能相对保留。患者语速慢,因找词出现停顿,语法结构简单但用词准确。对复杂句子理解复述存在困难。

(2)后皮质萎缩综合征:其核心特征是视空间障碍。空间和物体感知困难,同时失认症、计算障碍、失读症、书写困难、结构性、穿衣性和(或)肢体失用症。其他认知领域相对保留。

(3)行为变异型:早期出现额叶症状,如淡漠、行为脱抑制等行为异常,甚至有妄想等精神症状,执行功能受损明显。之后出现记忆、计算力、视空间等认知域障碍。

## 五、阿尔茨海默病的诊断

### 1. 诊断标准

最初,AD 的诊断仅限于痴呆阶段。AD 的临床诊断依据完整、准确的病史,是排除性诊断模式,需要结合 CBA 三大核心症状及相关的辅助检查、实验室资料对患者进行全面系统的评估。首先确定是否存在痴呆,其次明确痴呆是由何种疾病引起。通常通过以下 4 个步骤进行诊断。

(1)病史和体检:患者的认知功能进行性下降,以记忆下降尤其是近期记忆力下降明显,并且影响到其日常生活功能或工作能力。体检应排除神经系统的偏瘫、偏盲及颅神经受损等局灶性神经定位体征。

(2)量表检查支持患者有一个以上认知功能减退,如记忆、语言、定向力等。

(3)进行性病程至少 6 个月以上。

(4)选择必要的实验室检查或影像学检查,排除颅内肿瘤、脑梗死、正常颅压脑积水以及硬膜下血肿等。

2018 年,美国国立老化研究所和阿尔茨海默病协会(National Institute on Aging-Alzheimer Association,NIA-AA)根据 A/T/N 分类系统提出了 AD 的研究框架。当时,该研究框架主要用于指导 AD 的观察性和干预性研究,体现了 AD 的生物学定义。A 指 Aβ 沉积相关的生物标记物,包括脑脊液 Aβ1-42 下降,Aβ42/Aβ40 比例下降或 Aβ-PET 阳性;T 指 tau 相关的生物标记物,包括脑脊液磷酸化 tau 升高、tau-PET 阳性;N 指反映神经退行性变/神经元损伤相关的生物标记物,包括结构磁共振特定脑区萎缩,FDG-PET 摄取减少,脑脊液总 tau 升高。只有 A 的证据,没有 T 的证据,被称为 AD 病理改变;同时具备 A 和 T 的证据,则被定义为 AD。诊断标准的不断更新,提示 AD 是一个连续的疾病谱,生物标记物的纳入使得疾病的诊断不断前移。在 AD 临床前期早发现、早诊断、早干预必将为 AD 的治疗带来新希望。

建议:①病史采集和全面系统评估 CBA 综合征是 AD 诊断的基础;②MRI 结构影像辅助诊断 AD,同时排查其他疾病;③有条件可开展 Aβ、Tau 蛋白 PET 检查和 ApoE 基因检测。

**2. 鉴别诊断**

（1）额颞叶痴呆：该组疾病常隐袭起病，渐进性发展，女性多于男性。早期人际交往能力下降，行为障碍，存在突出的额叶症状包括欣快、情感迟钝、粗鲁的社交行为、情绪抑制以及淡漠或不能静止。随后出现智力、记忆和语言功能的损害，异常的行为表现常在明显的记忆损害之前出现。

（2）路易体痴呆：是一种以波动性认知障碍、持久的注意障碍、视空间障碍、持久复杂的视幻觉及锥体外系表现为特征的疾病，反复跌倒、晕厥、短暂意识丧失、对神经安定剂敏感及各种形式的幻觉等均是支持路易体痴呆诊断的条件。

（3）血管性痴呆：病程呈阶梯样进展或进行性发展。可因不同病变部位而出现不同的局灶症状和体征，如偏瘫、步行障碍、假性球麻痹等。

## 六、阿尔茨海默病的治疗

**（一）治疗原则**

改善症状、阻止痴呆的进一步发展、维持残存的脑功能、减少并发症。

**（二）药物治疗**

**1. 经典药物治疗**

经典的抗 AD 治疗药物是基于 AD 的发病假说，不能逆转病情，但可以延缓疾病进程，建议早期、长期治疗。

（1）胆碱酯酶抑制剂（cholinesterase inhibitor，ChEI）：通过竞争性抑制乙酰胆碱酯酶，提高神经元突触间隙乙酰胆碱的含量。它是现今治疗轻中度 AD 的一线药物。主要包括多奈哌齐、卡巴拉汀、加兰他敏和石杉碱甲。此类药物需要从小剂量开始，缓慢滴定。常见不良反应有胃肠道反应较，包括腹泻、恶心、呕吐。严重的不良反应为心动过缓，使用期间应定期复查心电图。个别患者可以诱发癫痫，因此癫痫患者慎用。

（2）兴奋性氨基酸受体拮抗剂美金刚：作用于谷氨酸—谷氨酰胺系统，属于非竞争性 N-甲基-D-天冬氨酸受体拮抗剂，可以降低过量的谷氨酸递质对神经细胞的毒性。主要用于明确诊断的中重度 AD 患者，可以与多奈哌齐、卡巴拉汀联合治疗。对中重度 AD 患者的妄想、激越等精神行为异常也有一定治疗作用。该药物也需要从小剂量开始，缓慢滴定。对肾功能损害者，美金刚剂量应酌减。

（3）甘露特钠胶囊：于 2019 年在中国批准上市，主要针对轻中度阿尔茨海默病患者，其可能通过减轻肠道菌群的失调和神经性炎症而发挥作用，但具体机制仍需要进一步研究。

**2. 抗 Aβ 疾病修饰药物**

近几年，单克隆抗体靶向 Aβ 治疗 AD 的疾病修饰药物在临床研究中获得重大突破。2023 年 7 月，美国食品药品监督管理局正式批准仑卡奈单抗用于治疗 AD 源性轻度认知障碍和轻度痴呆患者。2024 年 1 月在我国获批。治疗前必须确认存在 Aβ 病理。用法：推荐剂量为 10 mg/kg，静脉输注，每两周给药一次。临床研究中观察到的较常见不良反应包括：输液相关反应、头痛、淀粉样蛋白相关性影像异常。淀粉样蛋白相关性影像异常包括水肿和含铁血黄素沉积，其中含铁血黄素沉积也是临床研究中导致停药的最常见不良反应。

（三）非药物治疗

**1. 饮食管理**

地中海饮食是由新鲜农产品、全麦、橄榄油、豆类和海鲜组成的膳食，同时限制乳制品和家禽产品，避免红肉、甜食和加工食品。地中海饮食对预防记忆衰退和中颞叶萎缩有保护作用。研究发现地中海饮食的依从性与淀粉样蛋白和 tau 蛋白病理呈负相关；并且与综合记忆评分之间存在显著的正相关性。

**2. 各种认知训练**

人脑具有可塑性，即改变功能和结构特性以适应于不断变化的需求。研究表明，神经可塑性很大程度上仍然可以发生在已经老化的大脑。通过记忆训练、运动、行为干预、音乐治疗等多种形式可以改善老年人的认知和知觉—认知。建议结合患者的兴趣爱好和认知障碍的程度，制订个体化的方案。可以通过一般的日常活动，例如记家务活动、电话号码等进行记忆训练，也可以通过计算机辅助制订标准化的任务以提升特定的认知功能。

（四）AD **一级预防管理**

AD 的一级预防是指针对尚未出现 AD 病理改变和临床症状的中老年人群识别和管理可控危险因素。包括以下几个方面：

（1）通过调整饮食结构、干预生活方式以及药物治疗控制高血压、糖尿病和血脂异常。

（2）对于健康老年人，提倡戒烟和少量饮酒。

（3）鼓励老年人进行智力活动（如书法、绘画、演奏乐器、广场舞等）、体育锻炼（如太极拳）和社交活动。

（4）鼓励老年人参加老年大学进行终身学习，提高人群认知储备。

（5）对 AD 高危人群定期进行抑郁筛查，使用 SSRI 类药物治疗严重的抑郁症患者。

（6）对 AD 高危人群定期进行睡眠质量评估。对于存在睡眠障碍的老年人，首选非苯二氮䓬类药物，同时应定期评估药物的疗效及风险。对合并阻塞性睡眠呼吸暂停的患者推荐长期持续气道正压通气治疗。

（7）定期筛查老年人的视觉问题，及时矫正屈光不正，治疗白内障等视觉障碍；定期进行听力损伤相关筛查并佩戴助听器或使用人工耳蜗。

**参考文献**

［1］Soria Lopez JA，González HM，Léger GC. Alzheimer's disease［J］. Handb Clin Neurol，2019，167：231-255.

［2］Scheltens P，De Strooper B，Kivipelto M，et al. Alzheimer's disease［J］. Lancet，2021，397（10284）：1577-1590.

［3］Graff-Radford J，Yong KXX，Apostolova LG，et al. New insights into atypical Alzheimer's disease in the era of biomarkers［J］. Lancet Neurol. 2021，20（3）：222-234.

［4］Atri A. The Alzheimer's Disease Clinical Spectrum：Diagnosis and Management［J］. Med Clin North Am，2019，103（2）：263-293.

［5］中国痴呆与认知障碍诊治指南写作组. 中国阿尔茨海默病一级预防指南［J］. 中华医学杂志，2020，100（35）：2721-2735.

［6］田金洲，解恒革，王鲁宁.中国老年保健协会阿尔茨海默病分会（ADC）指南小组.中国阿尔茨海默病痴呆诊疗指南（2020 年版）［J］.中华老年医学杂志，2021，40（3）：269-283.

［7］van Dyck CH，Swanson CJ，Aisen P，et al. Lecanemab in Early Alzheimer's Disease ［J］. N Engl J Med，2023，388（1）：9-21.

# 第三节　帕金森病

**本节要点**

1. 帕金森病的病理及生化机制。
2. 典型临床表现，辅助检查手段，诊断标准与鉴别诊断。
3. 帕金森不同分期的治疗原则。
4. 运动并发症的概念及处理原则。

**教学目的**

1. 掌握：典型运动症状，诊断步骤及鉴别诊断，不同分期治疗原则，运动并发症的概念及处理原则。
2. 熟悉：病理及生化机制，非运动症状，辅助检查手段。
3. 了解：病因，常用药物的药理学特点，预后。

帕金森病（Parkinson's disease，PD），又名震颤麻痹，是一种常见于中老年的神经系统变性疾病，主要以黑质多巴胺能神经元进行性退变和路易小体（Lewy body）形成的病理变化，临床上以静止性震颤、运动迟缓、肌强直和姿势平衡障碍为主要特征。由英国医生詹姆斯·帕金森（James Parkinson）于 1817 年首报及系统描述。我国 65 岁人群患病率为 1700/10 万，随年龄增加而升高，男性稍高于女性。

## 一、帕金森病的病因和发病机制

主要病理改变为黑质多巴胺能神经元进行性变性死亡，但其具体病因及发病机制尚未完全明了，可能与下列因素有关。

### （一）遗传因素

到目前为止，已经发现 20 多个单基因或基因座与 PD 连锁，这些基因在国际上按照发现的时间顺序被定义为*PARK1～PARK23*，其中大部分基因已被克隆。常染色体显性遗传 PD 表现为每代均有发病，男女发病率相近，每个患者的临床症状相似。目前已确定 6 个基因与此型 PD 连锁:*SNCA*、*LRRK2*、*UCHL1*、*VPS35*、*EIF4G1*、*DNAJC13*、*CHCHD2*,其中 *LRRK2* 基因是最常见的显性遗传性 PD 的致病基因。常染色体隐性遗传性 PD 患者的父母均为致病基因携带者,故多见于近亲婚配者的子女。已确定 3 个基因:*Parkin*、*PINK1* 和 *DJ*,与常染色体隐性遗传 PD 连锁,其中 *Parkin* 是最常见的 PD 隐性遗传基因。其他一些基因,如 *ATPI3A2*、*PLA2G6* 和 *DNAC6* 引起的隐性遗传性早发型 PD,多表现为早发起病的 PD 综合征症状伴锥体束征、认知功能损害及肌张力障碍等。随着新一代测序技术的进步,利用大规模的病例对照研究寻找散发性 PD 成为可能。至目前为止,已经发现了许多散发性 PD 的相关位点,有些是危险因素而有些也具有保护作用。比较重要的位点包括 *GBA*、*SNCA*、*MAPT*、*LRRK2* 及 *HLA*。这些基因的多态性显著增加 PD 的发病风险,其中 *GBA* 被认为是散发性 PD 最重要的危险因素。目前认为约 10% 的患者有家族史,绝大多数患者为散发性。

### (二)环境因素

20 世纪 80 年代初发现一种嗜神经毒 1-甲基 4-苯基 1,2,3,6-四氢吡啶(MPTP)在人和灵长类动物中均可诱发典型的帕金森综合征,其临床、病理、生化及对多巴胺替代治疗的反应等特点均与人类帕金森病甚为相似。此后,研究者们还发现环境中与 MPTP 分子结构相类似的工业或农业毒素,如某些杀虫剂、除草剂、鱼藤酮、异喹啉类化合物等也可能是 PD 的病因之一,并且通过类似的机制引起多巴胺能神经元变性死亡。流行病学研究发现,长期接触重金属,如锰、铅、铜、铁等 20 年以上的人会表现出一定的 PD 症状,与 PD 的发生有着密切的关系。另外,经常接触塑料树脂、胶、环氧聚合物树脂、油漆、汽油、汽油的废物等化学物质均能增加 2～8 倍的 PD 发病风险。应该指出的是,PD 作为一种慢性病,大多在长期接触环境有害因素后才出现临床症状,日常生活中短期接触通常不导致明显的临床症状,所以对慢性接触者做好防护儿为重要。

### (三)肠道菌群紊乱

近年研究发现,肠道菌群在 PD 的发病过程中可能起重要作用。PD 患者运动症状出现前 10 年或更长时间往往先出现便秘等胃肠道症状,并在胃肠道内检测到 α-突触核蛋白的异常沉积。推测这一病理性改变可通过迷走神经传入至中枢神经系统导致 PD 发生。同时,由于 PD 患者肠道产生的短链脂肪酸减少,影响小胶质细胞功能,以及肠道菌群的代谢产物等启动天然性免疫应答及炎症机制,最终导致 α-突触核蛋白的错误折叠。经迷走神经沿脑-肠轴传播至迷走神经背侧运动核,继续向上传播累及中脑黑质多巴胺能神经元,从而导致 PD 的发生。肠道菌群学说很好地解释了 PD 前驱期的表现(如便秘等胃肠道症状),扩展了 Braak 理论,为 PD 早期预防提供了可能。

### (四)神经系统老化

PD 主要发生于中老年人,40 岁前发病相对少见,提示神经系统老化与发病有关。有资料显示 30 岁以后,随年龄增长,黑质多巴胺能神经元开始呈退行性变,多巴胺能神经元渐进性减少。尽管如此,但其程度并不足以导致发病,老年人群中患病者也只是少数,所以神经系统老化只是 PD 的促发因素。

### (五)多因素交互作用

目前认为 PD 是多因素交互作用下发病的。除基因突变导致少数患者发病外,基因易感性可使患病概率增加,但并不一定发病,只有在环境因素、神经系统老化等因素的共同作用下,通过氧化应激、蛋白酶体功能障碍、炎性/免疫反应等机制导致黑质多巴胺能神经元大量变性、丢失,才会导致发病。

## 二、帕金森病的病理

### (一)基本改变

主要有两大病理特征,其一是黑质多巴胺能神经元及其他含色素的神元大量变性丢失,尤其是黑质致密区多巴胺能神经元丢失最严重,出现临床症状时丢失至少达 50%以上。其他部位含色素的神经元,如蓝斑、脑干的中缝核、迷走神经背核等也有较明显的丢失。其二是残留神经元胞质内出现嗜酸性包涵体,即路易小体,此系由细胞质蛋白所组成的玻璃样团块,突触核蛋白、泛素、热休克蛋白等是形成路易小体的重要成分。德国学者 Braak 提出了PD 发病的 6 个病理分级,认为 PD 的病理改变并非始于中脑黑质,而是先发于延髓,只是在中脑黑质多巴胺能神经元丢失明显时才出现典型的运动症状,随疾病进展,逐渐累及脑桥—中脑—新皮质。这对于进一步认识 PD 的早期病理改变,寻找其生物标志物,实现对疾病的早期诊断乃至有效的疾病修饰治疗具有重要的意义。

### (二)生化改变

黑质多巴胺能神经元通过黑质—纹状体通路将多巴胺输送纹状体,参与对运动的调节。由于 PD 患者的黑质多巴胺能神经元显著变性丢失(50%以上),黑质纹状体多巴胺能通路变性,纹状体多巴胺递质水平显著降低(70%以上)时则出现临床症状。多巴胺递质水平降低程度与患者临床表现的严重程度呈正相关。

纹状体中多巴胺与乙酰胆碱两大递质系统的功能相互拮抗,两者之间的平衡对基底节运动功能起着重要调节作用。PD 中纹状体多巴胺水平显著降低,造成乙酰胆碱系统功能相对亢进。这种递质失衡与皮质—基底节—丘脑—皮质环路活动紊乱和肌张力增高、动作减少等运动症状的产生密切相关。中脑边缘系统和中脑皮质系统的多巴胺水平的显著降低是智力减退、情感障碍等高级神经活动异常的生化基础。多巴胺替代治疗药物和抗胆碱能药物对 PD 的治疗原理正是基于纠正这种递质失衡。

## 三、帕金森病的临床症状

本病多见于 60 岁以后,40 岁以前相对少见,平均年龄为 55 岁。男性略多于女性。隐匿起病,缓慢发展。主要表现有两大类症状,即运动症状和非运动症状。

### (一)运动症状

常始于一侧上肢,逐渐累及同侧下肢,再波及对侧上肢及下肢。

**1. 静止性震颤**

多始于一侧上肢远端,静止位时出现或明显,随意运动时减轻或停止,紧张或激动时加剧,入睡后消失,是 PD 的常见首发症状。典型表现是拇指与屈曲的示指间呈"搓丸样"动作,频率为 4~6Hz。少数患者可不出现震颤,部分患者可合并轻度姿势性震颤(postural tremor)。以震颤为主的 PD 亚型往往是良性 PD 的"标志",比姿势异常和步态异常亚型患者的进展速度相对较慢,发生痴呆的风险也相对较低。

**2. 肌强直**

被动运动关节时阻力增高,且呈一致性,类似弯曲软铅管的感觉,故称"铅管样强直";在有静止性震颤的患者中可感到在均匀的阻力中出现断续停顿，如同转动齿轮感，称为"齿轮样强直"。四肢、躯干、颈部肌强直可使患者出现特殊的姿势，表现为头部前倾，躯干俯屈，肘关节屈曲，腕关节伸直，前臂内收，髋及膝关节略微弯曲。

### 3. 运动迟缓

包括运动不能和运动减少，是 PD 最重要的临床特征，也是 PD 诊断的必备条件。主要表现为随意运动减少、各种动作启动困难、运动速度减慢和幅度减小、停止。早期以手指精细动作如解或扣纽扣、系鞋带等动作极慢，逐渐发展成全面性随意运动减少。由于口、舌、腭及咽部肌肉运动障碍，表现为自发吞咽活动减少，出现流涎，甚至吞咽困难。声带功能减退以及吸气压力不够，可出现声音嘶哑、单调。到病程晚期，运动迟缓累及躯干，患者坐下后不能自行站立，卧床后不能自行翻身，日常生活不能自理。体检见面容呆板，双眼凝视，瞬目减少，酷似"面具脸"；书写字体越写越小，呈现"小字征"；做快速重复性动作如拇指、示指对指时表现为运动速度缓慢和幅度减小。

### 4. 姿势平衡障碍

在疾病早期，表现为走路时患侧上肢摆臂幅度减小或消失。随病情进展，行走时前臂内收，肘关节、髋关节和膝关节屈曲，头前倾，胸腰椎脊柱过度弯曲导致躯干俯屈似"驼背"，脊柱侧弯，称为"比萨综合征"。步伐逐渐变小变慢，启动、转弯时步态障尤为明显。有时行走中全身僵住，不能迈步，称为冻结步态。有时迈步后，以极小的步伐越走越快，不能及时止步，称为"慌张步态"。有些患者手部可出现手指内收、掌指关节屈曲、指间关节伸直的特殊姿势，称为"纹状体手"。部分患者可出现足部大脚趾背屈，其余脚趾跖屈，称为"纹状体足"。姿势平衡障碍是发生跌倒的一个独立危险因素，与病情的严重程度有关。

### （二）非运动症状

也是常见的临床征象，可以发生于运动症状出现之前或之后。

### 1. 感觉障碍

早期即可出现嗅觉减退，中晚期常有肢体麻木、疼痛。疼痛部位主要分布在四肢、肩背部、腰部及头颈。

### 2. 睡眠障碍

尤其是快速眼球运动睡眠期行为障碍（rapid-eye-movement sleep behavior disorder，RBD）。有些患者可伴有日间过度嗜睡（excessive daytime sleepiness，EDS）和睡眠发作、失眠、不宁腿综合征（restless leg syridrome，RLS）等。

### 3. 自主神经功能障碍

临床常见，如便秘、多汗、脂溢性皮炎等。疾病后期也可出现性功能减退、排尿障碍或体位性低血压等。

### 4. 焦虑与抑郁

近半数患者伴有抑郁，并常伴有焦虑。

### 5. 冲动控制障碍与多巴胺失调综合征

冲动控制障碍包括病理性赌博、性欲亢进、暴饮暴食、强迫性购物、刻板行为等。多巴胺失调综合征常常为患者会自行增加多巴胺能药物，从而导致精神、行为障碍，最终影响社会职业功能。

**6. 精神性症状与谵妄**

常发生于晚期 PD 患者,表现为幻觉、错觉、谵妄等。视幻觉是 PD 精神性障碍中最常见的类型。

**7. 认知障碍**

包括 PD 轻度认知功能障碍和 PD 痴呆。15%～30% 的患者在疾病晚期发生认知障碍乃至痴呆。

## 四、帕金森病的辅助检查

### (一)生化检查

血、唾液、脑脊液常规检查均无异常。在少数患者的血液中可以发现基因突变;脑脊液和唾液中 α-突触核蛋白、DJ-1 蛋白含量可能有改变。

### (二)影像学

CT、MRI 检查无特征性改变,PET 或 SPECT 检查有重要的辅助诊断价值。其中以 $^{123}$I-β-CFT、$^{11}$C-CFT、$^{99}$mTc-TRODAT-1 作为示踪剂行多巴胺转运体功能显像可显示 PD 患者显著降低。以 $^{18}$F-氟多巴作为示踪剂行多巴摄取 PET 显像,可显示多巴胺递质合成减少。以 $^{123}$I-IBZM 作示踪剂行多巴胺 $D_2$ 受体功能显像,其活性在早期呈失神经超敏,后期低敏。

### (三)其他检查

嗅棒测试可发现早期患者的嗅觉减退。经颅超声可通过耳前的听骨窗探测黑质回声,可以发现大多数 PD 患者的黑质回声增强。心脏间碘苄胍闪烁照相术可显示心脏交感神经元的功能,早期 PD 患者的总间碘苄胍摄取量减少。外周组织,如胃窦部和结肠黏膜、下颌下腺、周围神经等部位行病理检测,可以检见 α-突触核蛋白异常聚集。

## 五、帕金森病的诊断

国际帕金森病及运动障碍学会及我国帕金森病及运动障碍学组和专委会制订了《帕金森病临床诊断标准》(2016 版)(见表 4-1)。

表 4-1　中国帕金森病临床诊断标准(2016 版)

| | |
|---|---|
| 必备条件 | ①运动迟缓:启动或在持续运动中肢体运动幅度减小或速度缓慢。<br>②至少存在下列 1 项:肌强直或静止性震颤。 |
| 支持标准 | 对多巴胺能药物的治疗明确且显著有效。在初始治疗期间,患者的功能可恢复或接近至正常水平。在没有明确记录的情况下,初始治疗的显著应答可定义为以下两种情况:<br>药物剂量增加时症状显著改善,剂量减少时症状显著加重。以上改变可通过客观评分(治疗后 UPDRS-Ⅲ评分改善超过 30%)或主观描述(由患者或看护者提供的可靠而显著的病情改变)来确定。<br>①存在明确且显著的开/关期症状波动,并在某种程度上包括可预测的剂末现象。<br>②出现左旋多巴诱导的异动症。<br>③临床体检观察到单个肢体的静止性震颤。<br>④以下辅助检测阳性有助于鉴别帕金森病与非典型性帕金森综合征:存在嗅觉减退或丧失,或经颅超声显示黑质异常高回声,或心脏间碘苄胍闪烁显像法显示心脏去交感神经支配。 |

| | |
|---|---|
| 排除标准 | ①存在明确的小脑性共济失调，或者小脑性眼动异常。<br>②出现向下的垂直性核上性凝视麻痹，或者向下的垂直性扫视选择性减慢。<br>③在发病后 5 年内，被诊断为高度怀疑的行为变异型额颞叶痴呆或原发性进行性失语。<br>④发病 3 年后，仍局限于下肢的帕金森样症状。<br>⑤多巴胺受体阻滞剂或多巴胺耗竭剂治疗诱导的帕金森综合征，其剂量和时程与药物性帕金森综合征相一致。<br>⑥尽管病情为中等严重程度，但患者对高剂量（不少于 600mg/d）左旋多巴治疗缺乏显著的治疗应答。<br>⑦存在明确的皮质复合感觉丧失、肢体观念运动性失用或进行性失语。<br>⑧分子神经影像学检查突触前多巴胺能系统功能正常。<br>⑨存在明确可导致帕金森综合征或疑似与患者症状相关的其他疾病，或者基于全面诊断评估，由专业医师判断其可能为其他综合征，而非帕金森病。 |
| 警示征象 | ①发病后 5 年内出现快速进展的步态障碍，以至于需要经常使用轮椅。<br>②运动症状或体征在发病后 5 年内或 5 年以上完全不进展，除非这种病情的稳定是与治疗相关。<br>③发病后 5 年内出现球麻痹症状，表现为严重的发音困难、构音障碍或吞咽困难（需进食较软的食物，或通过鼻胃管、胃造瘘进食）。<br>④发病后 5 年内出现吸气性呼吸功能障碍，即在白天或夜间出现吸气性喘鸣或者频繁的吸气性叹息。<br>⑤发病后 5 年内出现严重的自主神经功能障碍，包括：a. 体位性低血压，即在站起后 3min 内，收缩压下降至少 30mmHg 或舒张压下降至少 20mmHg，并排除脱水、药物或其他可能解释自主神经功能障碍的疾病；b. 发病后 5 年内出现严重的尿潴留或尿失禁，且不是简单的功能性尿失禁。对于男性患者，尿潴留必须不是由前列腺疾病所致，且伴发勃起障碍。<br>⑥发病后 3 年内由于平衡障碍导致反复（＞1 年）跌倒。<br>⑦发病后 10 年内出现不成比例的颈部前倾或手足挛缩。<br>⑧发病后 5 年内不出现任何一种常见的非运动症状，包括嗅觉减退、睡眠障碍（睡眠维持性失眠、日间过度嗜睡、快动眼期睡眠行为障碍）、自主神经功能障碍（便秘、尿频、体位性低血压）、精神障碍（抑郁、焦虑、幻觉）。<br>⑨出现其他原因不能解释的锥体束征。<br>⑩起病或病程中表现为双侧对称性的帕金森综合征症状，没有任何侧别优势，且客观体检亦未观察到明显的侧别性。 |

（1）临床确诊的 PD 需要具备：①不存在绝对排除标准。②至少存在两条支持性标准。③没有警示征象。

（2）临床很可能的 PD 需要具备：①不符合绝对排除标准。②如果出现警示征象则需要通过支持性标准来抵消。如果出现 1 条警示征象，必须需要至少 1 条支持性标准抵消；如果出现 2 条警示征象，必须需要至少 2 条支持性标准抵消；如果出现 2 条以上警示征象，则诊断不能成立。

## 六、帕金森病的鉴别诊断

### （一）继发性帕金森综合征

共同特点是都有明确的病因，如感染、药物、中毒、脑动脉硬化、外伤等，相关的病史结合不同疾病的临床特征是鉴别诊断的关键。继发于甲型脑炎后的帕金森综合征，目前已罕见。多种药物均可引起药物性帕金森综合征，一般是可逆的。拳击手中偶见头部外伤引起的帕金森综合征。老年人基底节区多发性腔隙性梗死可引起血管性帕金森综合征，患者常有高血压、动脉硬化及卒中史，步态障碍较明显，震颤少见，常伴锥体束征。

### （二）伴发于其他神经变性疾病的帕金森综合征

这些神经变性疾病各有特征，有些为遗传性，有些为散发性。除程度不一的 PD 临床表现外，还有其他征象，如不自主运动、垂直性眼球凝视障碍（如进行性核上性麻痹）、直立性低血压、小脑性共济失调（如多系统萎缩-C 型）、早期出现严重的痴呆和视幻觉（如路易小体痴呆）、角膜色素环（如肝豆状核变性）、皮质复合感觉缺失和锥体束征（如皮质基底节变性）等。另外，这些疾病所伴发的帕金森症状，常以强直少动为主，静止性震颤很少见，常以双侧起病，对左旋多巴治疗不敏感。

### （三）其他

PD 早期患者尚需鉴别下列疾病：临床较常见的原发性震颤，1/3 有家族史，各年龄段均可发病，姿势性或动作性震颤为唯一表现，无肌强直和运动迟缓，饮酒或用普萘洛尔后震颤可显著减轻。抑郁症可伴有表情贫乏、言语单调、随意运动减少，但无肌强直和震颤，抗抑郁治疗有效。早期 PD 症状限于一侧肢体，患者常主诉一侧肢体无力或不灵活，若无震颤，易误诊为脑血管病或颈椎病，仔细体检易于鉴别。

## 七、帕金森病的治疗

### （一）治疗原则

遵循综合治疗，多学科治疗模式和全程管理的治疗原则。PD 的治疗包括对运动症状和非运动症状的治疗，包括药物治疗、手术治疗、肉毒素治疗、运动疗法、心理干预、照料护理等。药物治疗作为首选，且是整个治疗过程中的主要治疗手段，手术治疗则是药物治疗不佳时的一种有效补充手段，肉毒毒素注射是治疗局部疼挛和肌张力障碍的有效方法，运动与康复治疗、心理干预与照料护理则适用于帕金森病治疗全程。因此，在临床条件允许的情况下，组建以神经内科、功能神经外科、神经心理、康复乃至社区全科医生等多学科团队的医生，可以更有效地治疗和管理 PD 患者。治疗不仅立足当前，还需长期管理，以达到长期获益。

### （二）药物治疗

#### 1. 帕金森病的用药原则

以达到有效改善症状，提高工作能力和生活质量为目标。提倡早期诊断、早期治疗；坚持"剂量滴定"以避免产生药物急性不良反应，力求实现"尽可能以小剂量达到满意临床效果"的用药原则。治疗遵循一般原则也应强调个体化特点，综合考虑患者的疾病特点、疾病严重度、有无认知障碍、发病年龄、就业状况、有无共病、药物可能的不良反应、患者的意愿、经济承受能力等因素。抗 PD 药物治疗时不能突然停药，特别是使用左旋多巴及大剂量多巴胺受体（dopamine receptor，DR）激动剂时，以免发生撤药恶性综合征。

#### 2. 早期帕金森病的药物治疗（Hoehn-Yahr 1～2.5 级）

一旦早期诊断，即开始早期治疗。治疗药物有疾病修饰治疗药物和症状性治疗药物。开始多以单药治疗，也可采用优化的小剂多种药物的联合应用，力求疗效最佳，维持时间更长,而运动并发症发生率最低。

1)疾病修饰治疗

目的是延缓疾病的进展。目前临床上可能有疾病修饰作用的药物主要有单胺氧化酶 B 型(monoamine oxidase-B,MAO-B)抑制剂,包括司来吉兰和雷沙吉兰;DR 激动剂中的罗匹尼罗。

2)症状性治疗

对于早发型和晚发型患者采取不同的治疗措施。

早发型患者,在不伴有智力减退的情况下,可有如下选择:①非麦角类 DR 激动剂。②MAO-B 抑制剂。③金刚烷胺。④复方左旋多巴。⑤恩他卡朋双多巴片。首选药物根据不同患者的具体情况,而选择不同方案。若由于经济原因不能承受高价格的药物,则可首选③方案;若因特殊工作之需,力求显著改善运动症状,或出现认知功能衰退,则可首选④或⑤方案,也可小剂量应用①、②或③方案时,同时小剂量合用④方案。对于震颤明显而其他抗 PD 药物疗效欠佳时可选用抗胆碱能药,如苯海索。若伴有智力减退,则首选复方左旋多巴。

晚发型患者:一般首先复方左旋多巴,随症状加重、疗效减退时可添加 DR 激动剂、MAO-B 抑制剂或儿茶酚-O-甲基转移酶(catechol-O-methyitransferase,COMT)抑制剂。抗胆碱能药尽可能不用,尤其老年男性患者,易有较多不良反应。

3)治疗药物

(1)抗胆碱能药:主要有苯海索,用法为 1～2 mg,3 次/日。用于有震颤的患者。对 60 岁以下的患者,需告知长期应用可能会导致认知功能下降,所以要定期复查认知功能。对 60 岁以上的患者最好不用。闭角型青光眼及前列腺肥大患者禁用。

(2)金刚烷胺:用法为 50～100mg,2～3 次/日,末次应在下午 4 时前服用。对少动、强直、震颤均有改善作用,对伴异动症患者可能有帮助。不良反应有不宁、神志模糊、网状青斑、踝部水肿等,均较少见。肾功能不全、癫痫、严重胃溃疡、肝病患者慎用,哺乳期妇女禁用。

(3)复方左旋多巴:至今仍是治疗本病最基本、最有效的药物,对震颤、强直、运动迟缓等均有较好疗效。苄丝肼左旋多巴:初始用量 62.5～125 mg,2～3 次/日,根据病情而渐增剂量至疗效满意和不出现副反应为止,餐前 1h 或餐后 1.5h 服药。以往多主张尽可能推迟应用,认为早应用会诱发异动症,但是新近证据提示早期应用小剂量(400 mg/d 以内)并不增加异动症的产生。复方左旋多巴有常释剂、控释剂、水溶剂等不同剂型。

不良反应有周围性和中枢性两类,前者为恶心、呕吐、低血压,心律失常等;后者有症状波动、异动症和精神症状等。活动性消化道溃疡、闭角型青光眼、精神病患者禁用。

(4)DR 激动剂:主要选用非麦角类 DR 激动剂,尤其用于早发型患者病程初期。均应从小剂量开始,渐增剂量至获得满意疗效而不出现不良反应为止。不良反应与复方左旋多巴相似,不同之处是症状波动和异动症发生率低,而体位性低血压、脚踝水肿和精神异常(幻觉、冲动控制障碍、食欲亢进,性欲亢进等)发生率较高。

目前国内上市的非麦角类 DR 激动剂有:①吡贝地尔缓释片:初始剂量 50 mg,每日 1 次,或易产生不良反应患者可改为 25 mg,每日 2 次,第二周增至 50 mg,每日 2 次,有效剂量 150 mg/d,分 3 次口服,最大不超过 250 mg/d。②普拉克索:有两种剂型,常释剂和缓释剂。常释剂的用法为初始剂量 0.125 mg,每日 3 次,每周增加 0.125 mg,每日 3 次,一般有效剂量 0.5～0.75 mg,每日 3 次,最大不超过 4.5 mg/d;缓释剂的用法为每日的剂量与常释剂相同,但每日 1 次服用。③罗匹尼罗:初始剂量 0.25 mg,每日 3 次,每周增加 0.75 mg 至每日 3 mg,一般有效剂量为每日 3～9 mg,分 3 次服用,最大日剂量为 24mg。④罗替戈汀:初始剂量 2 mg,每日 1 次,每周增加 2mg,一般有效剂量早期患者为每日 6～8 mg,中晚期患者为 8～16 mg。

(5)MAO-B 抑制剂:单用可能具有疾病修饰及轻度的症状改善作用,与复方左旋多巴合用可增强疗效,改善症状波动。目前国内有司来吉兰和雷沙吉兰。司来吉兰的用法为 2.5～5 mg,每日 2 次,应早、中午服用,不要在傍晚或晚上服用,以免引起失眠,禁与 5-羟色胺选择性再摄取抑制剂(serotonin-selective reuptake inhibitor,SSRI)合用;雷沙吉兰的用法为 1mg,每日 1 次,早晨服用。胃溃疡者慎用。

(6)COMT 抑制剂:在疾病中晚期已经应用复方左旋多巴而出现疗效减退时可以添加恩托卡朋或托卡朋治疗,以达到进一步改善症状的作用。单用无效。恩托卡朋每次 100～200 mg,服用次数与复方左旋多巴次数相同或少于复方左旋多巴次数。不良反应有腹泻、头痛、多汗、口干、转氨酶升高、腹痛、尿色变黄等。托卡朋有可能导致肝功能损害,须严密监测肝功能,尤其在用药前 3 个月。

### 3. 中晚期帕金森病治疗(Hoehn-Yahr 3～5 级)

中晚期 PD 尤其是晚期 PD 的临床表现极其复杂,其中有疾病本身的进展,也有药物不良反应或运动并发症的因素参与。对中晚期 PD 患者的治疗,一方面继续力求改善运动症状,另一方面妥善处理一些运动并发症和非运动症状.

1)运动并发症的治疗

运动并发症包括症状波动和异动症,是中晚期患者常见的症状,调整服药次数、药物剂量、药物种类或优化联用可以进一步改善症状,手术治疗如脑深部电刺激术(deep brain stimulation,DBS)等亦有帮助。

(1)症状波动的治疗:症状波动主要有剂末恶化和开—关现象。对剂末恶化的处理方法有:①不增加服用复方左旋多巴的每日总剂量,而适当增加每日服药次数,减少每次服药剂量,或适当增加每日总剂量,每次服药剂量不变,而增加服药次数。②由常释剂换用控释剂以延长左旋多巴的作用时间,更适宜在早期出现剂末恶化,尤其发生在夜间时为较佳选择,剂量需增加 20%～30%。③加用长半衰期的 DR 激剂,其中普拉克索、罗匹尼罗;若已用 DR 激动剂而疗效减退,可试换用另一 DR 激动剂。④加用对纹状体产生持续性 DA 能刺激的 COMT 抑制剂。⑤加用 MAO-B 抑制剂。⑥避免含蛋白质饮食对左旋多巴吸收及通过血脑屏障的影响,宜在餐前 1h 或餐后 1.5h 服药。⑦手术治疗,主要是丘脑底核 DBS 可获裨益。对开-关现象的处理较为困难,可以选用口服 DR 激动剂,或可采用微泵持续输注左旋多巴甲酯或乙酯或 DR 激动剂。

(2)异动症的治疗:包括剂峰异动、双相异动症和肌张力障碍。对剂峰异动症的处理方法为:①减少每次复方左旋多巴的剂量。②若单用复方左旋多巴,可适当减少剂量,同时加 DR 激动剂,或加用 COMT 抑制剂。③加用金刚烷胺。④加用非典型抗精神病药如氯氮平。⑤若使用复方左旋多巴控释剂,则应换用常释剂,避免控释剂的累积效应。对双相异动症的处理方法为:①若使用复方左旋多巴控释剂应换用水剂最好换用水溶剂,可以有效缓解剂初异动症。②加用长半衰期的 DR 激动剂或加用 COMT 抑制剂,可以缓解剂末异动症,也可能有助于改善剂初异动症。对晨起肌张力障碍的处理方法为:在睡前加用复方左旋多巴控释片或长效 DR 激动剂或在起床前服用复方左旋多巴常释剂或水溶剂,对肌张力障碍的处理方法同剂峰异动症。手术治疗主要是 DBS,可获裨益。

2)姿势平衡障碍的治疗

这是 PD 患者摔跤的最常见原因,易在变换体如转身、起身和弯腰时发生,目前缺乏有效的治疗措施,调整药物剂量或添加药物偶尔奏效。主要调整身体重心、踏步走、大步走听口令听音乐或拍拍子行走或跨越物体等可能有益。

3)非运动症的治疗

包括感觉障碍、自主神经功能障碍、精神障碍等。

(1)感觉障碍:常见有嗅觉减退、疼痛或麻木、不宁腿综合征(RLS),其中嗅觉减退最常见,但是目前尚无有效措施能够改善嗅觉障碍。疼痛或麻木在 PD 尤其在晚期患者中比较常见,可以是疾病本身引起,也可以是伴随骨关节病变所致,如果在"开期"疼痛或麻木减轻或消失,"关期"复现,则提示由 PD 所致,可以调整治疗以延长"开期";反之则可能由其他疾病或原因引起,可以选择相应的治疗措施。对伴有 RLS 的 PD 患者,在入睡前选用 DR 激动剂如普拉克索常常十分有效,复方左旋多巴也可能奏效。

(2)自主神经功能障碍:最常见有便秘,其次有泌尿障碍和体位性低血压等。对于便秘,增加饮水量、水果、蔬菜、纤维素和乳果糖或其他温和的导泻药物如龙荟丸、大黄片等;也可加用胃蠕动药,如多潘立酮、莫沙必利等。需要停用抗胆碱能药和增加运动。有泌尿障碍的患者需减少晚餐后的摄水量,也可试用奥昔布宁、莨菪碱等外周抗胆碱能药。体位性低血压患者应适当增加盐和水的摄入量,睡眠时抬高头位,穿弹力裤,不宜快速改变体位,首选 α-肾上腺素能激动剂米多君治疗。

(3)精神障碍:最常见的症状包括抑郁或(和)焦虑、幻觉、认知障碍/痴呆等。首先需要甄别是由抗 PD 药物诱发,还是由疾病本身导致。若是前者因素则根据最易诱发的概率而依次减量或停用如下抗 PD 药物:抗胆碱能药、金刚烷胺、MAO-B 抑制剂,DR 激动剂、复方左旋多巴;如果药物调整效果不理想,则提示可能是后者因素,就要考虑对症用药。对于严重幻觉和妄想,可选用非经典抗精神病药如氯氮平、喹硫平等。对于抑郁和(或)焦虑,可应用 SSR1,也可应用 DR 激动剂,尤其是普拉克索。对于易激惹状态,劳拉西泮和地西泮很有效。对于认知障碍和痴呆,可应用胆碱酯酶抑制剂,如利伐斯明、多奈哌齐、加兰他敏或石杉碱甲以及美金刚等。

(4)睡眠障碍:主要有失眠、快速眼球运动睡眠期行为障碍(RBD)、日间过度嗜睡(EDS)。失眠的最常见问题是睡眠维持困难。常见白天服用的多巴胺能药物在夜间已耗尽,患者夜间运动不能而导致翻身困难,或者夜尿增多导致睡眠障碍。夜间加用左旋多巴控释剂、DR 激动剂或 COMT 抑制剂会有效。如果傍晚正在使用司来吉兰或金刚烷胺,需纠正服药时间,司来吉兰在早上或中午服用,金刚烷胺需在下午 4 时前服用。EDS 可能与 PD 的严重程度和认知功能减退有关,也可能与 DR 激动剂或左旋多巴等应用有关。如果患者在每次服药后出现嗜睡,提示药物过量,通过减量可以改善:也可用左旋多巴控释剂代替常释剂,有助于避免或减轻服药后嗜睡。

**(三)神经调控及干细胞治疗**

早期药物治疗显效,而长期治疗疗效明显减退,或出现严重的症状波动或异动症者可考虑手术治疗。需强调的是手术可以明显改善运动症状,但不能根治疾病,术后仍需应用药物治疗,但可减少剂量。手术须严格掌握适应证,对非原发性 PD 的帕金森叠加综合征患者是手术的禁忌证。手术对肢体震颤和(或)肌强直有较好疗效,但对躯体性中轴症状如姿势步态障碍无明显疗效。手术方法主要有神经核毁损术和 DBS,DBS 因其相对无创、安全和可调控性而作为主要选择。手术靶点包括苍白球内侧部、丘脑腹中间核和丘脑底核。

重复经颅磁刺激(repetitive transcranial magnetic stimulation,rTMS)是利用脉冲磁场作用于人脑时诱发脑内产生的感应电流来兴奋或抑制某区域的大脑皮质,达到调节大脑皮质活性的作用。有研究显示 TMS 不仅可以改善 PD 患者的运动迟缓、步态障碍等运动症状,而且可能改善 PD 伴发的抑郁症状、睡眠障碍等众多的非运动症状。但目前多数关于 rTMS 的研究相对持续时间较短,多为小样本临床试验,其治疗参数及疗效评价标准不够统一,因此需要扩大样本量,统一入选标准及刺激参数等,在更大范围内进行大规模多中心临床研究,确定最佳刺激参数,使 TMS 的应用进入新的阶段。

有临床试验显示将异体胚胎中脑黑质细胞移植到患者的纹状体,可纠正多巴胺递质缺乏,改善 PD 的运动症状,但此项技术存在供体来源有限及伦理问题。正在兴起的干细胞(包括诱导型多能干细胞、胚胎干细胞、神经干细胞、骨髓基质干细胞)移植结合神经营养因子基因治疗等有望克服这一障碍,是正在探索中的一种较有前景的新疗法。

#### (四)中医、康复及心理治疗

中药或针灸等治疗作为辅助手段对改善症状也可起到一定的作用,可以根据不同的行动障碍进行相应的康复或运动训练,如进行健身操、太极拳、慢跑等运动;进行语言障碍训练、步态训练、姿势平衡训练等。日常生活帮助如设在房间和卫生间的扶手、防滑橡胶桌垫、大把手餐具等,可提高生活质量。PD 患者也多存在抑郁等心理障碍,给予有效的心理疏导和抗抑郁药物治疗并重,可以达到更满意的治疗效果。

#### (五)人工智能及移动技术

涉及远程医疗、可穿戴设备、智能手机应用、虚拟现实技术等。这些技术的应用可以为患者提供更简便的就诊途径,同时能够对症状进行更客观的评估与监测,有助于病情的准确评估和个体化方案的制订;作为辅助治疗手段改善患者的生活质量,如防抖勺辅助进食,视/听觉提示改善冻结步态等。但这些技术也存在一定的局限性,例如,移动应用对于老年人使用可能过于复杂,虚拟现实技术康复训练需要特定场地等。因此,在临床应用中,应当定期评估人工智能及移动技术在患者管理方面的有效性及可能存在的问题。

### 八、帕金森病的预后

本病是一种慢性进展性疾病,无法治愈。多数患者在疾病的前几年可继续工作,但数年后逐渐丧失工作能力。至疾病晚期,由于全身僵硬、活动困难终至不能起床,最后常死于肺炎等各种并发症。

### 九、我国对帕金森病的关注

我国 65 岁以上人群患病率为 1.7%,据统计,我国目前约有 300 万 PD 患者,到 2030 年可达到 500 万人,几乎占到全球 PD 患病人数的一半,但真正被诊断并接受治疗的不足 1/3,因此加大 PD 的宣传,提高中小城市、边远地区对这个疾病的认识,势在必行。目前国内部分医院,建成了帕金森一站式诊疗专病中心,带动国内 30 余家单位成立了帕金森一站式中心,使全国各地患者更方便接受多学科专家团队的联合诊疗,从药物治疗、手术治疗、术后程控、运动疗法、心理疏导及照料护理等方面制订个体化治疗方案,进一步推动了我国帕金森病的诊疗水平迈向了更高的台阶。另外,在互联网＋医疗、人工智能的助力下,线上医疗已经渗透到从诊前、诊中、诊后的各个环节,不仅实现了患者的购药需求,还能够满足 PD 患者全生命周期的健康需求,为患者提供线上教育、问诊、处方、随访管理等多个方面的服务,使更多远在千里之外的患者,足不出户即可进行 PD 的早期疾病筛查,享受到全新的诊疗服务体验,尽可能有效地规避各种灾难带来的各种不便与风险。

(杜芸兰)

**参考文献**

[1] 中华医学会神经病学分会帕金森病及运动障碍学组. 中国帕金森病治疗指南(第四版)[J]. 中华神经科杂志,2020,53(12):973-986.

[2] 中华医学会神经病学分会帕金森病及运动障碍学组.中国帕金森病的诊断标准(2016版)[J]. 中华神经科杂志,2016,49(4):268-271.

[3] 陈海波,陈生弟. 我国帕金森病及运动障碍性疾病研究的进程[J]. 中华神经科杂志,2019,52(11):948-951.

[4] Fox SH,Katzenschlager R,Lim SY,et al. International Parkinson and movement disorder society evidence-based medicine review:Update on treatments for the motor symptoms of Parkinson's disease [J]. Mov Disord,2018,33(8):1248-1266.

[5] Heinzel S,Berg D,Gasser T,et al. Update of the MDS research criteria for prodromal Parkinson's disease[J]. Mov Disord,2019,34(10):1464-1470.

[6] Marsili L,Rizzo G,Colosimo C,et al. Diagnostic Critcria for Parkinson's Disease:From James Parkinson to the Concept of Prodromal Disease[J]. Front Neurol,2018,9:156.

[7] Seppi K,Ray Chaudhuri K,Coelho M,et al. Update on treatments for nonmotor symptoms of Parkinson's disease--an evidence-based medicine review [J]. Mov Disord,2019,34(2):180-198.

[8] Wenning GK,Stankovic I,Vignatelli L,et al. The Movement Disorder Society Criteria for the Diagnosis of Multiple System Atrophy[J]. Mov Disord,2022,37(6):1131-1148.

# 第四节　衰弱

**本节要点**

1. 老年衰弱及衰弱综合征的概念。

2. 识别和评估衰弱，常用的评估衰弱的方法和工具。

3. 衰弱老人的最佳管理策略与实践指导。

4. 衰弱的干预原则和具体措施：整合健康和社会照料系统，突出人文关爱系统工程服务，加强综合护理干预。

**教学目的**

1. 掌握：衰弱的定义，衰弱的识别和评估，衰弱的干预。

2. 熟悉：衰弱老人的管理策略与实践指导。

3. 了解：衰弱的流行病学现状。

## 一、衰弱的概念

### （一）什么是衰弱及衰弱综合征？

2000 年，美国约翰·霍普金斯大学医学院的 Fried 博士提出衰弱是一种临床综合征，表现为生理储备功能减弱、多系统失调，使机体对应激和保持内环境稳定的能力下降，对应激事件的易感性增加。同期，加拿大学者 Rockwood 认为，衰弱是一种健康缺陷不断累积而导致的危险状态。

2004 年，美国老年学会定义衰弱是老年人因生理储备下降而出现抗应激能力减退的非特异性状态，涉及多系统的生理学变化，包括神经肌肉系统、代谢及免疫系统改变，这种状态增加了死亡、失能、谵妄及跌倒等负性事件的风险。

2015 年英国老年医学会《老年人衰弱管理实践指南》中提出，衰弱（frailty）是由于老年人身体多系统生理储备减少和失调使机体脆弱性增加，维持自稳能力降低的一种可识别的临床状态或综合征。其核心是老年人生理储备减少或多元异常，外界一个较小的刺激即可引起临床不良事件或严重事件的发生。与青壮年的亚健康状态不同，老年人衰弱综合征往往是年龄增长致生理功能减退与一系列慢性疾病、一次急性事件或严重疾病的后果。

随着衰弱综合征给全世界带来重大挑战，越来越多的国家和临床研究工作者对衰弱及衰弱综合征有了更多的认识。2017 年中华医学会老年医学分会组织制订了《老年患者衰弱评估和干预中国专家共识》。专家共识提出，衰弱是指老年人生理储备下降导致机体易损性增加、抗应激能力减退的非特异性状态，涉及多系统病理、生理变化，包括神经肌肉、代谢及免疫系统等，常为多种慢性疾病、某次急性事件或严重疾病的后果。遗传因素、年龄增长、经济条件差、教育程度低、不良的生活方式、老年综合征（跌倒、疼痛、营养不良、肌少症、多病共存、活动能力下降、多重用药、睡眠障碍、焦虑和抑郁）、未婚及独居等均为衰弱的危险因素，可促进衰弱发展。

同年，《亚太区老年衰弱管理临床实践指南》发布；2019 年国际衰弱和肌肉减少症研究会议工作组提出《国际临床实践指南：身体衰弱的识别和管理》；2020 年国际衰弱和肌肉减少症研究会议发布了《基层医疗中衰弱患者的筛查和管理共同指南》。衰弱及衰弱综合征已然成为现代老年医学研究的热点问题之一。

### (二)老年衰弱的流行病学

循证医学证明,除地震、火灾、车祸等灾难和急性病导致老年人死亡之外,其死亡的主要原因是老年衰弱综合征。65 岁以上的老年人约有 10%患衰弱,85 岁以上老年人为 25%～50%。衰弱有程度不同和个体差异,其严重程度处于变化中,随着年龄增长总是渐进性加重;衰弱也是衰老过程中不可避免的。衰弱综合征的严重程度与老年死亡率成正比。衰弱综合征的存在对老年患者疾病、手术的发生发展与转归有明显不良影响。

老年人衰弱严重影响其生活质量,急需针对衰弱老年人制订相应的医疗和护理服务。研究表明衰弱老年人仅有一半接受了有效的医疗干预。如果在未识别衰弱的情况下进行常规的医疗干预,对这些衰弱老年人可能会有风险和危害。老年人衰弱严重影响其生活质量,急需针对衰弱老年人制订相应的医疗和护理服务。肌少症(sarcopenia)是衰弱的核心病理基础,其机制是年龄增长致生理功能减退、疾病、营养不良、运动系统老化等原因导致了肌肉萎缩,肌纤维被脂肪组织替代,最终机体组成改变,易发生胰岛素抵抗、骨质疏松、全身炎症反应,表现为肌肉力量下降或无力、步速下降、活动量减少、体重减轻等问题。这些问题相互作用的同时又引起了免疫、内分泌和其他系统的功能失调,出现机体储备能力和抵御能力下降,最终对于不良后果的易感性增加,即个体潜在的脆弱性增加,无法应对疾病、意外和其他应激源。

衰弱老年人往往会因为各种因素诱发加速衰弱,如吸烟、酗酒、缺乏锻炼、饮食不合理、生活不规律。同时,感染、服用新药、跌倒、便秘或尿滞留等也可能使身体健康较前恶化。这些应激因素都与老年患衰弱综合征密切相关。值得注意的是,有时衰弱也可症状不明显,此时更需要积极主动地识别。许多老年人常由于将注意力放在特定疾病如高血压、糖尿病或心力衰竭而忽视了衰弱。也有些衰弱老年人,并没有意识到要去寻求基本的医疗或当地权威机构的治疗,直到行动不便、卧床不起或由于很微小的刺激如普通的感冒而出现谵妄。对于衰弱的老年人,以个体为中心的目标驱动的综合治疗途径可减少不良后果,减少住院率。

## 二、衰弱的识别和评估

### (一)识别和评估衰弱的目的

采取措施可以识别衰弱和预防不良后果,使衰弱的老年人尽可能保持生理功能,改善生活质量。虽然衰弱的评估方法较多,但目前还未形成衰弱评估的"金标准"。

任何与老年人有关的健康或照料专业机构或人员,包括门诊、照料和支持的社会服务、干预后社区服务团队、基本的医疗保健、社区内的家庭照料者、急救人员,遇到跌倒或其他紧急事件等的时候,都应该对老年人进行评估,明确是否有存在衰弱的可能。

### (二)目前评估衰弱的方法

**1. 衰弱评估的适应证**

最近 1 年内,≥70 岁的所有老年人及患有慢性疾病伴体重减少超过 5%的老年患者均应进行衰弱筛查。对未识别出衰弱的老年人实行常规干预如急诊住院或手术都可能会打破获益和风险的平衡。识别出衰弱后,专业人员可以采取有效措施来预防不良后果,并且可着手去除导致衰弱的一些相关因素。

**2. 衰弱的临床表现**:临床上大多为非特异性表现。

(1)疲劳、无法解释的体重下降和反复感染。

（2）跌倒：平衡功能及步态受损是衰弱的主要特征，也是跌倒的主要危险因素。衰弱状态下，即使轻微疾病也会导致肢体平衡功能受损，不足以维持步态的稳定性而跌倒。

（3）谵妄：衰弱老人多伴有脑功能下降，应激时可导致脑功能障碍加剧而出现谵妄。

（4）波动性失能：患者可出现独立自主功能状态变化较大，常表现为功能独立和需要依赖他（她）人照顾交替出现。

### （三）识别或评估衰弱的途径

（1）临床表现：如果出现以下症状中的一种或更多就要怀疑该老年人是否患有衰弱：跌倒（如轰然跌倒、骨折、被发现躺在地上）；无法动弹（突然不能动、无腿感、在厕所出不来等）；谵妄（急性昏迷、较前恶化或短期记忆、认知功能下降）；失禁（新发现或较前恶化）；对某些药物的不良反应敏感（如降血压与抗抑郁药合用等）。

（2）评估方法和工具：所有≥70岁及以上人群或最近1年内、非刻意节食情况下出现体重下降（≥5%）的人群进行衰弱的筛查和评估；并且推荐了2种筛查方法，分别是Fried衰弱综合征标准（见表4-2）、FRAIL量表（见表4-3）。其中，Fried衰弱综合征标准适用于医院和养老机构，在临床研究中也常被应用；衰弱指数评估项目多，需要专业人员进行评估；FRAIL量表较为简易，可能更适合进行快速临床评估。

**表4-2 Fried衰弱评估方法**

| 序号 | 检测项目 | 男性 | | 女性 | |
|---|---|---|---|---|---|
| ① | 体重下降 | 过去1年中，意外出现体重下降>4.5kg或>5%体重 | | | |
| ② | 行走时间<br>（4.57米） | 身高≤173cm<br>身高>173cm | ≥7s<br>≥6s | 身高≤159cm<br>身高>159cm | ≥7s<br>≥6s |
| ③ | 握力<br>（kg） | BMI≤24.0kg/m²<br>BMI 24.1～26.0kg/m²<br>BMI 26.1～28.0kg/m²<br>BM1>28.0kg/m² | ≤29<br>≤30<br>≤30<br>≤32 | BMI≤23.0kg/m²<br>BMI 23.1～26.0kg/m²<br>BMI 26.1～29.0kg/m²<br>BMI>29.0kg/m² | ≤17<br>≤17.3<br>≤18<br>≤21 |
| ④ | 体力活动<br>（MLTA） | <383kcal/周<br>（约散步2.5h） | | <270kcal/周<br>（约散步2h） | |
| ⑤ | 疲乏 | CES-D的任一问题得分2～3分<br>过去1周内以下现象发生了几天？<br>（1）我感觉做每一件事都需要经过努力<br>（2）我不能向前行走<br>0分：<1天，1分：1～2天，2分：3～4天，3分：>4天 | | | |

注释：MLTA，明达休闲时间活动问卷；CES-D，流行病学调查用抑郁自评量表。

标准：具备≥3条可诊断为衰弱综合征，<3条为衰弱前期（pre-frail），0条为无衰弱健康老人（robust）。

**表4-3 FRAIL量表**

| 序号 | 条目 | 询问方式 |
|---|---|---|
| ① | 疲乏 | 过去4周内大部分时间或所有时间感到疲乏 |

| 序号 | 条目 | 询问方式 |
|---|---|---|
| ② | 阻力增加/<br>耐力减退 | 在不用任何辅助工具及不用他人帮助的情况下，中途不休息爬 1 层楼梯有困难 |
| ③ | 自由活动下降 | 在不用任何辅助工具及不用他人帮助的情况下，走完 1 个街区（100m）较困难 |
| ④ | 疾病情况 | 医生曾告诉你存在 5 种以上如下疾病：高血压、糖尿病、急性心脏疾病发作、卒中、恶性肿瘤（微小皮肤癌除外）、充血性心力衰竭、哮喘、关节炎、慢性肺病、肾脏疾病、心绞痛等 |
| ⑤ | 体重下降 | 1 年或更短时间内出现体重下降≥5% |

标准：具备≥3 条可诊断为衰弱综合征，<3 条为衰弱前期，0 条为无衰弱健康老人。

### （四）评估时注意事项

（1）当实施和评估干预措施时，需考虑进行综合评估这些过程环节中需要的时间和照料转移的延迟等。

（2）需考虑到自我检测的主观性，包括生活质量、孤单、疼痛、功能和危害（如跌倒、不良药物应用事件），其结果要慎重客观判断。

（3）需考虑到与当地健康服务水平有关的后果，包括基础医疗咨询服务人员、床位、门诊等软、硬件的不足，无法最佳状态配合。

（4）已有许多识别衰弱的测验工具或方法，但准确性不一。

## 三、衰弱老人的最佳管理策略与实践指导

### 1. 衰弱老人的最佳管理策略

衰弱的最佳管理策略是被称为老年综合评估（CGA）的照料过程。该过程设计整体的、多学科的评估，已被证明可以改善预后。所有的衰弱老年人都应该由全科医师进行基于CGA 原理的全面医学问题回顾或总结，包括目前症状、体征、药物等，这是照料计划的重要组成部分。当老年人合并精神心理问题包括痴呆表现时，应协同老年精神病专家进一步诊断、干预或照料计划的支持。对衰弱老年人进行个体化的用药评价，考虑药物与衰弱的相互作用。当衰弱病情非常复杂、诊断不确定，或者症状控制较棘手时，需求助于老年医学专家，如诊断专家、专长护士、营养学家等，强调亲属和照料者参与协助。

### 2. 衰弱老人的综合照护和支持

CGA 后应该建立一套基于衰弱老年人的需求和康复目标，最终形成个体化的衰弱照护和支持计划（care and support plan，CSP），包括：优化和保持老年衰弱患者身体功能以及进一步扩大计划、应激时的照料计划和临终照料计划。在基本医疗、急救服务、二级医疗和社会服务机构间建立健康记录信息（包括 CSP）的共享系统，建立适合当地情况的照料衰弱老年人的协议和途径，对常见的急性表现如跌倒、谵妄等有一定的应急预案，确保对这些突发事件做出快速反应，根据患者状态变化情况，立即进行综合评估，进行紧急时刻的诊疗决策。

### 3. 衰弱老人的实践指导

衰弱是老年人术后重要并发症、致死率、住院时间长的独立危险因素，需要麻醉医师、手

术人员和老年医学专家的精诚合作,在术前识别衰弱,拟定改善措施,降低风险。衰弱表型定义以及身体衰弱的核心是肌肉质量和功能减少,加强运动和营养等干预措施可以使衰弱患者改善肌肉力量和平衡,对衰弱的身体特征进行管理。

**4. 保障评估正确性**

(1)根据 CGA 原理,对衰弱老年人的临床问题、功能、精神心理和社会需求进行全面和整体的评估。

(2)考虑到可逆性的临床因素,如多重用药、营养结构不合理等并且妥善处理。

(3)当衰弱病情非常复杂、诊断不确定,或者症状控制较棘手,需求助于老年医学专家。

(4)当合并有精神心理问题包括痴呆表现时,应协同老年精神病专家。

(5)对衰弱老年人进行个体化的用药评价,考虑到有些药物与衰弱的不良后果有关;对药物类型和用药剂量均需考虑,可以应用有临床循证证据支持的药物。

(6)确保有强大的监督系统可以监测 CSP 和评估的进度;建立适合当地情况的照料衰弱老年人的协议和途径。

## 四、衰弱的干预

### (一)干预原则

通过有效干预,衰弱状态可以实现不同程度的纠正,包括:运动锻炼、营养干预、老年综合评估、综合护理干预及药物干预等。

(1)坚持动态、整体性(共病)、躯体与心理、个体化、获益大于风险的原则,制订干预方案。

(2)药物干预以激素替代疗法为主,存在较多的禁忌证和不良反应,因此药物干预并不是衰弱的最佳干预方式。

(3)注重人文关爱,建立和完善个体化的人文关爱系统工程服务,能提供临终关爱照料计划。

(4)充分整合健康和社会照料系统,融合基础医疗、社区照料和二级照料的综合服务。

### (二)具体措施

(1)运动锻炼:必须坚持力所能及、循序渐进、安全第一的个体化原则。运动对于衰弱老年人有益,有助于改善衰弱症状,提高躯体运动功能,改善认知状况和情绪,提高骨密度,降低跌倒发生率等。美国运动医学协会推荐衰弱老年人采用运动处方(如抗阻力运动、平衡训练、有氧运动等)。

此外,应用传统中医运动疗法(如太极拳、五禽戏、八段锦、易筋经等),同样有助于强壮筋骨,提高运动功能,促进老年人平衡能力、肌肉力量的改善,减轻慢性疼痛。

(2)营养干预:与营养相关的衰弱危险因素包括不良饮食习惯(偏食肉类,缺乏蔬菜水果)、过量饮酒、膳食营养素缺乏(如硒、锌、类胡萝卜素、维生素 D 和维生素 E)等。针对衰弱老年人营养干预的建议包括调整膳食结构、增加营养补充剂、纠正不良的饮食习惯等。仅营养补充而不进行运动,无法真正改善老年人肌肉无力、躯体衰弱的问题。

(3)综合护理干预:整合多学科资源,针对主要症状,将多种干预措施结合起来,同时用于延缓或者逆转社区老年人的衰弱状况。综合护理干预的内容对衰弱的针对性更强,可将多种干预的方法进行整合,相互促进和补充,最终的干预效果叠加。

（4）共病和多重用药管理：共病包括抑郁、心力衰竭、肾衰竭、认知功能受损、糖尿病、视力及听力问题等。药物治疗可能涉及抗炎药物、激素类似物、性激素受体调节剂、血管紧张素转化酶抑制剂等。只有重视高度个体化治疗的原则，才能适应复杂的医患关系，对疾病进行有效的控制，提高生活质量。同时，多学科团队合作的医疗护理模式，能最大限度减少医疗伤害，避免过度医疗行为。

### （三）个体化的人文关爱系统工程服务

许多衰弱的老年人伴有认知障碍或痴呆。痴呆和衰弱并存的老年人需要特殊照料，若日常生活活动能力评定功能评估明显失能者，必要时提供临终关爱照料计划。充分整合健康和社会照料系统，融合基础医疗、社区照料和二级照料的综合服务，使得衰弱老年人最大获益。同时，在现有的基础上，协调、整合、构建特殊老年多学科医疗联合团队，以基础医疗、急救服务为基础，老年医学和老年精神科医生为指导，辅以社会成员、当地相应机构、居家照料和志愿者服务区，达到有效地处理老年衰弱患者的复杂的医疗、功能、社会和心理精神方面问题的目标。

## 五、培训和教育

识别和管理衰弱的服务得以有效实施的关键是培训和教育。发展适合当地情况的培训和教育框架，围绕衰弱老年人的多学科综合评估，培训和教育基础保健、社区多学科团队，最大限度地掌握这个技能，使住院率减少，降低照料费用。

我们目前面临的是老年人的特殊医疗需求与医疗安全等问题，临床医师必须加强老年医学三基的学习与知识更新，明确老年患者所患疾病需有特殊的应对策略，关注和掌握老年衰弱综合征的诊断评估技能，尽可能去识别和干预衰弱综合征前期的患者。尽管目前对老年衰弱综合征的研究尚处于起步阶段，但该研究有利于改进"头痛医头、脚痛医脚"的传统防治思路，应为衰弱老年人提供更全面的照料服务系统，以达到改善老年人生存质量的目标。

（李雯妮　刘建平）

### 参考文献

［1］Pilotto A，Cella A，Pilotto A，et al. Three decades of comprehensive Geriatric assessment：evidencecoming from different healthcare settings and specificclinical conditions［J］. J Am Med Dir Assoc，2017，189(2)：192.e1-192.e11.

［2］黄明安，陈钰. 中国人口老龄化的现状及建议［J］.经济研究导刊，2018，360(10)：54-58，66.

［3］Chao CT，Hsu YH，Chang PY，et al. Simple self-report FRAIL scale might be more closely associated with dialysis complications than other frailty screening instruments in rural chronic dialysis patients［J］. Nephrology(Carlton)，2015，20：321-328.

［4］Byard R W. Frailtysyndrome-Medicolegal considerations［J］. J Forensic Leg Med，2015，30：34-38.

［5］姚尧，何耀，赵亚力，等.老年综合评估的定义、应用及在我国的发展趋势［J］.中华保健医学杂志，2017，19(5)：452-454.

# 第五节　肌少症

本节要点

1. 肌少症的定义及对老年生活质量的影响。
2. 病因与发病机制，诊断标准与诊断途径及病例的早期发现。
3. 治疗与预防的特殊要点。

教学目的

1. 掌握：肌少症的定义、临床特点、诊断标准、诊断途径及病例的早期发现。
2. 熟悉：肌少症的病因与发病机制，治疗与预防关键。
3. 了解：肌少症的流行病学，病理改变。

## 一、定义与流行病学

### （一）肌少症的定义

肌少症（sarcopenia）又称肌肉减少症，由 Rosenberg 于 1989 年首次命名，2016 年 10 月肌少症成为 ICD-10 正式编码的一类疾病（M62.8）。欧洲老年人肌少症工作组（European Working Group on Sarcopenia in Older Peole，EWGSOP）于 2010 年发表了肌少症共识，之后国际肌少症工作组（International Working Group on Sarcopenia，IWGS）发布新共识，并将肌少症定义为与年龄增长相关的进行性、全身肌肉质量减少和（或）肌强度下降或肌肉生理功能减退。亚洲肌少症工作组（Asian Working Group for Sarcopenia，AWGS）于 2019 年更新了共识，其保留了上述肌少症的定义。老年肌少症加上了年龄界限，这个取决于各国对"老年人"的年龄界定，60 岁或 65 岁，在我国为 60 岁。

AWGS 提倡早期识别高危人群，早期干预，AWGS 2019 提出"可能肌少症（possible sarcopenia）"这个概念，即肌肉力量下降和（或）躯体功能下降。"可能肌少症"的提出强调肌少症风险人群的筛查，有利于肌少症的早识别及早干预。

肌少症与活动障碍、跌倒、骨折、增加老年人的住院率及医疗花费，是老年人致残、致死的主要原因之一，严重影响老年人的生活质量，甚至缩短老年人的寿命。

### （二）流行病学

骨骼肌的肌肉质量和肌肉力量随年龄的增长而减少，老年肌少症的发病率逐渐增加。目前报道的肌少症患病率存在较大差异，可能受到研究人群、参考人群、评估方法、诊断标准的影响。据报道，采用 AWGS2014 诊断标准，在亚洲的 4 项超过 1000 名参与者的研究显示，肌少症的患病率为 7.3%～12.0%。

## 二、病理、病因与发病机制

### (一)病理改变

人体骨骼肌分为 2 种类型,即慢肌纤维(Ⅰ型肌纤维)和快肌纤维(Ⅱ型肌纤维)。

老年肌肉的改变主要表现为肌肉纤维横截面积缩小,70 岁以后,Ⅰ型肌纤维的横截面积下降 15%～20%,Ⅱ型肌纤维下降 40%,肌肉组织快肌纤维向慢肌纤维的适应性转变,神经支配减少,最终导致肌肉质量、肌肉力量以及躯体功能的下降。

在电镜下观察肌纤维变化,可见肌纤维核移至中央,出现环状纤维,纤维断裂、破碎及虫蚀样变,甚至出现空泡;肌束间脂肪细胞增加。同时,电镜下观察发现,肌少症患者的肌球蛋白及肌动蛋白量减少。

### (二)病因、发病机制

肌少症是年龄增长相关性疾病,年龄是最主要的因素,同时也受多种其他因素共同作用。目前的病因与发病机制有以下几方面。

(1)营养不足与运动减少:老年人营养不良和蛋白质摄入不足可致肌肉合成降低;运动量减少及运动强度不足导致肌肉质量减少及肌肉力量下降,而肌肉无力又使活动能力进一步降低。

(2)神经—肌肉功能减弱:研究发现老年人 70 岁以后运动神经元数量显著减少,α运动神经元丢失达 50%,神经元的失神经支配会引起肌肉神经源性障碍,支配肌肉的运动神经元数量及功能的衰退会导致肌肉力量及协调性下降。

(3)内分泌因素:胰岛素、雌激素、雄激素、生长激素、胰岛素样生长因子(insulin-like growth factor,IGF)均参与肌少症的发病。胰岛素敏感性随衰老而下降,可能与体内脂肪和肌肉变化有关。肌肉作为人体最大的糖原储存位点,在全身新陈代谢中起重要作用。肌肉组织减少导致糖原储备下降、血糖升高及胰岛素抵抗。有研究发现胰岛素抵抗可能是不良肌肉健康的预测指标。目前有大量研究发现,肌肉质量和肌肉力量随着性激素的下降而下降。生长激素和(IGF-1)与躯体骨骼肌蛋白质代谢有关。研究发现生长激素和 IGF-1 是肌肉肥大的主要激活因子。IGF-1 可正向调节丝氨酸/苏氨酸蛋白激酶 B 途径,促进蛋白质合成,并抑制蛋白质分解。

(4)炎性细胞因子:目前已经证实炎性因子能促使老年肌少症的发生,炎症标志物如白介素-6(interleukin 6,IL-6)、C 反应蛋白(C-reactive protein,CRP)、肿瘤坏死因子 α(tumor necrosis factor α,TNF-α)等通过激活泛素蛋白酶体途径诱导肌纤维的分解,最终导致老年人肌肉质量、力量及肌肉功能的降低。

(5)肌细胞凋亡:肌肉活检显示老年人的肌细胞凋亡显著高于年轻人,肌细胞凋亡与线粒体功能失常和肌肉量丢失有关。研究证实肌少症主要累及的Ⅱ型肌纤维更易通过凋亡途径而死亡。年龄增长、氧化应激、低生长因子以及完全制动等可触发 Caspase 依赖或非依赖的凋亡信号通路。

(6)遗传因素:目前遗传学研究主要集中在一些候选基因单核苷酸多态性(single nucleotide polymorphism,SNP)与肌少症的表型,包括身体肌肉量、脂肪量和肌肉强度等关联研究,涉及的基因有 GDF-8、CDKN1A、MYOD1、CDK2、RB1、IGF1、IGF2、CNTF、ACTN3、ACE、PRDM16、METTL21C 和 VDR 等。肌少症相关的风险基因在不同种族、不同人群中存在差异,有待更多的研究去证实。

此外,目前的研究认为肠道菌群紊乱可以降低膳食蛋白质、短链脂肪酸和维生素合成,干扰营养物和胆汁酸的生物转化等途径影响骨骼肌合成。肌少症还与不良的心理因素如抑郁、害怕等有关,与非肌少症老年人相比,有抑郁症状的患者患肌少症的风险更高。睡眠不良引起交感-迷走神经平衡改变、皮质醇分泌异常、促炎症因子增加、蛋白质合成相关激素水平降低,从而影响骨骼肌的质量、力量及功能。

### 三、临床特点

肌少症患者通常表现为消瘦、乏力、易疲劳、虚弱、步态缓慢、走路不稳、反复跌倒甚至骨折、活动障碍、反复住院等,也有部分患者表现为体重增加,但是肌肉力量却日趋下降。肌少症是老年人致残、致死的主要原因之一,严重影响老年人的生活质量及寿命。

### 四、诊断

#### （一）诊断标准与分型

#### 1. 诊断标准

EWGSOP2018 的肌少症定义强调肌肉力量是首要指标,在肌肉力量下降的同时有肌肉质量下降可诊断肌少症,合并躯体功能下降诊断为严重肌少症。AWGS2019 认为肌肉力量和躯体功能下降均是肌肉质量下降的结果,而且对预后有不良影响,因此只要肌肉力量或躯体功能下降合并肌肉质量下降即可诊断肌少症,若肌肉力量和躯体功能同时下降,则诊断为严重肌少症(见表 4-4)。

表 4-4　肌少症诊断标准

| 诊断 | 肌肉力量下降 | 骨骼肌含量减少 | 躯体功能下降 |
| --- | --- | --- | --- |
| 肌少症(EWGSOP2018) | ＋ | ＋ | － |
| 肌少症(AWGS2019) | － | ＋ | ＋ |
| 严重肌少症(AWGS2019) | ＋ | ＋ | ＋ |

（1）肌肉力量检测:目前一般使用握力测试。握力测定经济、简便,推荐在医院、专门的诊疗场所和社区保健常规使用。目前广泛使用及被推荐的握力计为 Jamar 握力计,测量时左右手分别测量 3 次,取最大值,男性＜28 kg、女性＜18 kg 为肌肉力量下降。因手部外伤、残疾(如进展期的关节炎或卒中)无法测握力时,可使用 5 次起坐试验,记录从坐姿到起立 5 次所需的时间,作为测定肌肉力量的替代方法。

（2）骨骼肌含量测定:可采用不同方法测量测定全身骨骼肌总量(skeletal muscle mass,SMM)、四肢骨骼肌含量(appendicular skeletal muscle mass,ASM),或特定肌群或身体某个部位的肌肉横截面积,结果可用身高的平方、体重或体重指数进行校正。临床上,比较常用的是四肢骨骼肌含量用身高的平方进行校正,校正后的骨骼肌含量又称为骨骼肌指数(skeletal muscle index,SMI)。尽管 MRI 和 CT 被认为是无创性评估肌肉质量的金标准,但这些设备昂贵、缺乏移动性,而且需要专业使用人员,缺乏统一的临床测量界值,故常用于科研研究。目前临床广泛使用的为双能 X 线吸收法(dual-energy X-ray absorptiometry，DXA)和生物电阻抗分析(bioelectrical impedance analysis，BIA)。DXA 的优点是，当使用相同的设备和诊断界值时，几分钟内即可以出具可重复测定的 ASM 评估。缺点是，DXA 设备是非便携式的，不能在社区中使用。DXA 的测量也可能受患者的机体含水量状态影响。BIA 是根据全身的导电性得出肌肉含量的估计值，不是直接测量肌肉质量，BIA 设备便宜、使用广泛、携带方便，但由于品牌和参考人群不同，所估计的肌肉质量有差别。患者机体含水量状态也会影响 BIA 的测量。

(3)躯体功能测定：目前常用的测定方法包括 6m 步行速度、简易体能状况量表(short physical performance battery，SPPB)等方法。6m 步行速度是指从移动开始，以正常步速行走 6m 所需时间，中途不加速不减速，并至少测量 2 次，记录平均速度，界值为<1.0 m/s。6m 步行速度测试快速、安全、可靠，但有场地要求。在老年人肌少症防控干预中国专家共识(2023)中推荐 6m 步速测量作为躯体功能最常用的评估方法。SPPB 是包含步速、平衡测试和 5 次起坐测试在内的一个复合测试，总分 12 分，得分≤9 分时代表体能低下，该测试耗时较长。肌少症诊断临界值详见表 4-5。

表 4-5 AWGS2019 肌少症诊断临界值

| 临界值 | 男性 | 女性 |
| --- | --- | --- |
| 握力 | <28.0 kg | <18.0 kg |
| SMI(BIA) | <7.0 kg/m² | <5.7 kg/m² |
| SMI(DXA) | <7.0 kg/m² | <5.4 kg/m² |
| 5 次起坐时间 | ≥12.0 s | ≥12.0 s |
| 6 米步行速度测试 | <1.0 m/s | <1.0 m/s |
| SPPB | ≤9 分 | ≤9 分 |

**2. 分型**

(1)肌少症按病因可分为原发性肌少症和继发性肌少症。原发性肌少症是指主要与年龄相关而无其他具体的致病原因；继发性肌少症指除年龄以外具有其他的致病原因如营养不良、恶性肿瘤、疾病需要制动、感染、器官衰竭等。区分原发性和继发性肌少症有助于指导临床治疗。

(2)肌少症按病程可分为急性肌少症和慢性肌少症。肌少症持续时间<6 个月称为急性肌少症，而持续时间≥6 个月被认为是慢性肌少症。急慢性肌少症的病因常常不同。急性肌少症常与急性疾病或损伤有关，而慢性肌少症可能与慢性和进行性疾病有关。区分急慢性肌少症有助于评估肌少症的病情及预后。

**(二)诊断途径**

EWGSOP2018 提出肌少症诊断途径是，病例发现—评估—确认—严重程度评价，AWGS2019 提出了适用于社区基层医疗机构和医院及研究机构的诊疗路径，《老年人肌少症防控干预中国专家共识(2023)》提出了适合于我国的老年人肌少症诊断标准流程图(见

图 4-1）。通过对于肌少症高危人群的及早筛查及进一步检查有助于早期发现病例并早期干预。

对于诊断途径中的筛查病例，目前建议使用小腿围或 SARC-F 或 SARC-CalF 问卷进行筛查。测量小腿围的方法为使用非弹性带测量双侧小腿的最大周径，界值为男性＜34 cm，女性＜33 cm。SARC-F 量表包含了力量、行走、起身、爬楼梯、跌倒 5 项内容，总分≥4 分为筛查阳性，其对肌少症诊断敏感度低，特异度高，不依赖于检测仪器及界值、不受年龄和性别差异等影响，是简单、快速、有效的筛查工具。SARC-CalF 量表中添加了小腿围，提高了 SARC-F 的敏感性，评分≥11 为筛查阳性。

### （三）病例评估示范

有一位门诊患者，病史如下：女，70 岁，因 6 个月体重下降 10kg 就诊；其有反复跌倒史，有 2 次骨折史；平素不爱运动；测量身高 158 cm，体重 34 kg，BMI 13.6 kg/m²，小腿围 27.4 cm；SARC-CalF 量表：14 分。

根据患者的病史，患者为肌少症的高危人群，门诊予以进一步握力、肌肉质量、躯体功能检测，指标如下：握力检测 13.1 kg，SMI 4.3 kg/m²，6 米步速 0.8m/s；根据肌少症诊断标准，患者肌肉质量减少合并肌肉力量下降及躯体功能下降，符合严重肌少症。

## 五、治疗与预防

### （一）治疗原则

肌少症属于老年综合征，大部分的患者为老年人，除了年龄因素外，大多数有诱发因素及基础疾病，这些诱发因素（如抑郁情绪）及基础疾病（如感染、肿瘤、骨质疏松、心衰、慢性肾病等）影响着肌少症的发生及进展。故在治疗上，除了进行生活方式的指导、营养干预、运动干预、药物治疗外要排查患者的诱发因素及潜在基础疾病，进行积极干预治疗，对于肌少症患者，及时改善不良的心理及社会环境因素也是相当重要的。

### （二）措施与特别提示

#### 1. 营养干预

（1）乳清蛋白：乳清蛋白富含亮氨酸和谷氨酰胺，易消化，具有促进肌肉蛋白合成的能力，对于肌少症患者而言，乳清蛋白是最佳的蛋白源。每天补充乳清蛋白 30～35 g，具有明显的增肌作用。

（2）亮氨酸：亮氨酸是刺激肌肉蛋白质合成的最有力的氨基酸，亮氨酸及其代谢产物 β-羟基-β-甲基丁酸盐（β-hydroxy β-methyl butyrate，HMB）直接激活 mTOR 信号通路而促进蛋白质的翻译及合成，改善肌肉功能。

（3）HMB：HMB 是一种亮氨酸代谢物，目前的研究发现，HMB 有抑制蛋白质分解、降低骨骼肌脂肪含量、促进肌肉再生等作用。目前建议 HMB 的补充量为 3 g/d。

（4）肌酸：肌酸是由精氨酸、甘氨酸及甲硫氨酸合成的一种氨基酸衍生物。正常的 II 型纤维中肌酸和磷酸肌酸含量特别高。老年人 II 型纤维明显减少，肌酸储存量低，补充肌酸能提高肌肉中的肌酸和磷酸肌酸水平，有助于更长时间和更高强度的运动，从而刺激肌肉质量和力量的增长。

（5）n-3 脂肪酸：n-3 脂肪酸是多不饱和脂肪酸，有减少炎症反应的作用，同时可促进肌肉蛋白质的合成。老年人每日摄入约 3 g 的 n-3 脂肪酸可能对其肌肉功能、肌肉力量和肌

```
          ≥60 岁老年人
              │
              ▼
  小腿围（男性＜34cm，女性＜33cm）
     或 SARC-F 量表≥4 分
     或 SARC-CalF 量表≥11 分
```

肌肉力量（握力测试）　　　　躯体功能（6m 步速）

| 肌肉力量：<br>握力（男≥28kg，女≥18kg）<br>躯体功能：<br>6m 步速≥1.0m/s | 肌肉力量：<br>握力（男＜28kg，女＜18kg）<br>或 躯体功能：<br>6m 步速＜1.0m/s | 肌肉力量：<br>握力（男＜28kg，女＜18kg）<br>和 躯体功能：<br>6m 步速＜1.0m/s |

肌肉质量
医疗机构：DXA（男＜7.0kg/m², 女＜5.4kg/m²）
社区：BIA（男＜7.0kg/m², 女＜5.7kg/m²）

| 肌肉质量减少<br>＋<br>肌肉力量下降或躯体功能下降 | 肌肉质量减少<br>＋<br>肌肉力量下降和躯体功能下降 |

排除肌少症　　　　肌少症　　　　严重肌少症

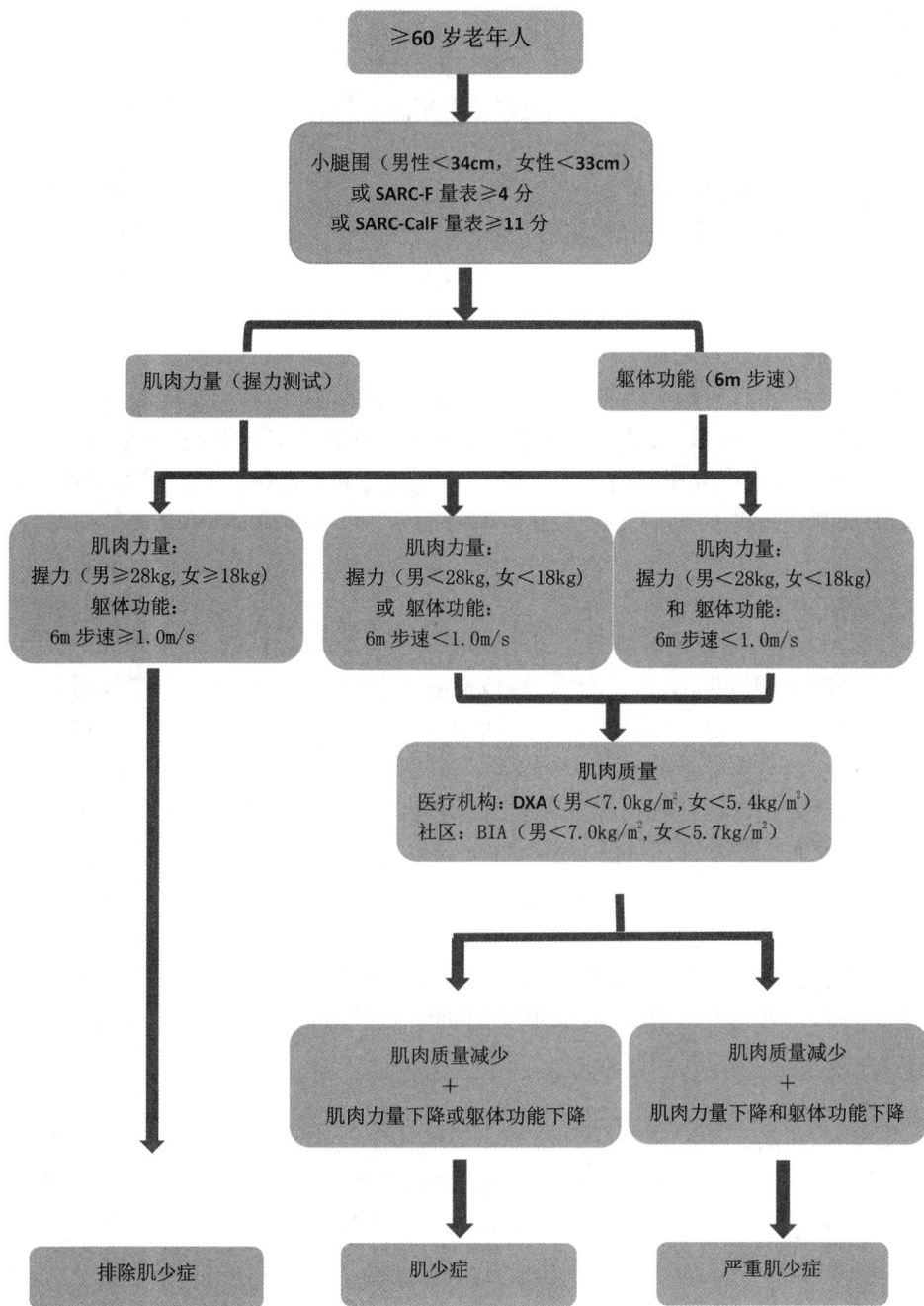

图 4-1 老年人肌少症诊断标准流程图

肉质量产生积极影响。

（6）维生素 D：维生素 D 受体可能在肌肉纤维中表达，维生素 D 通过维生素 D 受体参与调节肌细胞的增殖和分化。目前建议肌少症患者，维生素 D 的补充达到血清 25（OH）D≥50 nmol/L。根据《肌肉衰减综合征营养与运动干预中国专家共识》推荐，肌少症患者维生素 D 的补充剂量为 15～20μg/d（600～800 U/d）。

(7)抗氧化剂:抗氧化剂可减少肌肉的氧化应激损伤,对维持肌肉质量与功能有一定的作用。补充维生素 E 和维生素 C 可减少氧化应激,改善肌肉功能。

特别提示:目前国内建议肾脏功能正常的老年患者每日达到 1.0～1.5g/kg 的蛋白质目标量。《老年人肌少症口服营养补充中国专家共识(2019)》建议,存在营养不良或营养风险的肌少症患者在自由进食的同时,可进行口服营养补充。可选择高氨基酸/蛋白质含量、高维生素 D 含量、高多不饱和脂肪酸(主要是高 n-3 脂肪酸)、高抗氧化素含量的制剂。当肌少症患者进食量不足目标量[推荐目标量 20～30 kcal/(kg·d)]的 80%时,建议使用营养补充制剂 400～600 kcal/d,应在两餐间服用。

**2. 运动干预**

运动是减缓骨骼肌质量及功能丧失最好的方式,包括有氧运动、抗阻运动及平衡训练。有氧运动(也称为耐力训练)通过大量的重复使用大型肌肉群,影响线粒体质量和毛细血管密度,产生更大的氧气提取和肌肉耐力。常用的有氧运动有慢跑、快走、跳舞、骑自行车等。在进行抗阻训练的前提下,建议每次有氧运动时间为 10～20min,若单独进行有氧运动,时长可延长至 30～45min,每周至少 3 次。抗阻训练通过中、高阻力进行少量的重复训练,包括各种肌肉群的收缩,可以增加肌肉的质量和力量。常用的抗阻训练有俯卧撑、静蹲、蹲起等,也可以使用哑铃、弹力带等进行运动。建议每次抗阻运动持续 30～60min,每周 2～3次,两次训练的时间需间隔48h。平衡训练包括静态平衡和动态平衡。前者指身体不动时,维持身体某种姿势的能力如单腿站立;后者指身体在运动中保持平衡的能力,如行走训练、太极拳、五禽戏、八段锦等。对于肌少症患者,建议进行规律的有氧运动、抗阻运动及平衡训练相结合的运动方式,目前认为有氧运动和抗阻运动每周至少坚持 3 次,每次训练 20 min以上。注意在进行主体运动训练前应进行 3～5min 的热身运动,完成连续的抗阻、有氧及平衡训练后应进行慢走、拉伸。此外,全身震动、全身肌肉电刺激等亦可用于维持或提高肌力及肌肉功能。

特别提示:老年人参加抗阻训练,需要根据患者的具体情况如伴随的疾病、心肺功能、骨关节情况等制订个性化的运动处方:包括训练的频率,训练的持续时间,练习的形式,练习的组数,训练的强度,每组重复的次数,训练的渐进性等。

**3. 药物干预**

(1)雄激素/雄激素受体调节剂:研究显示睾酮替代治疗能够增加肌肉质量和肌肉力量,减少脂肪量。睾酮的作用与剂量相关,低剂量睾酮可以增加肌肉质量并减少脂肪量,大剂量睾酮可同时增加肌肉质量和肌肉力量,对男性和女性均有效。我国台湾的一项研究显示,雄激素仅对雄激素水平较低的青年男性患者效果明显,对老年男性及女性患者的效果比青年男性患者差。选择性雄激素受体调节剂如 MK-0773、LGD-4033、BMS-564929,仅在某些组织(骨骼肌)中有雄激素作用,而对其他组织器官没有影响,但效果不及睾酮。

(2)生长激素/IGF-1/生长激素促泌剂:生长激素能增加肌肉蛋白质,增加肌肉质量,但是多项研究提示其对肌肉力量无改善。生长激素也能促肝脏产生 IGF-1,从而影响骨骼肌蛋白的代谢。生长激素类药物的不良反应有水肿、腕管综合征、高血糖、心血管疾病风险、男性乳房发育、氮潴留增加、关节肌肉痛等,目前有效性及安全性有待于进一步的研究。

(3)生长抑素抗体:生长抑素可抑制卫星细胞产生及肌肉生长,有研究显示生长抑素抗体可增加骨骼肌肌肉质量和躯体功能,但确切的临床益处仍不确定。

（4）褪黑素制剂：褪黑素是一种广泛有效的抗氧化剂和自由基清除剂，可以抑制炎症氧化应激，抑制细胞自噬与凋亡，逆转神经肌肉功能障碍。目前，对于褪黑素制剂治疗肌少症的临床证据尚不足，但目前为止无严重的不良反应报道。

（5）益生菌：调节肠道的微生态可以通过多种途径影响肌少症的发生与发展：增加蛋白激酶活性，促进脂肪氧化代谢；上调肌肉线粒体氧化代谢途径，延缓肌肉萎缩；通过促胆汁酸分泌间接介导骨骼肌发育与再生；调节炎症反应等。目前研究提示益生菌在肌少症治疗方面取得一定的进展，但需要更多的临床研究来证实。

（6）中医中药：通过补益脾胃，提高线粒体的抗氧化能力，减少骨骼肌的损伤，延缓肌少症。目前有不少方剂包括八珍汤、补中益气汤、四君子汤等联合营养支持及运动训练证实可以显著改善患者的肌肉质量、力量及运动能力。

（7）其他药物如β-肾上腺素能受体兴奋剂、血管紧张素酶转换抑制剂等，可以增加老年人的肌量，但临床应用和安全性方面均有待进一步研究。

### （三）预防策略

肌少症是年龄增长相关性疾病，随着年龄的增长，肌少症的发病率增高。人的肌肉质量一般在40岁时达到峰值，之后逐年减少，50岁以后每年肌肉质量减少1%～2%，80岁以后肌肉质量减少可达总量的一半。改善久坐不动的生活方式，合理的营养加上合理的运动方式能有效延缓肌少症的发生。肌少症的危害极大，严重影响老年人的生活质量，增强预防肌少症的意识刻不容缓。预防措施始终贯穿于各个年龄阶段，因为好的饮食及运动习惯将有助于达到理想的肌肉峰值，同时延缓肌少症的发生。

（袁婷　胡耀敏）

**参考文献**

[1] Chen LK，Woo J，Assantachai P，Auyeung TW，et al. Asian Working Group for Sarcopenia：2019 Consensus Update on Sarcopenia Diagnosis and Treatment[J]. J Am Med Dir Assoc，2020，21(3)：300-307.e2.

[2] Cruz-Jentoft AJ，Bahat G，Bauer J，et al. Sarcopenia：revised European consensus on definition and diagnosis[J]. Age Ageing，2019，48：16-31.

[3] 中华医学会老年医学分会. 老年人肌少症口服营养补充中国专家共识(2019)[J]. 中华老年医学杂志，2019，11：1193-1197.

[4] 中华医学会肠外肠内营养学会分会老年营养支持学组. 中国老年患者肠外肠内营养应用指南(2020)[J]. 中华老年医学杂志，2020，39：119-132.

[5] 中华医学会老年医学分会. 老年人肌少症防控干预中国专家共识(2023)[J]. 中华老年医学杂志，2023，42：144-153.

# 第六节　老年吞咽障碍

**本节要点**

1. 老年吞咽障碍的定义。
2. 老年吞咽障碍分型及常见原因。
3. 老年吞咽障碍的临床表现及并发症。
4. 老年吞咽障碍诊断要点。
5. 老年吞咽障碍的治疗。

**教学目的**

1. 掌握：老年吞咽障碍的定义，临床特点及并发症。
2. 熟悉：老年吞咽障碍的评估方法及治疗。
3. 了解：老年吞咽障碍的分型和原因。

## 一、老年吞咽障碍概述

### （一）定义

随着生活及医疗水平的提高，全球正面临着严重的人口老龄化。老龄化社会的心脑血管疾病、老年痴呆、脑卒中等患病率呈逐渐上升的态势，而此类疾病极易导致患者出现进食困难、吞咽障碍（dysphagia）。我国老年人口基数庞大，据我国第七次全国人口普查数据显示，全国80岁及以上的人口数量达到了3580万人，占总人口的比重为2.54%。高龄老年患者吞咽障碍发生率高、危害大。研究表明，健康老年人群中有相当比例的吞咽障碍患者，欧美等发达国家在吞咽功能流行病学调查方面有研究报道，吞咽障碍的患病率为11.4%～84.0%，而在老年人群中的吞咽障碍患病率为8.4%～60.0%，高龄是吞咽障碍风险发生的独立危险因素。老年人的吞咽障碍是老年人群的重要健康问题，它导致的误吸是发生吸入性肺炎的重要原因，可使患者病情加重甚至死亡。

吞咽障碍是由于下颌、双唇、舌、软腭、咽喉、食管口括约肌或食管功能受损，不能安全有效地把食物由口送到胃内取得足够营养和水分的进食困难。狭义的吞咽障碍是指多种原因所致口咽部及食管结构与功能异常而造成者，不包括认知及精神心理因素所致行为异常引起的摄食吞咽障碍。广义的吞咽障碍概念应包含认知和精神心理等方面的问题引起的行为异常导致的吞咽和进食问题，即摄食—吞咽障碍。

老年人因为衰弱、功能减退以及疾病等原因而广泛存在吞咽障碍的问题，却经常被认为是衰老的正常现象而被忽视。但实际上，吞咽障碍是老年人群的重要健康问题，影响着

7%～13%的老年人健康。因此,老年人群吞咽障碍亟需受到关注,需要多学科团队的共同管理。有效管理的关键是重视该问题,而非将其视为正常的衰老现象。因此,早期诊断非常重要。

### (二)临床特点

临床表现为:①缺乏进食意识。老年痴呆患者因缺乏自知能力,缺乏主动进食的意识和行为,无法保持食物在口中咀嚼并达到最终的吞咽。②咀嚼食物困难。患者因牙齿缺失、口腔黏膜破损等原因,无法将食物咀嚼成能够吞咽的形状。③吞咽食物困难。吞咽的过程可明显感觉费力,饮食速度慢,一口食物会分几次吞咽,患者吞咽时出现停顿、梗阻的感觉,食物无法下咽,或者是准备吞咽时发生恶心、窒息、误吸、多次尝试吞咽无效等状态。④饮食过程中或饮食后出现咳嗽(误吸),甚至出现呼吸困难或气短。⑤食过程中可听见水泡音,颈胸部明显充血。⑥食物会向鼻腔反流。⑦饮食后 30～60min 体温可升高。⑧随着饮食过程的减慢和食量的减少,致体质下降,反复发生肺炎。

## 二、老年吞咽障碍的分型

依据解剖功能结构的变化情况,吞咽障碍可分为功能性吞咽障碍和器质性吞咽障碍两类。①功能性吞咽障碍:由中枢神经系统或周围神经系统损伤、肌病等引起运动功能异常,无器官解剖结构改变的吞咽障碍。②器质性吞咽障碍:口、咽、喉、食管等解剖结构异常引起的吞咽障碍。

按发生部位可分为口咽吞咽障碍和食管吞咽困难。①口咽吞咽障碍:患者引发吞咽动作时较费力,通常认为颈部是存在问题的部位。口咽性吞咽困难起因于肌肉、神经或口腔、咽部和食管上括约肌的结构异常。②食管吞咽障碍:可能的发生部位多在近端和远端食管,分别称为"高位"和"低位"吞咽障碍。

## 三、老年吞咽障碍的常见原因

### (一)口咽型的常见原因

(1)中枢神经系统疾病:脑卒中、脑外伤、帕金森病、放射性脑病、严重认知障碍或痴呆、闭锁综合征、脑干或小脑病变(脑卒中、外伤、炎症或肿瘤)、第四脑室肿瘤、舞蹈病、脑瘫、手足口病后脑干脑炎、脊髓灰质炎累及球部口颜面或颈部肌张力障碍。

(2)颅神经病变:放射后颅神经损伤、多颅神经炎、吉兰-巴雷利综合征、神经肌肉接头疾病、重症肌无力、肉毒中毒、Lambert-Eaton 综合征。

(3)肌肉疾病:多发性肌炎、皮肌炎、硬皮病、代谢性肌病、眼咽型肌营养不良症。

(4)口咽部器质性疾病:咽喉、头颈部深部感染等感染性疾病、口腔及头颈部恶性肿瘤或赘生物、颈部骨赘、先天性腭裂、颈椎、口腔、咽喉等手术后,舌、下颌、咽、颈部的外伤或手术切除,口腔、鼻咽及头颈部放疗或化疗后。

(5)其他:精神心理因素包括抑郁症、癔症、神经性厌食症、牙列不齐或缺齿、口腔溃疡或干燥、气管插管或切开、服用使唾液分泌减少或影响精神状态的药物、高龄引起的体质虚弱或肌肉萎缩。

### (二)食管型的常见原因

(1)神经肌肉疾病:贲门失弛缓症,硬皮病,胃食管反流病,弥漫性食管痉挛,食管憩室。

（2）器质性病变：缺铁性吞咽困难，继发于胃食管返流病的溃疡性狭窄，良恶性食管肿瘤化学损伤，摄入腐蚀剂，药物性食管炎，对曲张静脉行硬化剂治疗，放射性损伤，感染性食管炎，嗜酸细胞性食管炎，食管手术后（胃底折叠术或抗反流术）。

（3）外源性纵隔疾病：肿瘤（肺癌、淋巴瘤），感染（结核、组织胞浆菌病），心血管因素（左心耳扩张、血管受压）。

### 四、老年吞咽障碍的常见症状及并发症

吞咽障碍的临床表现和并发症是多方面的，不仅可表现为明显的进食问题，也可表现为一些非特异性症状和体征。

#### （一）常见的临床表现

口水或食物从口中流出、长时间将食物停留在口腔内不吞咽、食物或水从鼻腔流出（鼻腔返流）、食物粘在口腔或喉部、进食或喝水时出现呛咳、进食习惯改变、不能进食某些食物、需要额外液体将食物湿化或帮助吞咽、声音喑哑变嘶、频繁清理口腔、咀嚼困难或疼痛、反复发作的肺炎、不明原因的发热、体重下降。

#### （二）吞咽障碍并发症

（1）误吸：指将口咽部内容物或胃内容物吸入声门以下呼吸道的现象。误吸是吞咽障碍最常见且需要即刻处理的并发症，食物残渣、口腔分泌物等误吸至气管和肺会引起反复肺部混合性感染，严重者甚至出现窒息而危及生命。特别在以下危险因素并存时，更易出现喂养依赖、口腔护理依赖、单侧/双侧声带麻痹、龋齿、管饲、多种疾病并存及吸烟等。医源性因素例如气管切开术、长期辅助通气、持续输注及管饲、行上消化道或支气管内窥镜检查等均可导致误吸发生。误吸发生后患者立刻出现刺激性呛咳、气急甚至哮喘称为显性误吸。患者误吸不出现咳嗽等外部体征，没有刺激性呛咳、气急等症状称为隐性误吸，常被漏诊。

（2）肺炎：吸入带有病原菌的口咽部分泌物或经过口咽部的食物等，细菌进入肺内繁殖或胃食管反流使内容物流入气管和肺，先导致肺的化学性损伤，最终均可导致肺部混合性感染。

（3）营养不良：指能量、蛋白质及其他营养素缺乏或过度，导致机体功能乃至临床结局发生不良影响，包括营养不足和肥胖，吞咽障碍将明显增加患者误吸及肺炎的风险，减少经口进食的量导致脱水、电解质紊乱及营养不良，增加患者的病死率和不良预后。卒中后吞咽障碍是营养不良的独立危险因素，婴儿可引起生长发育障碍甚至因营养不良死亡。

（4）心理与社会交往障碍：因不能经口进食、佩戴鼻饲管等原因，患者容易产生抑郁、社交隔离等精神心理症状，对于儿童来说，甚至可出现语言、交流技巧发育迟滞或障碍。

### 五、老年吞咽障碍的诊断要点

老年患者吞咽障碍的诊断相对比较困难，因为它常常会被误解为正常的衰老现象，而被患者及其家属忽视。老年患者的吞咽困难评估方法包括床边临床评估和仪器检查两大类，临床评估主要基于患者病史的采集和系统的体格检查，以及可能的吞咽筛查，如反复吞咽试验、饮水试验、标准吞咽功能评估等。仪器检查则包括吞咽造影检查、超声、CT、MRI等影像学检查，以及肌电图和咽食管测压等，以了解吞咽时食管及气管的结构和功能状况，以及吞咽器官的运动协调性。其中影像学评估学可以明确诊断患者是否存在吞咽困难的障碍，这

种评估方式一般是侵入性的,而床旁吞咽功能的评估是非侵入性的、成本低的判断患者吞咽困难的方法,因此,在临床的实践中,需要根据患者的情况选择适合的评估方法。

吞咽障碍筛查工具有视频透视吞咽功能检查、洼田饮水试验、标准吞咽功能评价量表、Gugging 吞咽功能评估量表等。视频透视吞咽功能检查是公认的筛查吞咽障碍的金标准,但需专业技术人员操作专门设备完成,不能在床边进行,且要求受检者有一定的体力配合才能完成,并接受放射线暴露,不适合反复检查评估。最重要的是视频透视吞咽功能检查须确定患者无误吸危险才可进行,在一定程度上限制了其临床应用,大约只有20%的吞咽障碍患者能进行“金标准”的筛查,尤其是高龄老年患者一般衰弱且多病共存,部分患者长期卧床一般情况差,完成“金标准”的筛查难度更大。临床吞咽功能判定多采用洼田饮水试验,略为简单,但易出现假阳性。国外使用较多的吞咽障碍评定工具需要对吞咽障碍进行定量或定性的诊断,不适合护理人员应用。床旁吞咽障碍评估是目前临床用于筛查吞咽障碍的首选方法(见图4-2)。

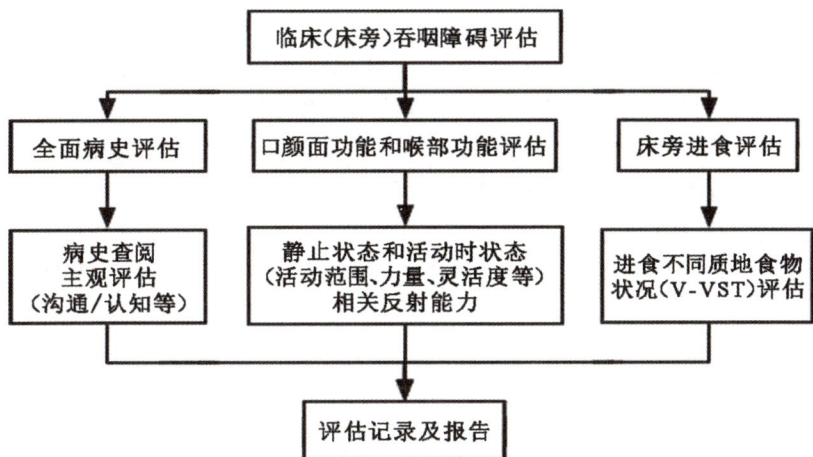

图 4-2　临床(床旁)吞咽障碍评估

V-VST:容积—黏度吞咽试验。

## 六、老年吞咽障碍的治疗

老年吞咽障碍的治疗建议需要综合考虑老年人的身体状况、吞咽障碍的严重程度以及潜在的健康问题。治疗方法包括:

(一)康复训练

(1)口腔肌肉训练:通过口腔肌肉锻炼,如舌部运动、唇部闭合等,可以增强口腔肌肉的力量和协调性,有助于改善吞咽功能。

(2)姿势调整:在进食时,建议老人采取半卧位或坐位,以保持头部稍微前倾,有利于食物顺利进入食管。

(3)吞咽技巧训练:教会老人正确的吞咽技巧,如每次吞咽前先将食物放在口腔前部,然后低头并轻轻向前推压舌部,以促进食物进入食管。

(二)物理治疗

(1)电刺激疗法:通过电流刺激口腔和咽喉部的肌肉,可以增强这些肌肉的力量和协调性,有助于改善吞咽功能。

(2)针灸和推拿:针灸和推拿等中医物理疗法也可以帮助改善老年人的吞咽功能。

### (三)药物治疗

(1)针对病因治疗:如果吞咽障碍是由某种疾病引起的,如帕金森病、脑卒中等,需要针对这些疾病进行治疗。

(2)营养支持:对于无法经口进食的老人,可以通过鼻饲管或胃造瘘等方式提供营养支持。

### (四)手术治疗

对于某些严重的吞咽障碍,如喉部肿瘤或食管狭窄等,可能需要通过手术进行治疗。

### (五)心理治疗

老年人可能会因为吞咽障碍而感到焦虑或抑郁,因此心理治疗也很重要。可以通过认知行为疗法、支持性心理治疗等方式帮助老年人建立积极的心态,增强自信心。

### (六)饮食调整

吞咽困难的老年人在饮食上需要特别注意,建议选择易于吞咽的食物,如软烂的食物、糊状食物等。同时,要避免进食过快和过多,以免加重吞咽困难。

对于老年吞咽障碍患者,需要定期进行评估,以了解吞咽功能的改善情况。如果发现吞咽功能没有改善或加重,需要及时调整治疗方案。

总之,老年吞咽障碍的治疗需要综合考虑多种因素,包括病因、病情严重程度、患者身体状况等。建议患者在医生的指导下进行治疗,并定期进行治疗方案的评估和调整。

(曹洁)

### 参考文献

[1] Newman R, Vilardell N, Clavé P, et al. Effect of bolus viscosity on the safety and efficacy of swallowing and the kinematics of the swallow response in patients with oropharyngeal dysphagia: White Paper by the European Society for Swallowing Disorders(ESSD)[J]. Dysphagia, 2016, 31(2):232-249.

[2] Clave P, Shaker R. Dysphagia: current reality and scope of the problem[J]. Nat Rev Gastroenterol Hepatol, 2015, 12(5): 259-270.

[3] Baijens LW, Clave P, Cras P, et al. European Society for Swallowing Disorders - European Union Geriatric Medicine Society white paper: oropharyngeal dysphagia as a geriatric syndrome[J]. Clin Interv Aging, 2016, 11:1403-1428.

[4] 阮顺莉, 郭菊红, 陈茜, 等. 1025 名居家 60 岁以上老年人吞咽障碍现状及其影响因素分析[J]. 护理学报, 2017, 24(20): 41-44.

[5] Logrippo S, Ricci G, Sestili M, et al. Oral drug therapy in elderly with dysphagia: between a rock and a hard place [J]! Clin Interv Aging, 2017, 12: 241-251.

[6] Reynolds J, Carroll S, Sturdivant C. Fiberoptic endoscopic evaluation of swallowing: A multidisciplinary alternative for assessment of infants with dysphagia in the neonatal intensive care unit[J]. Adv Neonatal Care, 2016, 16(1): 37-43.

[7] Yeom J, Song YS, Lee WK, et al. Diagnosis and clinical course of unexplained

dysphagia[J]. Ann Rehabil Med，2016，40(1):95-101.

# 第七节　视觉障碍

1. 视觉障碍的概念和危害。
2. 老年性屈光不正表现和处理原则。
3. 老年性白内障表现和处理原则。
4. 老年性黄斑变性表现和处理原则。
5. 青光眼表现和处理原则。

**教学目的**

1. 掌握:视觉障碍的概念及表现,视觉障碍的危害。
2. 熟悉:引起视觉障碍的常见原因。
3. 了解:常见视觉障碍的处理原则。

## 一、视觉障碍

视觉障碍基本概念:视力下降到一定程度,无法通过常规手段如眼镜或接触镜矫正,也包括那些视力下降却无法佩戴或拥有眼镜的人。通常被定义为最佳矫正视力低于20/40,视力障碍会造成日常生活和工作的影响。

随着年龄的增长,视力下降发生率非常高,65岁以上的视觉障碍发病率在15%以上,75岁及以上视觉障碍则要超过30%。视觉障碍会改变一个人的生活方式并会出现随之而来的一系列问题。如患有视觉障碍的老年人相对于其他同龄人,有更大的行为限制和更小的活动半径。

### (一)视觉障碍病因

造成老年人视觉障碍原因,有年龄增加所致器官的退行性改变,外界紫外光累积效应,人体内代谢异常代谢等因素破坏或者改变了原有的结构等。眼内结构中前方深度、晶体密度和厚度、视网膜的10层结构变化将导致老年性视觉障碍的因素。

### (二)视力下降及所致危害

视觉是一个非常重要感官功能,对我们日常生活起居、阅读学习、旅行开车、运动健身等非常重要。随着年龄的增加,视力会有所改变,最为常见的就是出现老视,也就是看近的字会感觉眼睛胀,需要将目标拿远一点,或者近视眼的人需要摘下眼镜才能看清楚。此外,也会感到色彩的对比度或者在昏暗的光线下分辨力下降，以及睑裂可能变小、畏光、眼皮下垂等现象。一些与年龄相关的眼病如屈光不正、青光眼、白内障、黄斑变性等的发病率也随之上升。视觉障碍而引起的伤害，包括死亡率上升、意外跌倒、就医服药的依从性下降、交通事故、股骨头外伤性骨折、精神抑郁等，均造成生活质量下降。

## 二、老年性屈光不正

在世界范围内，屈光不正是引起视力障碍的主要的原因。根据WHO2004年报道，估计有1.5亿人因没有矫正屈光而导致视觉障碍，其中800万人导致失明。在9500万超过50岁的人口中，有690万是法定盲人。未经屈光矫正的视觉障碍是全世界第二大致盲原因（18.2%）。相比其他原因引起的视觉障碍，屈光不正性视觉障碍比较容易改善，只要通过基本的验光配镜就能使视力提高，此外，还可以通过屈光手术进一步改善视觉质量。

### （一）老年性屈光不正的种类

**1. 原有屈光不正**

许多老年人从年轻时就有屈光不正，但是从未引起注意或者不知道可以进行屈光矫正。也有因为是双眼屈光参差，也就是两个眼睛的屈光度数差异大于1.50D，随着年龄的增长，调节能力的下降，双眼视功能就会受到影响，往往出现用眼疲劳、视物模糊，影响生活质量。

**2. 角膜源性屈光不正**

随着年龄的增长，角膜的散光会从原来的顺规散光转向逆规散光。尤其是同时伴有翼状胬肉、角膜瘢翳等会加重原有的散光，造成视觉障碍。

**3. 晶状体源性屈光不正**

随着年龄的增加，晶体逐渐混浊，尤其是核性混浊加重，导致晶状体的密度增加，屈光指数加大，使得眼球的屈光状态向近视方向发展，影响视觉质量导致视觉障碍。

**4. 无晶体眼**

由于晶状体手术或者白内障手术后未能植入人工晶体，导致眼球的屈光状态为高度远视，影响视功能。

### （二）矫正及处理方法

对于屈光不正性视觉障碍主要的矫正方法就是进行屈光检查，并针对屈光不正的原因进行相应的处理。需要进行验光，如果是因为原有屈光不正没有矫正，晶状体混浊程度尚可，戴镜可以解决日常需要，那么可以进行配镜矫正，同时还要兼顾看近看远的需要。对于以往没有戴镜习惯的老年患者，首次戴镜，需要有一个适应和熟悉的过程。对于存在晶状体混浊的因素，可以进行白内障摘除联合人工晶体植入手术。目前的白内障手术已经进入了屈光手术领域，在人工晶体选择上可以兼顾双眼的视觉平衡，可以兼顾近用、远用的需求，达到改善视觉功能的作用。

## 三、老年性白内障

白内障是一个发展十分缓慢渐进而又不可逆的晶状体混浊改变的过程。由于晶状体是将外界物象聚焦到视网膜上的重要屈光介质，因此晶状体的混浊导致眼睛视物模糊、视物眩光、光圈，夜间或者暗光下视力更差，对比敏感度下降和单眼复视。白内障是全球主要导致视觉障碍的眼部疾病，根据WHO 2014报告，全球有9500万视觉障碍患者是由白内障引起的。白内障的发病率随着年龄增大而增加,在 55～64 岁的人群中,白内障发病率是3.9%,年龄在 80 以上的白内障发病率超过 92.6%。

### (一)引起晶状体混浊的原因

年龄相关的白内障是成人最为常见的一种类型,一般从 45～50 岁逐渐开始晶状体混浊,根据混浊的部位,可以分为核型白内障和皮质型及后囊膜下型白内障。晶状体上皮细胞是代谢最为活跃的细胞,当晶状体受到了紫外光或其他氧化物质的刺激,就会引起晶状体的蛋白质沉积、交联形成白内障。引起白内障有多方面的因素,常见的如下。

**1. 个体因素**

随着年龄增大晶状体的混浊会逐渐加重,对视力影响加重。教育程度低,收入较低的阶层罹患白内障的比例高,进行白内障手术的比例低。女性罹患白内障比男性要高。

**2. 遗传因素**

核性白内障与第三条染色体中 KCNAB1 和第 21 条染色体 CRYAA 有关。基因多态性包括 rs3754334、KLC1、APOE、XRCC1、Arg399Gln、GSTT1、XPD 和 Lys751Gln 与老年性白内障有关。

**3. 生活方式**

长期暴露在紫外光下,或者缺少良好的紫外光防护的人群如高原、海岛区域的人群容易罹患白内障。

**4. 饮食**

经常进食高升糖指数高的碳水化合物饮食容易罹患白内障。长期饮酒和抽烟的人群是白内障高发人群。经济发展非常低下的地区,当地的人们长期处于营养不良的状况,也容易造成白内障。建议每天增加蔬菜摄入,摄入蛋白质 100～150 g,维生素 C 135 mg,同时增加维生素 E、胡萝卜素、维生素 A、维生素 B 及抗氧化剂摄入。

**5. 系统性疾病**

2 型糖尿病、代谢综合征、低钙性抽搐、全身长期使用激素等患者容易诱发白内障产生。

### (二)白内障的表现和危害因素

**1. 临床表现**

根据晶状体混浊的位置和形态不同,表现不同。常见的白内障表现为视力下降、视物模糊、眩光、畏光、对比敏感度下降、色觉下降等。有的核性白内障还会有近视性表现,原来近视的会加深,老视表现减轻或者消失了,看近不用戴老花镜了,这种表现往往是白内障加重的表现。

**2. 危害**

白内障的危害表现在视觉、行为、心理三个方面。

(1)视力下降:白内障造成视觉功能下降影响患者日常生活如看书、看电视、外出活动。此外有的白内障由于出现晶状体膨胀,会引起前房变浅,影响房水排泄,进而导致急性闭角型青光眼,严重可以导致失明。

(2)行为异常:白内障由于视觉功能影响,造成活动不便或者减少,对老年人的健康生活带来严重影响,尤其是在昏暗的照明、陌生的环境下容易造成意外跌倒,甚至骨折。

(3)心理障碍:外来光线刺激变暗,色觉辨别力减弱甚至消失,对比敏感度下降都会造成老年性心理抑郁。

（三）处理方法

白内障的处理方法需要根据发病过程，早期的患者如果有畏光，可以佩戴有色滤光眼镜或者变色镜片。对于有屈光变化的患者可以进行戴镜矫正。当白内障发展，影响患者的日常生活和工作，如看书、看电视、手机、驾车等，就需要进行手术。目前白内障超声乳化手术联合人工晶体植入手术已非常成熟，可以改善患者的视觉功能、生活能力和活动半径。

## 四、老年性黄斑变性

老年性黄斑变性是造成老年人视力障碍及严重的视力丧失的主要疾病，临床上将老年性黄斑变性分为早期（中等大小的棉绒斑及视网膜色素改变）和晚期（新生血管和萎缩）。

（1）老年性黄斑变性的成因：老年性黄斑变性是多种因素造成的异常如，补体调控异常、脂质代谢、血管生成因子及细胞外基质通路的等异常共同造成的结果。目前有超过 50 个基因被定位，其中最为重要的是 *CFH* 和 *ARMS2* 基因。主要非遗传因素是吸烟和抗氧化剂摄入过少，如锌和胡萝卜素。

（2）老年性黄斑变性的表现：早期老年性黄斑变性可以没有任何表现，以后逐渐进展可以出现中心性视力下降、视物扭曲变形、中央暗区。随着疾病的加重，中央暗区扩大、视力明显下降甚至失明。

（3）老年性黄斑变性治疗进展：大剂量地摄入锌、抗氧化剂和维生素，可以延缓早期老年性黄斑变性向晚期过渡。玻璃体腔注射抗血管内皮生长因子是治疗新生血管性老年性黄斑变性非常有效的手段。这一治疗手段大大减少了世界范围内视觉障碍的发病率。

## 五、青光眼

青光眼是一种慢性的视神经病变，是目前世界上第二位的致盲性眼病。青光眼导致的视觉障碍发病率在 60 岁的患者中为 0.7%，而在 90 岁及以上人群发病率上升到 4%。由于青光眼的发病与眼压高度有关，因此青光眼的分类根据房角的开放状态分为开角型青光眼和闭角型青光眼。无论引起青光眼的机制是什么，最终导致的结果就是神经节细胞层的轴突丢失，表现出视乳头边缘变薄及视野的缺失。随着青光眼的进展，中心视野也会逐渐丢失而导致不可逆的失明。

### 1. 老年人与青光眼

随着年龄增加视，神经节细胞逐渐变少，而青光眼由于眼压增高的作用，加重了神经节细胞的凋亡。同时由于老年人的晶状体混浊加重，眼内进光量的减少，造成视觉辨别力下降，增加了视觉障碍的形成。同时晶状体的混浊膨胀，也会导致前房变浅，房角变窄容易诱发房角关闭，发展为闭角型青光眼。这类患者往往有远视眼、眼轴短、前房浅的特征，一旦急性大发作，很容易造成失明。

一些开角型青光眼的眼压是慢性增高，患者不容易感受到眼睛胀痛的感觉，或者仅仅有轻微的酸胀甚至没有任何感觉。少部分开角型青光眼的眼压不高甚至眼压正常。而老年人感觉趋于迟钝，往往容易忽略眼睛胀痛的表现，也有患者把眼睛胀痛与高血压或者神经科的头痛相互混淆，造成疾病的延误。

老年青光眼患者往往存在焦虑、抑郁情绪，睡眠质量差，使用安眠药物的时候需要注意，一些抗抑郁药物容易诱发急性青光眼的发作。同时抗青光眼药物如 β-受体阻滞剂容易加重焦虑、抑郁的症状。

**2. 青光眼的表现和治疗方法**

青光眼的类型不同,临床表现往往也不同。急性青光眼表现为头痛、眼胀痛、恶心、呕吐、视物模糊、视力下降、眼压明显增高、角膜水肿等表现。慢性青光眼往往没有明显的症状,部分患者仅仅眼部有不显著的酸胀、进行性的视力下降、视野缩小、夜间视力下降等表现。青光眼的治疗主要原则就是降眼压,控制眼压,减少对视神经的影响,避免失明。降眼压的方法有药物及手术。

(陶晨)

**参考文献**

［1］Knudtson MD，Klein BE，Klein R. Biomarkers of aging and falling：the Beaver Dam eye study［J］. Arch Gerontol Geriatr，2009，49(1)：22-26.

［2］Klein BE，Knudtson MD，Lee KE，et al. Supplements and age-related eye conditions the beaver dam eye study［J］. Ophthalmology，2008，115(7)：1203-1208.

［3］Quigley HA，Broman AT. The number of people with glaucoma worldwide in 2010 and 2020［J］. Br J Ophthalmol，2006，90：262-267.

# 第八节　听力障碍

**本节要点**

1. 老年性听力障碍的定义以及与老年性疾病的相关性。
2. 病因和病理机制。
3. 老年性聋分子水平的研究进展。
4. 老年性听力障碍的临床表现和诊断依据。
5. 老年性聋目前的预防和治疗方法。

**教学目的**

1. 掌握:老年性聋定义、临床特点、诊断标准和防治方法。
2. 熟悉:老年性聋的病理生理特点,习服治疗的意义。
3. 了解:助听器在老年性聋防治中的作用和原理。

老年性听力障碍又称为老年性聋(presbycusis),或称年龄增长性聋或年龄相关性聋(age-related hearing loss，AHL),是专指人体衰老相关的听觉功能减退的现象。顾名思义,老年性聋是机体到一定年龄后产生的,与机体最好状态时相比较而言的听觉减退。在机体较年轻时,虽然个体之间也存在着听觉功能的差异,但其平均水平差异不大,特别是对言语的分辨能力,个体间差异几乎可以忽略不计;而随着年龄的增大,听力差异开始增大,有些人仍能保持良好的听力和言语分辨能力,而有些人在没有特别异常的机体其他病变基础上,听力自然退变。对于这部分人,因其有共同的病理生理改变以及临床表现,我们称其为老年性聋。当然从解剖病理角度看,老年性聋是种病变,因而作为一种疾病。当然,当年龄达到一定水平时,有外界各种因素的干涉,如接触噪音、损伤听觉系统的药物、其他代谢性疾病和感染等。而传统意义上的老年性聋专指仅仅是年龄因素的听力下降。

## 一、流行病学表现

2018 年 WHO 发布的数据显示 60 岁以上的人群中有 1/3 的人具有中度或中度以上的听力下降。而我国正迅速进入老年社会,按这个比例,可达到数亿人有听力障碍的情况。

## 二、病理表现

广义上整个听觉器官,包括机体接受声音、传递声音、分析声音以及反馈传递的组织器官。大体解剖和细胞水平乃至细胞以下结构发生改变,均可能是老年性聋的病理表现。传音系统中因年龄而导致的鼓膜硬化浑浊、听骨及肌肉硬化(非感染,非耳硬化症原因),均可称为老年性聋的病理表现之一。但狭义的老年性聋,或通常意义的老年性聋的病理表现以内耳以后的神经性退变即所谓的感音性聋为特点,其主要是耳蜗以及耳蜗后神经退变的病理表现。此外还包括了营养听觉通路的血管衰变以及神经本身衰变的病理表现。

### (一)老年性聋组织细胞学表现

经典的老年性聋研究重点关注组织细胞学的改变,Schuknecht(1955 年)根据在内耳不同部位的病理改变,将老年性聋分为四种:

(1)感音性聋:渐进性内耳萎缩变性,多局限于螺旋器,早期扭曲变平,随后出现支持细胞和毛细胞消失,仅残留基底膜,临床表现为高频听力突然下降,呈下降型曲线,语言识别率尚好。

(2)神经源性聋:听神经系统中传递初级听觉系统处理后的电信号到达的各级换能神经元随着年龄增长而逐渐减少,螺旋神经节首先表现,可能向上累及更高中枢。早期不影响听力,至神经元破坏到无法有效传导信息为止。主要表现为语言识别率损害严重而纯音听力功能相对较好,两者不成比例。据 Otte(1978 年)研究耳蜗神经节改变发现,1～10 岁时神经元细胞平均为 37000 个,80 岁后减少到 20000 个,老年性聋者可减少到 13000 个,这种现象称为老年性语言退化。

(3)血管纹性聋:围绕在耳蜗内的血管网织结构的退变。血管纹开始隐性进行性退变,呈斑点状萎缩,蜗尖处严重而且有囊性变,由于内淋巴循环障碍致血管纹三层细胞都萎缩变性,因此所有频率都听不到,呈低平听力损失曲线,早期语言识别率尚好,在纯音损失 50 dB之后,语言识别率亦明显下降。

(4)耳蜗传导性聋:为 Schuknecht(1974 年)命名,尚无组织形态学改变证实,亦称机械性老年聋。最初出现于中年,可能为蜗管运动机制紊乱所致。主要是基底膜玻璃样变性和钙化,使膜变宽、变厚,运动僵硬而影响声波的传导。一生中如患过中耳炎、耳硬化和梅尼埃病等,则与老年性退变交织一起,形成混合性严重耳聋。老年听神经中枢亦发生退变。Hansen(1965 年)曾发现老年聋人的耳蜗核、上橄榄核、下丘及内膝状体神经节细胞都发生萎缩。Arensen(1982 年)曾发现老年聋人蜗神经核细胞数为 50600 个,约为正常数 96400 个的一半。此类耳聋为高频上升,语言识别率及辨音方向功能低下,并丧失回忆长句的能力。

### (二)老年性聋的分子水平机制研究进展

随着认识和技术的不断发展,老年性聋的病理研究也深入到分子水平。很多相关的基因和因子被发现,其中有赖于老年性聋的动物模型的建立,常见的有 CBA/J 大鼠、C7BL/6J 小鼠等转基因动物模型。细胞中的线粒体是与老年性聋重要的相关细胞器,研究发现随着年龄的增大,线粒体产出的活性氧离子增多,破坏了组织结构;而与细胞凋亡有关的 Bcl-2 家族表达增加是老年性聋的特点。

## 三、临床表现

老年性聋的临床表现不仅仅是听力水平的下降,还有耳鸣等相关的异常表现。

### 1. 听力下降

根据病理表现的不同,老年性聋的听力下降有不同的表现。大多数老年性聋是双耳渐进性听力下降,一部分人是言语分辨能力的下降,即听得见声音,但听不清说的内容。由于耳蜗毛细胞作为初级外周神经的重要单位,其特殊的细胞结构导致比较容易出现衰变。毛细胞所在的耳蜗基底膜呈螺旋上升,其感受到的声音频率以及处理的声音频率具有规律性,即靠近中耳前庭窗的底回处理较高频率声音信号,远离中耳的顶回感应处理较低频率声信号,而底回的毛细胞排列整齐,有规律,因而较易受衰变的影响,因而老年性聋大多数以高频听力下降为主。当然如果衰变影响了其他听觉神经通道的结构,如营养耳蜗的血管纹老化衰变,即可同时在耳蜗所有回都可发生病变,影响到的听力下降可各个频率同时发生。

同时耳蜗毛细胞以及相关细胞结构感音频率特异性是非线性的,行波的理论也提示对声音的处理有代偿的可能,即原有的感音以及听觉中枢对声音的傅立叶转换后处理后的频率和振幅乃至相位的筛选有了变化,而这种变化包含听觉系统解剖结构的变化,更主要的还有听觉中枢系统的分析和自我调节,因而听力下降是渐进性的。而对于声音的分辨率也与毛细胞等疏密有关,当毛细胞的衰变造成没有完全坏死缺失,疏散的分布即可导致能听见声音,但分辨率下降,造成言语识别的障碍。当然,由于人类对于言语的识别有很多特殊性,单靠耳蜗神经的分辨是不够的,需要大脑中枢的训练和学习参与,老年性聋也包括大脑皮质等神经中枢的衰变,是复杂的机制组合。

### 2. 耳鸣

老年性聋往往伴有双耳高频音的耳鸣,甚至是整个大脑的耳鸣声,称为脑鸣。大多数的耳鸣都是主观性的耳鸣,即只有个体自我才能感受到的噪音。由于人体是容积导体,神经冲动都是以放电形式产生,因而理论上机体会有放电的声音,只是我们人类对于频率和声强的感应都有个范围,因而正常情况下我们感受不到机体自我的声音。当这种声音的频率和强度达到可被机体感受到的阈值,就产生了耳鸣。虽然耳鸣发生的机制仍不清楚,但流行病学调查发现多发生在老年人,提示老年性衰变会发生老年性耳鸣。当然,产生耳鸣的原因很多,与老年性耳鸣相似的是受噪音影响而产生的耳鸣,这需要鉴别诊疗。老年性耳鸣往往与老年性聋是相关联的,虽然不是因果关系,即有耳鸣必然会发生耳聋,但从流行病学调查看共同发生的比例比较大。

## 四、临床诊断

在临床上诊断老年性聋，首先要排除听觉功能系统外其他脏器的问题，但反映在听觉功能的下降的疾病。

**1. 病史收集**

老年性聋可以是患者自我主观感受来就诊，也有家属等旁人发现听力障碍提醒来就诊，具体发生时间往往需要详细的问询才能得到。其中与年龄相关的渐进性听力下降是很重要的特征，没有特别的诱因和时间段，言语分辨不清的老人均要考虑老年性聋的可能。同时要排除如中耳炎、噪音性等其他因素导致的耳聋，或是几种病因诱发的混合型耳聋。注意是否有耳鸣，是否有流脓，是否是双耳对称性发生听力下降，是否有眩晕等病史的问询。询问全身机体的情况，如高血压、糖尿病史、是否有长期服药史、是否有家族性听力下降等情况。

**2. 临床专科检查**

（1）听力阈值检测：包括各种主观和客观的测定听力情况的检测，如纯音听力检测，镫骨肌反射、耳蜗电图、听性脑干反应检测、耳声发射检测、言语听力检测等。老年性聋纯音听力检查的特点，开始时以高频下降为主（见图4-3），双耳同时发生，无明显差异；逐渐低频也开始下降，呈平坦形；最终发展到全聋。而言语听力检测是比较好的判断是否有耳蜗性病变的表现，老年性聋开始往往有言语听力检测下降的现象。

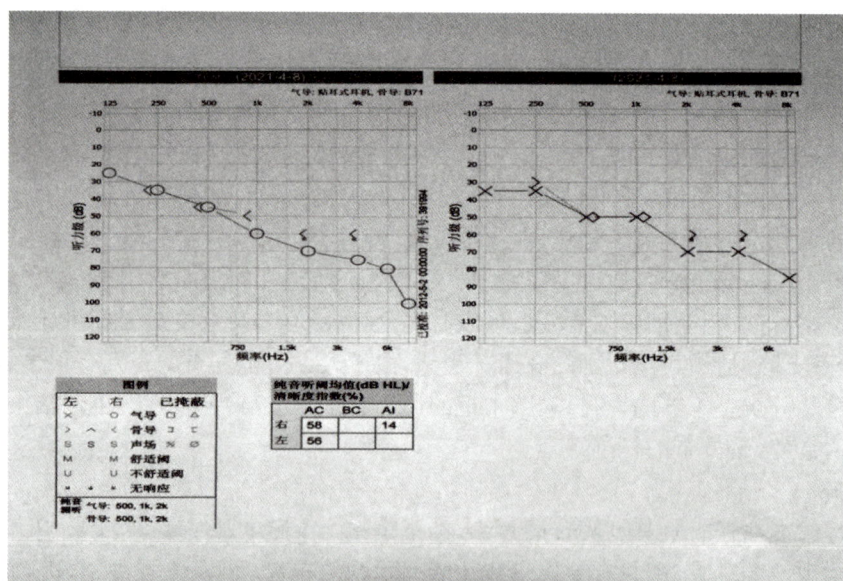

图4-3 典型的老年性聋纯音测听结果

（2）阈上听力检测：如短增量敏感指数试验法等判断是否有重振现象，老年性聋的早期有重振现象。

（3）中耳功能检测：如声阻抗检测等，以排除中耳病变导致的听力下降。单纯老年性聋的声阻抗表现为正常的A型（见图4-4）。

（4）如有眩晕等不适,可行前庭功能检测和平衡试验。

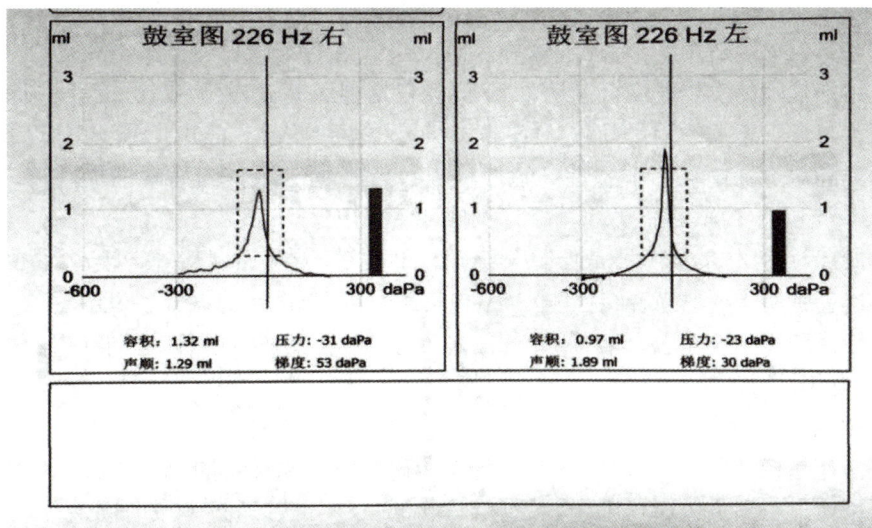

**图 4-4 老年型聋声导抗表现为正常的 A 型图**

## 五、老年性聋和耳鸣的治疗

和其他老年性衰变一样,老年性聋有着疾病的双重性。一方面是种机体自然的演变过程,如世界万物的周而复始的而又沿着一定的规律前行的变化,是不以人的意识为转移的客观现象;另一方面又是与正常生理相对的病态情况。因此在处理老年性聋的问题上要有预防、干预、治疗等多种方法并举的意识。

**1. 养成良好的生活习惯**

虽然老年性聋的发生与年龄有关,但机体衰老也可通过自我调整而延缓发生,如良好的生活习惯,保持健康的心态,及时调整生活规律,健康的饮食,适当的科学的运动均能延缓衰老的发生和进行。对于听觉系统而言减少对内耳等听觉神经的刺激,如避免噪音(年轻时就需要行动)的接触,就是很重要的保护。这是因为内耳的毛细胞等听觉基本单位本身也有强弱的差异,那些受到过伤害的细胞易退变,而噪音就是比较典型的易使毛细胞等衰弱的因素。当然影响血管脆弱的因素也很重要,如过度烟酒、情绪过度波动等因素也易导致听觉神经的衰变。

**2. 助听器的应用**

基于老年性聋是神经系统衰变的结果,目前还没有直接干预促使神经再生或返老还童的药物和方法,因而没有普遍理解简洁的治疗途径。虽然现在的神经干细胞研究有了很大的突破,但听觉神经有着特异性,是较成熟的神经结构,而且人体感觉到声音是包含着学习成熟的过程,有着心理社会等诸多因素,不仅仅是单纯解剖结构的因素。因此目前改善听力的措施只有传统的放大传入机体的外界声音信号。当然现代的助听器已在原有简单的机械扩音器的基础上有了很大的改进。

助听器没有广泛的应用,其中最主要的原因是戴了助听器后整体听力提高了,但言语分辨力没有明显提高,相反噪音加大,带来不舒适感,因而接受度还是不理想。数字化助听器的发展使频率选择性大大提高,并且通过补偿,舒适度也有改善,通过耐受性训练可以提高助听器的使用率。

助听器不仅单纯适用于听力已下降的老年性聋,对老年性耳鸣也有重要的缓解和延迟发展的作用。耳鸣的发生发展机制还不明确,但包括神经突触、大脑皮层的听觉中枢的重塑是目前认为与耳鸣相关的因素,而这种重塑与大脑中枢接收外界的声信号下降有关,即大脑皮层为了提高对声音信号的敏感性和感应性自我调节的结果。因而辅助提高传入的声信号,有助于听觉中枢的不断重塑,缓解和抑制耳鸣的发展。

综上所述,个性化的助听器是保障老年性聋的关键所在,而现代理论上也是可做到的,如首先测出患者所需要的声音特性,也就是包括声音频率、声音的振幅(强度)、相位变化,利用傅立叶转换和逆转换建立模型,筛选出有意义的信号再发还给患者,达到理想的舒适放大声音,满足老年性聋的听力要求。

### 3. 习服治疗的意义

习服治疗是指利用外界给机体一个声音,让这个声音和耳鸣同时出现,同时存在,让自己的主要精力集中到旁边那个声音,而忽略耳鸣的一种方法,通过一段时间治疗,可以让耳鸣患者得到很好的减轻或者去除,这种方法是目前治疗耳鸣的一个很好的方法。习服治疗的理论基础是:根据耳鸣的神经生理发生机制,管控记忆功能的海马、与情绪变化相关的杏仁核以及高级中枢对低级中枢的管控失调共同造就了耳鸣发生。即大脑高级控制中枢整合了耳鸣是某种不治之症的错误信号,通过对低级中枢的调控,引起海马对耳鸣信号的过度防卫,杏仁核释放情绪紧张激素,从而表现出一系列的紧张、出汗、心率加快等症状,当这类患者认为治疗无望时,则转变为更危险的抑郁症状,因而老年性耳聋和耳鸣的治疗还包括心理和社会的适应。习服治疗的意义在于调整情绪,松解耳鸣带来的紧张,忽略耳鸣的存在,达到治疗耳鸣的作用。

此外,电磁刺激神经末梢等神经调控技术也在研究中,这种方法通过植入或非植入技术,应用化学药物或物理作用刺激神经,改变神经活动,达到改善神经网络系统的重塑,从而治疗耳鸣,其在理论上和临床实践中正不断完善,有望成为治疗耳鸣的新方法。

### 4. 人工耳蜗的应用

对于神经性耳聋,20世纪末到21世纪来发展最快的技术和设备就是人工耳蜗。基于声学、听力学、材料学以及无线电半导体乃至人工智能等前沿学科的研究和发展,人工耳蜗的诞生和成熟是先天性耳聋患者的福音,老年性聋也会逐渐成为适应证。目前,从理论上中重度老年性聋用人工耳蜗植入已无异议,但老年性聋通常伴有认知减退、其他机体疾病等因素的困扰,因而应用的人员还是有限,需进一步的推进,还有广阔的空间。

### 5. 人工智能的康复训练

随着人工智能的快速发展,对老年性聋的康复训练也成为治疗的重要手段。听力下降对老年人来说,不仅是听不见声音的问题,还存在着人与人之间的交流障碍,以及已有的社交、心理的改变。如不能全方位地面对言语表达逐渐受影响带来的负面结果,老年性聋会导致连锁反应。一方面,大数据的应用为早期筛查提供可能,早期发现老年性聋有助于早期干预,可以缓解疾病的发展;另一方面,人工智能的发展也为听力训练和认知训练提供了个性化和家庭化。

(金晓杰)

**参考文献**

[1] 中国防聋治聋技术指导组，中华医学会耳鼻咽喉头颈外科学分会，中华耳鼻咽喉头颈外科杂志编辑委员会，中华医学会老年医学分会. 老年听力损失诊断与干预专家共识[J]. 中华耳鼻咽喉头颈外科杂志，2019，54(3)：166-173.

[2.] 韩旭，葛汝丽，韩锋产. 年龄增长性聋发生机制的研究进展[J]. 实用医学，2015，31(13)：2227-2229.

[3] Qian ZJ，Chang PD，Moonis G，et al. A novel method of quantifying brain atrophy with age-related hearing loss[J]. NeuroImage：Clin，2017，16：205-209.

[4] Thomson RS，Auduong P，Miller AT，et al. Hearing loss as a risk factor for dementia：A systematic review[J]. Laryngoscope Investig Otolaryngol，2017，16：69-79.

[5] Bagheri F，Borhaninejad V，Rashedi V. Alzheimer's disease and hearing loss among older adults：A literature review[J]. Int J Psychol Behav Sci，2018，8(5)：77-80.

[6] 任燕，汪琪璇，盛海滨，等. 老年性聋患者助听器验配效果及其影响因素[J]. 听力学及言语疾病杂志，2020，28(3)：312-316.

# 第九节　老年跌倒

**本节要点**

1. 跌倒的定义。
2. 老年人跌倒的病因。
3. 老年人跌倒的评估。
4. 老年人跌倒的防治。

**教学目的**

1. 掌握：老年人跌倒的评估，老年人跌倒的防治。
2. 熟悉：老年人跌倒的病因。
3. 了解：老年人跌倒的流行病学资料。

## 一、跌倒的定义

随着社会老龄化，老年人的健康和生活质量日益受到关注。跌倒是老年人常见的健康问题。跌倒是指突发、不自主、非故意的体位改变，倒在地上或更低的平面上。WHO1992

年公布的 ICD-10 对跌倒进行分类,跌倒包括两类:①从一个平面至另一个平面的跌落;②同一平面的跌倒。

老年人由于疾病或身体功能减退等原因,发生跌倒概率随年龄增加而升高。跌倒所致伤害往往后果很严重,影响老年人自身健康乃至生命,也给社会和家庭造成负担。

为此,每位临床医生、护士、保护人员应高度重视、关注和掌握老年人跌倒的防治技能,提高老年人的生活质量,助力健康老龄化社会的创建。

## 二、老年人跌倒的流行病学、病因和危害

### (一)老年人跌倒的流行病学资料

跌倒是造成 65 岁及以上老年人致命和非致命伤害的主要原因。为评估美国不同州老年人跌倒跌伤的人数、发生率和人次率等特征,美国疾病预防控制中心对 2014 年行为危险因素监测系统中的调查数据进行了分析。在 2014 年,28.7%的老年人在过去 12 个月内跌倒过至少一次,造成约 2 900 万次跌倒。跌倒的老年人中,37.5%报告至少有一次跌倒需要医疗或使活动受限至少一天,造成 700 万次跌伤。女性(30.3%)比男性(26.5%)更有可能跌倒,而且更有可能跌伤(12.6%与 8.3%)。老年人的跌倒发生率随年龄上升,从 65～74 岁老年人的 26.7%、75～84 岁老年人的 29.8%,到 85 岁及以上老年人的 36.5%。白人(29.6%)和美国印第安/阿拉斯加原居民(34.2%)老年人跌倒的发生率比黑人(23.1%)和亚裔/太平洋岛民(19.8%)高。亚裔/太平洋岛民(16.8%)比白人(10.9%)、西班牙裔(10.7%)和黑人(7.8%)更有可能跌伤。健康状况差的人群(480/1 000)的跌伤人次率明显高于健康状况优良的人群(69/1 000)。

在我国,跌倒是全人群伤害死亡的第 2 位原因,仅次于道路交通伤害,是 65 岁及以上人群伤害死亡的第 1 位原因。2021 年发表于《中华流行病学杂志》的一项研究显示,2015—2018 年全国伤害监测系统共采集老年人(≥60 岁)跌倒/坠落病例 205 670 例,男女性别比为 1∶1.37。跌倒/坠落发生高峰时间段在 10:00～10:59(11.91%)。发生地点以家中(56.41%)、公路/街道(17.24%)、公共居住场所(14.36%)为主。发生时活动前三位分别是休闲活动(37.56%)、家务(24.20%)和步行(15.07%)。跌倒/坠落造成受伤性质前三位分别是挫伤/擦伤(42.17%)、骨折(31.79%)和扭伤/拉伤(14.62%)。受伤部位主要是下肢(31.38%),其次是头部(22.46%)和躯干(20.71%)。中重度损伤占比为 37.21%,22.49%因跌倒/坠落就诊老年人需要住院治疗。

### (二)引起老年人跌倒的常见病因

引起跌倒的原因可分为内在风险因素和外在风险因素。内在风险因素包括生物学因素、疾病因素、药物因素、功能水平、心理障碍和行为因素。跌倒的外在风险因素指周边事物影响导致跌倒发生的频率或严重程度增加的因素,包括环境因素和社会因素。跌倒的发生不是由单一因素造成,常常由许多危险因素与环境因素相互作用造成。生物学风险因素与行为和环境风险因素之间的相互作用增加了跌倒的风险。例如,肌肉力量下降会导致身体功能降低和躯体虚弱,这会加剧因不良环境而导致跌倒发生的概率增加。

**1. 跌倒的内在因素**

(1)生物学因素:即个体特有的基本特征,如年龄、性别和种族。随着年龄增长衰老,老年人的生理功能会出现一系列的衰退。整体表现为身高下降、脊柱弯曲、视力减弱、听力下

降、肌力降低、认知障碍、行动缓慢和反应迟钝等。而这些功能改变降低了老年人的姿势控制能力,容易造成老年人失衡跌倒。在性别方面,女性比男性更容易发生跌倒。老年女性身体活动较少,肌肉力量薄弱,常伴有下肢功能障碍及认知功能障碍。

(2)疾病因素:导致老年人跌倒不可忽视的因素之一。人体正常的平衡功能有赖于精确的身体信息输入、正常的中枢神经系统信息加工与整合以及准确而快速的运动系统反应。其中任何一个环节出现异常均可能导致跌倒。神经系统疾病者尤其当中枢神经系统受到损伤时,认知功能、平衡功能和协调功能障碍,易导致跌倒。骨骼肌肉系统疾病主要通过改变本体感觉、肌肉力量和姿势控制等增加跌倒风险。骨质疏松导致的跌倒较常见,且跌倒后多有骨折。心血管疾病患者由于心脏及血管功能障碍,脑部血流灌注减少,氧气供应不足,导致老年人头晕和体力不支,进而引起跌倒。其他如视力相关疾病均有可能导致跌倒。

(3)药物因素:药物可引起老年人意识、精神、视觉、步态、平衡等方面出现异常而导致跌倒。典型抗精神病药物可产生锥体外系反应、迟发型运动障碍、抗胆碱能作用与认知障碍、直立性低血压和镇静等不良反应,因而增加跌倒风险。非典型性抗精神病药物对 5-羟色胺受体有较高的阻断作用,作用于中脑边缘系统,引起锥体外系反应概率较小。有研究表明,服用抗抑郁药物患者出现反复跌倒的概率比未服用者高 48%。抗抑郁药物导致跌倒风险增加的原因与该类药物的不良反应相关,主要包括锥体外系反应、运动不能、直立性低血压、镇静和抗胆碱能作用等。SSR1 抗胆碱能不良反应较少,因此跌倒风险可能较小。抗癫痫药物会引起思维混乱、视物模糊、笨拙或步态不稳等不良反应,增加跌倒风险。镇静催眠药引起嗜睡、眩晕、精神错乱、认知受损、运动失调及延缓反应时间,增加跌倒风险。易造成跌倒的心血管药物主要是降压药物,导致跌倒的主要原因是低血压、体位性低血压、减少脑部血流灌注、肌肉无力、眩晕等。降糖药物使用过量或进食不佳,可导致患者发生低血糖,从而出现头晕、共济失调、昏迷、震颤等致跌倒因素的发生。多重用药也是引起跌倒的重要原因。

(4)功能水平:如认知功能、身体功能与情感功能会直接影响患者失衡跌倒。认知障碍常见有记忆障碍、注意力障碍、执行功能障碍和空间位置觉障碍等。存在认知障碍的老年人,其注意力资源的分配下降,无法对危险做出准确应对,同时将抽象思维化为具体行动的能力下降,影响正常的运动输出。而执行功能缺失也是影响正常步行及姿势控制的一个重要因素。身体功能如肌力、平衡功能和步态功能等异常也是老年人跌倒的重要危险因素。下肢肌肉力量对未知站立姿势及保持运动过程中姿势的稳定性起着重要作用。老年人行走时小步幅、慢步速、不连续及不平稳等特征与跌倒风险的增高存在着高相关性。

(5)心理功能障碍:也是不容忽视的跌倒风险因素,如沮丧、抑郁、焦虑及情绪不佳。沮丧可能会削弱老年人的注意力,导致老年人对环境危险因素的感知和反应能力下降。老年人害怕跌倒或自尊心强,拒绝寻求帮助使得活动减少,降低了生活质量,长此以往其肌力和平衡功能不断下降,更容易增加跌倒的风险。

(6)行为因素:行为因素是指增加跌倒风险的不恰当行为,是可以调整和改变的。常见的有老年人的危险行为、服用药物、使用辅具和着不恰当的鞋子。老年人的危险行为习惯增加了跌倒的风险,如爬到高处搬重物、挂窗帘和着急接电话等。能否恰当使用轮椅和拐杖等辅助器具是衡量老年人功能水平的方式之一,若不能恰当使用,则有较大跌倒风险。穿着不合适的鞋子、有磨损的鞋底及鞋跟过高亦会增加行走过程中的跌倒风险。

**2. 跌倒的外在因素**

（1）环境因素：根据老年人居住场所分为家庭环境因素、社区公共环境因素及医疗机构环境因素。环境因素与个体的体能状态相互影响。跌倒的发生并不是由单一因素造成的，而是由许多危险因素与环境因素互作用造成的。目前环境适老化尚未广泛应用于居家、社区及医疗环境中。常见的环境危险因素包括不均匀的台阶高度、台阶过窄、台阶表面过于光滑、昏暗的灯光、湿滑的地面与障碍物等。有时危险环境缺乏警示标识都有可能导致跌倒的发生。

（2）社会环境：人所处的社会环境及拥有的社会资源也是跌倒的重要影响因素之一。社会地位和社会资源越弱，收入及教育水平越低，跌倒风险越大。

**（三）老年人跌倒的危害**

跌倒所引起的损伤是老年人群严重影响生活质量，如持续性疼痛、功能损害、残疾乃至死亡的最重要的原因。20%的跌倒需要医疗处理，5%造成骨折（如股骨、手臂、肋骨、髋部骨折），5%~10%造成其他严重外伤，包括头部创伤、关节脱位、关节扭伤、软组织瘀伤等。跌倒损伤中最严重的是髋部骨折，致死率最高，髋骨骨折引起最为严重的健康问题和生活质量的下降，使50%的老年人无法恢复原有的独立生活和居住状态。2015年全国疾病监测系统死因监测结果显示，我国≥65岁老年人跌倒死亡率为58.03/10万，占该年龄人群全部伤害致死原因的34.83%，是老年人首位伤害死因。

对于跌倒、损伤以及跌倒后果（如社会退缩，缺乏独立性和自信心，被送入长期护理机构）的恐惧，会引起严重的焦虑和抑郁。25%~55%的老年人惧怕跌倒，其中20%~55%因为恐惧而限制了自己的活动。

## 三、老年人跌倒的评估

老年人跌倒风险的评估是进行跌倒干预的基础和前提。所有老年人需要进行跌倒风险的评估，尤其是有跌倒史的老年人。

**（一）综合评估**

**1. Morse老年人跌倒风险评估量表（Morse Fall Scale，MFS）**

该量表包括对近3个月有无跌倒史（无，记0分；有，记25分）、超过一个医学诊断（无，记0分；有，记15分）、行走辅助（不需要/完全卧床/有专人扶持，记0分；拐杖/手杖/助行器，记15分；依扶家具行走，记30分）、静脉输液/置管/使用特殊药物（无，记0分；有，记20分）、步态（正常/卧床休息/轮椅代步，记0分；虚弱乏力，记10分；平衡失调/不平衡，记20分）和认知状态（了解自己能力，量力而行，记0分；高估自己能力/忘记自己受限制/意识障碍/躁动不安/沟通障碍/睡眠障碍，记15分）6个条目的评分，量表总分125分。得分越高，表明受试老年人发生跌倒的风险越高。跌倒风险评定标准：<25分为低度风险，25~45分为中度风险，>45分为高度风险。评估过程简单，完成该量表耗时2~3min，应用广泛。

**2. 老年人跌倒风险评估工具（Fall Risk Assessment Tool，FRA）**

该量表包括对运动、跌倒史、精神不稳定状态、自控能力、感觉障碍、睡眠状况、用药史和相关病史等8个方面共计35个条目的评估，每个条目得0~3分，总分53分。分数越高，表示跌倒的风险越大。结果评定标准：1~2分为低危，3~9分为中危，10分及以上为高危。完成该量表耗时10~15分钟。

(二)躯体功能评估

**1. 日常生活能力(ADL)评估量表(Barthel 指数)**

该量表包含了大便的控制、小便的控制、修饰(指洗脸、刷牙、刮脸、梳头等)、如厕、进食、床椅转移(指从床到椅子然后回来)、平地行走、穿衣、上下楼梯、洗澡等 10 个条目,从完全依赖到完全自理计 0 分、5 分、10 分、15 分,部分条目完全自理计 5 分或 10 分,满分 100 分。得分越高,表明受试老年人的独立性越好,依赖性越小。<20 分为极严重功能缺陷,生活完全需要依赖;20～40 分为生活需要很大帮助;40～60 分为生活需要帮助;>60 分为生活基本自理。

**2. 计时起立—行走测试(Timed Up and Go Test,TUGT)**

主要用于评估老年人的移动能力和平衡能力。受试者着舒适的鞋子,坐在有扶手的靠背椅上,身体紧靠椅背,双手放在扶手上。当测试者发出"开始"的指令后,受试者从靠背椅上站起,待身体站稳后,按照尽可能快的走路形态向前走 3m,然后转身迅速走回到椅子前,再转身坐下,靠到椅背上。测试者记录被测试者背部离开椅背到再次坐下(靠到椅背)所用的时间,以秒为单位。被测试者在测试前可以练习 1～2 次,以熟悉整个测试过程。结果评定:<10s,表明步行自如(评级为正常);10～19s,表明有独立活动的能力(评级为轻度异常);20～29s,表明需要帮助(评级为中度异常);≥30s,表明行动不便(评级为重度异常)。除了记录所用的时间外,对测试过程中的步态及可能会摔倒的危险性按以下标准打分:1 分,正常;2 分,非常轻微异常;3 分,轻度异常;4 分,中度异常;5 分,重度异常。

**3. Berg 平衡量表(Berg Balance Scale,BBS)**

被视为平衡功能评估的金标准。该量表要求受试者做出包括由坐到站、独立站立、独立坐下、由站到坐、床椅转移、双足并拢站立、闭眼站立、上臂前伸、弯腰拾物、转身向后看、转身 1 周、双足前后站立、双足交替踏台阶、单腿站立等 14 项日常上火测试项目,每项根据受试者的完成情况评定为 0 ～4 分,满分为 56 分。BBS 评分<45 分提示有跌倒可能。

**4. Tinetti 步态和平衡测试量表(Tinetti Balance and Gait Analysis)**

包括平衡和步态测试两部分,其中平衡测试包括坐位平衡、起身、试图起身、立即站起、站立平衡、轻推、闭眼—轻推、转身 360° 和坐下共计 9 个条目,满分 16 分,步态测试包括起步、抬脚高度、步长、步态连续性、步态对称性、走路路径、躯干稳定和步宽共计 7 个条目,满分 12 分,Tinetti 量表总满分 28 分。测试得分越低,表明跌倒的风险越高。结果评定标准:<19 分为跌倒高风险,19～24 分为存在跌倒风险。完成量表的测试需 5～10min。

**5. 功能性伸展测试(Functional Reach Test,FRT)**

通过对受试者上肢水平向前伸展能力的测试来评定其体位控制和静态平衡能力。受试者双足分开站立与肩同宽,手臂前伸,肩前屈 90°,在足不移动的情况下测量受试者前伸的最大距离。前伸距离<20 cm 提示跌倒风险高。

(三)环境评估

不良的环境因素是引起老年人跌倒的重要危险因素。我国老年人的跌倒有一半以上是在家中发生的,家庭环境的改善尤其是进行居家适老化改造,可以有效减少老年人跌倒的发生。要进行个性化的居家适老化改造,首先需要对家庭环境进行评估。所有有老年人的家庭都需要进行家庭环境的评估,建议使用居家危险因素评估工具(Home Fall Hazards Assessment,HFHA)进行评估。该评估工具包括对居室内的灯光、地面(板)、厨房、卫生间、客厅、卧室、楼梯与梯子、衣服与鞋子、住房外环境等 9 个方面共计 53 个危险因素条目的评估，并且对每个条目都给出了干预的建议。

### （四）心理评估

**1. 国际版跌倒效能量表（Falls Efficacy Scale-International，FES-I）**

该量表主要测定老年人在不发生跌倒的情况下，对从事简单或复杂身体活动的担忧程度。该量表包含室内和室外身体活动 2 个方面，共包含 16 个条目。采用 1～4 级评分法，总分为 64 分。测定的总分得分越高，表明跌倒效能越强。

**2. 特异性活动平衡自信量表（Activities-Specific Balance Confidence Scale，ABC）**

该量表是一份平衡自信调查问卷，共包括 16 个条目。16 个条目既包括日常生活中的基本任务，如在房间里散步、上下楼梯、扫地、在室内取物等，又包括在社区中难度较大的任务，如一个人到拥挤的商场去、在室外冰面行走等。每项 0～100 分，共 11 个等级，每个条目的得分对应不同程度的自信心。此量表完成约耗时 20min。

## 四、老年人跌倒的防治

首先必须强调老年人跌倒的预防比防治更重要，必须是综合整体的防治措施。

**1. 健康宣教**

对于有心脑血管疾病、骨关节/肌肉疾病和视力/听力减退的跌倒高危人群，应加强健康教育，让其了解跌倒的危险因素、后果以及预防措施。应及时治疗可能引起跌倒的各种疾病，如影响视力的白内障、体位性低血压、反复发作的眩晕、帕金森病、骨关节炎等。

**2. 环境安全保障**

改善家庭、社区、城市环境及医疗机构居住环境保持行走过程中过道通畅无障碍，地面干燥无水渍，设置"小心地滑"提示。浴室地面铺设防滑垫，浴室和洗手台设置扶手。室内光照充足，设置夜灯。安装座椅和座厕，检查设施的安全性能，保持其功能状态完好。病房内将病床的高度设置为最低位，并固定脚轮的刹车，床头安装壁灯和呼叫信号灯。病房光线明亮，无障碍物。意识不清或躁动不安者，应加床栏，并有家属陪伴。

**3. 适度锻炼**

坚持参加规律和适度的体育锻炼能增强肌肉力量、柔韧性、平衡能力、步态稳定性、灵活性、减少反应时间，从而减少跌倒的发生。应针对不同人群，由专业人员帮助制订锻炼计划，如散步、慢跑、太极拳等。太极拳对预防跌倒的效果十分显著。太极拳锻炼有较好的改善平衡能力、增强肌力、身体柔韧性和反应能力的作用，从而能够帮助老年人增强抗跌倒能力。

2010 年美国老年医学会和英国老年医学会的《老年人跌倒预防临床实践指南》指出，肌力、步态及平衡功能训练可以减少老年人跌倒概率。适宜的力量训练极其重要，可以缓解老年人的肌流失，改善肌肉功能，提高平衡能力，进而对预防和缓解骨质疏松及老年人跌倒有很大作用。常见的肌力训练包括有氧耐力训练、等速肌力训练和抗阻肌力训练。切忌"过度锻炼"造成伤害。

**4. 合理用药**

老年人大多患有多种疾病，可能复合服用多种药物，应按医嘱正确服药，严禁随意用药，更要避免同时服用多种药物，尽可能减少用药的剂量。优先考虑行为治疗、心理治疗等非药物治疗，减少精神类药物如抗抑郁药、镇静催眠药等的使用，确需使用时也应维持最小剂量，老年人催眠药物的品种可优先选择非苯二氮䓬类。

**5. 辅助医疗器械**

科学合理使用辅助器械如拐杖和助行器可增加更多稳定性和安全度,是有效综合预防跌倒的措施之一。

(1)用单侧手支撑的普通手杖适用于手有一定握力,且有一定平衡能力的下肢功能障碍者和体弱者;四足手杖支撑面积较大,较单脚手杖稳定,更适用于平衡能力欠佳而使用单脚手杖不安全者。腋拐利用腋下部位和手共同支撑,双拐同时使用可减轻下肢承重,获得最大支撑力,提高行走的稳定性;肘拐是装有手柄和肘托单脚支撑的普通肘杖,轻便但稳定性差些,用于需要借助拐杖助行者。

(2)助行架可分为无轮式和轮式,作用是保持立位身体平衡、支撑体重、训练行走、增强肌力。无轮式主要用于上肢功能完善而且下肢功能损伤较轻的患者。轮式适用于下肢功能障碍,且不能抬起助行架前行的使用者;但其稳定性能稍差。

## 五、人工智能对老年人跌倒的防护

随着科技的发展,人工智能技术在养老院和医疗场景中的应用越来越广泛。其中,基于人工智能机器视觉分析识别技术的养老院老人跌倒监测检测系统,已经成为一种新型的、高效的解决方案。系统能够适应不同的场景和环境,如室内、室外、走廊等,满足不同养老院和医疗场景的需求。人员跌倒人工智能监控摄像头能够实时监测老年人活动区域的情况,及时发现老年人跌倒等异常行为,为看护人员提供及时、准确的预警信息。系统能够保存老年人活动区域的历史监测数据,方便管理人员进行查询和分析,为后续工作提供数据支持。

(金玉华)

**参考文献**

[1] 中国康复医学会老年康复专业委员会共识组,上海市康复医学会专家共识组.预防老年人跌倒康复综合干预专家共识[J].老年医学与保健,2017,23(5):349-351.
[2] 北京医院,国家老年医学中心,中国老年保健医学研究会老龄健康服务与标准化分会.居家(养护)老年人跌倒干预指南[J].中国老年保健医学,2018,16(3):32-34.
[3] 中国老年保健医学研究会老龄健康服务与标准化分会.中国老年人跌倒风险评估专家共识(草案)[J].中国老年保健医学,2019,17(4):47-50.
[4] 陆治名,汪媛,叶鹏鹏,等.2015—2018年全国伤害监测系统中老年人跌倒/坠落病例分布特征[J].中华流行病学杂志,2021,42(1):137-141.

## 第十节 谵妄

**本节要点**

谵妄是急性脑功能障碍,在老年人中常见,是易患因素和诱发因素共同作用结果,其预防重于治疗。

1. 掌握：谵妄定义、病因、临床表现、评估工具、诊断标准。
2. 熟悉：谵妄鉴别诊断，谵妄预防、治疗措施。
3. 了解：谵妄流行病学。

## 一、定义

### 1. 谵妄定义

谵妄是急性或亚急性起病的注意障碍（即指向、聚焦、维持和转移注意的能力减弱）和意识障碍（即对环境的定向力减弱），在 1 天内症状常出现波动，并伴其他认知障碍（如记忆、语言、视空间功能或感知觉障碍等），可影响睡眠觉醒周期，其病因常为非精神行为障碍类疾病、物质或某种药物中毒或戒断。谵妄是一种需要紧急处理的综合征，常于躯体疾病加重、感染、缺血和缺氧状态、手术时或手术后发生。

### 2. 老年谵妄定义

谵妄可以发生于任何年龄，但以老年人多见，发生在老年人的谵妄称为老年谵妄。

## 二、流行病学

随着年龄增长大脑储备功能下降，因此谵妄的发病率也随着年龄增长而增加。当年龄超过 65 岁，每增加 1 岁将使谵妄的风险增加 2%。谵妄在老年人群中发病率非常高，在综合性医院住院老年患者中的发生率为 10%～30%，接受大手术后的患者出现谵妄者超过 50%，而在重症监护室中可达到 80%。

## 三、病因

谵妄的病因是多因素的，部分可能因单病因引发，但常常是易患因素和诱发因素相互作用的结果。

### 1. 易患因素

谵妄易患因素与患者基础状况直接相关，由患者的既往健康背景所决定（见表 4-6）。易患因素往往是慢性的、不易逆转的，易患因素越多，老年人越容易发生谵妄。其中认知功能障碍的影响最明显，认知功能障碍程度越重，发生谵妄的风险越高。痴呆患者发生谵妄风险增加 2～5 倍，近 1 半以上的痴呆患者具有潜在的谵妄。

表 4-6 谵妄的易患因素

| 人口学特点: | 合并躯体疾病: |
| --- | --- |
| —年龄＞65 岁 | —严重疾病 |
| —男性 | —多种共病 |
| **认知功能:** | —慢性肾脏或肝脏疾病 |
| —痴呆 | —卒中病史 |
| —认知功能损害 | —神经系统疾病 |
| —既往谵妄病史 | —代谢紊乱 |
| —抑郁 | —骨折或创伤 |
| **视觉和听觉损害** | —终末期疾病 |
| **药物:** | —感染 HIV |
| —多药共用 | **功能状态:** |
| —使用精神活性药物 | —日常生活能力依赖,无法走动 |
| —酗酒 | —疼痛 |
| | —便秘 |
| | **长期睡眠剥夺** |

**2.诱发因素**

在易患因素的基础上,任何机体内环境的紊乱均可促发谵妄的发生,成为诱发因素,常常是多种诱发因素共同作用。谵妄的诱发因素包括:①药物使用(如抗胆碱能药物、苯二氮䓬类镇静催眠药、阿片类麻醉镇痛药,其中哌替啶与阿片类麻醉镇痛剂相比更易引起谵妄)。②视觉及听力下降(如光照不足、隔离等)。③低灌注状态(如充血性心力衰竭、低氧血症等)。④感染(呼吸、泌尿道等感染)。⑤尿潴留、便秘。⑥活动受限(如卧床或实施保护性束缚)。⑦医源性因素(如手术、麻醉、留置导尿等)。⑧脱水、营养不良、睡眠不足、疼痛。⑨神经系统疾病(如脑血管疾病、脑膜炎或脑炎、癫痫等)。⑩代谢性精神紊乱(如电解质紊乱、血糖波动、酸碱平衡紊乱以及内分泌系统疾病等)。

## 四、临床表现

谵妄的临床表现有两个明显的特征:①常急性发作,精神状态的改变持续几小时到几天,个别表现几周到几个月;②病情具有波动性,在 24h 内症状可能加重或减轻,在短时间内症状可以消失,有"昼轻夜重"的规律。

谵妄临床表现主要分为三种类型:兴奋型、抑郁型和混合型。①兴奋型表现为警觉、烦躁、易激惹、对刺激过度敏感等,可有幻觉、妄想或破坏性、攻击性精神行为如大喊大叫、拒绝配合治疗等。②抑郁型谵妄可表现为淡漠、嗜睡、警觉性下降、情绪低落、活动减少等。③混合型则表现为两种形式的谵妄同时存在,交替出现,反复波动。

谵妄常见临床表现:

（1）意识障碍：是谵妄的主要症状，其中注意力涣散是谵妄的典型症状，可表现为注意力的指向、集中、持续和转移能力降低，易分心、无法维持对话或眼神交流，需要多次重复问题，患者难以完成简单的重复指令。患者也可表现为时间、地点和人物的定向力差，时间定向最易受损。意识障碍程度可以介于清晰度下降至浅昏迷之间。

（2）感知觉障碍：丰富的幻觉和错觉，多为恐怖性内容。可有感觉过敏，如对声音和光线的刺激特别敏感，也可有感觉迟钝。

（3）思维障碍：主要表现为思维结构解体及言语功能障碍。思维连贯，推理、判断能力下降，有时伴有不完整、不系统、松散的类偏执症状。

（4）情绪障碍：主要表现为间断出现恐惧、妄想、焦虑、抑郁、躁动、淡漠、欣快等，且症状不稳定有波动。

（5）认知功能障碍：认知功能可有明显的波动，损害严重程度不一。可出现记忆障碍、时间、空间、人物的定向功能障碍，无法回答正确的时间、地点，无法认出自己的亲属等。

（6）行为障碍：多数呈现兴奋躁动，若有恐怖性的幻觉或错觉，可出现攻击或逃避行为。也可表现为淡漠、迟钝、少语、少动，甚至呈亚木僵状态。

（7）睡眠觉醒障碍：表现为白天昏昏欲睡，夜间失眠，间断睡眠，或完全的睡眠周期颠倒。

## 五、诊断标准

谵妄诊断依赖全面、详细的病史回顾及体格检查，并且需要通过询问家属以及相关医护人员了解患者病情的变化和波动情况，比较复杂。按照《精神障碍与统计手册》-5 谵妄诊断"金标准"进行诊断，要求满足以下 5 点：①注意力及意识紊乱，如注意力涣散、难以集中并保持注意力、环境定向力下降。②急性起病，与基线相比，患者在数小时至数天内注意力、意识状态及认知功能出现明显变化，并且一天内症状常有波动。③伴有认知功能损害，如记忆功能损害、定向力障碍、语言障碍、视觉或其他知觉障碍。④注意障碍、意识障碍和认知功能障碍，不能用其他已经存在的神经认知障碍解释，且不是在昏迷等严重的意识水平下降的情况下。⑤通过病史、体格检查或实验室检查可发现潜在的病因，如全身性疾病、药物中毒、突然停药以及多因素联合作用。

## 六、评估工具

由于谵妄的诊断比较复杂，且常常夜间加重，使用金标准诊断谵妄可行性低。为了快速识别谵妄，提高谵妄诊断准确度，临床工作中常常使用一些量表筛查谵妄。谵妄量表（Confusion Assessment Method，CAM）是目前临床使用最广泛的、最有效的评估谵妄的工具，具有较高的敏感性和特异性（见表 4-7）。谵妄具有波动性的特点，需进行动态的评估，推荐对可疑谵妄患者或谵妄患者每日进行感知觉评价以全面评估病情。

表 4-7 谵妄的评估工具（CAM）

| 1.急性发作和病情反复：患者的精神状态是否有急性改变或较基础水平发生急性变化？ |
| --- |
| 2.注意力：患者是否很难集中注意力（如易转移话题、很难保持说话的主题）？这种异常在一天中是否有波动？ |

| 3.思维紊乱:患者思维紊乱,如说话分散或谈话不切主题、话语不清楚或无逻辑性、突然改换话题? 这种异常在一天中是否有波动? |
|---|
| 4.意识水平的改变:患者的意识水平是怎样的(清醒、过分警觉、嗜睡、昏睡、昏迷)? 这种异常在一天中是否有波动? |

注:以上4条标准是筛查谵妄的量表。诊断要求必须满足1+2+(3或4)。

## 七、鉴别诊断

谵妄需要与痴呆以及其他精神情况如抑郁、非器官性精神紊乱作鉴别。谵妄与其他疾病最重要的区别在于急性起病、注意力不集中且症状具有波动性,具体鉴别要点见表4-8。

表4-8　谵妄的鉴别诊断

| 临床特点 | 谵妄 | 痴呆 | 抑郁症 | 急性精神病 |
|---|---|---|---|---|
| 发作 | 急性(几小时到几天) | 渐变、隐蔽(几周到几个月) | 急性或渐变 | 急性或渐变 |
| 过程 | 消长变化 | 长期病程 | 多变 | 多变 |
| 注意力 | 有损害、谵妄的特点 | 正常,直到疾病晚期能力降低 | 注意力和集中减低 | 注意力和集中减低 |
| 意识水平 | 意识水平改变,从昏睡到警觉 | 正常,直到疾病晚期才降低 | 正常 | 正常 |
| 记忆 | 常见记忆损害 | 显著长期记忆和短期记忆缺损 | 正常,短期失忆 | 正常,短期失忆 |
| 方位 | 无方向感 | 正常,直到疾病晚期 | 通常正常 | 通常正常 |
| 语言 | 无条理、不连贯、无逻辑 | 简单、失语症、命名障碍 | 正常但语速缓慢(精神运动迟缓) | 正常但语速缓慢(精神运动迟缓) |
| 妄想 | 常见 | 常见 | 不常见 | 不常见 |
| 幻觉 | 通常视幻觉 | 有时有 | 极少见 | 极少见 |
| 器官病因 | 有 | 有 | 无 | 无 |

## 八、预防

研究表明谵妄的治疗效果远远不如预防效果,一旦发生谵妄,患者很难逆转不良预后。因此,谵妄的预防重于治疗。英国国家卫生与临床优化研究所(National Institute for Health and Clinical Excellence,NICE)指南列出针对以下10项危险因素的综合性预防措施(见表4-9)。实行预防性干预可使住院老年人发生谵妄危险下降约40%。

表4-9　谵妄的危险因素和干预措施

| 危险因素 | 干预方法 |
|---|---|
| 认知功能和定向 | 提供明亮的环境,提供时钟和挂历、钟表和日期的数字要求大号数字<br>介绍环境和人员<br>鼓励患者进行益智活动训练<br>鼓励患者的亲属和朋友探访 |
| 脱水和便秘 | 鼓励患者多喝水,不能保证饮水量的,考虑静脉输液<br>如患者需要限制入量,要保证出入量平衡<br>鼓励进食蔬菜、水果等高纤维素食物,定时排便 |
| 低氧血症 | 及时发现,评估低氧血症<br>监测患者的血氧饱和度,保持血氧饱和度>90% |
| 活动受限 | 鼓励术后早下床活动<br>为患者提供步行器<br>不能行走的患者,鼓励被动运动 |
| 感染 | 及时寻求治疗策略<br>避免不必要的插管(如尿管等)<br>严格执行院内感染控制措施(如手卫生等) |
| 多药共用 | 在临床药师的参与下评估药物<br>减少患者用药种类<br>避免引起谵妄症状加重的药物(如哌替啶、抗精神病药物、苯二氮䓬类药物) |
| 疼痛 | 正确评估患者疼痛水平,对不能言语沟通的患者使用身体特征、表情等进行评估<br>对任何怀疑有疼痛的患者都要控制疼痛,避免治疗不足或过度治疗 |
| 营养不良 | 在营养师的参与下改善营养不良<br>保证患者义齿正常 |
| 睡眠剥脱 | 减少噪音<br>安排好夜间药物发放,护理人员各项活动要考虑对睡眠的干扰 |
| 听力和视觉障碍 | 解决可逆的听觉和视觉障碍(如清除耳道耵聍)<br>向患者提供助听器或老花镜<br>检查助听器和眼镜处于正常状态 |

## 九、治疗

谵妄的一般治疗措施取决于病因,一旦发生谵妄,首先应尽可能地改善易患因素,去除诱发因素,积极给予对症治疗,预防并发症。如调整药物,给予抗感染治疗,纠正水、电解质、酸碱平衡紊乱等。

针对谵妄本身的治疗包括两个方面:非药物治疗和药物治疗。

### (一)非药物治疗

非药物治疗适合所有谵妄患者,是谵妄的基础治疗手段,其治疗措施类似谵妄的预防措施。包括支持性治疗和改善环境因素两方面:①支持性治疗是指进行完整的评估与监测,其具体措施包括给予充足氧供及水合作用、给予营养支持、增加患者运动、避免束缚患者身体以引发患者烦躁不安及身体受伤,还应注意患者的用药情况,应停用非必要的药物,所有药物尽量为最低有效量。②改善环境包括提供定向指导性工具(如日历、钟表、照片),注意与患者进行个人接触和交流,避免噪音及其他环境不良刺激因素,避免感觉过度或感觉剥夺,保证昼夜充足及适合的光照条件,保持生活规律,使用感觉辅助设备(如眼镜和助听器等)。

### (二)药物治疗

目前并无证据提示药物治疗谵妄具有明确、显著的疗效。药物治疗仅限于患者出现激惹行为,威胁到自身或他人安全,并且非药物治疗无效时。常用的药物如下:

(1)氟哌啶醇。首选药物,仅用于严重激越的患者。可以小剂量口服和肌内注射,激惹行为缓解逐步减量。

(2)苯二氮䓬类。不建议作为治疗谵妄的一线药物,因该类药物有增加过度镇静和加重急性精神状态改变的作用,通常应该避免使用。但可以用于伴有癫痫抽搐和乙醇或药物戒断症患者。

(3)新型抗精神病药物。可用于控制谵妄患者激越症状,疗效与氟哌啶醇相当。推荐喹硫平、奥氮平、利培酮。所有的抗精神病药物均有可能增加患者死亡和痴呆患者脑卒中的风险,因此都推荐短期谨慎使用。以上药物宜自小剂量开始,根据谵妄改善情况及不良反应逐渐增加剂量;一般治疗1~2周,谵妄消失2天后可逐渐停药。用药期间需监测锥体外系不良反应、心电图QT间期及意识水平的改变,治疗后若谵妄症状仍不改善,建议重新评估谵妄的诱因并予以治疗,或随访判断是否存在痴呆。

## 十、预后

谵妄是不良预后的强危险因素,可增加患者住院死亡率、院内感染发生率,增加家庭护理的次数。具有明显认知障碍的患者比无认知障碍的患者更具有危害性,长期的影响还与谵妄发生期、严重性和潜在病因相关,也与患者本身有关。

(张佳)

**参考文献**

[1] 中华医学会神经病学分会.综合医院谵妄诊治中国专家共识(2021).中华老年医学杂志,2021,40(10):1226-1233.

[2] 陈灏珠,林果为.实用内科学[M].14版.北京:人民卫生出版社,2013.

[3] 路雅宁.谵妄的诊断与治疗进展[J].国际老年医学杂志,2011,32(2):91-93.

[4] 中华医学会老年医学分会.老年患者术后谵妄防治中国专家共识[J].中华老年医学杂志,2016,35(12):1257-1262.

[5] 于普林.老年医学[M].北京:人民卫生出版社,2019.

# 第十一节　老年功能性便秘

1. 便秘的定义及对老年生活质量的影响。
2. 便秘病因与发病机制。
3. 便秘诊断标准与诊断途径及病例的早期发现,治疗与预防的特殊要点。

**教学目的**

1. 掌握:便秘的定义,临床特点,危害,诊断途径及病例的治疗。
2. 熟悉:便秘的病因与发病机制,治疗与预防关键。
3. 了解:功能性便秘和病理改变。

## 一、老年人便秘的定义与类型

### (一)老年人便秘的定义

便秘(constipation)是常见的老年综合征,表现为排便次数减少、粪便干结和(或)排便困难,目前主要根据罗马Ⅳ(Rome Ⅳ)标准和患者主诉进行诊断,即诊断前症状出现至少6个月,其中至少3个月有症状,且至少1/4的排便情况符合下列2项或2项以上:排便费力感、干球粪或硬粪、排便不尽感、肛门直肠梗阻感和(或)堵塞感,甚至需手法辅助排便,且每周排便少于3次。便秘是对老年影响严重的一种疾病,据统计,60岁以上人群中发病率为30%～40%,随着年龄的增长而升高,在接受长期照护的老年人中甚至高达80.0%,女性患病率明显高于男性。

便秘可由多种因素引起,包括结直肠、肛门功能性疾病、器质性疾病及药物。因此,可将便秘分为原发性和继发性:原发性是指结直肠、肛门功能性疾病引起的便秘;继发性是指器质性疾病或药物引起的便秘。

### (二)功能性便秘

根据患者的肠道动力和直肠肛门功能改变的特点分为4个亚型:①慢传输型便秘。肠道动力减退,容易发生慢传输型便秘,特点是结肠传输时间延长,表现为排便次数减少、粪便干硬、排便费力。②出口梗阻型便秘。表现为排便费力、排便不尽感、排便时肛门直肠堵塞感、排便费时,甚至需要手法辅助排便等,此型在老年人中多见。③混合型便秘。患者同时存在结肠传输延缓和肛门直肠排便障碍。④正常传输型便秘。多见于便秘型肠易激综合征(irritable bowel syndrome,IBS),腹痛、腹部不适与便秘相关,排便后症状可缓解,老年人较少见。

## 二、老年人便秘的危害

### 1. 加重全身性疾病

老年人患者由于便秘的折磨常有精神紧张、焦虑不安、失眠健忘等神经精神症状,有的甚至出现精神抑郁,反过来这些症状也会使其伴发症状加重。

### 2. 胃肠神经功能紊乱

便秘时,粪便潴留,有害物质吸收可引起老年人胃肠神经功能紊乱而致食欲不振、腹部胀满、嗳气、口苦、肛门排气多等表现。

### 3. 多发性腹痛

老年人因长期便秘致排便条件反射低下,括约肌松弛,便意降低,加重便秘,大量硬粪块导致不全肠梗阻,刺激近端肠壁肌肉强力收缩,引起阵发性腹痛。间歇性肠壁肌肉松弛,腹痛可缓解。因此腹痛可反复发作。表现为:腹痛无规律,反复突然,阵发性发作,疼痛部位不固定,常见于脐周,发作间歇无异常表现。

### 4. 粪便溃疡、穿孔

较硬的粪块压迫肠腔及盆腔周围结构,阻碍了结肠扩张,使直肠或结肠受压而形成粪便溃疡,严重者可引起肠穿孔,是老年便秘较为严重的并发症。

### 5. 盆底病发作

便秘使直肠长期受累,还会影响膀胱前列腺等盆腔器官的功能。长期便秘使盆腔肌肉受慢性刺激而呈痉挛性收缩状态,久而久之,这些肌肉群就会出现营养不良及过度松弛现象,引起盆腔器官移位、脱垂,结果会加重便秘,并引起各器官功能障碍和脱垂,常见如会阴下降、直肠前突、子宫或膀胱脱垂等,甚至引起大小便失禁。

## 三、老年人便秘的临床评估

### (一)危险因素评估

每天总液体量(含食物内水分)摄入少于 1.5 L 时,肠道水分减少,可造成粪便干结、粪便量减少而发生便秘。纤维素可增加粪便容积、保持水分,促进肠道蠕动,但老年人由于各种原因,饮食精细,纤维素摄入不足($<25$ g/d),对肠壁刺激减少,进而影响结肠传输时间、肠蠕动频率以及粪便量。由于缺乏运动,肠道蠕动功能减退,粪便滞留时间过长,水分被吸收,导致大便干结,诱发和加重便秘。运动减少导致腹肌萎缩、肌力降低,也不利于排便。老年人同时面临多病、丧偶或独居等问题,焦虑、抑郁等心理因素以及不良生活事件对生活质量造成了负面影响。精神心理因素影响胃肠道感觉、运动和分泌功能,通过对副交感神经抑制,钝化排便反射,诱发、加重便秘。

### (二)临床评估

(1)便秘症状及粪便性状:包括排便次数、习惯、排便困难程度等,是否伴随腹胀、腹痛、腹部不适以及胸闷、胸痛、气急等症状;粪便性状可采用 Bristol 粪便形态分型进行评估。

(2)报警征象:包括便血、隐血试验、贫血、食欲、体重变化、腹痛、腹部包块、排便习惯改变等。同时要了解患者有无结直肠息肉和肿瘤、炎症性肠病等肠道疾病家族史。

(3)便秘相关器质性疾病:主要通过询问病史、体检和必要辅助检查,对可能引起便秘的器质性疾病予以甄别。

（4）全身状况：老年人器官功能衰退，常伴发慢性疾病。老年人的腹肌、提肛肌和结肠平滑肌收缩能力随年龄增长下降，排便动力不足；盆底结构老化、直肠前突、直肠黏膜脱垂以及女性会阴下降等局部结构改变，也是导致老年人尤其女性便秘高发的原因。

（5）用药情况：老年人伴发病较多，常多重用药，服用诱发便秘药物的机会增多，也是老年人发生便秘的重要原因。老年人长期服用泻药，尤其刺激性泻药，损伤肠肌间神经丛，导致结肠对肠内容物刺激反应性降低，结肠运动功能减退，甚至失去自行排便功能，即所谓"泻药结肠"。

（6）体检：包括全身、腹部检查、肛门直肠检查，注意有无腹部压痛、腹块等；指检尤为重要，不仅了解有无粪便嵌塞、肛门狭窄、直肠肿块等病变，还了解有无矛盾性或不松弛性耻骨直肠肌运动。

（7）筛选检查：血常规、粪常规和隐血试验应作为老年便秘患者的常规检查和定期随访指标。对严重便秘或有报警症状的老年患者应进一步行肠镜、血生化、甲状腺功能等以及相关影像学检查，明确便秘是否为器质性疾病所致。疑为功能性便秘患者可行肠道动力和肛门直肠功能检测，包括结肠传输试验、肛门直肠测压、球囊逼出试验等，还可行肛门直肠（或盆底肌）表面肌电测量等。

（8）严重程度评估：根据便秘症状轻重、对生活影响程度，分为轻、中、重度。轻度：症状较轻，不影响日常生活，通过整体调整、短时间用药等恢复正常排便；重度：便秘症状重且持续，严重影响工作、生活，需要药物治疗，不能停药或药物治疗无效；中度：介于轻度和重度之间。

## 四、老年人便秘的治疗

### （一）改善生活方式

**1. 养成定时排便习惯**

戒烟酒；避免滥用药。有便意时及时排便，避免抑制排便。长期、反复抑制排便可导致排便反射阈值升高、便意消失，导致便秘。

**2. 提倡均衡饮食、适量增加膳食纤维、多饮水**

（1）高纤维饮食：膳食纤维本身不被吸收，吸附肠腔水分而增加粪便容量，刺激结肠，增强动力。含膳食纤维丰富的食物有麦麸或糙米，蔬菜，含果胶丰富的水果如芒果、香蕉等。

（2）补充水分：多饮水，建议每天饮水 1500 ml 以上，使肠道保持足够的水分，有利粪便排出。

（3）供给足量 B 族维生素及叶酸：用含 B 族维生素丰富食物，可促进消化液分泌，维持和促进肠管蠕动，有利于排便。如粗粮、酵母、豆类及其制品等。

（4）增加易产气食物：多食易产气食物，促进肠蠕动加快，有利排便；如洋葱、萝卜、蒜苗等。

（5）增加脂肪供给：适当增加高脂肪食物，植物油如干果果仁能直接润肠，且分解产物脂肪酸有刺激肠蠕动作用。

### （二）运动疗法

对于老年功能性便秘，运动疗法被认为是有效且有益的非药物治疗方法之一。适量的运动可以增强肠蠕动，促进排便，改善便秘症状。以下是针对老年人推荐的一些运动疗法：

（1）散步：每天至少进行30min的轻松散步，可以帮助刺激肠道活动。

（2）太极：这项低强度的运动不仅有助于保持身体柔韧性和平衡，而且它的缓慢、舒展的动作对内脏器官，包括消化系统都有益。

（3）水中运动：如水中健走或游泳，可在减轻关节压力的同时增加肠道活动。

（4）肌肉强化练习：强化核心肌群（腹部和背部肌肉）可以提高腹压，有助于排便。

（5）瑜伽：柔软身体的某些瑜伽动作，特别是那些涉及扭转和压迫腹部的动作，可增进消化和缓解便秘。

（6）呼吸练习：深度呼吸可以刺激腹部，增加内脏器官包括肠道的血液循环。

（7）周期性肌肉收缩：定期收缩和放松腹部肌肉来模仿排便过程，以增强肠道蠕动。

（8）健身房训练：在专业指导下进行的抗阻训练也可以在不伤害关节的情况下帮助提高新陈代谢并增强肌肉。

（9）家务活动：打扫、园艺等家务活动也可以算作温和的运动，有助于保持活跃和刺激肠道。

患者应始终记得在开始任何运动计划之前咨询医生，特别是如果存在心血管疾病或其他健康问题时。根据个人的健康状况和能力，选择合适的活动类型和强度，然后定期执行可以获得最好的效果。

（三）药物治疗

**1. 泻剂**

（1）容积性泻剂：是老年人便秘的常用药物，代表药物有麦麸等。通过增加粪便含水量、体积，使粪便松软，易于排出。容积性泻剂起效慢而不良反应小、安全，故对轻症有较好疗效。

（2）润滑性泻剂：包括甘油、液状石蜡等，具有软化大便和润滑肠壁的作用，使粪便易于排出，适合于年老体弱及伴有高血压、心功能不全等排便费力的患者。

（3）盐类泻剂：如硫酸镁、镁乳，这类药可引起严重不良反应，临床应慎用。

（4）渗透性泻剂：常用药物有乳果糖、聚乙二醇等。口服后在肠道内形成高渗状态，保持甚至增加肠道水分，使粪便体积增加，同时刺激肠道蠕动，促进排便，适用于轻度和中度便秘患者，一般可长期服用，特别适用于合并有慢性心功能不全和肾功能不全的老年便秘患者。

（5）刺激性泻剂：包括含蒽醌类的植物性泻药（大黄、番泻叶、芦荟）等。刺激性泻剂应在容积性泻剂无效时建议在医生指导下使用，较为强烈，不适于长期使用。蒽醌类泻剂长期应用可造成结肠黑便病或泻药结肠，引起平滑肌的萎缩和损伤肠肌间神经丛，反而加重便秘，停药后可逆。

**2. 促动力剂**

目前常用的促动力药物有多巴胺受体拮抗剂和胆碱酯酶抑制剂伊托必利、5-羟色胺4受体激动剂莫沙必利和普芦卡必利。临床研究显示，伊托必利单用或与乳果糖口服溶液合用，对便秘甚至卒中后长期卧床的老年便秘患者有一定疗效。莫沙必利作用于肠神经末梢，释放运动性神经递质，拮抗抑制性神经递质或直接作用于平滑肌，增加肠道动力，促进排便，主要用于排便次数少、粪便干硬的慢传输型便秘患者。

**3. 微生态制剂**

微生态制剂可改善肠道内微生态，促进肠蠕动，有助于缓解便秘症状，可作为老年人便秘的辅助治疗。

**（四）药物管理**

（1）以生活方式调整（足够的水分及纤维素摄入、合理运动、建立良好的排便习惯等）为基础。

（2）梯度用药，依次为容积性泻药或渗透性泻药、促分泌药、刺激性泻药，在此基础上，可视病情需要联合用药：慢传输型患者可加用促动力药物，出口梗阻型便秘以及粪便干结、粪便嵌塞者加用或首用灌肠剂等。

（3）对轻度和中度便秘患者，尤其是合并高血压、心肾功能不全及衰弱的老年患者，应慎用含镁、磷酸、钠、钾等的渗透性泻盐，宜选用温和、安全的乳果糖等泻药，一种药物疗效不佳时，可联合应用通便药。

**（五）手术治疗**

**1. 手术方法以及适应证**

老年便秘治疗困难，疗效不满意，往往有长期滥用各种泻剂的病史，研究证明长期服用刺激性泻剂如大黄、番泻叶等可损伤肠神经系统，加重便秘，形成恶性循环，导致顽固性便秘，最终保守治疗无效，手术成为无奈的选择。然而手术在老年便秘治疗中的作用仍应谨慎选择。首先，作为功能性疾病的手术风险远远大于恶性疾病，此外，老年患者伴发的多种疾病，更是加大了手术的困难。因此必须在保守治疗无效时，经过全面科学的术前检查、评估，并经过多学科讨论（multidisciplinary team，MDT），与患者充分且有效沟通后才能做出决定。

对于符合手术条件的慢传输型便秘患者，全结肠切除回肠直肠吻合术（ilerectal anastomosis，IRA）的疗效是肯定的。这一术式早在 20 世纪初就被应用于临床，至今仍然是慢传输型便秘的主流术式。多数研究表明，IRA 术后的结果多较为良好，患者满意率在 80%～100%。我国李宁教授报道的金陵术式在混合型便秘中取得了良好的疗效，是结肠次全切除的一种术式，属于改良 Duhamel 手术。根据目前的研究结果，结肠全切除后 IRA 手术与次全切除后盲直吻合都有不错的疗效，

出口梗阻型便秘包括痉挛性便秘和松弛性便秘两大类，前者一般建议通过扩肛、生物反馈、封闭注射等非手术方法治疗。松弛性便秘如直肠前突、直肠内脱垂、盆底脱垂或盆底疝，手术方式的选择上应综合考虑。直肠前突排便困难的症状明显且存在以下三种情况之时往往需要手术修补：深度大于 3cm；排粪造影发现前突的囊袋有钡剂残留；经常需要手指协助排便。常见的手术有经腹修补、经阴道修补、经肛门修补、经会阴修补几种途径。针对直肠内脱垂或直肠外脱垂的手术包括经腹悬吊与经肛门切除两大类。总体来讲，出口梗阻型便秘的手术满意率一般在 50%～70%，低于慢传输型便秘患者，这与出口梗阻型便秘涉及更加复杂的盆底肌、直肠、肛管、括约肌等神经协同调控机制有关。

**2. 并发症与管理**

手术治疗在改善便秘症状方面具有显著效果，然而，与之相伴的并发症风险亦不容忽视。在进行手术决策前，我们需要全面评估患者的健康状况、便秘原因及其严重程度，并深入讨论手术可能带来的风险与后果。这其中包括感染、肠粘连、吻合口泄漏和排便功能改变等潜在并发症。

（1）感染是任何腹部手术都可能面临的风险，它可能源于伤口感染或内腔器官的感染。

为了防止感染,医生会在手术过程中严格遵守无菌操作规范,并在术后给予患者适当的抗生素治疗和伤口护理。

(2)肠粘连是手术后可能出现的另一个常见并发症。这通常是由于手术过程中肠道与其他组织或器官接触而产生的。肠粘连可能导致肠道扭曲或梗阻,影响正常的消化功能。为了减少肠粘连的发生,医生会在手术过程中尽量减少肠道与其他组织的接触,并在术后鼓励患者尽早进行活动,以促进肠道蠕动。

(3)吻合口漏是一种严重并发症,可能发生在肠道与其他组织或器官的连接处。这种情况通常需要紧急干预,以避免感染和其他严重后果。为了避免吻合口漏的发生,医生在手术过程中会采用先进的技术和材料,确保肠道连接处的牢固。

(4)手术还可能影响患者的排便功能。术后患者可能会出现便秘或失禁等症状,这可能与手术对肠道神经和肌肉的影响有关。为了改善术后排便功能,医生会根据患者的具体情况制订个性化的康复计划,包括盆底功能训练、生物反馈治疗等支持性疗法。

### (六)其他治疗

#### 1. 中药治疗

辨证论治是中医的特色和优势。传统的辨证分型论治以虚实为纲,将其分为热积秘、寒积秘、气滞秘、血虚秘、阴虚秘、阳虚秘进行论治。

(1)内服:①中气不足,治法以补益中焦、升清降浊。②脾肾阳虚,治法以温补脾肾。③阴虚肠燥,治法以滋阴润肠。④肝郁化火,治法以清肝泻火。

(2)外用:①灌肠疗法,生白术、桃仁、肉苁蓉等引,制成煎剂达 150～200 ml,用时加温至40℃灌肠,在肠道内药液保留约 20 min 后排出大便。②敷贴疗法,将中药方剂制成糊放于神阙穴,外敷无菌纱布,用胶布固定。

#### 2. 生物反馈疗法

生物反馈治疗是一种非侵入性的治疗方式,被用于多种功能性盆底障碍,包括功能性便秘。对于那些特别是由肠道排空困难引起的顽固性便秘或出口梗阻型便秘,生物反馈治疗可以提供显著的益处。老年人的功能性便秘常常与盆底肌松弛或不协调有关。生物反馈治疗主要帮助患者重新学习如何正确使用盆底和直肠肌肉,在排便过程中达到更好的控制与协调。

#### 3. 功能性电刺激治疗

功能性电刺激治疗是另一种可用于治疗老年功能性便秘的物理治疗方式。这种治疗方法通过电刺激对特定肌群施以微弱的电流,以达到增强肌肉力量、改善血液循环和减轻疼痛等效果。功能性电刺激已在多种病理状态下,如脊髓损伤、中风之后的肢体康复中得到应用,并逐渐在处理顽固性便秘方面显示潜力。

尽管功能性电刺激常用于重建肌肉控制,但在老年功能性便秘的研究和应用上相对有限,可能因为相关技术和治疗方案尚在开发之中。然而,原理上,借助电刺激可以针对盆底肌肉和相关神经结构,帮助增强或恢复其功能,从而缓解便秘症状。

功能性电刺激通过增强肌肉力量和协调性,可能帮助改善排便功能。此外,其可能促进受损或不活跃神经的修复或功能提高。其与手术等其他干预方法比较,电刺激治疗的风险较小且为非侵入性。虽然该治疗较之手术创伤较小,但仍需注意:

(1)对电刺激的反应:部分患者对电刺激的感知不同,可能会有不适忍耐度差异。

（2）设备操作和安全：只有经过培训的专业医疗人员才能够正确设置和监督治疗过程。

（3）心脏起搏器或其他电子植入装置：有心律调节器或植入型电子装置的患者，在接受电刺激治疗前应当咨询医生。

## 五、老年人便秘的分级处理（见图4-5）

### 1. 一级治疗

用于轻—中度便秘患者。经病史、体检、肛指、粪常规、隐血试验，若存在报警征象，则需进一步进行相关检查以排除器质性便秘；经仔细询问和分析患者的用药情况，以排除药物性便秘。功能性的轻—中度便秘患者推荐改进生活方式、摄入足够的水分和膳食纤维、多运动、建立规律的排便习惯、停止或减少可引起便秘的药物，并根据患者临床表现判断便秘类型，采用容积型泻药或渗透性泻药治疗，必要时辅以促动力药。

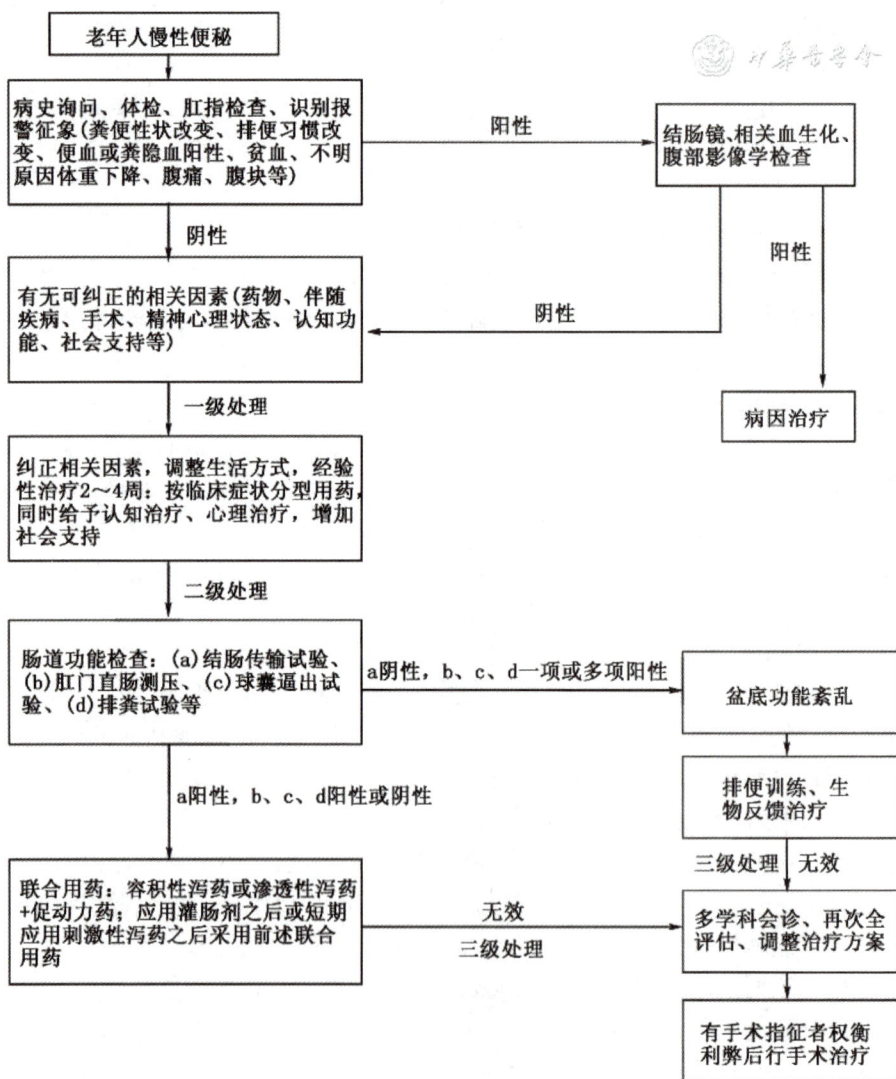

图4-5 老年人便秘的分级处理

### 2. 二级治疗

一级治疗无效,排除器质性和药物性便秘,进行结肠传输试验、肛管直肠测压等功能检查,结合临床评估便秘类型,对不同类型的便秘采取相应的措施。在改进生活方式的同时联合应用通便药,必要时辅以生物反馈治疗等。

### 3. 三级治疗

二级治疗无效,全面评估(生活习惯、饮食结构、精神状态、肛管直肠结构功能、排除引起便秘的腹部器质性疾病等),采用多学科综合治疗,对顽固性重度便秘患者可考虑采取手术治疗。

(叶光耀)

#### 参考文献

[1] Bharucha AE，Pemberton JH，Locke GR. American Gastroenterological Association Technical Review on Constipation[J]. Gastroenterology，2013，144：218-238.

[2] Chatoor D，Emmanuel A. Constipation and evacuation disorders[J]. Best Pract Res Clin Gastroenterol. 2009，23：517-530.

[3] Longsreth GF，Thompson WG，Chey WD，et al. Functional bowel disorders[J]. Gastroenterology. 2006，130：1480-1491.

[4] Lacy BE，Mearin F，Chang L，et al. Bowel disorders[J]. Gastroenterology，2016，150：1393-1407.

[5] 中华医学会老年医学分会,中华老年医学杂志编辑委员会. 老年人慢性便秘的评估与处理专家共识[J]. 中华老年医学杂志,2017,36(4):371-381.

[6] 中华中医药学会脾胃病分会.便秘中医诊疗专家共识意见[J].中医杂志,2017,58(15):1345-1350.

# 第十二节　尿失禁

**本节要点**

1. 尿失禁的概念和分类。
2. 各类尿失禁的发生机制和相关危险因素。
3. 各类尿失禁的治疗方法。

**教学目的**

1. 掌握:各类尿失禁的概念及防治方法。
2. 熟悉:各类尿失禁的发生机制及危险因素。
3. 了解:各类尿失禁的流行病学。

## 一、尿失禁的概念及流行病学

### （一）尿失禁的概念

国际尿控协会（International Continence Society，ICS）将尿失禁定义为：任何尿液不自主地从尿道口流出。尿失禁的定义描述了患者或其护理者观察到的任何尿液不自主流出的漏尿症状。

### （二）尿失禁的分类

根据《ICS1979年第四次名词标准化》的分类，并结合Abrams（1983）的意见，目前将尿失禁分类如下。

（1）压力性尿失禁（stress uninary incontinence，SUI）：又称张力性尿失禁，指腹压增高时尿液不自主地自尿道外口漏出，是最常见的尿失禁类型。其临床特点为咳嗽、打喷嚏、大笑或负重等腹压增加时发生不自主漏尿，常不伴尿意。

（2）急迫性尿失禁（urge urinary incontinence，UUI）：指有强烈的尿意，又不能由意志控制而尿液经尿道流出者。其现象为膀胱充盈时，逼尿肌自发性收缩，尿液不自主排出，它不取决于膀胱是否充盈。

（3）混合性尿失禁（mixed urinary incontinence，MUI）：指压力性尿失禁和急迫性尿失禁同时存在。

（4）充溢性尿失禁（overflow urinary incontinence，OUI）：膀胱过度充盈，当膀胱内压升高，超过了最大尿道压时引起尿液持续或间断溢出，见于各种原因引起的慢性尿潴留，多见于前列腺增生、糖尿病、脊髓下部损伤及盆腔术后等。

（5）完全性尿道关闭功能不全：尿道关闭压呈持续负值，无膀胱压升高，尿失禁为持续性时为完全尿道关闭功能不全，也称为真性尿失禁。

### （三）尿失禁的流行病学

（1）女性尿失禁的流行病学：随着年龄的增长，尿失禁的程度会越来越重，对患者生活质量的影响也越来越大。不同类型的尿失禁所占的比例在各年龄段差别很大。在所有年龄组中，压力性尿失禁最常见（49%），其次为混合性尿失禁（29%）和急迫性尿失禁（22%）。全国成年女性尿失禁患病率为30.9%，压力性尿失禁、急迫性尿失禁和混合性尿失禁患病率分别为18.9%、2.6%和9.4%。

（2）男性尿失禁的流行病学：男性尿失禁的发病率为1%～39%，总体上男性尿失禁的发病率少于女性，比值约为1:2。随着年龄的增长，尿失禁的发病率稳定增加，老年男性尿失禁的发病率为11%～34%。男性尿失禁以急迫性尿失禁为主（40%～80%），其次是混合性尿失禁（10%～30%）和压力性尿失禁（<10%）。

## 二、尿失禁的发病机制及危险因素

### （一）尿失禁的发生机制

（1）SUI：主要机制为膀胱尿道解剖改变。发病的主要原因：①分娩产伤造成的膀胱颈、尿道支撑结构破坏，尿道周围结缔组织损伤和松弛，尿道活动度过大。②结缔组织弹性障碍、尿道括约肌功能缺陷或损伤等，致尿道不能正常关闭。在男性常见于前列腺术后尿道外括约肌损伤、会阴部及尿道损伤及尿道手术后等。

（2）UUI：发病机制尚未完全明确，可能是由于膀胱逼尿肌不稳定、膀胱容量变小、过度兴奋或反射亢进，致其自发性收缩，使患者感到强烈尿意且来不及进厕所尿液即流出。

（3）MUI：该型尿失禁是膀胱和尿道功能失调的综合结果。

（4）OUI：当各种原因导致膀胱逼尿肌收缩力下降或下尿路梗阻时引起慢性尿潴留、膀胱扩张，致使膀胱失去感觉、过度充盈；当膀胱内压持续升高超过最大尿道内压时，则尿液不自主溢出。

（5）完全性尿道关闭功能不全/真性尿失禁：由尿道括约肌功能不全导致。常见于意外损伤，如外伤、产伤、医源性尿道括约肌损伤，也可见于先天性尿道括约肌发育异常。

**（二）尿失禁发生的相关危险因素**

**1. 女性尿失禁的相关危险因素**

（1）内在的危险因素。

①种族：白种人女性的压力性尿失禁患病率高于黑种人及黄种人女性。

②家庭遗传因素：如果母亲或其姐妹患有尿失禁，该女性患尿失禁的相对危险度将增加3倍。

③神经系统疾病：神经系统的先天性发育异常、损伤或退行性变都可能导致神经源性膀胱和尿失禁。

（2）妇产科的危险因素。

①妊娠、胎儿分娩：生育的次数、初次生育年龄、生产方式、胎儿的大小及妊娠期间尿失禁的发生率均与产后尿失禁的发生有显著相关性。

②盆腔脏器脱垂：盆腔脏器脱垂患者盆底支持组织平滑肌纤维变细、排列紊乱、结缔组织纤维化和肌纤维萎缩可能与 SUI 的发生有关。

（3）外在的危险因素。

①年龄：年龄与尿失禁的相关性可能与随着年龄的增长而出现的盆底松弛、雌激素减少和尿道括约肌退行性变等有关，高发年龄为 45～55 岁。但老年人 SUI 的发生率趋缓，可能与其生活方式改变有关，如日常活动减少。

②常见合并疾病：老年人往往伴随的常见病，如慢性肺部疾病、糖尿病、慢性心功能不全或行动不便，都会增加尿失禁的发生率。

③肥胖：肥胖女性压力性尿失禁的发病率显著增高，减肥可降低尿失禁的发生率。

④腹压增加：慢性便秘、肺部疾病、吸烟以及高强度体育锻炼都会导致腹压的增加，可能促使解剖和压力传导上的缺陷更早发生，从而发生压力性尿失禁。

⑤药物：一些药物的不良反应可能直接或间接地影响控尿机制，从而导致尿失禁。如乙醇导致镇静、活动障碍、利尿、抗胆碱能药物导致尿潴留、OUI，利尿药导致尿量增加、尿频、尿急等。

⑥绝经：绝经后雌激素下降、阴道黏膜萎缩，以及反复的泌尿系感染都会增加尿失禁的发生。

**2. 男性尿失禁可能的风险因素**

（1）年龄：和女性一样，随着年龄的增长，男性尿失禁的发病率逐渐增加。多因素分析表明，年龄是尿失禁的一个独立的危险因素，其中老年男性可能与其前列腺增生肥大有关。

（2）下尿路症状和感染：在一项研究中，尿失禁的发病率在没有下尿路症状的患者中为15%，而有这些症状的人群中为 34% 有研究表明尿路感染和膀胱炎与男性尿失禁显著相关，膀胱炎患者发生尿失禁的危险性为 3.7，在反复发作性感染的男性中危险性为 12.5，在＞60 岁的老人中，尿失禁和尿路感染之间呈正相关。

（3）神经源性疾病：许多特殊的神经源性疾病可以导致尿失禁，神经源性逼尿肌过度活动在脊髓脊膜膨出、脊髓损伤、帕金森病、多发性硬化的患者中很普遍。脊髓圆锥马尾的病灶或糖尿病引起的膀胱功能异常可以造成 OUI，而瘫痪的盆底肌可以引起 SUI。脑卒中患者较易发生尿失禁，危险度为 7.1。

（4）前列腺切除术后：男性尿失禁的一个常见原因是医源性损伤，如前列腺切除术后。与经尿道前列腺切除术相比，根治性前列腺切除术有着较高的尿失禁发病率。研究特点、人群特点、研究的地点、所使用的定义和手术相关的评价尿控的时间、手术技术的不同，以及不同的外科手术方式的改进，导致术后尿失禁发病率差异较大。

### 三、尿失禁的治疗

#### （一）压力性尿失禁的治疗

**1. 非手术治疗**

英国国家卫生和临床优化研究所（NICE）建议对尿失禁患者首先应进行非手术治疗。非手术治疗也可用于手术前后的辅助治疗。非手术治疗具有并发症少、风险小的优点，可减轻患者的尿失禁症状。

（1）生活方式干预：又称行为治疗，包括减轻体质量，尤其是体重指数（BMI）＞30 kg/m² 者，戒烟，减少饮用含咖啡因的饮料，避免或减少腹压增加的活动。

（2）盆底肌训练：盆底肌训练（pelvic floor muscle training，PFMT）又称为凯格尔（Kegel）运动。PFMT 的短期有效率可达 50%～75%，是 NICE 推荐的一线治疗方案。但 PFMT 存在依从性差、训练技巧不易掌握的缺点。

（3）盆底电刺激治疗：盆底电刺激通过增强盆底肌肉的力量，提高尿道闭合压来改善控尿能力。但不作为治疗 SUI 的常规方法。对于不能主动收缩盆底肌的患者可采用生物反馈和盆底电刺激的方法，可联合 PFMT 应用。治疗效果与 PFMT 相当。

（4）药物治疗：药物治疗可减少患者的漏尿次数，改善生活质量。①选择性 $\alpha_1$-肾上腺素能受体激动剂：有盐酸米多君等。②阴道局部雌激素治疗：对绝经后妇女，阴道局部雌激素治疗可以缓解部分绝经后 SUI 症状及下尿路症状。

（5）其他治疗：中医针灸等。

**2. 手术治疗**

非手术治疗效果不佳或依从性不好的患者可选择手术治疗，中重度 SUI 患者可直接选择手术治疗，可行尿道中段悬吊带术（mid-urethral sling）、经腹耻骨后膀胱颈悬吊术等手术，盆腔器官脱垂伴有 SUI 需行盆底手术者，可同时行抗 SUI 手术。

#### （二）急迫性尿失禁的治疗

（1）原发病治疗：神经系统疾病引起者，则根据其不同病因和病变部位，采取不同的治疗方法。膀胱以下尿路梗阻有排尿困难、膀胱激惹和残余尿，半数以上有不稳定膀胱。所以首先应解除梗阻，然后再对症治疗。UUI 为疾病的一种症状，在对症治疗的同时，应对原发病进行治疗。如各种膀胱炎、结石、肿瘤等原发性疾病治愈后，UUI 亦随之消失。

（2）药物治疗：目的是抑制逼尿肌收缩，降低膀胱内压，增加膀胱容量，降低膀胱的敏感性。常用药物有如下几类：①抗胆碱药如溴丙胺太林等，注意若有下尿路梗阻，应先解除梗阻，否则不能应用此类药物；②逼尿肌松弛药如黄酮哌酯、托特罗定、奥昔布宁等；③钙拮抗剂如维拉帕米、硝苯地平等；④前列腺素合成抑制剂如吲哚美辛等；⑤α-肾上腺素能受体阻滞剂如特拉唑嗪等。

（3）膀胱训练：通过膀胱训练，抑制膀胱收缩，增加膀胱容量。

（4）骶神经电刺激治疗：通过对储尿和排尿的各反射通路或效应器官（逼尿肌、盆底肌、括约肌）施以适当的电刺激，达到治疗目的。骶神经根电刺激疗法已获美国食品药品监督管理局认证并应用于临床，主要用于治疗急迫性尿失禁、严重尿频尿急及非梗阻性尿潴留。通过脉冲电刺激骶3神经，调节与排尿相关的逼尿肌、括约肌和盆底肌的神经反射，能显著改善症状，提高生活质量。

（5）其他非手术治疗：中医针灸治疗，盆底肌训练等。

（6）手术治疗：对以上治疗无效、病情特别严重、有上尿路扩张导致肾脏损害的患者可慎重考虑手术治疗，如膀胱扩大术、选择性骶2～4神经根切除术、尿路改道术等。值得注意的是，老年女性患者常合并逼尿肌收缩功能低下的情况，医生在进行尿道无张力悬吊术时，术后患者易出现排尿困难或合并逼尿肌过度活动，尿频、尿急等症状，甚至出现UUI。因此，术前建议进行尿动力学检查，全面评估老年人膀胱和尿道的功能状态，有利于制订出切实可行的治疗方案。

**（三）充溢性尿失禁的治疗**

（1）导尿：为保护膀胱和上尿路功能，可间歇导尿或持续引流。神经源性膀胱尿道功能障碍引起的OUI患者可采取间歇导尿治疗。下尿路梗阻引起的OUI，即使梗阻解除，膀胱功能也不可能立即恢复，仍应该继续引流尿液，避免膀胱高压，使膀胱舒缩功能逐渐恢复。

（2）预防感染：应该尽量避免下尿路感染，预防上尿路感染，否则极易使膀胱纤维化进一步加剧，导致肾脏功能减退。

（3）治疗原发病：对OUI，主要是尽早对原发病进行治疗。尿路梗阻者，应解除梗阻。挛缩膀胱为不可逆性病变，可以选择膀胱成形术或尿流改道术。

**（四）其他尿失禁的治疗**

**1. 混合性尿失禁的治疗**

对于以SUI为主的混合性尿失禁，一般先用药物治疗，控制不稳定膀胱，待不稳定膀胱消失或减轻后，再根据SUI的程度决定是否进行手术；对于混合性压力性/感觉急迫性尿失禁治疗，应首先治疗感觉急迫性尿失禁的病因，待病因消除后，再治疗SUI；对于以运动急迫性尿失禁为主的混合型尿失禁，则应按照不稳定膀胱的治疗原则处理，若在不稳定膀胱未加控制的情况下贸然进行手术，失败率很高。

**2. 神经源性尿失禁的治疗**

逼尿肌过度活动、膀胱顺应性下降、尿道括约肌张力低下都可以导致神经源性尿失禁。因此，治疗神经源性尿失禁可以通过扩大膀胱容量、改善膀胱顺应性和（或）增加尿道控制能力（增加尿道括约肌张力）两条途径实现。需要特别指出的是，鉴于神经源性尿失禁的病因、病理生理机制、临床症状及病程演进的复杂性和多样性，治疗的首要目标是保护上尿路功能而不是提高控尿能力，因此在选择治疗方法的时候，应与患者做好充分沟通。

（陈海戈）

**参考文献**

［1］Patrick C，Walsh M D，Alan B，et al. Campbell's Urology(坎贝尔泌尿外科学)［M］. 7版(英文影印版). 北京：科学出版社，2001.

［2］黄健. 中国泌尿外科和男科疾病诊断治疗指南(2022版)［M］. 北京：科学出版社，2022.

［3］廖利民，付光. 尿失禁诊断治疗学(2012版)［M］. 北京：人民军医出版社，2012.

［4］Lukacz E S，Santiago-Lastra Y，Albo M E，et al. UrinaryIncontinence in Women：AReview［J］. JAMA，2017，318(16)：1592-1604.

［5］Itkonen-Freitas A M，Rahkola-Soisalo P，Mikkola T S，et al. Current treatments for female primary stress urinary in continence［J］. Climacteric，2019，22(3)：263-269.

［6］Eric C，Darren J K，Chrstopher L. Adult male stress and urge urinary incontinence-A review of pathophysiology and treatment strategies for voiding dysfunction in men ［J］. Aust Fam Physician，2017，46(9)：661-666.

［7］Nambiar A K，Bosch R，Cruz F，et al. EAU Guidelines onassessment and nonsurgical management of urinary incontinence［J］. Eur Urol，2018，73(4)：596-609.

［8］Imamura M，Hudson J，Wallace S A，et al. Surgical interventions for women with stress urinary incontinence：system atic review and network meta-analysis of randomised controlled trials［J］. BMJ，2019，5(365)：1842.

［9］NICE. Pelvic floor dysfunction：prevention and non- surgical management ［EB/OL］. (2021-09-12). ［2023-02-01］. https://www.nice.org.uk/guidance/ng210.

［10］Peate I. Urinary incontinence in women：treatment recommendations ［J］. Br J Nurs，2019，28(22)：1486-1488.

# 第十三节　压力性损伤

**本节要点**

1. 压力性损伤定义和分期。

2. 压力性损伤风险评估及预防。

3. 压力性损伤应对策略。

**教学目的**

1. 掌握：压力性损伤的定义及分期，压力性损伤风险评估及预防。

2. 熟悉：压力性损伤发生的危险因素，压力性损伤应对策略。

3. 了解：压力性损伤概述。

压力性损伤(pressure injury)是全球常见的健康问题,给患者及家庭带来痛苦的经历,且花费高昂。压力性损伤的患病率和发病率在高危人群中普遍较高,例如终末期患者、脊髓损伤患者、新生儿和重症监护患者等。多年来,压力性损伤的发生已被认为是评价患者护理质量的关键指标之一。压力性损伤可引发其他疾病和增加死亡率。人口老龄化的快速发展,压力性损伤将是一个极具挑战性的社会问题和健康问题。

## 一、压力性损伤概论

### (一)压力性损伤概述

压力性损伤又称为压力性溃疡(pressure ulcer)、压力性坏死(pressure necrosis)和缺血性溃疡(ischemic ulcer),是临床上一种常见的皮肤损伤,是指皮肤或皮下组织等局限性损伤,由压力或压力合并剪切力作用所致。压力性损伤通常发生在骨隆突出部位,也可能与医疗器械或其他物体有关。

2016年美国压力性损伤顾问小组(National Pressure Ulcer Advisory Panel,NPUAP)将压疮更名为压力性损伤(pressure injury),指出其是皮肤和(或)皮下组织的局限性损伤,由压力或压力合并剪切力所致,通常发生在骨隆突出部位,但也可能与医疗器械或其他物体有关。

压力性损伤多发生于70岁及以上的人群,在养老院患病率高达20%。老年人发生压力性损伤是多因素综合作用的结果,主要生理原因是随着年龄增长而出现皮肤衰老,60岁以后皮肤水通道蛋白-3基因表达降低而皮肤干燥,70岁后脂质屏障前体的生成速率降低,导致维持皮肤脂肪减少,经皮失水率增加,皮肤屏障功能下降和压力性损伤易感性增高,也是压力性损伤现患率随年龄增长而升高的主要原因。一旦发生压力性损伤,住院时间明显延长,医疗支出显著增加,甚至会因并发症而导致死亡。

### (二)压力性损伤发生的危险因素

压力性损伤的发生是多因素引起的复杂病理过程。压力、剪切力、摩擦力和潮湿是压力性损伤发病机制中四个重要的物理因素。

压力性伤的发生与老年人个体的全身和局部状况、医疗和物理环境等多种因素有关,其危险因素为内源性因素和外源性因素。

(1)内源性因素:长期卧床、移动受限、感觉障碍、高龄、营养不良;其他因素如骨折、糖尿病、心血管疾病、神经系统疾病、风湿性疾病、认知功能障碍、大小便失禁等。运动能力降低被认为是压力性损伤发生风险因素增加最重要的因素。

(2)外源性因素:压力、摩擦力、剪切力、潮湿环境等。

老年人由于皮肤感觉反应迟钝、皮下组织萎缩变薄和皮肤弹性下降等因素,可增加皮肤的易损性。因此,老年人在同等压力及受压时间作用下,比年轻人更易发生压力性损伤。前往或往返医疗机构(如救护车或在急诊室等待入院)的患者处于长期不动的状态,可能有较高的压力性损伤风险。

### (三)压力性损伤定义和分期

2016年美国压力性损伤专家组/欧洲压力性损伤咨询专家组(NPUAP/EPUAP)制订压力性损伤分级系统,压力性损伤可分为以下4期两个阶段:

1期(stage 1):皮肤完整,局部出现指压不变白的红斑,在深色皮肤表现可能不明显。

2 期（stage 2）：部分皮层缺失伴真皮层暴露，可表现为完整或破裂的血清性水疱或基底面呈粉红色或红色表浅伤口，脂肪层和深部组织未暴露，无肉芽组织、腐肉或焦痂。

3 期（stage 3）：皮肤全层缺损，创面可见皮下脂肪组织、肉芽组织和伤口边缘上皮内卷，可有腐肉和（或）焦痂、潜行和窦道，但无筋膜、肌肉、肌腱、韧带、软骨和骨暴露。

4 期（stage 4）：全层皮肤和组织缺损，创面可见筋膜、肌肉、肌腱、韧带、软骨或骨。可见有腐肉或焦痂，通常有上皮内卷、潜行和窦道。深度按解剖位置而异。

不可分期（unstageable）：全层皮肤和组织缺损，腐肉或焦痂掩盖了组织损伤的程度，只有去除足够的腐肉和坏死组织后，才能判断是 3 期或 4 期压力性损伤。

深部组织损伤（suspicious deep tissue injury，SDTI）完整或破损的皮肤局部呈持久性非苍白性发红、褐红色或紫色改变或表皮分离后出现暗红色伤口床或充血性水疱，疼痛和温度变化往往先于颜色改变。此类损伤是在骨隆突处强烈和（或）持续的压力和剪切力导致的。

器械相关性压力性损伤和黏膜相关性压力性损伤是两个特殊的类别。

器械相关性压力性损伤（medical device-related pressure injury，MDRPI）：以诊断或治疗为目的的器械所致的，或非医疗器械（如床上杂物、家居）持续接触皮肤和皮下组织造成的压力性损伤，通常与器械的样式或形状符合。此类损伤应使用分期系统进行分期。

黏膜压力性损伤（mucosal pressure injury，MPI）：由于使用医疗器械导致相应部位黏膜出现的压力性损伤。因这些损伤组织的解剖特点，无法进行分期。黏膜压力性损伤可以认为是特定部位如鼻腔、口腔、阴道等黏膜的医疗器械相关性压力性损伤。

术中获得性压力性损伤（intraoperatively acquired pressure injury，IAPI）：指患者在接受手术过程中发生的受压部位皮肤及皮下组织压力性损伤，与手术体位相关，通常位于骨突处或者涉及医疗器械/设备接触的界面处，多见于术后 1～3 天，也可发生在术后 4～6 天，手术患者的压力性损伤发生率在院内压力性损伤中居于前列。

## 二、压力性损伤风险评估及预防

### （一）压力性损伤风险评估的方法及应用

风险评估是压力性损伤临床实践的重要环节，识别压力性损伤的易感人群是关键的首要步骤。

（1）评估时间及频率：患者入住医疗机构均应及时完成初次评估。当评估值达危险临界时，根据不同的风险程度决定每班、每 24～48 小时或 72 小时再评估。手术、病情发生变化或使用石膏、呼吸机面罩等医疗器械时，应密切关注皮肤或黏膜受压情况。病情危重者每天甚至每班都要评估，直至评估值在正常范围内。长期照护病情稳定者亦应定期评估；已发生压力性损伤患者每次更换敷料时均应进行评估。

（2）选择合适的压力性损伤风险评估工具：风险评估工具提供了一个结构化的评估方法，但随着压力性损伤危险因素的不断更新，尚无一种能反映所有相关风险因素的评估工具，对压力性损伤发生危险程度的估计需结合专业人员的临床判断。目前公认的评估工具为 Braden、Norton 和 Waterlow 压力性损伤评估量表。以 Braden 压力性损伤评估量表为例，它在国内使用最广泛，对压力性损伤高危人群有较好的预测效果，包括感觉、潮湿、活动、移动、营养及摩擦力/剪切力 6 个部分。其适用于昏迷、瘫痪、癌症晚期、长期卧床的老年人群,特别适用于内外科的老年患者。每项 1～4 分,总分 6～23 分,总分越低,发生压力性损伤的风险越高;18 分是发生压力性损伤危险的临界值,15～18 分提示轻度危险,13～14 分提示中度危险,10～12 分提示高度危险,≤9 分提示极度危险。

(3)确定评估部位:压力性损伤好发于机体缺乏脂肪组织保护、无肌肉包裹或肌层较薄的骨突部位及受压部位。器械相关性压力性损伤好发部位是头部(主要是耳部)、面部、颈部、足跟部、内外踝或足部。医护人员应重点评估压力性损伤易患部位;随着患者体位改变,受压部位也会发生相应改变。

(4)确定评估内容:除使用合适的风险评估量表评估外,还应结合病情、意识状态、营养状况、肢体活动能力、自理能力、排泄情况及合作程度等;对已发生压力性损伤者,需进一步评估伤口变化情况、疼痛、组织类型、伤口尺寸、分泌物、是否发生感染、压力性损伤分期、伤口边缘及周围皮肤情况。需评估有无潜在并发症,如瘘管、溃疡、骨髓炎和蜂窝组织炎、菌血症等情况。

(5)选择合适的评估技巧:采用询问、观察和检查的方法进行评估,规范使用,提高风险评估的同质化。

(6)判断压力性损伤危险程度:一旦风险评估值达到高风险值时,将此患者皮肤变化情况及相应护理措施纳入交接班内容,保持连续观察及护理。

国内外学者一致认为,对患者进行全面科学的压力性损伤风险评估是降低压力性损伤发生率的关键。

**(二)压力性损伤预防护理**

(1)识别压力性损伤发生的危险人群:所有卧床及限制于轮椅,或自行变换体位能力受损,皮肤完整性已受损,使用与皮肤紧密接触医疗设备,年龄超过 65 岁者均应视为高风险人群。应在入院时及时完成初次评估和全身皮肤检查,此后根据不同风险程度确定复评估的间隔时间。当病情发生改变时,应完成动态评估。

(2)减轻局部和全身受压:早期活动患者的翻身频率应个性化,需根据个人的活动水平、灵活性和独立进行体位变换的能力、皮肤和组织耐受性、总体健康状况、整体质量目标、舒适感和疼痛感来确定。对患者实施体位变换时,应使所有骨隆突处的压力最小化,并使压力得到最大限度重新分配,强调对足跟的释压。避免患者与医疗设备直接接触,保证患者在侧卧位时尾骶部和大转子不受压。

(3)体位管理:对卧床患者至少每 2h 变换体位 1 次;坐轮椅的患者至少每小时变换体位 1 次;对可自行变换体位的坐位患者指导每 15min 变换体位 1 次,以改变受力点。为限制于轮椅或坐位患者改变体位时,应充分考虑自身体重的分布、身体的平衡及受压部位压力分布情况,采用既有利于减压,又能够使其舒适的体位。为高风险人群选择合适压力再分布器具,如减压床垫或坐垫。避免局部减压使用气圈,以免增加局部压力和组织充血水肿。在器械下放置合适的减压敷料,固定各种外接管路有助于减少压力性损伤的发生。老年人皮肤薄,弹性和感知觉下降,而黏胶类敷料在移除时会造成皮肤的牵拉及角质层脱落,造成皮肤损伤。所以对于老年患者常选用软聚硅酮类敷料,具有高弹性、温和黏附、易于贴敷及揭除,不损伤皮肤的特点。

(4)避免摩擦力和剪切力:使用辅助设备协助患者移动及改变体位,避免拖、拉、拽等动作。半坐位时,床头抬高不超过 30°,持续时间不超过 30min。根据病情,确定合适的抬高角度,在腿部放置支撑垫,防止下滑过程中产生的摩擦力及剪切力。缩短坐轮椅时间,防止身体下滑。建议对躁动的患者使用足跟部泡沫敷料。骨突部位避免按摩,以免增高局部皮肤温度和增加组织耗氧。

(5)管理失禁和控制潮湿:如果失禁无法控制,则每次排泄物污染时应立即清洗,使用隔离剂或皮肤保护剂保护局部皮肤。建议使用高吸收性尿失禁产品保护有压力性损伤风险的皮肤。必要时,可选择造口袋或集便装置收集二便,以隔绝对皮肤的不良刺激。根据具体情况,确定皮肤清洁的频率,选择性质温和的清洗剂,避免热水及用力擦拭。

(6)营养评估:进行全面营养评估,识别并纠正各种影响患者蛋白及热量摄入的因素。联合营养师共同制订个性化的营养支持方案,确定营养支持途径和方式,如经口、喂食、鼻饲或造瘘管管饲等。每日监测和记录营养摄入量和排泄情况。定期监测人血白蛋白、总蛋白和血红蛋白等营养指标,每周测量体重1次。

(7)疼痛评估:压力性损伤引起的疼痛可能是持续的和严重的。对于有压力性损伤的患者应进行全面的疼痛评估,包括疼痛的特征、强度和持续时间等,应在伤口处理前和伤口换药或清创时进行。

## 三、压力性损伤应对策略

### (一)压力性损伤评估与测量

(1)评估要求:以患者为中心,充分体现"整体护理理念",方法系统、内容整体、评估及时准确。

(2)评估内容:评估患者全身情况,包括原发病、营养状况、药物使用情况、活动能力、排泄及心理状况等;评估创面及周围皮肤问题,包括创面颜色、渗液量及其性质、气味、周围皮肤水肿范围、伤口面积、深度及潜行的方向等。

(3)伤口测量:测量伤口长度和宽度、深度及潜行或窦道的方向和深度。长度与身体纵轴平行,宽度与纵轴垂直;深度采用棉签垂直插入伤口基底最深处量出的距离;如潜行或窦道过于细小无法插入棉签测量,可用探针,但需非常轻柔和小心,以免伤及组织。拍摄伤口照片,注意使用伤口尺,注明患者姓名、年龄、性别等一般资料,将有刻度处置于伤口长和宽的位置;相机设置微距,在同一方向及角度用同一相机拍摄伤口照片,便于对照。

若2周内没有愈合迹象,需要对患者进行全面的重新评估,并且在测量压力性损伤大小和面积时,采用相同的方法以便对不同时间的测量结果进行有意义的比较。

### (二)老年患者压力性损伤伤口处理技术

伤口床准备是包括系统的整体伤口评估方法和治疗,创造一个能够促进伤口正常愈合的环境。伤口床准备的总体目标是促进伤口床有良好的血运,去除失活组织和过多渗液,减少细菌负荷和水肿。

伤口床准备包括了伤口护理的四个方面,用首字母缩略词表示 TIME:组织管理、感染和炎症控制、水分平衡、上皮边缘发展、修复和再生、社会和个人因素等。

评估和优化伤口护理的每一个组成部分,解决已知的影响慢性伤口正常愈合的障碍。

#### 1. 组织管理

去除坏死组织及其相关的细菌和细胞负荷可提供刺激伤口促进健康组织生长的环境。清洗和清创是伤口床准备创造促进伤口愈合环境的重要方面。

(1)伤口清洗是指使用液体清除伤口和周围表面的污染物、敷料残留物和微生物的过程。清洗不是"消毒"伤口,而是"清洗"伤口。根据伤口大小、类别/分期和特征选择合适的清洗方式及频率。压力性损伤最常见的清创方法包括:锐器清创(如外科/锐器或保守锐器清创)、自溶清创、酶清创、生物清创和机械清创。

(2)伤口床出现发红、压痛、水肿、脓液、波动感、捻发音或恶臭时,应立即采用外科锐器或保守锐器清创。清除压力性损伤的失活组织及疑似或确认的生物膜,并持续清创,直到创面无失活组织并被肉芽组织覆盖。除非疑似感染,否则应避免破坏缺血的四肢和足跟部稳固、坚硬、干燥的焦痂。

**2. 感染和炎症控制**

细菌负荷的治疗是慢性伤口的一个重要考虑因素,此类伤口往往被细菌定植。感染治疗可增加伤口床的生长因子活性,促进愈合。

对于压力性损伤的创面感染和生物膜覆盖,最重要的是及时发现,及时对症处理,从而促进创面愈合。如出现以下现象则高度怀疑创面有生物膜:创面经过适当抗生素治疗后仍无法愈合、抗生素治疗无效、最佳治疗后仍延迟愈合、渗出物增多、肉芽组织变差或增生易碎、轻度红肿或轻度慢性炎症,以及继发感染指征。

基于生物膜的伤口护理需要通过清创破坏生物膜的生长的治疗方法,在去除较成熟的生物膜后的机会期,使用适用于组织强度对生物膜具有活性的局部抗菌剂,并定期进行清创,以控制和清除延迟愈合的压力性损伤中疑似或确认的生物膜。

**3. 水分平衡**

促进伤口床温暖、湿润,可防止干燥,并刺激生长因子的活动,促进再上皮化加速。控制水分可防止周围组织浸渍。

为老年人选择伤口敷料时,应考虑到对脆弱皮肤的潜在影响,尤其是要考虑去除敷料时相关的皮肤损伤。伤口敷料可以用作压力性损伤的预防和治疗,应根据压力性损伤的分期和渗出液的量选择治疗性的伤口敷料。每次更换时,应评估压力性损伤并确认敷料选择的时效性和适当性。如敷料渗漏或明显变脏,应予以更换。

**4. 上皮边缘发展**

上皮细胞没有进展,表明愈合的障碍尚未清除,需进一步准备伤口床。不发展的伤口边缘或潜行,可能由于细胞基质异常,伤口床缺氧或蛋白酶异常活动所致。控制感染和炎症,通过清创去除细胞负荷、控制创面水分是促进上皮化的重要因素。

**5. 修复和再生**

修复和再生通过促进和刺激伤口愈合过程的治疗方法来促进愈合。

(1)生物物理方法:生物物理干预治疗指采用光、电、水、热以及运动等物理因子为干预手段的非创伤性技术,包括红光治疗、红外线治疗、负压伤口治疗。应用物理治疗辅助患者康复和获得最佳功能状态为目标的联合治疗手段日趋成为当代物理医学与康复医学的研究热点。

(2)使用传统伤口愈合理论,3 期和 4 期压力性损伤通常难以愈合。手术治疗包括外科锐器清创和切除压力性损伤创面,必要时使用皮片或皮瓣移植覆盖伤口。

**6. 社会和个人因素**

压力性损伤风险的内在因素如皮肤、营养、移动能力、血液学状态等也会影响愈合。个人所处的环境、心理状态、睡眠、知识及社会支持等复杂因素也会影响压力性损伤的预防和治疗。

（蔡敏慧　张晓红）

**参考文献**

[1] 王泠，胡爱玲.压力性损伤临床防治国际指南 2019［M］.北京：人民卫生出版社，2021.

[2] 蒋琪霞，朱冬梅.皮肤和伤口循证护理规范［M］.南京：东南大学出版社，2021.

[3] 陈丽娟，孙林利，刘丽红，等.2019 版《压疮、压力性损伤的预防和治疗:临床实践指南》解读［J］.护理学杂志，2020，35(13)：41-43＋51.

[4] 穆佳欣，王浩成，倪翠萍，等.老年人压力性损伤研究热点的共词聚类分析［J］.护士进修杂志，2023，38(4):313-318.

# 第五章　老年人文关爱

## 第一节　老年医学伦理学概要

**本节要点**

1. 老年病诊疗与照护、临终关怀、老年临床研究中的伦理问题及对策。
2. 帮助医务工作者树立尊老、孝老、敬老的价值观和职业精神,充分保护老年患者权益。
3. 老年医学伦理学研究与实践新进展,理解老年医学伦理的重要地位和作用。

**教学目的**

1. 掌握
(1)医学伦理原则和老年医学伦理原则的具体内容。
(2)老年患者临床诊疗与照护中的伦理问题及对策。
(3)老年医学临床研究中的伦理问题与建议。
2. 熟悉
(1)发展老年医学伦理学的作用和意义。
(2)临终关怀服务的伦理原则。
3. 了解
(1)人口老龄化国家战略的提出及内涵。
(2)老年医学伦理的新进展。

### 一、老年医学伦理学概述

老年医学的形成和实践过程中,伴随着一系列老年医学伦理学问题。老年医学工作者不仅要了解伦理学的基本知识,更要深入学习老年人相关的伦理观念、价值取向和道德行为,更好地服务老年患者,促进老年医学事业健康有序发展。

#### (一)医学伦理学概述

医学伦理学(medical ethics)是医学与伦理学一门交叉学科。在系统考察医疗卫生领域道德现象基础上,确立伦理学依据及其概念体系,概括出基本的伦理原则和准则、形成伦理分析框架来指导相应道德实践并研究具体伦理问题的一门学科。医学伦理学应用道德哲学的理论及研究架构,探讨医学领域中所有伦理问题的研究,完善医学职业人格、养成职业道德为主的学科,为医疗卫生道德、行为和活动提供有效的伦理指引。医学伦理学是实践伦理学分支学科,也是医学人文学科的重要组成部分。

**（二）医学伦理学的基本原则**

（1）尊重原则:要求医务人员尊重患者,强调尊重患者生命、患者的人格尊严、患者及其家属的自主权、知情权和隐私权。

（2）有利原则:把患者的健康放在第一位,切实为患者谋取利益和好处。包括树立全面的利益观、提供最优化服务、预防或减少难以避免的伤害、帮助患者权衡利益得失等。

（3）不伤害原则:要求医务人员在诊治过程中尽量避免对患者造成生理和心理的伤害,更不能人为制造伤害。

（4）公平与公益原则:医学伦理学的基本核心。对待有同样医疗需求的患者提供公平的医疗保健,医疗水平、服务态度和保障制度。公益原则是以公众的利益为出发点,处理好社会、医方和患者个体利益的关系,是医疗实践中的核心问题。

**（三）老年医学伦理学**

在遵循医学伦理的基础上,以确保尊重老年患者自主权,遵守有利、不伤害、公正原则,提供安全、合理、有效、适宜的诊疗方案和康复效果的特殊伦理。包括老年医学临床诊疗与照护伦理、临终关怀伦理、老年医学临床研究伦理等。

## 二、发展老年医学伦理的重要性

### （一）应对老龄化挑战

发展老年医学伦理学是应对老龄化社会挑战的重要措施。《2022年度国家老龄事业发展公报》公布我国60岁及以上老年人口28004万,占总人口19.8%,老龄人口比重持续上升给社会和医疗系统带来了严峻挑战。

### （二）满足老年患者健康需求

由于老年患者生理、心理的逐步衰老,在医疗活动中存在诸多不便,对医学信息的理解能力有限,面对治疗决策感到困惑迷茫,面临孤独、社会价值感削弱等心理、情感问题。需要医务人员具备相应的老年医学知识和伦理知识,更好理解和满足老年患者的需求。

### （三）弘扬尊老孝老传统美德

在医疗领域倡导尊重老年人的尊严和价值,有助于激发社会对尊老孝老价值观的关注和传承,构建尊重、关怀老年人的社会环境。发展老年医学伦理不仅是临床实践的需要,更是道义要求,是社会责任所在。

## 三、老年医学伦理原则与规范

基于医学伦理学的基本原则,结合老年医学的特殊属性形成老年医学伦理原则,在处理老年医学具体问题时,又形成若干规范。

### （一）老年医学伦理原则

（1）知情同意原则:为患者做出诊断和治疗方案时,应提供真实全面的信息,对于老年人需付出更多耐心并贯穿诊疗始终,帮助其知情同意、知情选择。

(2)医疗最优化原则:根据科学知识、临床经验和老年患者的特定情况,提供最适宜的医疗服务。运用合理的医疗决策、个性化的治疗计划和有效的医疗资源分配实现最大限度的健康恢复。

(3)医疗保密原则:保护患者的隐私和个人信息。医务人员在诊断、治疗和管理患者信息时,应严格遵守保密规定,不得未经患者同意或法律授权披露患者的个人信息。

(4)生命价值原则:尊重生命,体现在尊重生命的诞生、延续和死亡的规律,既接受生命,也接受死亡。

### (二)老年医学伦理问题处理对策

(1)尊重老年患者的合法权利,弘扬中华传统美德。

(2)转变理念,合理管理和治疗患者。

(3)综合评估,制订可持续的治疗方案。

## 四、老年病诊疗与照护伦理原则

老年病主要为慢性非传染性疾病,老年慢病管理是一项长期而复杂的系统性工程。同时,老年人慢性病的急性发作往往病情危急,多病共存,救治风险高,因此在老年慢病管理和急救中存在诸多伦理难题。

### (一)老年慢病管理伦理

**1. 老年慢病管理中的伦理问题**

(1)以单病为导向的临床诊疗模式和老人多病共存的矛盾冲突。

(2)慢病老人在各级医疗机构间的畅通转诊无法得到保障。

(3)医疗服务和护理服务的割裂难以适应慢病老人需求。

(4)老年人慢病自我管理和家庭管理问题。

**2. 老年慢病管理伦理问题对策**

(1)制订共病评估管理方案。

(2)注重多学科诊治团队建设。

(3)加强综合医院、老年医院、康复医院、社区医疗机构、护理院与养老院之间的转接与互通服务体系。

(4)健全医养结合服务制度和人才队伍建设。

(5)强化慢病老人自我管理能力和家庭支持。

### (二)老年患者急救伦理

**1. 老年患者急救中的伦理问题**

(1)紧急救治权与老年患者自主权的冲突。

(2)医疗技术操作与不伤害原则的冲突。

(3)医疗救治与医疗公平原则的冲突。

(4)不复苏和终止复苏的选择冲突。

**2. 老年患者急救伦理问题对策**

(1)构建相互理解包容的良好医患关系。

(2)加强医务人员和大众老年急救技能。

（3）健全医疗保障并尊重老年患者应有的医疗权利。

（4）制订终止复苏相关法律法规。

### 五、老年患者的医患沟通伦理原则

医患关系是医疗实践中最基本的人际关系,老年患者由于生理功能退化、认知学习和语言表达能力不足等,在医患沟通中往往面临处于弱势地位。对此,医务人员需要更好掌握医患沟通素养和沟通技巧。

**（一）老年患者医患沟通伦理问题**

（1）老年患者病情和医疗现状局限的矛盾。

（2）医患之间信息不对称。

（3）医患之间缺乏信任。

（4）医患之间沟通不畅。

**（二）老年患者医患沟通伦理问题对策**

（1）强化医务人员的伦理素养。医务人员应加强与老年患者的有效沟通,使其了解各种医疗决策的利弊,并帮助其做出获益最大化的选择。同时倾听患者的顾虑与需求,并及时给予心理疏导。

（2）加强医务人员与老年患者沟通技能。医务人员应全面了解老年患者病情、心理、经济等方面的情况,给予更多的关心、耐心与尊重,确保沟通内容的通俗易懂,根据老年患者的特点调整沟通过程中的称呼、语调、语速与音量等。

（3）不断向患者渗透医学伦理相关知识。鼓励老年患者从被动地接受医疗服务转化为积极参与治疗。鼓励老年人针对治疗过程中存在的疑问主动与医生进行有效沟通。

### 六、老年患者精神疾病治疗伦理原则

老年人由于社会角色改变等原因,易引发精神疾病。他们往往存在认知上的障碍,在治疗中可能面临知情权、自主权、隐私权等方面的伦理问题,医务人员应尽可能确保老年精神疾病患者的尊严和权利。

**（一）老年患者精神疾病治疗伦理问题**

（1）不良的医德医风易引发不良的行为。

（2）隐私权难以保障。

（3）知情权与选择权易被剥夺。

**（二）老年患者精神疾病治疗伦理问题对策**

（1）强化医德医风和业务水平。加强医务人员的职业道德培训,尊重和关爱老年精神障碍患者;强化业务技能,规范诊治,促进老年患者的早日康复。

（2）保障老年精神障碍患者的隐私权。充分保护患者的个人信息、病史及隐私部位,尊重老年患者的文化差异、信仰、需求和隐私。

（3）尊重老年精神障碍患者的知情权与选择权。尽可能使患者对其病情有全面的认知,理解所要采取的治疗措施并给予同意。针对无危害行为的老年精神障碍患者,其有权自主决定入院治疗或出院;针对因发病丧失理智和判断能力的患者,由监护人代为行使知情权与选择权。

## 七、放弃治疗与终止治疗的伦理原则

### （一）放弃治疗与终止治疗的定义

《医学伦理学辞典》中提到，放弃治疗是对已经确诊的病情不进行救治或终止治疗，包含两种情况：一是患者的自主行为选择，即患者确诊后未按常规进行或坚持救治；二是医生的自主行为选择，即患者确诊后，医生在患者及家属的同意下，对不可治愈且生命治疗价值极低的患者不给予人为延长生命的治疗。放弃治疗不仅包括终止针对病因的根治性治疗，也包含不给予维持生命的营养或供给。

### （二）放弃治疗与终止治疗的伦理问题

（1）保护性医疗制度与知情同意的冲突。

（2）老年患者自主权的伦理冲突：与生命权的冲突，与家属决定权的冲突，与医生裁量权的冲突。

（3）延长寿命与生存质量低下的冲突。

### （三）放弃治疗与终止治疗的伦理准则

（1）尊重老年患者知情同意权与自主权。医生应向患者及其家属提供包括诊断结论、诊疗决策、病情预后等在内的完整且真实的信息，使其充分理解不同决策的利弊，再由患者及其家属自主做出决定。在得到接受或放弃治疗的明确承诺后，方可确定最终的诊治方案。

（2）消减对老年患者身心所造成的伤害。医生做出放弃治疗的决定应出于最大限度减轻老年患者的痛苦，而不是导致或加速其死亡，应尽力将伤害降低到最低限度。

（3）保障医疗资源与医疗服务的公正。医疗过程中，对于终末期的老年患者，应给予其公平享有医疗资源的权利。对于不同社会地位、文化程度、经济条件的患者，医生都应给予同等的关心、尊重和治疗，做到医疗服务公正。

（4）确保医疗决策对老年患者有利。医护人员应始终将老年患者的生命健康放在首位，确保医疗活动有益。医生在做出医疗决策时应考虑继续接受治疗是否会对患者造成更大的伤害，即权衡好可能的收益与风险。

## 八、临终关怀伦理原则

### （一）临终关怀概述

由医生、护士、社会工作者、志愿者等组成的多学科团队向临终患者及其家属提供生理、心理、社会和灵性等方面的积极照护和全面支持，包括控制疼痛、心理疏导、改善生活质量、哀伤辅导等。临终关怀是一种特殊的缓和疗护服务项目，具有其特殊的道德与伦理。

### （二）临终关怀伦理原则

（1）临终关怀应以舒缓疗护为主。临终关怀不以延长患者寿命为目的，而是以对症处理和照顾护理为主，强调照护，淡化治疗。旨在提高患者终末期的舒适度与生活质量，维护其尊严，促进"优逝"。

（2）临终关怀强调全方位舒适照护。照护贯穿于临终关怀服务的全过程，涵盖临终医疗护理和日常生活照料。主要包括为临终老年患者提供足够的照护资源、有针对性的饮食照料、良好的心理疏导和舒适的临终环境。

（3）临终关怀应注重消减患者身心痛苦。通过合理运用镇痛药物减轻患者肉体源性的病痛，提供更多的爱心与耐心，充分尊重其个人权利、宗教信仰、生活习惯，并鼓励其积极参与医疗护理方案的制订与生命支持系统的选择。

## 九、老年医学临床研究伦理学问题

### （一）临床研究的伦理学基础

老年医学临床研究是指在 60 周岁以上人群中开展的、针对老年群体特有或常见疾病及健康问题（病因、发病机制、进展过程、诊断、治疗、康复、预后等）进行研究的活动，也涵盖医学新技术、新疗法和新产品在老年群体中的试验研究。为规范临床研究，保障受试者的安全，做好伦理审查具有重要意义。

**1. 临床研究伦理审查的必要性**

进行伦理审查不仅可以有效监督临床研究人员的研究目的，规范研究行为，增强伦理意识，也能切实保障老年医学临床研究受试者的安全与权益。

**2. 临床研究伦理原则**

（1）尊重老年受试者的知情同意权。

（2）保障老年受试者的隐私权。

（3）将老年受试者的安全与权益置于首位。

（4）给予弱势受试人群以特别保护。

**3. 临床研究伦理审查的主要内容**

（1）研究者及其团队资质。主要研究者应具有高级职称和丰富的老年医学领域工作经验；研究团队应包含和目标疾病相关的老年医学专家和临床研究方法学专家；团队成员应具备良好的与老年人沟通的能力；老年人易发生药物不良反应等情况，团队成员应具备急救能力。

（2）研究背景及前期基础。应清晰阐述该研究的国内外现状与研究意义。

（3）研究目的：临床研究针对老年群体特有或常见疾病及健康问题，或疾病目标人群中包含相当数量的老年患者。

（4）研究设计与实施。

（5）风险收益评估。

（6）老年受试者的特殊保护，研究设计应充分考虑老年人群的生理特征和生活习惯，在研究过程中给予更多的照护，并尽可能采用电话或上门随访。

（7）知情同意的过程。首先，应充分告知，表述通俗易懂，使老年受试者充分理解、自主选择；其次，对如何获得知情同意有详细阐述，包括由谁负责获取知情同意，以及签署知情同意书的规定；再次，计划纳入不能表达的知情同意者作为受试者时，应对如何获得知情同意或授权同意详细说明，且理由充分正当；最后，要有在研究过程中听取并答复受试者或其代表的疑问和意见的相关规定。

（8）隐私与保密。

### （二）老年医学临床研究的伦理问题

（1）老年受试者的知情权与自主选择权难以保障。

（2）老年受试者的健康安全与科学利益的矛盾。

（3）易发生老年受试者的脱落与中止等问题。

**（三）老年医学临床研究的伦理建议**

老年医学临床研究有助于明确老年人常见健康问题或疾病的病因、诊断、治疗和防治措施，并对其效果和效益进行评估，对老年医学的发展具有重要意义，但因其临床受试者的特殊性，此类研究应当审慎进行伦理评估。

（1）要对老年人实施有效的知情同意。研究人员应充分评估受试者理解所做决定可能造成结果的能力，并以通俗易懂的方式详细向老年人及其家属阐述临床试验可能带来的益处与风险，帮助其全面分析利弊。根据其理解能力，采用本人或本人和法定代理人双方签字同意的方式履行知情同意程序。必须在获取知情同意书后，方可开展临床试验。

（2）保障老年受试者利益最大化和伤害最小化。研究人员应将受试者的安全、健康和权益放在首位，使受试者获得的利益最大化。预见潜在的风险和可能造成的伤害，制订相应的应急预案，并事先与受试者及其家属充分沟通，尽可能将伤害控制在最低限度。

（3）坚持受试者自愿参加的原则。受试者有权在任何时候退出试验，研究人员应充分尊重其选择，同时与其进行良好沟通，消除其内心的顾虑，并积极给予相应治疗。

## 十、老年医学伦理学前沿议题

现代科学技术的快速发展在给人类带来福祉的同时，基因技术、人工智能和机器学习等新技术在老年医疗中的应用也引发了各自特定伦理问题。

**（一）新技术在老年医疗中的伦理问题**

（1）基因技术应用：基因技术在老年医疗中应用涉及个体的遗传信息和信私权保护等问题。

（2）人工智能和机器学习：在老年医疗中的应用需要数据的收集、处理和分析，涉及隐私和数据安全、算法公正性、自主决策能力的权衡等问题。

（3）远程医疗和健康监测：使老年患者能够在家中接受医疗服务和监测。涉及老年患者数据隐私、远程医疗的医疗质量和有效性、技术使用的限制等问题。

（4）3D打印和生物技术：在老年医疗中应用广泛，可用于定制医疗器械和假体。但有待关注医疗器械的安全性和效果评估、资源分配的公平性、生物技术的伦理准则等。

（5）虚拟现实和增强现实：在老年医疗中的应用可以提供康复训练和疼痛管理等服务。相关伦理问题包括技术依赖的风险、个人隐私保护、技术可及性等。

**（二）创新养老模式与老年医学伦理学**

创新养老模式的应用对老年医学伦理学提出了一些特定的问题，涉及资源分配、个体尊严和自主权、技术使用的限制等多方面。在推广和应用这些模式时，需要综合伦理原则和实际情况，确保老年患者能够获得安全、高质量和人性化的医疗护理。

（1）社区护理模式：在社区中为老年患者提供全面的医疗和护理服务，已广泛用于慢病患者管理中。涉及卫生资源分配的公平性、社区参与和决策的权衡、老年患者自主决策能力的支持等伦理问题。

（2）智慧健康养老模式：该模式采用物联网技术和信息化设备搭建虚拟网络平台，纳入社区居家养老老年人，提供包括健康照护、生活照料、紧急救助、心理慰藉等服务。在实际推行中，该模式可能存在技术使用限制不明确、物联网信息隐私泄露、数字鸿沟和可及性不足等方面伦理问题。

（3）养老院与养老社区模式：养老院和养老社区模式为老年患者提供了全方位的长期护理和社交支持，需注意到该模式可能存在质量管理和监管缺位、个体尊严和自主权难以平衡、老年患者参与决策程度不足等伦理问题。

（4）家庭护理模式：通过挖掘家庭照护资源，从家庭成员中选择符合条件的人担任老年人照顾者，并作为社区医务人员与老年人间的联络人，提供个性化、高质量的健康管理服务。该模式在推广中需注意的伦理问题包括照顾者的负担和压力、老年患者的安全和质量管理、社区卫生资源配置的科学性和合理性等。

（袁蕙芸　陈佩）

参考文献

[1] 田喜慧.老年医学伦理问题分析及应用[M].北京：中国协和医科大学出版社，2017.

[2] 陈可冀，何琪杨.中华老年医学[M].南京：江苏凤凰科学技术出版社，2016.

[3] 吕健.临床决策的边界[J].医学与哲学，2020,41(10)：20-24.

[4] 黄樱硕，尹航，李悦，等.高龄老年患者临床诊治过程中的伦理思考[J].中国医学伦理学，2019，32(05)：612-615.

[5] 王世婷，陈其，贾仁兵，等.老年人临床研究权益保障的伦理问题探讨[J].中国医学伦理学，2022，35(09)：1007-1011.

# 第二节　老年人虐待

## 本节要点

1. 老年人虐待的概念、现状与特点。

2. 老年人虐待的形式多样，虐待可增加老年人死亡率，导致焦虑和抑郁等心理问题，降低老年人生活质量，增加公共卫生资源的使用。

3. 老年人虐待现象通常是隐蔽的，目前全球广泛使用的筛查量表并不完全符合中国国情。

## 教学目的

1. 掌握：老年人虐待的定义，老年人虐待的类型。

2. 熟悉：虐待对老年人产生的损害，导致虐待的危险因素，老年人虐待的识别。

3. 了解：老年人虐待常用的筛查工具和评估量表，老年人虐待的预防和干预措施。

## 一、案例带来的思考

80 岁的夏阿姨,与儿子、儿媳妇同住,因阿尔茨海默病、认知功能障碍,常年卧床,日夜颠倒,大小便无法自理。儿子经常在外工作,平时主要是儿媳妇一人照顾她。儿媳妇觉得她总是晚上起床去洗手间、影响自己休息,就把她裹在尿布里,为了防止她起床摔倒,把她床上的床栏挂起来,把床单绑在上面,以确保她不会试图下床。因为不习惯,夏阿姨经常在夜间叫唤,儿媳妇为此经常整晚失眠,感到疲倦和愤怒,决定送夏阿姨去养老院。

以上案例,是否存在虐待老年人的问题? 什么是老年人虐待,发生老年人虐待的影响因素有哪些,老年人虐待会造成哪些不良影响? 我们如何去及时发现和干预? 为确保老年人的权益与生活质量,我们应重视和关注老年人虐待问题,采取有效预防与干预的法律措施。

## 二、老年人虐待的定义

随着老年人口的不断增加,由于老龄化而引起的一些社会问题,正逐渐引起人们的关注。其中一个越来越严重的问题就是虐待老人。虐待老人的概念最早是在 1975 年巴克尔医师发表的《虐待祖母》中首次提及。1995 年英国预防老年虐待组织对老年人虐待进行定义,即在本该充满信任的任何关系中发生一次或多次致使老年人受到伤害或处境困难的行为,或以不恰当的行动方式致使老年人受到伤害或处境困难的行为。之后,西方国家对虐待老人问题进行了深入研究,有些国家已经通过立法来保护被虐待老年人。老年人虐待问题受社会文化背景的影响,因此不同的国家和地区对其有不同理解。目前,国际上广泛采用的是 2015 年世界卫生组织(WHO)发布的老年人虐待的定义:在任何应信任的关系中发生的,对老年人的一次或数次不恰当的、并给老人带来伤害或造成不幸的行为。而我国目前对虐待老年人还没有权威性定义,也没有具体法律法规对此进行详细说明。平常生活中提及虐待老年人更多地指用残暴的行为造成老年人身体上的伤害。而法律对于虐待更多指身体上的伤害,虽然对精神虐待、经济虐待、忽视照顾的行为有所体现,但没有认可广义上的虐待老年人。所以针对我国国情,如何定义及解释在法律上及学术上的虐待老年人是值得不同学科的学者研究的问题。

## 三、老年人虐待的现状与特点

联合国前任秘书长安南曾发表的报告指出:虐待老年人问题在发达国家和发展中国家都非常普遍。随着人口老龄化,受虐待老年人的人数将迅速增加,到 2050 年预测将增至 3.2 亿人。2018 年 6 月 8 日,世界卫生组织报道,在过去的 1 年中,大约有 1/6 的 60 岁及以上老人遭受了某种形式的虐待。在养老院和长期照护中心等机构中,老人遭受虐待的比例很高,2/3 的员工称他们在过去 1 年中曾虐待过老人。虐待老人问题的流行病学报告与人种、场合、定义和研究方法相关。在北美和南美国家,虐待老人,尤其是存在认知功能障碍老人的发生率为 10.0%～ 47.3%。欧洲国家虐待老人的发生率从爱尔兰的 2.2% 到克罗地亚的 61.1%。日本作为全球老龄化进程最快、老年人口比例最高的国家,2003 年对家庭内虐待老人问题进行了首次全国性实况调查,结果显示心理虐待、疏于照料和身体虐待是最常见的 3 种虐待方式,占比分别为 63.6%、52.4% 和 50.0%。老年人虐待具有隐蔽性,老人往往害怕报复、担心给施虐者惹麻烦、心智能力不足,感到羞愧或出于其他原因,仅有 4% 的受害者向家人、朋友或当局报告遭受虐待的事件。

荟萃分析结果显示，在中国，老年人虐待发生率为 20.29%，随着年龄增加，老年人虐待发生率升高，60 岁及以上为 19.76%，70 岁及以上为 22.24%，80 岁及以上为 29.19%。家庭环境中老年人虐待率为 13.3%，心理虐待和忽视分别占 4.9%、4.0%。我国老年人虐待发生率低于国外的原因，可能受中国传统"孝道"文化影响，虐待老人易受到社会关注和舆论谴责，同时我国老人更多采取居家养老的模式，增加了与子女接触的时间，降低了以情感虐待为主的虐待发生。而另一方面，受"家和万事兴""家丑不可外扬"传统文化的影响，老年人可能不愿意公开报告其受到了照顾者的虐待；而且，虽然我国《老年人权益保障法》等相关法律、法规日益完善，但老年人法律意识不强，对老年人虐待，尤其是情感虐待的认识不足，缺少类似于发达国家关于老年人虐待的强制报告制度及处理虐待事件的专门机构，导致我国报道的老年人虐待发生率可能低于实际发生率。

## 四、老年人虐待的形式

### 1. 身体虐待

暴力行为、不适当地限制或禁闭、剥夺睡眠等。从身体方面限制患者；通过诸如给他们穿不洁衣物等方式使他们失去尊严和在日常事务上的选择权；故意不提供足够的护理（如任凭老人发生压力性损伤）；强迫进食或任何方式的体罚，不合理的禁闭、恐吓，剥夺必要的生活供养条件而造成身体伤害。

### 2. 心理/精神情感虐待

长期口头侵犯，贬低老年人，使用削弱个性、尊严和自我价值的言语攻击老年人，包括指责、折磨、胁迫、惩罚，或者剥夺老年人的行动、不理睬老年人或不尊重其隐私以及不为老年人提供友谊、新闻或信息等。精神虐待形式多样，会使老年人处于无价值感、尴尬或羞耻等感觉状态，而这些情绪会导致老年人进一步的社会孤立，其也是常见的虐待形式之一。

### 3. 经济剥夺/物质虐待

不合法地或不适当地剥夺金钱和资源，包括滥用老年人收入或经济资源、剥夺老年人使用及控制个人资金的权利、盗取老年人钱财、胁迫老年人签订契约、更改遗嘱或授权代理人，不为老年人提供维持基本健康和生活所需的资金和资源，实施经济骗局及诈骗性计划等。

### 4. 性虐待

指强迫与老年人发生性接触、实施性骚扰、强迫性暴露或拍摄相关照片或视频等。与其他类型的老年人虐待不同，性虐待是最隐蔽、最不被承认和报告的老年人虐待形式。故今后有必要将性虐待作为一个独立的亚型进行深入研究。

### 5. 疏于照料

疏于照料又称忽视，是指法律意义上老年人责任照顾者的不作为，具体包括躯体忽视、精神忽视、遗弃、不赡养老人、有意或无意地剥夺食物、药品或其他生活必需品等不能满足老年人基本生活需要的行为。

自我忽视，指老年人没有能力或不愿意为自身提供一些必需品或服务来维持安全、独立的生存。与被动受虐不同，自我忽视是一种主动受虐，包括生活中不能保持自身清洁、在不适当的环境中忽视饮食、穿不适当的衣服、没有寻求必要的医疗护理、不能与他人互动、不能正确使用金钱或管理银行存款记录、无视环境或自己的财物。国外将自我忽视视为老年人虐待的一种亚型,随着老年人人权保障日益加强和自我忽视现象的普遍化,我国学者对自我忽视的研究也逐渐增多。

## 五、虐待对老年人造成的损害

(1)身体上伤害:导致老年人躯体功能下降、免疫系统功能下降、慢性病患病率增加、营养不良,以及不同程度的损伤,比如从微小的擦伤、淤伤,到骨折、头部受伤,甚至可能终身残疾等。

(2)心理上的伤害:会造成老年人严重甚至长期的不良心理后果,包括抑郁、焦虑、恐惧,药物及酒精依赖,自我疏忽或自伤甚至自杀倾向。

(3)增加医疗需求:由于老年人的生理状况低下,一旦受到虐待,恢复健康的时间较长,其后果可能很严重,即使很小的伤害也可能造成严重的、永久性的损伤。疗养院安置需求以及急诊就诊率、住院风险增加,甚至增加死亡率。治疗费用的支出也给老年人带来了经济上的压力。

## 六、导致老年人虐待的可能性升高的危险因素

### 1. 个人因素

老年人虐待的风险因素包括老年人身心健康不佳、社会孤立或社会经济地位低下、认知功能障碍等,并受不同年龄、性别、婚姻状况、文化程度等影响。随着年龄增加,老年人虐待发生率增加,尤其是 75 岁以上的老年人。与已婚老年人相比,离异、单身、丧偶的老年人虐待发生率高。虽然老年男性受到虐待的风险与女性相当,但在某些国度的文化中,女性的社会地位较低,老年女性因守寡而被忽视和遭受经济虐待(如财产被侵占)的风险更高,女性遭受较为持久的严重形式的虐待和伤害风险也可能更高。文化程度较高的老年人遭受虐待的可能性越小,可能因其拥有更多社会、经济资源支持,且教育子女的方式使子女具有良好的道德行为,他们可更好处理家庭纠纷,尤其是涉及经济利益的问题,从而避免虐待,特别是经济虐待的发生。

而施虐者如果存有精神障碍、酒精及物质滥用、失业或经济问题,均会增加虐待的风险,尤其是身体虐待、经济虐待。

### 2. 亲属关系

共同生活是虐待老人的 1 项风险因素,虐待者对老年人的依赖(通常在经济方面)也会增加虐待风险。在某些情况下,当老年人越来越依赖照护时,长期不够和睦的家庭关系可能会由于紧张而使情况变得更糟。比如许多女性进入职场,空闲时间较少,照顾老人成为较大的负担,也增加了虐待风险。

### 3. 社会原因

照顾者与老年人受到社会的隔离,加上随之而来的社会支持的缺乏,是导致照护者虐待老人的重大风险因素。在机构内,更有可能发生虐待的情况包括老年人卫生保健、福利服务和护理设施的标准较低;照护人员未经过良好培训、工资低及工作量大;机构的硬件环境不够完备;机构运营政策以经济利益为主,而并非考虑居住老人的需求。

### 4. 社会文化

许多老年人之所以感觉孤单,是由于存在认知功能障碍、阿尔茨海默病,甚至日常生活

无法自理，以及四世同堂的家庭模式。对老人怀有成见，将老人描绘成脆弱、虚弱和具有依赖性的人群，家庭各代之间关系的淡化，存在一定的经济利益等，均可能导致老人受到虐待。

## 七、谁可能对老年人施虐？

对于老年人而言，处于信任或权威地位的人均可能成为施虐者。由于受虐者和施虐人通常为照顾关系或者共同生活，最常见的施虐者为成年子女、伴侣及其他亲属。其他如独居老人的朋友、邻居，无自身行为能力的替代决策者，律师、财务顾问、精神顾问等专业人士，保健医生、治疗师、护理人员等照护提供者。

## 八、如何识别老年人可能被施虐？

老年人虐待现象通常是隐蔽的，且被虐待老人常因为不同原因而否认被虐事实。因此需要医疗护理人员具有敏锐的观察力和丰富的专业知识，来识别老年人被虐征象。

### 1. 突然出现可疑的伤害

身体上有不能解释的瘀伤、鞭痕、变色、烧伤、绳索捆绑的痕迹、撕裂伤、切割伤、针刺伤、扭伤、骨折，外阴部瘀青或阴道的流血，视力方面的问题如视网膜脱落等。

### 2. 行为上的改变

说话犹豫，出现难以让人相信的叙述，有睡眠中断现象，饮食习惯的改变，用药习惯的改变如服药不足或不恰当，思维混乱或定向紊乱，有焦虑、抑郁、恐惧、愤怒，甚至自杀倾向。

### 3. 外表的变化

皮肤清洁卫生不良，出现压疮、皮疹、长虱子情况；着装不当，衣服单薄或过厚；突发的体重下降或增加，营养不良或脱水；行走或坐位困难；肮脏的衣服或床上用具；缺乏必要的用具如床栏、拐杖或步行器等，居住环境存在安全隐患。

### 4. 社会活动的变化

有被幽禁的痕迹，如被绑在家具上，门从外被反锁等；对日常活动失去兴趣，避免与朋友和家人接触；失踪。

### 5. 经济状况、生活状况、法律文件的变化

银行账户和资金的动向不明，在老人不能书写的情况下出现签名的支票，照护者拒绝为老人的医疗和护理花钱，出现未付的账单和过期的债务，老人个人贵重物品如艺术品、珠宝首饰等的丢失。

## 九、老年人虐待的常用筛查工具和评估量表

### 1. 老年人评估量表（EAI）

该量表是 FULMER 等在 1984 年编制的，主要用于老人身体虐待、精神虐待、经济虐待、疏忽照顾和被遗弃的评估，适用于医院、社区和养老机构。量表共 44 个条目，分为一般评估、忽视评估、日常生活方式、社会评估、医疗评估、感情/心理忽视和评估总结 7 个部分，由专业人员（如老年专科护理人员）在观察老人后根据观察结果进行填写。用于识别处于虐待危险中的个人以便做更进一步的评估。

### 2. Hwalek-Senstock 老年人虐待筛查测试（H-S /EAST）

该量表是 HWALEK 等在 1986 年编制的，主要用于老人身体虐待、精神虐待、经济虐待

和性虐待的评估,适用于医院、社区和养老机构,尤其是医院的门诊和急诊部门,主要用于评估认知功能正常的老年人是否存在被虐待的风险。量表共 15 个条目,由老人直接回答,以便评估老人是否存在被虐待的情况及被虐待的因素或是否存在潜在的被虐待指标。该量表仅适合研究者对认知正常的老年人进行评估。

**3. 照顾者虐待老年人评估量表(CASE)**

该量表是 REIS 等在 1995 年编制的,主要用于老人身体虐待、精神虐待、经济剥夺和疏忽照顾的评估,适用于医院、社区和养老机构的老年人评估。量表共 8 个条目,由照顾者以"是"或"否"回答,"是"计 1 分,"否"计 0 分,总分≥4 分表示虐待风险高。但任何 1 个条目是阳性回答,都可能需要采取干预措施。该量表使用的是非对抗性措辞,使照顾者感到相对舒适,因此,其戒备心、排斥心理弱,愿意回答;另一方面,该量表由照顾者回答问题,因此,即使老年人存在认知障碍,研究者也可对其照顾者进行评估,以筛查老人是否存在被虐待风险。

**4. 虐待筛查指标(IOA)**

该量表是 REIS 等在 1998 年编制的,主要用于老人身体虐待、精神虐待、经济虐待和疏忽照顾的评估,适用于社区和研究机构的老年人评估。量表共 29 个条目,包括 2 个人口统计条目和 27 个虐待筛查条目,由经过训练的医师对照顾者和老人进行 2～3 小时的家庭访问,在对照顾者和老人分别进行全面评估后填写。

此外还有老年人虐待怀疑指标(EASI)、老年人虐待筛查简表、冲突策略量表等。由于各国社会文化背景的不同,对虐待定义、所包含的条目及水平不同,使得上述量表缺乏统一的效度和信度标准,适用人群与场所也有所不同,各有侧重和利弊。由于受到传统思想以及养老模式单一化的影响,中国老年人主动报告或是承认遭受虐待的情况相当少见,给调查研究带来了不小的难度,致使我国不能直接套用国外的量表,结合我国国情制订中国老年人虐待评估量表的需求极为迫切。

## 十、何预防和干预老年人虐待

当代中国虐待老年人现象既广泛存在,又不容易被人发现,而且其现实原因涉及国家、社会和家庭的方方面面,因此老年人虐待的防治工作是一个长远的系统工程。

预防和干预老年人虐待是一个复杂而重要的任务,需要社会各方面的共同努力。以下是一些建议和策略,以帮助预防和干预老年人虐待:

**(一)预防策略**

(1)提高公众意识:开展广泛的老年人权益教育宣传活动,提高公众对老年人虐待问题的认识和重视程度。这可以通过举办讲座、研讨会、宣传活动等方式进行,以增强社会对虐待行为的警觉性。

(2)加强法律法规建设:建立完善的法律法规体系,对虐待老年人的行为进行规范和制约。同时,加强执法力度,对涉嫌虐待的人员进行严格的调查和处罚,以保护老年人的合法权益。

(3)建立专业支援服务:为老年人提供心理、法律、医疗等方面的专业支援服务,帮助他们应对虐待问题。这可以包括建立老年人咨询热线、提供法律援助和心理咨询服务等。

(4)加强社区支持:建立社区支持网络,鼓励社区成员关注老年人的安全和福祉,提供必要的帮助和支持。社区可以组织志愿者团队，为老年人提供陪伴、照顾等服务，以减少虐待的发生。

（5）增进家庭关系：鼓励家庭成员多关心、关注老年人，建立良好的家庭关系。这可以通过家庭聚餐、家庭活动等方式增进家庭成员之间的感情，减少家庭矛盾和虐待的发生。

**（二）干预策略**

（1）建立举报机制：建立健全老年人虐待举报机制，鼓励社会各界积极参与，及时揭示和制止虐待行为。同时，对举报人进行保护，防止其受到报复或威胁。

（2）提供紧急援助：对于已经遭受虐待的老年人，及时提供紧急援助和庇护服务，确保他们的安全和福祉。这可以包括提供临时住所、医疗援助和心理支持等。

（3）加强照护者支持：通过提供照护者培训、减轻照护负担等方式，加强照护者的支持和帮助，提高他们的照护技能和意识，以减少虐待的发生。

（4）筛查潜在受害者：通过筛查潜在受害者，及时发现并介入虐待行为。这可以通过与老年人进行面对面的交流、了解他们的生活状况和感受等方式进行。

（5）加强跨部门合作：加强政府、社会组织和社区之间的合作，共同制订和执行预防和干预老年人虐待的策略和措施。通过跨部门合作，可以形成合力，更有效地预防和干预老年人虐待问题。

总之，预防和干预老年人虐待需要全社会的共同努力。通过提高公众意识、加强法律法规建设、建立专业支援服务、加强社区支持和增进家庭关系等措施，可以有效地预防和减少老年人虐待的发生。同时，加强照护者支持、建立举报机制、提供紧急援助和筛查潜在受害者等干预策略也可以及时介入并制止虐待行为的发生。

（周艳　陈佩）

**参考文献**

[1] United Nations. Abuse of older persons：recognizing and responding to abuse of older persons in a global context ［EB /OL］.(2002－06－15)［2015－10－15］.

[2] Yon Y，Mikton CR，Gassoumis ZD，et al. Elder abuse prevalence in community settings：a systematic review and meta-analysis[J]. Lancet Glob Health，2017，5(2)：e147-e156.

[3] DONG X Q. Elder Abuse：Systematic Review and Implications for Practice[J]. J Am Geriatr Soc，2015，63(6)：1214-1238.

[4] 师艳荣. 日本老人受虐待问题分析[J]. 社会工作，2012，1：88-90.

[5] Cooper C，Livingston G. Intervening to reduce elder abuse：challenges for research [J]. Age Aging，2016，45(2)：184-185.

[6] 陶红霞，金静，阮海慧，等. 中国老年人虐待发生率的系统评价[J]. 中国循证医学杂志，2020，20(8)：938-944.

# 第三节 老年临终关怀

**本节要点**

1. 临终关怀的相关概念和内容。
2. 老年临终关怀的对象。
3. 临终关怀的模式。
4. 三种常见临终轨迹。
5. 死亡观与死亡教育的意义。

**教学目的**

1. 掌握：临终关怀的相关概念，临终关怀的内容和原则，老年临终关怀的对象。
2. 熟悉：临终关怀的模式，三种常见临终轨迹。
3. 了解：临终关怀的实施策略，临终关怀事业对社会和个人的意义。

随着现代医疗技术的发展，生命维持技术的不断完善，使疾病终末期的患者的生存期大为延长。同时，中国和西方国家都面临社会的全面老龄化，老年人口急剧增加，进入临终期的老年人也越来越多，进一步加剧了卫生资源分配的难度，卫生资源相对缺乏的矛盾日益突出。一方面，人为延长生命的各种方式增加了临终患者的痛苦，加重了患者家属的经济和心理负担，另一方面，临终患者的治疗耗费了大量的医疗卫生资源，生命质量却并没有很大提高，而相对于生命的长度，生命的宽度——生活质量正日益受到人们的重视。因此，如何改善现有的终末期老年患者的临床治疗模式，协调医患之间、医院与社会之间的关系，为老年临终患者提供全方位的、综合性的医疗服务；如何从患者及其家属利益出发，减轻他们临终阶段的痛苦，安然地度过有限的生命期；如何使他们能够正确认识死亡和生命的意义，这是医学界乃至人类社会面临的重要课题。

临终关怀，尤其是老年人临终关怀的探索和实践，就是在这种背景下逐渐兴起，临终关怀事业的发展将有助于合理配置社会卫生资源，尽可能地让患者减少痛苦，坦然地走向人生终点，并逐渐得到了社会、伦理、卫生经济以及公众舆论的理解和支持。临终关怀的兴起与发展，反映了人类社会发展中对自我认识的提高，是社会进步和发展的必然产物。

## 一、临终关怀简介

### （一）临终关怀的发展历程

临终关怀（hospice）一词始于 12 世纪，原指朝圣途中的休息驿站。这种驿站主要为朝圣者提供温暖、医疗护理及食物供给。后来人们引申其意，以 hospice 专门指称那些护理临终患者的相关医疗机构。1967 年一位英国女医生桑德斯博士目睹了癌症临终患者疼痛至死无法缓解，还经受着种种痛苦的治疗，感同身受，刻骨铭心，于是在伦敦郊区建立了世界上第一所现代化兼具医疗及照顾的临终关怀医院——圣克里斯托夫医院，主要服务于晚期肿瘤患者。桑德丝医师亲自带领医疗团队着手进行一连串的癌症疼痛及症状控制的研究，将临终患者的痛苦减至最低，使他们能在平静中有尊严地死去。之后，在欧洲、北美等 70 多个国家和地区出现了类似的医疗机构或病房。在这些国家，临终关怀是由医护人员、心理学者、社会学者、律师、志愿者和宗教人士等共同参与和完成的跨学科社会服务。

我国临终关怀事业起步较晚，1988 年天津医学院中美临终关怀研究中心是国内最早的临终关怀研究机构。1992 年我国第一家临终关怀医院——北京松堂医院成立，该院承诺："尽可能地不让一位患者带着遗憾离去"，开创了具有中国特色的临终关怀服务，后来各地建立了一批临终关怀医院，并成立了全国性学术研究团体，但我国的临终关怀工作尚属初创阶段，运行机制和服务水准都与国外发达国家有相当的差距。

**（二）临终关怀的概念**

1990 年，世界卫生组织（WHO）提出了临终关怀的定义：对当前医疗方法尚无法治愈的临终患者及其家属提供全面的照顾，解除疼痛及其他不适症状，包括医疗、护理、心理、精神等方面的照顾，以提高患者及家属的生命质量。

随着临终关怀事业在我国的发展，1998 年中国医学伦理学会也提出了对临终关怀的定义：临终关怀是以临终患者的生理、心理发展为对象，为其家属提供全面照护的一门新兴的交叉学科。临终关怀不以延长临终者生存时间为目的，而是以减轻临终前患者的各种痛苦，提高生命质量为宗旨。这项工作是一种特殊的卫生保健服务，涉及心理、伦理、社会等领域。

**（三）临终关怀的模式**

目前国内外的临终关怀服务，大致有以下三种模式：

（1）家庭临终关怀：由临终关怀服务小组定期上门到户，帮助患者减少痛苦。一项英国的调查表明，大多是临终患者希望自己临终阶段在家里度过，在家人的陪伴下去世，这种模式最易于被患者和家属接受，尤其是许多远离医院的山区、农村，受传统思想的影响的临终患者，这种模式也符合个体化服务原则，医疗资源消耗较少。但由于场所关系，能够提供的医疗人员和医疗技术受到限制。

（2）独立的临终关怀单位：这类医院是专门根据临终关怀对象及家属的要求而设置的，多学科团队人员配备完善，服务水平高，但设施要求较高，费用消耗较大。因此，多见于一些大型城市、经济较发达的地区，往往由政府、慈善机构组建这类专门的临终关怀医院。

（3）医院附设临终关怀单元：利用综合性医院现有的医疗卫生资源，在肿瘤科、老年病科等增设临终关怀病房，由临床医护人员、心理医师、营养师、麻醉医师等组成工作小组。这样，既可以满足患者及家属对临床医疗和心理关怀的需求，也可避免医疗资源不必要的浪费，值得在一些大型综合性医院实施和推广。最近，国内一些城市的社区卫生中心也纷纷设立了临终关怀单元，也是一种有益的尝试。

**（四）老年临终关怀的对象**

临终状态是死亡前的一个特殊阶段，是死亡必然的过渡阶段。目前世界各国医学专家普遍认定的临终期为 6 个月以内。因此，凡诊断明确、治愈无望的晚期恶性肿瘤，严重的多脏器功能衰竭的高龄老人，严重的神经系统退行性疾病，病情恶化、认知能力发生障碍，或遭受意外事故而进入临终阶段的患者均为临终关怀的对象。在老年临终患者中,各器官系统疾病终末阶段者明显多于晚期恶性肿瘤,而且对于疾病终末阶段者来说,个体差异很大,临终期时间长度的预估更为困难。

（五）三种常见的临终轨迹

临终患者生活自理能力随着疾病的进程而逐渐衰退,不同疾病类型,衰退的轨迹也各不相同,了解常见的衰退轨迹,也有利于预估临终病程,做出相应的治疗和沟通。经过众多临床学者总结,归纳出如下三种类型:

（1）肿瘤晚期患者,一旦进入临终期,往往从生活自理能力完好状态而快速衰退,直至生命的终点(见图 5-1A)。

（2）终末脏器功能衰竭患者,如终末期心衰、呼吸衰竭等,生活自理能力总体逐渐衰退,其间在感染、应激等诱发因素下不断发生脏器衰竭的急性发作,生活能力发作性急剧下降,如果得到及时救治,还可能部分恢复,直至最终一次严重发作,治疗无效而死亡(见图 5-1B)。

（3）神经系统退化性疾病终末期和一些极度衰弱的老人,其生活自理能力从进入临终期即处于很低的水平,但衰退的进程相当迁延,没有明显的发作式衰退,缓慢走向死亡(见图 5-1C)。

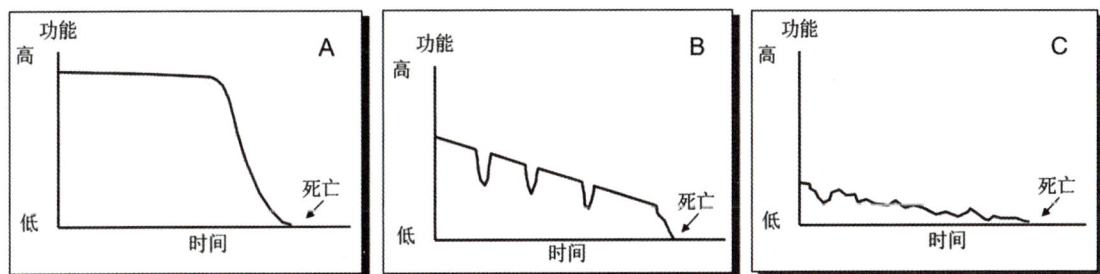

图 5-1　三种常见的临终轨迹

## 二、临终关怀的原则

（一）尊重患者的自主原则

自主权是患者最基本的权利。患者的自主权就是要尊重患者自主选择医疗方案,自主决定接受或拒绝医生建议的权利。对于无行为能力或不具有充分理解能力的老年患者,在强调患者自主权利时,必须由其监护人或法定代理人代行使知情同意权;如果患者的文化水平及理解力、认知能力水平低下,则由患者授权亲属代为决策,患者的代理人应具有正常的行为能力,能够进行理性判断,并与患者无情感或利益冲突。

（二）不伤害或有利原则

不伤害或有利原则也是医学伦理学中最基本的原则之一。在实际工作中,所有的医疗活动都应遵循最优化原则,具体内容包括:①积极获取治疗的最佳疗效。② 确保医疗干预安全无害,尽可能避免过多的 X 线检查、受益不大的侵入性检查技术、截肢等手术等。③尽量减轻患者的痛苦。④力求降低诊疗的费用。

### （三）生命价值原则

生命价值原则是医学伦理学的基本出发点，是生命伦理学最基本的原则。生命价值可通过社会需求、医疗需求、生命质量、预期寿命等指标的综合评价，体现了尊重生命价值的内在和社会意义。生命价值原则对于老年急救、临终患者、安乐死等问题的伦理决策，协调了患者权益与社会公共利益的关系，具有十分重要的作用。

### （四）公平与公益原则

公平与公益原则是医学伦理学的核心。医疗公平就是力求做到人人享有保健，以同样的医疗水平、服务态度对待有同样医疗需求的患者，不能因为医疗以外的其他因素亲此疏彼。同样，对于不同需要的患者，给予平均的医疗保健和照顾。公益原则要求在具体的医疗实践中，医务人员对患者高度负责，代表大社会多数人的利益，把有限的公共医疗资源如何进行合理分配，正确处理好公共卫生资源和患者个体的利益关系。

## 三、临终关怀的内容

临终关怀的实践应遵循医学伦理原则，为老年临终患者提供以控制症状、适度治疗、注重心理、整体服务和人道主义为主要内容的全面看护，医务人员要尊重患者的权利与尊严，给予患者充分的关心、同情、理解。

### （一）提供全面看护

根据临终患者及家属的需求，一方面满足临终患者的医护要求、心理需求，提供医疗、生活护理，创造良好、温馨的休养环境，增加患者舒适感，使其得到身心的安宁和满足。另一方面与家属建立相互合作关系，指导家属参与临终关怀护理，要理解和同情家属，做好心理疏导和抚慰，并提供居丧方面的服务和指导。

### （二）尽量控制疼痛和身体其他不适

对于临终患者，尤其是晚期肿瘤患者，忍受着疾病带来的各种痛苦，包括疼痛、呼吸困难、厌食、恶心、呕吐、便秘、腹泻，以及抑郁、谵妄、焦虑等精神症状，需要医护人员仔细处理，给予止痛药物，并配合非药物疗法，如针灸、理疗、生物反馈等，使患者的症状得到缓解，同时加强生活护理，包括对皮肤和排泄的护理，配合一定的营养治疗和康复治疗，改善患者的临床症状。

### （三）心理关怀

临终患者在生命最后阶段的心理感受是相当复杂的。因此，医护人员应根据临终患者不同阶段的心理状态和特点，通过劝慰、暗示、安抚等方法进行心理疏导和支持，解除患者心理上的痛苦，帮助他们建立正确、豁达的死亡观，平静地等待死亡来临，提高临终患者的生命质量。

### （四）生命和死亡教育

选择适当时机，对患者及家属进行有关生命和死亡现象的教育，引导、协助临终患者和家属树立合适的生死观。对于患者来说，帮助患者突破对死亡的恐惧，正确认识死亡现象的必然性，培养"准备死亡、接受死亡及面对死亡"的稳定心态，减轻死亡本身给患者带来的心理上的伤害。

### （五）临终关怀的临床实施策略

给予临终患者一定的治疗措施，仍不能改善患者病情或不能达到预期目的，这种治疗策略即视为无效治疗。表面上,这种无效治疗是实施了人道主义,实质上,造成有限医疗卫生资源的消耗,治疗时的不良反应也可能给患者带来更多的伤害,甚至会加速临终患者的病情恶化。因此,选择舒缓治疗成为临终患者的主要处理措施。具体实施临终关怀时,包括以下临床策略:

(1)临终关怀对象的确定:经过现有的诊疗手段已被确诊,预期生存期6个月以内,并至少有两名专家确认为不可治愈和(或)处于临终状态。

(2)确定整个环节中的关键决策人和证明人:在患者意识清醒状态下时,以患者本人为决策人;患者处于昏迷状态时,由委托代理人作为决策人。只有在患者意愿和医生意见一致,才能实施姑息性治疗。

(3)充分尊重患者的自主权,让患者或(和)家属参加医疗决策。经过充分解释和沟通,患者或家属以书面等形式表明放弃进一步治疗的真实愿望。

(4)对生命质量的综合评估:生命质量是由个体生理机能客观条件与主观期望状态来共同决定的,包括躯体、心理、社会、灵性4个方面的因素。全面评估临终患者的临床症状和问题,并通过与患者及其家属充分沟通交流,了解患者及其家属的心理需求、社会需求、信仰和灵性方面的需求。

(5)根据评估的结果,给予全面的看护,止痛剂、舒缓疗法控制症状,给予心理关怀与支持。根据伦理原则,在专家指导下开展"利益—风险"分析,正确地把握药物和医疗技术等的应用,尊重每个患者的权利,既不过度、无效治疗,又不以任何非医学因素中止或限制患者接受治疗。

### 四、临终关怀事业的发展和展望

我国临终关怀事业还刚刚起步,尚远远无法满足目前日益增长的需求,一方面受我国传统伦理道德观念的限制,大众普遍不愿触及"死亡"命题,严重的封建迷信意识也阻碍着临终关怀机构的发展,另外,实施经费的困窘、相关制度的缺失、慈善和志愿者团队的不足等,也都限制着临终关怀的发展。但是临终关怀事业的发展对老龄化社会乃至每个人来说都是至关重要的。

(一)对于老龄化社会的意义

随着人口老龄化加剧,老年人在社会中的比例快速增加,进入临终期的老年人也是一个庞大的群体。临终关怀使大众关注到生命末期的生活质量,极大缓解身心的痛苦,使老年人能够安然度过生命的最后阶段,有尊严地告别世界。目前国内老年人的照护主要还是由家庭成员承担,临终关怀所提供的全面的医疗、心理、社会和精神支持,可以大大减轻家庭成员在照顾临终患者过程中的身心压力和经济负担。另外,临终关怀通过评估生命质量和治疗效益,引导资源合理分配,避免无意义的医疗资源浪费,最终对于维护社会和谐稳定也有着很大的作用。

(二)在个人生命历程中的意义

临终关怀除了缓解躯体的痛苦,也关注患者的社会和精神需求,提供情感支持和关爱,克服对死亡的恐惧,帮助患者与他人建立和解,回顾一生,达到心灵的宁静。临终是个人生命成长的最后阶段,所有参与这一过程的人,无论是患者本人、家属,还是医护人员,都有机会对生死命题进行深入思考,反思生命的意义和价值,更加珍惜当下,培养感恩、宽恕和释怀的心态,促进个人成长和心灵提升。

### (三)发展与展望

近年来,由于老龄化和公共卫生资源相对缺乏的矛盾日益突出,我国的临终关怀事业也面临着新的发展机遇和挑战。随着对临终关怀认识的提高,中国政府可能会出台更多政策支持临终关怀事业的发展。也需要通过各种手段,提高大众对临终关怀事业的认知和支持理解,为临终关怀事业的发展创造良好的社会环境。临终关怀需要跨学科合作,包括医学、心理学、社会学、宗教等多个领域,随着临终关怀的发展,将培养更多具备专业素养的临终关怀人才。同时,要注意研究国际上临终关怀的成功经验,不断探索适合国情的临终关怀服务模式,包括医疗机构内设临终关怀科、社区居家临终关怀、宗教场所临终关怀等,以满足不同患者的需求。

另外,国家从2012年起开始构建"智慧养老"的概念,利用物联网、云计算、大数据、智能硬件等新一代信息技术产品,将智慧养老延伸到智慧居家养老、智慧社会养老、智慧机构养老等方面。在老年人临终关怀方面也要与时俱进,科技助力,运用人工智能、远程医疗等新技术,为临终关怀事业提供新的有力支持。

(金贤)

**参考文献**

[1] 施永兴.临终关怀学概论[M].上海:复旦大学出版社,2015.

[2] 余娟.国临终关怀服务现状及发展策略[J].现代医药卫生,2022,38(17):2950-2953.

[3] Goldman L,Ausiello D. Cecil textbook of medicine,22nd ed[M]. Pennsylvania:Elsevier,Inc.,2004.

# 第四节　医患沟通

## 本节要点

1. 医疗服务,医患沟通学,医学科学人文精神,医患沟通中的伦理学。
2. 与老年患者沟通成功的关键及特殊技巧。

## 教学目的

1. 掌握

(1)医疗服务的概念;医务人员的范畴及社会责任与使命。

(2)医患关系、沟通的概念、医患沟通的宗旨及本质的特征。

(3)与老年患者沟通的成功关键。

2. 熟悉

与老年患者沟通的特殊技巧。

3. 了解

(1)人文精神、科学精神及人文关爱核心思想(医学人文精神)。

(2)医疗质量与医疗安全。

人类一切生命活动都存在着沟通,我们一生的快乐与痛苦、顺畅与曲折、成功与失败都与沟通能力有着莫大的关系。作为医生,一生中最重要的沟通技能莫过于医患沟通,所以医务工作者必须学会和掌握良好的医患沟通技能。医患关系是我们当今每个人都必须面对而无法逃避的,也是当今社会人们生活中的一个焦点问题。和谐医患关系是建立在诚信医患沟通的基础之上,老龄化,尤其是高龄老龄化对医疗中的医患沟通提出更严峻的挑战。为此,从我们踏入医学职业殿堂的第一天起,就应该学习和掌握医患沟通技能。就老年医患沟通这一专题,我们将从什么是医疗服务、医患沟通学、医学科学人文精神、医患沟通中的伦理学、与老年患者医患沟通成功的关键以及特殊技巧等方面进行阐述。

## 一、医疗服务

要了解什么是医疗服务,首先要知晓什么是人的需要、什么是服务,才能真正理解医疗服务的含义,才能高效、优质地去完成医疗服务。

**(一)什么是医疗服务**

(1)什么是人的需要:人类对某种目标的渴望或欲望,但人的需要的全部内涵却不是这一句话所能包含的,它有着深刻、丰富的含义。从哲学的角度认识,人的需要是人的丰富属性中最简单的规定。

(2)什么是服务:服务就是满足人类的需要(物质与非物质即躯体与心理)。

(3)什么是医疗服务:医疗服务是一种特殊的服务,服务者是受过特殊专业训练的医务工作者,服务的对象也是人(患者)。医疗服务目的非常明确,是要满足人类在预防、诊断、治疗、康复及拯救生命过程中的需求,也就是要满足患者物质(躯体)与非物质(心理)方面的需求。

**(二)医务人员的范畴**

医疗服务的需求是由人的服务来给予满足,这些人包括医生、护士、卫技、行政管理及后勤保障人员,统称为医务人员,通过他(她)们的仪表、语言、眼神及肢体活动去完成医疗服务。

**(三)医务人员的社会责任和使命**

(1)现代医学目的:1996年,包括我国在内的14个国家的专家达成的共识,形成了《医学目的,确定新的优先战略》的文本,对现代医学目的做出4点归纳:①预防疾病与损伤,促进和保持健康。②解除由疾病引起的疼痛和痛苦。③对疾病的照料(care)和治疗(cure),对不治之症的照料。④避免早死,追求安详死亡。它体现了医学目的的整体性、全面性和对生命质量的高度重视,是医务工作者的工作目的和神圣使命在更高层次和更广范围的体现。

(2)医生应当具有优秀哲学家的一切品质:古人云"医乃仁术",医生被誉为"仁爱之士"。希波克拉底提出"医术是一切技术中最美和最高尚的,医生应当具有优秀哲学家的一切品质

（利他主义、热心、谦虚、冷静判断、沉着、果断、不迷信）。"

（3）现代医学要求医生应具备的要素：现代医学要求医生应具备精湛的医术、良好的医德、善于沟通的能力及熟知并严格执行医疗法律和法规。当我们选择了医务工作为我们的终身职业，我们必须不忘初心、牢记使命，要随时履行医务人员的社会责任和使命。

**（四）医疗质量与医疗安全**

（1）医疗质量：是医院医疗技术、管理水平和医德医风的综合反映，是医院赖以生存和发展的关键。

（2）医疗安全：是指医疗机构在其法定的空间范围和时间范围内，按照国家法律、法规规定，保障医务人员和患者不发生法律和法定规章制度允许范围以外的心理、机体结构或功能损害（障碍、缺陷）乃至死亡。"患者安全"概念三大要点：①控制病情的延续。②不发生新的医源性损害。③不让诊疗行为对患者产生新的影响。患者安全是医务人员对生命的一种珍视和尊重，是患者生命权利的表达，也是医护人员的义务体现。医疗安全对医务人员是一种严峻挑战（尤其面临最弱的高龄、长寿及百岁老人），我们在沟通时要更多地为老年患者考虑，需要改变很多的观念、方法、技巧和流程等。

## 二、医患沟通也是一种治疗

希波克拉底曾提出："医生有两种手段能治病，一是用药，二是语言"。由此可见，沟通也是并行于治疗的，是医生和患者共同征服疾病的桥梁。

**（一）医患关系及分类**

**1. 医患关系定义**

简单地说，就是医者和患者建立的依从关系，是医学实践活动中产生的特定人际关系，是"医疗人际关系"中的关键问题，是医学社会学中最重要课题之一。

**2. 医患关系分类**

（1）按医患范畴划分：①狭义医患关系，仅指医生与患者之间的关系。②广义医患关系，指医务人员与患者一方的关系，更应重视广义的医患关系。目前，我国已把构建和谐医患关系提高到是建设和谐社会的重要内容之一的高度上来认识。

（2）与医务人员诊疗技术相关：①非技术性医患关系。与医务人员诊疗技术和方法完全无关的"纯"人际关系，是由"医德、医风"引发的医患关系现象。②技术性医患关系。在诊疗过程中，医患双方围绕诊疗技术性的问题建立的关系。在实际医疗纠纷中往往是两种关系交织在一起的，而可以由非技术性医患关系引发出来的技术性医患问题。

**（二）医患关系的本质特征**

（1）医者应用医学知识和科技及人文关爱精神，尽力维护患者的身心健康和拯救生命。

（2）医患关系如"人"字结构，互相支撑形成一体，缺一不可，是血缘关系之外最密切的一种社会关系。

（3）医学是世界性学科，在某种程度上患者是医者最佳的研究实践对象，最佳的助手，患者是医者生存和发展的根本基础。

**（三）医患沟通的宗旨**

（1）沟通学的含义：沟通是人与人全方位信息交流所达到的人际共识、分享利益并发展关系的状态。沟通学是一门艺术，是一种交流。沟通贯穿人类生命始终。

(2)医患沟通:医患沟通学是医学科学与人文科学相结合的一门学科。医患沟通即是在医疗服务实践过程中,医患双方通过全方位信息交流,在有关诊疗方面的全过程(病史采集、体检、实验室检查、用药、手术及康复等)达成共识,相互配合,完成医疗服务。

(3)医患沟通的宗旨:①通过沟通使医患双方增进理解、相互尊重和信任;②是以人类的共性为出发点和归宿,也是并行于药物、手术等治疗,是医生和患者共同征服疾病的桥梁;③通过沟通去除影响医患关系的诸多因素,又将心理和社会因素转化为积极的手段与方法,达到积极构建和谐医患关系的目的。

### 三、人文关爱是医患沟通的出发点和归宿

人文关怀核心思想是把人作为一切医疗活动的出发点和归宿,人是第一位的。

(一)人文精神

(1)人文精神的实质:是一种普遍的人类自我关怀,表现为对人的尊严、价值、权力、心灵、理想、命运、精神生活及命运的维护、追求和关切,对一种全面发展的理想人格的肯定和塑造。

(2)人文精神的基本内涵:人文精神是教育的灵魂,具有三性:①人性。对人的幸福和尊严的追求,是广义的人道主义精神;②理性。对真理的追求,是广义的科学精神;③超越性。对生活意义的追求,在医患沟通中要高度重视关心患者的精神生活,尊重患者作为精神存在的价值。人文精神教育是让我们接受人文教育后,逐步养成"学习做人,做正确事"的人文精神境界。

(二)科学精神(主义)

科学精神(主义)是教育的基础,也是接受科学教育,养成科学精神,"学习做事"即掌握技能,如学会做医生的基本技能:收集病史、分析资料、诊断与鉴别诊断、制订治疗方案、各类手术、微创介入等技能,如应用达芬奇机器人进行某项手术的技能。

(三)人文关爱核心思想——医学科学人文精神

科学精神(主义)是教育的基础,人文主义是教育的灵魂!如我们掌握了某项微创介入或手术,但患者并无此项手术的指征,你为了要展示技能选择手术,这就违背了人文精神。故我们应该让我们的学生、青年医生乃至于高级医师都必须养成科学精神与人文精神相结合的、体现人文关爱核心思想的医学科学人文精神。简而言之,学会做事,更重要的是学会做正确的事,用我们的知识和技术为真正需要的患者解除病痛及拯救生命而服务,这也是医学的初心。

### 四、医患沟通中的伦理原则

医学伦理学是应用道德哲学的理论及研究架构,以探讨医学领域中所有伦理问题的研究,是一门应用伦理学,是各种道德理论、原则在医疗活动中的具体体现。

医学伦理学的四大原则:

(1)尊重患者的自主原则(最基本的权利)。

(2)不伤害及最大受益的原则(最基本的目标)。

(3)生命价值原则(基本出发点)。

(4)公平与公益原则(基本的核心)。

### 五、与老年患者沟通成功的关键

**（一）以尊重、关爱、理解、真心善待老年患者为出发点**

**（二）充分掌握、了解老年疾病难点、特点为基础**

（1）多病共存（共病）致病情疑难复杂。

（2）临床表现不典型，极易造成漏诊、误诊与误治（重中之重）。

（3）发展迅速、突发易变、猝死发生率高。

（4）并发症多（重中之重），是老年死亡的重要原因之一。

（5）受心理、精神因素影响明显，致老年疾病临床表现更复杂不典型，难治误治。

（6）老年用药的特殊审慎需求：必须遵循老年用药特殊原则。

（7）护理的特殊需求：充分掌握老年病护理特殊需求的原则和护理的道德准则。

（8）老年病合理防治同样可获益。

（9）及时正确诊治难度极大，必须多学科医疗团队合作解决。

（10）必须掌握"适度"医疗的原则。

**（三）关键性概念**

老年是最弱的弱者，更需审慎的、更严谨的、更周到的照顾和关爱。年龄增长老化所致的年龄增长性全身器官系统的失能、老年疾病的十大特点，让我们深刻理解老年患者（尤其高龄、长寿）是最弱的弱者（weakest link）。老年人即使有一些较轻的疾病或损伤，都必须得到及时的、较青壮年更审慎的、更严谨的、更周到的照顾，治疗才能得以控制、治愈和康复，这也就是老年医学的实质、精华、根本所在，必须体现在与老年患者的沟通之中。

**（四）必须重视心理疏导在沟通中的重要作用**

老年心理问题在老年患者的疾病过程和生活质量方面的影响起着至关重要的作用，越来越被广泛关注和重视热点问题，在与老年患者/家属沟通中应掌握以下要点：

（1）掌握如何识别老年心理障碍的技能：黄昏心理、自卑心理、无价值感、不安全感。

（2）掌握患者心理求助的早期信号。

（3）掌握门诊与住院患者心理疏导和沟通的有效方法。

**（五）高度重视家属和陪护人员的心理和需求**

老年年龄增长性失能包括认知功能的障碍，老年各类疾病尤其中重度疾病患者，往往是以意识障碍为首要或主要表现，无法做出任何正确的应答反应。此时，患者家属成为患者的委托代理人，故他（她）们的心理状态和需求亦成为沟通结果的决定因素。

**（六）高度个体化的原则**

老年不同年龄段、多病的现状、认知与意识状态、接受教育的程度、原来的职业、社会地位、经济条件及子女的关心程度等诸多因素都影响沟通的主题、方式、方法、语言的选择，说明我们在诊疗过程中，与老年患者或家属的沟通必须执行因人而异、高度个体化的原则。

**（七）要学会"改变"以适应复杂的老年医患关系**

老年医学的复杂疑难已是无法改变的客观存在，那我们就要学会：改变不了环境，改变自己；改变不了事实，改变态度；改变不了过去，改变现在，改变从现在开始。强化从善待关爱老年患者出发，尽快掌握老年医学本质与特点，养成人文科学精神，掌握与老年患者及其家属沟通的有效技能，切实做好与老年患者诚信沟通，构建和谐医患关系，确保老年医疗安全与老年医学事业的发展,做一个受患者欢迎的好医生。

## 六、与老年患者沟通的特殊技巧

### (一)重视和强化医患沟通的意识与技能训练

与老年患者沟通的技能需要反复实践、历练,必须重视和强化医患沟通的意识与技能培训——建立终身教育制度。当医学生步入医学殿堂的第一天,就需教育和强化他们医患沟通的意识,不断提升沟通技能。为此,我们将老年人文关爱之"与老年患者沟通"专题编入本书中。

### (二)用爱打开医患心结,建立平等的医患关系

医患沟通的宗旨是使双方增进理解和信任,只要意识到沟通的重要性,每个医者都会在实际工作中努力实践,灵活应用,在自己的字典里剔除"生、冷、硬、顶、推"等缺乏同情心的字眼。交流,是一种方式;沟通,是一种责任,健康和谐的医患关系,既是医者的追求,也是病家的期望。著名医史学家西格里斯曾提出:"医学的目的是社会的,它的目的不仅是治疗疾病,使某个机体康复,它的目的更是使人调整以适应他(她)的环境,成为一个有用的社会成员。"每一项医疗行为始终涉及两类当事人:医生和患者,或者更广泛地说,医学团体和社会,医学无非是这两群人之间的关系。这里把医生与患者的关系,看成是整个医学行为中最本质的东西,可说是高度地评价了医患关系的重要性。医患沟通的实践,是医务人员主动进行心灵的沟通和感情的交流,彼此信任、相互尊重、多一份人文关爱,构建和谐的医患关系。

### (三)在三个"法"字上下功夫

法律、法规、守法是和谐医患关系的重要保障。医学事业的进步、和谐医患关系的建立,离不开法律、法规的保障。作为医务人员必须学法、懂法、守法,并能正确在用法上下功夫,才能明确医患双方的权益与义务,明确医疗行为中什么是应该必须做到的,什么是可以做的,而什么是禁忌的绝对不能做的,这同样是医患沟通保障的基础。

### (四)医疗技术的优化——良好医患关系的前提与根本保证

要构建良好医患关系,医生必须掌握宽厚扎实的医学理论基础和在实践中不断提高处理各类医疗问题的胜任力,做到医疗技术的优化。整个诊疗过程中做到"五个用心":①用心搜集资料。②用心分析综合。③用心诊断治疗。④用心记录在案。⑤用心做好沟通。

### (五)重视沟通技巧的优化

**1. 沟通前准备**

①保持良好的形象:主动热情、和蔼可亲的态度、温馨体贴的语言、端庄文雅的举止。②营造宽松的沟通氛围。③正确无误掌握患者及家属的有关信息:充分做好准备,记下关键信息(姓名、床号、病情、生命体征、检查结果、病理报告等)。

**2. 沟通实施**

(1)沟通过程中做到四大切合。①切合言者:社会角色(医生)。②切合听者:听得懂、听得进、提供方便、换位思维。③切合时间:把握时机、创造时机。④切合空间:合适气氛、创造气氛。

(2)沟通实施:①认真、真心地投入沟通,从尊重患者及家属出发。②正确地引导沟通方向(正确介绍患者病情,明确主题)。③在相互尊重平等的基础上,认真耐心倾听、讨论和达成共识。④共识的落实。

### 3. 沟通过程中特别提示

①尽可能用具体数字来说明问题；②避免过多使用专业术语，尽量使用中性语言，语言的选择提倡多加一个字（进来—请进来），换字法（如你—您、老张—张老），换句法，委婉语（留有余地），注意忌讳语（生理、宗教、隐私）；③一次问一个问题；④不要重复询问，处理好谈话中的沉默；⑤沟通结束前要有一个小结，说明是否达到预期共识，还存在什么分歧，下一步怎么办？⑥不随意评论他人的诊疗等；⑦重视非语言交流技巧，恰当的目光、语音、语调、语速、肢体语言可提高沟通效率。

沟通贯穿人类生命始终，医患沟通是医生和患者共同征服疾病的桥梁。健康和谐的医患关系既是医者的追求，也是患者与病家的期望。与老年患者的沟通是一种更复杂、更艰巨的艺术，但又是当今医师必备的技能。我们呼唤用爱打开医患心结，让爱生长在医患心中，爱医生、爱患者、爱生命。只要我们多一分尊重、多一分信任、多一分理解、多一分爱与沟通，问题往往可以迎刃而解。

## 七、患者及家属常见心理疑虑沟通疏导基本要求

（1）沟通从心开始：作为患者或家属，为了减轻病痛，满足健康需求方面的目的，选择该医院、该专科、该医务人员，代表其信任和抉择，即患者将自身健康乃至生命都托付于该医院以及医务人员，毫无疑义患者是尊重和信任医务人员的。作为医务人员，应视每位患者及家属如亲人或朋友，沟通要从心开始，用医务人员的热心、耐心、细心、精心和悉心，换取患者及家属的安心、放心和舒心。

（2）大力普及疾病防治常识，提高患者及家属的健康素养和沟通能力：现代医学临床综合能力要求住院医师应有防治疾病和健康科普宣教能力，故在培训中应关注和重视住院医师科普健康教育能力的提升，从而提高患者及家属的疾病防治常识，与医务人员的沟通能力。

结合世界卫生组织（WHO）和联合国等的规定，如联合国糖尿病日、世界高血压日、慢性肺部疾病日、肿瘤日、脑血管日、爱牙日、失眠日、精神病及传染病等专题日，明确其宗旨是引起全球对上述相关疾病的警觉和醒悟，进一步强化普及卫生与疾病防治常识的宣传，提高民众的卫生防病知识，使广大群众了解这些疾病是可防、可治的。住院医师要掌握与熟悉各专题的健康宣教要点和宣传方法，通过门诊、病房及社区、基层的宣传平台，结合轮转学科的特点进行宣教和参加义诊。

## 八、患者及家属常见心理疑虑沟通疏导案例介绍

在住院医师规范化培训阶段，住院医师应该学会消除患者及家属常见心理疑虑的方式方法，有助于沟通的顺利进行。

**1. 问：医生，我吃了这个（些）药，病就会好了吧？**

答：根据您所患疾病的诊断，我国现有该疾病的统一指南（规定）。您的病吃这种（些）药是合适的。医学上应用已经有较长时间，治疗了很多这种病的患者，绝大部分人效果是明显的，健康状况好转，疾病得以控制；但不是所有人，所有病，同一种病的不同阶段都能彻底治好，疗效也是有差别的。因为，每个人的年龄和身体素质都不一样，生活条件、饮食习惯还有心理调节适应也不一样。所以，仅依靠药物不一定能把疾病全部治好，您还要按照医务人员

的医嘱全面配合治疗,康复会更快一些。实事求是坦然地说:"医生的能力是有限的,目前医生能做到的是:有时去治愈、常常去帮助、总是去安慰。"在某些疾病如晚期肿瘤,您千万不能把疾病治疗的期望值定得过高,以免加重心理负担,心理压力的作用有时烈于肿瘤,甚至会加重病情。

**2. 问:医生,这个药不会有什么不良反应吧?**

答:俗话说:"是药三分毒",为了把病治好,医务人员会根据您的病情结合自身医学知识、经验与教训认真思考平衡利弊后选择合适药物,尽可能把药的不良反应控制在最小范围内。医院的药品都是通过多项严格规范临床试验后获准上市的药物,但药物的不良反应因人而异,医务人员会仔细观察,告知您注意事项,但您要如实告诉医生您原来有什么病,对哪些药物过敏。服药后一旦有不舒服或发生皮疹等异常情况,首先应立即停药,然后速到医院看病,以便及时处理。如利尿剂氢氯噻嗪(双氢克尿噻)对无糖尿病、无高尿酸或高脂血症的高血压患者是一种价廉物美且十分有效的降血压药物,但高血压伴糖尿病、高尿酸或高脂血症者,若用药时间较长且剂量偏大,就可能加重糖尿病病情,或使尿酸增高而诱发极其痛苦的痛风,或使高血脂难以控制。所以,医务人员对药物的应用一定会结合您的实际情况,个体化选择(尤其是婴幼儿及高龄患者),尽可能避免因用药而造成不良反应。

**3. 问:医生,能给我换个经验丰富的大夫看病(做手术)吗?**

答:您的想法我们十分理解。医院安排的医生一般是经验比较丰富的,能够胜任这种手术(有资格准入证书的)。您的诊疗或手术方案通常都是按照国家卫生健康委员会规定的质量控制规范进行各级医师查房、各级医师参加的各类讨论(新患者讨论、手术前讨论、疑难及危重患者讨论)后才制订的,一定是以确保您的安全为前提。年轻医生的培养也是有必要、有计划的,但同样是严格按照资格准入为前提,在上级医师直接参与指导下,逐步阶梯式进行培养训练。病区会根据您的治疗需要,安排医务人员米治疗或手术,手术医生会亲自与您进行手术前谈话,请您放心!谢谢您配合治疗!

**4. 问:医生,我和 3 床生的是同一种病,为什么他住院 10 天就出院,只花了 5000 多元,我已经住院 1 个月了,花了 1 万多元,但病情不见好转,怎么回事?**

答:您说的是李大姐吧,她的情况与您不一样,她患的疾病是单纯的急性肺炎,细菌对抗生素极为敏感。况且,她才 50 岁,体质较好,吃饭和睡觉都不错,恢复得就快。黄大妈您的病情比她复杂,除了急性肺炎,细菌对抗生素都不太敏感,您又有糖尿病,心脏和肾脏也有些问题,您已经 78 岁,俗话说:年龄不饶人。炎症感染的疾病只要一伴有糖尿病,问题就复杂难治多了,在保证您的治疗平稳安全的同时,又要保护好您的肝、肾功能,减少并发症及药物的不良反应。所以您恢复得慢一点,用药时间得长一点,但您也已感觉好多了吧,现在明白了吧,再耐心些好吗,千万别着急!

**5. 问:医生,我老爸住院时还没这么严重,为什么到你们医院治疗一个星期病情反而加重呢?**

答:您的担忧我们理解,我们也感到非常棘手和困扰。您父亲入院后我们在认真仔细询问病史及全面检查时就发现,您父亲是 82 岁的高龄老人,患有老慢支、肺气肿已有 30 余年,从未得到正规的治疗。现在已经进入了慢性病的终末期,医学上称为肺源性心脏病阶段。本次入院表现为重症急性肺部感染,并发呼吸衰竭、心力衰竭等多种并发症。高龄老人免疫能力差,肺部感染难以控制,又出现尿路感染,进一步引发多器官功能衰竭,尽管我们进行了积极抢救,但无法有效阻断恶性循环,预后不乐观,这些也是老年患者尤其是高龄患者的特点。现在诊断明确,我们每日随时根据他的病情在调整治疗方案,现在将您父亲的病情向您通报,请您与我们一起商量下一步的措施。请您理解。

**6. 问:医生,这个手术的风险性大吗? 术后不会有什么后遗症吧?**

答:手术无论大小,都是一种创伤性的操作,即在一个人身上切掉一部分组织或器官,不可能毫无风险。我们做过几千例这种手术,对医务人员而言,它的风险性并不大,术后的并发症、后遗症发生率也很小,不到百分之一。但哪怕是千分之一,对碰到的那一个患者而言就是百分之百,这一点请您一定要理解和接受。当然作为主刀医师和手术团队一定要有资质,会尽最大努力避免人为的差错,力争一刀成功,避免哪怕是千分之一、万分之一的风险发生率。按传统观点,无痛胃镜检查只是普通检查,而非手术,但其同样可以在每个步骤的操作过程中造成并发症,尤其是麻醉意外窒息或吸入肺炎。即使是一个皮脂囊肿切除,也可能会有较大量的出血、神经损伤及伤口久久愈合不良等并发症的发生,更何况是开胸、开腹、开脑的手术,当然术中、术后的风险毫无疑义会更大。既然患者有手术的必要性存在,不手术会影响患者某个部位的功能而致残或明显降低生活质量、严重的会影响生命,那我们只能选择做手术,医生与患者、家属共同去承担风险。因为没有一个医生不想把手术做成功,每台手术术前都要做充分的准备,一旦出现手术后并发症,医务人员都会进行积极的处理,把影响降到最小,事后也会及时反思、总结和提高。无论手术大小,医务人员都将持慎重态度。所以,术前医务人员一定会与您反复谈话、沟通,让您和家属在充分了解手术的必要性和存在高风险的基础上,作出决定是否手术。

**7. 问:医生,我的病能不能不做手术,吃点药就会好吗?**

答:您的病是在某部位多长了一块东西(某个部位的组织就像苹果烂了一块),如果不手术切除,它就会在里面扩大,危害健康的组织器官,譬如血管、神经及肌肉受到损害,任何药物对这样的坏组织都不起作用。此外,医务人员还需对坏组织做病理检查,真正明确病因,病理检查的结果才是诊断您疾病最可靠的依据,故我们认为做手术是最好、最快的方案,请您慎重考虑。

**8. 问:我有权利提醒医生将我的生病过程记录在病历上吗?**

答:当然有。您完全有权利、有必要提醒医生记录您当时的症状、体检的发现、最可能的疾病名称及治疗用药。疾病是动态变化的,有些疾病,要根据时间的长短、连续不同的症状表现才能确诊。如阑尾炎一开始的症状有可能是低热、恶心,上腹胃部疼痛;时隔几小时后才会出现明显的右下腹部转移性疼痛和局部的压痛等典型症状。如果疾病的发病过程没有被完整地记录下来,很多症状就容易被忽略,可能导致误诊、误治。也许阑尾炎就会引发穿孔,甚至腹膜炎,导致病情更为复杂。再者,病历也是让医务人员了解患者既往病史的资料,有时对于目前疾病的诊断,医务人员可从以前的病历资料中发现一些"蛛丝马迹",从而获得重要的提示和依据,对于本次疾病的诊断有很大帮助。此外,病历还可作为记录患者病史的文字依据,将来一旦发生医疗纠纷,可以作为重要的参考和证据。缺乏书面证明,患者和医务人员就都失去了法律的保护。所以,可别小看病历。看病时,一定要提醒医生为您记录病历。每次就诊的病历记录可以说是宝贵的健康档案,一旦医保病案本用完后,希望仍能保存尤其是记录有高血压、糖尿病、冠心病、慢性肾脏病、肿瘤或进行过各类手术的病历本,对今后诊治疾病有极其重要的参考价值。

**9. 问：当我看病时感到不满、对医生有意见怎么办？**

答：当您因肚子痛到医院看病，医生问了您肚子痛的具体情况，也检查了肚子，又让您抽了血、拍了片子，做了超声，医生看了报告说没严重问题，回去吃东西当心，开完处方就结束了整个诊疗，也未解释为何要验血、拍片、超声，以及这些检查的结果，您当然会感到不满意。您可以当场向医生提出（这是您的知情权）您的疑虑或是不满的情绪。如我为什么会肚子痛，要不要紧，会不会是阑尾炎、胆囊炎……要不要再来复诊等。希望医务人员能进一步解释清楚，但请您务必心平气和。不管医务人员有无原因（如已经中午 12:00 了，还有 10 个患者，下午 1:30 又要进行手术，一上午也没时间上厕所），仍表现为生硬、冷漠、不耐烦的话，您千万别生气、着急，因为医院有专门的接待您及家属的部门，称为接待办或门诊办公室，住院患者的投诉由医务处负责。他们了解情况后，一定会帮助您解决问题，必要时会安排更有经验的医生为您诊治或解释，有时沟通后误解和心结就解开了。如果调查后医务人员确实有服务态度生硬、冷漠、不耐烦的话，根据情节严重程度，医院要对其进行教育，甚至暂停职、专题培训及扣罚奖金等。一定要理性解决问题，尽量不要使矛盾激化。

此外，医生不是神，并不能把所有的病都治疗好。疾病的转归有三种：第一种是治疗后无变化；第二种是治疗后好转；第三种情况是加重，甚至死亡。在病情有恶化的早期，能及早发现，及时告知患者家属，经常通报病情，采取全面的治疗措施，得到患者及家属的理解。为满足患者及家属对医疗信息的需要，医务人员必须掌握医学知识和技能，因而医患双方在诊疗过程中的地位和作用存在一定的不平等性，医务人员在医患关系中处于主导地位。患者相对于医务人员来讲，缺少医学知识，主要是在医务人员的安排下接受治疗，解除自身的病痛，所以处于一定的被动和服从地位。如何将就医过程中患者的地位和作用的不平等性降到最小？首先，医务人员应主动热情、真心诚意地与患者沟通，沟通从心开始，才能获得患者对医疗需求的所有真实、客观、全面的信息，解决实际问题。此外，医务人员有责任和义务宣传、帮助和提出合理建议，提高患者与医务人员沟通的能力，让医务人员更好地为患者服务。患者应该尊重信任医护人员，积极配合治疗，掌握基本医疗常识，尊重科学，共同努力才能营造和谐的医患关系。

（李瑾　陆惠华）

**参考文献**

[1] 陈佩，陈赛娟. 白衣天使的翅膀：医患关系[M]. 上海：上海科技教育出版社，2015.

[2] 杨叔子. 中国大学人文启示录. 第 1～6 卷[M]. 武汉：华中理工大学出版社，1996—2003.

[3] 吴咸中. 医学模式与医学目的. 2007 年天津老年医学及内科学学术年会论文汇编[C]. 天津：天津市医学会老年学分会//天津市医学会内科学分会，2007.

[4] 王锦帆. 医患沟通学[M]. 2 版. 北京：人民卫生出版社，2006.

[5] 李芳，赵丽莉，李义庭. 中国临终关怀死亡选择的伦理争论[J]. 中国医学伦理学，2009，22(2)：48-50.

[6] 陆惠华. 实用老年病学[M]. 上海：上海科技出版社，2006.

[7] 陈文叔. 医之魂：医疗服务中的人文关爱和沟通艺术[M]. 北京：人民军医出版社，2012.

[8] 游浩. 医患沟通：和谐的医患沟通技巧[EB/OL]. 好大夫在线网，2012.

[9] 陆惠华. 构建和谐医患关系：沟通也是一种治疗[N]. 光明日报，2014.

# 第六章 老年慢病与共病管理

1. 慢病及共病定义,慢病管理的内容和重点人群,我国老年常见慢病的社区管理。
2. 慢病共病现状,慢病共病患者管理原则和管理流程制订。

**教学目的**

1. 掌握
(1)慢病定义、我国慢病特点及老年期慢病特点、我国慢病管理的重点人群。
(2)常见老年慢病高血压、糖尿病的社区管理。
(3)老年慢病共病定义。
2. 熟悉
(1)我国慢病管理的内容、我国老年人群慢病概况。
(2)我国慢病社区防治的目标和任务。
(3)老年慢病共病现状、危害性,我国共病防控主要措施。
3. 了解
(1)我国慢病的流行概况。
(2)我国慢病患者社区管理办法。
(3)老年慢病共病患者管理原则及管理流程。

## 第一节 慢病概述

20世纪50年代后,人类的疾病谱和死因谱发生了明显变化,由急性病、传染性疾病转向慢性非传染性疾病(简称"慢病"),这和20世纪医学技术有了突破性的进展密切有关。当今21世纪,人口老龄化日趋加重,慢病发生率快速上升,已成为威胁全球的主要健康问题,对我国的影响更是巨大。WHO最新的统计数据显示各种慢病包括心血管病、肿瘤等在近20年发病率继续显著上升中。在我国,《"十四五"健康老龄化规划》中提到"78%以上的老年人至少患有一种慢病",显示我国老年人群慢病患者约有2.2亿,总人群慢病患者数高达2.7亿。

针对严峻的慢病形势,各国政府都积极应对,因此全球死于慢病的总体风险近20年来也一直在下降。在《"健康中国2030"规划纲要》《中国防治慢性病中长期规划(2017—2025年)》等文件指导下,我国重大慢病过早死亡从2015年的18.5%下降到了2022年的15.2%,降幅达17.8%。虽然取得了一些成绩,但慢病发生及导致的后果依然严重,所以仍是我们工作的重点。

## 一、慢病的定义和特点

### (一)慢病的定义

慢病全称慢性非传染性疾病,不是特指某种疾病。世界上目前无统一定义,我国的定义是:慢病是相对于急性病和传染性疾病而提出的一组疾病总名称,指以心血管疾病、恶性肿瘤、慢性阻塞性肺疾病、糖尿病等为代表的一组疾病。具有病程长、病因复杂、健康损害和社会危害严重等特点,包括一切因生活方式和环境因素造成的,以及可以通过良好的生活方式和环境因素改善进行外因调控的慢性非传染疾病。

### (二)我国慢病的一般特点和老年期慢病特点

(1)发病率高:已成为人群中常见病,尤其是老年人群体。据卫生相关部门2023年统计,14亿多中国人中,心血管疾病超2.9亿人,高血压2.66亿人,肥胖和超重2.9亿人,糖尿病1.14亿人,血脂异常2.8亿人,慢性呼吸道疾病1.1亿人;慢性肾脏疾病患病率逐年上升,2023年近1亿。其中60岁以上的老人总人数2.6亿,患各种慢病人数高达2.2亿。

(2)发病地域广:全国各地都有发生,城市与农村发病率差距在缩小。

(3)地域差别:不同地区发病种类有所不同,譬如西部、北部地区心血管病发病总体多于东南沿海地区,不同地区的老年人也有明显差异,其中西部地区慢性肺部疾病、肝疾病、肾病患病率较高;中部地区脑血管疾病及记忆相关疾病患病率较高。

(4)病程长:起病通常隐匿,潜伏期长。慢病的形成基本都有一个渐进的发展过程。在高血压之前有所谓"正常血压高值",糖尿病之前可有"血糖偶有升高",这些情形可以认为是从健康到慢病的"中间状态"。平均寿命的延长,也使慢病在老年期发病比例增加。

(5)知晓率、治疗率及控制率低:因为病程漫长,症状在早期通常不明显,人群重视度普遍低。如很多患者脑卒中、偏瘫了才知道原来是血压高一直没控制;得了尿毒症才知道是糖尿病没控制好,看到泡沫尿也不当回事,很多都是源于宣传不足以及患者自身不重视。

(6)后果严重:慢病是缓慢形成的,一般要经过数月、数年、数十年的发展,但最后往往是严重并发症,甚至致死。比如,高血压、糖尿病、动脉粥样硬化等症会让人忽视,但脑卒中、心肌梗死等则危及生命,前者是"因",后者是"果",不重视前者,迟早会招致后者。这些慢病导致的严重后果超过2/3在老年期发生。《中国卒中报告2019》提及我国脑卒中患者平均发病年龄为66岁。日本学者也有报道应急性心肌梗死患者中,60岁以下死亡率为10.7%,60岁以上为38.4%,80岁以上达50%。

(7)一果多因、一因多果:个人生活方式、行为方式等原因占重要地位。不健康的生活方式如肥胖、营养失衡、久坐、缺乏运动、精神压力大等是大多数慢病共同的危险因素或病因。老年人群体因生理退化等因素,也是具有以上危险因素最多的,更易导致发病。从临床角度看,一个患者发生心肌梗死,原因可能是他患有高血压、糖尿病、高脂血症、高尿酸血症、肥胖等一系列代谢疾病,这些疾病对冠状动脉的影响叠加,造成心肌梗死。而糖尿病这个"原因"也可以导致失明、心肌梗死、脑梗死、尿毒症等结果。

(8)一体多病,相互关联,相依并存:经常看到高血压、高脂血症、糖尿病、脂肪肝、冠心病等几种慢病集中在一个人身上。数据显示,老年人群中多病共存(同时患有2种及以上疾病)的情况,超过其他人群。老年人群慢病共患现象是全球公共卫生领域的普遍性问题。

(9)自我管理难度大:慢病防治主要靠自己,所以自我管理要求较高。治疗慢病也得患者积极配合,合理用药,定期检查,长期坚持。老年人群在这方面尤为薄弱,常需医生、家属共同管理。

(10)医疗负担巨大:卫生部卫生经济研究所在《城市卫生资源配置适应疾病模式转变研究报告》中指出,慢病医疗费用上升主要与慢病患者人均治疗费用增加和患病率上升有关。在某些地区,慢病高发使人们陷入"因病致贫,因病返贫"的困境。

## 二、慢病的流行病学和分类

### (一)慢病流行病学

从20世纪下半叶,各国都开始重视慢病。随着生活方式的变化,从20世纪70年代起,首先在欧美发达国家出现心血管疾病如冠心病、高血压等慢病高发,继而随着全球经济等发展,很多国家相继出现慢病高发,造成心血管病性死亡、肿瘤性死亡明显增加。2023年《细胞代谢》(*Cell Metabolism*)发布《2000—2019年全球代谢病负担报告》,就2型糖尿病、肥胖、高血压、高脂血症、非酒精性脂肪肝5种代谢病全球近20年的流行趋势给出最新数据。2型糖尿病(T2DM)的患病率每年增长超过1.5%,高血压(HTN)增加0.2%,非酒精性脂肪肝(NAFLD)每年增加0.83%,此外,肥胖和高脂血症(HLD)已在世界范围内造成巨大的健康负担。数据显示,与以上疾病相关的死亡事件中,肥胖占比最大,仅2019年死亡人数就高达500万。

我国慢病发病和患病情况是"发展迅速,形势严峻"。网络时代,大数据为我们带来了统计的便利。《中国城市人口健康报告(2019):基于健康大数据的产业机会洞察》通过对中国城市人口健康大数据进行分析,显示恶性肿瘤已成为我国居民的头号杀手,恶性肿瘤、心脏病、脑血管病、呼吸系统疾病、损伤和中毒等五大死因累计占居民死因的86.3%。其中男性第一死因是恶性肿瘤,女性第一死因是心脏病。国家癌症中心发布2022年癌症发病情况,提示整体发病率在增加。2000—2018年期间,所有癌症的年龄标准化死亡率(ASIR)以每年约1.4%的速度大幅增长。男性所有癌症合计的ASIR保持稳定,但女性每年显著增加2.6%,主要是由于甲状腺癌和宫颈癌的诊断增多。除肿瘤以外,我国其他慢病患者基数仍将不断扩大,同时因慢病死亡的比例也持续增加,2019年我国因慢病导致的死亡占总死亡的88.5%,其中心脑血管病、癌症、慢性呼吸系统疾病死亡比例为80.7%。另有数据显示,我国慢病患者中,单是高血压患病人数已超过2.5亿人。总体看,2019年慢病患病人数合计为8.45亿人。考虑到这部分患者人群有重合,2019年我国慢患者群在5亿～6亿,患病率为35%～45%。预测到2026年,癌症、糖尿病、高血压的发病率将分别提高至0.7%、14.4%、27.8%。

在我国老年人群体中,慢病最多发,后果也最严重。老年人生理功能逐渐衰退,导致各种机体功能障碍。2013年调查数据显示,我国60岁以上老年人群高血压、糖尿病、脑卒中和冠心病患病率分别为58%、19%、2.3%和2.8%。2015年调查数据显示，在我国60岁以上老年人群中慢性阻塞性肺疾病患病率为21%，约有199.7万人死于恶性肿瘤。2017年调查数据显示，城市和农村急性心梗死亡率分别为58.9/10万和76.0/10万。2018年调查数据显示，65岁以上人群骨质疏松患病率为32%。2015年CHARLS调查发现我国60岁以上人群多病共存患病率为43.65%，女性多病共存患病率高于男性。

### (二)分类方法

慢病分类目前尚无统一标准。根据我国目前慢病防治工作的需要，一般根据国际疾病系统分类法(ICD-10)标准分类，可分为八大类：

(1)呼吸系统：如慢性支气管炎、慢性阻塞性肺疾病、肺纤维化等。

(2)循环系统：如高血压、冠心病、慢性心力衰竭、心脏瓣膜病、慢性感染性心内膜炎、心肌疾病、慢性心包炎等。

(3)消化系统：如慢性胃炎、慢性肠炎、慢性腹泻、慢性肝炎、肝硬化、慢性胰腺炎等。

(4)内分泌营养代谢疾病：如高脂血症、糖尿病、痛风、肥胖、甲状腺结节、甲状腺炎、库欣综合征等。

(5)肌肉骨骼系统和结缔组织疾病：如骨关节病、骨质疏松症、类风湿关节炎、系统性红斑狼疮等。

(6)泌尿系统疾病：如慢性肾小球肾炎、IgA肾病、慢性尿路感染等。

(7)恶性肿瘤：如肝癌、胃癌、结肠癌、乳腺癌、子宫癌、前列腺癌及白血病等。

(8)精神和行为障碍：如阿尔茨海默病、血管性痴呆、精神分裂症、焦虑症、强迫症、抑郁症等。

这个分类方法主要是按照系统进行分类，有国际统一编号，适合于疾病统计工作。

## 三、慢病管理的内容和重点人群

### (一)管理内容

心脑血管疾病、癌症、慢性呼吸系统疾病、糖尿病是国际公认的威胁居民健康最主要的四大类慢病，联合国2030年可持续发展议程将降低这四类重大慢性病导致的过早死亡率作为重要的发展目标。在我国，"健康中国行动"提出了慢性病防控"5×5"策略，对心脑血管疾病、癌症、糖尿病、慢性呼吸系统疾病、精神疾病这5类重点慢病以及不健康饮食、烟草使用、有害使用酒精、缺乏身体活动、环境污染这5种主要的危险因素，进行了针对性防控改善措施。《"健康中国2030"规划纲要》也将这个目标纳入健康中国建设的主要指标。

为有效防控慢病，提高我国居民健康水平，国家实行了覆盖新生儿至老年阶段的全生命周期全民健康行动，涉及出生信息、计划免疫、儿童保健、中小学生保健、孕产妇保健、居民健康体检、糖尿病防治、高血压防治、肿瘤防治等，真正实现全程健康管理。

### (二)重点人群

《全国慢病预防控制工作规范》指出，慢病高危人群标准为具有下列特征之一者：①血压水平为收缩压在130~139 mmHg之间，舒张压在85~89 mmHg之间者；②现在吸烟者；③空腹血糖水平为6.1~7.0 mmol/L之间者；④血清总胆固醇水平在5.2~6.2 mmol/L之间者；⑤男性腰围≥90 cm，女性腰围≥85 cm以上的人群。

我国社区居民最常见的两大慢病分别是高血压和糖尿病。因此，针对这两种疾病，我们也确定了高危人群。

(1)高血压的高危人群：①正常高值血压[120～139 mmHg 和(或)80～89 mmHg]。②男性＞55 岁,女性＞65 岁。③超重或肥胖[体重指数 BMI≥24 kg/m² 和(或)腰围男性≥85 cm,女性≥80 cm]。④高血压家族史,吸烟史。⑤长期过量饮酒(每日饮白酒＞100 ml 且每周饮酒≥4 次),长期高盐饮食(食盐量≥10 g/d)。⑥缺乏体力活动。⑦血脂异常:胆固醇≥5.18 mmol/L,或低密度低蛋白胆固醇≥3.37 mmol/L,或高密度胆固醇＜1.04 mmol/L,或甘油三酯≥1.7 mmol/L。⑧血糖异常:空腹血糖≥6.1 mmol/L,或餐后 2 小时血糖≥7.8 mmol/L。

(2)糖尿病的高危人群：①有糖耐量减低(负荷后 2 小时血糖 7.8～11.1 mmol/L)和(或)空腹血糖受损(空腹血糖 6.1～7.0 mmol/L)史者。②有糖尿病家族史者(一级亲属)。③肥胖者[BMI≥28 kg/m² 和(或)腰围男性≥90 cm,女性≥85 cm]。④有糖尿病史或巨大儿(出生体重＞24kg)分娩史者。⑤高血压患者(血压≥140/90 mmHg)和心脑血管疾病患者。⑥高密度脂蛋白胆固醇降低(＜0.91 mmol/L)或甘油三酯升高(≥2.26 mmol/L)。⑦年龄 45 岁及以上且常年不参加体力活动者。

从广义的角度来看,慢病高危人群除以上外,还包括更广泛的人群,即具有危险因素的任何个体,如：中老年人群；直系亲属有肿瘤史(如母亲有乳腺癌史)、高血压史、高脂血症史、糖尿病史等慢性疾病家族史；从事某些特定职业,如长期接触大量粉尘可导致尘肺,长期接触毒物、药物可导致慢性肝损甚至血常规异常；长期饮食结构不合理,喜食甜食、高油脂制品、荤菜、刺激性食物、不吃或少吃蔬菜和水果；很少参加运动,平时工作以脑力劳动为主等。以上这些都是包含了危险因素的人群。

# 第二节　我国老年常见慢病的社区管理

慢病管理(chronic disease management,CDM)是指对慢性非传染性疾病及其风险因素进行定期检测、连续监测、评估与综合干预管理的医学行为及过程。慢病管理已经成为当前医疗改革面临的新挑战和新机遇。慢病诊疗成为家庭医生签约服务的重要内容之一,也是分级诊疗的重要突破口,对医疗改革意义重大。社区是居民,包括慢病患者日常居住、活动的场所,所以慢病的社区防治是慢病管理的基础。

## 一、慢病的社区防治

### (一)慢病社区防治的目标

(1)通过实施以健康促进为主要策略的干预活动,减轻乃至消除人群中慢病发生和发展的危险因素(可控因素包括吸烟、酗酒、运动不足、膳食不平衡、心理压力等,难以控制因素包括疾病家族史、年龄、性别等)。

(2)通过高危人群和患者的早期发现、随访管理,对患者进行规范化治疗与行为干预,控制和稳定病情,预防和延缓并发症的发生,提高生命质量。

### (二)社区慢病防治工作的主要任务

(1)设专(兼)职人员管理慢病工作,建立社区慢病防治网络,制订工作计划。

(2)对社区高危人群和重点慢病定期筛查和定期抽样调查,掌握慢病的患病情况,建立信息档案库,了解慢病发生发展趋势。

(3)对本社区已确诊的五种慢病(高血压、糖尿病、脑卒中、冠心病、肿瘤)患者建立健康档案,进行分类分级跟踪随访,实行规范的监测管理。

(4)针对高危人群开展健康咨询及危险因素干预活动,对全人群举办慢病防治知识讲座,发放宣传材料,提高居民对慢病防治知识的认知水平。

(5)建立相对稳定的医患关系和责任,以保证对慢病患者的连续性服务。

(6)诊疗患者和转诊。如有下列情况之一,需要转诊:①需要获得专科、专用设备的诊断治疗。②并发症的出现使诊断和治疗变得复杂。③缺乏相应治疗药物。④患者或家属对疾病的焦虑情绪加重,无法缓解。

(7)慢病"云"管理:"云"健康医疗时代,基于大数据的个性化治疗将使医疗行为更精准。慢病"云"平台利用互联网、物联网、云计算技术为慢病患者提供健康数据监测、风险预估、用药推荐、智能随访和患者教育等服务,是未来慢病管理发展的方向之一。

### (三)现代家庭医生签约服务制度与慢病管理

2009年,我国提出"家庭医生"概念,指的是通过签约制度,由社区卫生服务机构根据居民健康档案的特点、慢病的种类和管理需要、居民的意愿等因素,向符合条件的居民提供个体化、连续性、分级诊疗和家庭医生诊治的综合服务。

家庭医生签约服务的特点在于,其服务对象是特定的慢病患者,可以提供更为有效的慢病管理,从而有效地控制和治疗慢病的进展。

家庭医生签约服务对慢病管理的意义:

(1)将传统坐诊变为主动问诊,将间断服务转为连续服务,有助于疾病的整体治疗。

(2)医生与患者在长期相处过程中,形成和谐的医患关系。

(3)老年患者尤其受益,通过签约,老年慢病患者可更方便、切实享受到各种健康服务管理,满足医疗需求。

### (四)智慧医疗与慢病管理

智慧医疗,是指在医疗过程中充分利用现代信息技术,如健康"云"系统、AI智能辅助等。通过打造健康档案区域医疗信息平台,利用最先进的物联网技术,实现患者与医务人员、医疗机构、医疗设备之间的互动,逐步达到信息化。可为慢病患者提供网络医疗服务,为分级诊疗提供支撑保障,最终实现基层首诊、双向转诊、上下联动、急慢分诊的良好就医秩序。

## 二、老年常见慢病的社区管理

### (一)高血压病病例的社区管理

以社区为基础建立高血压病的管理网络,通过规范化管理,减少高血压患者并发症,降低高血压的危害。

**1. 社区高血压管理基本要求**

(1)组建管理团队。

依托家庭医生签约制度,基层医疗卫生机构成立由医生、护士、公共卫生人员等组成的管理团队,鼓励上级医院专科医生(含中医类别医生)加入团队给予专业指导。各管理团队在机构主要负责人的领导下,通过签约服务的方式,按照本指南要求,为辖区内高血压患者提供规范服务。

(2)配置基本设备。

血压计:推荐使用经认证的上臂式医用电子血压计。

其他设备:身高体重计、血常规分析仪、尿常规分析仪、血生化分析仪、心电图机、心脏超声设备、血管彩色多普勒超声设备、胸部 X 线检查设备及眼底检查设备等。

(3)保障基本药物。

五大类降压药:A. ACEI 和 ARB 两类药物建议都具备;B. β受体阻滞剂;C. CCB,二氢吡啶类 CCB 常用于降压;D. 利尿剂,噻嗪类利尿剂常用于降压。

### 2. 确定管理对象

(1)门诊筛查:医生在诊疗过程中,通过血压测量发现或确诊高血压患者。

(2)通过社区卫生调查或进行专项慢病筛查,发现高血压患者。

(3)健康体检发现高血压患者,特别是无症状高血压患者。

### 3. 建档

对管理对象及时建立健康档案。内容包括:患者的基本信息,现病史,家族史,既往史,用药情况,生活行为(饮食、运动、吸烟、饮酒等)等;体检记录,辅助检查,诊断和治疗情况(高血压分级,饮食、运动、药物处方);随访管理计划及随访记录等。

### 4. 随访

(1)随访目的:根据患者血压级别和其他危险因素情况,进行患者危险分层,实行分级管理。对患者进行临床评估,确定管理级别,制订个体化规范治疗和随访管理方案。进行健康教育和患者自我管理的指导。监测患者的血压、各种危险因素和临床情况的改变以及观察疗效并进行随访记录。

(2)随访内容。

①血压动态情况:指导患者对血压定期自我监测和记录,或为患者测量和记录血压值,分析和评价最近血压控制情况。

②健康行为改变情况:教会患者改变或(和)消除行为危险因素的技能,进行生活方式和危险因素动态监测。

③药物治疗情况:了解患者就诊和药物使用情况,评价药物治疗的效果。对于效果不佳的患者,督促其到综合医院调整治疗方案。

④根据患者病情和高血压分级管理要求,督促患者定期去医院做心、肾功能检查和眼底检查。发现患者出现靶器官损害可疑情况时,应及时督促患者去综合性医院进一步检查。

(3)随访管理要求。

①一级管理。

管理对象:男性年龄<55 岁、女性年龄<65 岁,高血压 1 级、无其他心血管疾病危险因素,按照危险分层属于低危的高血压患者。

管理要求:至少 3 个月随访一次,了解血压控制情况,针对患者存在的危险因素情况采取非药物治疗为主的健康教育处方。当单纯非药物治疗 6～12 个月效果不佳时,增加药物治疗。

②二级管理。

管理对象:高血压 2 级或 1~2 级,同时有 1~2 个其他心血管疾病危险因素,按照危险分层属于中危的高血压患者。

管理要求:至少 2 个月随访一次,了解血压控制情况,针对患者存在的危险因素采取非药物治疗为主的健康教育处方,改变不良生活方式。当单纯非药物治疗 3~6 个月效果不佳时,增加药物治疗,并评价药物治疗效果。

③三级管理。

管理对象:高血压 3 级或合并 3 个以上其他心血管疾病危险因素,或合并靶器官损害或糖尿病合并临床情况者,按照危险分层属于高危和很高危的高血压患者。

管理要求:至少 1 个月随访一次,及时发现高血压危象,了解血压控制水平。加强规范降压治疗,强调按时服药,密切注意患者的病情发展和药物治疗可能出现的不良反应,发现异常情况,及时向患者提出靶器官损害的预警与评价,督促患者到医院进一步治疗。

(4)随访管理形式。

①门诊随访管理:适用于定期去社区卫生服务机构就诊的患者。全科医生利用患者就诊时开展患者管理。

②社区个体随访管理:适用于卫生资源比较充裕的社区,可满足行动不便或由于各种原因不能定期去医院就诊的患者的需要。全科医生可通过在社区设点或上门服务开展患者管理,并按照要求填写高血压患者管理随访卡。

③社区群体随访管理:适用于卫生资源不很充裕的社区,可满足行动不便或由于各种原因不能定期去社区卫生机构就诊的患者。全科医生可通过在社区设立高血压俱乐部或高血压管理学校等各种形式开展患者群体管理。

(5)管理效果评估。

每年度对每个管理对象进行血压控制效果评估。按照患者全年血压控制情况,分为优良、尚可、不良三个等级。社区医师根据患者的全年血压控制评估结果,结合其高血压危险层别(每年进行一次临床评估),确定患者的管理级别。重新确定的管理级别与原级别不同的患者,应转入新确定的级别进行管理。优良:全年有 3/4 以上时间血压记录在 140/90 mmHg 以下(≥9 个月);尚可:全年有 1/2 以上时间血压记录在 140/90 mmHg 以下(6~9 个月);不良:全年有 1/2 或以下时间血压记录在 140/90 mmHg 以下(≤6 个月)。

**5. 转诊**

需转诊人群主要包括起病急、症状重、怀疑继发性高血压以及多种药物无法控制的难治性高血压患者。妊娠和哺乳期女性高血压患者不建议在基层就诊。转诊后 2~4 周基层医务人员应主动随访,了解患者在上级医院的诊断结果或治疗效果,达标者恢复常规随访。

(1)初诊转诊建议:①血压显著升高≥180/110 mmHg,经短期处理仍无法控制;②怀疑新出现心、脑、肾并发症或其他严重临床情况;③妊娠和哺乳期女性;④发病年龄<30 岁;⑤伴蛋白尿或血尿;⑥非利尿剂或小剂量利尿剂引起的低血钾(血钾<3.5 mmol/L);⑦阵发性血压升高,伴头痛、心慌、多汗;⑧双上肢收缩压差异>20 mmHg;⑨因诊断需要到上级医院进一步检查。

(2)随访转诊建议:①至少 3 种降压药物(包括一种利尿剂)足量使用,血压仍未达标;

②血压明显波动并难以控制；③怀疑与降压药物相关且难以处理的不良反应；④随访过程中发现严重临床疾病或心、脑、肾损害而难以处理。

**6. 高血压病例社区管理的评估**

对高血压病例社区管理工作进行效果评价的指标主要有：

①建档率：指社区发现的高血压患者中建立健康档案的比例。

②规范管理率：指社区发现的高血压患者中由本社区卫生服务中心（乡镇卫生院）进行规范管理的高血压患者比例。

③控制率：指由本社区卫生服务机构管理的高血压病例中，血压控制效果评定等级为"优良"和"尚可"的高血压患者所占比例。

④高血压知识知晓率：指本社区居民中了解高血压防治基本知识的居民所占比例。由于不可能对所有居民进行这方面的测试，可采取随机询问一定数量居民的方法进行测试。

**（二）糖尿病病例的社区管理**

糖尿病是导致多种器官的功能衰竭如失明、尿毒症、心肌梗死的重要原因。通过有效的社区管理，控制糖尿病患者或高危人群的病情，降低合并症的发生。

**1. 社区糖尿病管理基本要求**

（1）组建管理团队。依托家庭医生制度建设，基层医疗卫生机构成立由家庭医生、护士、公共卫生人员等组成的服务团队，发挥团队作用，与二级及以上医疗卫生机构专科医师分工协作，为居民提供糖尿病管理的整合性服务。

（2）配置基本设备。必备设备：身高体重计、测量腰围的软尺、血压计、便携式血糖仪、生化分析仪、尿常规分析仪、128Hz 音叉、10g 尼龙单丝、叩诊锤、视力表。鼓励配备通过信息系统实现数据实时上传的检测设备等。

（3）保障基本药物。5 大类降糖基本药物，即二甲双胍、胰岛素促泌剂、α-糖苷酶抑制剂、噻唑烷二酮类（thiazolidinediones，TZDs）药物和胰岛素。

（4）服务要求。结合家庭医生签约服务制度，为患者提供全方位、连续性、负责式、医防融合的健康管理服务。与上级医院建立协作机制，实现双向转诊。

**2. 确定管理对象**

（1）因症就诊：医生在诊疗过程中，通过检测发现患者。

（2）高危人群筛查：根据糖尿病高危人群界定条件，在高危人群中进行血糖筛查。糖尿病高危人群指年龄在 40 岁以上、有糖尿病家族史、肥胖者、曾患妊娠糖尿病的妇女、娩出过巨大儿的妇女、高血压者、高血脂者。建议高危人群每年进行一次血糖检测。

（3）其他途径：社区糖尿病流行病学调查、健康体检等。

**3. 建档**

对管理对象及时建立管理档案。内容包括：患者的基本信息，现病史，家族史，既往史，用药情况，生活行为（饮食、运动、吸烟、饮酒等）等；体检记录，辅助检查，诊断和治疗情况（饮食、运动、药物处方）；随访管理计划及随访记录等。

**4. 糖尿病患者的随访管理**

（1）目的：根据对患者制订的个体管理计划实施干预和管理，进行非药物治疗和药物治疗，帮助患者建立患者自我管理，视病情发展进行转诊帮助，实现连续、动态管理。对患者进行病情监测，定期为患者进行病情、并发症和相关危险因素的评估，及时发现问题，并采取适当的干预措施。

（2）随访内容：①了解患者病情，评估治疗情况；②了解行为改变情况，调整非药物治疗方案，教会患者改变和消除行为危险因素的技能，进行生活方式和危险因素动态监测；③了解患者就诊和药物使用情况，评价药物治疗的效果。对于效果不佳的患者，督促其到综合医院调整治疗方案；④督促定期化验检查。根据糖尿病分类管理要求，督促患者定期检查血糖、血压、糖化血红蛋白等，检查相关并发症，发现患者出现靶器官损害可疑情况，督促患者到综合性医院进一步治疗；⑤进行患者自我管理技能指导，了解、检查患者自我管理的情况，对其提供必要的知识和技能支持。

（3）随访要求。

①常规管理。

管理对象：血糖水平比较稳定，无并发症或并发症稳定的患者，不愿参加强化管理的患者。

随访要求：对常规管理的患者，要求每年随访至少6次。每次随访都应了解患者的症状、体征、血糖、血压、血脂等指标，了解糖尿病及其并发症的变化，以及药物治疗、非药物治疗、患者自我管理等情况。

②强化管理。

管理对象：符合以下任一条件的患者应实行强化管理：已有早期并发症，自我管理能力差，血糖控制情况差，其他特殊情况如妊娠、围手术期、1型糖尿病等（包括成人迟发性自身免疫性糖尿病），治疗上有积极要求；相对年轻，病程短者。

随访要求：要求每年随访至少12次，内容与常规管理相同。

（4）糖尿病病例社区管理的评估指标：主要指标与高血压病例管理基本相同。一般包括建档率、规范管理率、控制率、糖尿病知识知晓率等。

**5. 转诊标准**

（1）诊断困难和特殊患者：初次发现血糖异常，临床分型不明确者；妊娠和哺乳期妇女血糖异常者。

（2）治疗困难：原因不明或经基层医生处理后仍反复发生低血糖者；血糖波动较大，基层处理困难，无法平稳控制者；出现严重降糖药物不良反应难以处理者。

（3）并发症严重：糖尿病急性并发症如严重低血糖或高血糖伴或不伴有意识障碍，糖尿病慢性并发症导致严重靶器官损害需要紧急救治者，需要紧急转诊；糖尿病慢性并发症（视网膜病变、肾脏病、神经病变、糖尿病足或周围血管病变）的筛查、治疗方案的制订和疗效评估在社区处理有困难者。

# 第三节　老年慢病与共病管理

慢病已给我们的健康带来巨大影响，共病使情况变得更为严重。尤其对于老年群体，共病现象极为普遍，给我们的诊疗带来新的难点与思考。

## 一、慢病共病定义及流行病学特点

### （一）概念

共病（multiple chronic conditions，MCC）是指 1 个人同时患有两种或以上慢病，即多病共存。共病的表现形式既可以是躯体—躯体疾病共存，也可以是躯体—精神心理疾病共存、精神心理疾病叠加，或疾病—老年综合征共存。随着人均寿命的延长，高龄老年人的共病情况更加突出。

#### 1. 相互有某种关联的共病（comorbidity）

共同的风险因素可以引起多种慢病，这些慢病之间有一定关联性，医疗方案的方向一致。如糖尿病、高血压、肥胖症相互关联，引起的血管硬化带来多个器官损害。由于目前综合医院多采用专科诊疗模式，各专科之间信息沟通不足，容易造成重复检查和重复用药。如患有糖尿病和高血压的患者到心内科就诊，医师处方降压/降脂复合制剂，其成分与在内分泌科处方的降脂药和降压药完全相同。再如肺癌与阻塞性肺炎，如果不针对肺癌治疗，则肺炎也难以治愈。

#### 2. 互无关联的共病（multimorbidity）

互无关联的疾病共存，权重相当或不同。如胃癌伴幽门梗阻患者，近期因心绞痛接受过冠状动脉支架植入术；同一脏器也可发生多种疾患，如冠心病与肺源性心脏病共存；同时出现多个脏器功能不全，如肝功能不全合并肾功能不全。在这些情况下，各个疾病的诊疗方案之间常有冲突，单病诊疗指南作用有限。

#### 3. 共病的结局

共病使制订医疗方案的复杂性和难度增加，需要考虑各个疾病的权重。共病常会造成重复用药、治疗不衔接、不连续、过度医疗等医源性问题。对医疗资源的使用增加，发生不良事件的风险也显著增加，增加失能率和死亡率。

### （二）老年人群慢病共病流行病学特点

2013 年，我国第五次国家卫生服务调查结果显示，我国老年人（60 岁及以上）共病的比例为 16.2%。此外，上海是我国最早进入老龄化社会的城市之一。2012—2014 年，上海 4394 名医院体检者数据显示，老年人共病患病率为 51.62%。最新统计数据表明，全球 65 岁以上人群中，共病患病率在 40%～65%。国内老年共病发生率最高达到 77%。北京大学国家发展研究院开展的中国健康与养老追踪调查（CHARLS）共调查了 10836 例老年人，结果发表在《我国老年人慢性病共病现状及模式研究》中，研究发现，在以上患者中，9344 例至少患有 1 种慢病（占 86.23%），7059 例老年人同时患有 2 种及以上慢病（占 65.14%），老年人慢病共病患病率随年龄的增长呈升高趋势，14 种常见慢病共形成 91 种共病模式。排名前 3 位的慢病共病模式分别为高血压＋关节炎或风湿病、关节炎或风湿病＋胃部或消化系统疾病和关节炎或风湿病＋心脏病。不同年龄段老年人的慢病共病模式具有差异性。

以上数据表明，我国老年人共病现象已呈井喷式发展，而且多为慢病共病，老龄化困境下的老年人慢病共病的健康管理将是一个巨大的挑战。共病患者与单一病种患者相比，其生活质量相对偏低，同时每种慢病均可以对生活质量产生影响。明显增加老年患者住院率和死亡风险。老年患者多有不同程度的共病现象，共病使医疗决策更加复杂、困难。产生以上局面的一个重要原因就是老年慢性病共病的诊疗策略及流程目前没有统一标准，缺乏共病处理的相关指南。

## 二、我国老年人常见共病的管理现状

当前共病管理存在问题如下：

（1）共病管理包括预防、筛查、诊断、治疗、转诊、随访、护理、自我管理和康复全流程。在共病的不同阶段，患者的需求不同，其管理的重点也应随之发生变化。

（2）目前共病发病率高，管理的主要措施以临床诊疗为主，不仅作用有限，且经济负担沉重。

（3）大部分共病患者无需长期住院治疗，持续性的健康干预和随访管理是共病管理的核心。但目前共病患者的随访严重不足，缺乏诊疗后的个性化健康干预，严重影响共病管理的有效性。

（4）专科化诊疗模式下，共病患者的诊疗涉及多科室就诊，共病患者需要到不同科室甚至不同医院就诊，不同医疗机构间、科室间和医务人员间对于共病患者的诊疗信息缺乏共享，诊疗方案缺乏有效沟通。

（5）共病管理的主体间缺乏信息沟通，医疗机构与社区间已经实现双向转诊，但双向转诊过程中共病患者的信息缺乏传递，无法为共病患者提供连续性的帮助、教育、咨询和支持等服务。

当前我国慢病管理实行社区化管理，很多社区卫生服务中心建立了慢病患者健康档案，具备了慢病信息系统，然而慢病网络信息缺乏共享，慢病信息系统的利用程度也不高，导致慢病共病信息资源的利用不够充分。

## 三、慢病共病患者管理

### （一）管理目标

目前，各国尚无统一原则，我们可以研究并参照一些发达国家的范例。2012年美国老年医学会制订了《老年共病临床管理的指导原则》，包括以下5个方面：①医患沟通充分，了解患者意愿，告知方案的利弊；②循证医学证据必须谨慎应用，选择适用于老年人群的；③对于预措施的获益、风险及预后等因素充分考虑；④对治疗方案本身的复杂性和可操作性进行评估和预判；⑤选择获益最大、损害最小、能够改善生活质量的治疗方案。

2016年12月，英国国家卫生与临床优化研究所（NICE）也提出一项关于共病管理的指南《共病：临床评估与管理》（Multimorbidity：Clinical Assessment and Management），对老年慢性病共病的诊疗提出了一系列原则和具体做法，制订共病管理方案时遵循以下步骤：①由医学团队与患者讨论护理计划的目的，共病管理的总目的在于提高患者生活质量（包括减少治疗负担和提高护理服务）；②建立患者的疾病与治疗负担；③建立患者目标、价值观和偏好；④审查药物和治疗方法可能对患者产生的收益和危害；⑤与患者达成意见一致的共病管理方案。

英美两国的慢性病共病指南有异有同，为中国制订指南提供了有益的借鉴。我国的老年群体与英美两国也存在差异，所以在制订指南时应加以注意，以最大限度符合我国老年患者实际情况。现在，我国制订了《老年共病管理中国专家共识（2023）》，对我国老年慢病共病提出了符合国情的方案，在临床诊疗中可以提供切实的依据。

### （二）流程建议

（1）明确患者意愿。3个步骤明确患者的意愿：①识别患者及家属需要表明意愿的时机，比如存在治疗矛盾时、长期获益但短时间可能出现不良反应的药物应用时。②充分告知患者及家属每种医疗措施的利弊。③患者及家属充分理解医疗措施的利弊后，再做出选择。

（2）与患者及家属讨论，达成一致：①治疗带来的作用，对疾病的控制和寿命的影响。②如果不治疗，可能会发生的后果。③诊疗方案有哪些风险和不良反应。④其他治疗过程中会碰到的情况：如认知障碍患者用药依从性的问题，合并骨关节炎患者运动处方可耐受性等。

（3）完成老年综合评估（comprehensive geriatric assessment，CGA）。CGA主要包括全面的医疗评估、躯体功能评估、认知和心理功能评估，以及社会/环境因素评估4个方面。CGA除了评估老年慢性疾病的程度，更注重老年综合征/问题的筛查。

（4）考虑方案的获益、判断预后。在几种治疗干预方案中，从改善症状、延长寿命和生活质量的角度，比较获益、风险、负担，进行合理取舍。合理应用循证医学证据，在多个互无关联的慢病共存时，针对单病的指南对老年共病处理的指导作用常有限，因此需要考虑现有证据的适用性及局限性，是否适用于老年共病患者。如果患者的预期寿命不长，不足以从干预措施中获益，则失去了干预的意义。因此，需要考虑治疗的获益、风险与最终预后等因素。定期随访，定期对干预效果进行评估，作为调整治疗方案的依据（见图6-1）。

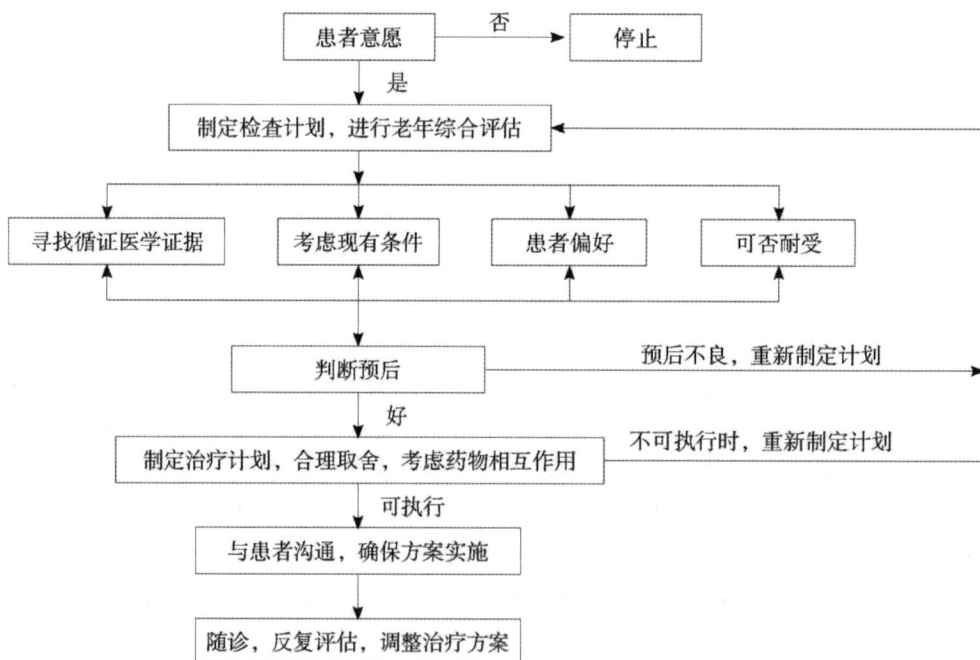

图6-1　老年共病的诊疗流程图

## 四、老年慢病共病管理需注意的问题

### （一）政策解读

前述已介绍英美两国的指南和我国的共识。我们可参照发达国家的治疗经验，根据我们的共识，来管理老年慢病共病患者。共病管理指南可从工作职责与内容、临床治疗流程等方面入手，解决患者所关注和对患者健康、生活质量有重大影响的问题。各地区也应根据当地具体情况制订细则，从而更有针对性。譬如在北方高血压高发区，应重点提倡少盐饮食；在肿瘤高发区，注重制订环保政策等。指南应简明、操作性强，应由多学科以及共病相关学科共同参与。

### （二）符合我国老年慢病共病特点

在前文《我国老年人慢性病共病现状及模式研究》中，发现共病模式排名前3位的分别为高血压＋关节炎或风湿病、关节炎或风湿病＋胃部或消化系统疾病和关节炎或风湿病＋心脏病。可见在我国老年人中关节疾病很普遍，此外，因为"空巢家庭"导致的心理问题，如孤独、抑郁、沮丧等也多发，一些老年综合征如营养不良、衰弱、肌少症等在我国很多地区的老年人中也属于常见情况。所以，医护工作者特别是家庭医生在进行老年慢病共病管理中，一定要考虑这些因素。

### （三）多学科医学团队的组建

团队合作，执行有力。老年患者在专科门诊就诊的时候，大多数医生只是针对本专业病情进行诊治，没有对其他共存的疾病进行治疗。譬如，慢病共病老年患者身体受到跌倒、合并感染等打击的时候，机体原本脆弱的平衡被彻底破坏，使得一系列问题随之而来，还可能会危及生命。积极采取有效措施进行多学科共同干预，才能使其健康得到最大恢复。

### （四）对老年人群的科学分类

在老年医学中，对于不同健康状态的老年人，其干预目标是不同的。我们把老年人的健康状况按照大致的功能状态分为活力（robust）老人、衰弱老人、失能老人，将老年共病患者按照上述功能状态进行分层，可以帮助老年医务工作者快速确认共病管理的目标及方向，快速识别老年共病患者的需求。

对于活力老年人，共病管理目标在于规范治疗慢病、预防疾病发展及并发症发生、识别并干预多重用药等问题、通过健康的生活方式持续维护功能发挥。对于内在能力明显下降、衰弱的老年人，共病管理目标宜为稳定慢病，采取整合照护措施，结合适宜的运动锻炼、营养支持等方法，维护其内在能力、促进功能发挥，延缓向失能进展。对于失能且不可逆转的老年人，共病管理目标宜为尽可能稳定疾病，控制症状，给予照护支持，维持其残存功能，尊重患者意愿，保持有尊严的生活等；对于预期生存期有限的老年患者，建议评估安宁疗护需求。

### （五）重视老年综合评估（CGA）

常规采取老年综合评估（CGA）。对老年慢病共病患者进行CGA，可以全面了解患者的整体情况，包括治疗方案实施情况，患者依从性差的原因等。例如，有平衡和步态障碍者有跌倒骨折的风险；生活不能自理者如得不到支持和帮助，其健康情况会持续恶化；痴呆的早期诊疗可延缓疾病进展。下降的视力和听力得不到纠正会使老年人行为退缩，脱离社会。因此做好CGA，就可以使医疗方案更适合患者本人，属于共病专人专治。

### （六）重视共病用药安全、合理

指导共病老年患者的用药是一个复杂过程。需要了解老年人处方质量和适用性的复杂模型，而不是简单计算患者正在接受的不同药物数量。这一复杂的模型应总体评估患者治疗方案的利与弊。老年人在生命后期开始使用或停用药物需评估以下指标：预期寿命（expected lifespan）、药物达效时间、患者的治疗目标以及治疗能否满足需要等。如果患者的预期寿命短，治疗目标主要是延缓病情，那么需几年时间才有获益的药物则无须使用。老年共病患者处方质量评估是一项艰巨的任务，多重用药、用药过度以及用药不足是全科医师和老年病科医师所面临的挑战。

（蔡华杰　孟超）

#### 参考文献

［1］国际统计研究所.疾病和有关健康问题的国际统计分类（ICD-10）.2010 年 WHO 更新版.

［2］Bourne R R，Stevens G A，White R A，et al.Causes of vision loss worldwide，1990—2010：a systematic analysis［J］. Lancet Global Health，2013，1：e339-e349.

［3］National Guideline Centre Population Health Sciences Division，北京大学第一医院内科 NICE 指南概要：共病状态的临床评估和管理［J］. 英国医学杂志：中文版（BMJ），2017，1，51-56.

［4］胡世莲，王静，程翠，等.中国居民慢性病的流行病学趋势分析［J］.中国临床保健杂志，2020，23（03）：289-294.

［5］刘影，姜俊丞，景汇泉.我国中老年人群慢性病患病率及患病种类区域差异与医疗卫生资源的相关性研究［J］.中国全科医学，2024，27（12）：1452-1459.

［6］Han B，Zheng R，Zeng H，et al. Cancer incidence and mortality in China，2022［J］. J Natl Cancer Cent，2024，4（1）：47-53.

［7］施小明.我国老年流行病学研究进展［J］.中华流行病学杂志，2021，42（10）：1713-1721.

［8］胡倩倩，周统，刘志辉，等。老年慢性病共病模式及管理策略研究进展［J］.中华全科医师杂志，2023，22（7）：754-758.

［9］朱鸣雷，刘晓红，董碧蓉，等.老年共病管理中国专家共识（2023）［J］.中国临床保健杂志，2023，26（5）：577-584.

［10］中华医学会糖尿病学分会，国家基层糖尿病防治管理办公室.国家基层糖尿病防治管理指南（2022）［J］.中华内科杂志，2022，61（3）：249-262.

［11］国家心血管病中心，国家基本公共卫生服务项目基层高血压管理办公室，国家基层高血压管理专家委员会.国家基层高血压防治管理指南 2020 版［J］.中国医学前沿杂志，2021，13（4）：26-37.

# 第七章　老年人合理用药

**本章要点**

1. 老年人药物代谢动力学和药物效应动力学特点。
2. 老年人用药的现状及存在问题。
3. 老年人合理用药的策略。

**教学目的**

1. 掌握：在老年人合理用药方面医师需掌握的原则和方法。
2. 熟悉：老年人药动学和药效学特点。
3. 了解：老年人药物处方评估标准。

## 第一节　老年人药物代谢动力学和药物效应动力学特点

据 2024 年 1 月公布的最新数据,截至 2023 年底,我国 60 岁及以上人口 29697 万人,占全国人口的 21.1%,其中 65 岁及以上人口 21676 万人,占全国人口的 15.4%。人口老龄化是我们必须要面对的问题。不合理用药在老年人中是常见、严重现象,容易导致不良的医疗结果如药物不良反应、相关住院率和病死率增加及药品经济的损失。临床老年不合理用药的因素混杂,为老年人处方的医师面临老年人合并症多、多药共用或多重用药等困难现状,合理和优化用药成为当前临床工作的一个挑战。当代医学生应掌握老年人合理用药相关知识,以在未来工作中更好地应对人口老龄化的挑战。

### 一、老年人药物代谢动力学特点

老年药物代谢动力学(pharmacokinetics in the elderly)简称老年药动学,它描述老年机体对药物的作用(吸收、分布、代谢和排泄),反映血药浓度升降的时间过程和特征。在药动学一切过程都有年龄增长性变化,可直接影响老年人的血药浓度。

#### (一)老年机体对药物吸收的特殊性

老年人胃肠黏膜萎缩、蠕动减慢、供血减少和胃酸缺乏,但对药物的吸收影响较小。如尽管胃酸缺乏能使水杨酸等弱酸性药物在胃内解离增加,胃吸收速率减慢,但同时胃排空延迟,药物停留时间延长,增加了药物的吸收时间。同样,小肠蠕动减慢,增加了药物的吸收,从而抵消了小肠供血和单位吸收面积降低所致的药物吸收减少。因此,大多数药物(被动转运吸收的药物)的吸收在老年人和成年人之间无明显差异。只有葡萄糖、维生素 $B_1$、钙和铁等主动转运吸收的药物才随年龄增长而降低,主要与老年人药物吸收所需的载体和酶活性降低有关。

### (二)老年机体对药物分布的特点

老年人由于肌肉和实质器官萎缩、细胞内液减少,使机体总液体量比成年人减少10%～15%,从而导致水溶性药物(如地高辛、吗啡)的分布容积缩小,血药浓度升高,起效可能比预期要快,药物作用和不良反应增加。老年人因体力活动和激素水平降低,脂肪组织比成年人增加10%～20%,导致脂溶性药物(如利多卡因、乙胺碘呋酮)的分布容积增大,用药后血药浓度暂时偏低,达到稳态浓度的时间比预期要晚,但久用易发生蓄积中毒,这对老年女性患者有特殊的意义。肝脏蛋白合成能力随年龄增长而降低,老年人血浆白蛋白浓度比成年人减少10%～20%,若应用蛋白结合率高的药物(如华法林)时,结合型药物减少,游离型药物增加,药效和不良反应增大。

### (三)老年机体药物代谢的特点

体内主要的代谢场所是肝脏,肝脏对药物的代谢具有重要的作用。老年人肝血流量减少是药物代谢降低的一个重要因素。65岁老年人的肝血流量仅为青年人的40%～50%,90岁仅为30%。随着肝脏血流量的减少,药物的首过效应逐渐减弱,直接影响了一些药物的体内代谢过程,如洋地黄毒苷、利多卡因、普萘洛尔等。随着年龄的增加,老年人体内肝微粒体酶及非微粒体酶活性均有所下降,影响了药物在体内的裂解,血液中药物的浓度可以有不同程度的升高,其中肝微粒体酶 P450 活性减弱起着主要的作用。同时,老年人对诱导和抑制药物酶作用的反应能力也降低。所以,老年人用药时应注意药物的剂量,以防发生药物的毒性反应。

### (四)老年机体药物排泄的特点

肾脏是大多数药物排泄的重要器官,也是年龄增长性失能变化最明显的器官。老年人由于肾小球和肾小管功能减退,使经肾脏排泄的药物(如地高辛、氨基糖苷类)排泄减少,容易蓄积中毒。老年人骨骼肌萎缩,内生肌酐减少,即使肾功能减退,血清肌酐浓度可在正常范围内,因此老年人血清肌酐浓度正常并不代表肾小球滤过率正常。老年人使用经肾脏排泄药物时,必须根据肌酐清除率(creatinine clearance ratio,Ccr)进行调整。Ccr(ml/min)＝[(140－年龄)×体重(kg)]/[72×血清肌酐(mg/dl)],女性再乘0.85。调整时要考虑药物的治疗指数(治疗浓度与中毒浓度之比)和经肾脏排泄量。原形排泄而治疗指数小的药物(如地高辛)必须减量和(或)延长间隔时间,而治疗指数大的药物(如β内酰胺类抗生素),老年人一般无需减量,但应监测肾功能。

## 二、老年人药物效应动力学特点

老年药物效应动力学(pharmacodynamics in the elderly),简称老年药效学,它描述药物对老年机体的作用。

（一）对多数药物的敏感性增加

对于此类药物,老年人应用成年人剂量可产生过量和毒性作用,而小剂量、低血药浓度可获得满意的疗效。

（1）中枢神经系统药物。老年人由于脑萎缩、脑血流量降低和高级神经功能减退,对镇静剂、中枢性镇痛药、抗抑郁药、抗精神病药、抗帕金森病药的敏感性增加,尤其在缺氧和发热时更明显。

（2）心血管药物。老年人由于冠状动脉和心肌老化、心脏储备功能降低,对负性肌力药物(如维拉帕米)的敏感性增加。心脏传导系统退行性变使之对负性传导药物(如地高辛)的敏感性增加。

（3）抗凝药物。老年人对华法林的敏感性增加,其需要量随年龄增长而降低,主要与药效学因素有关,白蛋白降低也可能是原因之一。老年人应用肝素后出血发生率增加,尤其是老年女性,其原因不明。因此,老年人使用抗凝药物应避免与抗血小板药合用。

（4）影响内环境的药物。老年人内环境稳定性降低,应用降压药可引起直立性低血压,使用氯丙嗪、苯二氮䓬类可致低温症,给予降糖药可发生低血糖症,应用抗胆碱能药可出现便秘和尿潴留,使用利尿剂容易发生电解质紊乱、低血容量及血尿酸升高等代谢改变。

（二）对少数药物的敏感性降低

老年人心脏 β 受体数目或亲和力下降,对 β 受体激动剂和阻滞剂的敏感性降低,加快或减慢心率的作用减弱。如老年人静脉滴注异丙肾上腺素,将心率提高 25 次/分所需剂量为年轻人的 5 倍。老年人迷走神经对心脏控制作用减弱,应用阿托品增加心率的作用(4～5次/分)不如成年人明显(20～25 次/分)。虽然老年人对上述药物的敏感性降低,但临床应用时不能盲目增量,增量只会增加不良反应而不会增加疗效。

（三）对药物的耐受性降低

老年人对单一或少数几种药物合用有较好的耐受性,而对多药合用的耐受性明显降低,易发生药品不良反应,影响药物疗效。因此,临床用药时应尽可能减少用药数目。老年人对上述敏感性增加的药物耐受性降低,用药时应减量,并加强监测。

# 第二节　老年人用药的现状及存在问题

## 一、多病共存,多重用药

共存病(multiple chronic conditions,MCC)最早从欧洲提出,亦称多病共存,目前,国际上又称多重病或多重慢病,在国际上通常指同时患有两种以上慢性病,其统计的疾病包括慢性或复发性疾病。全球 65 岁以上的人群中,多病共存的患病率在 40%～56%。我国社会老龄化趋势日益严重,现代医学的特点是更趋专科化、精细化,多病共存状态使专科亚专业知识更高尖的理想状态被打破。多系统疾病之间的重叠、协调、矛盾的关系是对医学传统"一元论"思维的挑战,尤为突出的是多重用药问题。

老年多重用药(polypharmacy)指老年人同时使用 5 种及以上药品,包括处方药、非处方药、中成药、保健品等。老年患者合并疾病多，用药种类多，增加了药物相互作用发生的概率，而且，由于老年人生理机能下降，药物在体内的药动学及药效学会发生一系列变化，更容易引起药物疗效下降或潜在的药物不良反应。

据文献报道，美国老年患者平均用药 10 种，65 岁以上女性患者中有 28% 的人群用药超过 5 种，12% 超过 10 种；欧洲半数 80 岁的老年人群用药超过 6 种；韩国 86.4% 老年人服用 6 种及以上药物；我国老年人多病共存，平均患有 6 种疾病，治疗中常多药合用，包括一些与其他药物相互作用风险未知的中成药，平均 9 种，多者达 36 种；50% 的老年患者同时使用 3 种药物，有 25% 服用 4～6 种药物。

我国老年人多重用药主要表现在用药品种多，错用、乱用和滥用药物等。导致以上不良现象的原因包括：老年人往往身患多种疾病；经过多家医院、多名医师诊治，特别是专家开具多种处方发生重复用药；患者自作主张使用药物治疗，擅自购买非处方药治疗；某些疾病缺少明确的药物治疗终点，患者自身不能评估是否继续用药，症状好转后私自停药；未按规定时间和剂量服药，达不到药物治疗的有效浓度等。

对于多学科多病共存患者，依据单科治疗指南的治疗方式可能是造成多重用药发生潜在不合理用药（potentially inappropriate medication，PIM）的原因。处方的获取方式与 PIM 发生相关，二级以上医院更可能发生 PIM，除外"专科化"的治疗方式没有考虑患者整体的情况以外，患者在获得单次治疗后，缺乏长期不间断的随访和评估可能是原因之一。

滥用药物是老年人用药的关键问题，主要体现在以下几个方面：一是迷信药物广告。部分老年人迷信广告宣传，身体不舒服不去正规医院治疗，盲目地信任药物广告，自行购药治疗，延误病情；二是滥用补药。一些老年人认为补药治百病，一旦有病，他们就吃补药，但进补要恰到好处，补药不能代替药品的治疗作用。

老年人群不良的药物－药物相互作用（adverse drug-drug interaction，ADI）发生率比年轻人群高。2005 年 10～11 月瑞典处方药物登记中 630743 例年龄≥75 岁患者数据分析显示，随着处方药物数量的增加，潜在有临床意义的 ADI 发生率也随之增加。联合用药品种越多，ADI 发生率越高。有调查统计显示，合用 5 种药物时，ADI 发生率为 4.2%，6～7 种为 7.4%，11～15 种为 24.2%，16～20 种为 40%，而合用 21 种药物以上时为 45%。有报道认为，合用 5 种药物可使 ADI 风险增加 50%，8 种药物时达 100%。我国 40% 的卧床老年人处于潜在 ADI 危险中，其中 27% 处于严重危险状态。

多重用药带来了潜在不合理用药，是影响疾病预后的危险因素。对多重用药的评估、管理、优化是多病共存临床管理中非常重要的部分，可能是改善多病共存患者临床治疗效果、减少医疗费用的途径。

## 二、用药依从性差

依从性（compliance）是指患者对医嘱执行的程度。用药依从性是药物治疗是否有效最关键的环节，直接影响患者的治疗结果。约有 60% 的老年人不能按医嘱服药。老年人用药依从性差的原因有很多，服用药物管理不当，缺乏专业人士指导，易致用药重复；未严格遵从医嘱，擅自用药，易致用药错误；用药时间过长，未根据病情以及医嘱停药或减量，尤其是对于毒性大的药物，易致不良事件发生。因此，简化用药方案、标记醒目、交代清楚是提高依从性、获得成功治疗的关键。

# 第三节 老年人合理用药的策略

## 一、处方标准促进老年人合理用药

为避免多重用药和不适当用药,合理处方成为老年人药物治疗的关键。目前国际上对于老年人的合理药物处方并无统一的标准,但多项临床研究已显示,不适当处方能使用一些处方标准进行检测,相关文献报道处方标准不仅能指导合理正确处方,而且能发现不适当处方及潜在的遗漏处方,减少药物不良反应,提高老年人处方质量。

临床中常用的处方标准有美国老年病学会的比尔斯标准(Beers Criteria)、提醒医生正确治疗的筛选工具/老年人潜在不适当处方筛选工具标准(Screening Tool to Alert doctors to Right Treatment/Screening Tool of Older Persons'potentially inappropriate Prescriptions,START/STOPP)、法国老年人药物治疗专家共识(French Consensus Panel List)、澳大利亚处方指导、药物合理指数(Medication Appropriateness Index,MAI)、药物治疗不足的评估(Assessment of Underutilization of Medication,AOU)、ARMOR 等。

### (一)比尔斯标准

目前广泛应用的评估处方不当的标准以比尔斯标准(Beers' criteria)为基础。1991 年,美国老年医学会(American Geriatrics Society,AGS)临床药理学、精神药理学及药物流行病学等专家在回顾相关文献后达成共识,建立了判断老年患者 PIM 的比尔斯标准,公布后即被国际广泛关注和引用。比尔斯标准在识别老年患者潜在不适当用药、降低不合理用药比例和治疗费用等方面发挥了积极作用。2023 年 AGS 颁布了该标准建立至今的第 7 次更新。新版标准的主要内容仍是 PIM 相关的五大列表,基于新的循证证据,增加了一些药物和标准,但更多的是对现有药物和标准的修订及精简。新增和修订的内容主要涉及了抗凝药、抗血小板药和降糖药,并新增抗凝治疗建议专栏;删除了当前在美国使用率低和已经退市的药物,共计 33 种。新版标准首次总结了关于如何应用 Beers 标准的 7 条原则,以保障临床正确使用。该标准主要针对美国使用设计,并非适用于所有国家。2023AGS Beers 标准提升了准确性和实用性,将更好地识别和减少老年患者 PIM 处方,进一步指导临床制订合理用药方案。

### (二)START/STOPP 标准

START/STOPP 标准已广泛应用于欧洲、亚洲、北美等地区的社区、急救中心和养护中心,主要用于老年人用药审查,一些研究报道该标准能发现和预测潜在不适当用药情况,在欧洲国家得到验证的是 START/STOPP 标准检测药物不良反应和处方错误比 Beers 标准更敏感。

### (三)药物合理指数

药物合理指数(medication appropriateness index,MAI)是由 Hanlon 等人首次在 1992 年提出,1997 年又得到修改的原则性标准。包括:①药物的适应证(indication);②药物的作用(effectiveness);③正确剂量(dosage);④用药指导(direction);⑤存在临床意义的药物—

疾病相互作用（drug-disease interactions）；⑥存在临床意义的药物—药物相互作用（drug-drug interactions）；⑦用药方案的可行性（direction practicality）；⑧重复用药（duplication）；⑨恰当的疗程（duration）；⑩医疗费用（medical expense）共 10 条评分条目。通过对老年患者每个药物的使用合理性进行打分，将每个药物的分数相加，最后汇总为一个患者的得分。按照 3 点量表给出"合理""不很合理""不合理"的判断。与比尔斯标准不同，MAI 考虑的不是具体哪个药物治疗或哪类药物的配伍问题，且没有包括患者用药的依从性以及没有指出需要用药的危险等问题。

### （四）多重用药评估工具

目前，国际上应用较多的多重用药评估工具是 ARMOR。该工具将评估（assess）、审查（review）、最大限度地减少不必要的药物（minimize）、优化治疗方案（optimize）、再评估（reassess）整合为一体用于评估多重用药，有助于监控和优化老年患者用药。研究表明，应用 ARMOR 可以减少多重用药的发生，降低住院率及医疗费用等。ARMOR 采用阶梯式的方法来评估老年患者多重用药。医师在取得患者静息与活动时的心率、血压和血氧饱和度后，按照 5 个步骤进行评估检查：

（1）A＝评估（assess）：评估患者所有用药，尤其注意具有潜在不良后果的药物。

（2）R＝审查（review）：审查可能存在的问题（如药物间的相互作用），权衡用药带来的益处和对机体主要功能的影响。

（3）M＝最大限度地减少不必要的药物（minimize）：停用缺乏适应证的药物，停用风险大于受益或对机体主要功能具有高潜在不良影响的药物

（4）O＝优化治疗方案（optimize）：如去掉重复用药，通过化验检查调整用药剂量等。

（5）R＝再评估（reassess）：包括患者在休息和活动时的心率、血压、血氧饱和度，患者的功能状态、认知状态、用药依从性和用药错误。

### （五）中国老年人潜在不适当用药判断标准

借鉴美国、加拿大、日本、法国、挪威、德国、韩国、奥地利、泰国等国家的老年人 PIM 标准，参考国家药品不良反应监测中心、全军药品不良反应监测中心和北京市药品不良反应监测中心的老年人严重不良反应所涉及药物情况以及北京市参与"医院处方分析合作项目"的 22 家医院 60 岁以上老年患者的用药数据，采用三轮德尔菲专家咨询法进行遴选，将遴选出的药物按照专家评分的高低分为高风险和低风险药物，并按照用药频度的高低分为 A 级警示和 B 级警示药物，最终形成"中国老年人潜在不适当用药判断标准"，于 2017 年 11 月在北京发布。中国标准包括两部分内容，第一部分为老年人 PIM 判断标准，包含神经系统用药、精神药物、解热镇痛抗炎抗风湿药物、心血管系统用药等 13 个大类 72 种/类药物，其中 28 种/类为高风险药物，44 种/类为低风险药物；24 种/类为 A 级警示药物，48 种/类为 B 级警示药物；每种药物附有 1～6 个用药风险点。第二部分为老年人疾病状态下 PIM 标准，包含 27 种疾病状态下 44 种/类药物，其中 25 种疾病状态下 35 种/类药物为 A 级警示药物，9 种疾病状态下 9 种/类药物为 B 级警示药物。

## 二、老年人综合评估促进老年人合理用药

临床中仅根据老年人病情处方药物是不够的，因老年患者的年龄、认知功能、文化水平、药品自我管理能力等不同而致用药有所差异，老年人需要全面评估以个体化用药。老年人

综合评估(comprehensive geriatric assessment,CGA)能较全面地评估老年人的体能、日常生活活动能力、营养状况、认知功能、精神心理状态等,能够发现和诊断非医疗常规检查的疾病和症状,从而更有利于临床医师正确合理处方,有效地进行个体化用药,减少潜在的处方遗漏。CGA 可以促进临床合理用药。但目前较多医疗机构并未完全开展这样的医疗服务,且在临床中并不是所有老年人均进行了 CGA,耗时且工作量较大,限制了 CGA 促进合理用药的临床应用。

### 三、多学科协作促进老年人合理用药

#### (一)以医师为主导的老年人合理用药方法及原则

(1)药物选择:详细询问病史和用药史,评估目前药物治疗,减少或终止不必要用药;考虑非药物治疗,如焦虑抑郁老年人首先予非药物的心理行为干预;进行 CGA 综合评估个体因素如体质量、肝肾功能、生活习惯等;保障用药正确,评估用药获益和风险,简化用药和避免不适合药物(可使用 START 标准),建议以预防性治疗为主。

(2)用法用量:评估给药方式,首先给予低剂量药物或缓慢滴定,剂量为成年人的 1/3～1/2,适当延长用药间隔时间;并考虑药品实际因素如药物剂型(平片或缓释剂)和包装。

(3)用药教育:用药教育在老年人合理用药中有重要作用,可降低用药数量、跌倒风险和用药费用,教育内容包括药物禁忌证、不良反应、注意事项等。

(4)用药评估及监测:监测药物疗效和不良反应,如有房颤的老年人服用华法林需监测国际标准化比值(INR)以及有无出血情况;定期评估非处方药和用药依从性;药物无效或产生不可耐受的不良反应时应停用,考虑阶段性用药和停药(建议使用 STOPP 标准)。

(5)药物重整(medication reconciliation,Med-Rec)服务:指在药物治疗过程中,医务人员要对患者所服用的药物有详细全面的记录,来保证患者用药安全的过程。其最终目的是通过消除故意的和非故意的处方不一致,减少多重用药,预防医疗过程中的药物不良事件。Med-Rec 提供一个连续的服务模式,让慢性病患者无论在二、三甲级医院,还是回到康复机构、社区医院或家庭后,仍能得到后续的用药指导。在社区开展以精简用药数量、减少药品不良反应为核心的药物重整,可以提高患者的用药依从性和治疗达标率,降低治疗成本,有助于保证医疗安全,减少医疗费用,节约卫生资源。

(6)避免处方瀑布:处方瀑布(prescribing cascade)是指处方给患者一种药物,引起了不良事件体征和症状,为处理该不良事件体征和症状,导致新的药物处方的情况。这个新的药物处方又可引起新的不良事件体征和症状,从而产生下一个处方。如果药物导致的不良事件体征和症状,不被识别为药物不良反应或药源性疾病,处方将会像瀑布一样产生级联效应,对患者健康产生严重影响,甚至危及生命。处方瀑布随着级联的放大,危险程度不断加大,同时还大大增加了患者的治疗费用。作为医务工作者,应避免处方级联的发生,并及时发现处方瀑布,采取有效的医疗措施,保障患者用药安全。

#### (二)药剂师对保证老年人合理用药的重要作用

药剂师对保证老年人合理用药有重要作用。药动学和药效学的改变已被视为影响老年人用药的重要因素之一,药物相互作用的研究是未来的发展方向,药理学在预防药物与药物之间相互作用和评价生物、药物之间的相互作用的重要性与日俱增。药剂师对老年人药动学及药效学特点的研究将有助于提高处方质量,且参与老年人用药管理能提高药物疗效,减

少药物不良反应。建议药剂师定期到临床各老年病房、养护中心与医师共同查房，与临床医生共同参与"多重用药管理门诊"，审查用药、协助医师处方和培训护理人员合理用药，并向患者讲解如何发现药物的严重不良反应。此外，在我国，提高零售药房从业人员的专业水平和职业素养，从而加强对非处方药及保健药品的管理也刻不容缓。

### （三）多学科协作保障老年人合理用药

老年人合理用药需要医疗机构多部门、多学科团队加强交流协作，在临床工作中形成结构化和组织良好的团队合作模型，由医师主导的有效合作将有利于老年人合理用药。现代医疗特点决定了老年人在家庭与医院、医院不同科室之间等多点转诊，因医疗护理人员、医疗系统和流程方式的不同可能会影响用药，如果医疗部门、科室间未充分交流老年人的病情及用药信息，可能易开具不适当的处方，而及时、准确的交流协作能保证老年人得到合理有效的药物治疗。

## 四、信息技术促进老年人合理用药

计算机处方系统（computer-based prescribing systems）已经广泛应用于医院和社区卫生服务中心，目的在于减少处方错误、提高处方合理性。计算机处方系统能够提供药物剂量、药物相互作用、用药监控和成本计算等技术支持，如果该处方程序链接至老年人的相关信息，所有不适当的处方均能被及时发现并处理，同时该技术能够避免医院与社区卫生服务中心处方信息的转载记录错误。

电子用药管理记录（electronic medication administration records）可以动态了解老年人用药信息并协助药物管理，避免药物漏服，提高用药依从性。

## 五、患者及家属的自我用药管理

鼓励老年患者按时到门诊随访，知晓自己健康状况，一旦出现药物治疗相关不良事件，及时就诊。有条件者设立个人的用药物记录本，以记录用药情况及不良反应。家属要协助患者提高用药依从性。老年人由于记忆力减退，容易漏服、多服、误服药物，以致难以获得疗效或加重病情。家属必须定时检查老年患者用药情况，做到按时、按规定剂量服药。

教育老年人及其家属避免随意自我治疗。不宜凭自己的经验随便联合用药，包括处方药、非处方药、中草药、食品添加剂和各类保健品。不轻信民间"偏方""秘方"，以免造成药物相互作用。

预计到 2035 年左右，我国 60 岁及以上老年人口将突破 4 亿，在总人口中的占比将超过 30%，进入重度老龄化阶段。届时，老年人合理用药将成为更加严峻的问题。因此，从现在起，重视老年人合理用药的管理，助力健康老龄化需要每个医务工作者共同参与。

（刘宝林）

### 参考文献

［1］陆惠华.实用老年病学［M］.上海：上海科技出版社，2006.

［2］Raza H. ARMOR. A Tool to Evaluate Polypharmacy in Elderly Pernons［J］. Annals of Long-Term Care，2009，17(8)：26-30.

［3］TINETTI M E，STUDENSKI S A. Comparative effectivenessresearch and patients with multiple chronic conditions[J]. N Engl J Med，2011，364(26)：2478-2481.

[4] 2023 American Geriatrics Society Beers Criteria © Update Expert Panel. American Geriatrics Society 2023 updated AGS Beers Criteria © for potentially inappropriate medication use in older adults [J]. J Am Geriatr Soc，2023，71(7)：2052-2081.

[5] Hanlon JT，Schmader KE. The medication appropriateness index at 20：where it started，where it has been，and where it may be going[J]. Drugs Aging，2013，30 (11)：893-900.

[6] 中国老年保健医学研究会老年合理用药分会，中华医学会老年医学分会，中国药学会老年药学专业委员会,等. 中国老年人潜在不适当用药判断标准(2017 版)[J]. 药物不良反应杂志，2018，20(1)：2-8.

[7] 中国老年保健医学研究会，老年内分泌与代谢病分会，中国毒理学会临床毒理专业委员会. 老年人多重用药安全管理专家共识[J]. 中国糖尿病杂志，2018，26(9)：705-717.

# 第八章　老年人合理营养

1. 老年营养代谢特点。
2. 老年人营养风险和营养状况的评估。
3. 老年肠外和肠内营养的使用和并发症处理。

1. 掌握：老年肠外和肠内营养支持的适应证和常见并发症处理。
2. 熟悉：老年营养风险和营养不良评估工具。
3. 了解：天然健康食物对老年生活质量和慢性疾病的影响。

## 第一节　老年营养代谢特点

合理营养是实现成功老龄化的基石，也唯有合理营养才能维持老年人正常的机体代谢和免疫功能，延缓衰老。合理营养还可以提高老年人生活质量，降低死亡率和致残率，进而降低家庭和社会的经济和医疗负担。

### 一、老年人营养相关的生理变化

#### (一)能量消耗随年龄增长而减少

能量消耗(energy consumption)是指人体消耗能量的过程，常用能量代谢率进行评估。根据人体活动水平，能量代谢又可分为基础代谢率、静息代谢率和活动代谢率，其中基础代谢率(basal metabolic rate，BMR)最常用。代谢功能降低是老年人的生理特点之一，其进程快慢因人而异。与成年人相比，老年人 BMR 降低 10%～25%。再加上老年人体力活动减少，所以活动代谢率也减少。一般而言，40 岁以后，年龄每增加 10 岁，能量消耗量减少 5%。

#### (二)宏量营养素易出现负氮平衡

在衰老过程中，蛋白质分解代谢超过合成代谢，老年人易出现负氮平衡。因咀嚼、吞咽和消化吸收功能减退,老年人蛋白质摄入量不足的情况较为常见,进而影响机体合成代谢与蛋白质更新。老年人体内胰岛素对血糖的调节作用也会减弱,继而出现糖耐量降低,因而老年人应限制添加糖(蔗糖、糖浆等)摄入。老年人脂肪消化吸收能力并未随年龄增长而出现明显改变,因而老年人脂肪摄入量与一般成年人并无差异。相反,过多限制脂肪摄入容易导致必需脂肪酸和脂溶性维生素摄入不足。当然,对于已有心血管疾病、脂代谢紊乱、超重和肥胖的老年人群,仍应限制脂肪摄入量。

### (三)微量营养素需求未下降,利用率明显下降

与成年人相比,老年人各种微量营养素的需求量并未明显下降,但微量营养素利用率却明显降低。充足的维生素和矿物质摄入可以促进代谢、延缓衰老及增强免疫力。以维生素 D 为例,老年人维生素 D 与血清 $1,25\text{-}(OH)_2D_3$ 之间的关系与成年人一致,表明其需要量不受年龄的影响。但老年人维生素 D 的活化能力减弱,维生素 D 受体敏感性也降低。老年人钙吸收利用率较成人降低约 20%。铁吸收利用率也会随着年龄增长而降低。

老年人体内抗氧化酶,如超氧化物歧化酶、过氧化氢酶、谷胱甘肽过氧化物酶等活性降低,自由基清除能力下降。虽然从理论上补充抗氧化营养素如维生素 E、维生素 C 等有利于抗氧化功能的恢复、延缓衰老、降低血管硬化程度,但流行病学研究证据尚不充分。

### (四)食欲改变影响疾病发生风险

老年人脑组织萎缩、脑细胞减少及敏感性下降;神经系统衰退可引起听觉、视觉、嗅觉和味觉的改变。这些变化共同导致身体对食物和水的感受性下降。其次,老年人脑功能退化后引起的精神和情绪改变也会导致食欲变化。味觉神经和味蕾逐渐萎缩,对酸甜苦辣咸等味觉感知迟钝,尤其以咸味的退化最为严重。所以老年人容易出现钠摄入过多,从而加重高血压和心脑血管疾病的发生风险。

### (五)人体成分年龄增长性改变致特有的老年病

随着年龄增长,内分泌及神经系统功能退化,体内代谢由合成代谢逐步转向分解代谢,老年人容易出现瘦体组织群(lean body mass)丢失和脂肪组织群增加。瘦体组织群丢失可导致老年人活动能力下降,活动后易感疲乏;而活动量的减少又加剧瘦体组织群的丢失,形成一个恶性循环。社区老年男性和女性肌少症(sarcopenia)的发生率分别为 11% 和 9%,而老年护理机构则高达 51% 和 31%。肌少症的可能原因包括老龄化带来的组织分泌、激素应答、膳食摄入和蛋白质代谢等一系列变化以及失用性萎缩。年龄增长还可导致人体的水含量下降。

### (六)肠道菌群年龄增长性改变与老年慢病发病预后关系密切

老年人因肠道蠕动减弱、便秘、饮食结构不合理等原因导致肠道菌群丰度和多样性发生改变,表现为兼性厌氧菌(如葡萄球菌和肠杆菌等)增加、益生菌减少。肠道菌群的改变导致维生素 K 合成、B 族维生素、氨基酸、矿物质等消化吸收发生障碍,这也是老年人容易产生营养相关问题的原因之一。其次,肠道菌群的改变还可能诱发机体产生低度系统性炎症反应(low grade systemic inflammation),而后者与高血压、糖尿病、脂代谢紊乱等多种慢性非传染性疾病的发生密切相关。

## 二、老年人膳食营养素参考摄入量

老年人能量要求降低;蛋白质量不减,质要优;限制单纯糖摄入;补充充足的维生素、微

量元素和水分。

**1. 能量**

应参考年龄、性别和体力活动水平。《中国居民膳食营养素参考摄入量（2013 版）》中对 60 岁以上老年人按不同年龄段（60～64 岁、65～79 岁、>80 岁），性别和体力活动水平（轻、中、重）进行划分。总体而言，老年男性能量参考摄入量大于老年女性。对于 65 岁以上的老年人，考虑体力活动相对降低，只分了轻体力活动和中体力活动两大类。80 岁以上的高龄老人推荐量较 80 岁以下的老年人降低了约 200 kcal（见表 8-1）。住院老年患者每日能量摄入目标 20～30 kcal/kg。

表 8-1 老年人能量参考摄入量（kcal/d）

| 年龄（岁） | 轻体力活动 | | 中体力活动 | | 重体力活动 | |
|---|---|---|---|---|---|---|
| | 男 | 女 | 男 | 女 | 男 | 女 |
| 60～64 | 2100(8.79) | 1749(7.32) | 2450(10.25) | 2050(8.58) | 2801(11.72) | 2349(9.83) |
| 65～79 | 2051(8.58) | 1699(7.11) | 2349(9.83) | 1950(8.16) | — | — |
| 80 | 1900(7.95) | 1500(6.28) | 2199(9.20) | 1749(7.32) | — | — |

**2. 蛋白质**

推荐老年男性每日摄入蛋白质 65 g，女性摄入 55 g。但依据老年人蛋白质代谢特点，老年人摄入蛋白质的质量比成年人要求更高。优质蛋白应占总蛋白质摄入量的 50%。住院老年患者蛋白质目标摄入量为 1.0～1.5 g/(kg·d)，乳清蛋白制剂可能更适宜老年人群。

**3. 脂类**

在总能量控制的基础上，老年人脂类摄入可占每日热能供给量的 20%～30%。除特殊情况外，不必严格限制脂类摄入，否则易造成必需脂肪酸和脂溶性维生素的缺乏。除考虑脂肪摄入总量以外，脂肪酸的种类对老年人而言更为重要。饱和脂肪酸由于已知的促炎和增加心血管疾病风险的缘故，每日摄入量不宜超过总能量的 10%。此外，n-6 多不饱和脂肪酸和 n-3 多不饱和脂肪酸的比率对预防慢性疾病的发生至关重要。一项来自日本的随访研究纳入了 520 名老年男性和 534 名老年女性（基线年龄 60～79 岁），平均随访 11.7 年，结果发现血浆二十二碳六烯酸（DHA）含量最高的老年人死亡率较最低组下降了 27%（$HR = 0.73$，95% $CI$ : 0.53～0.99），而二十碳五烯酸 EPA 与花生四烯酸比例最高的老年人群死亡率则降低了 29%（$HR = 0.71$, 95% $CI$ : 0.53～0.96）。我国目前推荐老年人 EPA+DHA 每日摄入量为 0.25～2.0 g。居民营养与健康调查数据显示我国老年男性和女性胆固醇平均摄入量为 247.7 mg/d 和 215.5 mg/d，仍处于较低水平，因此我国目前没有设定老年人膳食胆固醇推荐量。但应该认识到胆固醇摄入过多，特别是低密度和极低密度脂蛋白胆固醇摄入过多，会增加慢性疾病的发生风险。

**4. 碳水化合物**

老年人碳水化合物摄入量应在考虑蛋白质和脂类摄入充足的基础上，由总能量减去蛋白质和脂肪供能后得到。碳水化合物占老年人总能量的比例为 50%～65%。应选择富含复合碳水化合物的食物作为主食。同时控制添加糖（<50 g/d），注重膳食纤维的摄入（25～30

g/d）。全谷物、蔬菜和水果都是膳食纤维的可靠来源。

**5. 微量营养素**

老年人维生素 A、维生素 E、B 族维生素、胆碱等每日推荐膳食摄入量与成年人一致。老年人钙推荐摄入量为 1000 mg，比成年人高 200 mg。钠推荐摄入量为 1900 mg（相当于 4.5g NaCl）。

**6. 水**

老年人肾脏浓缩功能减退，排出相同量的代谢废物所需液体量也更多，应该保证老年人每日摄入水 1500～1700 ml。

# 第二节　老年人营养不良

截至目前，营养不良（malnutrition）的定义和诊断标准尚未统一。通常情况下，营养不良指营养素摄入缺乏或不均衡导致的人体成分和机体细胞改变，进而造成身体活动和精神减退及不良临床结局的一种状态。狭义的营养不良单指低体重或蛋白质能量缺乏。广义的营养不良还应包括营养素摄入过多导致的超重和肥胖状态，以及营养素摄入不均衡导致的疾病状态。

老年人营养不良发生率明显高于成年人群。引起老年人营养不良的原因包括：牙齿缺失和其他口腔问题导致的咀嚼和吞咽障碍、味觉和消化吸收能力退化、多种慢性疾病共生、药物不良反应及药物与营养素的相互作用、精神状态和社会因素等。

## 一、老年人营养风险筛查和营养不良评估工具

对于社区老年人，可使用以下问题进行快速评定。非自愿性的体重丢失：与平日体重相比 6 个月内下降超过 10% 或 3 个月内下降超过 5%。经口摄食量减少。只要符合任意一条均需进行正式的评估。所有预计生存期大于 3 个月的老年住院患者都应接受营养风险筛查。

### （一）微型营养评估和微型营养评估简表

微型营养评估（mini nutrition assessment，MNA）是在 1994 年由 Guigoz Y、Vellas B 和 Garry PJ 和他们的同事特别针对老年人群研发的营养不良和营养风险筛查工具。MNA 包括人体测量指标 4 项（BMI、上臂肌围、小腿围和近 3 个月体重丢失），饮食评价 6 项（餐次、蛋白质食物补充、水果、最近 3 个月摄入量、液体摄入量、自主进食情况），一般情况评估 6 项（独立生活、服用药物、最近 3 个月是否遭受精神应激、活动能力、神经精神问题、皮肤破损或压疮）和自我评估 2 项（自己认为是否存在营养问题、与同龄人比较健康状况如何）共 18 个问题。总分 30 分，≥24 分为营养状况良好，17～23.5 分为存在营养风险，<17 分为营养不良。目前已有 2000 多篇 MNA 在不同人群（社区、老年护理机构和医院）、不同种族老年人群应用的报道。

由于 MNA 内容较多（18 个问题），每个问题均有多个选择项导致评估费时费力，因此 2009 年在 MNA 的基础上推出了微型营养评估简表（mini nutrition assessment short form，

MNA-SF)（见表 8 - 2）。MNA-SF 只有 6 个问题,总分 14 分,12～14 分为营养状况良好, 8～11 分为存在营养风险,＜8 分为营养不良。

表 8 - 2  微型营养评估简表

| |
|---|
| A. 最近 3 个月有没有食欲缺乏、消化、咀嚼和吞咽障碍导致的食物摄入量下降? |
| 0 分＝显著下降 |
| 1 分＝下降 |
| 2 分＝无明显改变 |
| B. 最近 3 个月体重丢失? |
| 0 分＝体重丢失≥3.0 kg |
| 1 分＝不知道 |
| 2 分＝体重丢失在 1.0～3.0 kg |
| 3 分＝无体重丢失 |
| C. 活动能力 |
| 0 分＝卧床或只能坐在椅子上 |
| 1 分＝能从床上或椅子上站起来,但不能外出 |
| 2 分＝能够外出 |
| D. 最近 3 个月是否遭受精神应激或急性疾病? |
| 0 分＝是          2 分＝否 |
| E. 神经精神问题? |
| 0 分＝严重的痴呆或抑郁 |
| 1 分＝轻度痴呆 |
| 2 分＝无 |
| F1. 体质指数(BMI) |
| 0 分≤19.0 kg/m² |
| 1 分＝19.0～21.0 kg/m² |
| 2 分＝21.0～23.0 kg/m² |
| 3 分≥23.0 kg/m² |
| 如果 BMI 不能获得,可用小腿围替代 |
| F2. 小腿围 * |
| 0 分≤31cm |
| 2 分≥31cm |

* 注:绕小腿最粗部分的周长。

### (二)营养风险筛查 2002

营养风险筛查 2002(Nutrition Risk Screening 2002,NRS-2002)是欧洲肠外肠内营养学会在 2002 年推出针对住院患者的营养风险筛查表,分为初步筛查和正式筛查两个部分(见表 8 - 3)。初步筛查表包含 4 个问题,任何一个问题回答"是",即进入正式筛查。

表 8－3　营养风险筛查 2002

| 初步筛查 | | |
|---|---|---|
| A. 是否 BMI＜20.5 kg/m² ? | | |
| B. 近 3 月患者是否有非自愿性的体重下降？ | | |
| C. 最近一周患者摄食量是否减少？ | | |
| D. 是否存在严重的疾病（如 ICU）？ | | |
| 正式筛查 | | |
| 第一部分　疾病严重程度评分（应激代谢） | | |
| 应激代谢 | 无应激，正常营养需要量 | 0 分 |
| 轻度 | 髋部骨折、合并急性并发症的慢性疾病（如肝硬化）、COPD、血液透析、糖尿病、肿瘤 | 1 分 |
| 中度 | 腹部大手术、脑卒中、重度肺炎、血液系统恶性肿瘤 | 2 分 |
| 重度 | 颅脑损伤、骨髓移植、APACHE＞10 分的 ICU 患者 | 3 分 |
| 第二部分　营养状态受损程度评分 | | |
| 营养状态 | 正常状态 | 0 分 |
| 轻度 | 3 个月内体重丢失＞5% 或前 1 周的进食为正常需要量的 50%～75% | 1 分 |
| 中度 | 2 个月内体重丢失＞5%；或 BMI18.5～20.5 kg/m² 并全身情况受损；或前 1 周的进食为正常需要量的 25%～50% | 2 分 |
| 重度 | 1 个月内体重丢失＞5%（3 个月内体重降低＞15%）或 BMI＜18.5 kg/m² 并全身情况受损；或前 1 周的进食为正常需要量的 0%～25% | 3 分 |
| 第三部分　年龄：＜70 岁为 0 分，≥70 岁为 1 分 | | |
| 合计 | | |

NRS-2002 总得分≥3 分，定义为存在营养风险，≥5 分，定义为存在高度营养风险。所有存在营养风险的患者均应进行详细的营养状况评估并制订个体化的营养支持方案。

### （三）其他

其他常用的营养风险或者营养不良筛查表包括主观全面评定法（subjective global assessment，SGA）、营养不良筛查表（malnutrition screening tool，MST）、微型营养评价表（short nutritional assessment questionnaire，SNAQ）和营养不良通用筛查工具（malnutrition universal screening tool，MUST）、DETERMINE 量表等。

## 二、老年人营养状况的评估内容

### （一）静态营养评估

**1. 膳食摄入量**

可通过 24/72 小时膳食回顾法进行评估。大样本社区老年人群可采用膳食频率调查表（food frequency questionnaire，FFQ）对膳食量进行评估。

**2. 体格测量指标**

（1）BMI：《中国居民膳食指南（2022）》推荐老年人适宜 BMI 标准为 $20\sim26.9$ kg/m²。

（2）肌肉和（或）脂肪含量：可通过上臂肌围、小腿围、腰围或使用生物电阻抗、CT、MRI进行评估。

**3. 内脏蛋白质**

（1）人血白蛋白：持续性低蛋白血症是判断蛋白质—热量缺乏型营养不良的可靠指标。但由于白蛋白半衰期较长（20 天），其变化滞后于营养状况的变化。

（2）转铁蛋白和视黄醇结合蛋白：是判断营养状况较敏感的指标，但需注意铁状态等影响因素。

（3）前白蛋白：是临床较常用的指标，敏感性也较好。

（4）纤维连接蛋白：在饥饿、严重创伤及营养不良时均有下降，需注意鉴别。

**4. 免疫功能测定**

可通过总淋巴细胞技术、迟发性皮肤过敏试验等了解免疫功能。

**5. 炎症状态**

急性（WBC、降钙素原、体温升高天数等）和慢性炎症（C-反应蛋白）均可能影响营养状态。

**6. 功能评价**

握力、呼吸肌力量、步速等。

**（二）动态营养评定**

**1. 氮平衡**

氮排泄量＝24 小时尿尿素氮＋4（全肠外营养状况下＋3）。氮平衡＝氮摄入量（食物＋肠内营养＋肠外营养）－氮排泄量。

**2. 3-甲基组氨酸**

其排出量是肌肉蛋白分解的指标。

# 第三节　经口膳食

## 一、天然健康食物

天然健康食物（natural healthy products，NHPs）有以下共性特征：①天然存在，大多来源于植物，少量来源于动物。②保证日常摄入能达到维持身体功能、促进健康的作用。③和传统营养素不同，NHPs 不提供能量和蛋白质。NHPs 主要包括益生菌、中草药、多不饱和脂肪酸等。NHPs 摄入有利于降低慢性非传染性疾病，包括阿尔茨海默病（Alzheimer's disease，AD）等神经退行性疾病的发生风险。

目前研究较多的天然健康食物包括益生菌、鱼油、茶和咖啡等。研究显示 AD 患者肠道菌群出现失调，这些改变导致机体产生系统低度慢性炎症、肠道通透性增加、免疫功能紊乱和神经递质产生发生改变，进而影响 AD 的发生与严重程度。AD 患者服用益生菌后认知功能得到明显改善,而且其体内炎症指标明显下降。益生素(多酚、菊粉、寡果糖等)可以促进益生菌的生长,因而有利于恢复肠道菌群平衡。鱼油富含 n-3 多不饱和脂肪酸(n-3 polyunsaturated fatty acids,n-3 PUFA),可以抑制机体炎症状态的发生。无论是膳食还是通过营养补充剂提供 n-3 PUFA 均可改善体内的炎症反应,但其对认知功能的改善可能仅限于认知功能受损的患者。茶叶中的茶多酚等物质而可能发挥改善机体炎症状态和认知功能的作用。茶中的咖啡因可作用于海马区域,降低大脑 β-淀粉样蛋白的沉积,从而改善认知功能,降低 AD 的发生风险。茶叶中有效物质的析出受冲泡温度和时间的影响。咖啡中的咖啡因可能具有延缓神经功能退化的作用,因而有利于降低 AD 和帕金森病的发生风险。其机制在于咖啡因竞争性抑制中枢神经系统的腺苷酸受体、调节神经递质,从而发挥保护认知功能的作用。其他如烟草中的尼古丁、葡萄籽或葡萄提取物、人参提取物均有延缓老年认知功能退化的报道,但证据尚不充分。

## 二、医院膳食

针对住院老年患者可考虑通过提供合理的菜单,制订更合理的进餐模式,以满足老年患者少食多餐的饮食习惯。在两餐之间提供点心,由经过培训的护理人员帮助老人进食,提供特殊的高能量密度食物等增加老年患者膳食摄入量。

《中国居民膳食指南(2022)》将老年人分为一般老年人(大于等于 65 岁但小于 80 岁)和高龄老人(大于等于 80 岁)。针对一般老年人的核心推荐为:

(1)食物品种丰富,动物性食物充足,常吃大豆制品。

(2)鼓励共同进餐,保持良好食欲,享受食物美味。

(3)积极户外活动,延缓肌肉衰老,保持适宜体重。

(4)定期健康体检,测评营养状况,预防营养缺乏。

针对高龄老人的核心推荐则为:

(1)食物多样,鼓励多种方式进食。

(2)选择质地细软,能量和营养素密度高的食物。

(3)多吃鱼禽肉蛋奶和豆,适量蔬菜配水果。

(4)关注体重丢失,定期营养筛查和评估,预防营养不良。

(5)适时合理补充营养,提高生活质量。

(6)坚持健身与益智活动,促进身心健康。

## 三、口服营养补充

口服营养补充(oral nutritional supplement,ONS)是一种有效的营养支持方式。和管饲营养相比,口服营养补充更符合生理,也更易为患者及其家属所接受。是否选择 ONS 取决于患者是否存在吞咽及消化道功能障碍。凡是肠道有功能,但由于吞咽、咀嚼等因素导致日常摄入量达不到目标需要量的 50%～75%时,建议选择 ONS 作为额外的营养补充。

ONS 补充一般在两餐之间,每日提供能量 400～600 kcal。但应注意不能因使用 ONS 而减少患者的经口膳食。

## 四、特殊医学用途配方食品

特殊医学用途配方食品（food for special medical purpose，FSMP）是指为了满足进食受限、消化吸收障碍、代谢紊乱或特定疾病状态下人群对营养素或膳食的特殊需要，专门加工配制而成的配方食品。该类产品必须在医生或临床营养师的指导下，单独或与其他食品配合使用。FSMP 分为全营养配方食品、特定全营养配方食品和非全营养配方食品。对于摄食不足，无法通过膳食调整满足营养需求的老年人，更适合使用 FSMP 进行营养干预。推荐有肌少症的老年患者使用高氨基酸/蛋白质含量、高维生素 D 含量、高多不饱和脂肪酸（主要是高 n-3 脂肪酸）、高抗氧化素，高必需氨基酸含量的 FSMP 配方，且 FSMP 配方中蛋白质主要来源于动物蛋白（如乳清蛋白、酪蛋白等）。有糖尿病或者慢性肾功能不全的老年人群可以选择疾病专用型的 FSMP 配方。

老年人食管上括约肌松弛延迟、柔顺度下降。吞咽时易造成细碎液体进入肺气管而引起呛咳、误吸和吸入性肺炎的发生，导致食物摄入量减少。增稠组件是以碳水化合物为基础，含有一种或多种增稠剂，提高流体食物的黏稠度或形成凝胶，改变食物的物理性状，是解决老年吞咽障碍患者进食困难的有效措施之一。

## 五、维生素和矿物质补充剂

以补充维生素、矿物质而不提供能量的产品，包括单一和复合补充剂。可细分为营养素补充剂类保健食品、非处方药物（OTC）类微量营养素补充产品以及其他各种营养素产品。维生素 D 和钙的联合补充有益于防治老年人骨质疏松和跌倒。维生素 $B_1$（300 mg/d，18 月）或维生素 $B_1$ 衍生物呋喃硫胺（100 mg/d，12 周）可能对轻度阿尔茨海默病患者具有认知改善效应。叶酸和锌、硒等补充有助于降低老年人群心脑血管疾病发生风险。

# 第四节　人工营养支持

人工营养支持（artificial nutrition support）分为肠内营养（enteral nutrition，EN）和肠外营养（parenteral nutrition，PN）

## 一、肠内营养

### （一）肠内营养适应证

人体的消化系统不仅参与食物的消化和吸收，还具有内分泌和免疫等重要功能。只要患者胃肠道功能存在（或部分存在），就应首选 EN。EN 引起的临床并发症发生率和严重程度低于肠外营养，且费用仅为 PN 的 1/7。EN 的主要适应证有：

（1）意识障碍或昏迷的患者。

（2）吞咽困难或失去咀嚼能力的患者。

（3）上消化道损伤梗阻或手术。

（4）短肠综合征代偿期。

（5）病情稳定的急性胰腺炎。

（6）炎症性肠病包括溃疡性结肠炎和克罗恩病。

（7）高分解状态或慢性消耗状态：如多发性骨折、创伤或大面积烧伤。

## （二）肠内营养禁忌证

消化道连续性受到破坏或存在功能障碍是肠内营养禁忌证。主要包括：

（1）完全性麻痹或机械性肠梗阻。

（2）高流量小肠瘘。

（3）消化道活动性出血。

（4）严重腹泻。

（5）高误吸风险为肠内营养的相对禁忌证。

## （三）EN 实施路径

EN 可以通过口服，也可通过各种喂养管实施。如果 EN 使用时间小于 4 周，一般放置鼻胃管/鼻肠管；超过 4 周可通过内镜、透视或者手术的方法，通过经皮途径放置胃造口或空肠造口管。如果患者高度存在反流误吸的风险，应将 EN 喂养管的末端放置到幽门后或空肠曲式韧带的远端。EN 可以通过推注、重力滴注或喂养泵给予。

## （四）肠内营养制剂

依据患者病情及消化道功能、本机构的实践经验和现有的产品进行选择。制剂类型包括家庭制剂、标准聚合物（整蛋白型）制剂、要素（氨基酸和水解蛋白）制剂、特殊疾病专用型制剂以及组件制剂。整蛋白制剂适用于大多数老年患者，含膳食纤维的制剂对于减少患者便秘的发生有帮助。

**1. 家庭自制（匀浆）制剂**

用多种食物粉碎搅拌制作而成的液体膳食。相对于商品化制剂，家庭制剂更加廉价、方便。但需注意以下事项：①要根据患者能量、宏量和微量营养素需求制作；②在严格的卫生条件下制作，防止细菌污染；③适度限制纤维素，特别是不可溶性纤维素，防止堵管；④制作完成后尽量保存于冰箱（4～7 C°）。

**2. 标准聚合物（整蛋白型）制剂**

聚合物制剂被认为是标准 EN 制剂，营养素种类齐全。整蛋白作为氮源，糖类来源于低聚糖、麦芽糊精或淀粉，脂类来源于植物油。维生素、矿物质和微量元素则按照健康成人膳食推荐量添加。聚合物制剂渗透压多为 300 mOsm/L，标准能量密度为 1.0 kcal/ml。

部分聚合物制剂添加了膳食纤维和药理营养素（n-3 PUFA、谷氨酰胺、精氨酸、核苷酸等）。

**3. 特殊疾病专用型制剂**

包括肝病型、肾病型、胃肠功能障碍型、应激和免疫调节型、肺病型、糖尿病型等。这些疾病专用的 EN 制剂依据疾病的代谢特点研发。例如，肝病型的 EN 制剂含高比例的支链氨基酸，降低了芳香族氨基酸和甲硫氨酸的含量，有助于调整疾病状态下氨基酸谱。糖尿病型的 EN 制剂大多通过选择抗性淀粉作为碳水化合物来源以及添加纤维素达到控制血糖的目的。

**4. 组件制剂**

指单独组分或复合成分的大分子营养素。如酪蛋白、游离氨基酸、鱼油、中链脂肪酸、麦芽糖糊精和水解玉米淀粉等。

### （五）EN并发症监控与处理

实施EN时需进行规范的监控，可以避免或减少并发症的发生，达到改善患者营养状况的目的。

**1. 机械性并发症**

（1）喂养管放置不当。插管时误将喂养管置入气管，或穿破肺组织及脏层胸膜，引起气胸、血气胸、肺出血。一旦发现有误插，应立即拔出，并观察有无气胸、血胸等表现，及时进行相应处理。预防的方法是严格插管的操作规范，喂养管放置后抽吸、注气听诊或X线检查等证实导管确实在消化道内。

（2）鼻、咽及食管损伤。长期放置粗而质硬的喂养管压迫所致。选用质地软、口径细的导管，操作时避免使用蛮力硬插可以有效预防。长期使用时可考虑造口。

（3）喂养管堵塞。常见原因有喂养管内径小、营养液黏稠、食物残渣凝固等。预防措施为每次输注用20～50 ml清水冲洗，使用营养泵匀速输注可降低喂养管堵塞的发生。

（4）喂养管移位或脱出。主要因喂养管固定不当或剧烈呕吐所致，有时可因患者烦躁无意识自行拔出。

**2. 胃肠道并发症**

（1）恶性、呕吐。主要原因为输注速度过快、过量、营养液渗透压过高等。EN输注应遵循从低到高、由少到多、由慢到快、先增容量后增浓度的原则，可对EN营养液进行适度加温。

（2）腹泻和腹胀。腹泻是EN最常见的并发症。引起原因包括EN制剂、患者疾病状态或喂养不当三个方面。出现腹泻时应做相应的处理，不必立即停用EN支持。腹胀大多因为EN输注过快、营养液温度过低或高渗透压引起。出现时应先考虑是否存在肠梗阻。如果存在肠梗阻应停用EN。

**3. 代谢性并发症**

包括水、电解质紊乱、糖代谢异常、酸碱代谢失衡等。严重营养不良患者实施EN时需注意再喂养综合征。

**4. 感染性并发症**

误吸导致的呼吸道炎症或呼吸功能衰竭是EN最严重的并发症。多发于幼儿、老年人或意识障碍的患者。临床表现有呼吸困难、呼吸急促、喘鸣、烦躁、心率加快。吸入性肺炎的临床症状和预后取决于吸入营养液的量和性质。一旦怀疑吸入性肺炎，应立即停止输注EN，尽量吸尽气道内肠内营养液。预防误吸可在输注EN时抬高头部（30°）并监测胃潴留量。一旦胃潴留量超过200ml以上，可减慢或暂停。

## 二、肠外营养

### （一）肠外营养适应证和禁忌证

肠外营养指经静脉途径给予人体所需的能量和营养素，以维持机体正常代谢、生长发育、促进康复的一种营养支持方式。凡是肠道功能存在障碍，不能实施经口饮食或EN且存在营养不良或营养风险的患者，均可考虑使用PN。血流动力学不稳定的患者不宜使用PN。

（二）PN 输注途径

**1. 外周静脉**

患者是否能够耐受外周静脉输注 PN，取决于液体的渗透压、输注速度、患者自身血管条件以及置管部位和导管材质等因素。其优点包括建立静脉途径简便、不需要专门培训操作人员、避免与中心静脉导管相关的并发症以及早期发现置管处静脉炎等。对于<1 周的短期 PN，或怀疑导管相关感染不能中心静脉置管的患者，可考虑外周静脉输注途径。

**2. 中心静脉**

中心静脉输注适用于需要长期（≥1 周）接受 PN，或 PN 液量有限制的患者。可选择颈静脉、锁骨下静脉或股静脉进行置管。与外周静脉输注途径相比，中心静脉输注无疼痛，在护理得当的情况下导管可放置数月。

**3. 经外周静脉至中心静脉置管（peripherally inserted central catheter，PICC）输注**

指通过外周静脉将导管末端置于中心静脉的技术。一般从贵要静脉、肘正中静脉或头静脉穿刺。使用超声等辅助设备引导穿刺可提高穿刺的成功率。

**4. 植入性的输液港**

部分有植入性输液港的患者可通过此途径输注 PN。

（三）PN 系统

PN 内容物包括氨基酸、糖、脂类、维生素、电解质、微量元素、胰岛素和水等。

**1. 多瓶系统**

使用多瓶进行平行输注或序贯输注。电解质和维生素等分别加入不同瓶中。现已基本摒弃。

**2. 全和一（all in one）系统**

将所有的肠外营养素混合在一个容器中进行输注。其优点在于节约时间、营养素的利用率更高、降低费用、方便输注、减少并发症的发生率。同时也减少了换瓶及其他操作，降低护士的劳动强度，减少感染。使用全和一系统代替多瓶输注系统，可使感染次数从 12.8 下降到 3.5。护士在每位患者身上可节省半小时时间。

**3. 商品化的"双腔袋"或"多腔袋"**

在一些未建立静脉配制中心或静脉营养配制室的医院，可考虑使用商品化的"双腔袋"或"多腔袋"产品。这些产品优点在于保存时间长、即开即用，但由于稳定性的问题，多不含维生素和微量元素，且难以根据患者的病情进行个体化的调整。

（四）并发症的监控与处理

**1. 机械性并发症**

（1）与静脉穿刺相关。如气胸、血胸等。可根据临床症状及严重程度进行相应处理。

（2）与导管相关。导管堵塞、移位或滑脱。导管堵塞多与导管内血栓形成有关，每次封管时用 3～5 ml 肝素稀释液冲洗后，再用相同的肝素溶液封管可有效预防。移位或滑脱与导管固定有关。

**2. 感染性并发症**

（1）穿刺部位感染。与穿刺时无菌操作和置管后护理有关。

（2）导管相关血流感染。是 PN 治疗最严重的并发症。发生原因包括导管穿刺、护理、患者自身免疫功能等因素有关。留置中心静脉导管的患者突发高热、寒战或伴精神萎靡，反应淡漠或烦躁不安,甚至休克,应考虑导管相关血流感染。其诊断依据临床症状、导管尖端和导管腔内血培养一致进行判断。一项回顾性分析显示导管定植菌以革兰氏阳性球菌最多,其次为革兰氏阴性杆菌。

（3）肠源性感染。多因患者长期禁食所致的肠黏膜屏障受损,肠道细菌移位（bacteria translocation）引起。尽早开放 EN,避免禁食时间过长可降低其发生率。

**3. 代谢性并发症**

（1）糖代谢异常。高血糖和低血糖比较常见。与患者胰岛素功能下降、外源性葡萄糖输注与胰岛素使用不当、PN 输注过快等因素相关。高血糖者应用降糖药物如胰岛素治疗;低血糖者予以静脉推注葡萄糖或输注含糖溶液。

（2）高甘油三酯血症和脂肪超载综合征。与快速或大剂量输入脂肪乳剂引起的脂肪过量和廓清障碍有关。可有发热、黄疸、肝脾肿大、呼吸急促或自发性出血等症状。停止输注脂肪乳剂后,上述症状可消退。

（3）PN 相关肝病。也是 PN 常见的并发症之一。多见于长期输注 PN 的患者、早产儿和短肠综合征患者。其发生与 PN 应用时间、PN 提供的能量成正比。主要临床表现为肝酶和胆红素水平的升高。PN 减量或停用后能自行恢复正常。

**4. 再喂养综合征（refeeding syndrome，RFS）**

对长期处于饥饿或摄入不足状态的重度营养不良患者提供再喂养（包括 PN 或 EN）所引起的一种或多种生化异常（低磷、低钾、低镁、维生素 $B_1$ 缺乏等）。高危人群为重度营养不良患者、虚弱的老人、恶性肿瘤和危重患者等。发生率约为 0.8%。对高危人群进行密切监控,发生相应缺乏时进行及时补充可有效预防和治疗。

（徐仁应）

**参考文献**

[1] 朱惠莲，张坚. 老年人营养.［M］//杨月欣，葛可佑. 中国营养百科全书第 2 版（下册）. 北京：人民卫生出版社，2019.

[2] Stanga Z，Allison S，Vandewound M，et al. 老年患者的营养支持［M］//Luboš Sobotka 主编，蔡威，主译. 临床营养基础（第 4 版）. 上海：上海交通大学出版社，2013.

[3] 中华医学会老年医学分会. 老年人肌少症口服营养补充中国专家共识［J］. 中华老年医学杂志，2019，38(11)：1193-1197.

[4] 中华医学会肠外肠内营养学分会老年营养支持学组. 中国老年肠外肠内应用指南［J］. 中华老年医学，2020，39(2)：119-132.

[5] 中华医学会老年医学分会，中国医师协会老年医学科医师分会. 中国老年危重患者营养支持治疗指南(2023)［J］. 中华老年医学杂志，2023，42(9)：1009-1028.

# 第九章　老年康复与心理

## 第一节　老年康复新概念与原则

老年康复医学（geriatric rehabilitation medicine）是老年医学与康复医学的交叉学科。老年康复医学针对因年龄增长或疾病导致的多系统多器官功能障碍，通过积极开展功能评定，早期临床康复干预来达到减缓、减少因功能衰退导致的失能，减缓残疾加重的趋势，重在恢复和提高老年患者的日常生活自理能力，减少他人照护量或减少卧床失用综合征或因少动引起的并发症；延续社区与居家康复治疗。其中重点不在于伤病能否治愈，而是尽可能减少对他人的依赖，力争重返社会，减轻老年人的家庭和社会负担。

### 一、老年康复概述

#### （一）康复与康复医学的基本概念

**1. 康复**

WHO 定义："康复是指应用各种有用的措施减轻残疾的影响和促使残疾人融入社会，

康复不仅是指训练残疾人使其能适应周围的环境,而且也指调整残疾人周围的环境和社会条件,以利于他们融入社会。"

**2. 康复医学**

康复医学是一门关于残疾和功能障碍的预防、评定、治疗及处理的医学学科,它的目的是减轻或消除功能障碍,帮助广大慢性病者、伤残人及老年患者,根据其实际需要和身体潜力,最大限度恢复其生理、心理、职业和社会生活上的功能,提高其独立生活、学习和工作能力,改善其生活质量,促使重返社会。

**（二）康复医学的原则**

**1. 功能训练**

包括运动、感知、心理、语言交流、日常生活、职业劳动、社会生活等方面的能力有障碍时,通过运用运动疗法,作业疗法、虚拟技术等康复治疗手段进行专项训练,以提高功能。

**2. 全面康复**

康复的对象不仅仅是有障碍的肢体,而是具有生理、心理、职业、学习、社会生活等方面功能活动的整体人,因而需要从以上方面进行全面康复。

**3. 重返社会**

康复的目的是使病、伤、残者通过能力的改善而能回归社会,参加社会生活,履行社会职责。

**4. 提高生活质量**

康复医疗应使病伤残者的生活质量得到不同程度的改善和提高。

**（三）老年康复内涵**

广义的老年康复包括所有老年人群,除了已经出现功能下降者外,还有大量虽然没有明显的功能障碍,但已经不同程度地逐渐出现体力、耐力下降,学习功能下降,执行双重任务能力下降等。随着研究的深入,关口前移,针对这类人群,提早开展相关康复宣教、从改变不良生活习惯入手,应用简易的作业训练、运动疗法等,可以提高或延缓功能的进一步衰退。

广义的老年康复不仅仅包括应用医学的手段,还包括一系列政策法规的保障,社会福利政策的支持等。作为一名医学生,应当知晓这一点。

狭义的老年康复指老年康复医学,是老年康复中的重要组成部分。主要针对各种有明确功能障碍的人群,应用医学的手段以及具有防治功能障碍的辅助器具来达到康复目的。主要内容包括:①研究致残原因,并制订疾病预防措施。②功能能力的评定与恢复可能性的预测。③制订老年常见病的康复治疗方案。④老年人康复养护。⑤老年人家庭、社区一体化的康复医疗。⑥研发老年人康复用品及医疗设备。

## 二、老年康复医学新概念

**（一）老年康复医学定义与目的**

**1. 老年康复医学的定义**

老年康复医学是对有功能障碍的老年人进行康复治疗,使其尽量达到康复的目标,它包括了对老年因年龄增长或伤病而致各类失能、残疾进行预防、医疗、恢复性功能训练或补偿、调节和适应性处理以及对患者及其家人的教育。

**2. 老年康复医学的目的**

采用各种有效措施、最大化减少因年龄增长或各类伤病而导致的各种失能,改善或补偿日益下降的日常生活活动能力,提高生活自理程度,减少久病卧床和老年性痴呆,提高生存质量,力争重返社会。

**(二)老年康复医学适应证**

原则上凡有明确的残疾或功能障碍、慢性病以及年迈体衰者,均适应于康复医疗。可进行康复的一些常见老年病主要有神经系统,骨关节系统,慢性疾病(心、肝、肾、肺、慢性疼痛),体质衰弱,卧床不起等。

**(三)老年康复医疗特点**

(1)强调全面干预,采用兼顾多病同步治疗的组合康复疗法。

(2)要求患者主动参与。

(3)执行个体化康复医疗方案。

**(四)老年康复医学新概念**

以功能能力满足基本生活自理为最低要求,强调全面干预,早期介入(预防并发症、后遗症)以及重症干预。以最大限度减少因病致残、因衰老致残,使老年人获得病而不残、残而不废的健康老龄化生存状态。

老年慢病康复的实施单元应重点落在社区(关口前移),采用防治兼顾,根据疾病性质、个体整体状态设计适合家庭自主进行的简易运动疗法、作业疗法等。

## 三、老年康复原则

**(一)老年康复总则**

老年康复医疗应遵循五项原则以及运动训练四个禁忌。五原则:①个体性;②综合性;③连续性;④渐进性;⑤社区性。四禁忌:忌盲目,忌竞技,忌无度,忌杂乱。

**(二)老年康复医学评估方法**

不同于其他专项康复的评估,老年康复医学评估应该更加侧重于基本功能,以及利用一些简单有效易于操作易于表达的方法。

**1. 日常生活自理能力评估**

日常生活活动能力(ADL)是人们在每天独立生活中必须反复进行的最基本共性活动。我国王玉龙教授及其康复团队设计研发的情景图示日常生活的评价量表,该量表具有简单实用的特点。问世以后获得国际康复医疗学术组织以及 WHO 的认可与推荐,2018 年成为我国国家标准《功能障碍者生活自理能力评定方法》(GB/T37103—2018)。龙氏 ADL 量表:以关键问句"能否自己下床""能否自己到户外"为线索,确定评定对象所属的人群类别,将评定对象分为三类:床上人、家庭人、社会人,每类包括 3 个方面的评定,分值对应 3 个等级,分别是:床上人包含大小便控制、进食、娱乐(每项根据自己完成还是需要帮助下完成,给予 1~3 分评估),家庭人包含如厕、清洁、家务,社会人包含小区锻炼、购物、社区活动。评分越高,自理能力越强(见图 9-1,图 9-2)。

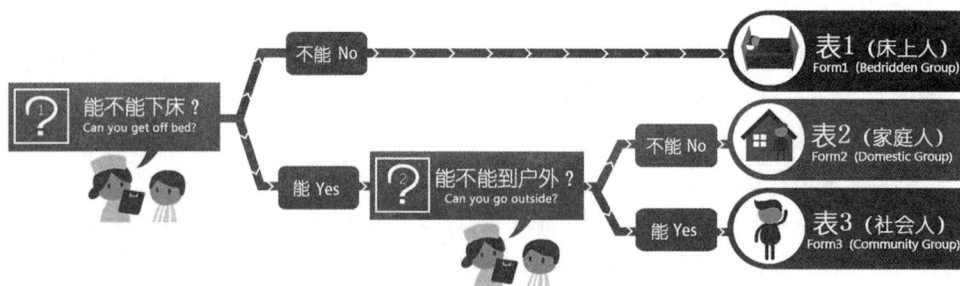

图 9-1  评定流程

![表1 Form 1 床上人 Bedridden Group 等评定表]

![表2 Form 2 家庭人 Domestic Group 等评定表]

![表3 Form 3 社会人 Community Group 等评定表]

图 9-2  评定内容

**2. 骨关节炎患者日常生活活动(ADL)能力评定**

可采用关节功能障碍是否对 ADL 有影响来进行评定,可利用 Stewart 设计的量表对骨关节炎患者的躯体活动能力进行评定。

**3. 疼痛评估**:多种方法可以用于疼痛的评估。

(1)VAS 评估尺。

(2)五指评估法[five-finger measure(FFM)]:小指表示无痛,环指表示轻度疼痛。中指为中度疼痛,示指为重度疼痛,拇指为剧烈疼痛无法忍受,让患者自己选择。优点:文化相关性小,易学易于重复,准确率高,评估快。

(3)面部表情评估法。

(4)压力测痛法:系一种定量测试方法,可以检测肌肉骨骼疾患相关的疼痛。用具:压力测痛计。优点:简便、易操作、适合社区。

**4. 心肺功能评估**

在实施心脏疾患康复中常用一种老年人简易心肺功能评估法,即起立坐下评估法(STS)。STS 是一种与运动相关的功能和身体表现的测量方法,最早用于预测死亡率。近年研究证实 30 秒 STS 是具有很好的评估功能能力以及预测死亡率的一项指标。具体测试方法见表 9-1、表 9-2。

表 9-1　30 秒椅子"坐立"测试

| 从座椅上站起、坐下,连续重复 30 秒,计数 |
| --- |
| 仪器:43cm 左右无扶手椅子一把、秒表。 |
| 测试指标:受试者在 30 秒内的起坐次数。 |
| 标准动作:受试者双手交叉于胸前,从站立姿势开始坐下,其背部挺直,不能贴于椅背;起立时要求膝完全伸直。当测试人员发出开始口令后,受试者以最快的速度进行站立动作。记录 30 秒内的完成次数。不正确的站立姿势将不被计数。 |

表 9-2　测试结果分级

| 参考值 | 优 | 良好 | 中等 | 较差 | 差 |
| --- | --- | --- | --- | --- | --- |
| 30 秒连续坐椅次数 | >22 | 18~22 | 15~17 | 12~14 | <12 |

**5. 其他评定**

其他常见的功能障碍有步行能力、平衡功能、吞咽功能、认知功能障碍评估等。

**6. 康复辅具及其应用评估**

由于年龄增长、慢病所致的各种肢体功能障碍,可以经过康复工程的介入而得到代偿。其中针对环境的改造、康复辅具的应用,可大大提升失能老年人的生存质量。故而辅具的适配评估是极其重要的,也是老年医学从业者必须知晓的知识。老年康复辅助器具适配流程包括:①初步筛查与详细功能能力评估。②康复器具选择。③康复器具适配与调整。④使用指导和训练。⑤康复效果评估。

康复辅助器具适配流程需要由专业的康复技师或医疗团队来完成。根据个体的具体情况和不同的居住场景需求，按照科学的方法和指南进行评估和适配，以提供最佳的康复辅助器具和服务。评估者会与个体和家属进行密切合作，确保康复辅助器具的选择和适配能够符合个体的期望，并达到最大的康复效果。

### （三）老年康复医学适宜技术

**1. 作业疗法**

作业治疗是应用有目的的、经过选择的作业活动（生活或工作中有意义的活动），利用工具（媒介物品），对由于疾病、损伤、疼痛、情绪障碍等各种原因造成的生活和劳动技能上的障碍进行操作性训练治疗，使患者重新获得或改善该项功能，进而克服其当前的功能障碍。例如一位脑卒中患者，右侧肢体功能障碍，右侧上下肢抗重力肌群痉挛（上肢屈曲痉挛、下肢伸肌痉挛），为了引导其分离运动（单关节运动，如手指伸展），可以设计生活中常用的擦桌子的活动，教患者每日练习，这种分离动作（肩、肘关节屈曲，腕以及手部关节伸展）有助于引导并强化患者的弱链，并进而改善其上肢功能。这里作业是"擦桌子"，工具是抹布，既是功能训练，又是家务劳动。因此，本项治疗既有治疗意义，又有实用意义。

**2. 康复工程**

康复工程是医学和工程技术相结合的一门学科，它用工程方法实现人体功能的康复。通过康复评估与治疗，可以有效减轻病情，通过康复工程的辅助支持，来达到康复目标，因而康复工程辅助技术是老年功能障碍防治的重要途径。

康复工程产品分类：①评估类。功能检测与评估系统。②功能训练以及护理、辅具类。肢体功能康复训练装置、神经—肌肉训练系统（包括生物反馈自主训练、机器人辅助训练和功能电刺激）；重残者康复护理系统；矫形器、生活辅助用具、助行器和代步装置。③可穿戴类电子产品。神经功能代偿装置（包括神经信息提取、分析与控制和神经假体）、视听功能康复与代偿；外部人工假体（假肢、假眼、假乳房）等。

**3. 运动疗法**

运动疗法是广义物理疗法的一种，主要以力学刺激为主要手段，以运动学、生物力学和神经发育学为基础，以改善躯体、生理、心理和精神的功能障碍为主要目标的一大类治疗方法。包括主动躯体活动训练、被动躯体活动。应用特定器材、设计特殊运动模式，来达到促进特定肌群、或脏器的功能。主要分类：活动全身关节类（CPM技术，连续式被动运动），激活某肌肉（S-E-T技术，即悬吊运动技术），促进神经生理功能的技术等。

**4. 物理因子疗法**

（1）经典物理因子治疗技术。常用的物理疗法如下：紫外线局部照射可用于各类伤口以促进愈合；动态干扰电疗可用于老年性胃肠道问题以及尿失禁的治疗；高压静电可用于老年性便秘、老年性皮肤瘙痒、睡眠障碍等症的治疗；温热疗法可改善关节挛缩；低频电可刺激肌收缩，可用于治疗周围性神经损伤；磁疗可用于治疗各种慢性疼痛以及防治骨质疏松等；高频电可用于治疗各种急、慢性炎症等。

（2）物理因子新技术。近年来，一些新技术的应用研究大大拓展了疾病治疗范围与疗效。如振动疗法技术，防治骨质疏松、增加本体感觉输入等。放散状体外冲击波治疗技术用于治疗慢性疼痛、慢性伤口愈合不良以及性功能障碍、冠心病等。经颅磁刺激技术用于脑血管疾病、睡眠障碍、抑郁症等。超强磁场治疗技术用于镇痛、消肿等。虚拟现实技术（virtual reality，VR)用于疼痛管理、手功能训练、认知障碍、平衡功能训练等。

## 四、老年常见病康复诊疗原则

### (一)老年骨关节疾病康复诊疗原则

老年骨关节疾病中最常见的是骨质疏松症、骨折以及慢性肌骨疼痛类疾患等。

**1. 康复原则**

缓解疼痛，减少增生骨刺导致的周围软组织慢性非特异性炎症，消炎、消肿以改善关节活动功能，防止或缓解关节病变的进一步发展，预防关节畸形。

**2. 方法**

当急性期疼痛显著时，可应用高频电疗(无温量)以消炎、促进局部致痛物质清除等。佩戴矫形器具或配置相应护具，以分散局部应力，缓解负重疼痛，还可适当应用生活辅助器具。各种急慢性肌肉源性的疼痛均可选择低、中频电疗以及悬吊式运动疗法(S-E-T)可快速缓解疼痛。慢性迁延性疼痛可采用冲击波治疗等。

**3. 老年骨质疏松症康复治疗原则**

老年骨质疏松症一旦确诊，无论有否骨折，均应纳入康复治疗，康复治疗方案：规律性运动以增进骨骼强度(具体运动处方参见康复专业教材)，增加室外活动(日光疗法)，补钙，运用物理因子治疗等(高压氧、高压静电疗法、律动疗法)。针对老年人骨折后不愈合，可以采用局部冲击波疗法等，均有较好疗效。

### (二)老年神经系统疾病康复原则

**1. 周围神经疾病康复原则**

(1)原则。本类疾病康复目的是消除或减轻疼痛，预防与处理各种并发症，解决肌肉肌腱挛缩、关节僵硬等问题，防止肌肉萎缩，增强肌力，恢复运动与感觉功能。

(2)预防与治疗合并症。

①水肿：可用抬高患肢，弹力绷带压迫，序贯压力疗法等方法来改善局部血液循环、促进组织水肿或积液的吸收。

②挛缩：除采用预防水肿的方法外，还应采用一些被动运动的方法来牵伸挛缩肌群，针对已经发生挛缩的采用物理因子加手法治疗，严重者可采用冲击波松解粘连。

③继发性外伤：对伤口可采用高频电疗、激光等进行治疗，以促进伤口愈合。

(3)促进神经再生与功能康复。

1)促进神经再生：①早期应用物理因子治疗(高频电疗)有利于受损神经的再生过程。②保持肌肉质量，迎接神经再支配。可采用低频电疗、振动疗法以及按摩、被动运动等。③应用直流电导入促神经再生药物于病变局部。

2)促进功能康复：依据肌力评定结果，配合不同物理因子加不同级别肌力训练，可获得较好疗效。有感觉障碍者加律动技术以促进感觉功能的恢复，利用作业疗法达到实用功能。

3)手术治疗：对保守治疗无效而又适合或需要手术治疗的周围神经损伤患者，应及时进行手术治疗。

4)康复工程：对受累肢体功能不能完全恢复或完全不能恢复，应视具体情况配置辅具，同时给予代偿功能训练。

(4)带状疱疹的康复治疗。

诊断明确后,除了应用常规药物治疗外,针对疱疹局部可以采用紫外线或激光照射治疗,同时辅助局部以及相应脊神经水平的高频电疗,可以达到消除炎症促进局部水肿吸收等功效。陈旧性带状疱疹后遗神经痛可以组合应用局部超声治疗+低中频电疗,或者应用冲击波治疗均可获得较好疗效。

**2. 中枢神经疾病康复原则**

（1）原则。包括脑血管以及脊髓疾病,康复原则为早期介入（与临床同步）、防治并发症、降低残疾、提高功能、改善生存质量。

（2）新进展。经颅磁可用于改善认知功能、改善言语功能、促进肢体功能恢复等。全身振动训练法对于改善卒中后下肢功能具有良好疗效。其他如神经调控技术、日本的川平疗法、强制性运动疗法等对于一些既往认为无效的脑血管病后遗症患者仍有改善其功能的意义。此外,帕金森病采用律动疗法以及生物制剂导入法（外泌体导入鼻黏膜）改善平衡功能、步行功能等已获得较好疗效。

**（三）老年心肺系统疾病康复原则**

**1. 老年性 COPD 康复**

（1）COPD 患者的康复内涵。

包括肺功能评估与康复治疗。评估的目的是明确疾病的严重程度,预测未来风险事件发生（急性加重,住院和死亡）对患者的影响,以指导治疗。应分别从以下方面进行评估:症状、气流受限程度、急性加重风险、合并症等。此外,还应评估胸廓柔韧度、呼吸肌肌力、躯体肌力以及全身营养状态等。

（2）康复治疗。

肺功能康复方案包括一系列适合不同病情的治疗方法,主要有:局部物理因子治疗、呼吸功能训练技术、胸廓活动度改善技术、放松技术、辅助呼吸训练技术、氧疗、排痰技术等。其中呼吸模式训练尤其重要。康复治疗原则主要包括:①物理治疗（可选高频电疗、超声药物雾化吸入）等。②呼吸功能训练。可采用一对一辅助呼吸法,由康复治疗师诱导患者缓慢进行,尽可能增大每次呼吸的胸廓活动度,减少残气量。③诱导有效咳嗽。由治疗师辅助患者促进有效咳嗽。④氧疗。对于严重的具有静息状态下低氧血症的患者,长期氧疗（>15小时/天）可以提高慢性呼吸衰竭患者的生存率。

（3）康复功能训练。

适合各期 COPD 患者。康复功能训练禁忌证:合并严重肺高压,不稳定心绞痛及近期心梗,癌转移,近期脊椎损伤,肋骨骨折,咯血等。

①功能训练。针对 COPD 进行正确的呼吸模式训练可以建立有效呼吸模式,如:指导患者激活并调动呼吸辅助肌群来增大肺活量,减少残气量。充分利用膈肌活动。慢而深地呼气可防止气道早期闭合。鼓励患者将这种有效呼吸模式应用于自己生活场景中。各类相应的呼吸模式训练法请参阅相关专业教材。

②手法松动技术。利用治疗师施加特殊手法来改善胸廓活动度,进而改善呼吸效率。

③有氧运动。太极拳等各种运动锻炼　各种运动,如步行、登阶、柔软操、太极拳、气功等锻炼能改善呼吸循环功能,提高神经肌肉的活动效能,应持之以恒。

④排痰技术。呼吸康复特别强调及时给予辅助排痰以改善通气功能。

**2. 老年心脏疾患康复**

（1）心脏康复的内涵。CVD 的心脏康复指以医学整体评估为基础，通过五大核心处方〔药物处方、运动处方、营养处方、心理处方（含睡眠管理）、危险因素管理和戒烟处方〕的联合干预，为 CVD 患者在急性期、恢复期、维持期及整个生命过程中提供了全面和全程的管理服务。其中，以运动处方为核心的运动康复是心脏康复最经典的治疗方式。

（2）心脏康复的三个阶段。主要分为Ⅰ、Ⅱ、Ⅲ期康复三个阶段，分别对应急性住院康复期、院外早期康复、家庭康复。

（3）新进展。①双心同治，②远程康复（数字技术、可穿戴产品技术的研发、心电远程监控、运动处方的远程管理等，实现较少的人力资源达到管理较多的心血管疾病患者的目的），③家庭康复模式。新型运动方案的研究近年已取得突破性进展（从低强度有氧训练到近年来高强度间歇性有氧训练的可行性研究等），危重症的康复介入（心衰康复），增强型体外反搏技术（即 EECP，是一种用于治疗缺血性疾病的无创性辅助循环方法），生理性缺血训练（PIT，主要是通过人为地创造骨骼肌短暂的可逆性缺血，形成远隔作用，促进病理性缺血部位侧支循环的形成以达到对缺血部位保护或治疗效果），物理因子治疗新技术的应用（如散焦冲击波应用于冠心病）等。

近年研究表明，针对心衰患者，采用日本和温疗法治疗慢性心衰具有良好的治疗效果和较高的安全性。其机制可能通过降低心脏前后负荷、改善内皮功能、减少氧化应激、调节神经体液因素等介导。

**（四）老年慢性疼痛康复原则**

（1）康复原则。①甄别疼痛病因。②首选非药物的康复治疗技术，如理学疗法等。例如，当患者表现为膝关节疼痛，排除其他器质性疾患所致疼痛后，可设计有针对性的物理因子治疗措施以及运动疗法，调节局部应力、肌张力，以快速缓解疼痛。

（2）常用方法。①红外线照射。适宜于肌肉劳损、颈椎病、肩周炎、周围神经疾患等引起的疼痛。②热敷。适用于腰痛、腰背筋膜炎、髋膝关节炎症或损伤，用湿热敷效果更佳。③低中频电疗。有较明显的镇痛作用，尤其适宜于肌痉挛所致末梢神经卡压及筋膜炎有关的疼痛。④运动疗法。通过关节体操、伸展性体操增加关节运动范围、减轻肌肉关节挛缩、改善局部血液循环，可作为肩周炎、腰肌劳损等所致慢性疼痛的辅助疗法；其次，通过核心肌力体操加强对脊柱、关节的支持，减轻脊柱、关节所受压力和劳损，改善关节状态，从而有助于减轻疼痛。⑤矫形器应用。保护关节，加强关节支撑力，矫正畸形，伸展挛缩组织，从而减轻疼痛。⑥手法、牵引治疗等。⑦磁贴。针对牙痛、牙周病，除口腔科常规处理外，可采用高强磁贴（2000 高斯）贴敷体表投影区，连续 2～3 天，可镇痛、消炎、消肿。

总之，老人慢性疼痛的康复治疗应首先考虑非药物治疗，视病情需要，必要时可 2～3 种物理因子治疗同时应用（如电疗＋热疗，热疗＋手法或按摩治疗等），分别在一天中不同时间进行；尽量使用简便、价廉、安全的物理治疗，能在家中自行应用者更好。

**（五）老年重症患者康复原则**

**1. 康复原则**

排除禁忌证，应用各种适宜技术（体位疗法、物理因子疗法、主被动运动疗法、吞咽训练、针灸等），促醒，改善心肺功能，防治并发症，缩短 ICU 住院时间，降低死亡率等。

**2. 适宜技术**

（1）体位疗法。①体位排痰训练（如前所述）；②预防深静脉血栓形成（deep venous thrombosis，DVT）的体位训练。重症患者可以采用在心电监护下电动起立床站立或摇高床头靠坐在床上的方式来进行训练，以起到降低心脏负担、预防 DVT、改善呼吸功能的作用，尤其适用于心力衰竭患者和慢性阻塞性肺疾病、肺气肿患者。③特殊体位训练。不同体位下，患者的功能残留气量及外周血液流速是不一样的，患者的体位摆放必须以临床治疗为前提，以减少体液对于呼吸道的影响，体位训练配合胸部物理治疗有利于中重度慢性阻塞性肺疾病患者病情稳定。

（2）物理因子疗法。经皮神经肌肉电刺激治疗适用于慢性阻塞性肺疾病和充血性心衰患者，功能性电刺激治疗适用于卒中恢复期和脊髓损伤的患者等，序贯压力治疗以及床上脚踏车的主被动训练可有效防治下肢血栓等。

（3）运动疗法。治疗师手法辅助诱导运动训练是重症康复的重要组成部分，根据心肺功能逐步过渡到主动运动。

**（六）其他老年疾患康复原则**

**1. 睡眠障碍**

康复治疗目标：首先，增加有效睡眠时间和（或）改善睡眠质量；其次，改善失眠相关性日间损害，减少或防止短期失眠症向慢性失眠症转化；最后，减少与失眠相关的不宁腿综合征、其他疾病或精神障碍共病的风险。

睡眠障碍的康复治疗措施，除镇静安眠类药物外，主要有心理治疗、运动疗法、物理因子疗法（脊髓下行电疗法、低频微电流疗法、电睡眠疗法、高压静电疗法、磁疗等）；其他有生物反馈疗法、VR 技术、作业疗法等。此外，近年还有生物制剂疗法、外泌体等的研究与应用均展示了良好的应用前景。建议应依据患者评估结果进行合理组合应用。

**2. 便秘问题**

有关老年人的便秘问题，康复治疗措施如运动疗法（有氧运动、盆底肌力训练），医疗体操（配合腹式呼吸操），内脏松动手法等；物理因子如干扰电疗法、中频等幅电疗、磁疗、迷走神经刺激、生物反馈疗法等，均有较好疗效。

**3. 吞咽障碍**

吞咽训练是通过各种运动、物理治疗预防吞咽肌群的失用性萎缩，以达到治疗吞咽障碍的目的。具体的治疗包括舌肌训练、喉上提训练、咽收缩练习、面部肌群收缩训练、低频电刺激、被动面肌按摩、Mendelsohn 法、环咽肌球囊扩张技术等。

# 五、老年康复医疗实施中的人文关怀要点

由于老年人群身体结构以及器官功能逐渐衰退的特点，故而针对老年人群实施康复治疗时，应特别注意人文关怀。

**（一）针对患者的人文关怀**

（1）与患者沟通病情时，应注意言语表达方式，由于老年人群多数有听力下降，故而问病史以及交代病情时需要增高音量，或备好纸质常用语，方便患者阅读。

（2）由于老年人记忆力衰退，建议开具医嘱以及交代注意事项时，应采取打印清晰、字号大一些的纸质方式。或口述录音于患者手机内，便于患者随时查阅。

（3）一些常用的家庭运动疗法，应给予实际指导后，再以图片的方式发给患者，以免出现执行偏差。

（4）由于老年人有时表达病情不准确，有夸大或不自觉疏漏一些症状。此时应给予合理引导方式的提问，以获得准确的疾病信息。

**（二）实施各种康复治疗中的人文关怀**

（1）低中频电疗中，由于老年人皮肤含水量减少，因而干燥的特点，故皮肤电阻相对年轻人更大，为了能够引发所需的治疗反应，达到预期治疗效果，需要加大输出电量。为避免电量增加可能导致的电灼伤，需要在治疗前对患者治疗区域给予湿化处理。在冬季，湿化液应适当加温。

（2）高频电疗中，由于老年人感觉阈相对迟钝，首次治疗尽可能不以感觉差异来标定治疗量，建议采用电量输出的毫安数。治疗后除依据自身反应外，应结合电量输出的毫安量综合制订第二次治疗的剂量。

（3）冲击波治疗时，由于老年人群毛细血管弹性降低，治疗时第一次治疗量应以普通治疗量的 70%～80% 为度，治疗后观察局部皮肤有无瘀斑。第二次治疗可在此基础上加减。由于冲击波治疗效果与剂量相关，故而应提前对患者加以说明，取得理解。

（4）律动治疗中，为避免引发前庭反应，治疗单次时间应缩短为 3～5min，休息 5min 后重复治疗一次。针对患者为什么不能一次完成治疗的疑问应给予解释。

（5）实施运动疗法，以及各种手法操作技术时，应随时关注患者反应，及时调整力度、手法级别等。

（王颖）

**参考文献**

[1] 王颖.全科康复医学[M].2版.上海：上海交通大学出版社，2022.

[2] 郑洁皎，高文.老年病康复指南[M].北京：人民卫生出版社，2020.

[3] 涂美，王剑雄，张驰，等.不同下肢体位振动对脑卒中患者下肢肌力及运动功能的影响[J].中国康复医学杂志，2021，2(36)：166-171，192.

[4] 戴红.老年康复训练照护[M].2版.北京：中央广播电视大学出版社，2022.

[5] 赵飞，李铮，何宇，等.医学人文融入医疗服务实践的理论探究[J].中国卫生事业管理，2024，41(01)：29-33.

# 第二节　老年心理健康与疏导

**本节要点**

1. 老年心理学概述及老年心理变化。

2. 老年期常见心理障碍。

3. 老年期心理障碍常用药物分类及心理治疗技术。

**教学目的**

1. 掌握
(1)老年期心理变化。
(2)老年期常见心理障碍的临床特征。
(3)老年期抑郁障碍和焦虑障碍的治疗原则。
2. 熟悉
(1)老年期心理障碍的常用药物。
(2)老年期心理障碍的心理治疗技术。
3. 了解
(1)健康中国行动(2019—2030年)：包括健康知识普及行动、心理健康促进行动和老年健康促进行动。
(2)人工智能(AI)技术赋能老年心理障碍的辅助诊断与治疗。

## 一、老年心理学概述

### （一）老年心理学概念

老年心理学(the psychology of aging)主要研究个体在成年以后，随着年龄增长逐渐年老而发生的心理活动的变化和规律，以及老年人心理活动的特点。老年心理学既是老年医学的一个重要分支，又是研究个体从胚胎至死亡的心理活动发展变化规律的发展心理学的一个分支。

### （二）埃里克森心理社会发展理论

在埃里克森的心理社会发展理论——"毕生发展观"中指出，按照年龄顺序，个体发展可分为八个阶段，每个个体在每一个发展阶段都会聚焦于某项心理社会性任务，会相应产生冲突，并伴随两种可能的结果。老年期的主要冲突是完善感和绝望感。一方面自己奋斗一生的事业趋于完成，富有成就，如果这个评价是肯定的，就会产生完善感。反之则会产生绝望感，因此这一阶段的心理社会性任务就是尽可能获得完善感和避免绝望感。

## 二、老年期心理变化

### 1. 感知觉

感觉和知觉能力是人和环境交往的基础，这方面的退行性变化对人的生活影响很大。老年期视觉、听觉、味觉、嗅觉能力减退，皮肤的冷、热、触、痛觉下降，尤其听觉的下降会影响对外交流和信息沟通，给生活带来明显不便。

### 2. 情绪

研究发现成功老龄的情绪稳定性较好，而一般老年人特别是存在心理问题的老年人情绪趋向不稳定，常表现为易兴奋、易激惹、喜欢唠叨。生活事件及应激有时会加重老年人的负性情绪反应，如与人争论、情绪激动后恢复平静需要较长时间，常感到寂寞、孤独、郁闷、焦虑等。

### 3. 记忆力

老年人近期记忆保持效果差,远期记忆保持效果稍好,对往事的回忆准确而生动。从记忆的类型而言,老年人机械记忆下降明显,速记、强记困难,但理解性记忆相对保持。老年人记忆的减退和很多因素相关,如采取适当的干预措施,如策略应用、认知训练等,对正常老化的延缓和逆转有积极促进作用。

### 4. 智力

随着年龄的增加,智力出现发展和衰退两种对立的倾向。老年人的液态智力下降明显,而晶态智力相对保持稳定。老年人概念学习的能力下降,推理能力下降,思维的敏捷性和逻辑性逐渐下降,解决问题的能力亦随年龄增长而下降。当然,这些变化因人而异,除年龄之外,也受到教育水平、健康状况等影响。

### 5. 注意力

由于老年人注意资源的整体性下降,导致认知过程执行效率的下降。老年人对注意力的控制减弱,使之不能专注于与目标相关的信息,在认知负荷小的情况下额外关注与任务无关的干扰对象,包括注意分配、注意转换、持续注意及选择性注意等。

### 6. 人格特征

较多研究证实,随着年龄增长,老年人人格特征相对保持稳定,但部分特点有变化,如神经质、外向性等特点一般比较稳定,而精力充沛、活动快速、反应迅捷等特点有随年龄增长下降的倾向。当存在生活事件或某些疾病可导致人格显著改变,如多疑、刻板、固执、自我为中心、不合群、懒散和保守等异常变化。

### 7. 社会支持和生活满意度

社会支持是一个多因素的复杂概念,包括支持的提供者和接受者,社会支持网络的人小和亲密度等。有研究显示,随着年龄增长所接受的社会支持有减少趋势,而对他人提供的支持亦减少,特别是高龄人群(85 岁以上)及活动能力减弱或丧失的人群。生活满意度是对生活质量的一种总体评价,由一个人对生活的期望和生活的实际情况相比较而得出。

## 三、老年期常见心理障碍

### (一)老年期情感障碍

老年期情感障碍包括老年期抑郁障碍和老年期双相情感障碍,病因尚不清楚,可能与遗传、生化、人格特征和社会心理因素有关。65 岁及以上老年人群情感障碍的年患病率为3.9%。

#### 1. 老年期抑郁障碍

(1)临床特点:抑郁心境是特征性症状,主要表现为缺乏乐趣体验,丧失生活热情;主观感到精力不足,疲乏无力;自我评价低,态度消极甚至自觉拖累家人;精神运动性迟滞,活动明显减少减慢;认知功能受损,注意力记忆力下降、思维联想困难;躯体症状突出,食欲减退、睡眠差,躯体不适可能涉及各个器官或系统;严重者出现幻听、幻视、虚无妄想、疑病妄想等精神病性症状;严重者存在自杀观念和自伤行为。部分老年患者因躯体疾病服用某些药物引发抑郁症状,应注意鉴别及处理。

(2)应对策略:抗抑郁药物联合心理治疗通常疗效较好。有严重消极自杀企图或其他疗法疗效不佳的老年抑郁患者,排除相关禁忌证后,可考虑电抽搐治疗。

(3)应用抗抑郁药物的注意事项:①综合考虑患者的症状特点、躯体状况、药物耐受性、有无合并症等,个体化合理用药。②尽可能采用最小有效剂量,小剂量起始,剂量逐步递增。③足量足疗程仍无效时,可考虑换药;换药无效时,可考虑两种不同作用机制的药物联合使用。

(4)临床常用心理治疗:①支持性心理治疗:旨在通过倾听、理解和支持患者的情感表达,提高他们的自尊心和自信心。②认知行为疗法(CBT):通过帮助患者改变消极、负向的思维模式和行为习惯来减轻抑郁症状。③人际心理治疗(IPT):通过沟通分析、决策分析等技术改善人际沟通能力、拓展人际资源。

(5)预防:顺应角色变化。保持规律饮食、适度运动、充足睡眠,避免不良习惯如吸烟和酗酒。学会积极应对压力和负面情绪,比如使用放松技巧、培养兴趣,参加喜欢的活动,积极参与社交活动,加入俱乐部或组织,与家人、朋友、社区建立稳定的关系等,寻找适合自己的情绪管理方式。学习心理健康相关知识,提高心理免疫力。

**2. 老年期双相情感障碍**

(1)临床特点:老年期双相障碍典型的"三高""三低"症状较中青年少见。躁狂发作时,患者的情绪虽高涨,但缺乏感染性,常以激惹性增高、傲慢、躁动、外跑、好管闲事为主,偏执症状较多,妄想内容带有敌对性和迫害性;抑郁发作时,除抑郁症状外,常伴有疑病症状和躯体化症状,自杀倾向较为严重。

(2)应对策略:主要采取药物治疗基础上的综合治疗,主要原则包括改善依从性、预防复发、预防自杀、改善社会功能。

(3)首选药物为情感稳定剂,主要包括丙戊酸钠、碳酸锂和卡马西平,以及新一代的非典型抗精神病药物喹硫平等。医生在选择药物时必须考虑老年人的整体健康状况,以及药物相互作用,以保证有效治疗的同时最大限度地避免不良反应。认知行为治疗、家庭治疗和心理教育干预都可以帮助老年双相障碍患者缓解心理问题、增进家庭成员之间的理解与支持。

(4)预防:老年期双相障碍的预防措施主要聚焦于预防复发,主要措施包括:①及早治疗;②缓解症状;③遵嘱服药;④定期复诊。如能了解自己的情绪变化规律和可能的触发因素,进行自我监测,学会自我管理,则有助于预防复发。

**3. 老年期焦虑障碍**

老年期常见的焦虑障碍主要为广泛性焦虑障碍(GAD)、惊恐障碍(PD)及社交焦虑障碍(SAD)较为少见。65岁及以上老年人群焦虑障碍的年患病率为4.7%。

(1)临床特点:广泛性焦虑障碍是老年人中最常见的焦虑障碍,主要特征为缺乏明确对象和具体内容的提心吊胆和紧张不安,对现实生活中的某些事情或亲人表现过分担心或烦恼。患者常表现心烦意乱,感到有祸事降临的恐慌感,难以忍受又无法解脱,有时伴有运动性不安,如搓手顿足、来回走动、不能静坐,表现为运动性焦虑症状。惊恐障碍主要表现为无先兆地发作性心悸、胸闷、呼吸困难、大汗淋漓,多伴有濒死感,持续约半小时可自行缓解。老年人群中首次出现惊恐发作并诊断为惊恐障碍的并不常见,如有则需先排除器质性疾病如心律失常或甲状腺功能亢进等。临床上很难遇到老年的社交焦虑障碍患者。若遇到此类患者,也应考虑老年人特点及社会生活的实际需要,选择适宜的治疗方案。一般而言,尽可能选择心理治疗。

（2）应对策略：认知行为治疗、药物治疗以及二者的联合治疗对老年焦虑的治疗效果较为确切。应循序渐进地应用认知治疗改变患者对疾病性质的不合理和歪曲的认知，教会患者"顺其自然""为所当为"的理念，运用行为治疗如放松训练、系统脱敏等处理焦虑引起的躯体症状，往往可收到事半功倍之效。对于老年焦虑患者而言，理想的抗焦虑药物应具有以下特点：能消除焦虑，但无过度的镇静作用；能放松紧张的肌肉，而不引起锥体外系症状或共济失调；不抑制呼吸；治疗指数高，耐受性好，无成瘾危险，安全系数好，应用范围广泛，使用方便。

（3）预防：老年期焦虑障碍的主要预防措施包括：保持规律的作息时间，适量运动，均衡饮食，避免过度消耗体力和精力，戒烟限酒，避免过度依赖药物和饮食的暴饮暴食等不健康习惯。拓展兴趣，多参加户外活动，并可以尝试通过放松技巧（如深呼吸、冥想、瑜伽等）来应对压力。保持与家人、朋友以及社区的联系，参加社交活动，可以减少孤独感和社交隔离感。

**4. 老年期疑病障碍**

（1）临床特点：老年期疑病障碍的病因与性格、个人经历、现实环境等多种因素有关。性格多有敏感、谨慎、多疑、固执、易受暗示、对躯体过分关注等特点，早年可能有缺乏关爱、亲人意外死亡等创伤事件，年老后有亲友家人病故等生活事件。临床表现躯体症状多样，通常对某躯体部位的敏感性增加，诉说的躯体症状有分散而模糊和明确而细致相结合的特征。尽管客观检查并没有相应的阳性结果，但对自己患病坚信不疑且感到痛苦，对医生的解释表示怀疑，常有惶恐不安、担忧、情绪低落、失眠、进食不佳等表现。

（2）应对策略：心理治疗是主要治疗措施。医生应协助患者认识到疑病症的症状并非提示器质性疾病，引导患者建立正确的认知，分散注意力以缓解焦虑情绪。当然，良好医患关系是信任的前提，对患者的担心的疾病和所述症状不要急于否认，需认真检查是否确实存在器质性疾病，以免漏诊、误诊、延误治疗，在查明病情的基础上巧妙机敏地婉拒不必要的检查，如效果不理想可适当选择抗焦虑、抗抑郁药物治疗。

（3）预防：保持健康的生活方式、积极参加社交活动，了解心理健康知识。疑似患病者，排除器质性疾病后，对躯体症状要尽量忽略，转移注意力可减少不必要的担忧。

**5. 老年期躯体症状障碍**

（1）临床特点：躯体症状障碍（SSD）主要表现为以躯体症状为主要表现，检查未见明显器质性病变，患者为此极为担心，反复就诊，诿医行为。老年人因身体机能老化，基础疾病较多，躯体症状常被认为是功能老化或躯体疾病的"正常"反应，因而容易漏诊，延误治疗。

（2）应对策略：首选抗抑郁药物治疗，5-羟色胺和去甲肾上腺素再摄取抑制剂（SNRIs）具有较好疗效。结合心理治疗可有效缓解症状，其中认知疗法可帮助患者认识自身症状的本质，减少对症状的过度关注。要使患者认识到，虽然病痛是他的真实感受，但不存在实质性病变，对生命、健康不会带来威胁。此外，家庭治疗和暗示疗法也可以在一定程度上帮助患者减轻症状，改善心理状况。

（3）预防：适度减压有助于缓解症状，帮助老年患者学习缓解压力的方法，比如参加休闲活动、进行艺术创作等，转移注意力，避免将躯体症状放大。与家人、亲友、邻居保持良好关系，积极参与社交活动，有助于减少孤独感和增加获得支持的机会，家人也应主动关心老人的心理状况和诉求。

### 6. 老年期强迫障碍

(1)临床特点:在老年人群的强迫及相关障碍中,强迫性囤积障碍非常常见,通常与社交和独自生活能力损害有关,女性比男性更多见。如果是老年期开始出现的强迫障碍,医生要考虑潜在的神经系统或内科系统的疾病情况。老年期强迫障碍的表现形式可以是典型的强迫症状,如怕脏的强迫观念或洗涤的强迫行为,也可以是不典型症状,如躯体不适症状、宗教狂或道德焦虑、强迫性性欲倒错等。

(2)应对策略:药物治疗是首选治疗方法。选择药物时,应根据患者的具体情况和既往用药史,选择疗效好不良反应少的药物。常用的药物包括氟伏沙明、舍曲林、氟西汀等。在使用药物时,需要从小剂量逐渐增加,密切关注疗效和不良反应,确保治疗效果。心理治疗也被广泛采用。支持性心理治疗通过完善患者的人格,促使患者自我认知的改变,接纳自己的欲望和冲动,减轻自我苛刻要求,实现内心的和谐与协调。暴露和反应预防法的主要治疗过程是让患者暴露在引发强迫症状的场景中,通过让患者被迫体验焦虑,然后焦虑下降的过程,帮助患者改善强迫症状,最终达到治疗的目的。森田疗法、认知行为治疗也是常用的心理治疗方式。

(3)预防:家人应尽可能为老年人创造一个安全、稳定和支持的环境,减少紧张和焦虑的情绪,可以通过适当的放松技巧、培养良好的睡眠习惯等方式来减轻压力和焦虑。积极参与社交活动可以减轻孤独感和焦虑情绪。培养积极的应对策略,采取顺应自然的态度,面对问题时寻找合理、冷静的解决方法,避免陷入固定的强迫行为的恶性循环。

### 7. 老年期酒精依赖

(1)临床特点:老年酗酒者的饮酒方式与年轻人不同,往往饮得少但频率高,由于记忆损害,常很难精确报告自己的饮酒史或饮酒量,因此知情人提供的病史更为重要。严重酒精依赖可导致跌跤、头外伤、大小便失禁,以及抑郁、痴呆、肝功能异常等不良后果,突然停酒会出现震颤谵妄等戒断反应。

(2)应对策略:患者可自觉或在家人督促下进行戒酒,每日的饮酒量应逐渐减少。对于严重酒精依赖患者,可住院在医生指导下药物治疗如纳曲酮长效缓释剂等。

(3)预防:普及酒精对健康的危害。鼓励老年人参与有益身心健康的活动,或与家人和朋友保持定期的社交联系,以预防其发展成酒精依赖的行为模式。

### 8. 老年期自杀

(1)临床特点:研究显示,65岁以上老年人自杀率是最高的,男性高于女性,离婚、丧偶、独居、应激事件、自杀家族史、躯体疾病和精神障碍等是老年自杀的重要危险因素。自杀手段因社会文化背景而不同,城市老年人口主要以服药、自缢、跳楼为主,农村地区主要以服毒、自缢、自溺为主。

(2)预防:关注老年人的心理健康状况,建立系统的筛查机制,以便早期发现自杀风险。强调老年人的心理健康教育意识,宣传自杀预防知识和积极生活方式。向老年人提供信息,帮助他们了解心理健康知识和寻求帮助的途径。当发现老年人情绪低落、消极等心理健康问题时,及时与他们沟通并寻求专业的心理支持,自杀姿态及自杀未遂应视为自杀的严重信号,应求助精神心理科医生及时处理。

## 四、老年期心理障碍的药物治疗

### （一）抗精神病药

抗精神病药物可治疗诸如幻觉、妄想、思维障碍、兴奋或紧张性行为等精神病性症状，还可治疗情感淡漠、思维贫乏、意志减退等退缩性症状。抗精神病药物根据药理作用特点，分为第一代（典型）和第二代（非典型）抗精神病药物，前者的作用机制为阻断脑内多巴胺 $D_2$ 受体，不良反应较多见，老年患者使用应谨慎。第二代抗精神病药物主要为 5-羟色胺（5-$HT_{2A}$）和多巴胺 $D_2$ 受体平衡的阻断作用，优点是对精神分裂症阴性症状、认知损害和情绪症状有较好的疗效，较少锥体外系不良反应，主要包括利培酮、奥氮平、喹硫平、齐拉西酮、阿立哌唑、氯氮平等，广泛应用于老年期精神障碍患者。

### （二）抗抑郁药

抗抑郁药中三环类抗抑郁药和四环类抗抑郁药疗效肯定但不良反应明显，目前已较少应用。选择性 5-羟色胺再摄取抑制剂（SSRIs），药物相互作用少、耐受性好，临床上舍曲林、西酞普兰、艾司西酞普兰更多应用于老年患者的抑郁、焦虑、强迫、躯体化等。5-羟色胺和去甲肾上腺素再摄取抑制剂（SNRIs），包括文拉法辛、度洛西汀等，该类药物对抑郁伴有焦虑、躯体症状的患者疗效较好，但应监测血压、注意胃肠道不良反应等。去甲肾上腺素能及特异性 5-羟色胺能抗抑郁药，代表药物为米氮平，特别适用于抑郁、焦虑伴有失眠的患者，常见不良反应为镇静、头晕、食欲增加等，应晚间服用，小剂量起始。5-HT 拮抗剂/再摄取抑制剂中曲唑酮最为常用，因有镇静作用，适用于伴焦虑、失眠的轻、中度抑郁患者。去甲肾上腺素和多巴胺再摄取抑制剂主要有安非他酮，由于转躁风险小，特别适用于双相障碍抑郁发作。多模式抗抑郁药伏硫西汀，在多种抗抑郁药疗效总体不理想的情况下，仍具有较好的治疗效果，并能显著改善老年抑郁障碍患者的认知功能，耐受性和安全性良好。

### （三）心境稳定剂

心境稳定剂是指对躁狂或抑郁发作具有治疗和预防复发的作用，且不会引起躁狂或抑郁转相，或导致发作变频的药物。目前，比较公认的心境稳定剂包括碳酸锂及抗癫痫类药物，如丙戊酸钠、卡马西平；其他一些抗癫痫药，如拉莫三嗪、加巴喷丁；以及一些抗精神病药，如奥氮平、喹硫平、阿立哌唑、利培酮和齐拉西酮等，也具有一定心境稳定剂作用。老年躁狂发作或双相障碍老年期的反复发作，首选心境稳定剂治疗。用药原则推荐：一线用药，丙戊酸盐、锂盐、非典型抗精神病药；二线用药，卡马西平；三线用药，加用典型抗精神病药。

### （四）抗焦虑药

抗焦虑药包括 5-$HT_{1A}$ 受体部分激动剂、苯二氮䓬类药物和具有抗焦虑作用的抗抑郁药。5-$HT_{1A}$ 受体部分激动剂目前临床常用药物有丁螺环酮和坦度螺酮，镇静作用轻，不易引起运动障碍，无呼吸抑制，对认知功能影响小，无耐受性和依赖性，停药后无戒断反应，与其他苯二氮䓬类无交叉耐受现象；但起效相对较慢，需 2～4 周，持续治疗可增加疗效。常见不良反应有头晕、头痛、恶心、不安等，心、肝、肾功能不全者慎用，禁止与单胺氧化酶抑制剂联用。苯二氮䓬类药物因具有急性抗焦虑作用强、起效快，并可作为催眠药而被临床广泛应用，常用的有艾司唑仑、阿普唑仑、劳拉西泮、氯硝西泮等，但因药物长期使用可能导致耐受性增加，也可能影响认知功能，老年人不宜长期使用，使用时应注意：①剂量宜小，一般为成人的 1/2 或 1/3；②使用时间宜短，最好为必要时短暂使用；③同类药品中尽可能选用半衰期短的药物。如患者仅为入睡困难，建议使用非苯二氮䓬类药物，如右佐匹克隆、唑吡坦等。具有抗焦虑作用的抗抑郁药，特别是 SSRIs 和 SNRIs 类，因在临床中已广泛使用，并已成为焦虑障碍的一线用药，具体见抗抑郁药介绍。

## 五、老年期心理障碍的心理治疗

### （一）支持性心理治疗

支持性心理治疗是心理治疗的基本技术，具有支持和加强患者防御功能的特点，能使患者增加安全感，减少焦虑和不安，常用方法有倾听、鼓励、安慰、解释、保证和暗示等。耐心倾听老人诉说他/她的种种不适和苦恼，是建立良好关系的基础，带着对老人的尊重与其讨论躯体和心理问题是对其最大的支持。老年患者最常谈到的问题是关于丧失，因此在这一人生阶段的重要任务是面对众多生物、心理、社会方面的丧失，重建一种平衡。如何采取积极措施自我调节，保持社会联系等，都是可以讨论的内容。

### （二）精神分析性心理治疗

精神分析性心理治疗是以心理动力发展的、变化的、有内在相互联系的观点，同时把运动、能量、冲突视为心理生活的本质。治疗目标在于：分辨儿童和成年期与羞耻、罪恶和自卑有关的无意识冲突的来源，澄清被早期冲突抑制的未化解的痛苦反应，由此释放被限制的创造性和亲密能力，发现自我尊重的替代源，应对失败并取得信心。在老年人的心理治疗中，对移情和反移情现象应特别注意。治疗中年轻的医生也有可能会充当父亲的角色，老年患者与配偶、子女之间的问题，可通过移情形式表达，治疗者不知不觉对老年患者产生类似于对自己父母的情感，产生特别的反移情，均应特别注意。脆弱的老人常用退缩、虚弱、患有躯体疾病等先占观念来应付内在的心理冲突和焦虑。对于有较强的治疗动机，有自我体察、内省、哀痛能力，能忍受痛苦而不至于过分退行，过去曾有效地工作、生活、享乐，并与他人建立亲密关系的老人，可以尝试精神分析性心理治疗，并且常常会取得显著的疗效。

### （三）认知行为治疗

认知行为治疗的理论模型基础是认知、情绪和行为的相互影响。认知治疗强调认知加工的核心作用，偏重于人在信息加工过程中的想法、信念、态度及思维方式和认知评价。因此认知治疗可通过改变患者的错误或歪曲认知，促进正性感知和思维模式的整合，从而改善情绪。常用的认知技术包括苏格拉底式提问、引导性发现、思维记录表、行为实验等。老年人因对周围事物有自己固定的看法，一般认知治疗有可能效果一般，所以建立良好的医患关系，提高患者学习能力尤为重要。行为治疗是以改变非适应性行为为核心的心理治疗，常用技术有生物反馈治疗、渐进式肌肉放松训练、呼吸训练、行为激活、暴露治疗等，可帮助患者减少焦虑、恐惧、回避及躯体不适感。

### （四）人际心理治疗

人际心理治疗是基于手册、限定时间的聚焦人际关系问题的心理治疗，该治疗关注哀伤与丧失、人际冲突、角色转换和人际缺陷四个领域。常用的人际心理治疗技术包括时间线、人际问卷、沟通分析、角色扮演、人际冲突图等。老年人因面临衰老所引起的痛苦和生活事件的冲击，如退休、身体退化、丧偶及失去老友的悲伤，这些生活的改变，都是人际心理治疗最明显的治疗焦点。老年抑郁患者中人际问题领域最常见的是角色转换，其次是人际冲突，再次是悲伤。人际心理治疗能够有效改善患者情绪，并且可作为维持治疗的有效方法之一。

### (五)问题解决治疗

问题解决治疗是一种相对简单、结构化、有时间限制且有针对性的心理治疗方法,通过提高个体的问题解决技能来打破恶性循环,促进问题有效解决和个体健康之间良性循环的建立。该治疗包括七步法:

(1)识别或找出个体生活中存在的现实问题。

(2)挑选其中一个具体而清楚的问题去解决。

(3)确定解决这个问题要达到的目标。

(4)思考并找出可能解决这个问题的多种方法。

(5)分析各种方法的利弊后做出决定。

(6)制订落实所选定方法的具体行动方案。

(7)实施后对行动方案和方法的效果进行评估。通过培养正确识别和认识遇到的问题,引导患者合理、乐观地看待生活中的问题,使用新的方法成功解决问题,从而提高患者的自信心。

### (六)家庭治疗

家庭治疗是一种以家庭为单位的治疗技术,以系统观念来理解和干预家庭的一种心理治疗方法,是将所存在的问题或症状从个体转向关系的一种思考和实践的方式。常用的治疗技术包括循环提问、差异提问、假设提问、例外提问、隐喻、家庭作业等。实施家庭治疗时应注意,因老年人子女多数已进入青中年,人格已比较固定,有的人不会单纯顺从,甚至还会有对父母早年的情结再现,以及对兄弟姐妹的感情冲突,治疗师应提醒他们以成年人的理智来控制过去的情感,努力想办法解决目前面对的现实问题。

## 六、人工智能(AI)赋能老年期心理障碍辅助诊断与治疗

AI 在老年期心理障碍辅助诊断和治疗上的应用越来越广泛。尽管 AI 技术研发成本极高,但 AI 系统可减少临床实践中的不一致性,提高效率、预防本可避免的医疗错误,最终可能带来不可估量的价值。

自然语言处理技术可以帮助医生更准确地理解患者的症状和描述,通过分析老年人的言语、文字、行为等数据,识别潜在的心理问题模式,从而提高诊断的准确性和速度。

机器学习算法可以通过对大量病例数据的分析和学习,自动识别出不同类型的心理障碍,并基于个体的数据和健康历史,生成个性化的治疗方案。通过分析患者的反应和需求,智能系统可以调整治疗计划,以更好地满足老年人的需要并提升治疗效果。

虚拟现实技术结合 AI 技术可以为老年人提供一种全新的治疗方式,这种技术可为老年人提供一种安全、舒适的环境,老年人可以参与各种认知训练、放松技巧、正念疗法和情绪管理活动,从而缓解焦虑、抑郁等心理障碍。

AI 聊天机器人可充当心理咨询师,AI 机器学习大量心理咨询经验与技术后,可识别老年人的情绪问题、扭曲思维等,可根据老年人的具体问题做出比较恰当的反应。

智能穿戴设备、家庭智能系统可以监测老年人的身体状况和行为习惯,可通过先进的深度学习算法,通过生理指标、行为模式识别、情绪识别、语音识别、面部表情识别等多维度数据,及时发现异常情况并提醒医护人员进行干预,这有助于预防心理问题的发展,保障老年人的心理健康。

AI 技术在老年期心理障碍诊断和治疗上的应用具有广阔的前景。AI 不受人为因素的影响，如分心、压力、疲劳，不受人类治疗师个人倾向的影响，因此可能在治疗患者方面有更好的结果。当然，目前 AI 技术尚处于起步阶段，AI 的宜人性问题、过度依赖问题、伦理问题、隐私问题、设计偏倚问题、监管问题等仍需逐步完善，老年人对于新事物的接受也需要一定的时间。未来随着技术的不断进步和完善，相信这些应用将会更加成熟和精准，为老年人的健康带来更多的福祉。

（周千　骆艳丽）

**参考文献**

［1］ Ding OJ，Kennedy GJ. Understanding Vulnerability to Late-Life Suicide［J］. Curr Psychiatry Rep，2021，23(9)：58.

［2］ Gundersen E，Bensadon B. Geriatric Depression［J］. Prim Care. 2023，50（1）：143-158.

［3］ Ramos K，Stanley MA. Anxiety Disorders in Late Life［J］. Clin Geriatr Med，2020，36(2)：237-246.

［4］ Thakur U，Varma AR. Psychological Problem Diagnosis and Management in the Geriatric Age Group［J］. Cureus，2023，15(4)：e38203.

［5］ 陆林. 沈渔邨精神病学［M］六版. 北京：人民卫生出版社，2018.

# 第十章　现代老年护理的特殊需求与应对策略

**本章要点**

1. 老年护理观、护理学相关理论在现代老年护理中的应用。
2. 老年综合评估在护理中实施的目的与意义、原则以及实施步骤。
3. 老年患者对营养、康复、心理、安宁疗护、社会服务需求及相应护理理念和应对策略。

**教学目的**

1. 掌握：老年综合评估在护理中的实施原则以及实施步骤，老年患者对心理照护和安宁疗护的需求。
2. 熟悉：影响老年人营养状况的因素、营养风险筛查和评估、营养需求，护理人员在老年康复进程中承担的角色、精神运动康复在现代老年护理中的运用。
3. 了解：老年护理学相关观念和理论，老年患者对社会化服务的需求。

## 第一节　老年护理新理念

随着老年医学的发展，对于老年患者由疾病治疗逐渐转为功能康复，并越发注重多学科团队的合作。老年护理迎来了前所未有的机遇与挑战，如何顺应老年医学发展，结合老年患者的特殊需求，为老年患者提供相应的护理，已成为新时期的重要护理课题。

### 一、老年护理学概述

老年护理是以老年人为主体，从老年人躯体、心理及社会文化的需要出发，去考虑老年患者的健康问题，采取相应的护理干预措施，解决老年人的实际需求，以达到改善老年人生活质量和延长寿命的目的。老年护理被认为能够重新燃起老年人对生活的热爱，让老年人全面参与到康复、照护过程中，最大限度地激发老年人的独立性，提升老年人独立生活的信心和能力，重返家庭和社会。

老年护理学的范畴甚广，包含了对老年患者的综合护理评估、日常生活和疾病照护、心理护理、康复配合、安宁疗护等方面。

## 二、老年护理学相关概念和理论

### （一）老年护理观

护理学家威登贝克（Wiedenbach）提出老年相关护理观，内容包括：①敬畏生命的观念。②维护老人人性的尊严，尊重其价值观和自律性的观念。③结合老年人的信念，提供让其生机勃勃生活的护理决心。我国四川大学华西临床医学院/华西医院提出的观念"尊重与关怀"的护理观，在临床实践中取得较好成效，并通过培训等方式积极推广。

### （二）护理学相关理论在老年护理中的应用

#### 1. Orem 自我护理理论

Orem 自我护理理论的核心概念为自护。其目的是个体为了维持生命，健康和完好状态等自身利益而主动采取和完成的实践活动。是一种后天学习到的有目的的行为。该理论共分为自理理论（theory of self-care）、自理缺陷理论（theory of self-care deficit）、护理系统理论（theory of nursing systems）三个部分。Orem 自我护理理论被广泛应用于老年糖尿病、帕金森、慢性阻塞性肺疾病、精神分裂、社区居家养老、康复等领域，较多国内外研究显示，该理论的实施可以充分调动患者的积极性，开展自我管理、自我护理，改善患者预后和转归，以更好地回归生活、重返社会。

#### 2. 罗伊适应模式（Roy's adaptation model）

罗伊适应模式描述和解释了人类对压力源所产生的压力反应和进行调节适应的过程。其核心是"人是一个包括生物、心理、社会属性的整体性适应系统"，即人为了适应环境所进行整体运作的系统。在老年护理学科中，常和护理程序结合，被国内外学者运用于老年护理评估、老年慢病的自我管理、老年患者的心理干预等方面。

#### 3. 纽曼系统模式（Newman system model）

纽曼系统模式包括机体防御机制、应激源、反应与护理预防措施，强调护士的工作是进行干预（三级预防）。同时对人、环境、健康和护理四个基本概念进行了论述。指出在护理过程中护士是个体、环境、健康、护理之间的纽带。纽曼的系统理论同样适用于现阶段的护理程序，并强调一级预防的重要性。

### （三）"思政元素"融入老年护理

随着现代医学模式的转变，国家和社会对医护工作者的整体素质尤其是职业素养提出了更高的要求。医护工作者承载着救死扶伤的重要使命，因此，医护工作人员不仅需要具备专业技术，还应该具备良好的医德医风。"救死扶伤、忠于职守、爱岗敬业、文明行医"的道德风范，是一名合格的医护人员必须具备的条件。目前推动老年护理融入思政元素，是将社会主义核心价值观充分融入"老年护理"中，在获得专业知识的同时，潜移默化地提升其职业道德素养，引导树立正确的三观，真正实现从显性思想政治教育到隐性思想政治教育的转变。

# 第二节　老年患者特殊需求与应对策略

21 世纪,人口老龄化已成为全球面临的重要公共卫生问题和重大热点社会问题。老年人的保健医疗问题日益受到全世界重视,对进行老年人健康问题研究,满足健康需求,为其提供优质的老年护理,提高老年人生活质量,维护和促进老年人的身心健康,实现"健康老龄化"的战略目标,助力"健康中国 2030 规划纲要"的建设,已成为护理领域的重要课题。

## 一、老年综合评估对护理实施要求

### (一)开展老年综合评估的目的和意义

随着社会的进步与发展,人类的健康期望寿命逐渐延长。由于老龄化社会的影响,老年人口的比例在不断增加,随之而来的与老龄化相关的老年问题逐步凸显。且随着医学模式的转变及老年健康观的改变,满足老年人的健康需求逐渐成了关注的焦点。为了提高老年人的健康水平和生命质量,在老年医疗服务和养老服务中就需要对老年人进行综合评估。

老年综合评估(comprehensive geriatric assessment,CGA)是多维度、跨学科的诊断过程,用以确定老年脆弱群体的医学、社会心理学及其功能状况等方面所具有的能力和存在的问题,以便为患者制订一个协调的、综合的治疗、康复、照护计划和长期随访计划。护士作为多学科团队重要的成员,主要负责对老年患者进行护理评估,有利于尽早识别现存或潜在危险因素;并针对护理问题制订护理方案,积极落实有效护理措施,有效提高老年患者护理质量与安全,使患者得到连续的、全方面的、高质量的医疗护理,对临床工作具有极重要意义。

对老年患者进行综合评估,可以了解患者目前的健康状态和个体化的护理帮助,是护士对其进行健康管理的依据。CGA 能提升护士早期识别老年病患者各种风险,制订系统的健康管理策略的胜任力,使老年患者以良好的状态与慢性病共存,改善患者生存质量。护士应特别注意收集以护理为关注点的重要信息,包括患者的生活习惯、活动方式、睡眠状况、营养及饮食状况、排泄状况及自我健康管理状况等。同时关注老年患者心理需求特点和心理反应,熟悉这些经常发生的问题,可帮助护士预防不必要的医源性损害的发生,在延缓疾病进展、控制病情、降低不良事件风险、改善生活质量等方面也具有增益效应,从而促进老年患者达到最理想的功能状态。

### (二)老年综合评估护理实施原则

(1)以老年人为中心,本着尊重老年人的原则及知情同意原则。

(2)评估内容以客观、准确为原则。评估者应具有认真、客观的态度,不能因为时间仓促,评估内容多而敷衍了事;也不能因为不了解评估内容生搬硬套。综合评估老年人健康时,应对老年人认知、语言表达、情绪及周围环境有所了解,做到心中有数,避免评估内容与老年人实际情况不符。评估中,发现不明确的问题,应反复询问并仔细观察确认,必要时请求家属与陪护者的帮助。

(3)动态评估原则:入院、出院应评估;病情变化及功能状态改变应评估;手术后应评估;生活环境发生重大改变应评估。

(4)遵循个体化原则:老年人个体差异明显,应根据个体的实际情况进行评估,虽然有疾病共性的表现,但老年人随着年龄增长疾病临床症状、体征不典型,因此评估要因人而异。

**(三)老年综合评估护理实施步骤**

(1)适用范围:60岁以上,已出现生活或活动功能不全(尤其最近恶化者),已伴有老年综合征、老年共病、多重耐药,合并精神方面问题、合并有社会支持问题者,多次住院患者。

(2)评估内容:CGA评估的内容比较广泛,主要包括一般医学评估、躯体功能评估、精神心理评估、社会评估、环境评估、生活质量评估、老年常见综合征或问题的评估。

(3)评估时机:院前评估、入院评估、院中评估、出院评估及院后追踪评估。

(4)评估后管理策略:对于评估结果提示躯体活动能力良好、无焦虑和抑郁、营养状况良好、认知功能正常、非衰弱、无肌少症的老年人,专家建议可进入传统的老年慢性疾病管理模式,或单科会诊模式。对于老年综合评估结果提示合并跌倒高风险、躯体活动能力明显下降、焦虑抑郁谵妄、营养不良、认知功能减退、尿便失禁、衰弱或肌少症的老年综合征高危人群,专家建议启动多学科团队管理模式。对于老年综合评估结果提示高危人群,考虑由于某种急性疾病引起的老年综合征加剧,建议进一步解决急性病问题。合并老年综合征的老年人经多学科团队处理后,症状加剧、功能恶化,考虑由系统疾病状态加剧引起的,进一步处理急性事件。老年综合评估需根据患者不同的诊疗地点、评估目的的不同,选用相应的评估工具。

## 二、老年患者对营养的需求

我国拥有全球最多和增速最快的老年人群,且其已成为我国慢病防治最主要的目标人群。老年人受年龄增长老化影响,生理功能减退或失能,加上易患病、病程长、病种复杂等多种因素影响,可能同时存在营养缺乏与营养过剩的双重问题。营养不良不仅严重危害老年人健康,导致老年人出现不良临床结局,如:感染相关并发症发生率增高、住院时间延长、住院费用增加等风险,也给社会保障和家庭带来沉重的负担。

**(一)影响老年人营养状况的因素**

**1. 生理因素**

随着年龄增长,老年人身体功能发生年龄增长性失能的改变,肌肉和矿物质减少,牙齿脱落,咀嚼困难,味蕾数量减少,胃肠功能降低,胆汁酸合成减少,胰酶活性减低,这些生理上的改变使老年人在食物摄取、吸收等方面受到影响,导致营养不良。

**2. 心理因素**

老年人由于各种慢性疾病的困扰,以及智力、视力、听力等生理功能退行性改变,加之退休、丧偶、空巢的生活事件影响,往往会产生悲观、消极、焦虑、抑郁的情绪,干扰了正常的摄食心态,导致食量减少,造成营养及维生素缺乏。

**3. 疾病因素**

老年人多病共存,年龄增长性老化不仅影响老年人生活质量,更使疾病乘虚而入,各种慢性病的发病概率相应增加,而疾病又会对老年人营养造成负面影响。如脑卒中会引起吞咽困难和营养吸收障碍;糖尿病可影响维生素吸收和矿物质代谢;帕金森和阿尔茨海默病可影响自行进食能力;癌症会使机体耗能增加,导致营养失调;而营养不良也会使疾病变得更加复杂,如免疫力下降,伤口不愈,体重减轻等,导致老年人营养状况越来越差,低蛋白血症的发生率也随之增高。

**4. 药物因素**

老年人服药种类多,药物的相互作用及不良反应也相应增多,药物可干扰机体对营养的吸收和利用,也会影响老年人的食欲,出现食欲下降或消化不良而导致营养失调。

**5. 老年人及其照护者对营养知识的掌握情况**

有些老年人虽然具备积极的饮食态度,但缺乏营养相关知识,或是存在错误的饮食观念,如长时间进食简单、单调的饮食会导致营养失衡。

**(二)营养风险筛查和评估**

老年人营养状况筛查、评估是进行老年人营养不良干预的基础。发现潜在与营养有关、可能对老年患者临床结局等发生不良影响的风险,是实施有效干预措施的第一步。目前筛查工具主要有 NRS-2002 和 MNASF。2017 年 8 月,国家卫生健康委发布《老年人营养不良风险评估》卫生行业标准。本标准可对 65 岁及以上老年人进行营养不良风险评估。评估人员为受过培训的医护人员,通过初筛和评估,判别老年人是否存在营养不良,并进行对症干预。

**(三)老年人营养需求**

我国老年营养学者提出"营养与成功老龄化"的理念,营养是成功老龄化的基本保障,合理营养对促进成功老龄化意义重大。《老年人膳食指南实践应用》推荐条目:①少量多餐细软,预防营养缺乏;②主动足量饮水,积极户外活动;③延缓肌肉衰减,维持适宜体重;④摄入充足食物,鼓励陪伴进餐。旨在帮助老年人更好地适应身体功能的改变,努力做到合理营养、均衡膳食、减少和延缓营养相关疾病的发生和发展,延长健康生命时间,促进成功老龄化,争做健康老人。

## 三、老年患者对康复护理的需求

老年患者对康复护理需求巨大,老年人有其特殊的疾病谱与心理状态,通常需要更长的时间从急性疾病中恢复,重新获得基线功能状态。老年康复是改善老年人功能、提高老年人生活自理能力和生活质量的重要途径和基本手段。且随着失能老人不断增加,各种康复手段和方法在老年康复机构和养老机构中的作用将变得越来越重要。而老年康复护理在我国的发展较为缓慢,其护理实践尚需要国内同行的进一步探索。

**(一)护理人员在老年康复进程中承担的角色**

随着康复医学的发展,护士的角色功能在康复护理中的作用越来越显著,被视为一种变革的力量,一种重要的健康资源,在整个康复服务中承担的角色越来越丰富,具有多重性,相互性。护士不再是传统意义上的疾病照护者,而是评估者、咨询者、指导者、协调者等多种角色的综合。为了在康复进程中提供更好的优质护理,医护合作越来越紧密,逐渐由主导—从属模式向并列—互补的模式转变。多学科协作(MDT)的合作关系,共同为患者的治疗方案提供决策。MDT 最早源于美国,是一种符合现代医学发展模式(生物心理—社会—环境模式)要求的新型医学模式,已成为目前临床常用的老年病治疗模式。旨在运用多学科的资源优势实施全面康复护理,提高康复治疗效果,进而提高生存质量。

**(二)精神运动康复在现代老年护理中的运用**

**1. 精神运动康复意义**

精神运动康复起源于法国,它是针对基因、发育或功能紊乱及退变等各种原因引起的精神运动功能障碍所采取的非药物、非大型器械治疗的理论与方法体系。它汇集了全部与思考、心理、情感及脑功能密切相关的"运动功能总和"，通过一系列"身心重塑"的方法，改善患者的运动、认知、参与能力。其新颖之处在于将精神与身体视为整体，有助于更确切地掌握人体功能的复杂性，并针对患者身体运动功能与精神间的联系采取治疗措施，是一种特殊的、以身体为媒介、调整心理的功能再造的康复过程。

**2. 精神运动康复的核心理念**

精神运动康复的重要特点为"理念即技术"。①共情：是一个复杂的心理建构过程，代表治疗师在面对患者时，能全面洞悉患者的各方面状况的一种态度和能力，即一个人能够超越自己的边界，身处他人的精神状态、认知状态、情感状态去理解他人。②关系：在精神运动康复中，"关系"本身即是从心理学理论中提炼而来的系列治疗手段，通过各种"互动"的技术实施，包括患者的身心关系、患者与治疗者的关系、患者与周边环境与事物的关系等。在关系的建立中，陪伴是帮助功能障碍患者与外界重建联系的过渡形式。对于认知障碍者，陪伴可帮助患者重拾过往的生活场景和经历，唤醒丢失的精神与运动相关的功能。它也是从更高的层面对患者进行的一种非药物治疗。③适应：为患者提供一个"缓冲带"，让患者意识到身心变化，并尝试去顺应变化，通过引导患者对身体的反思从而将他的身心状态调整到更高水平，主张"治疗者需要去适应患者，而不是反其道行之"。④非语言沟通：当患者认知障碍或言语语言功能障碍时，身体和行为就是表达的方式。精神运动康复强调以身体为媒介进行治疗间的沟通，致力于帮助患者理解自身的角色。以上理念全程贯穿于该学科各项评估及治疗中。

**3. 精神运动康复融入康复治疗专业教育的意义**

（1）迎合社会康复需求：中国的人口年龄结构呈现出老年人口规模迅速扩大、老年人口比重持续提高以及老龄化速度远高于其他国家等显著特征。法国也是全球首个进入老龄化社会的国家，目前已成为超老年型国家，其应对老龄化的经验对于中国康复医学的发展无疑具有借鉴价值。精神运动康复提供了情绪、感觉、认知功能和运动相统合的系统理念与技术，该内容融入康复治疗专业教育将以技术人才储备的方式应对老龄化社会康复需求，从而体现康复人才培养与康复医学发展战略相适应、与市场需求相适应。

（2）建构岗位胜任力基础：精神运动康复致力于帮助患者理解自身的角色，这个过程与患者和治疗者的关系密切相关，治疗过程即是通过共情、互动、陪伴、适应和沟通，将治疗者"如何看待及对待这个世界"以特定的方式传递给患者，从而以一种医患交互的特殊形式建构了治疗者的特质、动机、社会角色、自我形象等内在素养，而这正是决定康复治疗师岗位胜任能力的基石。

（3）引导教育哲学反思：精神运动康复以其丰富的学科内涵，提供了从人文哲思角度看待人体功能康复的新视角。在现代物化医学和人文医学的碰撞中，其学科思想为康复治疗专业教育带来了启迪与借鉴，明确技术与人文并重是康复医学始终的朝向。

**4. 多团队合作**

目前在老年医学科护士联合康复科、老年医学科医生和全科医生一起，以多团队合作的形式开展精神运动康复系列工作坊，项目包括：舒醒工作坊、不倒翁工作坊、调色板工作坊、趣味工作坊、感官系统工作坊、音乐工作坊等，有计划地通过运动、放松疗法、触摸治疗、言语交流与非言语交流等精神运动康复训练方式为患者提供康复支持，使得老年患者的身体运动功能和心理的康复需求得到了较好的满足,使其在放松状态下接受康复训练,在协调能力、肌力、心理状态等方面的评估较前有明显好转,将老年患者仅存的能力最大限度地发挥与保留,重塑了患者的信心,以身体为媒介调整心理的功能再造,帮助老年患者身体运动功能和心理的康复,从而缓解其负性情绪,改变其应对方式。同时又将人文关怀融入老年康复护理服务中。

## 四、老年患者的心理照护需求

随着人口老龄化进程的加快,老年人的健康及心理需求等问题越来越引起人们的关注,进入老年期,人的各种生理功能都进入衰退阶段,并面临社会角色改变,以及复杂的家庭结构、经济来源的问题,身体各器官的老化,患病后的病理变化,生活自理能力受限等各种生活事件,在面对和适应过程中,使得老年患者更容易出现焦虑、恐惧、抑郁、孤独等方面的心理问题,影响其老化过程、健康状况、老年病的预后。因此,及时发现和分析老年患者的心理需求,给予有针对性的心理护理及干预策略,培养老年人积极、乐观的心态,积极配合疾病的治疗,是临床医护工作者的重要课题。

### (一)老年患者的心理需求

**1. 健康需求**

老年人比其他年龄段的人群更为重视健康,患病时心里往往充满恐惧,又容易多疑、疑虑,甚至担心病情加重,因为老年患者已经渐渐意识到自己的身体正逐步走向衰老,害怕死亡的来临。

**2. 情感需求**

老年人由于生理功能的减退,身体素质下降,以及脑力的下降,生活上往往对晚辈有依赖的情况,随着时间的延长,这种依赖心理会越来越严重。而当身体出现问题,需要接受住院治疗的时候,就会迫切希望得到家人的同情和安抚,期盼儿女能够陪伴左右,竭尽全力地照顾自己。但由于一些不可解决的社会问题,儿女往往不能在身边照护,导致老年人充满了孤独感、寂寞感。

**3. 尊重需求**

老年患者在健康、精力、朋友、社会关系等方面处于渐有所失的状态。因此老年患者需要他人的尊重,以得到自尊心的满足。

**4. 知识需求**

由于自己对疾病和病情的发展没有把握和掌控能力,而医学知识的空白,更使得老年患者充满了畏惧感。住院期间,老年患者往往会变得更加恐惧,甚至会导致多虑、失眠、易怒等不良情绪充斥和泛滥。

**5. 安全环境需求**

嘈杂的环境容易影响患者休息,而且会使患者心理上产生不安。还有调查显示老年患者认为加强病情观察尤为重要,老年患者在护士巡视病房时有一种安全感,可见老年患者对于安全的需求是非常突出的。

### (二)老年患者的心理干预

**1. 树立正确死亡观**

凡是生命都要经过从生到死的自然过程,死亡是每个人的必然归宿,是不以人们意志为转移的客观规律,是生命的一个自然阶段和必然归宿。只有正确认识和了解死亡的过程,才能激发人们思考生命的意义和价值。

从交流中发现患者存在的心理压力和精神负担,制订相应的干预计划,给予针对性的心理安慰和精神支持,指导其减轻负性情绪的应对技巧,鼓励战胜疾病的信心和勇气,使其保持积极乐观向上的情绪,关爱生命,珍惜有限的时光,减轻对疾病和死亡的焦虑、恐惧、抑郁等心理压力,从而提高患者的生存质量。

**2. 家属的照顾**

老年患者在住院期间,爱与归属需求得不到满足,容易产生各类心理情绪障碍,不利于老年患者的身心健康。患者家属到医院探视患者,无疑是对患者的一种心理支持方式,这是一种尤为重要的精神慰藉。在不影响病情的前提下,鼓励家属多探望、开导,适当地让家属陪同,共同关心、体贴和鼓励这些老年患者,满足老年患者的内心归属感,帮助患者树立预防和战胜疾病的坚强信心。

**3. 建立良好的医患关系**

在临床工作中,医护人员应采用体态语言与触摸等方式加强沟通,如做手势、面部表情、握手等以便正确理解和帮助表达老年患者的需求。说话时态度和蔼,语言清晰,不急不躁,老年患者记忆力减退,凡事会反复地陈述,当他们倾诉时,要认真倾听,注意不打断话题,更不能出现厌烦情绪。让他们感到被尊重、被重视。渴望得到尊重是马斯洛心理需要理论中处于较高层次的个体需要。

**4. 健康知识的传递**

通过了解老年患者的需求,有针对性地详细介绍病情、诊断、诊疗方案,服药方法、饮食指导、检查目的、时间安排等。通过发放健教手册、多媒体等形式进行有关医疗知识宣教和保健指导,宣教时语言通俗易懂,尽量不用医学术语,并可利用为患者进行治疗的机会边做边说,这样可以加强与患者的情感联系,使他们对自己的病因、临床表现、预后和预防等有所了解,并根据患者的具体情况和承受能力,让患者逐步了解自己的身体状况,避免出现盲目紧张、焦虑的不良心理状态。

**5. 提供良好安全的就医康复环境**

客观生活环境是影响人心境的一大重要因素,而老年患者更容易出现烦躁的心情,对自身疾病恢复的焦急和对未来生活的担忧,都是产生这种心理的原因,应为老年患者提供一个安静、整洁、舒适、放松的环境,贴近大自然的花草树木,远离社会的嘈杂和快节奏,使他们学会改变自己的生活方式,摆脱喧扰和嘈杂,加快疾病恢复进程,也帮助他们自身找到一种合适养生的生活方式。同时,护理人员也应增加接触老年患者的一切机会,加强对其病情的观察,从心理上给予老年患者安全。

## 五、老年患者对安宁疗护的需求

老年患者在面对疾病终末期遭受的痛苦、生活质量的降低及高额的医疗花费造成的家庭负担,安宁疗护是更多的老年患者及家属关注和迫切需求的。

### （一）老年患者对安宁疗护的需求与干预策略

**1. 症状控制**

临终患者的症状控制和护理是安宁疗护的核心内容,是心理、灵性和社会层面关怀护理的基础；是有效提高生存质量的主要措施；是满足临终患者安详、舒适、有尊严离开人世的重要保障。临终患者常见的症状护理如下：

（1）疼痛：处于生命末期的老年患者对死亡本身并不恐惧，但对躯体疼痛等折磨却感到畏惧和烦恼。目前临床护理人员采用面部表情疼痛量表（FPS）进行有效的评估，该量表通过面部表情图直接指出疼痛情况，更好地对老年患者进行全面、持续、动态的疼痛评估，做好老年患者的疼痛管理。

（2）呼吸困难：70%的临终患者会在生命最后6周出现呼吸困难，护理人员可帮助老年患者调整为坐位或者半卧位来改善呼吸状况，并给予氧气吸入治疗，指导患者休息为主以减少身体耗氧量。

（3）意识障碍：随着临终患者的病情加重和恶化，会出现不同程度的意识障碍，护理人员应密切关注老年患者的生命体征、意识及瞳孔的变化。鼓励家属在老年患者清醒时间与其交谈，陪伴并给予支持。

**2. 心理干预策略**

无论是晚期肿瘤还是慢性疾病终末期的老年患者，往往都会有焦虑抑郁等不良情绪，护理人员应尽早关注患者的心理变化，采取积极的干预措施，缓解甚至消除患者的不良情绪，干预措施有：

（1）倾听与支持性心理干预：支持性心理治疗包括语言沟通和非语言性沟通，老年患者进入临终阶段，心理将发生一系列的改变，护理人员应经常与临终老年患者进行交流，密切观察患者的动作、表情、语言分析患者的心理变化并鼓励其表达自身情感和需求，发现问题及时解决，以便最大限度地减轻临终老年患者痛苦。

（2）死亡教育。针对老年患者死亡教育的重点在于护理人员可以帮助老年人认识和尊重自己晚年生命价值，尽量使人生最后阶段过得有意义，达到善终优逝。

（3）亲情支持：家庭的情感因素也是调整老年患者心理状态的重要环节。在不影响病情的情况下，应鼓励家属多探望和陪伴老年患者，亲人的支持能更好地减轻老年患者的害怕、焦虑及恐惧等心理。

**3. 灵性照护**

灵性照护是护理人员通过评估患者需求或困扰后，作用于患者的信念、信仰、价值观及与他人的联系等维度，来帮助其寻求生命存在的意义和获得精神安宁舒适的护理方式或活动。其目标是：

（1）培养整全性，进行生命统整和人格统整。

（2）促进人际链接，培养"爱与被爱的能力"，与他人建立并维持和谐的关系。

（3）增进患者对生命意义的探索。

灵性照护可以帮助老年患者在面对生存和死亡挑战时，对人生的意义和价值进行理性思考，护理人员多聆听和支持老年患者，鼓励老年患者通过促进理性与情感、精神与人体的对话，激发自我肯定，自我价值及希望与存在的意义和信念，获得爱与自尊、平安与舒适。

**4. 哀伤辅导**

哀伤辅导的目的是接受失去亲人的事实，协助居丧者在感情生活中为逝者找到一个适宜的地方，使他们能继续正常生活。Worden提出哀伤辅导的目标：

（1）接受失落的事实：丧亲者常处在徘徊状态，相信逝者已离开，又幻想再重聚，护理人员可以鼓励家属透过对失落事件叙述回顾,帮助强化丧亲者现实感。

(2)协助处理情绪:协助居丧者处理已经表现出的哀伤情感和潜在的情感。允许自己悲伤、愤怒和有罪恶感,适时进行宣泄。逃避及压抑悲伤的人,只会延长痛苦及陷入忧郁。

(3)重新适应生活环境:在丧亲后不能认知到环境改变,会导致丧亲者适应困难,协助居丧者坦然面对及承担自己的新角色,必要时护理人员可以转换资源进入。

(4)与逝者建立联结:护理人员指导居丧者在新的生活中找到一个和逝者的联结,不再将希望与回忆依附在逝者身上,而是通过仪式、冥想、给逝者写信等方式与逝者建立联结,作为缓和丧失痛苦的资源,将逝者留下的故事融入当下生命中,减轻哀伤痛苦。

## 六、老年患者对社会化服务的需求

### (一)新兴养老服务新模式的需求

**1. 医养结合养老模式下对护理提出新要求**

随着我国社会人口老龄化进程的加快,失能、半失能、失智老年人口规模不断扩大,老年人对养老服务层次的多元化需求也日益增长,传统养老模式已无法适应我国老龄化社会养老现状,因此推行医养结合养老模式刻不容缓。医养结合养老模式下,必然对护理服务提出了新的要求,在当前条件下,需要对现有护理服务进行改善、创新,使之更加符合新型养老模式需求。

**2. 医养结合养老模式下护理应对策略**

(1)提供医养结合的护理服务模式。

在现代医疗的大环境下,众多学者提出了医养结合护理服务模式,特别是循环护理质量管理模式,在其实施过程中体现了明显的特点,即服务更具有人性化,同时针对老年人这特殊群体,更具有个性化的特点。用循环质量管理模式可以有效地对患者进行全面的优质护理,护理人员都遵循以患者为中心的思想,在护理过程中对老年患者的心理和人文关怀等方面给予高度重视,通过制订科学方案来进行护理工作,从而提高了护理的质量。在此模式下,不但能够为老年患者提供具有针对性的护理工作,而且还能减少并发症发生,满足了老年人的需求和愿望。因此,在现有的医养结合模式下,结合循环护理质量管理模式,能够有效提升护理质量,进一步提升老年人生活质量。

(2)智慧协同养老。

目前也有研究表明,我国多级医疗机构、养老院和社区的区域协同自立支援智慧养老平台,医养机构通过互联网＋ 物联网＋人工智能(artificial intelligence,AI)系统收集相关数据建立老人档案,依据“自立支援介护”理念,通过多维数据处理对社区居家老年人进行全面评估,制订个性化介护方案,并通过实时监测老人生命体征和照护服务相关数据,以实时调整老人行为和指导照护,保证照护质量。通过系统建立,相关医养机构还可实时监测数据,了解老人的身体情况,迅速处理老人紧急情况,解决居家老人安全问题,实现对分散居住在多个社区的老人进行集中管理,规范服务。通过基于多级医疗机构、养老院和社区的综合养老护理体系,使居家老人足不出户就能获得各种高质量医疗服务,帮助老人建立自主性行为支持,提高生活自理能力,最终回归社会。

(3)养老护理人才培养体系的建设。

党的十八大以来,习近平总书记多次就做好养老服务工作、加强养老服务人才队伍建设作出重要指示批示。党中央、国务院印发的《关于加强新时代老龄工作的意见》《"十四五"国家老龄事业发展和养老服务体系规划》等重大政策规划对加强养老服务人才队伍建设提出明确任务要求。在推进医养结合养老模式期间,人力资源是重要因素之一,它是促进医养结合养老机构发展的关键。不仅能为新式养老模式的发展提供更好的服务和保障,同时也能推动其发展,为其完善与健全提供助力。因此,必须以发展养老服务技能人才为重点,全方位吸引、培养、用好、留住人才,打造一支规模适度、结构合理、德技兼备的养老服务人才队伍,为新时代新征程养老服务高质量发展提供有力人才支撑。

### (二)对慢病健康知识的需求

**1. 老年人常见慢性疾病健康宣教意义**

随着人们生活水平的提高,自我健康意识的增强,人们愈加关注自身健康变化,因此,大部分老年人均有健康指导需求,也具备预防疾病的积极性和依从性,期望提升自身自我保健知识以及常见慢性疾病的预防知识。我国正处于老龄化人口增多阶段,我们应该更加关注老年人的健康问题和健康状况,通过健康宣教可以调动老年人主观能动性,积极参加相应健康活动,从而达到促进自身生命健康的目的,提高自身生命质量。因此,给予老年人健康宣教兼具必要性和重要性,对改善老年人生活态度、健康生活具有重要意义。

**2. 慢病健康知识需求应对策略**

(1)加强医院—社区—家庭之间的交流互动,满足慢病患者健康教育需求。社区是多数慢病患者的活动场所,对其生活有较大影响,社区服务中心的健康管理在潜移默化中能提高中老年患者对自身疾病的认知程度,从而改变不良的生活习惯,建立健康的饮食和生活方式,有研究表明,医院—社区—家庭之间的交流互动,可以降低患者再住院率,减少并发症的发生,提高生活质量。

(2)开展因地制宜的健康教育。根据社区的地域环境及发展状况,探索适合本社区的健康教育新方法,开展因地制宜的慢病健康教育。针对地域范围较大的社区,可以通过短信形式发送健康信息,还可以通过不定期的健康讲座传授慢病防治知识和技能;对于居民居住较集中的小型社区,可以通过以宣传栏或健康处方小册子的方式传播慢病健康教育防治知识,具有成本低、效率高等优点。开展因地制宜的健康教育,要充分考虑社区自身的资源及环境优势,把健康教育融入日常生活,并在生活中加以巩固和强化,促使社区居民养成健康的生活方式和良好的行为习惯,最终提高其生活质量。

(3)利用移动互联网进行慢病健康教育。随着触屏智能手机的普及,移动互联网得到了前所未有的发展,自媒体时代已然到来,由于移动互联网具有信息资源丰富、更新速度迅速、便捷实用等优点,通过在健康教育方面引用移动互联网,能够极大地降低健康宣教的成本,弥补经费的不足;且移动互联网触手可及,所以能够很大程度提高健康教育工作的效率,满足民众日益增长的健康需求。

### (三)对居家护理服务的需求

随着我国社会老龄化发展,越来越多的老年人受到慢病的困扰。而老年慢病往往具有病程长、恢复速度慢以及护理需求大等特征。这就使得老年慢病患者居家护理得到广泛的关注。在"十四五"的内容中,就一再地强调完善基于社区的养老服务体系,不断地发展普惠型的养老服务,让更多的家庭可以承担起养老的功能。构建出一个以社区为中心,可以医养相结合的养老服务体系。居家护理模式主要以政府和社会为主导,依靠社区力量,向居家生活的半失能、失能老人提供家庭护理服务，主要包括家庭照顾、生活护理、康复保健、人文关怀等方面的上门护理服务。因此，我国老年人居家养老，以及居家的护理模式也成为一个必然的趋势，也是实现中国式现代化的一个必经过程。

（张锋　张晓红）

## 参考文献

[1] 张晓红，赵爱平，杨艳，等. 老年患者入院护理评估现状调查[J]. 中国实用护理杂志，2016，32(18)：1422-1425.

[2] Lippincott 著. 老年专业照护. 程云，译[M]. 上海：上海世界图书出版公司，2016.

[3] 中国营养学会. 中国居民膳食指南(2016)[M]. 北京：人民卫生出版社，2016.

[4] 中国老年医学会营养与食品安全分会，中国循证医学中心，《中国循证医学杂志》编辑委员会，*Journal of Evidence-Based Medicine* 编辑委员会. 老年患者家庭营养管理中国专家共识(2017 版)[J]. 中国循证医学杂志，2017，17(11)：1251-1258.

[5] 王华萍，潘丹红，朱华杰，等. 安宁中老年终末期患者心理状况特征分析与心理干预效果[J]. 老年医学与保健，2017，23(3)：235-238.

[6] 周娜. 医养结合养老模式现状下护理服务探讨[J]. 中国医药科学，2018，9(8)：247-249.

[7] 王琇. 浅谈对老年人常见慢性疾病健康宣教的必要性[J]. 智慧健康，2019，11(5)：19-20.

[8] 刘梅，吴晓磊，靳敬伟，等. 三级综合医院简易门诊慢性病患者健康管理需求调查[J]. 河北医药，2018，6(40)：1895-1897.

[9] 邹秦，付隆君. 循环护理质量管理模式在医养结合机构护理中的应用[J]. 护理研究，2021，2：180.

[10] 段周瑛，陈文华. 法国精神运动康复融入中国康复治疗专业教育的思考[J]. 中国康复医学杂志，2021，36(2)：198-201.

[11] 张晓莉，张岚，储奕，等. "思政元素"融入老年护理课程的教学探索[J]. 教育教学论坛，2020，6(24)：41-43.

[12] 陈旭娇，严静.《中国老年综合评估技术应用专家共识》解读[J]. 中华老年医学杂志，2018，37(2)：123-124.

[13] 郑进，胡宗萍，李辉荣，等. 基于自立支援原则的区域智慧协同养老平台开发与应用[J]. 重庆医学，2023，52(21)：3329-3337.

# 第十一章　老年医养结合

**本章要点**

1. 医养结合产生的背景及发展历程、现状及亟待解决的问题。
2. 医养结合的内涵、服务内容、趋势及智慧医养。

**教学目的**

1. 掌握：医养结合的定义和内涵。
2. 熟悉：医养结合的核心服务内容和服务模式。
3. 了解：我国医养结合的趋势及智慧养老模式。

## 第一节　老年医养结合概述

### 一、医养结合发展的背景分析

#### (一)人口老龄化问题

人口老龄化进程加快及伴随生活方式的改变，老年人群的健康问题增多，慢病发病率增加，许多老年患有一种或多种慢病，如肿瘤、心脑血管疾病、认知障碍、肌肉骨骼类疾病等。这些疾病导致的功能损伤及老年本身的身体功能衰弱，造成日常生活活动能力、感知觉与沟通、认知等功能下降，即失能失智问题，需要不同程度的照护或支持。老年人群这种疾病与失能叠加、健康问题复杂的特点，需要同时提供医疗、康复、护理、生活照顾等多种服务。而家庭规模向小型化发展，"空巢老人"规模快速扩大。空巢老人指一户只有一位老人住，或者只跟配偶住。2050年，有大约10%的家庭是空巢老人居住。空巢、失独、失能和半失能老人的养老问题亟待解决。围绕老年人的需求，面对"医""养"分离的困境，养老问题日益严重。为此，协调提供各类服务成为老年健康照护体系的发展方向，我国积极推进医疗卫生与养老服务相融合的"医养结合"创新模式的发展。

#### (二)养老体系的建设

党中央、国务院高度重视老龄事业发展和养老体系建设，2013年，国务院出台《关于推进医疗卫生与养老服务相结合的指导意见》,首次提出了积极推动医养结合发展。2015 年 11 月,国务院办公厅转发九部委《关于推进医疗卫生与养老服务相结合的指导意见》,明确医养结合的重点任务,在此之后,各地纷纷开展了医养结合试点工作。2017 年国务院印发《"十三五"国家老龄事业发展和养老体系建设规划》,提出建立"居家为基础、社区为依托、机构为补充、医养相结合的养老服务体系",医养结合成为我国养老服务体系建设的重要目标和特点之一。"十四五"期间人口老龄化进一步加深,是发展医养结合服务体系的大背景,党的十九届五中全会审议通过了《"十四五"规划和 2035 年远景目标的建议》,提出实施积极应对人口老龄化国家战略,推动养老事业和养老产业协同发展,构建居家社区机构相协调、医养康养相结合的养老服务体系。这意味着积极应对人口老龄化被上升为国家战略,医养结合成为未来重点发展方向。

## 二、医养结合的定义和内涵

### (一)医养结合的背景

在传统文化引导下,我国的养老体系是以家庭养老为主,随着经济的转型发展和家庭规模的缩小,传统的养老方式逐步弱化,养老观念逐步改变,机构养老逐步增加。但长久以来,我国的养老院只能提供养老而无法医疗,而医院只能医疗而不能提供养老服务,这种情况"医""养"的结果,是养老院里的老人经常要奔波于养老院和医院之间,不仅得不到及时救治,还给家人和社会造成极大负担。另一方面,由于养老院无法提供专业化的康复护理服务,也造成许多老人将医院当成"养老院",即使病治好了,也要占着床位不出院,形成严重的"压床"现象。这样医院优质的医疗资源无法发挥最大效益。通过医养结合,将传统模式下分离的医疗服务与养老服务紧密结合起来,建立医养一体化的机构,为老年人提供全面综合性一体化服务,也是家庭、社会的需求。

### (二)医养结合的定义

医养结合养老模式可以视为"医疗与养护"相结合的老年人长期照顾模式,它属于大多数学者研究的"长期照护"模式的细分部分,首度将医疗和养护相结合,是近几年逐渐兴起于各地的一种新型养老模式,将现代医疗服务技术与养老保障模式有效结合,实现了"有病治病、无病疗养"的养老保障模式创新。医养结合主要指面向居家、社区、机构养老的老年人,在提供基本生活照料服务的基础上,提供医疗卫生服务,使得医疗资源与养老资源相结合,实现社会资源利用最大化。其中,"医"包括医疗康复保健服务,具有医疗服务、健康咨询服务、健康检查服务、疾病诊治和护理服务、大病康复服务以及临终关怀服务等;"养"包括生活照护服务、精神心理服务、文化活动服务。医养一体化是集医疗、康复、养生、养老等于一体,把老年人健康医疗服务放在首要位置,引入"医养结合、持续照顾"理念,将养老机构与医疗机构的功能相结合,使其资源共享、优势互补,把生活照料和康复关怀融为一体的新型模式,有助于解决现阶段由于人口老龄化带来的问题。"医养结合"可以视为"整合照护"(integrated care)的一个分支概念。

### (三)医养结合的内涵

医疗服务和养老服务的深度融合,并不是医疗机构和养老机构"1+1"的简单形式,而是需要健全整个社会服务体系、完善公共服务设施,需要卫生、民政、财政、社保等相关部门协调配合形成合力,将两者有机结合起来,从而做好资源整合。

医养结合的内涵主要包括以下六个方面的内容,即服务需求对象、责任主体、服务内容、服务方式、资金来源和管理机制。

(1)医养结合的服务需求对象。医养结合养老服务面向健康、基本健康、不健康和生活不能自理的四类老年人,但重点面向生活不能自理的老年人,主要包括残障老年人、慢病老年人、易复发病老年人、大病恢复期老年人及绝症晚期治疗的老年人等。其中,以"医+养"模式的机构,主要针对因疾病或残障导致的独立生活能力受损者,需要以医疗为主,同时还需要配合中、长期生活照料。以"养+医"模式的机构,主要针对高龄导致的身心功能的障碍或不足者,需要社会化养老服务,但同时伴有卫生、医疗保健需要。它区别于传统生活照料为主的养老服务,不仅包括日常起居、文化娱乐、精神心理等服务,更重要的是包括医疗保健、康复护理、健康检查、疾病诊治、临终关怀等专业医疗保健服务。

(2)医养结合的责任主体。医养结合模式不同于传统养老模式具有明确的责任主体,比如居家养老的责任主体是家庭,机构养老的责任主体是各类型养老机构,医养结合没有明确的责任归属主体。在具体实践中,开展医养结合养老服务可以是设有老年病科的医疗机构,或者是医疗机构分设、下属的养老服务单位,也可以是和医疗机构开展合作的养老院、福利院。它联合传统养老机构与医疗机构,旨在通过多元化的参与主体,为老年人提供一种新型的养老服务。因此,医养结合并不是作为一种独立的养老模式而存在,更多意义上,是作为一种新型的养老服务供给方式而运转。

(3)医养结合的服务内容。即医养结合的服务项目。"医养结合"服务不仅仅提供日常生活照料、精神慰藉和社会参与,更为重要的是提供预防、保健、治疗、康复、护理和临终关怀等方面的健康服务。因此,医养结合的服务内容不仅是提供医疗护理服务,更应注重预防和健康管理减少老年人进入失能和患病的发生率。在完善和丰富服务内容的同时,还应有一套行之有效的标准去衡量服务的质量,包括"医疗"和"养老"各自的入院病情准入条件、出入院流程及服务标准、患者住院风险评估分析工具、患者会诊及转诊流程、分级护理服务标准、临终关怀服务内容及服务标准、医疗和养老转换标准。

(4)医养结合的服务方式。目前国内比较常见的运行模式有五种,包括并设模式、增设模式、协议服务、医养结合进社区和家庭、候鸟式医养结合。此外,还包括大型社区服务项目、专业化特色以及智能化、信息化项目等形式。

(5)医养结合的资金来源。由于医养结合单位处于医院与养老院之间,能否纳入医保定点单位没有明确的标准,各地的标准不一样。近年来我国政府针对社会保险、政府补贴、商业保险三个方面出台政策,保障医养结合服务体系的可持续发展,对于医养结合单位出台上门医疗卫生服务的内容、标准、规范,完善上门医疗服务收费政策,为开展上门服务提供保障。加大医保支持和监管力度,厘清"医""养"支付边界。大力发展医养保险,针对老年人风险特征和需求特点,开发专属产品,增加老年人可选择的商业保险品种。

(6)医养结合的管理机制。医养结合养老服务涉及人社、卫生、民政、财政、国土、税务等多个部门,其顺畅发展需要打通多个环节,集合全社会的力量,共同推进。

## 三、医养结合的发展现状和问题

### (一)国内养老现状

中国的老龄化问题,与世界其他国家有明显不同。法国、瑞典、英国这些西方发达国家都经过了约 100 年时间才慢慢进入老龄化社会,而中国只用了不到 30 年的时间。发达国家一般是在人均 GDP 达到 4000 美元左右时进入老龄化社会,即先富后老,而我国则是在人均 GDP 尚未达到 1000 美元的情况下步入"老年",即未富先老。在"未富先老"的背景下,深度老龄化挑战的巨大压力已经对现有养老保障体系提出了日益严峻的考验,养老问题是家事也是国事。

我国在应对老龄化的过程中,日趋形成了"9073"的格局,也就是 90%左右的老年人都在居家养老,7%左右的老年人依托社区支持养老,3%的老年人入住机构养老。在这种格局下,不管哪种养老服务模式,家庭仍然是养老服务提供的核心领域。一般可以分为两种类型,即独立型的居家养老和与子女合住型的居家养老。大部分中国老人更喜欢在自己熟悉的地方养老,享受儿孙满堂的天伦之乐,老人的一切由家属来承担,从日常起居照料、身体健康的照护及精神上的慰藉,其特征是分散养老。但如今社会少子化趋势导致家庭规模小型化,取而代之的是"421"家庭、老年夫妇家庭以及空巢家庭,家庭功能弱化,使得传统的家庭养老模式已不能满足现有老年人的养老需求。随着养老的责任由家庭转向社会,在现实需求与传统取向平衡中,多种因素合力作用于中国养老,新的养老方式不断涌现,正呈现出由传统的家庭养老过渡到社区、机构养老等多元化养老模式并存的局面。

社区养老是从分散居家养老向集中社会养老过渡的一种方式,老人夜间居住在自己家里,在继续得到家人照顾的同时,日间由社区有关服务机构、专业人士为老人提供托老服务,具有社区日间照料和居家养老支持两类功能。社区养老是家庭养老的延伸,是居家养老服务的重要支撑,它是机构养老的社区化,可以为家庭日间暂时无人或无力照护的老年人提供日间照料服务。社区养老既解决了在养老院养老亲情淡泊的问题,又解决了传统居家养老服务不足的难题,是一种介于家庭养老和机构养老之间的新型养老模式。但是社区养老设施多依托社区的物业设施设立,社区养老服务基础设施不充分,居家养老相似,社区养老服务专业人才供需不平衡,大多数缺乏相关的专业培训,很难满足当前养老服务质量要求,社区养老服务方式创新不足,一定程度上阻碍了社区养老服务作用的充分发挥。

机构养老是指由养老机构统一为老年人提供有偿或无偿的生活照料与精神慰藉,以保障老年人安度晚年的一种养老方式。养老机构可能附属于事业单位、医疗机构、福利机构,或者个人和团体组织,专为老年人提供饮食起居、清洁卫生、生活护理、健康管理和文体娱乐活动等综合性服务。截至 2021 年底,全国共有两证齐全(具备医疗卫生机构资质,并进行养老机构备案)医养结合机构 6492 个,较 2017 年底增加 76.7%;机构床位总数 175 万张,较 2017 年底增加 176.9%。全国医养签约近 7.9 万对,是 2017 年的 6.6 倍。在社会经济水平的提升,家庭生活条件的改善,人民思想观念的解放等因素影响下,越来越多的家庭开始接受并尝试这种养老模式。

虽然机构养老、居家养老和社区养老分属三种不同的养老服务模式,但其服务提供过程中依然存在着服务场所、服务对象及服务供给来源等方面的交叉。因此,不同养老模式之间的区别与差异是相对的,"和而不同"的特点需要在突出重点的基础上,引导和鼓励不同服务主体发挥对应的积极作用,以推进我国养老服务体系的不断完善。医养结合是在顺应老龄需求结构变化的进程中应运而生的。

2015 年 11 月,国家卫生和计划生育委员会(现国家卫生健康委员会)等 9 个部门发布《关于推进医疗卫生与养老服务相结合的指导意见》的通知,确定了医养结合的基本原则、发展目标、重点任务、保障措施等,对医养结合进行总体布局,从政策层面进一步指导和推动医养结合发展。文件中首次将"医养结合机构"明确界定为兼具医疗卫生和养老服务资质和能力的医疗卫生机构或养老机构。同时,围绕养老机构和医疗服务机构的合作模式、规划布局、人才体系等方面提出了更为明确的思路和要求。这一文件对医养结合的定位及实施路径等进行了精确阐释,是医疗服务与养老服务从"结合"至"融合"发展的标志牌和里程碑。"医养结合"视为"整合照护",它强调老年人的医疗和照护两个方面,在养老服务领域中所发挥的"有病治病、无病疗养"作用逐渐被认知,它不是"医学"和"养老"的简单叠加,而是在人口老龄化加剧和疾病谱改变的新时期,及时适应社会需求的新的养老模式。

### (二)国外养老现状

#### 1. 美国的整合照护模式

美国最主要的养老模式包括三类服务项目。第一类为老年人全包服务项目(Program of All Inclusive Care for the Elderly,PACE)。这是一种基于社区的结合服务模式。服务人群主要是 55 岁以上需要机构照护的重度失能老年人,PACE 集合了医疗保险及医疗补助的资金,采取按人头支付的方式提供全人全责的服务。其由中心设置的全科医生和专业团队主导更好地协调和连续性照顾。第二类是专业照护者/非正式照料者居家照护服务(Home and Community-Based Services,HCBS)。为医疗补助受益人提供了在自己家中或社区接受服务的便捷,受益人无须前往机构或其他陌生的环境便能获得一切所需服务。第三类为多形态长期照护机构(CCRC、护理院、辅助生活住宅、寄宿和照护之家)。它涉及形式多样的养老社区。譬如,供给健康老人的退休新镇(retirement new towns)、退休村(retirement villages)、退休住宅小区(retirement subdivisions)等,较为关注"乐龄"休闲生活的银发社区,以及考虑到居民年老体弱而提供的老年集体房屋(congregate housings),而持续照料退休社区(continuing care retirement community)则提供专业性医疗护理。当前美国整合照护模式的筹资支付机制主要分为三种:医疗保险、政府医疗补助和自费。

#### 2. 日本基于社区的综合照护体系

日本是世界上老龄化最严重的国家,但其法律制度较完备。日本养老保障政策体系先后经历了免费医疗保险福利、介护服务与医疗保险分离、独立介护保险制度和介护医疗资源融合一体化四个阶段。最终成型的介护保险制度体系重视协调养老、医疗和介护服务,使养老产业区别于传统医疗,呈现出医养结合的特征,将养老服务置于核心环节向四周发散辐射成集生活、保健、医疗和护理于一体的多层次、多领域的综合性服务产业。日本的护理服务提供主体为护理服务事业团队,分为三大类:"护理机构""居家服务事业所"及"居家护理支援事业所"。"护理机构"重点服务对象是需要护理程度较重的人。"居家服务事业所"主要包括民间事业者运营的"民办养老院""附带服务型老人住宅"等。此外,还有由非营利民间组织等运营的"地域密集型设施",包括"痴呆老人照料之家"等。"居家护理支援事业所"所从事的是为了使有护理需求的人能够利用适当的服务,对本人或其家属进行咨询,制作并修改护理服务利用计划,以及与护理服务事业团队和护理机构进行联系沟通等工作。

近年来,为进一步提升医疗及照护服务质量,日本通过医疗供给体制改革,分化病床功能,完善社区医疗构想,促进居家医疗的发展;通过介护保险体制改革,构建社区综合照护体系,重点推进居家医疗与长期照护的合作。实现从以医院为主的治愈型医疗向以社区为主的援助型医疗转变及从以机构为主的长期照护制度向以社区为主的综合照护体系转变。

### 3. 以英国为代表的税收筹资体制医养结合养老模式

经过上百年的历史发展，英国已经形成了一套由政府主导的国民医疗服务体系（National Health Service，NHS）。英国 NHS 提供的医疗服务资金来源于税收，老年人完全免费。而照护服务资金来源是由政府和老年人个人共同支付的，根据经济收入评估情况确定自付比例，收入越多，支付比例越高。在英国"医养结合"改革过程中，家庭和社区发挥了关键性作用。当老年人健康状况出现问题时，首先通过社区中的全科医生进行初步诊断，全科医生与护士会针对辖区内的老年人进行健康评估、疾病诊治、慢病管理、预防保健、临终关怀等整合型医养服务，建立完善的健康信息档案，决定转诊到第二、三层次医疗服务机构。英国的医疗照护和社会服务资源整合具有法定强制性，同时也探索新型医养结合模式，包括整合社区医疗和住院医疗系统（primary and acute care systems，PACS）、创建社区层面的医疗护理专业团队（multispecialty community provider，MCP）、为养老院的老年人提供更好的医疗、护理和康复服务（enhanced health in care homes，EHCH）、提升协调能力和减轻急诊室压力（urgent and emergency care，UEC）及地区性的医院合作（acute care collaborations，ACC）。英国自推行医养结合以来注重以患者需求为核心，在各地组建了形式各异的社区多学科团队，以满足老年人复杂的健康和照护需求。

### （三）医养结合发展中存在的问题

全球范围内关于老年人整合照护系统，不同的国家有着不同的实践经验，也存在不同的瓶颈和困境。

医养结合的关键在于界定"医"与"养"的服务边界，理清养老照护和医疗护理的服务项目，并以老人需求变化为核心，但目前还存在：

（1）我国养老服务理念中还存在全社会对养老服务认识不足，积极老龄化、健康老龄化理念尚待更新普及。

（2）随着社会的发展，养老模式也在向社会养老过渡，基本形成了以居家为基础、社区为依托、机构为支撑的养老体系框架，但目前 3 种养老模式均各自独立，并存在医养分离、硬件配置缺乏、医护水平较低等问题。"医养结合"综合养老模式尚未建立。

（3）尽管政府对养老机构颁布了优惠政策和措施，但是由于机构养老行业是非营利性机构，养老服务的提供跟不上失能老人需求的发展，存在落实难，补贴效率低，服务主体参与积极性不高，社会资本投入积极性差。

（4）医养结合服务内容中存在边界界定不清，服务模式雷同化，这与"医"和"养"之间的双向互动不畅密切相关。设有医务室的养老机构主要以简单生活照护为主，以提供简单治疗为辅，无法为老年人提供疾病预防、治疗、康复、护理和临终关怀等专业医疗保健服务；与一级医院和社区卫生服务中心合作的养老机构注重对慢性病老年人提供治疗性措施，但忽视了健康教育、健康咨询、行为干预等服务内容；大型三级医院内设的养老机构能提供相对优质的医疗服务，但往往忽视精神卫生、社会活动和社会交往等服务内容。

（5）较高机构养老意愿，较低支付能力，有效需求不足。从现阶段各地实践来看，虽然一些医疗与养老机构具备了医养结合的服务基础，但是大多数服务机构将目标市场定位为高收入人群，没有充分考虑地区的整体消费水平和经济负担能力，使得收入较低的老年人无法真正入住医养结合养老机构。医养结合养老服务市场未细分，缺乏机构间转诊渠道，各种类型养老设施职能界定不清。

(6)老年长期护理保险制度尚未普及,养老护理等级评价标准不够合理,缺乏健全的医疗保障体系。部分养老服务机构中,医疗机构内设不足,即使有些大型养老服务机构内设了医疗机构,但也没有被纳入医保定点范畴之内,老年人的医保不能用于相关养老服务机构的结算,在居家养老方面可以使用医保支付护理费的覆盖率较低,与住院医疗覆盖率相比相差甚远,增加了老年人医养结合养老的支出负担。监管标准尚不够细化,监督制度未健全。

(7)养老照护人员总量严重不够,社会认可度差,服务供需失衡。由于中国养老服务从业人员的数量不多、专业素质偏低,导致老龄事业和产业发展受到了一定的限制。在多数养老服务机构中,缺乏医疗、护理和康复方面的高素质人才,无论是医疗机构转变为护理机构,还是养老机构内设医疗机构,都体现出了具有行医资格的医护人员和高级护理人员数量的不足。相关从业人员数量与质量无法满足当前多元养老需求,这与中国养老服务产业从业人员培训体系不健全、招生困难、薪酬待遇较低等因素密切相关。

## 第二节　医养结合服务内容与要素分析

### 一、医养结合核心服务内容和服务模式

#### (一)主要服务对象和目标

从保障对象来看,医养结合养老模式面向的是老年人群体,区别于一般养老机构,医养结合服务的提供更侧重于有明确医疗与养老双重需求的老年人,如需要长期照护的独居老人、生活自理能力受限的失能半失能老人、长期罹患慢性病的老人、处于大病恢复期或重病晚期的老人以及残障老人等;从保障的目标来看,医养结合养老模式最终是要老年人享有健康有保障的晚年生活。

#### (二)提供的主要服务内容

从服务内容看,医养结合是指以客户为中心,将医疗服务与养老服务相结合,以"医养一体化"的发展模式,将医疗服务、康复理疗、护理服务、生活照料服务、精神文娱、营养膳食等融为一体的服务模式,包含医疗、养老、康复、护理四大服务体系。

**1. 医疗服务**

医疗服务包括非急重症治疗的全部医疗服务。

(1)服务内容:主要有健康咨询服务、健康检查服务(基础查体、化验和影像检查)、健康管理干预服务、用药管理服务、常见病诊断与治疗、慢病管理治疗、院前急救等。

(2)服务形式:按需服务。

(3)服务人员:以注册医生为主,护士、医技人员为辅。

(4)支付方式:视服务机构是否为医保定点以及服务内容是否在医保统筹中而定,医保统筹部分由医保基金支付,其余自付。医疗服务的深度和客户的医保支付额度受配套医疗服务设施等级影响。

**2. 养老服务**

养老服务主要是指为老年人提供的生活层面的照料服务,包括生活照料服务、精神文

娱、营养膳食，以及非专业医疗、护理、康复外的服务，也是医养结合服务中的基础服务内容。

(1)服务内容：协助居室清洁、协助个人清洁(如洗脸、洗脚、进行口腔清洁、帮助洗浴)、协助穿衣打扮、协助用餐(用餐行为能力丧失、用餐意识能力丧失)、协助行动(床上行动受限，如定期翻身；行走能力受限，如借助轮椅、助行器行走)、协助"二便"(如对大小便失禁、困难的老人进行清洁及协助排泄)、组织文化娱乐活动(如组织棋牌、书画、社团活动)、提供营养膳食(如营养配搭、特殊疾病老人的配餐、咀嚼或吞咽困难老人特殊流食的配制)等。

(2)服务形式：目前养老机构普遍采用专业评估—对应服务等级—按照服务清单进行服务的模式。

(3)服务人员：以护理员为一线服务人员，餐饮、保洁由后台服务人员支持。

(4)服务原则：精准评估，不过度服务，避免造成功能丧失。对于有高风险的老人，如摔倒、噎食、走失、自残等，应提供对应风险的额外服务。

(5)支付方式：根据服务机构的照护等级对入住老人进行评估，按照照护等级对应的标准付费。所有基本费用自付，长期护理险可作为支付补充。

**3. 康复服务**

康复服务是指维持或恢复机体运动功能、言语功能、认知功能的专业康复服务，理疗、按摩、艾灸、针灸等中医保健服务，以及对认知照护人群进行音乐、感知、参与、意识等干预治疗。康复服务是对老年人进行健康干预的主要服务手段，可以有效预防机能退化，提高自主活动能力，使其回归社会或家庭，提升其生活质量和尊严。

(1)服务形式：按需服务。

(2)服务人员：以注册康复医生、中医医师、康复治疗师、理疗师为主。

(3)服务内容：康复治疗服务内容包括常规和特殊康复治疗、中医理疗。

(4)支付方式：视服务机构是否为医保定点以及服务内容是否在医保统筹中而定，医保统筹部分由医保基金支付，其余自付。康复服务的深度和客户的医保支付额度受配套医疗服务设施的等级影响。

**4. 护理服务**

护理服务主要是指为老年人提供失能或术后的专业护理服务。在对失能老人的照护中，生活照料和专业护理是两项最基本的服务内容。

(1)服务内容：主要有皮肤(如皮肤撕裂、皮肤破损溃烂)、管道(如气管插管、PICC 留置、胃管、尿管、瘘管)的护理以及用药服务。

(2)服务形式：按需服务。

(3)服务人员：具备护士从业资格的注册护士。

(4)支付形式：视服务机构是否为医保定点而定，医保统筹部分由医保基金支付，其余自付。

**(三)医养结合模式**

养老服务刚需中，伴随医疗护理、康复营养、心理支持、生活照料等不同照顾需求的老人各式各样，需要医疗和养老服务整合的策略与模式也各不相同。结合文献医养结合模式可分为以下六种：

**1. 医疗养老融合型**

医疗养老融合型可以细化为"由养添医""从医延养"以及"医疗、养老并重"三种。"大由养添医"的本质为养老为主、医疗为辅,是一种在养老机构内开展医疗服务的医养结合模式,普遍适用于规模相对较小的养老机构。"从医延养"则表现为医疗为主、养老为辅,其医养结合服务的提供主要依托医疗机构内增建养老机构的形式进行。"养老、医疗并重"型则多为新建的医养结合机构或医院转型为养老机构、护理院,强调医和养并重发展。

**2. 医疗养老协作型**

较之于医疗养老融合型,医疗养老协作型即养老机构与医疗机构之间进行合作,建立"双向转诊"机制,由综合性医院或专科医院向养老机构提供医疗服务,为老年人进行医疗检查和诊治,养老机构为医院的老年人提供康复期或稳定期的护理服务。目前主要有"养老机构＋医疗服务绿色通道"型、"大养老＋小医疗＋医疗服务绿色通道"型、"社区卫生服务机构＋老年人日间照料中心"型三种。

**3. 医疗康复型**

医疗康复型顾名思义是医疗与康复的结合,一般分为两种。一种是"大医疗、小康复型",这种类型的医养结合服务提供主体多数为规模较大医疗机构新建小型康复机构,如老年科室或康复科、康复中心等,以医疗为主、康复为辅,多数是在原有的医疗机构新增康复、养护功能,构建医疗、照护、康复等相互衔接的服务体系,该模式在医、康、养一体化体系中"养"的比重较小。另一种是"医、康、养一体"型,这种模式是在医院的基础上,新建护理院和养老院,实施医、康、养一体化运营。在这种模式下,康复患者在住院期间既能得到康复治疗服务,同时又能得到养老服务,康复出院后可以持续接纳下一批有需求的人。

**4. 候鸟式医养结合**

根据老人身体的具体情况和我国辽阔的地域特点(各个地域气候的差异)老年人选择性地居住在不同地区,并得到医疗和疗养性质的服务。如一个老人夏天去哈尔滨,冬天去三亚,居住在昆明时,当地提供的老人公寓或医养结合公寓要有良好的居住环境,医保要能够跨省结算。依靠当地医院和社区卫生服务网络,为候鸟式社区老人提供上门服务。老人还能享受当地良好的环境和气候,对疾病和健康都有好处。

**5. "医养结合"进社区和家庭**

针对采用传统家庭养老和社区居家养老方式的老年人由基层医疗机构提供家庭医生上门服务,形成以"居家/社区养老,居家/社区养老＋家庭病床"为模式的医养结合的社会养老服务方式。上海市的家庭病床就是一个典范。医养结合服务的提供主要通过家庭医生签约服务和长期护理居家服务等方式实现其医养结合功能。"居家养老＋家庭医生签约服务"型即通过开展家庭医生签约服务活动,推广家庭医生签约服务,与有需求的老年居民签订服务协议,开展契约式服务,签约对象可以获得家庭医生提供的医疗保健咨询、优质诊疗、精准预约转诊、保健指导、疾病干预、家庭病床、健康管理等服务,在这种模式下,老人在家中即可享受到优质医疗资源所提供的医疗服务、基本公共卫生服务和个性化健康管理服务等。"居家养老＋长护险中的'家护'服务"型指的是为符合条件的失能老人提供居家医养结合服务,这一居家养老模式目前主要针对享受长期护理险的城镇职工。其实现方式主要是由失能老人的家人负责提供其基本的生活照料,长期护理险定点医疗机构则负责提供以护理和康复为重点的居家服务,相关费用主要由长期护理险的基金提供。

2023年11月1日,国卫办老龄发文《关于印发居家和社区医养结合服务指南(试行)的通知》,对医疗卫生机构在居家和社区环境下所提供的医养结合服务内容和服务要求作出了规范,医疗卫生机构可以根据机构类型、执业范围、服务能力和老年人需求确定服务内容。开展社会化居家养老意义重大,符合我国"未富先老"的社会特点,是适应人口老龄化发展的客观要求,是建立完善社会养老保障体系的必要补充,是提高老年人生活质量,加强社会主义精神文明建设的现实需要,是缓解政府财政负担,维护社会稳定的现实出路。

### 6. 智慧医养结合型

智慧医养结合养老服务即"互联网＋"的智慧养老模式,是基于现代信息技术实现养老服务智慧赋能的一种新型养老模式,具有服务方式智能化、服务内容多维化、服务品质专业化的典型特点,在实现服务供给予养老服务需求的精准对接方面意义明显。目前智慧医养结合型的实践模式主要为"互联网＋可穿戴设备＋实体性服务机构"型。这种模式通过整合到老年人衣物或配件上的便捷式可穿戴设备,借助互联网或软件支持等实现居家老年人日常环境中的实时健康检测与健康保障;通过信息管理平台并利用互联网、物联网,对老年人日常生活、健康、出行情况等相关数据进行及时传输,辅助实体性医养结合型的养老机构或社区机构(如护理站、社区卫生服务机构)等获取相关信息,并结合监测数据开展针对性的服务。

## 二、我国医养结合发展趋势

"健康老龄化"理念对我国积极应对人口老龄化有着重要的指导意义,我国"以居家为基础、社区为依托、机构为补充、医养相结合"的养老服务体系也在逐步形成,以基层主导的嵌入式医养结合服务,由于基层医疗服务机构、社区、就近的养老服务机构、康复护理机构以及社会力量等的多元嵌入,其所具备的专业性以及与老年群体的紧密联系性和熟悉性,更便于其对老年人的健康状况进行科学评估,以此为基础,结合老年人意愿及经济情况等,帮助老年人及其家庭选择不同级别的养老模式,有针对性地结合老年人所处的不同阶段开展有效服务,更好地满足老年群体多层次、多样化的医疗与养老等的服务需求。

我国在政策上推行的分级诊疗,是基于疾病的轻重缓急和治疗的难易程度而进行的分级,强调不同级别的医疗卫生机构在不同疾病诊疗活动中的作用,发挥所长,逐步推进医疗过程的"全科—专业"一体化。分级诊疗制度"基层首诊、双向转诊、急慢分治、上下联动"的内涵,意味着需要实现慢性病、常见病、多发病的基层首诊和转诊。基层医疗卫生机构的功能定位在于常见病与多发病的诊疗、基本公共卫生服务的提供以及双向转诊等,尤其强调对于诊断明确、病情稳定的慢性病患者、康复期患者、老年病患者等的服务提供,因此,基层医疗卫生服务机构、城市社区等在对应的"医疗＋养老"服务提供层面有很大的发展空间。

基层嵌入式医养结合是一种创新型的养老服务模式,在包含基层医疗卫生服务机构、社区、毗邻的基层养老机构、养护院等开展嵌入式医养结合服务是意义重大的开拓性实践与尝试。医养结合服务的重点在于医护服务与养老服务的有机融合,基于当前基层医疗卫生服务政策的需求和目标,依托现有免费医学生的培养政策,加强基层医护服务资源供给及医护服务能力,发挥全科医生在医养结合服务中的骨干功能,必然会为优质医护资源融入基层养老服务创造必要的条件。

## 三、智慧医养

2017 年《智慧健康养老产业发展行动计划(2017—2020 年)》的实施,是从老龄产业角度出发,将智慧健康养老产业的发展特别是产业体系的构建提升到国家行动的高度,2019 年《国务院办公厅关于推进养老服务发展的意见》的出台,则是从老龄事业角度出发,以养老服务为中心,进一步明确了"互联网＋养老"的核心方针,是以国家意志加快推动老龄产业与老龄事业高质量融合发展的又一重要标志。2021 年 10 月,三部委再次提出五年规划,关于印发《智慧健康养老产业发展行动计划(2021—2025 年)的通知》(工信部联电子函〔2021〕154号)指出智慧健康养老产业是以智能产品和信息系统平台为载体,面向人民群众的健康及养老服务需求,深度融合应用物联网、大数据、云计算、人工智能等新一代信息技术的新兴产业形态。进一步促进智慧健康养老产业发展,积极应对人口老龄化,打造信息技术产业发展新动能,满足人民群众日益迫切的健康及养老需求,增进人民福祉和促进经济社会可持续发展。

**(一)智慧养老定义**

智慧养老是指利用信息技术等现代科学技术(如互联网、社交网、物联网、移动计算、云计算、大数据技术等),围绕老人的生活起居、安全保障、保健康复、医疗卫生、娱乐休闲、学习分享等各方面支持老年人的生活服务和管理,对涉老信息自动监测,预警甚至主动处置,使这些技术实现与老年人的友好、自主式、个性化智能交互。

**(二)智慧养老服务领域**

根据最新发布的《智慧健康养老产业发展行动计划》,目前我国智慧养老服务领域主要有以下 6 个方面:

(1)慢性病管理:重点发展病情监测、档案管理、个性化评估、趋势分析、诊疗建议、异常预警、紧急救助、康复服务等。

(2)居家健康养老:重点发展健康体检监测、居家环境安全监测、远程看护、亲情关怀、健康干预、健康评估反馈等。

(3)个性化健康管理:重点发展信息采集、健康计划、健康教育、健康跟踪、病情诊断、风险筛查、健康信息查询等。

(4)互联网健康咨询:依托互联网平台,开展在线咨询、预约挂号、诊前指导、诊后跟踪等。

(5)生活照护:基于互联网平台,为老年人提供居家代买等智慧便民服务和关怀照料等养老互助服务。

(6)信息化养老服务:重点发展老年人的无线定位求助、跌倒监测、夜间监测、老人行为智能分析、阿尔茨海默病患者防走失、视频智能联动、门禁系统联动、移动定位、消费娱乐等。

**(三)推动智慧健康养老新技术研发**

拓展智慧健康养老产品供给。

(1)健康管理类智能产品。重点发展具备血压、血糖、血氧、体重、体脂、心电、骨密度等检测监测功能的可穿戴设备、健康监测设备、家庭医生随访工具包以及社区自助式健康检测设备。

(2)康复辅助器具类智能产品。重点发展外骨骼机器人、康复评估、肢体康复训练等康复训练类设备以及智能轮椅、仿生假肢、助听器、助行器等功能代偿类设备。

(3)养老监护类智能产品。重点发展防跌倒、防走失、紧急呼叫、室内外定位等智能设备。鼓励发展能为养老护理员减负赋能、提高工作效率及质量的搬运机器人、智能护理床、智能床垫、离床报警器、睡眠监测仪等智能看护产品。

（4）中医数字化智能产品。重点发展具有中医诊疗数据采集、健康状态辨识、健康干预等功能的智能中医设备。发展健康养老数据管理与服务系统。

**（四）推进平台提质升级，提升数据应用能力**

做强智慧健康养老软件系统平台。鼓励企业开发具有多方面、多种类健康管理分析功能及远程医疗服务功能的应用软件及信息系统，提升健康服务信息化水平。完善数据要素体系，鼓励各地建设区域性健康养老大数据中心，建立健全居民电子健康档案、电子病历、老龄人口信息等基础数据库。搭建健康养老数据中心，统一提供治理分析、共享交换、安全开放等全链条数据服务，提升数据的使用效率，强化数据要素赋能作用。

**（五）丰富智慧健康服务，提升健康管理能力**

依托互联网平台、手机应用程序（APP）等，建设预防、医疗、康复、护理、安宁疗护等相衔接的覆盖全生命周期的智慧健康服务体系，推动优质健康医疗资源下沉，提升人民群众的健康素养及健康管理能力。重点发展远程医疗、个性化健康管理、互联网＋护理服务、互联网＋健康咨询、互联网＋健康科普等智慧健康服务。

**（六）拓展智慧养老场景，提升养老服务能力**

推进物联网、大数据、云计算、人工智能、区块链等新一代信息技术以及移动终端、可穿戴设备、服务机器人等智能设备在居家、社区、机构等养老场景集成应用，丰富养老服务种类，优化养老服务质量，提升养老服务效率。解决方案，创新互联网＋养老、"时间银行"互助养老、老年人能力评估等智慧养老服务。

（1）家庭养老床位：依托烟雾传感器、门磁传感器、红外传感器、智能床垫等智慧健康养老产品，提供紧急呼叫、环境监测、行为感知等服务，满足居家老年人享受专业照护服务的需求。

（2）智慧助老餐厅：面向社区养老助餐场景，集成应用互联网、人工智能等技术，提供线上订餐、刷脸支付、精准补贴、膳食管理、食品安全监管等服务。

（3）智慧养老院：集成应用智慧健康养老产品及信息化管理系统，提供入住管理、餐饮管理、健康管理、生活照护等运营智慧化服务，提升养老机构运营效率。

（4）互联网＋养老服务：依托互联网平台、手机 APP 等，向老年人提供助餐、助浴、助洁、助行、助医、助急等居家上门养老服务。

（5）"时间银行"互助养老服务：运用互联网、大数据、区块链等技术，赋能互助养老，创新低龄老年人服务高龄老年人、伙伴式陪伴等互助养老模式。

（6）老年人能力评估：运用摄像头、毫米波雷达、红外传感器等智能产品赋能老年人能力评估，提供智慧化老年人能力评估服务。

**（七）推动智能产品适老化设计，提升老年人智能技术运用能力**

增强智能产品适老化设计。支持企业在产品研发过程中充分考虑老年人的使用需求，推出具备大屏幕、大字体、大音量、大电池容量等适老化特征的手机、电视、音箱等智能产品。鼓励企业持续优化操作界面，简化操作流程，提升智能产品人机交互体验。开展互联网应用适老化及无障碍改造。围绕老年人获取信息的需求，重点推动新闻资讯、社交通信、生活购物、金融服务、旅游出行、医疗健康、市政服务等与老年人日常生活密切相关的互联网网站、移动互联网应用适老化改造，切实改善老年人在使用互联网服务时的体验。提升老年人智能技术运用能力。深入实施"智慧助老"行动,依托社区、养老服务机构、老年大学等,研究编制老年人智能产品应用教程,开展视频教学、体验学习、尝试应用、经验交流、互助帮扶等智能技术应用培训活动,切实解决老年人运用智能技术困难,便利老年人使用智能产品及服务。提升老年人信息应用、网络支付等方面的安全风险甄别能力,增强老年人反诈防骗意识。

（孟超　高天）

## 参考文献

[1] 中国老年学和老年医学学会,杨一帆,张劲松,等.积极应对人口老龄化研究报告(2020):聚焦医养结合[M].北京:社会科学文献出版社,2020.

[2] 陈作兵,杨芳.中国医养结合专家共识[M].杭州:浙江大学出版社,2019.

[3] 司明舒.老年人医养结合机构模式选择与服务供需研究[M].北京:化学工业出版社,2020.

[4] Integrated care for older people(ICOPE):guidance for person-centred assessment and pathways in primary care. World Health Organization,2019.

[5] 杨哲,王茂福.日本医养结合养老服务的实践及对我国的启示[J].社会保障研究,2021,1:93-102.

[6] 陈洪波,杨华,虞智杰,等.上海市康健社区居家老年人医养结合服务需求和利用调查[J].上海医药,2020,41(12):18-21.

[7] 范庆梅,陈乐,吴猛,等.医养结合视角下养老机构医疗服务供给现存问题及对策[J].中国老年学杂志,2021,41(3):658-661

[8] 周志伟,李海英,贾杨.日本养老产业对我国医养结合养老模式构建的启示[J].中国卫生事业管理,2021,38(2):85-88.

[9] 工业和信息化部,民政部,国家卫生健康委关于印发《智慧健康养老产业发展行动计划(2021—2025年)》的通知.工信部联电子〔2021〕154号[N].2021年10月20日,中国政府网(www.gov.cn).

[10] 尹雨晴,刘晴偲,张洁,等.现域下"医养结合"社区养老模式[J].中国老年学杂志,2020,40(14):3130-3132.

[11] 胡曦元,郭超.中国老年人慢性病患病、失能与失智状况对死亡风险的影响:基于人群的前瞻性队列研究[J].中华疾病控制杂志,2022,26(12):1426-1432.

[12] 鲍勇,郭丽君."医养结合"养老服务体系[M].北京:科学出版社,2019.

[13] 胡琳琳,王懿范.医养结合:老年整合照护的理论与实践[M].北京:中国协和医科大学出版社,2022.

[14] 郭媛媛,林子晶.老龄健康医养结合远程协同医疗服务实践[M].北京:人民卫生出版社,2023.

[15] 朱文佩,林义.日本"医养结合"社区养老模式构建及对我国的启示:基于制度分析视角[J].西南金融,2022,1:76-87.

# 下篇　老年医学各论

# 第十二章　老年口腔医学

## 第一节　老年人牙体病

**本节要点**

1. 老年人根面龋的病因以及防治特点。
2. 老年人牙髓病和根尖周病病因、临床表现以及诊断与治疗。

**教学目的**

1. 掌握：老年人易发根面龋的宿主因素及微创牙体治疗，老年人牙髓病和根尖周病的临床表现、诊断和治疗原则。
2. 熟悉：牙髓病的鉴别诊断。
3. 了解：老年人发生根面龋的细菌因素。

现今社会，人们对健康的追求已不再局限于寿命的延长，而更注重生活质量的提高。口腔健康对人类的饮食、语言、社交、心理等多方面都有着重要影响，随着世界人口日益老龄化，老年口腔医学（geriatric stomatology）的研究与发展变得势在必行。本章节介绍了多个口腔亚专业在老年口腔疾病中的最新研究进展，力求使临床医学生对老年口腔医学有一定的了解，从而给老年患者带来更全面更优化的综合诊疗效果。

根据2015—2017年中华口腔医学会第四次全国口腔健康流行病学老年组（65～74岁）的调查数据，造成牙齿功能异常甚至缺失的最常见疾病——龋病和牙周病的患病率仍不容乐观，我国老年口腔保健的工作依然任重道远。

### 一、根面龋

龋病（dental caries）是在多因素相互作用下，牙体硬组织表面的无机物脱矿，有机物分解而形成的一种慢性进行性疾病。龋病按部位可分为冠龋和根面龋。

#### （一）根面龋病因

**1. 宿主因素**

由于老年人的牙周组织退缩明显，食物嵌塞普遍存在；老年人口腔中修复体的广泛存在,也增加了菌斑控制的难度。此外,老年人唾液腺的生理性萎缩或一些系统性疾病常用药物均可造成唾液流量减少;加之老年人行动不便,口腔卫生习惯不良,进一步增加了暴露牙根的患龋风险。因此,根面龋在老年人中尤为好发。

**2. 细菌特点**

(1)菌群结构多样性:龋病本质上是一种由细菌介导的慢性感染性疾病。有研究发现在健康无龋部位及冠龋部位采集到的龈上菌斑菌群结构相似度高,多样性低,存在较为稳定的核心菌组,而根面龋损部位的菌群结构更为复杂,存在306个特有菌种,富集的细菌主要有红蜉菌、丙酸杆菌、乳杆菌、双歧杆菌,它们在根面龋发生发展进程中表达出活跃的代谢功能。

(2)菌群更替:非变异链球菌属和放线菌属是健康牙根表面的早期定植菌群。随着致龋条件的形成,以糖类为主的底物代谢后形成酸性局部环境,变异链球菌、乳杆菌、双歧杆菌和放线菌等耐酸菌群成为龋病优势菌的主体。当龋损进展至牙本质,随着胶原蛋白以及其他宿主蛋白的暴露,革兰氏阴性厌氧菌和蛋白水解细菌的数量会随之而增加。根面龋发展至晚期,同时具有糖酵解和蛋白水解活性的微生物菌群将变得更加多样化。

**(二)根面龋防治**

根面龋位置常在龈缘以下,可视性差,器材难以接近;不易制备固位型;龈沟液、唾液和血液的存在使难以获得干燥的创面,不利于修复材料的粘接,这些因素都对治疗提出了挑战。

**1. 药物防治**

氟化氨银(silver diamine fluoride,SDF)和氯己定(chlorhexidine,CHX)涂剂是目前最常用的防龋药物。

**2. 充填治疗**

(1)微创牙体治疗:该理念是指只去除龋坏和无法再矿化的牙体组织,不做预防性扩展,尽可能保留天然牙体组织。微创去龋法包括手用器械法、化学机械法、激光去龋法等,因相对简便的操作条件和避免涡轮制备窝洞时的刺激痛,非常适用于患有行动或认知障碍、全身耐受情况差的老年患者。

(2)材料:玻璃离子水门汀(glass ionomer cement,GIC)是目前最常用的根面龋充填材料。

## 二、老年人牙髓病和根尖周病

牙髓病(dental pulp disease)即牙髓组织出现病理改变,根尖周病(periradicular lesions)指发生于根尖周围组织的炎症性疾病,多继发于牙髓病。

**(一)老年人发病病因和特点**

牙髓病和根尖周病是多因素交互作用所致的病损,其主要病因包括微生物感染和物理化学因素刺激。老年人的牙髓组织因纤维化增加、钙化组织增多等退行性改变,导致牙髓的防御修复能力降低,受到外界刺激后更容易发生牙髓炎症和坏死,并通过根尖孔波及根尖周组织,形成根尖周病。

### （二）临床表现及诊断

#### 1. 牙髓病

牙髓炎的特征性表现就是牙痛，由于老年人的牙髓血管、神经减少，牙髓炎的疼痛往往较年轻人轻，慢性牙髓炎是老年人群更常见的牙髓炎类型。一般有长期的冷、热刺激痛史，偶尔出现轻微的阵发性隐痛、钝痛和放散性痛。由于病程较长，炎症常波及根尖牙周膜，患牙可出现轻度咬合痛，咬合无力等症状。检查时，患牙常可见龋病等牙体硬组织疾患或咬合创伤；叩诊可能有轻微疼痛或不适；牙髓活力测试反应多为迟钝。X线片检查可能有根尖周牙周膜间隙增宽或硬骨板模糊。

#### 2. 根尖周病

急性根尖周炎主要表现为患牙咬合痛。初期只有轻微钝痛、浮出感，疼痛局限于牙根部，患者能指出患牙。若炎症继续发展，则发生根尖化脓性变化。积聚的脓液会引起患牙自发性剧痛，持续性跳痛，严重时会伴有颌面部蜂窝织炎、全身畏寒发热症状。慢性根尖周炎一般无明显自觉症状，可有咀嚼无力和不适，牙龈黏膜有时可见窦道口。检查时见患牙变色，对冷热诊无反应。X线片示根尖透射区，边界较模糊，周围骨质较疏松。

#### 3. 鉴别诊断

心绞痛典型症状是左胸前区发作性沉重、压迫、疼痛感，常放散到左肩胛及左臂，另有18%的患者牵涉至左侧下颌及牙齿，出现后牙区牙髓炎样疼痛。老年患者心血管疾病较为常见，接诊有这类症状的患者时，应当详细询问全身状况和既往病史，以免贻误病情。除此之外，临床工作中还应注意将老年牙髓病和根尖周病与三叉神经痛、颞下颌关节疾病、颌骨肿瘤等其他疾病进行鉴别诊断。

### （三）治疗

牙髓病和根尖周病的治疗原则为缓解疼痛和尽量保存患牙。目前，根管治疗术（root canal therapy，RCT）是保存患牙最有效的手段。RCT是通过机械清创和化学消毒的方法预备根管，经过对根管的清理、成形，必要的药物消毒，以及严密充填，从而达到控制感染，促进根尖周病变愈合或预防根尖周病变发生的目的。

因老年人髓腔体积变小，根管变细且易钙化，这些因素降低了RCT的成功率。此外，部分老年患者全身状况不佳，对复杂根管治疗术耐受性差。因此干髓术、空管药物疗法、牙髓塑化疗法作为姑息疗法在老年人群中也有较多的应用。对于久治不愈的患牙可考虑拔牙术或辅助显微根尖外科手术。急性牙髓病或根尖周病的主要症状是疼痛，应急处理常采用的措施有开髓引流、切开排脓、调整咬合及药物处理。

# 第二节　老年人牙周病

**本节要点**

1. 牙周病新分类要点。
2. 牙周病病原菌和发病机制。

3. 老年人牙周病防治要点。

4. 引导骨组织再生术。

5. 牙周炎影响全身疾病的可能机制。

6. 牙周病与阿尔茨海默病、心血管疾病、结直肠癌、糖尿病相关性的研究进展。

**教学目的**

1. 掌握：老年人牙周病的防治特点，牙周炎影响全身疾病的可能机制。

2. 熟悉：牙周病的新分类，牙周病原菌。

3. 了解：引导组织再生技术，牙周病与上述疾病相关性的研究进展。

　　牙周炎（periodontics）是发生在牙周支持组织，以附着丧失、牙周袋形成、牙槽骨吸收为特征的一类炎症性疾病，是老年人群牙缺失的主要原因。

## 一、牙周病的新分类

　　2017 年 11 月，美国牙周病学会和欧洲牙周联盟联合发布了"牙周病和种植体周病与状况的新分类"。新分类提出"临床龈健康"理念，其标准是：在牙周组织完整或有降低的情况下，探诊出血位点<10%，牙周探诊深度≤3 mm；或经牙周炎治疗后，虽有牙周探诊深度达到 4 mm 的位点，但无探诊出血。当个体被诊断为牙周炎，在治疗成功后存在"临床龈健康"阶段，但依然有牙周炎复发风险，需要进行终生支持治疗。

## 二、牙周病发病机制研究新进展

　　菌斑微生物是牙周病发生的始动因子，但易感的宿主及某些能增加宿主易感性的因素（如遗传性疾病、糖尿病、妊娠、吸烟、精神压力等）是影响牙周病的类型、进程和治疗后反应的重要因素。

### （一）牙周病原菌

　　牙菌斑中最重要的牙周致病菌包括伴放线聚集杆菌（*Actinobacillus actinomycetemcomitans*，Aa）、牙龈卟啉单胞菌（*Porphyromonas gingivalis*，Pg）、福赛坦氏菌（*Tannerella forsythia*，Tf）和齿垢密螺旋体（*T. denticola*，Td）。近期也有研究发现疱疹病毒 HSV-1 和牙周致病菌二者可在牙周病发病的多个阶段内相互影响，疱疹病毒能促进细菌的黏附和定植，牙周致病菌能促进病毒的活化，二者共同改变宿主的免疫反应。

### （二）发病机制

　　各种与牙周相关的微生物除了通过自身和自身分泌的产物造成牙周组织损伤外，还能通过过度活化宿主的免疫反应引起或加重牙周病的发展，其中通过免疫反应产生的炎症介质起了至关重要的作用。

　　目前研究发现较典型的细胞因子和效应分子有白介素家族（interleukin，IL）、肿瘤坏死因子-α（tumor necrosis factor，TNF-α）、前列腺素 $E_2$（prostaglandin $E_2$，$PGE_2$）、干扰素-γ （interferon，IFN-γ）。

### （三）老年人牙周病发病特点

随着年龄增长，细胞增殖修复能力逐渐下降，组织呈现一个生理学和形态学上的衰变过程。对同一非易感个体而言，老年时期受到病原体感染时，炎症反应会更快速显著，创伤愈合得更慢。

## 三、老年人牙周病防治特点

### （一）预防特点

预防牙周病的关键在于做好牙菌斑的控制和专业的维护。老年人牙周病的预防要注意以下几点：

（1）提高自我口腔保健能力，选择合适的牙刷，坚持早晚刷牙，由于老年人多伴有牙龈退缩牙缝变大，可配合使用牙线、牙间隙刷、冲牙器等。对于一些有严重慢性疾病、生活难以自理的老年人，应由家庭成员或医务人员进行特殊的口腔护理。

（2）充填修复龋齿、尽早拔除不能保留的患牙、拆除不良修复体等治疗手段会明显减少牙菌斑的形成。缺失的牙齿尽早进行义齿修复，减轻余牙的负担。

（3）改善饮食营养，戒烟酒，控制基础疾病，并定期进行口腔健康检查，有条件者每 3 个月检查一次，至少每半年至一年洁治一次。

### （二）治疗特点

老年人牙周病的治疗原则是防止牙周炎症影响全身健康，尽可能多地保留健康牙为修复治疗做准备。由于老年人的生理心理状态和年轻人存在差异，对牙周病治疗结果的预期不同，可灵活选择治疗方案。在老年人身体状况及心理状况允许的情况下，牙周病的治疗可以正常进行。

## 四、引导组织再生技术的新进展

### （一）概念

牙周组织的引导组织再生术（guided tissue regeneration，GTR）是在牙周手术中利用屏障膜在牙龈上皮与牙根之间创造一定的空间，引导牙周膜细胞优先占领根面，从而在原已暴露于牙周袋内的根面上形成新的牙骨质，并有牙周膜纤维埋入，形成牙周组织的再生，部分修复牙周炎的附着丧失和（或）牙槽骨吸收。将 GTR 概念应用于缺失牙位点，在牙龈软组织与骨缺损之间建立生物屏障，确保骨缺损区在成骨过程不受成纤维细胞和上皮细胞的干扰，最终达成骨增量以利于种植体植入，这一过程被称为引导骨组织再生术（guided bone generation，GBR）。两者既有共同点，又因再生目标的不同而存在细微差别。

### （二）屏障膜

生物屏障膜是 GTR/GBR 技术中的一个关键部分。

#### 1. 分类

人工屏障膜按不同生物材料可分为合成高分子聚合物类、天然高分子聚合物类、不同聚合物复合类以及金属类。根据其降解特性分为不可吸收膜和可吸收膜两大类。胶原膜是目前临床应用最广泛的可吸收膜。而聚四氟乙烯膜、钛膜等不可吸收膜，因其具备的极佳理化性能，在垂直型骨增量技术中发挥着不可替代的作用。

**2. 新进展**

得益于组织工程的新技术手段，近年来屏障膜的实验研究突飞猛进。但因人体牙周组织再生的复杂性，这类材料尚未广泛应用于临床。

（1）改良膜的内部结构：利用静电纺丝技术制备纳米级支架，如聚乳酸—羟基乙酸共聚物（PLGA）或聚-L-丙交酯—己内酯（PLCL）电纺膜。

（2）改良膜的表面结构：将抗菌药物搭载至生物屏障膜，以增加膜的抗菌性。将骨替代材料、成骨相关细胞因子或者干细胞搭载至生物屏障膜，以增强膜的骨传导、骨诱导和骨促进作用。

（3）3D打印技术：通过选择性激光溶化技术（selective laser melting，SLM）制作的个性化钛网，可以使钛网与牙槽骨解剖形态之间达成最佳的匹配，精确重建骨的三维体积和位置，并大大减少手术操作时间。

**（三）骨移植材料**

在临床上，这些材料主要用来支撑软组织防止其塌陷到骨缺损区，并具有稳定血凝块和促进骨形成的能力。

**1. 分类**

用于GTR/GBR技术的骨移植材料可分为四类：自体骨（autografts）；同种异体骨（allografts），如新鲜冷冻骨，冻干骨，脱钙冻干骨；异种骨（xenografts），如无机牛源性骨（anorganic bovine-derived bone mineral，ABBM）；人工合成骨（alloplasts），如羟基磷灰石、磷酸钙。

**2. 临床应用考量**

自体骨曾被认为是GBR金标准，因为它具有最佳的骨引导、骨诱导、骨形成潜力。在轻度水平骨量不足的情况下，建议直接收集自体骨屑或用同种异体骨移植于种植体颈部。然而当种植区域出现较严重骨缺损（<4 mm）时，因为自体骨早期吸收，骨增量效果不理想的缺点，颗粒状自体骨和异种骨（如ABBM）1∶1比例的混合物是更有效的骨增量方法。当骨缺损>5 mm时，建议取颏部或下颌升支的块状骨，再联合异种骨材料，才能获得良好的骨增量，但这类骨增量技术增加了第二术区，技术敏感性也高。

在牙周手术时，可注射型纳米支架（如磷酸钙骨水泥、壳聚糖水凝胶）或者釉基质蛋白衍生物，可替代常规的骨移植材料，在牙周组织再生中发挥重要作用。

## 五、牙周病影响老年人系统性疾病的研究进展

**（一）牙周炎影响全身疾病的可能机制**

（1）牙周致病菌直接通过呼吸道、消化道或通过牙周感染部位进入血液循环系统，在远处器官定植而致病。

（2）牙周致病菌诱发的宿主免疫反应会产生大量的炎症介质，这些致炎因子进入血液循环系统后介导其他部位的炎症反应，影响系统性疾病的发生发展。

**（二）牙周病与老年人群全身疾病的相关性**

**1. 阿尔茨海默病**

阿尔茨海默病（Alzheimer's disease，AD）是一种渐进性中枢神经系统退变性疾病，大量研究表明AD的发生与口腔致病菌有密切关系。AD老年患者较健康老年人群的外周血

中可检测到更高的 Aa、Pg、Td、具核酸杆菌（*F. nucleatum*，Fn）和中间普氏菌（*P. intermedia*，Pi）等牙周致病菌的抗体水平。脑内潜伏的口腔疱疹病毒 HSV-1 也易被免疫抑制、外周感染等原因间歇性激活，不断造成 β 淀粉样蛋白和异常的 Tau 蛋白积累。

目前，关于 AD 病因与发病机制众说纷纭，其中"炎症学说"认为炎症反应在疾病的发生发展中可能发挥了关键作用。牙周感染时免疫应答引发的促炎因子进入外周血，突破血脑屏障后进入中枢神经系统，导致中枢神经系统免疫失衡，被过度激活的神经小胶质细胞又进一步诱导炎症介质的大量表达，从而造成神经元的死亡或丢失，循环往复，构成自我驱动的恶性循环。

**2. 心血管疾病**

动脉粥样硬化（atherosclerosis，AS）是心血管疾病最主要的病理学改变，感染可能是 AS 加速发展的原因。

牙周感染造成牙周致病菌的长期存在并使其释放入血，使机体出现慢性、反复发作低水平菌血症，通常会引起血液中细胞因子如 IL-1、IL-6 水平升高，继而使血清 CRP 水平升高，引起全身性的炎症反应，损伤血管内皮细胞。

近年分子机制研究发现：脂多糖作为一种牙周致病菌重要的内毒素，可能通过血管内皮细胞功能异常和巨噬细胞激活的方式加剧 AS。还有动物模型发现，Pg 通过其毒力因子——牙龈蛋白酶降解血小板内皮细胞黏附分子和血管内皮钙黏蛋白，导致血管损伤和内皮通透性增加，增加了 AS 发生的风险。同时还选择性水解高密度脂蛋白的主要成分载脂蛋白，导致脂质蛋白过氧化，加速 AS 的进程。

**3. 结直肠癌**

结直肠癌（carcinoma of rectum and colon，CRC）是老年人群中较常见的恶性肿瘤，目前，牙周致病菌 Fn 被认为与 CRC 密切相关。有文献讨论了 Fn 可能导致 CRC 的机制：Fn 通过其特异性 FadA 黏附素结合 CRC 细胞的钙黏蛋白，激活 β-连环蛋白调节转录，上调一系列致癌基因和炎症基因的表达，从而刺激 CRC 细胞的增殖。另有研究者发现 Fn 可通过细菌表面黏附素 Fap2 蛋白与癌细胞表面的糖蛋白结合入侵癌细胞，导致癌细胞释放白介素 IL-8 和趋化因子蛋白 CXCL1，这两种细胞因子曾在多个研究中被证明是诱导癌细胞扩散的重要组合。另外，有学者在 CRC 研究中证明，Fn 可吸附并感染中性粒细胞和巨噬细胞，引起促癌蛋白释放进而影响癌症进程。

**4. 糖尿病**

2 型糖尿病（type 2 diabetes mellitus，T2DM）是由于胰岛素抵抗所致的以高血糖为特征的代谢性疾病，口腔疾病与的 T2DM 关系公认为双向影响。一方面，从分子机制层面的研究表明：牙周病引起的血清 TNF-α、IL-6、C 反应蛋白水平的升高，可能会损害细胞内胰岛素信号的传导，导致胰岛素抵抗和葡萄糖稳态受损。另一方面，长期呈高血糖症，则易伴发重度牙周炎。对小鼠动物模型的研究表明，慢性高血糖促进了牙龈微血管中大分子外渗过程的增加，可能导致一个促炎的环境，致使牙周组织修复功能受损，加剧牙周疾病的严重程度。

然而，现有的研究结果并不能充分证明牙周炎和这些疾病是因果关系，而可能是全身疾病的一种危险因素，甚至可能是这两种疾病具有共同的危险因素，因此还需要深入研究来论证两者的双向关系。

# 第三节　老年人牙及牙槽手术

拔牙术、牙槽骨隆突修整术、系带修整术和唇颊沟加深术等是老年人义齿修复前常见的治疗手段，但老年人常伴有全身系统性疾病和长期服用药物史，因此增加了该人群进行牙及牙槽手术的复杂性。

## 一、系统性疾病对老年人牙及牙槽手术的影响

（1）心血管疾病：该类患者的拔牙及手术指征为血压＜180/100 mmHg；心功能Ⅰ～Ⅱ级；心绞痛稳定后，心肌梗死半年以上未复发。手术应在心电监护下进行。

（2）内分泌疾病：对于糖尿病患者，要求拔牙当天空腹血糖＜8.88 mmol/L 或餐后＜10 mmol/L，并无尿酮体阳性，术前术后使用抗生素。甲状腺功能亢进的患者，要求基础代谢率控制在＋20%以下，心率＜100 次/分，术后使用抗生素。

（3）肾病：应考虑某些抗生素的肾毒性作用，减少其剂量。尿毒症血透患者应考虑其出血倾向。

（4）肿瘤：3 年内接受过颌面部放疗的患者暂缓拔牙，接受过化疗的患者拔牙前应注意血象检查。

## 二、药物对老年人牙及牙槽手术的影响

### （一）影响术后凝血的药物

临床上大量的心脑血管疾病患者需要长期服用抗血栓药物进行治疗，对于这类患者进行牙及牙槽手术前是否需要停药，停药后的"反跳现象"是否给患者带来更大的危害。

大部分研究表明,对于口服抗血栓药物的患者进行拔牙手术前可不予停药。但对于该类患者应遵循以下原则:

(1)术前详细询问病史,完善各项检查(如手术区影像学检查、出凝血时间、国际标准化比值(INR),待病情稳定,INR<2.5,手术方可进行。

(2)遵循简单多次拔牙原则,一次拔除单颗牙,过大的拔牙后易增加止血难度;术中应轻柔,尽量使用微创技术;拔牙术后修整创面高而尖的骨嵴。

(3)术后充分止血,常用的止血方式包括纱布卷加压,填塞止血材料(如吸收性明胶海绵、再生氧化纤维素等),水平褥式缝合等。

(4)术后留院半小时观察,离院时给予术后注意事项的书面说明,告知可能的术后出血风险及应对措施。

### (二)影响术后骨愈合的药物

目前双膦酸盐药物(bisphosphonate,BP)在治疗原发性骨质疏松、恶性肿瘤骨转移的预防和辅助治疗中发挥着不可替代的作用。自 2003 年 Marx 首次报道了使用 BP 药物导致的颌骨骨坏死(bisphosphonate related osteonecrosis of the jaws,BRONJ)以来,该并发症逐渐得到重视。BRPONJ 发生率与所使用双膦酸盐种类、累积剂量、用药方式和时间长短有关。与口服药相比,静脉用药致颌骨坏死风险更高,剂量增加及疗程延长也会增加颌骨坏死风险。虽然目前 BRONJ 发病率很低,但一旦发生,患者往往有严重的临床表现,加之目前缺乏理想有效的治疗措施,因此对这类患者在接受口腔手术前如何预防显得尤为重要。

根据美国口腔颌面外科医师协会 2014 年更新的预防指南,提供如下临床建议:

### 1. 口服途径

BP 治疗时间<4 年,无其他临床风险因素者:常规口腔手术正常进行。但对于种植手术患者,建议告知继续使用 BP 药物可能出现种植失败和颌骨坏死的风险;加强长期随访,调整 BP 药物剂量、暂停药物或寻找 BP 替代药物。

BP 治疗时间<4 年,同时应用激素或抗血管生成药物治疗者:全身条件允许情况下,口腔手术前停用 BP 药物 2 个月,术后骨愈合后再恢复 BP 用药。

BP 治疗时间>4 年者:全身条件允许情况下,口腔手术前停用 BP 药物 2 个月,术后骨愈合后再恢复 BP 用药。

### 2. 静脉注射途径

对于使用或即将使用静脉注射 BP 的肿瘤患者因其全身状况复杂,药物累积量大,BRONJ 发生率显著增高。因此预防性口腔治疗;维持口腔卫生;避免任何涉及骨组织的有创治疗;避免种植手术显得尤为重要。而对于原发性骨质疏松患者,注射型 BP 也非拔牙的绝对禁忌,建议术前评估风险因素、口腔预防性治疗、微创拔牙原则以及术前术后使用抗生素控制感染,可以降低骨坏死风险。

## 三、多学科协作对老年人牙及牙槽手术的风险控制

老年人高龄且合并系统性疾病增加了拔牙及其他牙槽手术的危险因素,对手术时机的选择,术后恢复和创口愈合必然造成影响。对于此类患者,口腔科常需心内科、内分泌科、神经内科以及重症医学等相关科室参与诊治,综合考虑患者并发症的危险因素。这种以口腔专业为主导,其他临床专业参与协作,共同完成伴全身系统性疾病背景下拔除患牙或其他牙

槽手术的诊疗模式，即多学科协作（multi-disciplinary team，MDT）。

　　MDT拔牙工作模式包括病例筛选、术前评估、术中监护和术后观察保障（见图12-1）。

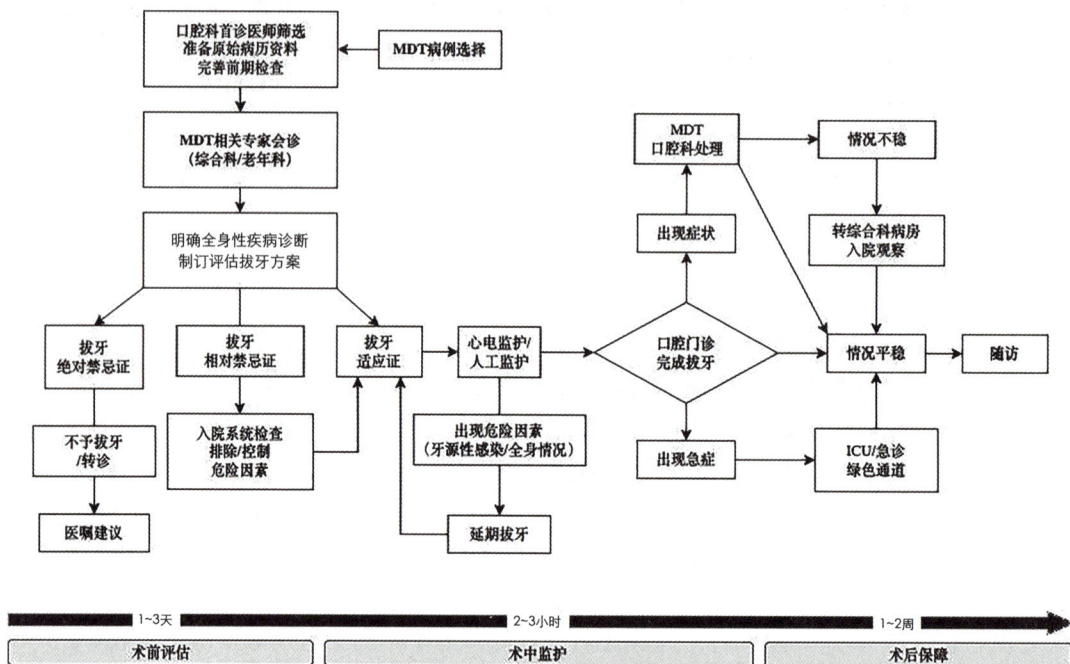

图 12-1　MDT 拔牙流程图

# 第四节　老年人口腔修复

## 本节要点

1. 老年人牙齿缺失的特点。
2. 老年人缺失牙修复方案的选择。
3. 无牙颌种植方案选择的原则以及种植覆盖义齿优点。
4. 植体周围炎。

## 教学目的

1. 掌握：不同口腔修复方案选择的临床考量。
2. 熟悉：可摘局部义齿修复新工艺，植体周围炎病因和预防。
3. 了解：植体周围炎的治疗。

口腔修复学（prosthodontics）是应用符合生理的方式，采用人工装置修复口腔及颌面部各种缺损并恢复其相应功能，预防和治疗口颌系统疾病的一门临床科学。因牙体病或牙周病导致的牙体缺损或牙齿缺失是老年人群最常见的口腔缺损类型。

## 一、老年人牙齿缺失的特点

### （一）牙齿和牙列情况

老年人普遍存在多颗牙缺失情况，余留牙也大多存在龋病、楔状缺损、磨耗等不良问题。因缺失牙未及时修复，很多牙是孤立的状态，且发生倾斜、扭转、伸长、松动等。做咀嚼运动时，正中咬合往往无法实现，垂直咬合距离大大降低。

### （二）牙槽骨和黏膜情况

老年患者的缺牙区牙槽骨往往吸收严重，牙槽嵴呈刀状形态，牙槽嵴区域的角化龈大部分消失，存在黏膜变薄、弹性不足等问题。

## 二、老年人口腔修复方案的选择

### （一）活动义齿修复

**1. 适应证**

可摘局部义齿（removal partial dentures，RPD）或传统全口活动义齿，因适用范围广，牙体制备量少，临床操作简便，费用相对较低，仍是目前老年人群修复牙列缺损和牙列缺失最普遍采用的方法。

但此修复方式给患者带来较强的异物感，且美观和咀嚼功能恢复有限，易压迫口腔黏膜和牙槽骨造成损害。因此如果条件允许，更推荐采用固定义齿或固定活动联合修复的形式。

**2. 可摘局部义齿修复新工艺**

随着数字化时代的到来，数字化扫描、计算机辅助设计和 3D 打印技术，为减少患者复诊次数，缩短医疗时间和简化 RPD 加工工艺提供了可能。制作工艺先采用数字化扫描仪获取患者口内的三维数据，快速精准地复制出口腔牙齿和黏膜形态。再通过计算机软件，在数字工作模型上完成设计。最终用激光器打印出 RPD 金属支架。但目前口内扫描仪无法获取黏膜等软组织在功能状态下的形态，因此对于牙—黏膜混合支持或黏膜支持式 RPD 修复以及传统全口义齿修复，仍需使用传统印模技术制取功能性印模。

### （二）固定义齿修复

**1. 适应证**

传统固定义齿是通过冠或桥的方式恢复单颗牙的缺损或少量牙的缺失，但因其对基牙的牙周牙体情况要求较高，因此适用范围小。

**2. 固定义齿修复材料新进展**

全瓷材料具备优越的美学性能、生物相容性以及适宜临床要求的力学性能，同时大量比对研究证实：当进行颅脑核磁共振扫描时，全瓷修复体对周围组织成像的干扰最小。因此它逐渐替代金属，成为固定义齿修复最常用的材料，尤其是患有颅脑疾病的老年人的优先选择。按照全瓷材料的化学组成和微观结构的不同，可将全瓷材料分为三大类：玻璃基陶瓷、多晶陶瓷和树脂基陶瓷。

**（三）固定活动联合修复**

此方法通过附着体或套筒冠等一些精密固位的装置，来对活动义齿进行固位和稳定，以更好地恢复患者的咀嚼和美观功能。

但该方法需要患者口内存在足够数量的健康基牙，或者采取较少的种植方案获取基牙。同时，整个修复操作较为复杂和费时，费用相对昂贵，要求老年患者的身体和经济状况都有一定的承受能力。

## 三、种植修复（dental implant）

种植义齿较传统活动义齿能更有效地提供支持、固位和稳定功能，尤其在末端游离牙列缺损或全口牙列缺失的病例中可以获得最佳的修复效果。

**（一）种植外科技术新进展**

数字化导板辅助技术是一种利用个性化口腔外科辅助配件，将术前虚拟设计的种植方案，精准转移至口内的技术。其突出的优点在于：术前以修复为导向的设计，保证后期修复的可预测性；微创手术缩短了手术时间，减少术后疼痛、出血和肿胀反应；降低种植手术的技术敏感性。该技术的应用对牙齿缺失数目多、牙槽骨吸收严重、全身状况复杂的老年种植患者尤为有利。

**（二）无牙颌种植修复方案的选择**

**1. 改良唇—牙—牙槽嵴分类法（modified lip-tooth-ridge classification，MLTR）**

国内学者提出的 MLTR 法可以为种植体支持的上颌无牙颌修复方案选择起临床指导作用。根据牙槽嵴的宽度高度将上颌无牙颌分为三类：Ⅰ类为牙槽嵴宽度高度均适宜，可选择种植固定义齿修复；Ⅱ类为牙槽嵴宽度对于种植体足够但是对唇颊支撑不足，适合于种植覆盖义齿修复；Ⅲ类为牙槽嵴高度或宽度不足以支撑种植体植入，需要植骨或采用穿颧穿翼种植体等特殊方式种植，或者采用传统全口义齿修复（见图 12-2）。

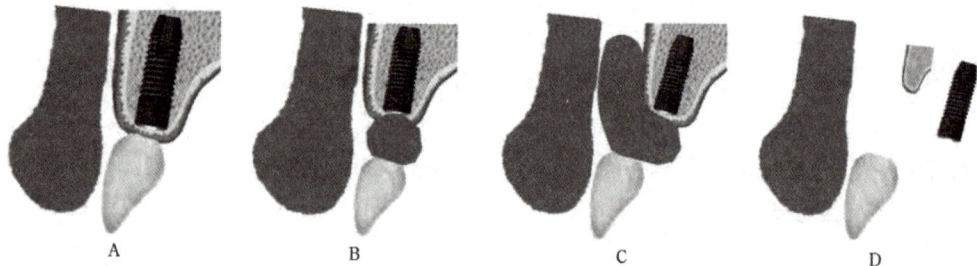

**图 12-2　MLTR 分类法示意图**

A. MLTR-Ⅰ类 1 亚类　B. MLTR-Ⅰ类 2 亚类　C. MLTR-Ⅱ类　D. MLTR-Ⅲ类

**2. 全口种植覆盖义齿**

种植覆盖义齿是目前解决无牙颌老年患者最常用的种植修复方式。与种植固定义齿相比，其植入的种植体数目较少（单颌一般 2~4 颗），费用较低，易被老年人接受；覆盖义齿的基托能补偿老年人群颌骨的明显萎缩，恢复唇及面颊的丰满度；义齿的人工牙易于调整，更适合老年患者较脆弱的口颌系统；义齿可以自由摘戴，易于灵活性较差的老年患者清洁义齿和植体区域。

种植覆盖义齿的连接方式通常采用杆卡、按扣式、球帽式、磁性固位体或套筒冠形式，不同的附着体各有优缺点和适应证。

（三）植体周炎

植体周炎是种植治疗最常见的生物并发症。

**1. 分级**

根据 2017 年美国牙周病学会和欧洲牙周病学会达成的共识，种植体周围疾病和状态分为：植体周健康、植体周黏膜炎、植体周炎和植体周软硬组织缺损。

**2. 病因**

植体周炎和牙周炎在微生物组成和发病机制上十分相似，由于种植体颈部与结合上皮的基底板与半桥粒附着较薄弱，植体周围结缔组织缺乏韧性，均削弱了阻挡细菌侵入的第一道屏障，因此与牙周炎相比，植体周炎进展速度更快。另有研究发现，金黄色葡萄球菌（$S.$ $aureus$）在植体周炎中起重要作用，而其与牙周炎相关性不强。

**3. 预防和治疗**

菌斑仍是植体周炎的始动因子。因此，口腔卫生宣教、定期随访以及支持性维护被认为是降低植入并发症风险的关键因素，尤其对于老年种植患者，植体周炎的预防等同于老年人牙周病的预防特点。

一旦发生植体周炎，运用一种或多种清创方式清除菌斑是治疗的必要步骤。目前临床常用的清创方式包括机械清创、化学处理、激光治疗和光动力疗法。多种清创方式相结合能起到协同作用，多次治疗也比治疗方式本身更重要。

（陆尔奕　丁玲）

**参考文献**

[1] 王兴. 第四次全国口腔健康流行病学调查报告[M]. 北京：人民卫生出版社，2018.

[2] Zhang J，Sardana D，Wong MCM，et al. Factors associated with dental root caries：a systematic review[J]. JDR Clin Trans Res，2020，5(1)：13-29.

[3] 毛敏，夏凌云，施俊，等. 高龄老年人根尖周炎的诊治特点及显微手术治疗的临床疗效[J]. 临床口腔医学杂志，2020，36(12)：738-740.

[4] Panos N，Papapanou，Mariano Sanz，et al. Periodontitis：Consensus report of workgroup 2 of the 2017 World Workshop on the Classification of Periodontal and Peri-Implant Diseases and Conditions[J]. J Clin Periodontol，2018，89(Suppl 1)：S173-S182.

[5] Sheikh Z，Hamdan N，Ikeda Y，et al. Natural graft tissues and synthetic biomaterials for periodontal and alveolar bone reconstructive applications：a review[J]. Biomaster Res，2017，21：9

[6] 王磊，沈敏华，黄伟琴，等. 口服抗凝药物老年患者拔牙术中的临床治疗体会[J]. 中华老年口腔医学杂志，2020，18(1)：26-29.

[7] 李京荣，邢玉静，曾文军. 北京市普仁医院多学科协作拔牙门诊患者的诊疗特点[J]. 中国当代医药，2023，30(12)：119-122.

［8］袁思娆，张亮，刘佳，等. 慢性牙周炎与全身系统性疾病关系的研究进展［J］. 实用临床医学，2023，24(3)：122-128，138.

［9］Bui FQ，Almeida-da-Silva CLC，Huynh B，et al. Association between periodontal pathogens and systemic disease［J］. Biomed J，2019，42(1)：27-35.

# 第十三章　老年高血压

**本章要点**

1. 我国老年高血压管理的现况、新进展及挑战。
2. 老年高血压的诊断。
3. 老年高血压的特点。
4. 老年高血压基层管理。

**教学目的**

1. 掌握：老年高血压定义，高血压诊断以及分级分层，老年高血压治疗原则。
2. 熟悉：基层高血压管理及转诊，基层医生在老年高血压管理中的重要作用。
3. 了解：特殊类型老年高血压治疗，老年高血压的社区管理。

## 第一节　老年高血压概论

### 一、老年高血压定义

#### (一)老年高血压的定义与分级

根据《中国老年高血压管理指南(2023)》对老年高血压的定义：年龄≥65岁，在未使用降压药物情况下非同日内3次测量血压，收缩压≥140 mmHg和(或)舒张压≥90 mmHg(1 mmHg=0.133 kPa)，可诊断老年高血压。对于已明确诊断高血压或目前正在接受药物治疗的老年人，即使血压正常，也应诊断为老年科高血压。

老年高血压分级与普通成年人分级一致(见表13-1)。

#### (二)老年高血压的特点

**1. 单纯收缩期高血压多见**

单纯收缩期高血压(isolated systolic hypertension,ISH)指血压持续或3次以上非同日坐位收缩压≥140 mmHg和舒张压<90 mmHg。老年人血压会随年龄增长而升高，但在60岁左右舒张压呈缓慢下降趋势。在老年高血压患者中,ISH发病率超过50%,是老年高血压

中最为常见的类型。

表 13-1　老年高血压分级

| 分级 | 收缩压（mmHg） | | 舒张压（mmHg） |
|---|---|---|---|
| 正常血压 | <120 | 和 | <80 |
| 正常高值血压 | 120~139 | 和（或） | 80~89 |
| 高血压 | ≥140 | 和（或） | ≥90 |
| 　　1级高血压 | 140~159 | 和（或） | 90~99 |
| 　　2级高血压 | 160~179 | 和（或） | 100~109 |
| 　　3级高血压 | ≥180 | 和（或） | ≥110 |
| 单纯收缩期高血压 | ≥140 | 和 | <90 |

**2. 脉压增大**

脉压（pulse pressure，PP）是反映动脉弹性的重要指标，也是心血管事件发生的预测因子。正常脉压值在30~40 mmHg，老年人脉压可达50~100 mmHg。多项研究显示：60岁以上老年人的基线脉压水平与全因死亡、心血管死亡、脑卒中和冠心病发病均呈显著正相关。

**3. 血压波动大**

随着年龄增长，动脉壁僵硬，血管顺应性降低，动脉壁上的压力感受器敏感性降低，血压调节功能减退，致使血压波动范围增大。且血压更易随情绪、体位、季节的变化而出现明显波动。

**4. 体位性血压变化**

体位性低血压（orthostatic hypotention，OH）指从卧位改变为直立体位的3分钟内，收缩压下降≥20 mmHg 或舒张压下降≥10 mmHg，同时伴有低灌注的症状。OH 在年龄≥65岁人群总体患病率可达20%~50%。OH 是跌倒、晕厥和心血管事件的重要危险因素。

体位性高血压（orthostatic hypertension，OHT）是指采用诊室立位激发试验或20分钟直立倾斜试验，体位改变后收缩压升高20 mmHg 的血压变化。OHT 在人群中的患病率为2.4%~20.3%，包括体位改变后血压在短时间内升高及持续升高两种情况。其发病机制可能与自主神经功能障碍、交感神经系统过度激活有关。

**5. 餐后低血压多见**

餐后低血压（postprandial hypotension，PPH）指餐后血压较餐前下降并出现临床症状的临床综合征。符合下列3条标准之一，即可诊断为餐后低血压：①餐后2小时内收缩压比餐前下降20 mmHg 以上。②餐前收缩压不低于100 mmHg，而餐后<90 mmHg。③餐后血压下降未达到上述标准，但出现餐后心脑缺血症状（心绞痛、乏力、晕厥、意识障碍）。

PPH 发病机制主要是由于餐后内脏血流量增加、回心血量和心输出量减少，压力感受器敏感性减低，交感神经代偿功能不全；同时餐后具有扩血管作用的血管活性肽分泌增多所致。

**6. 高血压晨峰**

老年人清晨高血压发生率高，在60岁以上的老年人中发生率约为44%。其发病主要是由于清晨交感神经的兴奋性增高或肾素—血管紧张素系统功能亢进所致。清晨高血压者心血管疾病病死率明显增加。

### 7. 血压昼夜节律异常多见

老年高血压患者常伴有血压昼夜节律的异常,其发生率高达76.5%。表现为夜间血压下降幅度<10%(非杓型)或>20%(超杓型)、或夜间血压不降反较白天升高(反杓型),使心、脑、肾等靶器官损害的危险性增加。这与老年人动脉硬化、血管壁僵硬度增加和血压调节中枢功能减退有关。

### 8. 白大衣高血压多见

白大衣高血压(white coat hypertension,WCH)指患者仅在诊室内测得血压升高而诊室外血压正常的现象,又称为诊室性高血压。诊断标准为未经治疗的老年患者经过多次随访诊室血压≥140/90 mmHg,而动态血压监测所测24小时平均血压<130/80 mmHg,白天平均血压<135/85 mmHg;或多次家庭血压监测均值<135/85 mmHg。WCH患者处理不当常导致过度降压治疗而发生低血压诱发的不良事件。其发病可能与患者在医疗环境中精神紧张、交感神经活性增强有关。家庭自测血压和24小时动态血压监测是诊断WCH的重要手段。

### 9. 假性高血压多见

假性高血压(pseudohypertension,PHT)指用普通袖带测压法所测血压值高于经动脉穿刺直接测的血压值,多见于动脉严重钙化的老年人。假性高血压也常见于糖尿病、尿毒症患者。患病率为1.7%~50.0%,有随年龄增长而增加的趋势。其原因是各种因素导致严重的动脉硬化阻碍了血压测量时袖带对肱动脉的压迫,从而使血压测值假性升高。

### 10. 难治性高血压

难治性高血压(rcfractory hypertension,RII)指在改善生活方式的基础上联合3种不同作用机制的降压药物(包括利尿剂)治疗至少1个月,血压仍不能达标,或至少需要4种降压药物才能使血压达标的情况。

老年难治性高血压较为常见,可能存在以下几方面原因:①药物依从性较差,尤其是存在认知功能障碍的老年人。②老年人共病,服用多种药物,药物间的相互作用。③与年龄相关的血管重塑及交感紧张。④近年来研究发现睡眠呼吸暂停(OSA)是导致老年人难治性高血压的一个重要原因。

### 11. 并发症多及多重用药

老年高血压常伴发动脉粥样硬化性疾病,如冠心病、脑血管病、外周血管病、缺血性肾病及血脂异常、糖尿病、老年痴呆等疾患。随着病情进展,血压持续升高,可导致靶器官损害,最终导致各种并发症。同时因为合并多种慢性疾病,多种用药现象在老年人中较为普遍。因药物相互作用、药物不良反应、药物不规范运用等,都会增加老年高血压管理的难度,应进行综合评估并制订合理的治疗策略。

## 二、老年高血压流行病学

### (一)老年高血压的流行病学特点

高血压病(hypertensive disease)是老年人常见的慢性疾病之一,可显著增加老年人发生缺血性心脏病、脑卒中、肾功能衰竭、主动脉与外周动脉疾病等靶器官损害的风险，是老年人致残、致死的重要原因。

我国老龄化迅猛发展，2021年第七次全国人口普查结果显示，中国60岁及以上人口为26402万人，占18.70%。其中，65岁及以上人口为19064万人，占13.50%。人口老龄化程度进一步加深。而老年高血压患病率也随之迅速增加。庞大的老年高血压患病人群是对我国医疗资源以及心脑血管防治工作的巨大挑战。随着年龄的增长，老年人不但患高血压的概率增加，还多合并其他的心脑血管危险因素（血脂异常、糖尿病等）。国外有研究显示，90%以上的高血压患者合并一种及以上其他心血管病危险因素，同时老年高血压还有其他一些特点，如体位性低血压、血压波动大等，这些均可导致老年高血压治疗复杂，控制率不佳。

### （二）我国老年高血压患病率和控制率

我国2012年慢性病监测数据表明：我国≥60岁人群高血压患病率城市为60.6%，农村为57.0%，但农村地区的患病率增长速度快于城市。在年龄≥80岁的人群中，高血压的患病率更高，接近90%。老年人是一个独特的群体，高血压的发病机制、临床表现和预后等方面均具有一定特殊性，与一般人群不同，在临床实践中应予以重视。

2012—2015年调查显示，≥60岁人群高血压的知晓率、治疗率和控制率分别为57.1%、51.4%和18.2%。2018年调查资料显示，60岁以上人群高血压知晓率、治疗率都接近50%，但控制率只有14%左右，2004—2018年间，我国人群高血压"三率"虽上升明显，但老年高血压患者血压的控制率并未随着服药数量的增加而改善。

### （三）我国高血压管理的发展与现况

高血压的规范管理是我国公共卫生管理事业重要的内容，作为国家慢病重点管理病种，高血压的管理已经逐步形成科学、规范、多层共管的体系。现在主要的管理模式是以社区医疗卫生为健康管理点，覆盖整个社区的高危人群的筛查、高血压患者建档及规范随访管理的慢病管理网络。并依托医联体网络中的二、三级综合性医院，打通上下级转诊通路，使管理过程中出现的急重疑难病患得到规范及时的救治，提高高血压管理的依从性、有效性、延续性。倡导早期筛查评估、疾病综合管理、自我健康管理的管理理念。我国推行"三高"共管模式，将心血管多种危险因素规范统一管理，可显著减少重复管理的投入，达到良好的健康和经济效益。

## 第二节　老年高血压的临床诊治

### 一、老年高血压诊断

老年高血压需要进行多方面的评估。首先要确定血压水平，评估心血管危险因素。寻找引起血压升高的可逆和（或）可干预的因素，排除有无继发性高血压。评估靶器官损害和相关临床情况，判断可能影响预后的合并疾病。

#### （一）正确的血压测量

老年人血压测量时需注意以下问题：①患者取坐位测量血压，保持室内环境安静。②测量血压前需静坐至少5分钟。③血压袖带与心脏保持同一水平。④首次测量血压时应测双侧上肢血压,评估时应以较高一侧血压为准。⑤老年人体位性低血压多见,因此初次测量血压和调整用药后,应注意立位血压的测量。⑥老年人假性高血压多见,可采用 Osler 试验辅助诊断。⑦由于老年人血压波动性较大,有时需要多次测量不同时间段的血压才能诊断。

老年人白大衣高血压多见,诊室外血压监测能更真实地反映个体生活状态下的血压状况,对怀疑白大衣性高血压和隐蔽性高血压的患者,诊室外血压监测更具价值。诊室外血压监测包括家庭血压监测和动态血压监测。家庭血压推荐监测频率:初始治疗阶段、血压不稳定者或是调整药物治疗方案时,建议每天早晨和晚上测量血压(每次测2~3遍,取平均值),连续测量7天,计算平均值;血压控制平稳者,可每周只测1天血压;长期药物治疗患者,建议监测服药前的血压状态。

但需注意,由于血压测量设备的标准化以及质控有待进一步完善,老年高血压诊断仍以诊室血压测量为主要依据,家庭自测血压仅作为血压评估以及监测依据,不作为诊断的独立依据。

体位改变血压检测方法:检测前患者排空膀胱,安静休息10分钟,平卧至少5分钟后,先测量卧位血压。嘱患者站立后,分别测量站立1分钟、3分钟血压。但也有一些老年人直立时间超过≥3 min 才出现明显的血压下降,若高度怀疑存在体位性低血压的老年患者,在保证患者安全的前提下,可适当延长站立时间至出现明显的血压波动。

餐后血压检测方法:清晨患者清醒后,在早餐前15分钟测量餐前血压,并于餐后60分钟再测量血压。

### (二)病史采集、体格检查和实验室检查

全面的病史采集应包括以下内容。①病程:最初发现血压升高的时间、最高血压水平、接受过的降压治疗情况、依从性评估。②有无提示继发性高血压的临床表现。③正在服用的药物以及曾经发生过的药物不良反应。④既往史:有无冠心病、心力衰竭、脑血管病、肾脏疾病、外周血管疾病、糖尿病、血脂异常、高尿酸血症、睡眠呼吸暂停综合征、甲状腺功能异常和类风湿关节炎等疾病及治疗情况。⑤生活方式:膳食脂肪、盐、酒、咖啡摄入量、吸烟史及体重变化。⑥心理社会因素:包括家庭情况、生活环境及有无精神创伤史。

体格检查的重点在于发现继发性高血压线索和靶器官损害情况:①测量体质量指数、腰围及臀围。②观察特殊面容、向心性肥胖、皮肤紫纹、多毛和甲状腺功能亢进性突眼征等。③触诊甲状腺。④颈动脉、胸主动脉、腹部动脉和股动脉杂音。⑤检查四肢血压(至少需要检测双上臂血压)。⑥眼底镜检查。

实验室检查除血生化(特别是血钾),血常规、尿常规和心电图等基本检查外,推荐对老年高血压患者监测空腹和餐后2小时血糖、糖化血红蛋白、尿微量白蛋白、24小时尿蛋白定量(尤其是当尿常规检查蛋白阳性者)、24小时动态血压监测、超声心动图等,有条件可进一步检测颈动脉超声、胸部 X 线片、眼底检查、脉搏波传导速度、踝-臂血压指数等,并对老年人进行衰弱评估及认知功能评估。对于怀疑继发高血压者,应进行相应的辅助检查。

### (三)老年高血压危险分层

血压水平是影响心血管事件发生和预后的重要因素。老年人一人多病,合并脏器的年龄增长老化,高血压合并危险因素的概率更高,严重程度也高于普通成年人。同时老年人对于药物治疗反应不如普通成年人,但不良反应的发生却远高于普通成年人,因此对于老年高

血压患者的危险分层需要更加仔细和谨慎。

危险因素评估的种类与普通成年人一致，但各有侧重。包括血压水平、吸烟或被动吸烟、血脂异常（总胆固醇≥5.2 mmol/L 或低密度脂蛋白胆固醇≥3.4 mmol/L 或高密度脂蛋白胆固醇＜1.0 mmol/L）、糖耐量受损（餐后 2h 血糖 7.8～11.0 mmol/L）和（或）空腹血糖异常（6.1～6.9 mmol/L）、腹型肥胖（腰围：男性≥90 cm，女性≥85 cm）或肥胖（体重指数≥28 kg/m²）、早发心血管病家族史（一级亲属发病年龄＜50 岁）等；《中国高血压防治指南（2024年修订版）》中将高同型半胱氨酸血症、高尿酸血症及心率增快（静息心率＞80 次/分）新增为高血压危险因素，在老年患者中，此 3 项在临床上也较为常见，也应纳入评估考虑，最终仍需等待更多关于老年高血压患者的循证医学依据。而高钠、低钾膳食，超重和肥胖，饮酒，精神紧张以及缺乏体力活动等也是高血压发病的重要危险因素。除了传统的危险因素外，先兆型偏头痛、衰弱、认知功能与 CVD 事件等都有相关性。需要强调的是年龄本身就是心血管病和高血压的危险因素，故老年高血压患者至少属于 CVD 中危人群（见表13 - 2）。

表 13 - 2　老年高血压患者的 CVD 危险分层

| 危险因素及病史 | 血压水平 | | | |
|---|---|---|---|---|
| | 收缩压 130～139 mmHg 和（或）舒张压 85～89 mmHg | 1 级 | 2 级 | 3 级 |
| 1～2 个 | 中危 | 中危 | 高危 | 很高危 |
| ≥3 个或靶器官损害或 CKD3 期或糖尿病 | 高危 | 高危 | 很高危 | 很高危 |
| 并存临床症状，CKD4～5 期 | 很高危 | 很高危 | 很高危 | 很高危 |

靶器官损害评估尽量采用相对简便、花费较少、易于推广的检查手段，在高血压患者中检出无症状性亚临床靶器官损害是高血压诊断评估的重要内容。

老年高血压患者多伴发其他的相关临床疾病，例如心脏疾病（心肌梗死、心绞痛、冠脉血运重建后、充血性心力衰竭），脑血管疾病（缺血性卒中、脑出血、短暂性脑缺血发作），糖尿病，肾脏疾病（糖尿病肾病、肾功能受损）以及外周血管疾病。给高血压管理增加了难度，在进行高血压危险度分层的时候，需要综合考虑，全面评估（见表 13 - 3）。

表 13 - 3　高血压危险因素及靶器官损害评估内容与临床意义

| | 评估项目 | 临床意义 |
|---|---|---|
| 心脏 | 心电图 | 筛查左心室肥厚，$S_{V1} + R_{V5}$＞3.8 mV 或 Cornell 乘积＞244 mV.ms |
| | 超声心动图 | 左心室质量指数（LVMI）：男≥109 g/m²，女≥105 g/m² |

| | | 评估项目 | 临床意义 |
|---|---|---|---|
| 血管 | 大血管 | 颈动脉多普勒 | 颈动脉内膜中层厚度（IMT）≥0.9 mm<br>或动脉粥样斑块 |
| | | 脉搏波速度（PWV）* | 颈—股 PWV≥10 m/s 或 baPWV≥18 m/s |
| | | 踝—臂指数（ABI）* | ABI<0.9 |
| | 小血管 | 眼底检查 | 视网膜动脉出血或渗出<br>视乳头水肿 |
| 肾脏 | | 血肌酐、尿酸、eGFR | eGFR 30～59 ml/(min·1.73m²)<br>或血清肌酐轻度升高：<br>男：115～133 mol/L，女：107～124 mol/L |
| | | 微量白蛋白尿 | 微量白蛋白尿：尿白蛋白/肌酐比值 30～300 mg/g<br>或白蛋白排泄率 30～300mg/24h |
| 脑 | | MRA/CTA | 脑腔隙性病灶、无症状性脑血管病变以及脑白质损害（不作为靶器官受损筛查） |
| | | 经颅多普勒超声 | 脑血管痉挛、狭窄或闭塞 |
| | | MMSE/MoCA | MMSE<27 分/MoCA<26 分 认知功能障碍 |
| 其他 | | 血脂 | TC≥6.2 mmol/L（240 mg/dl）或 LDL-C≥4.1mmol/L（160 mg/dl）或 HDL-C<1.0 mmol/L（40mg/dl）<br>·糖耐量受损（2 小时血糖 7.8～11.0 mmol/L）和（或）空腹血糖异常（6.1～6.9 mmol/L）<br>·糖尿病 |
| | | 血糖 | 新诊断：<br>空腹血糖：≥7.0 mmol/L（126 mg/dl）<br>餐后血糖：≥11.1 mmol/L（200mg/dl）<br>已治疗但未控制：<br>糖化血红蛋白：（HbA1c）≥6.5% |

*考虑血管壁随年龄增长而发生退行性改变，且目前国内老年人群脉搏波速度参考范围尚无统一标准，故可选做，仅作参考。

### （四）老年综合评估

老年综合评估是指采用多学科方法评估老年人躯体、功能、心理状态和社会环境状况等，并可据此制订以维持和改善老年人健康及功能状态为目的的治疗计划，最大限度地提高老年人的生活质量。老年综合评估适合 60 岁以上，已出现生活或运动功能不全（尤其是最近恶化者）、已伴有老年综合征、老年共病、多重用药，合并有精神方面问题，合并有社会支持问题（独居、缺乏社会支持、疏于照顾）及多次住院者。

老年综合评估技术涉及 17 项内容，从一般情况、视力、听力、口腔问题、躯体功能、营养状态、精神和心理状态、衰弱、老年肌少症、疼痛、睡眠状态、尿失禁、压疮、社会支持、居家环境、共病和多重用药的内容。与老年高血压管理相关性最大的评估内容是衰弱评估以及认知功能评估。

衰弱是衰老的表现之一，随年龄增长其发生率显著升高。有研究发现衰弱是影响高龄老年人降压治疗获益的重要因素之一。尽管 HYVET 亚组与 SPRINT 研究均表明衰弱老年人可从强化降压治疗中获益，但由于入选研究对象相对健康和评估方法不统一，衰弱对老年高血压预后的影响及衰弱老年人的血压控制目标尚需要进一步研究。常用的衰弱评估工具有 6 米步速试验、衰弱指数、FRAIL 量表或 FRIED 评价标准。

老年高血压与认知障碍，多项研究表明降压治疗可延缓年龄增长相关的认知功能下降以及降低痴呆发生风险。老年人血压过高或过低均能增加认知障碍发生风险。同时，存在认知功能障碍的老年人对于高血压治疗的依从性以及安全性都存在一定的问题。对于老年高血压患者推荐早期筛查认知功能，结合老年生物学年龄和心血管危险分层确定合理的降压治疗方案和目标值。

## 二、老年高血压治疗

### （一）老年高血压治疗目的与原则

老年高血压的治疗目标不能一味地追求降压达标，而是最大限度地降低患者心血管并发症及发生死亡的危险，提高其生活质量。需要干预可逆性心血管危险因素、亚临床靶器官损害及各种并存的临床疾病。根据我国高血压防治指南及老年高血压诊治专家建议推荐，年龄 65～79 岁，起始治疗血压值≥140/90 mmHg；年龄≥80 岁，血压≥150/90 mmHg，启动降压药物治疗。老年人降压治疗目标：年龄≥65 岁患者，血压应降至 140/90 mmHg 以下，如能耐受，可进一步降至 130/80 mmHg 以下；年龄≥80 岁患者，首先降至 150/90 mmHg 以下；老年人高血压合并糖尿病、冠心病、心力衰竭和肾功能不全患者，降压目标为 140/90 mmHg 以下。

生活方式干预应贯穿整个治疗过程。药物治疗方面，需要对危险因素、靶器官损伤及并存疾病进行综合治疗。老年人降压药物的选择应符合平稳、有效、安全、服药简单、依从性好等特点。常用降压药物包括钙离子拮抗剂（CCB）、血管紧张素转化酶抑制剂（ACEI）、血管紧张素受体拮抗剂（ARB）、利尿剂和 β 受体阻滞剂五类，α 受体阻滞剂可应用于伴良性前列腺增生及难治高血压的患者。

### （二）老年高血压非药物治疗

非药物治疗是高血压治疗的基础，包括纠正不良生活方式及不利于身心健康的行为和习惯。具体内容如下：

（1）减少钠盐的摄入：老年人群中盐敏感性高血压更为常见，建议老年高血压患者每日摄盐量应少于 5g。

（2）调整膳食结构：鼓励老年人摄入多种新鲜蔬菜、水果、鱼类、豆制品、粗粮、脱脂奶及其他富含钾、钙、膳食纤维和多不饱和脂肪酸的食物。

（3）减少膳食脂肪及饱和脂肪酸摄入：饮食中脂肪含量应控制在总热量的 25% 以下，饱和脂肪酸的量应<7%。

（4）戒烟：吸烟及二手烟增加高血压发病危险、使患者血管弹性降低、促进动脉粥样硬化斑块的进展，增加心脑血管事件发生率及病死率。戒烟并避免吸入二手烟对老年人血压控制，减少其心脑血管事件发生率和病死率具有十分重要的意义。

(5)限酒:老年人应限制酒精摄入。每日摄入酒精量>30 g者,随饮酒量增加血压升高,降压药物疗效降低。

(6)肥胖者适当减轻体重:维持理想体重(BMI控制在20~23 kg/m²),纠正腹型肥胖,但老年人应避免过快、过度减重。

(7)规律适度的运动:适量运动有利于减轻体重和改善胰岛素抵抗,提高心血管调节能力,降低血压。老年高血压患者可根据个人爱好和身体状况选择适合并容易坚持的运动方式,如快步行走,一般每周3~5次,每次30~60分钟。

(8)改善睡眠:睡眠质量与血压以及CVD发生有关。老年人白天睡眠时间不宜过长。保证6~8小时夜间睡眠。

(9)减轻精神压力,保持心理平衡,避免情绪波动。

需要注意的是,老年人(特别是高龄老年人)过于严格地控制饮食及限制食盐摄入可能导致营养障碍及电解质紊乱。应根据患者具体情况选择个体化的饮食治疗方案。过快、过度减轻体重可影响其生活质量,甚至导致抵抗力降低而易患其他系统疾病。因此,应鼓励老年人适度减轻体重而非短期内过度降低体重。运动方式更应因人而异,需结合患者体质状况及并存疾病等情况制订适宜的运动方案。

### (三)老年高血压药物治疗

**1. 老年高血压药物治疗原则**

(1)小剂量开始,逐步增加剂量。

(2)首选长效制剂,有效控制夜间血压、血压晨峰。

(3)联合用药,优选单片复方制剂。

(4)个体化治疗。

**2. 药物选择和应用**

(1)药物选择。老年人使用利尿剂和长效CCB疗效好、不良反应少,推荐用于无明显并发症的老年高血压患者的初始治疗。若患者已存在靶器官损害,或并存其他疾病和(或)心血管危险因素,则应根据具体情况选择降压药物(见表13-4)。

表13-4 特殊情况下高血压药物选择

| | 首选药物 | 注意事项 |
|---|---|---|
| 糖尿病 | ACEI/ARB | 控制不佳加用CCB |
| 肾功能不全 | | |
| eGFR≥30 ml/(min·1.73m²) | ACEI/ARB | 监测肾功能及血钾 |
| eGF<30 ml/(min·1.73m²) | 袢利尿剂、CCB、β受体阻滞剂、α受体阻滞剂 | 慎用ACEI/ARB |
| 冠心病 | β受体阻滞剂 | 控制不佳加用CCB |
| 慢性心功能不全 | ACEI、β受体阻滞剂、利尿剂、醛固酮拮抗剂 | ACEI不能耐受时用ARB |
| COPD、哮喘、间歇性跛行 | CCB | 慎用β受体阻滞剂 |

在药物剂型选择方面，老年人应以长效制剂（谷峰比值＞50%）为主，它不仅能提高依从性，而且能平稳降压、减少血压的波动、保护靶器官。

（2）药物应用。

①药物种类。常用降压药物包括：CCB、ACEI、ARB、利尿剂、β受体阻滞剂、血管紧张素受体脑啡肽酶抑制剂（ARNI）、α受体阻滞剂。

②药物联合应用。药物选用方法有阶梯疗法和顺序疗法两种。当使用的第一种药物无效时，阶梯疗法在此基础上加第二种，如仍无效加第三种，如此类推。而顺序疗法则是更换另一种，如仍无效再换一种。老年人常常多病共存、多药合用，药物不良反应发生率很高。老年人应优先采用顺序疗法，可以减少用药种类和药物不良反应。当多种药物无效时，再用阶梯疗法，即联合用药。

③药物治疗后随访。老年高血压患者启动药物治疗后，需要每月进行随访。随访内容包括血压达标情况、药物不良反应、治疗依从性、生活方式改变等。

### （四）特殊老年人群的降压治疗

**1. 高龄老年高血压**

年龄≥80岁的高血压患者，我们把其归为高龄老年高血压。此类患者的降压治疗不再追求绝对的达标，而以维持老年人器官功能、提高生活质量和降低总死亡率为目标。降压药物的选择应遵循：①初始治疗，小剂量单药。②选用平稳、安全、不良反应少、服药简单、依从性好的降压药物，如利尿剂、长效CCB、ACEI或ARB。③若单药治疗血压不达标，推荐低剂量联合用药。④应警惕多重用药带来的风险和药物不良反应。⑤治疗过程中，应密切监测血压（包括立位血压），并评估降压治疗的耐受性，若出现低灌注症状，应考虑降低治疗强度。⑥高龄老人降压治疗过程中，需考虑衰弱问题，以防增加跌倒风险。

高龄老年高血压患者可考虑采用分段降压方案，血压≥150/90 mmHg，可启动降压药物治疗，首先将血压降至＜150/90 mmHg，若能耐受，收缩压可进一步降至140 mmHg以下。

**2. 合并脑血管疾病**

对于老年高血压出现急性脑出血性疾病时，血压的管理应将收缩压控制在180 mmHg以下。急性缺血性卒中的患者，应将收缩压控制在200 mmHg以下。对于长期接受降压药物治疗的急性缺血性脑卒中或短暂性脑缺血发作患者，为预防卒中复发和其他血管事件，推荐发病数日后可恢复降压治疗。而对于既往缺血性卒中或短暂性脑缺血发作患者，推荐应将血压控制在140/90 mmHg以下；对于既往缺血性卒中高龄患者，血压应控制在150/90 mmHg以下。

**3. 合并冠心病**

对于合并冠心病的老年高血压患者，应采取个体化、分级达标治疗策略。降压药物从小剂量开始，逐渐增加剂量或种类，使血压平稳达标。若出现降压治疗相关的心绞痛症状，应减少降压药物剂量并寻找可能诱因。

对于＜80岁者，血压控制目标为＜140/90 mmHg，若患者一般状况良好，并可耐受降压治疗，尤其既往心肌梗死者，可降至＜130/80 mmHg。

对于≥80岁者，血压控制目标为＜150/90 mmHg，如耐受性良好，可进一步降至140/90 mmHg以下。

药物选择方面,对于伴稳定型心绞痛和(或)既往心肌梗死病或 ACS 者,初始降压治疗首选 β 受体阻滞剂和 RAS 抑制剂。血压难以控制且心绞痛持续存在时,可加用长效二氢吡啶类 CCB;若无心绞痛可选择二氢吡啶类 CCB、噻嗪类利尿剂和(或)醛固酮受体拮抗剂。对于患变异型心绞痛者,首选 CCB。对于伴稳定型心绞痛者,如无心肌梗死和心力衰竭病史,长效二氢吡啶类 CCB 也可作为初始治疗药物。若存在严重高血压或持续性心肌缺血,可选择静脉 β 受体阻滞剂(艾司洛尔等)。若血压难以控制或 β 受体阻滞剂存在禁忌,可选择长效二氢吡啶类 CCB。

### 4. 合并心力衰竭

心力衰竭是高血压较为常见的并存临床疾病。在老年人群中发生率较高,合理控制血压有助于缓解心力衰竭症状、延缓心功能进一步恶化。合并心力衰竭的老年高血压患者应首先将血压控制在 130/80 mmHg 以下。

老年高血压合并射血分数降低的心力衰竭(HFrEF)及射血分数轻度降低的心力衰竭(HFmrEF),治疗可参考心衰治疗策略,选择 ARNI 替代 ARB 或 ACEI,同时选用钠-葡萄糖协同转运蛋白 2(SGLT2)抑制剂。

心力衰竭或水肿的老年高血压患者,可考虑加用利尿剂,袢利尿剂联合 MRA,但需注意避免电解质紊乱。

### 5. 合并房颤

随着年龄增长房颤的发病率也明显升高,>65 岁的人群中房颤的发生率为 3%~4%。80% 的房颤患者合并高血压,房颤是高血压常见的合并症。房颤与脑卒中与心力衰竭发生率密切相关,并可增加患者的死亡率。积极控制血压是高血压合并房颤预防和治疗的关键。建议≥65 岁老年高血压患者至少进行一次房颤筛查,可穿戴设备有助于房颤筛查。

老年高血压患者血栓形成与出血风险明显增加,需进一步评估血栓和出血风险并积极给予抗凝治疗,注重个体化的治疗,根据具体情况给予"复律"或"室率"控制。

对于急性短暂性脑缺血发作或缺血性卒中患者,应完善心电图及随后连续心电监测(至少 72 小时),进行房颤筛查。

对于房颤患者,特别是正接受抗凝治疗的患者,应积极降压治疗,将血压控制在 140/90 mmHg 以下。

药物选择,推荐选用 ARB 或 ACEI 进行降压治疗预防新发房颤和阵发性房颤复发。排除禁忌证后,CHA2DS-VASC 评分,男性≥2 分、女性≥3 分的患者开始口服抗凝药物治疗。

### 6. 合并肾功能不全

老年人群中慢性肾脏病的发病率较高,合并高血压的患病率也随年龄增长而增加,而血压控制率却逐渐下降,控制难度也明显增加。积极控制血压是有效减少老年慢性肾脏病患者发生心血管事件和死亡的重要手段之一,也是维持或减缓肾功能进一步恶化的重要方式。老年慢性肾脏病的分期同普通人群。

对于老年慢性肾脏病患者,建议血压降至 140/90 mmHg 以下。对于尿白蛋白 30~300 mg/d 或更高者,推荐血压降至 130/80 mmHg 以下。血液透析患者透析前收缩压应低于 160 mmHg,老年腹膜透析患者血压控制目标可放宽至 150/90 mmHg 以下。

药物选择,慢性肾脏病患者首选 ACEI 或 ARB,尤其对合并蛋白尿患者。ACEI 或 ARB 类药物,应从小剂量开始,对于高血压合并糖尿病肾病者,用至可耐受最大剂量。

CKD3～4 期的患者使用 ACEI 或 ARB 时,初始剂量可减半,严密监测血钾和血肌酐水平以及 eGFR,并及时调整药物剂量和剂型。对于有明显肾功能异常及盐敏感性高血压患者,首选 CCB。容量负荷大的 CKD 患者,CKD 4～5 期患者推荐应用袢利尿剂。若 CKD 患者出现难治性高血压可考虑选用 α/β 受体阻滞剂联合降压。

**7. 合并糖尿病**

糖尿病和高血压均为心脑血管疾病的独立危险因素。二者并存时可显著增加心脑血管疾病的风险。老年糖尿病患者合并高血压发病率很高,降压治疗可有效降低糖尿病患者的动脉粥样硬化性心血管事件、心力衰竭及微血管并发症发生率。ACCORD 研究提示,对于高血压合并糖尿病患者,收缩压控制过于严格(＜120 mmHg)并不能降低致死性及非致死性心血管事件发生率。因此,应对老年糖尿病患者进行综合评估(共病、认知及功能评价)。

对于老年糖尿病患者,推荐血压控制在 140/90 mmHg 以下,若能耐受,进一步降低至 130/80 mmHg 以下,推荐舒张压尽量不低于 70 mmHg。

高血压合并糖尿病患者药物首选 ACEI/ARB 类。ACEI 不能耐受时考虑 ARB 替代。若合并存在糖尿病肾脏损害,特别是尿肌酐/尿蛋白＞300 mg/g 或者 eGFR＜60 ml/(min·1.73m²)者,推荐使用 ACEI/ARB,或成为联合用药的一部分。

对于糖尿病患者,推荐二氢吡啶类 CCB 与 ACEI 或 ARB 联合应用。糖尿病患者 eGFR＜30 ml/(min·1.73m²)时可选用袢利尿剂。也可选用小剂量、高选择性 $\beta_1$ 受体阻滞剂与 ACEI 或 ARB 联合治疗。合并前列腺肥大患者可考虑应用 α 受体阻滞剂,但要警惕体位性低血压的风险。

**8. 老年难治性高血压**

在改善生活方式基础上应用了可耐受的足剂量且合理的 3 种降压药物(包括 1 种噻嗪类利尿剂)治疗至少 4 周后,诊室和诊室外血压值仍在目标水平之上,或至少需要 4 种药物才能使血压达标时,称为难治性高血压(RH)。老年人群中 RH 患病率为 12.3%。

对于老年难治性高血压建议转诊至专业的高血压诊疗中心进行评估及综合管理。在临床试验中,选用 RAS 抑制剂、二氢吡啶类 CCB、利尿剂 A-C-D 三联治疗方案,并在此基础上加用螺内酯、多沙唑嗪、阿米洛利或可乐定作为第 4 个药物可显著降低血压。

**(五)老年特殊类型血压波动的治疗**

**1. 老年单纯收缩期高血压**

老年单纯收缩期高血压患者收缩压≥150 mmHg,舒张压 60～90 mmHg,可使用单药治疗。收缩压≥160 mmHg 或高危者可联合用药。而舒张压＜60 mmHg 时,降压治疗应以不加重舒张压进一步降低为前提。舒张压＜60 mmHg 时,若收缩压 140～150 mmHg,宜观察,可不用药物治疗;若收缩压 150～179 mmHg,可谨慎用单药、小剂量降压药治疗,并密切观察;若收缩压≥180 mmHg,则用小剂量降压药治疗,谨慎联合用药。降压药可用小剂量利尿剂、CCB,也可选择 ACEI 或 ARB 等。

**2. 老年体位低血压伴卧位高血压**

此类患者首先应鉴别病因,如存在血容量不足,则补充血容量;然后考虑有无药物因素(包括利尿剂、α 受体阻滞剂、血管扩张剂、硝酸酯类、三环类抗抑郁药物和 β 受体阻滞剂等)和疾病因素(包括心脑血管疾病和神经系统疾病),并进行病因治疗。一旦明确诊断,应首先考虑非药物治疗。建议患者逐渐变换体位,做物理对抗动作如腿交叉、弯腰及紧绷肌肉等;

必要时停用或减少降压药物用量,穿弹力袜、使用腹带等。根据情况应用容量扩张剂、血管收缩剂及改善贫血药物。卧位高血压—立位低血压综合征患者可在夜间使用短效降压药。

**3. 老年人高血压合并餐后低血压**

对该类患者主要是治疗基础疾病,纠正可能的诱因。症状不明显者可用非药物治疗,包括:餐前饮水、减少碳水化合物摄入、少量多餐,餐后取坐位或卧位,避免饮酒,血液透析患者避免血透时进食,降压药宜在两餐之间服用。药物治疗可采用减少内脏血流量、抑制葡萄糖吸收和增加外周血管阻力的药物,如咖啡因、阿卡波糖、古尔胶,但目前尚缺乏循证医学证据。

**4. 白大衣高血压**

白大衣高血压患者比血压正常人群更容易发展为持续性高血压,提示白大衣高血压需要干预,防止其发展为持续性高血压。对于无危险因素的白大衣高血压患者,可不予药物治疗,进行健康宣教、生活方式干预,并做好定期随访。对于合并代谢紊乱危险因素的患者,需要针对相应的危险因素进行药物治疗。此时药物治疗是对生活方式改变的补充(具体措施包括控制体重、调节糖代谢、调脂治疗等),以及定期随访(动态血压、血糖、血脂、体重指数等)。对于合并无症状性靶器官损害的患者,在生活方式改变和血压监测的基础上,需给予相应药物治疗,包括降压、保护靶器官功能等药物治疗。

**5. 衰弱合并高血压**

老年人衰弱发生率升高,衰弱可加重不良预后,因此降压靶目标不宜太低,欧洲高血压学会建议,高龄衰弱老年患者的收缩压目标是低于 150 mmHg,但不低于 130 mmHg。同时应重视在血压管理中进行虚弱评估。治疗过程中,应注意监测患者的立位血压和 24 小时动态血压;制订降压药物方案需综合评估多重用药的不良反应。同时应注重老年综合评估,制订个性化营养支持方案、运动方案等,都将有助于对高龄患者血压水平的控制。

**(六)老年继发性高血压**

老年人常见继发性病因有肾性高血压、肾血管性高血压、内分泌相关高血压(肾上腺疾病、嗜铬细胞瘤等)。肾性高血压一般都有肾脏疾病病史,详细询问病史可以发现肾脏疾病发生早于高血压,实验室检查可以发现蛋白尿、血肌酐水平升高、eGFR 下降、B 超发现肾脏结构异常等,但需与高血压导致的肾脏功能损害鉴别。鉴别要点包括病史、肾功能损害程度、肾脏结构等。

动脉粥样硬化可引起单侧或双侧肾动脉狭窄,进而导致肾缺血,引起肾血管性高血压。临床上如出现以下情况需排除肾血管狭窄:①血压持续升高,≥160/100 mmHg 伴冠心病以及其他大血管狭窄病史。②合并轻度低钾血症。③体检发现脐周血管杂音。④突然血压难以控制或顽固性恶性高血压。⑤非对称性肾萎缩。⑥服用 ACEI 或 ARB 出现血肌酐明显升高。该患者无上述症状体征,且肾血管 CTA 排除肾血管性高血压。

老年人原发性醛固酮增多症发病率与普通成年人一致,原醛的临床特点比较典型,但老年人可能症状不典型,当出现以下情况时需排查:①难治性高血压。②顽固复发性低钾血症。③肾上腺意外瘤。④家族早发脑血管意外。

老年人还需注意药物相关性高血压,如非甾体类抗炎药物、激素类、抗抑郁药物等。在病史询问时应详细询问上述药物使用情况。

# 第三节　老年高血压综合管理

## 一、社区支持

老年高血压患者尤其特有的血压波动特点，同时合并多种疾病。部分老年人自理能力及认知功能受损导致血压不能很好控制，极易出现高血压并发症。而高血压以及慢性疾病治疗管理不仅需要专科医生，更需要患者以及家庭、社区的支持。应推广社区随访制度，如入户随访、家庭监测和远程服务。

老年高血压患者需要系统、长期的随访和管理，需要依靠社区来完成。社区随访可采用多种方式，如入户随访、家庭监测和远程服务。目前大部分高血压患者会选择在基层医疗机构就诊，社区卫生服务中心（站）、乡镇卫生院、村卫生所、保健院、健康教育所等在内的基层医疗或健康管机构和基层医务人员是高血压教育的主要力量。《"健康中国2030"规划纲要》指出要推进健康中国建设，要坚持预防为主，推行健康文明的生活方式，强化早诊断、早治疗、早康复，坚持保基本、强基层、建机制。故在老年高血压慢性疾病管理方面，需要打造有利的社区环境，促进老年高血压患者采纳健康生活方式，鼓励活动能力较好的老年人到社区卫生服务中心定期复诊、接受健康教育，在患者严重并发症时便于及时转诊就医。

老年人由于社会角色发生变化，容易产生不良心理变化，尤其是出现功能衰退、活动受限、情感孤独等问题的时候，均可导致高血压管理不能达到理想效果。可针对老年人的特点进行心理疏导，对于空巢老人，居委会和医疗机构应定期访问，提供情感支持和居家医疗服务。

## 二、远程管理

随着互联网科技的发展，使远程就诊、健康档案都成为可能。慢性疾病尤其使高血压远程管理优势非常明显。远程动态监测使医生实时掌握患者血压波动情况变成现实，同时可对病情变化进行预判，及时采取治疗措施，防止病情恶化，使患者个体化治疗落到实处。同时，通过远程视频等技术还可利用优质的专家资源进行对基层医生以及患者和家庭进行培训、咨询和指导，协同提高高血压的诊断率、知晓率和控制率。

高血压远程管理的内容主要包括及时监测数据与风险评估、优化治疗、生活方式干预、丰富健康教育内容，以及老年人情绪问题处理等。基于以上功能，高血压远程管理以数据监测为入口，为老年高血压人群打造预防、监测、干预、保障于一体的精准管理体系。将互联网技术的实时性、可及性、个体性优势与老年高血压群体的特殊性糅合，达到优化管理的目的。

## 三、"三高"共管

"三高"即高血压、糖尿病、高脂血症，三者均为CVD可控可防的危险因素，其根本目标是降低心脑肾及血管并发症和死亡的总危险。"三高"共管是一项系统工程，不仅需要政府健康政策、社会健康环境、公民健康行为的支撑，还有重大研究结果和临床技能与经验等循证医学证据的支持，更要提高患者依从性，改善临床惰性，建立健保机制。

（黄黎莹　方宁远）

**参考文献**

［1］中国高血压防治指南修订委员会. 中国高血压防治指南 2024［J］. 中华高血压杂志，2024,32(7):603-700.

［2］中国老年医学学会高血压分会. 中国老年高血压管理指南 2023［J］. 中华高血压病杂志，2023，31(6)：508-538.

［3］中华医学会心血管病学分会. 盐敏感高血压管理的中国专家共识［J］. 中华心血管病杂志，2023，51(04)：364-376.

［4］"三高"共管规范化诊疗中国专家共识(2023 版)专家组. "三高"共管规范化诊疗中国专家共识(2023 版)［J］. 中华心血管杂志网络版，2023，06(01)：1-11.

［5］Lyon AR，López-Fernández T，Couch LS，et al. 2022 ESC Guidelines on cardio-oncology developed in collaboration with the European Hematology Association (EHA)，the European Society for Therapeutic Radiology and Oncology (ESTRO) and the International Cardio-Oncology Society (IC-OS)［J］. Eur Heart J，2022，43(41)：4229-4361.

［6］Anker SD，Usman MS，Anker MS，et al. Patient phenotype profiling in heart failure with preserved ejection fraction to guide therapeutic decision making. A scientific statement of the Heart Failure Association，the European Heart Rhythm Association of the European Society of Cardiology，and the European Society of Hypertension［J］. Eur J Heart Fail，2023，25(7)：936-955.

［7］Stergiou GS，Palatini P，Parati G，et al. 2021 European Society of Hypertension practice guidelines for office and out-of-office blood pressure measurement［J］. J Hypertens，2021，39(7)：1293-1302.

# 第十四章　呼吸道疾病

## 第一节　新型冠状病毒感染防控策略

**本节要点** ✎

新型冠状病毒感染。

**教学目的** 📝

1. 掌握：新型冠状病毒感染的临床表现、诊断标准、临床分型和治疗。

2. 熟悉：老年新冠病毒感染的特点，熟悉新型冠状病毒感染的流行病学特点、病理学特点、重症/危重症的早期预警和预防。

3. 了解：新型冠状病毒的病原学特点。

21 世纪以来，全世界出现了三次冠状病毒的流行，如 2003 年在广东首发的严重性呼吸系统综合征（SARS）冠状病毒，2012 年在中东地区首发的中东呼吸综合征（MERS）冠状病毒，2019 年首发地不明的 2019 新型冠状病毒（2019-nCoV）。这三种冠状病毒的传染性和致病性都比较强，可以引起肺炎，甚至引起呼吸窘迫。

2020 年 1 月 30 日，世界卫生组织宣布新冠疫情构成"国际关注的突发公共卫生事件"，这是世界卫生组织依照《国际卫生条例》所能发布的最高级别警报。2023 年 5 月 5 日，世界卫生组织宣布新冠疫情不再构成国际关注的突发公共卫生事件。根据世界卫生组织数据，截至 2023 年 12 月 31 日，新冠疫情已在全球造成 773449299 例感染，6991842 例死亡。三年多来，我国人民在中国政府领导下，因时因势优化调整防控政策措施，平稳进入新冠疫情"乙类乙管"常态化防控阶段。但是疫情仍在世界范围散发流行，新冠病毒也在不断变异，人类对于新冠病毒的认识和防治策略也需要进一步提升。

中国是个人口大国，且逐步进入老龄化社会，老年人口基数大，合并基础病多，疫苗接种率较年轻人低，感染后的症状不典型，住院率、重症率和死亡率都高于平均人群，给临床医生带来严峻挑战。

## 一、流行病学

### 1. 传染源

传染源主要是新型冠状病毒感染的患者和无症状感染者,在潜伏期即有传染性,发病后3天内传染性最强。

### 2. 传播途径

经呼吸道飞沫和密切接触传播是主要的传播途径。接触病毒污染的物品也可造成感染。在相对封闭的环境中,长时间暴露于高浓度气溶胶情况下存在经气溶胶传播。

### 3. 易感人群

人群普遍易感。老年人或有基础疾病者感染后易发展为重症,接种疫苗可降低重症率或死亡风险。

## 二、病原学特点和病理学改变

### (一)病原学特点

新型冠状病毒(SARS-CoV-2)属于冠状病毒 β 属,有包膜,颗粒呈圆形或椭圆形,直径60~140nm。病毒颗粒中包含四种结构蛋白和新冠病毒基因组 RNA:核壳蛋白(N)、包膜蛋白(E)、膜蛋白(M)和刺突蛋白(S)4 种结构蛋白及单股正链 RNA。核壳蛋白(N)包裹着病毒 RNA 构成核衣壳,核衣壳再由双层脂膜包裹,双层脂膜上镶嵌有新冠病毒的 S、M、N 蛋白。新冠病毒入侵人体呼吸道后,主要依靠其表面的 S 蛋白上的受体结合域(RBD)识别宿主细胞受体血管紧张素转化酶 2(ACE2),并与之结合感染宿主细胞。

截至 2022 年底,世界卫生组织(WHO)提出的"关切的变异株"有 5 个,分别为阿尔法、贝塔、伽马、德尔塔和奥密克戎。2022 年初,奥密克戎迅速取代 Delta 成为全球绝对优势流行株。目前所流行的 JN.1 是奥密克戎变异株 BA.2.86 的分支。

冠状病毒对紫外线,有机溶剂和含氯消毒剂敏感(乙醚、75%乙醇、过氧乙酸和氯仿等),氯己定不能有效灭活病毒。

### (二)病理学改变

### 1. 肺脏

肺脏呈不同程度的实变。实变区主要呈现弥漫性肺泡损伤和渗出性肺泡炎。不同区域肺病变复杂多样,新旧交错。肺泡腔内见浆液、纤维蛋白性渗出物及透明膜形成;肺泡隔可见充血、水肿,单核和淋巴细胞浸润。少数肺泡过度充气、肺泡隔断裂或囊腔形成。肺内各级支气管黏膜部分上皮脱落,腔内可见渗出物和黏液。小支气管和细支气管易见黏液栓形成。可见肺血管炎,血栓形成(混合血栓、透明血栓)和血栓栓塞。肺组织易见灶性出血,可见出血性梗死、细菌和(或)真菌感染。病程较长的病例,可见肺泡腔渗出物机化(肉质变)和肺间质纤维化。

电镜下支气管黏膜上皮和Ⅱ型肺泡上皮细胞胞质内可见冠状病毒颗粒。免疫组化染色显示部分支气管黏膜上皮、肺泡上皮细胞和巨噬细胞呈新型冠状病毒抗原免疫染色和核酸检测阳性。

### 2. 脾脏、肺门淋巴结、骨髓

脾脏缩小。白髓萎缩,淋巴细胞数量减少、部分细胞坏死;红髓充血、灶性出血,脾脏内巨噬细胞增生并可见吞噬现象；可见脾脏贫血性梗死。淋巴结淋巴细胞数量较少，可见坏死。免疫组化染色显示脾脏和淋巴结内 CD4$^+$T 和 CD8$^+$T 细胞均减少。淋巴结组织可呈新型冠状病毒核酸检测阳性，巨噬细胞新型冠状病毒抗原免疫染色阳性。骨髓造血细胞或增生或数量减少，粒红比例增高；偶见噬血现象。

### 3. 心脏和血管

部分心肌细胞可见变性、坏死，间质充血、水肿，可见少数单核细胞、淋巴细胞和（或）中性粒细胞浸润。偶见新型冠状病毒核酸检测阳性。

全身主要部位小血管可见内皮细胞脱落、内膜或全层炎症；可见血管内混合血栓形成、血栓栓塞及相应部位的梗死。主要脏器微血管可见透明血栓形成。

### 4. 肝脏和胆囊

肝细胞变性、灶性坏死伴中性粒细胞浸润；肝血窦充血，汇管区见淋巴细胞和单核细胞浸润，微血栓形成。胆囊高度充盈。肝脏和胆囊可见新型冠状病毒核酸检测阳性。

### 5. 肾脏

肾小球毛细血管充血，偶见节段性纤维素样坏死；球囊腔内见蛋白性渗出物。近端小管上皮变性，部分坏死、脱落，远端小管易见管型。肾间质充血，可见微血栓形成。肾组织偶见新型冠状病毒核酸检测阳性。

### 6. 其他器官

脑组织充血、水肿，部分神经元变性、缺血性改变和脱失，偶见噬节现象；可见血管周围间隙单核细胞和淋巴细胞浸润。肾上腺见灶性坏死。食管、胃和肠黏膜上皮不同程度变性、坏死、脱落，固有层和黏膜下单核细胞、淋巴细胞浸润。肾上腺可见皮质细胞变性，灶性出血和坏死。睾丸可见不同程度的生精细胞数量减少，Sertoli 细胞和 Leydig 细胞变性。

鼻咽和胃肠黏膜、睾丸、唾液腺等器官可检测到新型冠状病毒。

## 三、临床表现

### （一）症状

潜伏期多为 2～4 天，重症患者多在发病 5～7 天后出现呼吸困难和（或）低氧血症。

以发热、咳嗽咳痰、乏力、咽痛为主要表现。部分患者可伴有嗅觉、味觉减退或丧失，部分患者伴有食欲减退、鼻塞、流涕、结膜炎、肌痛和腹泻等症状。严重者可快速进展为急性呼吸窘迫综合征、脓毒症休克、难以纠正的代谢性酸中毒和出凝血功能障碍及多器官功能衰竭等。极少数患者还可有中枢神经系统受累及肢端缺血性坏死等表现。值得注意的是重型、危重型患者病程中可为中低热，甚至无明显发热。

老年患者可能症状不典型，表现为谵妄、虚弱、跌倒、食欲减退、嗜睡、全身酸痛、周身不适。老年重症患者可能出现"沉默型低氧"，没有主诉呼吸困难和可观察到的呼吸窘迫，但氧饱和度明显降低，甚至快速进展为急性呼吸窘迫综合征、休克、出凝血功能障碍及多器官功能衰竭等。

少数患者在感染新型冠状病毒后可无明显临床症状。

多数患者预后良好，少数患者病情危重，多见于老年人、有慢性基础疾病者、晚期妊娠或围产期女性、肥胖人群。

## （二）体征

轻症可无任何体征，部分可有肺部湿啰音，严重至呼吸衰竭者可出现呼吸频率加快，辅助呼吸肌参与呼吸、三凹征、发绀、心动过速、心律失常、血压下降、心搏停止等。

## 四、实验室和影像学检查

### （一）实验室检查

#### 1. 一般检查

发病早期外周血白细胞总数正常或减少，可见淋巴细胞计数减少，部分患者可出现肝酶、乳酸脱氢酶、肌酶、肌红蛋白、肌钙蛋白和铁蛋白增高。部分患者 C 反应蛋白（CRP）和血沉升高，降钙素原正常。重型、危重型患者可见 D-二聚体升高、外周血淋巴细胞进行性减少，炎症因子升高，凝血功能指标异常。

#### 2. 病原学检查

（1）采用 RT-PCR 和（或）NGS 方法在鼻咽拭子、咽拭子、痰、肺泡灌洗液和其他标本如血液、粪便、尿液等可检测出新型冠状病毒核酸。检测下呼吸道标本（痰或肺泡灌洗液）更加准确。荧光定量 PCR 是目前最常用的新冠病毒核酸检测方法。

（2）抗原检测：采用胶体金法和免疫荧光法检测呼吸道标本中的病毒抗原，检测速度快，病毒载量越高，抗原阳性率越高，病毒抗原检测阳性支持诊断，阴性不能排除。

（3）病毒培养分离：从呼吸道标本、粪便标本等可分离、培养新冠病毒。

#### 3. 血清学检查

新型冠状病毒特异性 IgM 抗体、IgG 抗体阳性，发病 1 周内阳性率均较低。恢复期 IgG 抗体水平为急性期 4 倍或 4 倍以上升高有回顾性诊断意义。

### （二）影像学检查

早期呈现多发磨玻璃或实性小斑片影及间质改变，以肺外带明显。进而发展为双肺多发磨玻璃影、浸润影，严重者可出现肺实变，胸腔积液少见。合并心功能不全时可见心影增大，肺淤血。

## 五、诊断标准

### （一）诊断原则

有流行病学史、临床表现、实验室检查等可做出诊断。新冠病毒核酸阳性是确诊的首要标准。

### （二）诊断标准

（1）流行病学。

（2）新冠病毒感染的相关临床表现，如发热、咳嗽、乏力等。

（3）病原学检测阳性（新冠病毒核酸检测阳性或新冠病毒抗原阳性或新冠病毒分离、培养阳性）。

（4）血清学结果：恢复期新冠病毒特异性 IgG 抗体滴度较急性期呈 4 倍及以上升高。

## 六、临床分型

### （一）轻型

以呼吸道症状为主要表现，也可表现为消化道症状，但影像学未见肺炎表现。

### （二）中型

有发热、咳嗽、乏力等呼吸道症状，但未达到重型标准，影像学可见病毒性肺炎表现。

### （三）重型

成人符合下列任何一条且不能用新冠病毒感染以外其他原因解释：

（1）出现气促，RR≥30 次/分。

（2）静息状态下，吸空气时指氧饱和度≤93%。

（3）动脉血氧分压（$PaO_2$）/吸氧浓度（$FiO_2$）≤300 mmHg（1 mmHg = 0.133 kPa）。

（4）临床症状进行性加重，肺部影像学显示 24～48 小时内病灶明显进展 >50% 者。

### （四）危重型

符合以下情况之一者：

（1）出现呼吸衰竭，且需要机械通气。

（2）出现休克。

（3）合并其他器官功能衰竭需 ICU 监护治疗。

## 七、成人重型/危重型高危人群和早期预警指标

### （一）高危人群

（1）年龄大于 65 岁，尤其是未全程接种新冠疫苗者。

（2）有心脑血管疾病（含高血压）、慢性肺部疾病、糖尿病、慢性肝病、肾脏疾病、肿瘤等基础疾病以及维持性透析患者。

（3）免疫功能缺陷（如 HIV 感染者、长期使用糖皮质激素或免疫抑制药物导致免疫功能减退状态）。

（4）肥胖（体重指数≥30kg/$m^2$）。

（5）晚期妊娠和围产期女性。

（6）重度吸烟者。

### （二）早期预警指标

成人有以下指标变化应警惕病情恶化：

（1）低氧血症或呼吸窘迫进行性加重。

（2）组织氧合指标恶化或乳酸进行性升高。

（3）外周血淋巴细胞计数进行性降低或外周血炎症标记物如 IL-6、CRP、铁蛋白等进行性上升。

（4）D-二聚体等凝血功能相关指标明显升高。

（5）胸部影像学显示肺部病变明显进展。

## 八、鉴别诊断

（1）新型冠状病毒感染需要和其他病毒引起的上呼吸道感染相鉴别。

（2）新型冠状病毒感染主要与流感病毒、腺病毒、呼吸道合胞病毒等其他已知病毒性肺炎及肺炎支原体感染鉴别。

（3）与非感染性疾病，如血管炎、皮肌炎和机化性肺炎等鉴别。

## 九、治疗

### （一）一般治疗

（1）注意休息，加强支持治疗，保证充分能量摄入；注意水、电解质平衡，维持内环境稳定；给予对症处理：高热患者予以退热治疗，咳嗽咳痰严重者给予化痰止咳药物等治疗。

（2）对重症高危人群应密切监测生命体征、指氧饱和度等。

（3）根据病情监测血常规、尿常规、CRP、生化指标（肝酶、心肌酶、肾功能等）、凝血功能、动脉血气分析、胸部影像学等。有条件者可行细胞因子检测。

（4）及时给予有效氧疗措施，包括鼻导管、面罩给氧和经鼻高流量氧疗。

（5）抗菌药物治疗：避免盲目或不恰当使用抗菌药物，尤其是联合使用广谱抗菌药物。

（6）基础疾病相关指标的监测及治疗。

### （二）抗病毒治疗

**1. 小分子抗病毒药物**

（1）奈玛特韦/利托纳韦：适用人群为发病5天以内的轻、中型且伴有进展为重症高风险因素的成年患者。用法：奈玛特韦300 mg与利托那韦100 mg同时服用，每12小时1次，连续服用5天。不得与哌替啶、雷诺嗪等高度依赖CYP3A进行清除且其血浆浓度升高会导致严重和（或）危及生命的不良反应的药物联用，老年人基础病多，药物使用多，奈玛特韦/利托纳韦在用药过程中需要特别重视药物的相互作用。只有母亲的潜在获益大于对胎儿的潜在风险时，才能在妊娠期间使用，不建议在哺乳期使用。中度肾功能损伤者应将奈玛特韦减半服用，重度肝、肾功能损伤者不应使用。

（2）阿兹夫定：应用指征，建议在病程相对早、核酸阳性的患者中使用。用法用量为空腹整片吞服，每次5mg，每日1次，疗程最多不超过14天。不建议在妊娠期和哺乳期使用，中重度肝、肾功能损伤患者慎用，注意药物相互作用。

（3）莫诺拉韦：适用人群为发病5天以内的轻、中型且伴有进展为重症高风险因素的成年患者。用法：800 mg，每12小时口服1次，连续服用5天。不建议在妊娠期和哺乳期使用。

（4）VV116（氢溴酸氘瑞米德韦）：适用于成人伴有进展为重症高风险因素的轻至中度新型冠状病毒感染。用法：推荐连续口服5天，第1天每次600 mg，每12小时口服一次；第2～5天，每次300 mg，每12小时口服一次。孕妇和哺乳期妇女禁用，慎用于活动性肝病患者，注意药物相互作用。

（5）先诺特韦/利托纳韦（先诺欣）：用于治疗轻中度新型冠状病毒感染的成年患者。注意事项同奈玛特韦/利托纳韦。

（6）国家药品监督管理局批准的其他抗新冠病毒药物。

**2. 中和抗体类**

（1）安巴韦单抗注射液（BRII-198）及罗米司韦单抗注射液（BRII-198）：联合用于治疗轻型、中型且伴有进展为重症风险的成人和青少年（12～17岁，体重≥40kg）患者。用法：两药的剂量分别为 100 mg。在给药前两种药物分别以 100ml 生理盐水稀释后，经静脉序贯输注，滴速不高于 4ml/min，之间用生理盐水 100ml 冲管。在输液期间对患者进行临床监测，并在输注完成后对患者至少进行 1 小时的观察。

（2）恩适得（Evusheld）：是一种用于预防和治疗新冠病毒感染的长效抗体组合，含有两种天然抗体 tixagevimab 和 cilgavimab。适用于特定成人和青少年（12～17 岁，体重≥40 kg）（中重度免疫功能受损、接受免疫抑制剂治疗、对新冠疫苗接种未产生足够的免疫应答、不能接受新冠疫苗接种）的新冠病毒暴露前预防性治疗。用法：推荐剂量 150 mg tixagevimab＋150 mg cilgavimab，两种抗体分开给药，连续肌肉注射 2 次。

**3. 静注 COVID-19 人免疫球蛋白**

可在病程早期用于有重症高危因素、病毒载量较高、病情进展较快的患者。使用剂量为轻型 100 mg/kg，中型 200 mg/kg，重型 400 mg/kg，静脉输注，根据患者病情改善情况，可隔日再次输注，总次数不超过 5 次。

**4. 康复者恢复期血浆**

主要用于病情进展较快、具有高危因素的普通型以及重型、危重型患者，优先选择 ABO 和 RhD 同型血浆输注。排除禁忌后通常输注剂量为 200～500 ml（4～5 ml/kg），可根据患者个体情况和病毒载量等决定是否再次输注。

（三）免疫治疗

**1. 糖皮质激素治疗**

适用人群：对于氧合指标进行性恶化、影像学进展迅速、机体炎症反应过度激活状态的重型和危重型病例。

用法：酌情短期内（不超过 10 日）使用糖皮质激素，建议地塞米松 5 mg/d 或甲泼尼龙 40 mg/d。

注意：避免长时间、大剂量使用，以减少不良反应。如考虑新冠感染后机化性肺炎，可酌情延长激素疗程。

**2. 托珠单抗**

适用人群：重型、危重型且实验室检测 IL-6 水平明显升高。

用法：首次剂量 4～8 mg/kg，推荐剂量 400 mg，生理盐水稀释至 100 ml，输注时间大于 1 小时；首次用药疗效不佳者，可在首剂应用 12 小时后追加应用 1 次（剂量同前），累计给药次数最多为 2 次，单次最大剂量不超过 800 mg。

注意：过敏反应，有结核等活动性感染者禁用。

**3. 络氨酸激酶（JAK）抑制剂**

巴瑞替尼适用于重型或危重型患者，可考虑地塞米松和巴瑞替尼联用，推荐剂量 2 mg/d 两次口服，疗程 7～14 天。巴瑞替尼有导致严重感染和血栓形成的风险。

（四）抗凝治疗

具有重症高风险因素、病情进展快的中型，以及重型和危重型病例，无禁忌证情况下给予治疗剂量的低分子肝素或普通肝素。发生血栓栓塞事件时，按照相应指南进行治疗。

（五）俯卧位通气

具有重症高风险因素、病情进展较快的中型、重型和危重型病例，应当给予规范的俯卧位治疗，建议每天不少于 12 小时。

**（六）重型/危重型治疗**

**1. 治疗原则**

在上述治疗的基础上，积极防治并发症，治疗基础疾病，预防继发感染，及时进行器官功能支持。

**2. 呼吸支持**

（1）鼻导管或面罩吸氧。

$PaO_2/FiO_2$低于 300 mmHg 的重型患者均应立即给予氧疗。接受鼻导管或面罩吸氧后，短时间（1～2 小时）密切观察，若呼吸窘迫和（或）低氧血症无改善，应使用经鼻高流量氧疗（HFNC）或无创通气（NIV）。

（2）经鼻高流量氧疗或无创通气。

$PaO_2/FiO_2$低于 200 mmHg，应给予经鼻高流量氧疗（HFNC）或无创通气（NIV）。接受 HFNC 或 NIV 的患者，无禁忌证的情况下，建议同时实施俯卧位通气，即清醒俯卧位通气，俯卧位治疗时间应大于 12 小时。

部分患者使用 HFNC 或 NIV 治疗的失败风险高，需要密切观察患者的症状和体征。若短时间（1～2 小时）治疗后病情无改善，特别是接受俯卧位治疗后，低氧血症仍无改善，或呼吸频数、潮气量过大或吸气努力过强等，往往提示 HFNC 或 NIV 治疗疗效不佳，应及时进行有创机械通气治疗。

（3）有创机械通气。

一般情况下，$PaO_2/FiO_2$低于 150 mmHg，应考虑气管插管，实施有创机械通气。但鉴于重症新型冠状病毒感染患者低氧血症的临床表现不典型，不应单纯把 $PaO_2/FiO_2$是否达标作为气管插管和有创机械通气的指征，而应结合患者的临床表现和器官功能情况实时进行评估。值得注意的是，延误气管插管，带来的危害可能更大。

早期恰当的有创机械通气治疗是危重型患者重要的治疗手段。实施肺保护性机械通气策略。对于中重度急性呼吸窘迫综合征患者，或有创机械通气 $FiO_2$ 高于 50% 时，可采用肺复张治疗。并根据肺复张的反应性，决定是否反复实施肺复张手法。应注意部分新冠病毒感染患者肺可复张性较差，应避免过高的 PEEP 导致气压伤。

（4）气道管理。

加强气道湿化，建议采用主动加热湿化器，有条件的使用环路加热导丝保证湿化效果；建议使用密闭式吸痰，必要时气管镜吸痰；积极进行气道廓清治疗，如振动排痰、高频胸廓振荡、体位引流等；在氧合及血流动力学稳定的情况下，尽早开展被动及主动活动，促进痰液引流及肺康复。

（5）体外膜肺氧合（ECMO）。

ECMO 启动时机：在最优的机械通气条件下（$FiO_2 \geqslant 80\%$，潮气量为 6 ml/kg 理想体重，$PEEP \geqslant 5$ cmH_2O，且无禁忌证），且保护性通气和俯卧位通气效果不佳，并符合以下之一，应尽早考虑评估实施 ECMO：①$PaO_2/FiO_2 < 50$ mmHg 超过 3 小时。②$PaO_2/FiO_2 < 80$ mmHg 超过 6 小时。③动脉血 pH<7.25，$PaCO_2 > 60$ mmHg 超过 6 小时，且呼吸频率 >35 次/分。④呼吸频率 > 35 次/分时，动脉血 pH<7.2 且平台压>30 cmH_2O。

符合 ECMO 指征，且无禁忌证的危重型患者，应尽早启动 ECMO 治疗，延误时机，导致患者预后不良。

**3. 循环支持**

危重型患者可合并休克,应在充分液体复苏的基础上,合理使用血管活性药物,密切监测患者血压、心率和尿量的变化,以及乳酸和碱剩余。必要时进行血流动力学监测,指导输液和血管活性药物使用。

**4. 急性肾损伤和替代治疗**

危重型患者可合并急性肾损伤,应积极寻找病因,如低灌注和药物等因素。在积极纠正病因的同时,注意维持水、电解质、酸碱平衡。连续性肾替代治疗(CRRT)的指征包括:①高钾血症。②严重酸中毒。③利尿剂无效的肺水肿或水负荷过多。

**5. 儿童多系统炎症综合征**

血液净化系统包括血浆置换、吸附、灌流、血液/血浆滤过等,能清除炎症因子,阻断"细胞因子风暴",从而减轻炎症反应对机体的损伤,可用于重型、危重型患者细胞因子风暴早中期的救治。

**6. 重型或危重型妊娠患者**

应多学科评估继续妊娠的风险,必要时终止妊娠,首选剖宫产。

**7. 营养支持**

应加强营养评估,首选肠内营养,保证热量和蛋白质的摄入,必要时加用肠外营养。可使用肠道微生态调节剂,维持肠道微生态平衡,预防继发细菌感染。新冠感染后老年人的营养不良发生率比成年人明显要高,要特别重视老年人新冠后的营养支持治疗。

**(七)中医、中药治疗**

中成药双黄连、双黄连+藿香正气胶囊、连花清瘟胶囊、血必净注射液在新冠肺炎中有运用,但仍需要更多临床试验。

汤药:可根据不同的时期,不同的临床表现,疾病的严重程度进行辨证,选择不同的汤剂。

**(八)心理辅导**

患者常存在焦虑恐惧情绪,应当加强心理疏导,必要时辅以药物治疗。老年人对新冠感染的心理更敏感,更容易出现焦虑和恐惧,容易出现失眠,需要更早介入心理方面的治疗。

**(九)康复治疗**

重视患者早期康复介入,针对新型冠状病毒感染患者呼吸功能、躯体功能以及心理障碍,积极开展康复训练和干预,尽最大可能恢复体能、体质和免疫能力。老年人尤其是合并基础病的新冠病毒感染者病毒转阴慢,"长新冠"症状维持时间久,康复治疗尤为重要。

## 十、预防

**1. 一般预防**

保持良好的个人及环境卫生,均衡营养、适量运动、充足休息,避免过度疲劳。提高健康素养,养成"一米线"、勤洗手、戴口罩、公筷制等卫生习惯和生活方式,打喷嚏或咳嗽时应掩住口鼻。保持室内通风良好,科学做好个人防护,出现呼吸道症状时,应及时到发热门诊就医。近期去过高风险地区或与确诊、疑似病例有接触史的,应主动进行新型冠状病毒核酸检测。

**2. 疫苗**

新冠肺炎疫苗,可分为减毒疫苗、灭活疫苗、病毒载体疫苗、蛋白亚单位疫苗、核酸疫苗及病毒样颗粒疫苗。新冠疫情以来,全世界加快了新冠疫苗的研发,中国自 2020 年 12 底开始高危人群疫苗的免费接种。接种疫苗可以降低病毒的感染率,减轻感染的症状,起到预防的作用,但不能达到治疗的作用。接种新型冠状病毒疫苗是保护易感人群、减少危重症、建立群体免疫屏障的关键,老年人全程接种疫苗可有效降低新冠感染死亡风险。

(查琼芳　秦慧)

**参考文献**

[1] 中华人民共和国国家卫生健康委员会. 新冠肺炎康复者恢复期血浆临床治疗方案(试行第三版). 国家卫生健康委办公厅,2021.

[2] 中华人民共和国国家卫生健康委员会. 新型冠状病毒肺炎诊疗方案(第十版)[J]. 中华临床感染病杂志,2023,16:1-9.

[3] 瞿介明,曹彬,陈荣昌. 新冠肺炎防治精要[M]. 上海:上海交通大学出版社,2020.

[4] 曹彬,瞿介明. 新型冠状病毒肺炎临床实用手册[M]. 北京:中国协和医科大学出版社,2020.

[5] 广东省老年保健协会呼吸专业委员会. 老年患者新型冠状病毒感染诊疗与康复专家共识[J]. 广州医药,2023,54(3):14-20,47.

[6] 中华医学会呼吸病学分会危重症学组. 奥密克戎变异株所致重症新型冠状病毒感染临床救治专家推荐意见[J]. 中华结核和呼吸杂志,2023,46(2):101-110.

[7] 中华预防医学会老年病预防与控制专业委员会. 中国老年人新型冠状病毒感染诊疗专家共识(基层医生版). 中华老年医学杂志,2023,42(4):371-385.

# 第二节　老年社区获得性肺炎

**本节要点**

1. 老年社区获得性肺炎的概念,常见病因与临床表现。

2. 老年社区获得性肺炎的检查、诊断与治疗。

3. 老年社区获得性肺炎的防治工作。

4. 老年社区获得性肺炎的现状结局与思考。

5. 老年社区获得性肺炎患者的随访及沟通。

**教学目的**

1. 掌握

(1)老年社区获得性肺炎的概念、特点、常见病因。

(2)老年社区获得性肺炎患者的临床表现、并发症。

(3)老年社区获得性肺炎的检查、诊断与治疗。

2. 熟悉

(1)老年社区获得性肺炎的防治及原则。

(2)老年社区获得性肺炎的现状结局与思考。

(3)老年社区获得性肺炎患者的随访及沟通。

3. 了解

(1)老年社区获得性肺炎的流行病学调查，各国指南更新。

(2)了解老年人群中社区获得性肺炎的特点，对比分析不同人群中的异同点，探索老年人群的特殊性。

## 一、老年社区获得性肺炎的概念

### （一）什么是老年社区获得性肺炎

社区获得性肺炎（community acquired pneumonia，CAP）是指患者在医院外罹患的感染性肺实质炎症，包括具有明确潜伏期的病原体感染而在入院后潜伏期内（48h 内）发病的肺炎。目前普遍将老年社区获得性肺炎定义为：年龄≥65 岁人群发生的肺炎，是老年人的常见病，老年 CAP 的发病率和病死率很高，CAP 是威胁老年人健康的常见疾病，重症老年社区获得性肺炎的死亡率可达 50% 以上。

重症 CAP 是 CAP 进展到严重阶段的表现，根据中华医学会呼吸病分会（2016）《CAP 诊断和治疗指南》指出，重症 CAP 界定为具有下列 1 项主要标准或≥ 3 项次要标准者可诊断为重症肺炎，需密切观察，积极救治，有条件时收住 ICU 治疗（Ⅱ A）。其主要标准：①需要气管插管行机械通气治疗。②脓毒血症休克经积极体液复苏后仍需要血管活性药物治疗。次要标准：①呼吸频率≥30 次/分。②氧合指数≤250 mmHg。③多肺叶浸润。④意识障碍（或）和定向障碍。⑤血尿素氮≥ 7.14 mmol/L。⑥收缩压＜90 mmHg 需要积极的液体复苏。

### （二）老年社区获得性肺炎的流行病学特点

老年 CAP 发病率一定程度上反映了地区医疗环境和人口的差异，与年龄的增长和合并症的存在有关。CAP 的发病率随年龄增长呈现 U 型分布，2013 年美国的老年 CAP 发病率为（63～164.3）/万人，约是其他年龄段的 3 倍，同期欧洲老年 CAP 发病率为（76～140）/万人。老年 CAP 住院率也很高，2013 年一项国内研究结果显示，16585 例住院的 CAP 患者中，＞65 岁老年人占 28.7%，26～45 岁的青壮年占 9.2%，可见老年 CAP 患者的住院构成比远高于青壮年。尽管由于公共卫生体系的完善及抗菌药物的应用和普及，CAP 病死率有所下降，但其死亡人数的下降远远低于其他感染所致病死率。在欧洲，大约 90% 死于肺炎的患者是老年人。在美国，CAP 是老年人第六大死因。中国一项纳入 5828 例患者的研究显示，住院 CAP 患者 30 天病死率为 4.2%，≥65 岁患者，住院病死率明显上升。

### (三)老年社区获得性肺炎的指南及指南更新

**1. 国际指南的修订与完善**

美国、英国、欧洲、日本等众多国家都是基于本国国情制订 CAP 诊治指南,并不断更新指南。为了改进 CAP 的诊疗工作,各国的相关学术组织先后依据新的循证医学证据制订了 CAP 的诊治指南,目前被国际上广泛接受和使用的证据等级划分标准为牛津大学循证医学中心制订的证据等级标准以及 GRADE 标准。

**2. 我国指南的修订与完善**

我国 2016 年更新版 CAP 诊治指南证据等级和推荐等级参照美国感染病学会(IDSA)/美国胸科学会(ATS)2007 年 CAP 指南,使用了 GRADE 标准,体现了我国指南推荐意见等级与国外指南的一致性,更加权威可信。同时对于 CAP 的诊疗思路也根据我国的国情及现状做出调整与更新。

**3. 遵循指南指导,判断和治疗 CAP 的诊疗思路如下**

(1)判断 CAP 诊断是否成立:①对于临床疑似 CAP 患者,要注意与肺结核等特殊感染以及非感染病因进行鉴别。②评估 CAP 病情的严重程度,选择治疗场所。③推测 CAP 可能的病原体及耐药风险。④合理安排病原学检查,及时启动经验性抗感染治疗。⑤动态评估 CAP 经验性抗感染效果,初始治疗失败时查找原因,并及时调整治疗方案。⑥治疗后随访,并进行健康宣教。

(2)对比国内外较有影响力 CAP 指南之间的差异:方法学、指南证据等级和推荐等级。我国是全球结核病流行严重的国家之一,我国指南着重推荐了结核筛查项目,其他国家并未推荐。我国和日本均推荐常规进行 CT 检查以诊断成人 CAP,而欧洲、英国指南均未推荐。

(3)病原学:各国家地区病原学分布。在亚洲地区非典型病原体检出率及耐药率很高的背景下,我国 2016 版 CAP 指南提出对非典型病原体感染要及时做出临床倾向性判断,日本 JRS 2017 版指南则提出利用评分系统快速辅助诊断非典型病原体肺炎。

(4)诊断思路:病情严重程度的分层评估。我国 2016 版 CAP 指南对于 CAP 的诊断思路有所创新,提出了诊断 6 步法。

(5)抗菌药物的使用分层、分场所的推荐。

(6)激素等辅助治疗。

(7)预防疫苗的应用和普及。

由于我国的社会经济发展水平与这些发达国家存在较大差距,医疗保障体系不同,CAP 的致病原构成及耐药状况也与这些国家存在一定差异,完全照搬这些发达国家的 CAP 诊治指南并不恰当,我国 CAP 指南也基于这样的挑战与需求下,不断更新完善更客观科学指导实践。

## 二、老年社区获得性肺炎的常见病因与临床表现

### (一)老年社区获得性肺炎的常见病因

老年患者因生理功能变化,易感因素增多,往往易患 CAP,其中主要的原因包括:

(1)年龄:CAP 的患病风险随着年龄的增长而增加。

(2)慢性共存病:慢性阻塞性肺疾病(COPD)是 CAP 住院风险最高的共病。与 CAP 发病率增加有关的其他合并症包括其他慢性肺病(如支气管扩张、哮喘)、慢性心脏病(特别是

充血性心力衰竭）、脑血管病、糖尿病、营养不良和免疫缺陷等。

（3）吸入因素：吸入性肺炎占 CAP 患者的 5%～15%。且发病率随年龄增长而增加，是高龄患者第二常见的 CAP 病因。在一项涉及老年肺炎患者和健康老年人的病例对照研究中发现，口咽部吞咽困难会增加患肺炎的风险，并存在于近 92% 的肺炎患者中。吞咽功能受损常引起误吸，致口腔或胃内容物进入肺，没有有效咳嗽反射的患者更易发生。

（4）可纠正因素：吸烟、酗酒（>80g/d）和阿片类药物使用是 CAP 的主要可改变的行为危险因素。

（5）其他因素：肌少症患者肺炎发病率高于非肌少症患者，增加死亡和医院感染风险。最近对观察性研究的系统回顾表明，营养不良、功能状态差、既往 CAP、口腔卫生不良、免疫抑制治疗、口服皮质醇类激素和胃酸抑制性药物、抗精神病药物、抗胆碱能药物是 CAP 的明确危险因素。

（6）复发因素：我国一项研究表明，COPD、糖尿病和既往呼吸衰竭史是老年人反复发生 CAP 的独立危险因素。了解 CAP 风险增加的基本机制，将危险因素进行监测及早期干预治疗，对于在老年人中改进预防方法和改进治疗很重要。

### （二）老年社区获得性肺炎的临床表现

老年社区获得性肺炎患者常表现为发热、咳嗽、咳痰等；部分患者也会有精神萎靡、乏力、呕吐，还会发生精神异常或者意识障碍、食欲不振、呼吸障碍等。高龄者常有典型的老年病五联征（尿失禁、精神恍惚、跌倒、不想活动、丧失生活能力等）之一或多项表现。由于老年人呼吸道黏膜萎缩和上皮纤毛系统功能下降，呼吸道防御功能减低，极易发生呼吸道感染。老年 CAP 患者局部全身免疫应答与症状严重程度直接相关。超过一半的老年人可能没有典型肺部感染的表现，如咳嗽、咳痰、发热、白细胞明显升高等；非呼吸道症状的恶化，如精神状态的改变、功能状态的下降、厌食或腹痛等胃肠道症状和合并症，反而可能是较先出现的症状，也可能是出现的唯一症状。呼吸急促、呼吸频率增快、肺部湿啰音的出现是老年 CAP 患者中较为敏感的体征。

### （三）老年社区获得性肺炎的并发症

社区获得性肺炎是常见的一种疾病，对于老年人来说，由于大都患有其他基础疾病，如慢性阻塞性肺疾病、冠心病、高血压、糖尿病、脑卒中等，对其治疗相对比较困难。此外，由于老年患者免疫低下，可能会发生炎症反应不足，白细胞增多通常不明显。与年轻患者相比，老年 CAP 中重症 CAP 占有较大比例，并随年龄增加，比例明显上升，老年 CAP 不仅呼吸衰竭多见，也常出现多器官功能障碍等严重并发症（如意识障碍、心力衰竭、心律失常、上消化道应激性病变、肾损害、代谢紊乱及休克），水电解质紊乱更是常见。脓毒症、住院并发症的发展和死亡在老年患者中所占的比例一直居高不下。

## 三、老年社区获得性肺炎的检查、诊断与治疗

### （一）老年社区获得性肺炎的检查

（1）准确的病原学检测是诊断肺炎和合理选择治疗方案的基础，最好在使用抗感染药物之前进行检查。疑似 CAP 的门诊患者，合格痰标本行革兰染色和培养，并联合尿抗原检测，可能是最有助于快速诊断 CAP 的方法。多重聚合酶链式反应（PCR）可用于检测肺炎衣原体、肺炎支原体及 14 种呼吸道病毒病原体。吸入相关的老年 CAP 患者送检标本时，应常规

行厌氧菌培养。

（2）生物标记物可协助诊断和减少抗菌药物的使用时间。许多生物标记物如白细胞计数、白蛋白、降钙素原（PCT）、C反应蛋白（CRP）和可溶性髓系细胞表达触发受体-1（sTREM-1），在老年CAP早期诊断和预后方面起到关键作用。多种生物标记物的组合可能更有意义，但需要进一步的临床评估。

（3）影像学检查：应完善胸片等影像学检查。由于老年社区获得性肺炎患者多数不典型的临床表现，再加上炎症反应不足及约30%病例胸片结果不明确，若条件允许，应对疑似肺炎患者进一步行肺CT等检查。

（二）老年社区获得性肺炎的诊断

老年社区获得性肺炎的诊断一直以来依靠临床，结合急性呼吸道感染的表现、血液炎症指标和胸片上新出现的浸润影。但对于老年CAP患者不典型的临床表现，再加上炎症反应不足及约30%病例胸片结果不明确，其诊断更具挑战。若条件允许，应对疑似肺炎患者进一步行肺CT等检查。

（三）老年社区获得性肺炎的治疗

**1. 治疗原则**

社区获得性肺炎的指南和评判标准随真实世界的变化不断进行改进调整。老年CAP患者治疗过程中，要加强动态评估，根据病情严重程度、肝肾功能、既往用药、药敏史、并发症以及所在地区病原学情况具体制订用药疗程及用药方案的调整，尽早启用抗感染治疗。

**2. 治疗措施**

（1）门诊患者治疗：在治疗48～72小时后没有反应，应再次接受评估，在保持不发热状态至少48小时，并且临床情况稳定后，才能停止治疗。多数患者应接受5天治疗。

（2）住院患者治疗：血流动力学稳定、临床情况有改善，并且能够口服药物时，应从静脉给药转为口服给药。总疗程一般为5～7天，某些情况可能需要更长疗程。老年患者治疗7～12周后行胸片/胸部CT检查，特别是男性和吸烟者。

（3）老年CAP患者治疗期间要控制体温，对咳痰比较困难的患者，积极给予化痰药物治疗，协助患者排痰，给予翻身、拍背护理，注意患者液体摄入量，进一步稀释痰液；若患者出现痰液影响呼吸功能，可考虑给予吸痰处理。如患者出现呼吸困难，可考虑吸氧，注意心功能不全等其他原因引起的胸闷、呼吸困难症状，在用药时要对各类疾病进行综合考虑，及时处理，避免出现心衰加重的情况。

（4）有其他合并症的老年CAP患者处理：对其基础病给予相应的处理，如患者有糖尿病之类基础疾病，在静脉补液时，应尽量避免使用5%葡萄糖溶液，如出现血糖过高情况，及时给予降血糖治疗，定时监测血糖，避免出现治疗后低血糖的发生；如患者既往有冠心病、心功能不全的疾病，患者治疗时要注意补液的总量及补液速度的控制，避免造成心衰的发作。

**3. 老年CAP患者治疗特别注意**

（1）评估老年CAP的抗感染治疗时，应考虑共病和多药，根据年龄及肝肾功能，选择药物种类，调整药物剂量和给药间隔。如肝功能受损时，应用多种经肝脏代谢的抗菌药物，可增加不良反应；肾功能下降时，部分药物需调整剂量，减少肾脏负担。老年CAP患者治疗过程中，患者可接受呼吸科医师、老年科医师和临床药师等多学科联合诊疗，提高和改善患者治疗疗效。

（2）由于老年患者的特殊性，抵抗力差，加上大多患者合并其他并发症，可能因初始经验性抗生素治疗方案不足，老年患者更容易出现不良后果，因此危重老年患者住院后，在加强痰培养等方面检查的同时，建议应接受广谱联合抗菌治疗，待痰培养结果，可根据具体的病原菌选择药物敏感的抗生素进行下一步治疗。

### 四、老年社区获得性肺炎的防治工作

#### （一）各类综合预防措施

综合治疗是目前 CAP 最主要的治疗手段，辅以对症及营养支持治疗。预防接种也是预防老年 CAP 的重要手段。

（1）对症及营养支持治疗：了解感染风险增加有关的生活方式因素和医疗因素后，应当采取针对性预防措施。主要推荐戒烟戒酒、营养均衡、避免与呼吸道感染的儿童接触、保持口腔健康、定期牙科随访等。对有误吸风险的老年患者护理需注意：保持口腔卫生；床头抬高，采用适当的进食体位；权衡利弊留置胃管给予鼻饲饮食；停用或少用抗精神病药物、质子泵抑制剂和抗胆碱能药物。

（2）重视预防和康复：①避免受凉、淋雨、吸烟、酗酒，防止过度疲劳。②在高热期需要卧床休息，退热后可以适当增加活动，包括户外活动。③保证开窗通风，室内空气流通，但要注意保暖。④可进食高蛋白、高热量、易消化食物，补充维生素，防止机体出现过度消耗。⑤足量饮水。⑥促进排痰，经常改变体位，翻身拍背帮助咳出气道痰液。⑦按时服药，忌擅自停药或调整药物剂量。⑧生活规律，劳逸结合，适当参加体育锻炼。⑨按时复诊，注意并发症的发生。⑩积极治疗原有慢性疾病。

#### （二）疫苗接种在老年人群中的特殊性

预防接种是预防老年 CAP 的重要手段。目前应用的肺炎链球菌疫苗主要包括肺炎链球菌多糖疫苗（pneumococcal polysaccharide vaccines，PPSV）和肺炎链球菌结合疫苗（pneumococcal conjugate vaccines，PCV）。根据老年人疫苗接种中国专家建议推荐，建议老年人接种 PPSV23，基础接种为一剂，不推荐免疫功能正常者再次接种。同样，老年人是流感病毒感染的高危人群，建议每年流感流行季节前都接种一剂流感疫苗。联合接种肺炎链球菌疫苗和流感疫苗能协同获益。

### 五、老年社区获得性肺炎的现状结局与思考

老年人随着年龄增长性的改变，出现呼吸道黏膜和腺体萎缩，黏液分泌减少，小气道周围弹性纤维减少，管壁弹性牵引力减弱，致使气道阻力增加，影响异物和分泌物的排出，易发生误吸而导致肺部感染。一旦发作此类疾病就易于反复，且并发症较多，在年老体弱者中病死率明显升高，从而严重威胁老年患者的正常生活与身心健康。

CAP 与近期和远期病死率的增加相关，已成为全球重要的公共卫生问题。老年基础疾病和 CAP 易感因素多，临床表现不典型，病原学复杂，及时发现和早期诊断治疗就显得格外重要。老年人的特殊体征可影响治疗反应和预后，需充分考虑老年人的特点和药物不良反应，准确进行病情评估，早期适当的抗菌药物选择、合理的疗程、集束化管理，有助于改善预后。因此，准确客观地评估病情严重程度，合理地使用抗菌药物是 CAP 管理关键；预防性疫苗注射是防治关键。目前，CAP 的临床试验中，老年人的比例一直偏低。需要进一步研究

这一群体及其独有的特征，以制订特定的治疗方法，并改善其预后。

## 六、老年社区获得性肺炎患者的随访及沟通

护理与沟通在患者治疗及康复过程中起到了相当重要的作用。通过对 CAP 患者实施老年综合评估，充分了解患者的病情、检查化验指标、用药情况、饮食、生活习惯等，获取个体化的多元化护理、治疗需求，在此基础上实施综合护理与治疗，充分评估 CAP 患者的健康水平。

在患者出院前进行各项检查，确认各项指标均恢复后，发放健康宣教材料，并教会患者呼吸操，规律长期的呼吸锻炼有利于改善肺功能。为患者制订一份出院指导，叮嘱患者清淡饮食，避免剧烈运动，按时服药，勿自行停药，定期到医院复查。

良好的人文关怀和心理疏导能提高老年患者对疾病的认知、改善负面情绪。主动和患者及家属进行有效沟通，了解其心理特点及需求，能一定程度上减轻心理压力。了解患者家庭情况，对患者的心理进行评估，减轻患者的消极情绪。家属的支持可为患者提供较好的社会支持力量。健康宣教活动，能帮助患者建立克服疾病的信心。实施有针对性、序贯性的健康教育，及时评价健康教育的效果，加强医院与社区的联动。通过发放健康教育手册、专业人员系统的讲解，以讲座、视频及电话、微信随访等多方面途径，给予个体化的健康教育。

总结来说，对于老年社区获得性肺炎患者而言，除了规范的治疗外，心理及生理的观察与治疗，强力有效的心理干预也对疾病的预后有很大的帮助；同时，应该根据老年人疾病的特殊生理特点，制订个体化治疗方案，有变通，抓重点。

（张春炳 邵莉）

## 参考文献

[1] 中华医学会临床药学分会中华医学会杂志社，等.成人社区获得性肺炎基层合理用药指南[J] 中华全科医师杂志，2020，19(08)：689-697.

[2] 中华医学会呼吸病学分会.中国成人社区获得性肺炎诊断和治疗指南(2016 年版) [J]. 中华结核和呼吸杂志，2016，39(4)：253-279.

[3] Mandell LA，Niederman MS. Aspiration pneunlonia[J]. N Engl J Med，2019，380 (7)：651-663.

[4] Ahuna-Venegas S，Aliaga-Vega R，Maguifia JL，et al. Risk of comnmnity-acquired pneumonia in older adults with sarcopenia of a hospital from Callao，Peru 2010—2015 [J]. Arch Gerontol Geriatr，2019，82：100-105.

[5] 中华医学会老年医学分会呼吸学组. 老年人流感和肺炎链球菌疫苗接种中国专家建议 [J] 中华老年医学杂志，2018，37(2)：113-122.

# 第十五章 老年消化不良的诊断思路与应对原则

## 第一节 消化不良概述及老年人消化不良的特点

**本节要点**

1. 消化不良的定义、分类。
2. 老年人消化道衰老的基本机制。
3. 老年消化不良的诊断流程。

**教学目的**

1. 掌握：消化不良的定义、分类，老年功能性消化不良的特点和应对原则。
2. 熟悉：消化不良的国内外指南的更新要点。
3. 了解：老年人消化道衰老的基本机制及其临床意义。

### 一、消化不良的定义及流行病学

消化不良（dyspepsia）指位于上腹部的一个或一组症状，主要包括上腹部疼痛、上腹部烧灼感、餐后饱胀感及早饱，也包括上腹部胀气、嗳气、恶心和呕吐等。消化不良症状的产生与胃肠疾病有关，也可由胰、胆、肝脏疾病以及全身系统性疾病等引起，但一半以上的患者经内镜检查、生化检验等无法发现可以解释这些症状的器质性疾病。

全球范围内，未经检测的消化不良的发病率为7%～45%，取决于消化不良的定义以及地理位置的不同。由于消化不良的症状反反复复发作，且发作没有一定的规律性，因此统计准确的患病率难度很大，但是总体而言患病率基本保持稳定约占1%。据《中国消化不良诊治指南》报道，我国广东城镇居民的问卷调查显示消化不良的患病率为18.9%，美国社区居民的患病率为25%；女性患病率高于男性，患病率随年龄增长而升高。据统计，在我国以消化不良为主诉的患者占普通内科门诊的11.05%、占消化专科门诊的52.85%。与消化不良发病的相关因素有：脑力劳动、工作紧张、睡眠状况差、服用非甾体抗炎药（NSAID）和饮食不当等。

## 二、消化不良的分类

从病因上消化不良可分为器质性消化不良（organic dyspepsia，OD）和功能性消化不良（functional dyspepsia，FD）。Ford 等的一项荟萃分析显示，在因消化不良症状而接受胃镜检查的人群中，约 72.5％的人群胃镜检查正常，糜烂性食管炎约占 20％，巴雷特（Barrett）食管约占 1.1％，消化性溃疡约占 6％，胃—食管恶性肿瘤仅占 0.4％。

### （一）器质性消化不良

部分具有慢性消化不良症状的患者可用存在的器质性疾病（如消化性溃疡、胃食管反流病、肝胆胰疾病）、全身性疾病（如糖尿病、慢性肾功能不全、充血性心力衰竭、甲状腺功能亢进症、免疫性疾病）以及某些药物相关性因素等来解释，这类由明确的疾病所致的器质性消化不良症状，该疾病一旦得到成功治疗，消化不良症状可得到缓解。

### （二）功能性消化不良

功能性消化不良是指一组源自上腹部、持续存在或反复发生的综合征，主要包括上腹部疼痛或烧灼感、上腹胀闷或早饱感或餐后饱胀、食欲缺乏、嗳气、恶心或呕吐等症状，并且缺乏能解释这些症状的任何器质性、系统性和代谢性疾病，以慢性、持续性、易反复发作为其特点。中国健康成年人中，功能性消化不良患病率为 23.5％。

**1. 功能性消化不良的指南及指南更新**

1984 年 Thompson 提出以"非溃疡性消化不良"（non-ulcer dyspepsia，NUD）来命名此类患者，后认为 NUD 不能概括本病的全义，经多次国际性的专题研讨会讨论，建议改名为功能性消化不良，以区别于器质性消化不良。

由多国专家组成的"罗马委员会"于 1994 年、1999 年、2006 年先后公布了罗马Ⅰ、罗马Ⅱ、罗马Ⅲ共识意见，对功能性胃肠疾病的诊断进行了标准化定义。

参照罗马Ⅲ标准及我国国情，2007 年我国发布了《中国消化不良诊治指南（2007 年，大连）》；2015 年日本又发布了《京都幽门胃炎全球共识报告》。在此基础上，我国学者重新制订了《中国功能性消化不良专家共识意见（2015 年，上海）》，作为适合我国国情的 FD 诊治策略，其中 FD 的诊断标准仍是采用罗马Ⅲ标准。

2016 年基于更多的循证医学基础，罗马委员会再次对罗马标准进行修订，推出了罗马Ⅳ标准。罗马标准作为现代神经胃肠病学临床和科研的联合成果，一直是功能性消化不良（FD）临床诊治过程的"金标准"。从最初的罗马Ⅰ到目前的罗马Ⅳ，对功能性胃肠病（FGIDs）的认识随着对疾病模式的认识转变和相关研究证据的更新而发生变化，由单一的胃肠动力异常转变为包括神经胃肠病学和脑—肠互动等多方面的异常。

罗马Ⅳ标准中重新定义了功能性胃肠病，正式提出：脑肠互动障碍（disorders of gut-brain interaction）的概念：功能性胃肠病为脑-肠相互作用疾病，强调其症状产生与动力紊乱、内脏高敏感性、黏膜和免疫功能的改变、肠道菌群的改变以及中枢神经系统（central nervous system，CNS）处理功能异常有关。

近几年国内功能性消化不良的基础、临床研究也取得很大进展，积累了许多我国的研究数据。为及时更新对 FD 的认识，规范临床诊疗，中华医学会消化病学分会组织相关领域专家,在 2015 年我国 FD 诊治共识意见的基础上,根据国际最新进展和我国研究证据,于 2022 年发布了《2022 中国功能性消化不良诊治专家共识》,此共识意见涉及功能性消化不良的定义、发病机制、诊断和评估、药物和非药物治疗,以及难治性 FD 等方面内容。

**2. 目前我国功能性消化不良共识意见中诊断标准**

最新罗马Ⅳ标准对功能性消化不良的诊断,仍然延续了罗马Ⅲ的标准,亦即《中国功能性消化不良专家共识意见(2015 年,上海)》中的诊断标准:FD 应具有以下 1 项或多项症状:①餐后饱胀不适。②早饱感。③上腹痛。④上腹烧灼感,且无可解释症状的器质性疾病证据。诊断前,症状出现至少 6 个月,近 3 个月符合以上标准,在胃镜或其他检查未发现可以解释症状的器质性疾病的证据。

FD 进而可分为 2 个亚型:①餐后不适综合征(postprandial distress syndrome,PDS),特征为餐后出现消化不良的症状,例如不适、疼痛、恶心和饱腹感。②上腹疼痛综合征(epigastric pain syndrome,EPS),特征为上腹部疼痛或上腹烧灼感,症状不仅发生在进餐后,也可发生于空腹时,甚至可因进食而缓解;重叠型 PDS 和 EPS 的特征是餐后出现消化不良的症状,且伴有上腹痛或烧灼感。

## 三、老年人消化道衰老的基本机制及其临床意义

随着年龄的增长,人体各器官、系统从结构到功能都会发生一系列衰老与退化。消化系统衰老导致的变化直接或间接地参与了老年人消化系统疾病的发生、发展。

### (一)衰老和胃肠道运动功能

随着年龄的增长,即使老年人中胃肠道运动障碍(例如吞咽困难、消化不良、厌食和便秘)的患病率增加,但衰老本身似乎对大多数胃肠道功能仅具有较小的直接影响,这在很大程度上是由于胃肠道功能的储备能力。

**1. 食管动力**

对健康人进行食管测压,发现年龄与上下食管括约肌的压力和长度、蠕动波幅度和速度成反比。研究发现 80～90 岁患者食管蠕动压力幅度显著降低,老年人下段食管的蠕动收缩幅度降低,导致老年人胃食管反流后食管酸清除受到影响,故反流发作的持续时间更长。

**2. 胃动力**

老年时胃排空是否改变仍存在争议。Madsen 等使用伽马相机技术测定老年人(平均年龄＞80 岁)的胃排空和小肠通过率,显示随着年龄的增长,对胃排空或小肠通过率没有影响。而 Shimamoto 等通过胃电描记法和$^{13}$C 醋酸呼气试验研究老年人胃动力表明,老年人的餐后胃蠕动及收缩力降低,并且运动少的群体降低幅度大于运动多的群体。Nakae 等发现脂质对健康老年人胃排空的延迟作用增强,而服用脂肪酶可加速胃中脂质的排空。导致老年人胃排空变慢的机制仍未确定,动物实验显示随着年龄增长,胃肠道胆碱能细胞亚群中的肌丛神经元会大量丢失。

### (二)衰老和胃肠道组织学变化

衰老和胃肠道组织学变化主要表现在胃肠道黏膜生长的调节。衰老的胃肠组织细胞显示出快速增殖的特征,与年轻成熟的啮齿动物相比,稳定喂养的老年啮齿动物的胃、小肠和大肠的上皮细胞会出现过度增殖的状态。发现年龄较大的动物中发生凋亡的胃、结肠黏膜细胞数量较少。此外,当胃肠组织受到损伤或饥饿和再喂养刺激时,增殖和分化反应异常明

显。胃肠黏膜细胞增殖的与年龄相关的变化也可能继发于激素影响的改变,特别是在胃黏膜中。Majumdar 报道,胃黏膜对不同肽类(即胃泌素、蛙皮素、表皮生长因子)的反应在生命的不同时期发生变化。例如,一些结果表明胃泌素分泌与年龄有关,这可能部分归因于胃窦黏膜中的生长抑素与胃泌素细胞的比例更高。随着年龄的增长,胃泌素的功能性受体会丢失,可能导致胃黏膜对胃泌素的酸分泌和促生长作用的反应性也逐渐丧失。

### (三)衰老和胃肠道癌变

衰老动物中最一致的病理学观察之一是许多类型恶性肿瘤(包括胃癌和结肠直肠癌)的发病率增加。在老年患者中,消化道癌的发生率增加。多种原因包括恶性肿瘤的年龄依赖性上升、致癌物代谢改变和致癌剂的长期暴露,致癌作用是由正常上皮发展为癌的过程中突变积累所致。Majumdar 报告了老年患者胃黏膜中几种抑癌基因,特别是 APC、DCC 和 p53 突变的发生率较高。许多研究报告说胃酸分泌随着年龄的增长而显著减少。这些研究大多数是回顾性的,没有考虑可能的胃萎缩性病变的存在。包括更多近期老年患者在内的研究也没有胃萎缩性病变,表明随着年龄的增长,90%的患者胃酸分泌正常。Haruma 等报道,年龄增长对幽门螺杆菌阴性患者的胃酸分泌没有影响,而幽门螺杆菌阳性患者的胃酸分泌则随着年龄的增长而降低。幽门螺杆菌阳性患者的胃酸分泌下降取决于胃底萎缩性胃炎的发生和炎症性细胞因子(即 IL-1β 和 TNF-α)的增加有关,众所周知,IL-1α 和 TNF-β 可以抑制壁细胞。流行病学研究表明,老年患者萎缩性胃炎的患病率增加,>80 岁的患病率在 50%～70%。一系列主要来自日本的研究聚焦于幽门螺杆菌感染的长期影响及其在衰老引起的组织学变化(即萎缩性胃炎)发展中的作用。一项大型的多中心试验提示萎缩性胃炎和肠上皮化生,均与幽门螺杆菌感染密切相关,而与衰老本身无关。

## 四、老年消化系统的病理生理基础与临床表现的关系

(1)口腔。随着年龄增长,牙龈、牙齿发生萎缩性变化,牙齿松动脱落,咀嚼肌萎缩、唾液分泌减少、味觉钝化等变化,不利于食物吞咽,也会降低老年人进食的兴趣。

(2)口咽。老年人经常有口咽肌运动障碍和吞咽食物改变,吞咽协调能力降低、吞咽反应减退,食物在咽部转运时间延长,易发生食物咽部滞留、误吸,引发吸入性肺炎,甚至危及生命。

(3)食管。随着年龄增加,食管蠕动功能减退,食管下括约肌张力下降,使老人易发生胃食管反流、吞咽困难、误吸等疾病。

(4)胃。老年人胃排空延迟,胃蛋白酶原分泌减少,胃黏膜—碳酸氢盐屏障受损,可能导致胃溃疡,更易发生功能性消化不良,包括上腹胀闷、早饱感、餐后饱胀等症状。老年人胃酸分泌减少,需在胃酸性环境中水解而生效的前体药物,在老年人缺乏胃酸时,其生物利用度大大降低。如弱酸性药物(水杨酸类、双香豆素类、呋喃妥因、萘啶酸及巴比妥类等)离解度增加,吸收减少。

(5)结肠。老年人结肠蠕动功能减退,慢性便秘高发。

(6)肝脏。老年人的肝脏重量减轻、体积缩小,肝血流量减少,85 岁的老年人的肝血流量仅为青年人的 40%～60%;代谢清除药物的"肝药酶"含量和活性下降,药物代谢清除能力减退,易患药物性肝病。因此,给老年人应用经肝代谢的药物如氯霉素、利多卡因、普萘洛尔、洋地黄毒苷、氯氮䓬等时,可导致血药浓度增高或消除延缓而出现更多的不良反应,故需

适当调整剂量。在给老年人应用需经肝脏代谢后才具有活性的药物时（如可的松经肝脏转化为氢化可的松而发挥作用），更应考虑上述特点而选用适当的药物（如应用氢化可的松而不用可的松）。

（7）胰腺。老年人胰腺腺泡萎缩、胰岛数量减少，胰酶（消化酶的来源）和胰岛素分泌减少，导致消化不良和糖尿病高发。

## 五、老年消化不良的诊断流程

老年人是 FD 的高发人群，也是 OD 的高发人群，FD 主要应与 OD 鉴别。在老年患者中，考虑到器质性疾病患者的比例更高和发生恶性肿瘤的可能性，首先进行必要的检查可能比经验治疗更合适。

针对存在消化不良症状的老年人，首先对消化不良的症状进行评估，详细询问病史，全面体格检查，尤其注意是否存在报警症状和体征。报警症状和体征主要包括呕血或黑便、贫血、无法解释的体重减轻、进行性吞咽困难、吞咽疼痛、持续性呕吐及淋巴结肿大或腹部肿块等。对有报警症状者更应推荐尽早进行全面检查以排除消化系统器质性疾病。

常用于消化不良鉴别诊断的检查包括胃肠镜，上腹部的超声、CT、MR 检查，血液生化及消化系统肿瘤标志物检测，食管动力和食管 pH 监测，胃电图、胃排空和胃容纳功能及感知功能检查等。

# 第二节　老年器质性消化不良

**本节要点**

1. 老年器质性消化不良的常见疾病。
2. 老年器质性消化系统疾病的应对原则。

**教学目的**

1. 掌握：老年器质性消化不良的常见病因。
2. 熟悉：老年器质性消化系统疾病的应对原则。

## 一、老年器质性消化不良的患病状况

随着老龄化的进一步加深，我国老年人的慢病及共病问题日益严重。一项来源于中国健康与养老追踪调查（China health and retirement longitudinal study，Charls）的研究，收集了代表中国 45 岁及以上中老年人家庭和个人的高质量微观数据，CHARLS 调查问卷对

14 种慢病进行了研究,11698 个总样本中,发现 69.13%的老年人患有慢性疾病,提示我国老年人慢病患病率较高。14 种慢病中,关节炎或风湿病、高血压、胃部疾病或消化道系统疾病的患病率最高,分别为 38.5%、26.42%、24.53%,居于慢病患病率前列(见图 15-1)。在所研究的这 14 种慢病中,二元疾病组合共 76 种,其中发生频率居于首位的二元疾病组合为胃部疾病或消化道系统疾病+关节炎或风湿病,占比 23.33%;三元疾病组合共 169 种,其中发生频率居首位的三元疾病组合为高血压+胃部疾病或消化道系统疾病+关节炎或风湿病,占比 10.14%。无论是消化系统疾病本身,或是其他慢病均可导致老年人消化不良的症状。

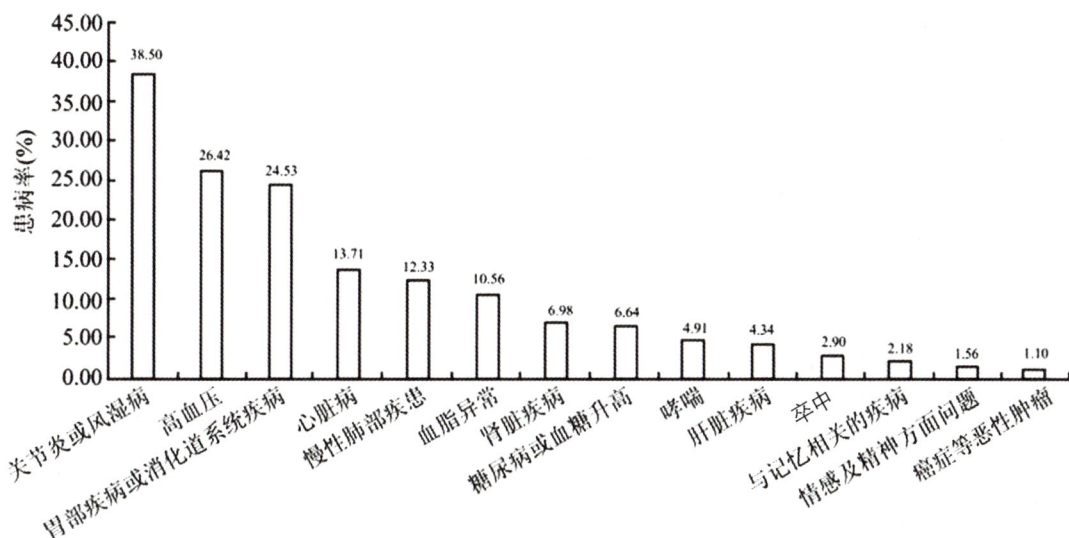

图 15-1　各类慢病患病率

## 二、老年器质性消化不良的常见疾病

### (一)消化系统的器质性疾病

常见的导致 OD 的疾病有胃食管反流、食管癌、消化性溃疡、胃癌、十二指肠肿瘤、缺血性肠病、慢性胆囊炎、胆石症、胆道恶性肿瘤、慢性胰腺炎、胰腺癌、急慢性肝炎、肝癌等消化系统本身的器质性疾病。

### (二)其他全身系统性疾病

老年人还需排除慢性心功能不全、慢性肾功能不全、肺心病、糖尿病、帕金森病、脑供血不足、恶性肿瘤、自身免疫性疾病等与易致消化不良的老年人常见慢性病及服用非甾体抗炎药、抗菌药物、抗帕金森病药和降糖药等药物所致的消化不良症状。

## 三、老年器质性消化系统疾病的应对原则

### (一)老年器质性消化系统疾病的主要表现

(1)症状表现隐匿、不典型,这会导致延误诊断和治疗,特别是恶性肿瘤,常常一发现就是晚期,无痛性胆道感染、无痛性肠穿孔等在高龄老年人中并非罕见。

(2)易出现并发症,例如胆道感染、肠道感染极易伴发脓毒血症。

（3）对侵入性检查（胃镜、肠镜）和手术的耐受性差，有时无法确诊。这些情况在高龄（80岁以上）老人中尤为突出。

**（二）应对原则**

应对具有消化不良症状的老年患者，应遵循指南的诊断流程如下：

（1）首先鉴别器质性还是功能性消化不良，明确病因。老年人是 OD 的高发人群，对有报警症状者，推荐尽早进行内镜和腹部影像学检查，以排除消化系统器质性疾病。报警症状和体征包括呕血或黑便、贫血、无法解释的体重减轻（大于体重的 10%），进行性吞咽困难、吞咽疼痛，持续性呕吐及淋巴结肿大或腹部肿块等。

（2）对 OD 的治疗主要是针对原发病，明确诊断后积极治疗原发病，去除病因。

# 第三节　老年功能性消化不良

**本节要点**

1. 老年功能性消化不良的特点及诊断流程。
2. 老年功能性消化不良的应对原则。

**教学目的**

1. 掌握：老年功能性消化不良的诊断和应对原则。
2. 熟悉：老年功能性消化不良病因和病理、生理。

老年功能性消化不良是指具有慢性消化不良症状，但上消化道内镜、肝胆胰影像学和生化检查均未见明显异常。老年人上消化道结构和功能存在生理性退化，是功能性消化不良的高危人群。鉴于老年人多病共存、多重用药等方面的特殊性，2015 年中华医学会老年医学分会发布了《老年人功能性消化不良诊治专家共识》以规范诊治流程。

## 一、老年功能性消化不良病因和病理、生理

功能性消化不良的发病机制目前仍未完全阐明，主要包括动力障碍，内脏感觉异常，幽门螺杆菌感染，精神心理异常等。对于老年患者，受到消化道衰老所致的胃肠道动力、胃肠道组织学变化、分泌功能等因素的影响，具有以下特点：

**（一）动力障碍**

老年人动力障碍方面的特点更突出：胃电活动减弱、节律紊乱，胃运动功能减退，导致老年人餐后胃蠕动和收缩力降低，胃排空延迟，低体力活动者多见；这些改变可能与肠神经系统的改变（肠神经元数量减少和 Cajal 间质细胞丢失）和自主神经功能异常有关。

### （二）内脏高敏感

FD患者存在内脏高敏感，主要表现为胃肠道对化学性刺激或机械性扩张的阈值降低，老年人胃肠道对此感受阈值降低更显著。

### （三）胃酸分泌异常

绝大多数老年人仍有良好的泌酸能力，甚至代偿性增加。部分存在胃酸分泌降低的主要是与幽门螺杆菌阳性相关。

### （四）精神心理因素

部分老年人因退休后社会角色变化、患多种慢性疾病，加之社会和家庭等因素，心理障碍者明显增加，而消化不良症状迁延不愈又会加重精神心理负担，精神心理因素与消化不良症状相互影响。上海一项社区调查显示，社区功能性消化不良老年患者合并抑郁和（或）焦虑症状的比例达24.6%，其中半数患者同时受到抑郁和焦虑的双重困扰。

### （五）幽门螺杆菌

老年人幽门螺杆菌感染率高于中青年人。

### （六）其他因素

生活方式、饮食结构、环境、遗传、急性胃肠炎史及老年人消化酶分泌减少等因素可能也与FD的发病有关。

## 二、老年人功能性消化不良的诊断

### （一）诊断流程

首先对消化不良的症状进行评估；详细询问病史，全面体格检查；尤其注意是否存在报警症状和体征。对有报警症状者，更应推荐尽早进行内镜检查及其他辅助检查，以排除消化系统器质性疾病（见图15-2）。

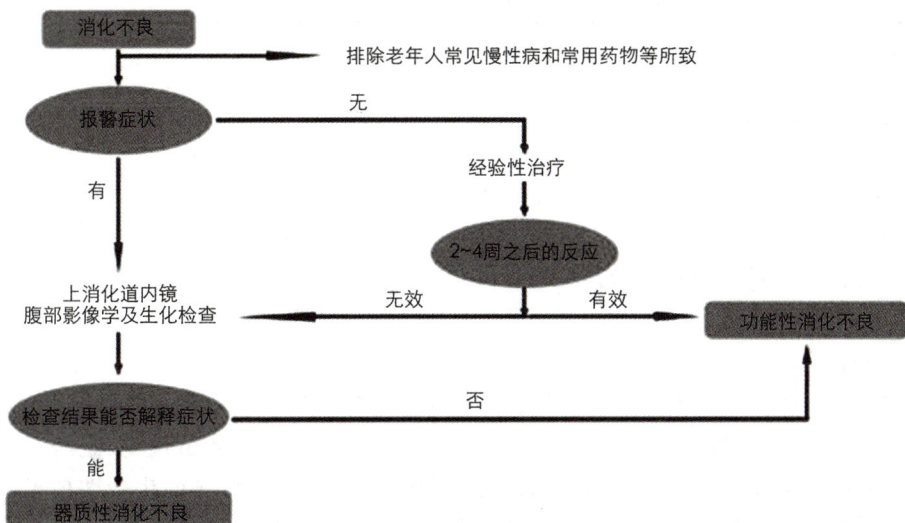

图 15-2　老年人功能性消化不良诊断流程

## （二）老年人功能性消化不良的诊断标准

根据《老年人功能性消化不良诊治专家共识》，参考功能性消化不良的罗马Ⅲ诊断标准（见表 15‐1）。

**表 15‐1　功能性消化不良的罗马Ⅲ诊断标准**

| 疾病 | 类型 | 诊断标准 | 支持诊断的条件 |
| --- | --- | --- | --- |
| FD |  | 1. 以下 1 项或多项：(1)餐后饱胀；(2)早饱感；(3)上腹痛；(4)上腹烧灼感<br>2. 无可解释上述症状的结构性疾病的证据（包括胃镜检查） |  |
| FD 亚型 | 餐后不适综合征 | 包括以下 1 项或 2 项<br>(1)发生在进平常餐量后的餐后饱胀，每周发作数次<br>(2)早饱感使其不能完成日常餐量的进食，每周发作数次 | (1)上腹胀或餐后恶心或过度嗳气<br>(2)可同时存在上腹痛综合征 |
|  | 上腹痛综合征 | 诊断前症状出现至少 6 个月，近 3 个月症状符合以上标准：<br>(1)至少中等程度的上腹部疼痛或烧灼感，每周至少 1 次<br>(2)疼痛为间断性<br>(3)不放射或不在腹部其他区域和（或）胸部出现<br>(4)排便或排气后不缓解<br>(5)不符合胆囊或 Oddi 括约肌功能障碍的诊断标准诊断前症状出现至少 6 个月，近 3 个月症状符合以上标准 | (1)疼痛可为烧灼样，但不向胸骨后传导<br>(2)疼痛常因进食诱发或缓解，但也可发生在空腹状态<br>(3)可同时存在餐后不适综合征 |

注：FD. 功能性消化不良。

# 三、老年功能性消化不良的应对原则与措施

## （一）应对原则

老年 FD 治疗目的在于迅速缓解症状，提高患者的生活质量，去除诱因，恢复正常生理功能，预防复发。治疗原则遵循指南中老年人 FD 治疗流程（见图 15‐3）。

## （二）应对措施

### 1. 一般治疗

针对老年人消化系统的病理生理特点，指导患者通过改变生活方式缓解消化不良。主要措施可包括：①修补好牙齿，养成细嚼慢咽的习惯：老年人多有牙齿松动、脱落，会使食物在口腔里咀嚼不完全，整修好牙齿，从容咀嚼，缓慢吞咽，加强了食物的机械性加工，既可以减轻胃肠道的负担，又可以避免粗糙、坚硬的食物对消化道黏膜的不良刺激。②将食物制作得细软可口，有利于食物在口腔的初步消化和吞咽，食团要小，以防误吸误咽。③吃饭不要过饱，睡前 1 小时禁食禁饮。④饮食适当清淡、少食多餐，适当运动，帮助胃排空，增加膳食

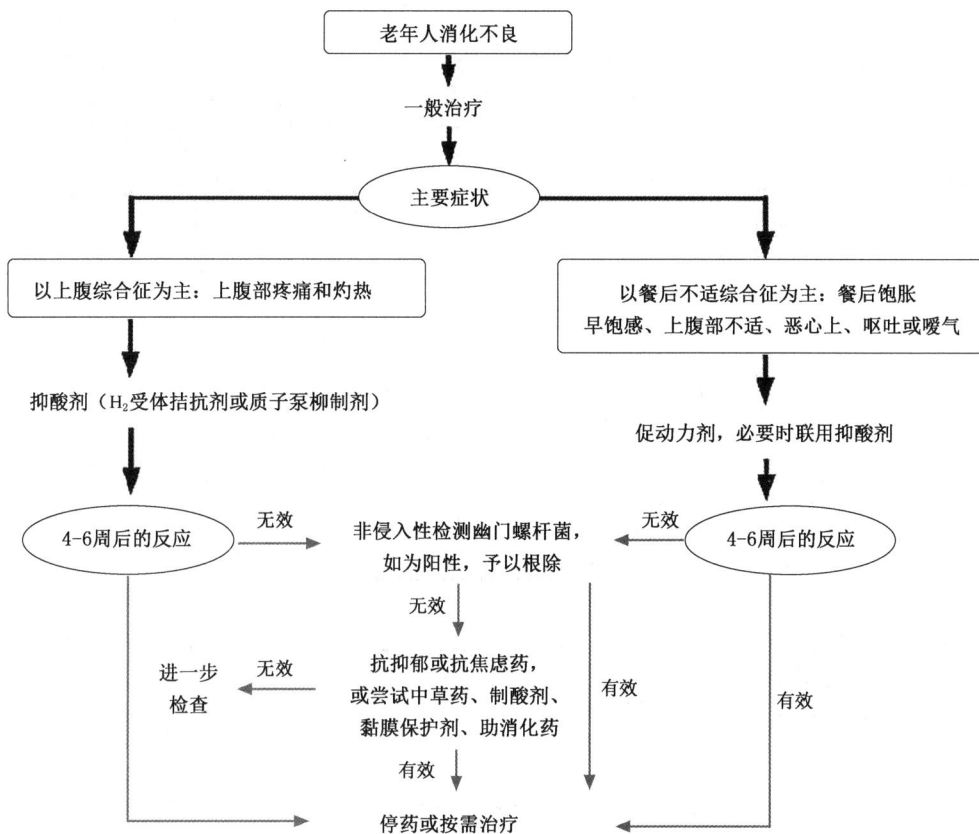

图 15－3　老年人功能性消化不良治疗流程

纤维摄入,保证充足的蔬菜水果等。如果通过对饮食与生活方式的改变,症状仍未得到改善,可以依据主要症状合理选择安全、有效的药物;用药控制症状的情况下,也要注意患者心理及情绪的调节。注意在老年人中,由于恶性肿瘤的发生率增加,应重新评估持续的症状。

**2. 药物治疗原则**

(1)老年患者用药注意事项。老年患者需格外关注药物安全性。老年肝脏对药物的代谢转化能力降低,肾脏对药物的清除能力降低,药物半衰期延长、肾毒性增加,容易导致不良反应。并且老年人常常多种疾病并存,使用多种药物,而大多数药物都要经过肝药酶代谢,要充分考虑药物间的相互作用,避免不良反应。需要了解老年人药代动力学特点及作用机制,以利于合理应用药物。

(2)老年 FD 治疗方案在《老年人功能性消化不良诊治专家共识》基础上,兼顾老年人生理特点,根据患者具体情况给予个性化治疗。

第一,促动力剂:①甲氧氯普胺(胃复安)为多巴胺 $D_2$ 受体拮抗剂和中枢五羟色胺 4(5-$HT_4$)受体激动剂,具有较强的中枢镇吐作用,能增强胃动力,改善消化不良症状。甲氧氯普胺可导致锥体外系反应,尤其是老年患者,因此,2012 年美国老年医学协会(AGS)发布的Beers 标准建议老年人除胃轻瘫外应避免应用甲氧氯普胺,尤其是虚弱的老年人。②多潘立酮为选择性外周多巴胺 $D_2$ 受体拮抗剂,个别患者尤其是老年男性患者长期服用可出现乳房胀痛或溢乳现象。严重肾功能不全患者,该药清除半衰期延长,须酌情减量。多潘立酮因国外有该药导致心脏猝死和严重心律失常的报道,故 2012 年加拿大卫生部、2014 年欧洲药品管理局(EMA)药物警戒风险评估委员会(PRAC)建议 60 岁以上人群应用多潘立酮时,应控制疗程,剂量不宜超过 30 mg/d,且建议仅用于缓解恶心和呕吐症状。③莫沙必利为强效选择性 5-HT₄ 受体激动剂,需要特别关注潜在的 QT 间期延长问题。④伊托必利为多巴胺 $D_2$ 受体拮抗剂和乙酰胆碱酯酶抑制剂,与 5-HT₄ 受体无亲和力,无 Q-T 间期延长所致的心血管不良事件风险,经黄素单加氧酶(而非 CYP450 酶)代谢,药物间相互作用少,因此具有良好的安全性。⑤《2022 中国功能性消化不良诊治专家共识》中还提到阿考替胺,此药是 2013 年在日本上市的新型胃肠促动力药,是毒蕈碱受体拮抗剂和胆碱酯酶抑制剂,近年来有多项临床试验表明阿考替胺可改善胃蠕动和排空能力的降低,改善餐后饱胀、上腹胀、早饱等诸多 PDS 和 EPS 的症状,提高患者生活质量,且安全性良好,迄今未见严重不良事件。

第二,抑酸剂:包括 $H_2$ 受体拮抗剂($H_2$RA)和质子泵抑制剂(PPIs)。治疗 FD 的抑酸要求为 24h 胃内 pH 值>3 的时间≥12 h,常用 $H_2$RA 和 PPIs 标准剂量即可。PPIs 是老年人的常用药物之一,老年人共病多,常多重用药,药物间相互作用机会多,药物不良反应发生率高。常用的 5 种 PPIs 安全性良好,但由于代谢途径和药代动力学的差异以及受 CYP2C19 多态性的影响,考虑到老年人因多种疾病并存而同时服用多种药物,宜优先选用与其他常用药物相互作用较少的 PPIs,如泮托拉唑、雷贝拉唑。艾普拉唑在口服吸收后转化为活性代谢产物,会与胃壁上的质子泵结合,使其失去活力,从而抑制了氢离子的分泌过程。由于这种抑制作用是不可逆的,因此艾普拉唑具有较强而持久的抑制胃酸分泌的作用。此外,艾普拉唑是目前唯一不经细胞色素(P450)CYP2C19 该酶代谢的 PPI,避免了 CYP2C19 基因多态性对其疗效的影响,对需要合并用药的老年人更为安全。

第三,根除幽门螺杆菌治疗:目前推荐四联方案根除幽门螺杆菌治疗。但高龄(≥80 岁)患者对药物的耐受性差,应充分权衡利弊,医患共决策。

第四,使用一线促动力药及抑酸药效果欠佳时,且伴有明显精神心理障碍的患者应进行行为认知疗法和心理干预,也可选择三环类抗抑郁药或 5-HT₄ 再摄取抑制剂。但老年患者应注意这些药物的锥体外系反应,不宜与甲氧氯普胺等合用。

第五,消化酶制剂应用的适应证和时机:消化酶分泌不足或缺乏是老年人消化不良重要的发病因素之一,不论是 FD 还是 OD,补充消化酶制剂是治疗老年人消化不良的基本且重要的措施。老年人 FD 可在一线治疗的基础上,辅以消化酶制剂治疗。

**3. 饮食和 FD 的临床相关性和 FD 患者的饮食管理**

饮食诱发的消化不良症状在 FD 中十分常见,许多患者认为进餐是主要的触发因素,《2022 中国功能性消化不良诊治专家共识》中提出饮食调整和饮食治疗有助于改善 FD 症状。FD 症状可能与某些食物、进食方式有关。减少和避免高脂饮食、辛辣或刺激食物、粗粮、产气食物、甜食、碳酸饮料、饮酒和浓茶,规律进餐、避免过快进餐均有助于改善 FD 症状。近期研究表明,低发酵寡糖、二糖、单糖和多元醇(FODMAP)饮食可明显改善 FD 患者的症状和生活质量,低 FODMAP 饮食对 PDS 或伴腹部胀气的 FD 患者的疗效更佳,但其疗效机制尚不明确。去麦胶饮食可使 35% 的难治性 FD 患者症状改善,其中部分患者为非乳糜泻麦胶敏感。

但是,缺乏高质量的循证依据证实特定食物与 FD 症状产生之间的假定因果关系。在互联网上传播的未必正确的饮食禁忌和食物不耐受测试等通常会强化 FD 患者对食物不耐受的意识,引起患者的过度警觉,使他们倾向于自我诊断为"食物不耐受",并任意排斥饮食;长期排斥某种饮食又可能增强对该食物的焦虑,增加内脏痛觉过敏并加重症状预期,这种恶性循环会导致患者延续这些排斥进食的行为。医生通常也不确定特定食物与 FD 的关系,并且缺乏指南和专门的营养师,也可能导致相互矛盾和不均衡的饮食建议。因此,迫切需要适用于临床实践的循证标准化饮食管理的指南,以规范营养方法来满足 FD 患者的需求,这要求我们设计高质量的临床研究来评估营养干预的影响。充分运用互联网、大数据等信息技术手段,开展大型队列研究,越来越多的移动和基于智能手机的应用程序可以帮助我们收集患者的饮食数据并客观地记录营养干预措施,这为克服当前的局限性提供了可能性。

随着老龄化的进一步加深,我国老年人的慢病问题将日益严重,患有胃肠道疾病的老年人的慢病管理同样面临着挑战。消化道功能的哪些变化代表正常衰老过程的一部分,哪些是疾病过程的病理结果,仍有待于进一步探寻。老年人消化不良的诊断、治疗干预,由于老年人非典型症状、并存疾病多,需要多药治疗等进一步复杂化。深入研究其病因和发病机制,将为有效治疗提供合理的依据。完善针对老年人消化不良诊治流程可使老年患者及时得到诊断和合理治疗。加强健康教育,强化预防理念,加速完善全科医生制度,加大对全科医生的培养力度,强化基层医疗卫生服务网络功能,完善医养结合政策,对于提高老年人的健康水平、提高老年人生活质量、实现健康老龄化具有重要意义。

(郑青)

## 参考文献

[1] 中华医学会消化病学分会胃肠动力学组.中国消化不良的诊治指南(2007 大连)[J].中华消化杂志,2007,27(12):832-834.

[2] 中华医学会消化病学分会胃肠动力学组,中华医学会消化病学分会胃肠功能性疾病协作组.2022 中国功能性消化不良诊治专家共识[J].中华消化杂志,2023,43(7):433-446.

[3] Palsson OS,Whitehead WE,van Tilburg MAL,et al.Development and validation of the Rome IV diagnostic questionnaire for adults[J].Gastroenterology,2016,150:1481-1491.

[4] 闫伟,路云,张冉,等.基于 CHARLS 数据分析的我国老年人共病现状研究[J].中华疾病控制杂志 2019,23(4):426-430.

[5] 中华医学会消化病学分会胃肠动力学组,中华医学会消化病学分会胃肠功能性疾病协作组.中国功能性消化不良专家共识意见(2015 年,上海)[J].中华消化杂志,2016,36(4):217-229.

[6] 中华医学会老年医学分会,《中华老年医学杂志》编辑委员会.老年人功能性消化不良诊治专家共识[J].中华老年医学杂志,2015,34(7):698-705.

[7] 中华医学会老年医学分会,老年消化学组.消化酶制剂在老年人消化不良中应用中国专家共识(2018).中华老年医学杂志,2018,37(6):605-611.

[8] Pesce M,Cargiolli M,Cassarano S,et al. Diet and functional dyspepsia:Clinical correlates and therapeutic perspectives[J]. World J Gastroenterol,2020,26(5):456-465.

# 第十六章　内分泌与代谢性疾病

## 第一节　内分泌与代谢性疾病概述

**本节要点**

1. 老年内分泌代谢疾病的常见类型和发生机制。
2. 老年内分泌代谢疾病的临床表现和特点。
3. 老年内分泌代谢疾病的诊断方法和治疗策略。
4. 老年内分泌代谢疾病的预防与管理措施。

**教学目的**

1. 掌握：老年内分泌代谢疾病的常见类型，老年内分泌代谢疾病的特点。
2. 熟悉：老年内分泌代谢疾病的发生机制，老年内分泌代谢疾病的临床表现，老年内分泌代谢疾病的诊断方法，老年内分泌代谢疾病的治疗策略。
3. 了解：老年内分泌代谢疾病的预防与管理措施。

老年内分泌代谢疾病是指发生在老年人群体中的与内分泌系统和代谢功能紊乱相关的疾病。随着年龄的增长，人体内分泌系统的功能逐渐下降，代谢过程也会发生一系列变化，这可能导致老年人更容易发生一些特定的内分泌代谢相关疾病。随着人口老龄化的加剧，老年内分泌代谢疾病的发病率逐年上升，对老年人的身体健康和生活质量造成了严重影响。本节将对老年内分泌代谢疾病进行概述，包括其常见类型、发生机制、临床表现、疾病特点、诊断方法、治疗策略以及预防与管理措施。

### 一、常见类型

老年内分泌代谢疾病种类繁多，常见的包括糖尿病、血脂异常、高尿酸血症及痛风、骨质疏松症、肥胖症等老年代谢性疾病，以及甲状腺功能亢进症、甲状腺功能减退症、甲状旁腺功能亢进症、垂体功能减退、慢性肾上腺皮质功能减退、性腺功能减退症等老年内分泌疾病。这些疾病各具特点，临床表现也有所不同。需要注意的是，老年人往往同时存在多种疾病和健康问题,内分泌代谢疾病也可能与其他系统疾病相互关联,因此在老年人群体中的内分泌代谢疾病的管理和治疗通常需要综合考虑整体健康状况。

## 二、发生机制

内分泌系统由多个腺体组成,包括垂体、甲状腺、甲状旁腺、肾上腺、胰腺、性腺(睾丸和卵巢)等,这些腺体通过分泌激素来调节人体的新陈代谢、生长发育、应激反应、生殖功能等。老年内分泌疾病的发生机制涉及多个方面:①随着年龄的增长,内分泌系统会发生一系列退行性变化,包括腺体萎缩、激素合成和分泌能力下降、激素受体敏感性降低等。②老年人常常患有多种慢性疾病,这些疾病会进一步影响内分泌系统的功能。③老年人还常常面临药物使用、营养不良、生活习惯改变等因素的影响,这些因素也可能导致内分泌疾病的发生。老年代谢性疾病是一组在老年人群中较为常见的疾病,它们通常与身体代谢过程的紊乱有关,随着年龄的增长,人体的代谢率和代谢途径会发生变化,这些变化可能导致代谢性疾病的风险增加。以下是一些常见老年内分泌代谢病的发病机制:

(1)老年糖尿病:其中老年 2 型糖尿病是最常见的类型,老年 2 型糖尿病的发病机制涉及胰岛素抵抗和胰岛 β 细胞胰岛素分泌不足,随着年龄的增长,身体对胰岛素的敏感性下降,同时胰岛素的分泌能力也逐渐减弱,导致血糖调节失衡。此外,肥胖、缺乏运动、饮食结构不合理等因素也与老年 2 型糖尿病的发病有关。

(2)骨质疏松症:老年人骨质疏松症的发病机制与骨代谢紊乱有关。随着年龄的增长,骨重建过程相对减缓,而骨吸收过程相对加快,导致骨质流失。性激素水平的变化,特别是雌激素水平下降在女性中起着重要作用。此外,钙摄入不足、维生素 D 缺乏、缺乏运动和日晒等因素也可影响骨质疏松的发生。

(3)甲状腺功能减退:老年人甲状腺功能减退的发病机制可能涉及自身免疫、甲状腺组织老化以及碘摄入不足等多种因素。这些因素导致甲状腺激素分泌减少,影响机体代谢调节和能量代谢。

(4)肾上腺功能减退:老年人肾上腺功能减退的发病机制与肾上腺皮质激素分泌减少有关。随着年龄的增长,肾上腺皮质激素的分泌能力逐渐降低,导致肾上腺功能减退。

## 三、临床表现

老年内分泌代谢疾病的临床表现多种多样,常常缺乏特异性。一些常见的症状包括乏力、体重改变、皮肤病变、代谢异常等。由于老年人常常患有多种疾病,因此内分泌代谢疾病的症状可能与其他疾病相互交织,导致诊断困难。此外,老年人的感知能力下降,对症状的识别和表达也可能受到影响,进一步增加了诊断的难度。

## 四、疾病特点

(1)多重疾病共存:随着年龄的增长,老年人常常同时患有多种内分泌代谢疾病,如糖尿病、甲状腺功能减退、骨质疏松等。这些疾病之间相互影响,使得诊断和治疗更加复杂。

(2)隐匿性和非特异性症状:老年人内分泌代谢疾病的症状常常不典型,或者被误认为是老年人正常衰老的表现。例如老年甲状腺功能亢进症可呈淡漠型,无神经精神兴奋性表现。

（3）多系统影响：内分泌代谢疾病在老年人身体的多个系统和器官中产生影响，如心血管系统、骨骼系统、神经系统等。这些疾病可以增加老年人心血管事件的风险，导致骨质疏松和骨折，影响认知和神经功能等。

（4）治疗困难性：老年人内分泌代谢疾病的治疗具有一定的困难性。由于老年人身体机能下降、多重药物治疗和合并疾病的存在，药物选择和剂量调整需要谨慎考虑。此外，老年人对治疗的耐受性和遵从性也可能受到影响。

（5）心理和社会因素的影响：老年人内分泌代谢疾病对心理和社会功能的影响较大。这些疾病可能导致老年人情绪低落、社交活动减少，影响生活质量和自理能力。

## 五、诊断方法

对于老年内分泌代谢疾病的诊断，需要综合考虑临床表现、体格检查和各种辅助检查。常用的辅助检查包括血液检查、尿液检查、影像学检查等。血液检查可以测定激素水平，评估内分泌腺的功能状态；尿液检查有助于发现代谢异常；影像学检查如超声、CT、MRI 等可以观察内分泌腺的形态和结构变化；必要时需要完善内分泌功能试验。

## 六、治疗策略

老年内分泌疾病的治疗策略应根据疾病的类型和严重程度制订。对于激素分泌过多的疾病，如甲状腺功能亢进症，可采用药物治疗、手术治疗或放射性碘治疗等方法来减少激素的分泌。对于激素分泌不足的疾病，如甲状腺功能减退症，则需要补充相应的激素以维持正常的生理功能。此外，对于伴随的慢性疾病和营养不良等问题，也需要进行相应的治疗和调整。

## 七、预防与管理措施

预防和管理老年内分泌代谢疾病是维护老年人健康的重要措施。首先，保持健康的生活方式，包括均衡的饮食、规律的作息、适量的运动等，有助于维持内分泌系统的正常功能和纠正代谢紊乱。其次，定期体检和早期发现疾病是预防和管理内分泌代谢疾病的关键，通过定期体检，可以及时发现潜在的内分泌代谢问题并进行干预。此外对于已经患有内分泌代谢疾病的老年人，需要定期监测病情，及时调整治疗方案，以控制疾病的进展并减少并发症的发生。同时，我们也应关注老年人的心理健康和社会支持，为他们创造一个良好的生活环境和条件，共同应对老年内分泌代谢疾病的挑战。

（胡耀敏）

**参考文献**

[1] Mokshagundam S，Barzel US. Thyroid disease in the elderly[J]. J Am Geriatr Soc，1993，41(12)：1361-1369.

[2] Thiruvengadam S，Luthra P. Thyroid disorders in elderly：A comprehensive review[J]. Dis Mon，2021，67(11)：101223.

[3] Johnston CB，Dagar M. Osteoporosis in Older Adults[J]. The Medical clinics of North America，2020，104(5)：873-884.

# 第二节　老年血糖与血脂管理

1. 年龄增长引起的糖、脂代谢变化。
2. 老年血糖管理。
3. 老年血脂管理。

教学目的

1. 掌握
(1) 老年糖尿病的诊断及分型。
(2) 老年 2 型糖尿病患者的降糖药物种类和初步应用。
(3) 老年 2 型糖尿病患者起始短期胰岛素治疗的指征,老年血脂异常患者的常用药物治疗。
2. 熟悉
(1) 老年糖尿病患者的血糖控制目标,老年糖尿病患者的生活方式治疗。
(2) 老年 2 型糖尿病患者的治疗路径,低血糖的防治。
(3) 老年血脂异常患者的调脂目标,老年血脂异常患者的生活方式治疗。
3. 了解
年龄增长引起的糖、脂代谢变化机制。

　　我国老龄化加剧,国家统计局第七次全国人口普查公报数据显示,2020 年我国 60 岁及以上的老年人口占总人口的 18.7%(2.604 亿),其中约 30% 的老年人是糖尿病患者,而老年人群中糖尿病前期患病率更是高达 47%,显然老年人已成为糖尿病的主流人群。糖尿病防治目前是健康中国(2019—2030 年)的重点行动之一,2022 年发布的中国老年 2 型糖尿病防治临床指南提出,我国老年糖尿病患者的知晓率、诊断率、治疗率均不高,血糖总体控制水平不理想,因糖尿病并发症或缺血性心脑血管病就诊时才被诊断为糖尿病的现象很常见,并且老年糖尿病患者因糖尿病并发症及合并症所致病死率、病残率高,因此老年糖尿病亟需规范化管理。动脉粥样硬化性心血管疾病(atherosclerotic cardiovascular disease,ASCVD)是老年人致死、致残的主要疾病,患病率和死亡率随年龄增长增加。血脂异常是 ASCVD 及心血管事件的独立危险因素,与基因、年龄、生活方式及环境等因素相关。我国老年人的总胆固醇(total cholesterol,TC)、低密度脂蛋白胆固醇(low-density lipoprotein cholesterol,LDL-C)和甘油三酯(triglyceride,TG)总体水平低于西方人群,血脂异常以轻、中度增高为主。中国慢性病和危险因素监测（China chronic disease and risk factor surveillance，CCDRFS）的调查显示，70岁以下成人LDL-C和TG水平随年龄增加而升高，70岁以后呈降低趋势。由于对安全性的担忧，老年人调脂药物使用不足、停药率高，因此老年血脂异常的管理问题亟待解决。

## 一、年龄增长引起的糖、脂代谢变化

### （一）年龄增长引起的糖代谢变化

流行病学调查显示老年人更易患2型糖尿病，一般认为其是遗传及环境因素共同作用的结果，其机制尚未完全阐明。年龄增长导致机体器官功能衰退，胰岛素敏感性降低，导致空腹血糖升高。年龄增长可以改变糖代谢，年龄增长与机体血糖水平升高密切相关。年龄越大、血糖水平越高，空腹血糖受损和餐后血糖受损的发生风险也随之增加。其可能的机制为：

（1）年龄增长可能引起老年人活动量减少、脂肪增加及腹型肥胖的增加，可能导致胰岛素抵抗及高胰岛素血症。

（2）年龄增长会导致胰岛β细胞功能减退、胰岛功能受损，表现为胰岛素分泌减少及胰岛素释放延迟。

（3）年龄增长引起的体重上升、脂肪组织增加、非脂肪组织减少，可能会影响胰岛素的信号传导。

（4）年龄增长引起的肌肉含量减少、脂肪在肌肉和肝脏中堆积过多、脂肪含量增多、活动量减少等因素可导致胰岛素抵抗，进一步促进高血糖和糖尿病的发生。

（5）肠促胰素刺激的胰岛素分泌缺陷与年龄增长相关，进而导致老年人糖耐量异常。

### （二）年龄增长引起的脂代谢变化

老年人群血脂异常率较高，年龄增长效应是其重要原因之一。随年龄的增长，老年人从脂肪中摄取的热量百分比逐渐下降。同时，老年人无功能脂肪组织增加、低密度脂蛋白（low-density lipoprotein，LDL）受体减少、肝脏胆固醇储量增加等导致体内脂肪分解加速，为肝脏合成极低密度脂蛋白（very low-density lipoprotein，VLDL）提供更多游离脂肪酸（free fatty acid，FFA），引发高三酰甘油血症、高密度脂蛋白（high-density lipoprotein，HDL）降低和小而密低密度脂蛋白（small dense low-density lipoprotein，sdLDL）增多，后者更易于转化为氧化低密度脂蛋白（oxidized low-density lipoprotein，Ox-LDL），具有更强的致动脉粥样硬化作用。在高龄老年人中，血脂代谢异常与能量摄入增加的相关性较小，更多的是与能量消耗的减少有关。

## 二、老年血糖管理

### （一）老年糖尿病的诊断及分型

2021年发布的中国老年糖尿病诊疗指南指出，老年糖尿病患者为年龄≥65周岁的糖尿病患者，包括65岁以前和65岁及以后诊断为糖尿病的老年人。老年糖尿病的诊断采用1999年世界卫生组织的糖尿病诊断标准（见表16-1）。

表 16-1　老年糖尿病诊断标准

| 诊断标准 | 静脉血浆葡萄糖或糖化血红蛋白水平 |
| --- | --- |
| 有典型糖尿病症状(烦渴多饮、多尿、多食、不明原因体重下降) | |
| 加上 | |
| 随机血糖 | ≥11.1mmol/L |
| 或加上空腹血糖 | ≥7.0mmol/L |
| 或加上葡萄糖负荷后 2h 血糖 | ≥11.1mmol/L |
| 或加上糖化血红蛋白 | ≥6.5% |
| 无糖尿病症状者,需改日复查确认 | |

注:随机血糖指不考虑上次用餐时间,一天中任意时间的血糖,不能用来诊断空腹血糖受损或糖耐量异常,空腹状态指至少 8 小时没有进食热量;糖化血红蛋白需在符合标准化测定要求的实验室进行检测。

2021 年中国老年糖尿病诊疗指南根据 1999 年 WHO 糖尿病病因学分型体系,将老年糖尿病患者分为 2 型糖尿病(type 2 diabetes mellitus,T2DM)、1 型糖尿病(type 1 diabetes mellitus,T1DM)和其他类型糖尿病,其中老年糖尿病患者以 T2DM 为主,占比 95%以上。

(二)老年糖尿病患者的血糖控制目标

每个老年糖尿病患者的疾病阶段、并发症、合并症、治疗需求、自我管理能力有很大差别,需选择个体化的治疗目标。老年糖尿病患者易发生无症状低血糖,严格控制血糖对老年糖尿病患者并发症获益有限,而老年人多存在脏器功能受损,需评估老年患者躯体情况、功能状态、心理健康和社会环境状况等,权衡患者降糖方案的获益风险比,对老年糖尿病患者血糖控制需实行个体化、分层管理。

中国老年糖尿病诊疗指南(2021 年版)根据中国老年人健康综合功能评价量表、《中国健康老年人标准》评估量表和老年健康功能多维评定量表将老年糖尿病患者的健康状态分为良好(Group 1)、中等(Group 2)、差(Group 3)三个等级(见表 16-2),根据老年人健康评估结果及是否应用低血糖高风险药物在安全有效的基础上制订血糖控制目标(见表 16-3)。对健康状态差(Group 3)的老年糖尿病患者可适当放宽血糖控制目标,但应基于以下原则:不因血糖过高而出现明显的糖尿病症状,不因血糖过高而增加感染风险,不因血糖过高而出现高血糖危象。

《中国老年 2 型糖尿病防治临床指南(2022 年版)》提出,老年糖尿病血糖控制目标,除了空腹、餐后测量的血糖和糖化血红蛋白(glycated hemoglobin A1c,HbA1c),应关注到全天血糖控制在目标范围内(3.9~10.0 mmol/L)的时间(time in range,TIR)。因 TIR 低于 70%,存在糖尿病相关微血管和大血管病变的风险,因此将 TIR>70%定为一项良好血糖控制的目标值,老年糖尿病患者亦需>50%,提高 TIR 水平可以作为改善糖尿病患者血糖控制的措施之一。

表 16‑2　老年健康状况综合评估

| 健康等级 | 老年糖尿病患者特点 |
| --- | --- |
| 良好（Group 1） | 患者无共病或合并≤2 种除糖尿病外的慢性疾病（包括卒中、高血压、1～3 期肾脏病、骨关节炎等）和患者无 ADL 损伤，IADL 损伤数量≤1。 |
| 中等（Group 2） | 患者合并≥3 种除糖尿病外的慢性疾病（包括卒中、高血压、1～3 期肾脏病、骨关节炎等）和（或）患者满足以下任意一项：①中度认知功能受损或早期痴呆。②IADL 损伤数量≥2。 |
| 差（Group 3） | 患者满足以下任意一项：①合并≥1 种治疗受限的慢性疾病（包括转移性恶性肿瘤、需氧疗的肺部疾病、需透析的终末期肾病、晚期心力衰竭）且预期寿命较短。②中、重度痴呆。③ADL 损伤数量≥2。④需长期护理。 |

注：ADL 为日常生活活动能力，包括如厕、进食、穿衣、梳洗、行走；IADL 为工具性日常生活活动能力，包括打电话、购物、做饭、服药和财务管理。

表 16‑3　老年糖尿病患者血糖控制目标

| 血糖监测指标 | 未使用低血糖风险较高药物 | | | 使用低血糖风险较高药物 | | |
| --- | --- | --- | --- | --- | --- | --- |
| | 良好<br>（Group 1） | 中等<br>（Group 2） | 差<br>（Group 3） | 良好<br>（Group 1） | 中等<br>（Group 2） | 差<br>（Group 3） |
| HbA1c（%） | ＜7.5 | ＜8.0 | ＜8.5 | 7.0～7.5 | 7.5～8.0 | 8.0～8.5 |
| 空腹或餐前血糖<br>（mmol/L） | 5.0～7.2 | 5.0～8.3 | 5.6～10.0 | 5.0～8.3 | 5.6～8.3 | 5.6～10.0 |
| 睡前血糖<br>（mmol/L） | 5.0～8.3 | 5.6～10.0 | 6.1～11.1 | 5.6～10.0 | 8.3～10.0 | 8.3～13.9 |

注：HbA1c 为糖化血红蛋白；低血糖风险较高的药物：如胰岛素、磺脲类药物、格列奈类药物等；HbA1c、空腹或餐前血糖及睡前血糖控制目标源于美国内分泌学会发布的老年糖尿病治疗临床实践指南。

### （三）老年糖尿病患者的生活方式治疗

生活方式治疗是老年糖尿病的基础治疗，所有的老年糖尿病患者均应接受生活方式治疗。对于一部分健康状态良好（Group 1）、血糖水平升高不明显的老年糖尿病患者，单纯的生活方式干预即可达到预期血糖控制。

**1. 营养治疗**

营养治疗是糖尿病治疗的基础，应长期、严格地执行。由于老年糖尿病患者常合并口腔及牙齿疾病、胃肠道功能减退、食欲减退、味觉及嗅觉改变等，难以均衡饮食，营养不良发生率高，不合理的干预可能增加患者骨质疏松、肌少症的发生风险。

首先应综合评估老年糖尿病患者的营养状态，早期识别并管理营养不良，以阻止和延缓并发症的发生发展。老年糖尿病患者肌肉含量低，应适当增加蛋白质摄入，可以选择动物蛋白或优质植物蛋白，健康老年人蛋白质需摄入 1.0～1.3 g/（kg·d），合并慢性疾病者需摄入 1.2～1.5 g/（kg·d），而合并肌少症或严重营养不良者需摄入 1.5 g/（kg·d）。碳水化合物是中国老年患者的主要能量来源，由于碳水化合物分解迅速，可快速升高血糖，应关注患者进食碳水化合物、蛋白质与蔬菜的顺序,后进食碳水化合物可降低患者的餐后血糖增幅。对于长期摄入不均衡的老年 T2DM 患者需注意补充维生素和矿物质。此外,应保证老年患者所需热量供给,制订个体化饮食结构。

**2. 运动治疗**

运动可增加胰岛素敏感性、改善胰岛素抵抗,运动治疗在糖尿病治疗中占有重要地位。由于老年患者的特殊性,运动治疗方案需个体化。运动前需进行充分的风险评估,制订个体化运动方案。老年糖尿病患者首选中等强度的有氧运动,有计划的抗阻运动能延缓肌少症进展,运动能力较差者可选择低强度的有氧运动。建议患者每周运动 5～7 天,餐后 1 小时是运动最佳时间段,其有利于缓解餐后高血糖,每餐餐后运动约 20 分钟。由于老年患者常服用多种降糖药物,运动可能影响药物代谢,需加强运动前、中及运动后的血糖监测,关注患者有无头晕、出冷汗、乏力等低血糖症状,一旦发生,应立即停止运动并及时处理。

**(四)老年 2 型糖尿病患者的药物治疗**

老年糖尿病患者确诊后,即应开始生活方式的干预并维持全程。结合老年糖尿病患者综合评估结果设定血糖控制目标,并给予其个体化的生活方式指导。当单独的生活方式干预不能达到目标血糖时,应尽早开始药物方案降糖。药物选择除应考虑有效性之外,需权衡获益风险比,优先选择低血糖风险较低、依从性较高的药物,治疗过程中需关注患者肝肾功能、心功能、并发症、合并症、药物相关不良反应等。

根据作用机制的不同,降糖药物分为:①非胰岛素促泌剂,包括二甲双胍、α-糖苷酶抑制剂、噻唑烷二酮类、钠—葡萄糖协同转运蛋白 2 抑制剂。②胰岛素促泌剂,包括磺脲类、格列奈类。③肠促胰素类,包括胰高血糖素样肽-1 受体激动剂、二肽基肽酶Ⅳ抑制剂。④胰岛素。

**1. 二甲双胍(metformin,MET)**

二甲双胍降高血糖的主要机制:通过抑制肝葡萄糖输出,改善外周组织对胰岛素的敏感性,减少小肠内葡萄糖的吸收。单药应用极少引起低血糖,且有减轻体重、降低心血管疾病风险、抗肿瘤、改善血脂的作用,多个国内外指南及共识将其推荐为一线降糖药物。但胃肠道反应与体重下降限制了二甲双胍在部分老年患者中的使用,对于老年患者应小剂量起始(500 mg/d),逐渐增加剂量,最大剂量不应超过 2550 mg/d,使用缓释剂型或肠溶剂型有可能减轻胃肠道反应,且缓释剂型服药次数减少。二甲双胍无肝肾毒性,但肝功能损伤患者乳酸盐的清除能力会明显受限制,肾功能不全者二甲双胍肾脏清除率下降,乳酸酸中毒风险增加。若老年患者已出现肾功能不全,需定期监测肾功能,并根据肾功能调整二甲双胍剂量:对于 eGFR 为 45～59 ml/(min·1.73 m²)的老年患者应考虑减量,当 eGFR＜45 ml/(min·1.73 m²)时应停药。严重感染、外伤、外科大手术以及存在可造成组织缺氧疾病(如失代偿性心力衰竭、呼吸衰竭、近期心肌梗死和休克等)的老年患者禁用二甲双胍。血清转氨酶超过正常上限 3 倍或有严重肝功能不全的患者应避免使用。其常见不良反应为胃肠道反应及头痛,多数患者可耐受,且可随治疗时间延长而消失。二甲双胍会增加老年糖尿病患者维生素 $B_{12}$ 缺乏的风险,需在用药后定期监测维生素 $B_{12}$ 水平。除非存在禁忌证,应首选二甲双胍作为一线及全程治疗药物。

**2. α-糖苷酶抑制剂(alpha glucosidase inhibitor,AGI)**

α-糖苷酶抑制剂主要包括阿卡波糖、伏格列波糖和米格列醇。其主要通过抑制小肠 α-

糖苷酶活性,延缓肠道内碳水化合物的分解、吸收,从而降低餐后血糖。该类药物安全性良好,是临床常用降糖药物,单药应用不引起低血糖,可与任何降糖药物联用,主要的不良反应为胃肠道反应,如腹胀、排气等,eGFR<30 ml/(min·1.73 m²)患者不宜应用阿卡波糖和米格列醇。适用于以碳水化合物为主要能量来源和餐后血糖升高的糖尿病患者。

**3. 噻唑烷二酮类(thiazolidinediones,TZDs)**

噻唑烷二酮类主要包括罗格列酮和吡格列酮,作用机制为通过增加胰岛素的敏感性发挥降糖作用。该类药物单用不引起低血糖,同时有延缓糖尿病进程和心血管保护的作用,但也可能导致患者体重增加、水肿、骨折、心力衰竭的风险增加。有骨质疏松、跌倒或骨折风险的老年患者需谨慎使用该类药物;心功能不全(NYHA Ⅱ级)以上及活动性肝病或 ALT 大于 2.5 倍正常上限患者禁用罗格列酮;NYHA 心功能Ⅲ级及以上者不宜使用,ALT 大于 3 倍正常上限或出现黄疸时禁用吡格列酮。

**4. 钠—葡萄糖共转运蛋白 2 抑制剂(sodium-glucose cotransporter-2 inhibitor,SGLT2i)**

钠—葡萄糖共转运蛋白 2 抑制剂通过抑制 SGLT2 或 SGLT1,抑制近端肾小管钠-葡萄糖重吸收,降低肾糖阈,促进尿糖排泄,从而降低血糖。其同时有减重、降血压、降尿酸,减少尿蛋白排泄、降低胆固醇、降低心力衰竭患者住院风险的作用,可同时升高高密度脂蛋白—胆固醇(high density liptein cholesterol,HDL-C)和低密度脂蛋白—胆固醇(low density liptein cholesterol,LDL-C),但 LDL/HDL 比值不增加。其单独使用不增加低血糖发生的风险,主要不良反应为生殖泌尿系统感染,罕见不良反应为酮症酸中毒,可能的不良反应包括急性肾损伤和骨折。初用药时应注意避免直立性低血压和脱水。目前我国批准临床使用的有达格列净、恩格列净和卡格列净,指南推荐该类药物作为合并心力衰竭、慢性肾脏病或动脉粥样硬化性心血管疾病的老年糖尿病患者的一级推荐药物。老年糖尿病患者起始 SGLT2 抑制剂治疗前需检测肾功能:eGFR<45 ml/(min·1.73 m²),不建议使用达格列净、卡格列净,不应使用恩格列净;eGFR<30 ml/(min·1.73 m²)的患者禁用卡格列净和达格列净。重度肝功能不全患者不推荐使用该类药物。

**5. 磺脲类(sulfonylureas,SUs)**

磺脲类通过刺激胰岛 β 细胞分泌胰岛素及部分胰岛素增敏作用降低血糖,常用的主要有格列美脲、格列齐特、格列吡嗪、格列喹酮、格列本脲等。该类药物降糖作用强,其不良反应主要为低血糖、体重增加,老年糖尿病患者宜选择作用温和、低血糖风险小、作用时间短的药物,应避免格列本脲。研究发现,格列齐特缓释片可降低患者蛋白尿、肾脏事件风险和心血管事件死亡率。重度肝功能不全及 eGFR<15 ml/(min·1.73 m²)有磺胺类药物过敏史者禁用磺脲类药物。

**6. 格列奈类(glinides)**

格列奈类为非磺脲类胰岛素促泌剂,通过直接刺激胰岛 β 细胞分泌胰岛素,起效快、半衰期较短,以降低餐后血糖为主。我国上市的有瑞格列奈、那格列奈、米格列奈。该类药物主要通过肝脏代谢,严重肝功能不全患者禁用。慢性肾功能不全的患者可全程使用瑞格列奈,但心功能不全(NYHA Ⅱ级以上)患者禁用。

**7. 胰高血糖素样肽-1 受体激动剂(glucagon like peptide-1 receptor agonists,GLP-1RA)**

胰高血糖素样肽-1(glucagon like peptide-1,GLP-1)由小肠 L 细胞的胰高血糖素原基因产生,以葡萄糖浓度依赖性方式促进胰岛素及抑制胰高血糖素释放降低血糖,并能保护胰

岛 β 细胞,延缓胃排空,抑制食欲。胰岛细胞、心血管系统、脑、肺、胃肠等系统均存在 GLP-1 受体,GLP-1RA 通过与 GLP-1 受体结合发挥降糖效应,同时在预防心血管疾病、减轻体重、改善中心性肥胖、保护中枢神经系统和肾脏等方面具有较好的作用,单独使用 GLP-1RA 不会导致低血糖。目前我国上市的 GLP-1RA 有艾塞那肽、利拉鲁肽、度拉糖肽、贝那鲁肽、利司那肽、洛塞那肽、艾塞那肽微球,均需皮下注射。与人 GLP-1 具有高度同源性的利拉鲁肽、司美格鲁肽、度拉糖肽均有改善心血管预后的作用;利拉鲁肽、利司那肽、度拉糖肽、艾塞那肽可降低 T2DM 患者不良肾脏结局风险、减少尿白蛋白排泄量。老年患者使用 GLP-1RA 不增加低血糖风险,指南推荐合并动脉粥样硬化性心血管疾病或心血管风险极高危患者或慢性肾脏病的患者优选 GLP-1RA。其常见不良反应为恶心、呕吐、腹泻等胃肠道反应,与其他降糖药物联用时降糖风险增加,有胰腺炎病史或高风险 T2DM 患者不推荐使用。

**8. 二肽基肽酶 IV 抑制剂(dipeptidyl peptidase-4 inhibitors,DPP-4i)**

二肽基肽酶 IV 抑制剂属于肠促胰素增强剂,国内上市的有西格列汀、维格列汀、沙格列汀、阿格列汀和利格列汀,通过抑制 DPP-4 而增强肠促胰素效应,增加肠促胰素的水平。其刺激胰岛素分泌的作用具有葡萄糖依赖性,故单独使用该类药物时无低血糖风险。研究显示,DPP-4 抑制剂有降低空腹及餐后血糖的疗效,同时可改善胰岛 β 细胞功能、促进伤口愈合、减少骨折风险。DPP-4 抑制剂是近年来国内外指南推荐的老年糖尿病一线降糖药物之一,对有二甲双胍禁忌证的老年 T2DM 患者,可单药起始 DPP-4 抑制剂。其主要不良反应有鼻咽炎、头痛、上呼吸道感染等,沙格列汀及阿格列汀可能增加基线无心衰史者心衰住院风险。有胰腺炎病史者不推荐使用 DPP-4 抑制剂。在肾功能不全患者中,西格列汀、维格列汀、沙格列汀和阿格列汀在肾功能不全患者中需调整剂量。利格列汀可用于任何肝、肾功能状态的老年患者,无需调整剂量;沙格列汀在肝功能不全时亦无需调整剂量,肝病者应慎用阿格列汀,ALT 或 AST 大于正常上限 3 倍者禁用维格列汀;重度肝功能不全(Child-Pugh 积分>9)者不推荐使用西格列汀。

**9. 胰岛素**

老年糖尿病患者在生活方式及非胰岛素降糖药物治疗的基础上血糖仍未达标者可加用或改为胰岛素降糖,老年糖尿病患者是胰岛素治疗的主要人群。由于老年人群的特殊性,胰岛素方案应简单、方便,使用胰岛素前需评估老年糖尿病患者的健康状态、低血糖风险及自我管理能力,在权衡利弊的基础上制订个体化降糖方案。

胰岛素能较好地控制血糖、预防和减少糖尿病远期并发症,同时能避免口服降糖药不良反应,但是,胰岛素会导致患者低血糖风险增加,强化方案需多次注射及血糖监测,同时有增加患者体重作用。根据来源及化学结构的不同,胰岛素可分为动物胰岛素、人胰岛素及胰岛素类似物;根据起效快慢及维持时间的长短,动物和人胰岛素分为短效、中效、长效和预混胰岛素,胰岛素类似物分为速效、长效和预混胰岛素类似物。短效及速效胰岛素起效快,维持时间短,主要用于控制餐后高血糖,中效及长效胰岛素可提供基础胰岛素,中效胰岛素可控制两餐后高血糖,长效胰岛素无明显作用高峰。基础胰岛素用药方便、依从性高、低血糖风险低,推荐作为老年糖尿病患者首选胰岛素。

**(五)老年 2 型糖尿病患者的治疗路径**

**1. 非胰岛素治疗路径**

根据老年患者健康状态选择口服降糖治疗药物,对于健康状态综合评估结果为良好

（Group 1）和中等（Group 2）的老年患者可参照老年 2 型糖尿病患者非胰岛素治疗路径图（见图 16-1）。当单药治疗 3 个月以上仍血糖控制不佳时，应联合不同机制的药物进行治疗，但避免联合应用增加低血糖及其他不良反应风险的药物。经过规范的非胰岛素治疗无法达到血糖控制目标的老年患者应及时启动胰岛素治疗，使用胰岛素治疗方案应加强患者低血糖防治及胰岛素注射方法宣教，尽量减少低血糖的发生。健康状态综合评估结果为差（Group 3）的患者（包括临终前状态的患者），不建议依据上述路径进行方案选择，而应基于重要脏器功能、药物治疗反应、低血糖风险等，制订相对宽松的血糖控制目标。

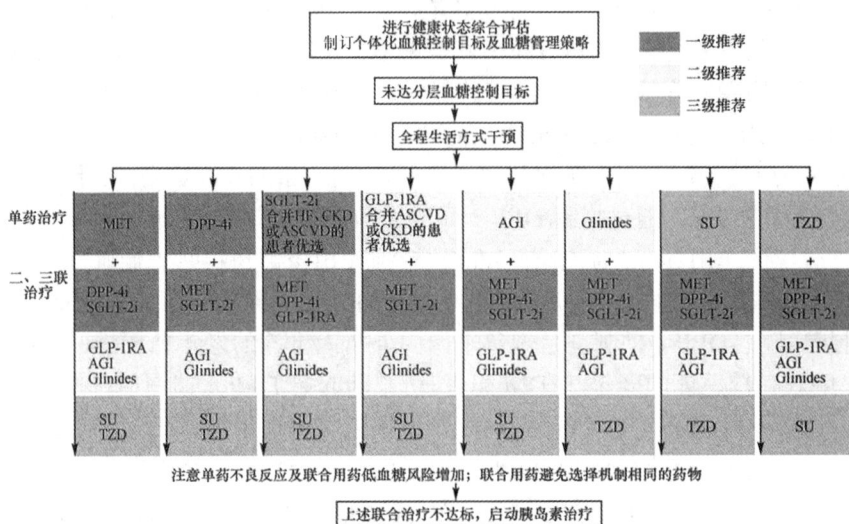

**图 16-1 老年 2 型糖尿病患者非胰岛素治疗路径图**

注：MET 为二甲双胍；DPP-4i 为二肽基肽酶Ⅳ抑制剂；SGLT2i 为钠—葡萄糖共转运蛋白 2 抑制剂；GLP-1RA 为胰高血糖素样肽-1 受体激动剂；AGI 为 α-糖苷酶抑制剂；Glinides 为格列奈类；SU 为磺脲类；TZD 为噻唑烷二酮类；HF 为心力衰竭；CKD 为慢性肾脏病；ASCVD 为动脉粥样硬化性心血管疾病。此路径图适用于健康状态良好（Group 1）和中等（Group 2）的老年患者。

### 2. 胰岛素治疗路径

若患者健康状态综合评估为 Group 1 和 Group 2，建议首选基础胰岛素。患者基础胰岛素起始剂量通常为 0.1～0.3 U/(kg·d)，随后根据患者空腹血糖水平每 3～5 天调整一次胰岛素剂量至 FPG 达标，若 FPG 达标而 HbA1c 不达标，应监测患者餐后血糖，必要时首选联合餐时胰岛素注射（1～3 次/天），二级推荐为换用预混胰岛素注射（2～3 次/分），预混胰岛素与基础联合餐时的方案相比注射次数少，但在老年患者中，尤其是长病程、自身胰岛功能较差、进餐不规律的患者中，每日 2 次预混胰岛素治疗灵活性差，可能增加低血糖风险。换用持续皮下胰岛素注射为三级推荐。健康状态差（Group 3）、预期寿命短的老年糖尿病患者（包括临终前状态患者）应制订相对宽松的血糖控制目标，以不发生低血糖和严重高血糖为基本原则，不建议多针胰岛素治疗。非胰岛素方案可达降糖目标的老年糖尿病患者需将胰岛素减停，必须使用胰岛素者需尽量简化胰岛素方案。

若老年糖尿病患者 HbA1c＞10.0%，或伴有高血糖症状（如烦渴、多尿等），或有分解代谢证据（体重降低等），或严重高血糖（FPG＞16.7 mmol/L）时，根据患者的健康状态及治疗目标,可采用短期胰岛素治疗。除自身胰岛功能衰竭外,老年糖尿病患者经短期胰岛素治疗血糖控制平稳、高糖毒性解除后,应及时减少胰岛素注射次数并优化降糖方案。

### (六)低血糖的防治

糖尿病患者在治疗过程中可能发生低血糖现象,会造成严重后果,必须高度重视,并告知患者及家属预防、早发现及紧急处理低血糖的方法。糖尿病患者低血糖诊断标准为血糖≤3.9 mmol/L,而老年糖尿病患者低血糖的诊断标准尚未统一。

低血糖可导致患者不适甚至生命危险。老年糖尿病患者低血糖症状临床表现常不典型,常表现为头晕、视物模糊、意识障碍等脑功能受损症状而非出汗、心慌等交感神经兴奋症状,夜间低血糖可表现为睡眠质量下降、噩梦等。老年糖尿病患者出现跌倒、突发行为异常时,需要考虑低血糖可能。老年糖尿病患者低血糖的常见原因有:进食量较少、使用降糖药物后未能及时进食、运动量增大、使用胰岛素促泌剂或胰岛素、降糖药物剂量增加过大等。低血糖可增加老年患者跌倒、骨折等不良事件、心血管事件、认知功能下降、住院及死亡等风险,而夜间低血糖由于难以被发现和及时救治,极为凶险,甚至危及患者生命。

预防低血糖特别是夜间低血糖、及时发现及处理低血糖对老年糖尿病患者血糖管理及改善预后至关重要。老年糖尿病患者需慎重选择胰岛素促泌剂或胰岛素等低血糖风险高的降糖药物,对该类药物应从小剂量开始使用,谨慎调整剂量,并在第一时间告知老年患者和(或)家属低血糖的防治措施。建议患者加强自我血糖监测,由于老年患者多合并其他疾病,需注意药物之间的相互作用。

对有严重低血糖发生史的老年患者,若不能彻底阻断发生原因,需调整血糖的控制目标至不发生低血糖且无严重高血糖。患者应根据进餐量、运动量调整降糖药物剂量,因酒精能直接导致低血糖,建议患者避免酗酒和空腹饮酒。对于已经发生低血糖者,意识清醒者可口服 15~20 g 糖类食品,每 15 分钟监测血糖,若仍≤3.9 mmol/L,需再次给予葡萄糖口服或静脉注射直至低血糖纠正;对于意识障碍的低血糖患者,需直接静推 50% 葡萄糖 20~40 ml 或肌注胰高血糖素 0.5~1.0 mg,每 15 分钟监测血糖,必要时重复葡萄糖静脉注射或加用糖皮质激素。

## 三、老年血脂管理

### (一)老年血脂异常患者的调脂目标

老年患者血脂的诊断及异常血脂的控制目标与普通成人一致。LDL-C 或 TC 水平是个体或群体动脉粥样硬化性心血管疾病(ASCVD)发病的独立危险因素,而 LDL-C 升高是 ASCVD 发生、发展的关键因素。但 ASCVD 的总体危险是由多个危险因素共同作用的结果。总体心血管危险评估是制订血脂防治策略的前提,这是近 10 年来所有国际血脂指南或共识一致公认的原则。然而,总体心血管危险评估与种族、地域、时代均密切相关。

《2019 年 ESC/EAS 血脂异常管理指南》将心血管危险分层分为 4 个危险分层:极高危、高危、中危、低危(见表 16-4),建议不仅要考虑个体健康状况和药物相互作用,还应根据危险分层和基线 LDL-C 水平考虑他汀类药物治疗方案(见表 16-5)。

表 16 - 4  《2019 年 ESC/EAS 血脂异常管理指南》心血管危险分层

| 危险分层 | 症状 |
|---|---|
| 极高危 | 存在以下任一情况：<br>确诊的 ASCVD 患者（包括既往心肌梗死或不稳定型心绞痛、稳定型心绞痛、冠状动脉血运重建、卒中、短暂脑缺血发作、外周动脉疾病以及冠状动脉造影或冠状动脉 CT 证实两支及以上主要冠状动脉狭窄＞50%、超声心动图证实颈动脉狭窄＞50%者）<br>糖尿病合并靶器官损害（微量白蛋白尿、视网膜病变、肾病）或合并至少 3 种主要危险因素或病程＞20 年的早发 1 型糖尿病患者<br>重度慢性肾病患者[eGFR＜30 ml/(min·1.73 m²)]<br>10 年 SCORE 风险≥10%者<br>家族性高胆固醇血症合并 ASCVD 或其他主要危险因素者 |
| 高危 | 存在以下任一情况：<br>单一危险因素显著升高者，包括 TC＞8.0 mmol/L、LDL-C＞4.9 mmol/L 或 BP≥180/110 mmHg 者<br>无其他主要危险因素的家族性高胆固醇血症患者<br>无靶器官损害但病程≥10 年或合并其他危险因素的糖尿病患者<br>中度慢性肾病患者[eGFR 为 30～59 ml/(min·1.73 m²)]<br>5%≤10 年 SCORE 风险＜10% |
| 中危 | 病程＜10 年且无其他危险因素的年轻糖尿病患者（1 型糖尿病＜35 岁，2 型糖尿病＜50 岁）<br>1%≤10 年 SCORE 风险＜5% |
| 低危 | 10 年 SCORE 风险＜1%者 |

注：ASCVD，动脉粥样硬化性心血管疾病；CT，计算机断层扫描；eGFR，估算的肾小球滤过率；SCORE，系统性冠状动脉风险评估；TC，总胆固醇；LDL-C，低密度脂蛋白胆固醇；BP，血压；1 mmHg＝0.133 kPa。

表 16 - 5  《2019 年 ESC/EAS 血脂异常管理指南》对老年人的治疗建议

| 建议 | 推荐级别 | 证据等级 |
|---|---|---|
| 患有 ASCVD 的老年人使用他汀类药物的治疗建议同年轻患者 | I | A |
| 推荐年龄≤75 岁的老年人使用他汀类药物进行一级预防 | I | A |
| 年龄＞75 岁心血管高危或极高危的老年人，考虑使用他汀类药物进行一级预防 | IIb | B |
| 如有明显肾功能受损和（或）潜在药物相互作用的老年人，推荐使用低剂量他汀类药物并根据目标 LDL-C 水平调整剂量 | I | C |

注：ASCVD，动脉粥样硬化性心血管疾病；LDL-C，低密度脂蛋白胆固醇。

《2016 中国成人血脂异常防治指南》根据 ASCVD 的不同危险程度，确定调脂治疗需要达到的 LDL-C 基本目标值。2019 年 ESC/EAS 血脂异常管理指南未单独推荐老年人的调脂治疗目标，对 LDL-C 控制目标较既往更为积极（见表 16 - 6）。

表 16‐6　LDL-C 控制目标

| 危险分层 | 《2016 年中国成人血脂异常防治指南》 | 《2016 年 ESC/EAS血脂异常管理指南》 | 《2019 年 ESC/EAS血脂异常管理指南》 |
|---|---|---|---|
| 极高危 | <1.8 mmol/L<br>①LDL-C 基线值较高不能达到目标值者，LDL-C 至少降低50%（Ⅱa 类推荐，B 级证据）；<br>②若 LDL-C 基线在目标值以下者，LDL-C 仍应降低 30%左右（Ⅰ类推荐，A 级证据） | <1.8 mmol/L,若基线 LDL-C介于 1.8～3.5 mmol/L,降低LDL-C≥50% | <1.4 mmol/L 且降低LDL-C≥50% |
| 高危 | <2.6 mmol/L | <2.6 mmol/L,若基线 LDL-C介于 2.6～5.2 mmol/L,降低LDL-C≥50% | <1.8 mmol/L 且降低LDL-C≥50% |
| 中危 | <3.4 mmol/L | <3.0 mmol/L | <2.6 mmol/L |
| 低危 | <3.4 mmol/L | <3.0 mmol/L | <3.0 mmol/L |

注：LDL-C,低密度脂蛋白胆固醇。

### (二)老年血脂异常患者的生活方式治疗

#### 1. 饮食

血脂异常与饮食和生活方式有密切关系,饮食治疗和改善生活方式是血脂异常治疗的基础措施。无论是否选择药物调脂治疗,都必须坚持控制饮食和改善生活方式(见表 16‐7)。在满足每日必需营养和总能量需要的基础上,当摄入饱和脂肪酸和反式脂肪酸的总量超过规定上限时,应该用不饱和脂肪酸来替代。

表 16‐7　生活方式改变基本要素

| 要素 | 建议 |
|---|---|
| 限制使 LDL-C 升高的膳食成分 | |
| 饱和脂肪酸 | <总能量的 7% |
| 膳食胆固醇 | <300 mg/d |
| 增加降低 LDL-C 的膳食成分 | |
| 植物固醇 | 2～3 g/d |
| 水溶性膳食纤维 | 10～25 g/d |
| 总能量 | 调节到能够保持理想体重或减轻体重 |
| 身体活动 | 保持中等强度锻炼,每天至少消耗 200 kcal 热量 |

注：LDL-C,低密度脂蛋白胆固醇。

#### 2. 身体活动

建议每周 5～7 天、每次 30 min 中等强度代谢运动。对于 ASCVD 患者应先进行运动负荷试验,充分评估其安全性后,再进行身体活动。共识推荐≥75岁老年患者应在保证热量摄入的基础上,以摄入不饱和脂肪酸为主,不推荐积极的运动减重作为常规治疗。

**3. 戒烟**

完全戒烟和有效避免吸入二手烟,有利于预防 ASCVD,并提高 HDL-C 水平。可以选择戒烟门诊、戒烟热线咨询以及药物来协助戒烟。

**4. 限制饮酒**

中等量饮酒(男性每天 20～30g 乙醇,女性每天 10～20 g 乙醇)能升高 HDL-C 水平。但即使少量饮酒也可使高 TG 血症患者 TG 水平进一步升高。饮酒对于心血管事件的影响尚无确切证据,提倡限制饮酒。

**(三)老年血脂异常患者的药物治疗**

人体血脂代谢途径复杂,有诸多酶、受体和转运蛋白参与。临床上可供选用的调脂药物有许多种类,大体上可分为两大类:主要降低胆固醇的药物和主要降低 TG 的药物。其中部分调脂药物既能降低胆固醇,又能降低 TG。对于严重的高脂血症,常需多种调脂药联合应用,才能获得良好疗效。

**1. 主要降低胆固醇的药物**

这类药物的主要作用机制是抑制肝细胞内胆固醇的合成,加速 LDL 分解代谢或减少肠道内胆固醇的吸收,包括他汀类、胆固醇吸收抑制剂、普罗布考、胆酸螯合剂及其他调脂药(脂必泰、多廿烷醇)等。

(1)他汀类。

他汀类(statins)亦称 3-羟基 3-甲基戊二酰辅酶 A(3-hydroxy-3-methylglutaryl-coenzyme A,HMG-CoA)还原酶抑制剂,能够抑制胆固醇合成限速酶 HMG-CoA 还原酶,减少胆固醇合成,继而上调细胞表面 LDL 受体,加速血清 LDL 分解代谢。此外,还可抑制 VLDL 合成。因此他汀类能显著降低血清 TC、LDL-C 和载脂蛋白 B(apolipoprotein B,Apo B)水平,也能降低血清 TG 水平和轻度升高 HDL-C 水平。

他汀类药物适用于高胆固醇血症、混合性高脂血症和 ASCVD 患者。目前国内临床上有洛伐他汀、辛伐他汀、普伐他汀、氟伐他汀、阿托伐他汀、瑞舒伐他汀和匹伐他汀。不同种类与剂量的他汀降胆固醇幅度有较大差别,但任何一种他汀剂量倍增时,LDL-C 进一步降低幅度仅约 6%,即所谓“他汀疗效 6% 效应”。此外他汀类可使 TG 水平降低 7%～30%,HDL-C 水平升高 5%～15%。

血脂康胶囊虽被归入调脂中药,但其调脂机制与他汀类似,系通过现代 GMP 标准工艺,由特制红曲加入稻米生物发酵精制而成,主要成分为 13 种天然复合他汀,系无晶型结构的洛伐他汀及其同类物。常用剂量为 0.6 g,2 次/d。血脂康胶囊能够降低胆固醇,并显著降低冠心病患者总死亡率、冠心病死亡率以及心血管事件发生率,不良反应少。

绝大多数人对他汀的耐受性良好,其不良反应多见于接受大剂量他汀治疗者,常见表现有肝功能异常,肌痛、肌炎和横纹肌溶解等肌肉相关不良反应,增加新发糖尿病的危险及一过性认知功能异常。失代偿性肝硬化及急性肝功能衰竭是他汀类药物应用禁忌证。老年人使用高强度他汀治疗的不良反应风险增加,应考虑使用低强度他汀。

此外,《≥75 岁老年患者血脂异常管理的专家共识》指出:Ⅰ.≥75 岁老年患者中,不推荐常规应用他汀类药物进行一级预防治疗;如 75 岁以前具有一级预防的指征并已使用他汀类药物,在年龄≥75 岁后视共病、营养状态和不良反应等情况继续或减量使用他汀类药物;Ⅱ.≥75 岁老年患者中,应将他汀类药物作为二级预防的首选药物,老年患者应从小剂量开始,根据患者的危险分层确定调脂的目标,逐渐合理调整剂量;Ⅲ.≥75 岁老年患者中,首次应用他汀类药物治疗,应定期复查转氨酶及肌酸激酶水平,转氨酶升高超过正常上限 3 倍或肌酸激酶超过正常上限 10 倍,应及时停药;Ⅳ.≥75 岁老年患者在调脂治疗达标的基础上,可首选亲水性他汀类药物(普伐他汀、瑞舒伐他汀等)以减少对肝脏和肌肉可能的影响。

(2)胆固醇吸收抑制剂。

依折麦布能有效抑制肠道内胆固醇的吸收。IMPROVE-IT 研究表明急性冠脉综合征(acute coronary syndrome,ACS)患者在辛伐他汀基础上加用依折麦布能够进一步降低心血管事件。依折麦布推荐剂量为 10 mg/d。依折麦布的安全性和耐受性良好,其不良反应轻微且多为一过性,主要表现为头疼和消化道症状,与他汀联用也可发生转氨酶增高和肌痛等不良反应。超过 75 岁老年患者中,暂不推荐应用依折麦布作为一级预防治疗,若单独应用他汀类药物不能达标或存在严重不良反应风险者,推荐应用依折麦布作为联合用药进行二级预防,根据患者危险分层确定调脂目标值。

(3)普罗布考。

普罗布考通过掺入 LDL 颗粒核心中,影响脂蛋白代谢,使 LDL 易通过非受体途径被清除。普罗布考常用剂量为每次 0.5g,2 次/d,主要适用于高胆固醇血症,其降脂作用缺乏选择性,可同时降低 LDL-C 和 HDL-C。但缺乏普罗布考用于≥75 岁老年人群降脂、抗氧化或心血管获益方面的证据。常见不良反应为胃肠道反应;也可引起头晕、头痛、失眠、皮疹等;极为少见的严重不良反应为 QT 间期延长。室性心律失常、QT 间期延长、血钾过低者禁用。

(4)胆酸螯合剂。

胆酸螯合剂为碱性阴离子交换树脂,可阻断肠道内胆汁酸中胆固醇的重吸收。临床用法:考来烯胺每次 5g,3 次/d;考来替泊每次 5g,3 次/d;考来维仑每次 1.875 g,2 次/d。与他汀类联用,可明显提高调脂疗效。常见不良反应有胃肠道不适、便秘和影响某些药物的吸收。此类药物的绝对禁忌证为异常β脂蛋白血症和血清 TG>4.5 mmol/L(400 mg/dl)。

(5)其他调脂药。

脂必泰是一种红曲与中药(山楂、泽泻、白术)的复合制剂。常用剂量为每次 0.24~0.48 g,2 次/d,具有轻中度降低胆固醇的作用。该药的不良反应少见。多廿烷醇是从甘蔗蜡中提纯的一种含有 8 种高级脂肪伯醇的混合物,常用剂量为 10~20 mg/d,调脂作用起效慢,不良反应少见。

**2. 主要降低 TG 的药物**

有 3 种主要降低 TG 的药物:贝特类、烟酸类和高纯度鱼油制剂。《2021 ACC 降低持续性高甘油三酯血症患者 ASCVD 风险管理的专家共识决策路径》提出,空腹 TG ≥5.6 mmol/L,应首先降低 TG,首选贝特类、高纯度鱼油制剂等药物。

(1)贝特类。

贝特类通过激活过氧化物酶体增殖物激活受体 α(peroxisome proliferator activated receptor -α,PPARα)和激活脂蛋白脂酶(lipoprotein lipase,LPL)而降低血清 TG 水平和升高 HDL-C 水平。常用的贝特类药物有:非诺贝特片每次 0.1 g,3 次/d;微粒化非诺贝特每次 0.2 g/次,1 次/d;吉非罗齐每次 0.6 g,2 次/d;苯扎贝特每次 0.2g,3 次/d。主要用于降低 TG 和升高 HDL-C,其中吉非罗齐还可能增加他汀药物的不良反应,通常不推荐与他汀类药物合用。常见不良反应与他汀类药物类似,包括肝脏、肌肉和肾毒性等,血清肌酸激酶和 ALT 水平升高的发生率均<1%。临床试验结果荟萃分析提示贝特类药物能使高 TG 伴低 HDL-C 人群心血管事件危险降低 10% 左右,以降低非致死性心肌梗死和冠状动脉血运重建术为主,对心血管死亡、致死性心肌梗死或卒中无明显影响。

（2）烟酸类。

烟酸也称作维生素 B₃,属人体必需维生素。大剂量时具有降低 TC、LDL-C 和 TG 以及升高 HDL-C 的作用。调脂作用与抑制脂肪组织中激素敏感脂酶活性、减少游离脂肪酸进入肝脏和降低 VLDL 分泌有关。烟酸有普通和缓释 2 种剂型,以缓释剂型更为常用。缓释片常用量为每次 1～2 g,1 次/d。建议从小剂量（0.375～0.5 g/d）开始,睡前服用;4 周后逐渐加量至最大常用剂量。最常见的不良反应是颜面潮红,其他有肝脏损害、高尿酸血症、高血糖、棘皮病和消化道不适等,慢性活动性肝病、活动性消化性溃疡和严重痛风者禁用。早期临床试验结果荟萃分析发现,烟酸无论是单用还是与其他调脂药物合用均可改善心血管预后,心血管事件减少 34%,冠状动脉事件减少 25%。由于在他汀基础上联合烟酸的临床研究提示与单用他汀相比无心血管保护作用,欧美多国已将烟酸类药物淡出调脂药物市场。

（3）高纯度鱼油制剂。

鱼油主要成分为 n-3 脂肪酸即 ω-3 脂肪酸。常用剂量为每次 0.5～1.0 g,3 次/d,其所含的 ω-3 脂肪酸等成分,可将 TG 浓度降低 25%～30%,膳食剂量或低剂量（<1 g/d）补充时,TG 水平小幅降低,而摄入较高剂量鱼油（3～4 g/d）时,TG 水平明显降低,最高降幅达 45%,主要用于治疗高 TG 血症。不良反应少见,发生率为 2%～3%,包括消化道症状,少数病例出现转氨酶或肌酸激酶轻度升高,偶见出血倾向。早期有临床研究显示高纯度鱼油制剂可降低心血管事件。超过 75 岁老年 ASCVD 患者,高纯度鱼油（n-3）可作为胆固醇代谢异常合并高 TG 血症的辅助治疗,但普通鱼油仅为保健品,需经医生确认后方可服用。

**3. 新型调脂药物**

近年来已有以下 3 种新型调脂药被批准临床应用:微粒体 TG 转移蛋白抑制剂（洛美他派,Lomitapide,商品名为 Juxtapid）、载脂蛋白 B100 合成抑制剂（米泊美生,Mipomersen）、前蛋白转化酶枯草溶菌素 9/kexin9 型（PCSK9）抑制剂。其中 PCSK9 是肝脏合成的分泌型丝氨酸蛋白酶,可与 LDL 受体结合并使其降解,从而减少 LDL 受体对血清 LDL-C 的清除。通过抑制 PCSK9,可阻止 LDL 受体降解,促进 LDL-C 的清除。PCSK9 抑制剂以 PCSK9 单克隆抗体发展最为迅速,其中 Alirocumab、Evolocumab 和 Bococizumab 研究较多。研究结果显示 PCSK9 抑制剂无论单独应用或与他汀类药物联合应用均明显降低血清 LDL-C 水平,同时可改善其他血脂指标,包括 HDL-C、脂蛋白 α[Lipoprotein(α),Lp(α)] 等。国内已批准 Evolocumab 与 Alirocumab 两种注射型 PCSK9 抑制剂上市,临床研究结果表明,该药可使 LDL-C 降低 40%～70%,并可减少心血管事件,至今尚无严重或危及生命的不良反应报道。另有不久前在国内刚上市的靶向 PSK9 的长效降脂小干扰核酸（siRNA）药物 Inclisiran,作为长效药物,在初次注射和第 3 个月强化注射后,只需每半年注射一针,可实现在他汀治疗基础上持续降低 LDL-C 达 61%。

### 4. 老年人调脂治疗的特别警示

(1)建议充分评估老年人调脂治疗的获益/风险、根据个体特点选择药物。对于75岁以上的老年人,根据生理年龄、心血管危险分层、肝肾功能、伴随疾病、合并用药、营养状态、虚弱状态、预期寿命等,衡量利弊后确定是否使用调脂药物,不推荐虚弱或预期寿命有限的老年人进行调脂治疗。

(2)随年龄增长,老年人生理性改变导致肌肉萎缩、肌力减弱,调脂药物可导致或加重肌肉症状,影响生活质量并增加跌倒风险。女性、体型瘦小、慢性肾脏病、围术期、血容量低、重症感染、甲状腺功能异常的老年人发生肌病的风险增加。

(3)他汀类药物的不良反应随剂量增大而增加,多数老年人使用中、小剂量他汀类药物即可使 LDL-C 达标;应从小或中等剂量开始并根据疗效调整剂量,他汀类不耐受时可减少剂量或换用不同类型的他汀类药物;服用可耐受剂量的他汀类 LDL-C 不能达标时,可加用依折麦布或 PCSK9 抑制剂。对于服用小剂量他汀类药物后 TC 或 LDL-C 迅速降低的老年人,应排查是否患有肿瘤及其他消耗性疾病。

(4)老年人肝肾功能减退、联用多种药物时,容易发生药物相互作用及不良反应,应选择在体内代谢途径不同的药物。他汀类药物与其他调脂药物合用时,可增加肝脏及肌肉损伤等风险,需关注老年人的个体特点及耐受性,避免大剂量联用并监测药物相互作用及不良反应。

(5)调脂药物应坚持长期使用,无特殊原因不应停药。停药后血脂升高甚至反跳,使心血管事件及死亡率明显增加。

(韩亭亭　胡耀敏)

#### 参考文献

[1]《中国老年型糖尿病防治临床指南》编写组. 中国老年2型糖尿病防治临床指南(2022年版)[J]. 中国糖尿病杂志,2022,30(1):2-51.

[2] 国家老年医学中心,中华医学会老年医学分会,中国老年保健协会糖尿病专业委员会. 中国老年糖尿病诊疗指南(2021年版)[J]. 中华糖尿病杂志,2021,13(1):14-46.

[3] 刘梅林,张雨濛,付志方,等. 老年人血脂异常管理中国专家共识[J]. 中华内科杂志,2022,61(10):1095-1118.

[4] Mach F,Baigent C,Catapano AL,et al. 2019 ESC/EAS Guidelines for the management of dyslipidaemias:lipid modification to reduce cardiovascular risk[J]. Europ Heart J,2020,41(1):111-188.

[5] 海峡两岸医药卫生交流协会老年医学专业委员会:≥75岁老年患者血脂异常管理的专家共识[J]. 中国心血管杂志,2020,25(3):201-209.

# 第三节　老年甲状腺功能异常

**本节要点** ✎

1. 年龄增长及共病对甲状腺功能的影响。
2. 老年甲状腺功能减退症的病因、诊断和治疗。
3. 老年甲状腺功能亢进症的病因、诊断和治疗。
4. 非甲状腺性病态综合征。

**教学目的** 📑

1. 掌握
(1)老年甲状腺功能异常疾病的种类。
(2)老年甲状腺功能减退症的病因、诊断和治疗。
(3)老年甲状腺功能亢进症的病因、诊断和治疗。
2. 熟悉
(1)老年甲状腺功能异常疾病的特点。
(2)老年人甲状腺功能变化的机制，老年人甲状腺功能各指标的变化特点。
3. 了解
(1)非甲状腺性病态综合征老年甲状腺功能异常和共病。
(2)黏液性水肿昏迷。

---

随着预期寿命的延长和人口老龄化的加速，甲状腺疾病成为常见的老年疾病之一，我国50%以上的老年人存在甲状腺疾病，其中亚临床甲减在老年人中最常见，患病率近20%。然而老年人与年龄增长相关的下丘脑—垂体—甲状腺（HPT）轴生理性变化、甲状腺疾病症状与衰老表现的混淆、共病或与老年综合征并存以及多器官功能衰退，上述均增加了老年人甲状腺疾病诊断与治疗的复杂性。规范化诊治老年人甲状腺疾病对提高我国老年人甲状腺疾病的临床诊治水平、保障老年人的健康、促进健康老龄化具有重要意义。

## 一、年龄增长及共病对甲状腺功能的影响

### （一）老年甲状腺功能异常疾病的特点

老年甲状腺功能异常有其自身的病情特点。老年人甲状腺功能异常的症状不典型，起病缓慢，具有隐蔽性。由于老年人机体功能退化，有时生理性变化与病理性变化的界限很难区分。特别是亚临床甲状腺功能异常，初期症状常不明显，往往要经过一段时期才能被发现，造成临床不能及时诊断。美国第 3 次健康与营养普查（National Health and Nutrition

Examination Survey Ⅲ，NHANES Ⅲ)发现 TSH 水平随年龄增加而逐渐升高,而确诊为甲减或亚临床甲减、甲亢或亚临床甲亢的患者既往均无甲状腺病史,都是通过普查才发现的。

### (二)老年人甲状腺功能变化的机制

在整个生命过程中,甲状腺激素的分泌率逐渐减低可以看作是机体的一种自稳反应,老年人甲状腺功能变化的机制可能有:

(1)丘脑—垂体—甲状腺轴的活动减弱,对外界的反应能力下降,应激能力减弱。

(2)随着年龄的增长甲状腺本身合成和释放甲状腺激素水平的下降,负反馈致 TSH 水平逐渐升高,但由于衰老对垂体功能也有一定的影响,TSH 的升高不能代偿甲状腺本身功能下降所致的甲状腺激素水平改变。

(3)老年人热量摄入减少,如糖尿病控制不良、慢性肝脏疾病、肾脏疾病等病理生理改变可引起甲状腺合成三碘甲状腺原氨酸($T_3$)、甲状腺素($T_4$)减少,但外周组织降解 $T_4$ 的能力也下降,故一般可维持血 $T_4$ 水平在正常范围或基本正常范围并相对保持稳定。

(4)正常情况下甲状腺分泌全部的 $T_4$ 以及约 30% 的 $T_3$ 和 3% 的反 $T_3$($rT_3$),血清中约 70% 的 $T_3$ 和 97% 的 $rT_3$ 都是由外周组织中的 $T_4$ 经 5'-脱碘酶催化转化而来的;许多慢性或危重疾病过程中一些体液因素如疾病代谢产物的参与,抑制了 5'-脱碘酶的活性,使 $T_4$ 脱碘向活性 $T_3$ 转化途径受阻,而转化为无活性的 rT3 增多,T3 减少。

(5)老年人长期服用一些含碘药物治疗心脑血管疾病及其他慢性疾病,这些药物可导致甲状腺功能异常。

### (三)老年人甲状腺功能各指标的变化特点

老年人甲状腺功能变化的机制即提示了甲状腺各激素指标随年龄变化的趋势。近年关于甲状腺激素与年龄关系的研究越来越多,多数结果相似,但有些结果仍不甚相同。目前在成年人中绝大多数研究结果均表明血清 $T_3$ 水平随年龄增长而下降,但大多数血清 T3 浓度的这种轻度降低主要存在于健康老年人群的正常值范围内,不一定与衰老过程中的功能改变有关。对于血清 $T_4$ 及游离 $T_4$($FT_4$)水平,多数研究显示血清 $T_4$ 和 $FT_4$ 水平无年龄增长变化。在衰老的过程中,人体组织对热量的需求不断下降,会造成不具有产热活性的 $rT_3$ 增多,相反 $T_3$ 的生成减少,可能为机体避免过度代谢消耗的一种保护性机制,提示临床上应注意观察健康高龄老年人血 $rT_3$ 的变化,它能比较灵活地反映机体的健康状况,但能否将 $rT_3$ 检测作为临床衰老的独立观察指标还有待进一步的研究证实。对于血清 TSH 的年龄增长性改变国内外的许多大型研究结果也有争议,国外大样本的研究结果均显示,血清 TSH 随年龄增大有升高的趋势。另外有少数研究显示,血清 TSH 水平随着年龄增长而下降或无显著变化。总之,多数研究显示 TSH 的年龄增长性升高,与 $T_3$ 及游离 $FT_3$($FT_3$)的显著年龄增长性降低应结合考虑,TSH 为反馈性增高。

### (四)老年甲状腺功能异常和共病

老年人常存在多系统疾病,因此临床表现可以错综复杂。研究发现,在罹患糖尿病的老年人群中常见甲状腺功能异常,据报道甲减患病率为 8.1%～23.3%,甲亢患病率为 0.5%～16.6%。尽管影响患病率的因素很多,但以上数据可以看到老年疾病的共患性。甲状腺功能异常严重威胁老年人健康,对老年心脑血管功能的影响很大,即便在亚临床状态也被认为与脂代谢异常、心肾等脏器损害、精神感知障碍、骨质疏松等具有相关性。由于老年人临床表现常呈隐匿,其病情往往容易被忽视,对机体更具潜在危害性。

## 二、老年甲状腺功能减退症的病因、诊断和治疗

### （一）老年甲状腺功能减退症的病因

甲减是由于甲状腺激素合成和分泌减少或组织利用不足导致的临床综合征。20 世纪 70 年代，Tunbridge 等首次指出甲减的发生率在老年人中有增加趋势，而其中绝大多数表现为亚临床甲减。以后又有很多研究表明，随着衰老，甲减的发病率上升尤其明显。其主要原因有：

（1）随着年龄的增长，老年人的全身脏器功能不同程度地减退，甲状腺也发生纤维化、腺体萎缩、功能减低。

（2）随着年龄增长，甲状腺自身抗体增高的比例可能增加，故自身免疫性甲状腺炎（桥本病）的发生率可增加。

（3）老年人由于之前的甲状腺疾病行甲状腺部分切除术或因甲亢行[131]I 治疗以及颈部放疗史的比例均较年轻人高，因此患甲减的比例也增高。

（4）老年人常因某些慢性疾病需长期应用某些可能影响甲状腺功能的药物（如糖皮质激素、胺碘酮等）。

### （二）老年甲状腺功能减退症的诊断

甲状腺功能老年甲减和亚临床甲减的诊断思路同成人，见图 16-2。老年甲减的临床症状较少，并缺乏典型性，易与衰老本身伴随的症状混淆而不易引起足够重视，这可能与衰老本身伴随甲状腺激素水平的变化有一定关系，而亚临床甲减患者更缺乏明显的症状及体征，仅能靠实验室检查确诊。有研究表明亚临床甲减患者常常发生脂质代谢紊乱，表现为总胆固醇、甘油三酯、低密度脂蛋白胆固醇的升高和高密度脂蛋白胆固醇的降低，这些变化可以在治疗后得到明显改善，尤其是 TSH 值大于 10mU/L 时，但亚临床甲减导致的脂质代谢紊乱与动脉粥样硬化疾病之间的关系目前尚不清楚。心肌为甲状腺激素作用的一个靶组织，在亚临床甲减患者中，TSH 的升高会影响心肌的收缩或舒张功能，尤其是在运动时常有收缩功能不全，替代治疗可以改善甚至逆转心脏收缩功能。

### （三）老年甲状腺功能减退症的治疗

临床甲减的老年患者均应给予左旋甲状腺素（L-T4）的替代治疗，大多数专家认为血清 TSH＞10mU/L 的亚临床甲减患者也应进行治疗，尤其是合并甲状腺过氧化物酶抗体阳性及已经有血脂代谢紊乱的患者。而对于轻度亚临床甲减（TSH＜10 mU/L）的老年患者是否需要治疗仍有争议。Surks 等进行的一项 Meta 分析指出，血清 TSH 在 4.5～10 mU/L 的患者不建议行常规替代治疗，尤其是 85 岁以上的高龄老年患者，但是应在 6～12 个月之间复测甲状腺功能以监测 TSH 水平有无改善或进展。对于 60～75 岁的患者，合理的 TSH 目标应该在 3～4 mU/L 之间；70 岁以上的老年患者进行替代治疗的目标是将 TSH 控制在 4～6mU/L。应该注意的是，对于老年亚临床甲减患者的治疗应遵循起始小剂量、调整剂量周期不能太短、密切随访防止药物过量的原则，过度治疗会引起负面效应。

### （四）黏液性水肿昏迷

黏液性水肿昏迷是一种罕见的危及生命的重症，但多见于老年患者。通常由并发疾病所诱发。临床表现为嗜睡、精神异常，木僵甚至昏迷，皮肤苍白、低体温、心动过缓、呼吸衰竭和心力衰竭等。本病预后差，病死率达到 20%。治疗包括：

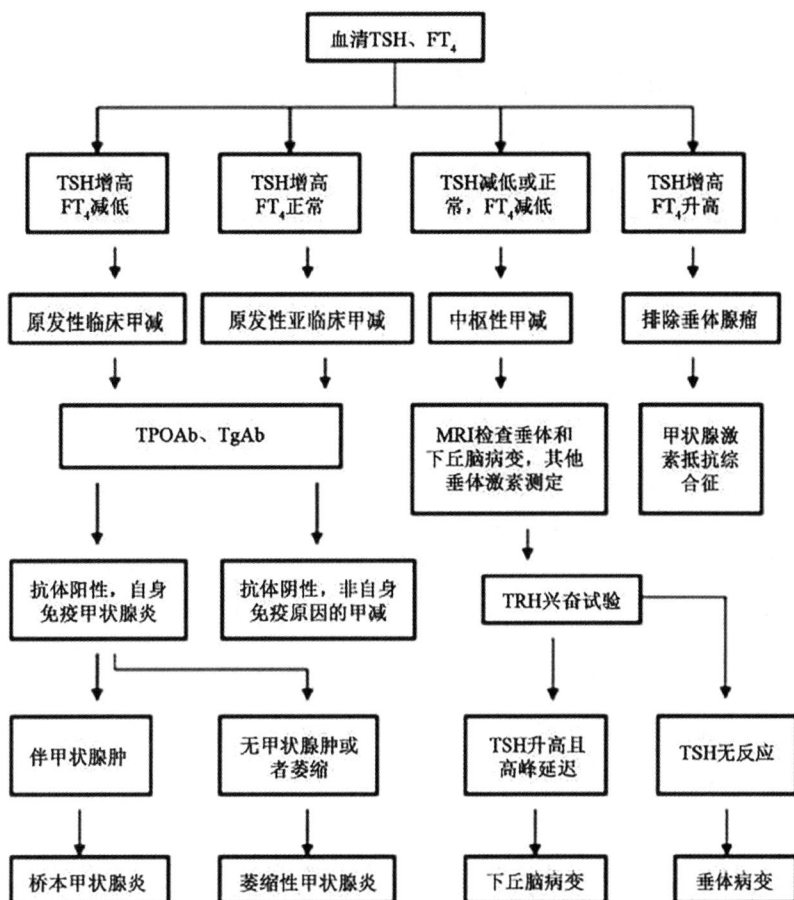

图 16-2 甲状腺功能减退症诊断思路

注:TSH:促甲状腺素;$FT_4$:游离 $T_4$;TPOAb:甲状腺过氧化物酶抗体;TgAb:甲状腺球蛋白抗体;TRH:促甲状腺激素释放激素。

(1)去除或治疗诱因:感染诱因占 35%。

(2)补充甲状腺激素:开始应当给予静脉注射甲状腺激素替代治疗。先静脉注射 $L-T_4$ 200~400 μg 作为负荷剂量,继之每天静脉注射 $L-T_4$ 1.6 μg/kg,直至患者的临床表现改善改为口服给药或者其他肠道给药。如果没有 $L-T_4$ 注射剂,可将 $L-T_4$ 片剂磨碎后胃管鼻饲。鉴于黏液性水肿昏迷患者甲状腺素转换为三碘甲腺原氨酸可能会减少,所以除了给予 $L-T_4$ 之外,有条件时还要静脉注射左旋三碘甲状腺氨酸($L-T_3$)。但避免 $L-T_3$ 剂量过高,因为治疗中高 $T_3$ 血症与致死性相关。可以予 $L-T_3$ 5~20 μg 负荷剂量静脉注射,随后维持剂量为每 8 小时静脉注射 2.5~10 μg,对于年幼或老年患者以及有冠脉疾病或心律失常病史的患者则采用较低的剂量。治疗可以持续到患者明显恢复(例如患者恢复意识和临床指标改善)。

(3)保温:避免使用电热毯,因其可以导致血管扩张,血容量不足。

(4)补充糖皮质激素:静脉滴注氢化可的松 200~400 mg/d。

(5)对症治疗:伴发呼吸衰竭、低血压和贫血采取相应的抢救治疗措施。

（6）其他支持疗法。

### 三、老年甲状腺功能亢进症的病因、诊断和治疗

#### （一）老年甲状腺功能亢进症的病因

甲亢指由多种原因导致甲状腺功能增强，分泌甲状腺素过多，造成机体的神经、循环及消化等系统兴奋性增高和代谢亢进为主要表现的临床综合征。引起甲亢的病因包括：Graves 病、多结节性甲状腺肿伴甲亢（毒性多结节性甲状腺肿）、甲状腺自主性高功能腺瘤、碘甲亢、垂体 TSH 腺瘤引起的甲亢、异位 TSH 分泌征群（甲状腺以外的肿瘤产生异位 TSH，多为恶性）、亚急性甲状腺炎伴甲亢、桥本甲状腺炎（慢性淋巴细胞性甲状腺炎）伴甲亢、肢端肥大症伴甲亢、外源性甲状腺素所致甲亢等。其中以 Graves 病最为常见，占所有甲亢的 85%左右，虽然老年人群中这个比例明显降低，但 Graves 病仍然是老年甲亢最常见的病因，此外因老年患者服用药物较多，若其中含碘（如胺碘酮等），则碘诱发甲亢的发生率较高。

#### （二）老年甲状腺功能亢进症的诊断

老年甲亢的诊断包括：对于怀疑是甲亢的患者，首先测定 TSH 及 $FT_4$ 水平，若 $FT_4$ 水平高而 TSH 水平低，则诊断成立，无需进一步检查；若 $FT_4$ 浓度正常，TSH 浓度低，则可能存在 $T_3$ 型甲亢或亚临床甲亢，再测 $T_3$ 和 $FT_3$ 水平加以鉴别；若血清 $FT_4$ 和 TSH 水平升高，提示可能存在甲状腺激素抵抗综合征或垂体 TSH 腺瘤。若 $FT_4$ 水平高而 TSH 水平低，同时促甲状腺素受体抗体（TRAb）升高，病因诊断考虑 Graves 病。少数 Graves 甲亢可以和桥本甲状腺炎并存，可称为桥本甲亢，甲状腺过氧化物酶抗体（TPOAb）、血清甲状腺球蛋白抗体（TGAb）和 TRAb 均为高滴度，当 TRAb 占优势时表现为 Graves 病，TPOAb 占优势时表现为桥本甲状腺炎或（和）甲减。也有少数桥本甲状腺炎患者在早期因炎症破坏滤泡、甲状腺激素漏出而引起一过性甲状腺毒症，但[131]I 摄碘率降低。高功能腺瘤或多结节性甲状腺肿伴甲亢，甲状腺超声有单结节或多结节，甲状腺核素静态显像有显著特征，有功能的结节呈"热结节"，周围和对侧甲状腺组织受抑制或者不显像。典型亚急性甲状腺炎常有发热、颈部疼痛，为自限性，血清甲状腺激素升高与[131]I 摄碘率减低呈分离现象，在甲状腺毒症期过后可有一过性甲减，然后甲状腺功能可恢复正常。

老年人因甲状腺肿大、突眼征不明显或缺如而呈轻型或不典型甲亢，老年甲亢可呈淡漠型，无神经精神兴奋性表现，神经精神多表现为神志淡漠、反应迟钝、抑郁不欢、嗜睡、寡言少语等，无食欲亢进，消化道症状多表现为食欲不振、纳差、厌食、恶心呕吐、便秘、腹泻等，易被误诊为老年性痴呆、胃炎，有些明显消瘦的患者常被误诊为胃癌；临床上还经常可以看到老年人因房颤、心力衰竭首诊从而发现甲亢的情况。亚临床甲亢患者除了可进展为甲状腺功能亢进症，也同样可能表现为心血管功能障碍（尤其是房颤）、骨质疏松、骨折的危险性增高。亚临床甲亢的患病率更是高于临床甲亢。由于检测方法和研究人群的差异，亚临床甲亢的发病率报道不尽相同，一般在 0.2%～16%，但随年龄的增长其患病率并不像亚临床甲减一样有较明显的增加趋势。

#### （三）老年甲状腺功能亢进症的治疗

老年甲亢在明确病因后，治疗上以抗甲状腺药物（甲巯咪唑或丙硫氧嘧啶）为主，从小剂量开始，且总剂量宜偏小，但药物治疗疗程长、复发率高；也可采用放射性[131]I 治疗，治愈率高、复发率低、服药简单、治疗费用较低，特别适用于老年难治性重度甲亢，选择时需充分考

虑患者年龄、24 小时内 $^{131}$I 摄取率、$^{131}$I 剂量、甲状腺重量等因素；因老年人基础疾病较多，手术风险大，术后并发症发生率高，一般不推荐手术治疗。考虑到老年亚临床甲亢患者可能发生的临床风险，在明确病因后对亚临床甲亢也应该予以适当的干预治疗。美国内分泌协会建议有甲亢症状、房颤、不能解释的体重减轻、骨质疏松的患者应该治疗，如果是医源性亚临床甲亢，要根据患者原发病的情况权衡利弊调整甲状腺素的剂量。多数专家建议对由于 Graves 病或结节性甲状腺疾病所导致的亚临床甲亢（TSH<0.1mU/L）应予以治疗。考虑到年龄超过 60 岁的亚临床甲亢患者发生房颤及骨质疏松的危险性均较年轻人高，即使 TSH 在 0.1～0.45 mU/L 也建议对有以上风险的老年人予以治疗，并根据患者情况进行随访。

## 四、非甲状腺性病态综合征

非甲状腺性病态综合征（euthyroid sick syndrome，ESS）是指由于严重的急性或慢性非甲状腺疾病、创伤和禁食等原因引起血循环中甲状腺功能检测指标异常，临床上无明显甲状腺功能减退表现的一组综合征。血清甲状腺激素测定常表现为 $FT_3$ 和 $T_3$ 降低，$FT_4$ 和 $T_4$ 正常或降低，而 TSH 通常在正常范围，$rT_3$ 明显升高。甲状腺激素检测最多见低 $T_3$、$FT_3$，后有低 T4，TSH 多正常，严重者也可低于正常，需与垂体性甲减相区别。目前认为 ESS 是人体处于严重疾病状态下出现的一种自我保护调节机制，是机体对疾病的一种适应性反应。$FT_3$、$FT_4$ 下降的程度往往反映了病情的轻重。尚缺乏对 ESS 状态患者补充甲状腺激素能获益的确切证据，故仅观察检测、以治疗原发病为主要措施。

（韩亭亭　胡耀敏）

**参考文献**

［1］Li Y，Teng D，Ba J，ct al. Efficacy and safcty of long-tcrm universal salt iodization on thyroid disorders：epidemiological evidence from 31 provinces of Mainland China［J］. Thyroid：Official J Am Thyroid Assoc，2020，30(4)：568-579.

［2］Zhai X，Zhang L，Chen L，et al. An age-specific serum thyrotropin reference range for the diagnosis of thyroid diseases in older adults：A cross-sectional survey in China［J］. Thyroid：Official J Am Thyroid Assoc，2018，28(12):1571-1579.

［3］中华医学会老年医学分会老年内分泌代谢疾病学组. 中国老年人甲状腺疾病诊疗专家共识(2021)［J］. 中华内分泌代谢杂志，2021，37(5)：399-418.

［4］中华医学会内分泌学分会. 成人甲状腺功能减退症诊治指南［J］. 中华内分泌代谢杂志，2017，33(2):167-180.

［5］中华医学会内分泌学分会《中国甲状腺疾病诊治指南》编写组：中国甲状腺疾病诊治指南：甲状腺功能亢进症［J］. 中华内科杂志，2007，46(10):876-882.

# 第四节　高尿酸血症与痛风

1. 高尿酸血症与痛风的定义与发病机制、诊断与治疗。
2. 老年高尿酸血症及痛风的防治特点。

1. 掌握：痛风的临床表现及老年高尿酸血症与痛风的治疗特点。
2. 熟悉：高尿酸血症的发病机制及痛风的诊断标准。
3. 了解：难治性痛风的定义和治疗原则。

## 一、定义

高尿酸血症是嘌呤代谢紊乱引起的综合征，正常嘌呤饮食状态下，非同日两次空腹检测血尿酸 $>420\ \mu mol/L$ 时，诊断高尿酸血症。痛风是一种单钠尿酸盐（MSU）沉积在关节所致的晶体相关性关节病，目前我国痛风患病率为 1%～3%，成人居民高尿酸血症患病率达 14.0%，男性为 24.5%，女性为 3.6%。

## 二、发病机制

痛风分为原发性和继发性两类。原发性痛风患者中有不到 1% 为嘌呤合成酶缺陷所致，其余大多病因未明。继发性者可由肾脏病、血液病及药物等多种原因引起。

### （一）嘌呤的代谢

尿酸是人体嘌呤代谢的中间产物。嘌呤合成有两条途径：一是主要途径，在肝内由磷酸核糖和三磷酸腺苷（ATP）形成磷酸核糖焦磷酸（PRPP），在谷氨酰胺作用下形成氨基磷酸核糖。在甘氨酸及磷酸核糖焦磷酸酰胺转换酶（PRPPAT）催化下形成次黄嘌呤核苷酸（IMP），而后转换成腺嘌呤核苷酸（AMP）或鸟嘌呤核苷酸（GNP），最终生成尿酸。二是补救途径，直接在脑或骨骼等组织内，利用游离的嘌呤或嘌呤核苷合成嘌呤核苷酸参与嘌呤代谢。人体每天产生的尿酸增加和（或）肾排泄尿酸不足，则可产生高尿酸血症。

### （二）遗传因素

高尿酸血症和痛风的发病均有家族聚集倾向，原发性痛风患者中，10%～25% 有痛风的家族史，痛风患者近亲中发现 15%～25% 有高尿酸血症。

### （三）继发性高尿酸血症

老年患者继发性高尿酸血症大多发生于血液系统疾病如多发性骨髓瘤、白血病、淋巴瘤。癌症患者化疗时,细胞内核酸大量分解而致尿酸产生过多;或在肾脏疾病、高血压、动脉硬化晚期,肾衰竭导致尿酸排泄障碍而使血尿酸增高。药源性的高尿酸血症常发生于较长时间使用噻嗪类利尿药或非甾体类解热镇痛药物后。铅等重金属中毒时造成肾小管损害,也可以引起高尿酸血症及痛风。

## 三、临床表现

### (一)无症状高尿酸血症期和亚临床痛风

大多数高尿酸血症可以持续终生不出现痛风性关节炎、尿酸性肾结石和痛风石,称为无症状高尿酸血症。近年来,随着高频超声、双能 CT 等影像检查手段的广泛应用,发现无症状高尿酸血症患者关节及周围组织可出现尿酸盐晶体沉积甚至骨侵蚀现象,提示无症状高尿酸血症和痛风是一个连续的病理过程。对于无症状高尿酸血症患者,如影像学检查发现尿酸盐晶体沉积和(或)痛风性骨侵蚀,可诊断为亚临床痛风。

### (二)急性痛风性关节炎

急性痛风性关节炎是痛风常见的首发症状。典型痛风发作常于夜间,起病急骤,疼痛进行性加剧,呈撕裂样、刀割样或咬噬样,12 小时左右达高峰。好发于跖趾关节(尤其是第一跖趾关节),其次是足背、踝、膝、指、腕等关节。关节及周围软组织出现明显的红、肿、热、痛。大关节受累时可有关节渗液,可伴有发热、头痛等全身症状。多数患者在发病前无前驱症状,少部分患者在发病前可有乏力、局部关节局部刺痛等。

首次发病常常只累及单个关节,反复发作则受累关节增多。关节局部损伤、饮酒、疲劳、潮湿阴冷和感染等都可能诱发急性痛风性关节炎。

### (三)发作间歇期

急性关节炎痛风症状多于数天或 2 周内自行缓解。关节活动可完全恢复,仅留下局部皮肤色泽改变、蜕皮等痕迹,而后进入无症状间隙期。

大多数患者此后每年发作数次或数年发作一次,偶有终生仅发作一次者。部分患者有越发越频的趋势,受累关节越来越多,最终引起慢性关节炎及关节畸形。极少数患者自初次发作后没有间隙期,直接迁延至慢性关节炎期。

### (四)痛风石的沉积

尿酸盐结晶可在关节内及关节附近肌腱、腱鞘及皮肤结缔组织中沉积,形成大小不一的隆起赘生物即痛风结节(或称为痛风石)。常发生于耳郭、第一跖趾、指关节、鹰嘴滑囊、跟腱等处。若关节炎症长时间反复发作则进入慢性阶段,关节发生僵硬、畸形、活动受限,并可破溃形成瘘管,伴有白色豆腐渣样物排出。瘘管周围组织呈慢性炎症性肉芽肿,不易愈合。在慢性病变的基础上仍可有急性关节炎症反复发作,使病变越来越重,畸形越来越显著,严重影响关节功能。

### (五)肾脏病变

慢性痛风患者约 1/3 出现肾脏损害,表现为三种形式:

(1)慢性痛风性肾病。尿酸盐结晶沉积于肾组织引起间质性肾炎,表现为轻度肾区酸痛,早期可仅有蛋白尿和镜下血尿。随着病程进展,逐渐出现夜尿增多、尿比重偏低等,最终进展到尿毒症。

(2)急性肾衰竭。大量尿酸结晶广泛阻塞肾小管腔,导致尿流梗阻而产生急性肾衰竭。

（3）尿路结石。原发性痛风患者 20%～25% 并发尿酸性尿路结石；继发性高尿酸血症者尿路结石的发生率更高。细小泥沙样结石可随尿液排出而减轻症状，较大者常引起肾绞痛、血尿及尿路感染等症状。

## 四、实验室检查

### （一）血清、尿液尿酸测定

正常嘌呤饮食状态下，非同日两次空腹检测血尿酸＞420 μmol/L 时，诊断高尿酸血症。血尿酸水平可以受到多种因素影响，比如饮水利尿、药物等因素影响，所以需要反复检查才能免于漏诊。绝大多数老年痛风患者血尿酸可明显升高，但有少数呈波动性。

尿液尿酸测定在高尿酸血症的临床分型中具有指导意义。在摄取低嘌呤饮食 5 天后，若 24 小时尿尿酸排泄少于 600 mg，则定义为尿酸排泄减少型，24 小时尿尿酸排泄超过 800 mg 定义为尿酸产生过多型。也可根据肾脏尿酸排泄分数来分型：尿酸排泄分数（$FE_{UA}$）＝（血肌酐×24 小时尿尿酸）/（血尿酸×24 小时尿肌酐），以百分数表示。根据尿酸排泄分数结果将高尿酸血症和痛风分为三型：排泄减少型（$FE_{UA}$ 7%）、混合型（7%≤$FE_{UA}$≤12%）及生成增多型（$FE_{UA}$＞12%），该指标更能反映肾脏排泄尿酸的情况。

### （二）滑囊液检查

急性期如踝、膝等较大关节肿胀时可抽取滑囊液进行偏振光显微镜检查，可见双折光的针形尿酸钠晶体，具有确诊的意义。

### （三）关节超声

高频超声可用于评估软骨和软组织尿酸盐结晶沉积、滑膜炎症、痛风石及骨侵蚀。关节腔积液时关节液内出现不均质的细小点状回声，类似云雾状，称为"暴雪征"。受累关节软骨靠近关节腔表面出现条线状强回声，轮廓欠清晰，与软骨下骨皮质形成无回声软骨周围的双层平行强回声，称为"双轨征"。"暴雪征"和"双轨征"是痛风性关节炎最有特征性的超声表现，对痛风诊断有很高的特异性。

### （四）X 线及 CT 检查

早期急性关节炎除软组织肿胀外，关节显影多正常，反复发作后逐渐出现关节软骨缘破坏，关节面不规则，关节间隙狭窄，病变发展则在软骨下骨质及骨髓内可见痛风石沉积，骨质呈凿孔样缺损，骨质边缘可有骨质增生反应。双能 CT 较特异显示组织与关节周围尿酸盐结晶，有助于痛风性关节炎诊断和评价降尿酸治疗疗效。

## 五、诊断与鉴别诊断

### （一）痛风的诊断标准

目前临床上采用 2015 年美国风湿病学会（ACR）/欧洲抗风湿病联盟（EULAR）共同推出的新版痛风分类标准。该标准将"至少一次外周关节或滑囊发作性肿胀、疼痛或压痛"作为诊断流程准入的必要条件。"在关节或滑膜液中发现尿酸钠结晶，或出现痛风石"作为确诊的充分条件。若不符合此项充分条件，则依据临床症状、体征、实验室及影像学检查结果计分，≥8 分可临床诊断痛风（见表 16－8）。

表 16-8　2015 年 ACR/EULAR 痛风分类标准

| 临床症状 | | 计分 |
|---|---|---|
| 症状发作曾累及的关节/滑囊 | 踝关节或中足(作为单关节或寡关节的一部分发作而没有累及第一跖趾关节) | 1 |
| | 累及第一跖趾关节(作为单关节或寡关节发作的一部分) | 2 |
| 关节炎发作特点(包括以往的发作):<br>①受累关节"发红"(患者自述或医生观察到)<br>②受累关节不能忍受触摸、按压<br>③受累关节严重影响行走或无法活动 | 符合左栏 1 个特点 | 1 |
| | 符合左栏 2 个特点 | 2 |
| | 符合左栏 3 个特点 | 3 |
| 发作或者曾经发作的时序特征(无论是否抗感染治疗,符合下列两项或两项以上为一次典型发作):<br>①到达疼痛高峰的时间<24 小时<br>②症状缓解≤14 天<br>③发作间期症状完全消退(恢复至基线水平) | 一次典型的发作 | 1 |
| | 典型症状复发(即两次或两次以上) | 2 |
| 痛风石的临床证据:<br>透明皮肤下的皮下结节有浆液或粉笔灰样物质,常伴有表面血管覆盖,位于典型的部位:关节、耳郭、鹰嘴黏液囊、指腹、肌腱(如跟腱) | 存在 | 4 |
| 实验室检查 | | |
| 血尿酸:通过尿酸酶方法测定<br>理想情况下,应该在患者没有接受降尿酸治疗的时候和症状发作 4 周后进行评分(如发作间期),如果可行,在这些条件下进行复测,并以最高的数值为准 | <4 mg/dl(<0.24 mmol/L) | -4 |
| | ≥6 且≤8 mg/dl(≥0.36 且≤0.48 mmol/L) | 2 |
| | ≥8 且≤10 mg/dl(≥0.48 且≤0.60 mmol/L) | 3 |
| | ≥10mg/dl(≥0.60 mmol/L) | 4 |
| 有症状关节或滑囊进行滑液分析(需要由有经验的检查者进行检测) | MSU 阴性 | -2 |
| 影像学检查 | | |
| 尿酸盐沉积在(曾)有症状的关节或滑囊中的影像学证据:<br>超声中"双轨征"或双能 CT 显示有尿酸盐沉积 | 存在(任何一个) | 4 |
| 痛风相关关节损害的影像学证据:双手和(或)足在传统影像学表现有至少一处骨侵蚀 | 存在 | 4 |

2018 年欧洲抗风湿病联盟推荐三步诊断痛风：

第一步，关节滑液或痛风石抽吸物中发现 MSU 晶体。

如果第一步不可行，第二步通过临床诊断（建立在存在高尿酸血症和痛风相关临床特征的基础上），满足下列特征时考虑临床诊断（高度怀疑但非特异性表现）：足部（特别是第一跖趾关节）或踝关节单关节受累、之前类似的急性关节炎发作史、关节快速开始的剧烈疼痛和肿胀（24 小时内达峰）、皮肤发红，男性并存在相关的心血管疾病和高尿酸血症。

第三步，当痛风的临床诊断不确定且不能证实 MSU 晶体时，建议寻找晶体沉积的影像学证据，特别是超声或双能 CT。

（二）鉴别诊断

老年痛风症状、体征及 X 线表现常不典型，临床易误诊，可与以下疾病相鉴别：

（1）化脓性关节炎。痛风初发时常易与化脓性关节炎混淆，但后者血尿酸盐不高，滑囊液检查无尿酸盐结晶，化脓性关节炎滑囊液内含大量白细胞，培养可得致病菌，可作鉴别。

（2）假性痛风。为关节软骨钙化所致，大多见于老年人，以膝关节最常累及，急性发作时症状酷似痛风，但血尿酸盐不高，关节滑囊液检查含焦磷酸钙盐结晶或为磷灰白，X 线片示软骨钙化。

（3）蜂窝织炎。痛风急性发作时，关节周围软组织常呈明显红、肿、热、痛，如忽视关节本身的症状，极易误诊为蜂窝织炎，后者血尿酸盐不高，畏寒、发热及白细胞增高等全身症状更为突出，而关节疼痛往往不甚明显。注意鉴别不难诊断。

（4）类风湿关节炎。多见于青、中年女性，好发于手指近端指间小关节和腕、膝、踝等关节，伴明显晨僵，可引起关节畸形。在慢性病变基础上反复急性发作，易与痛风混淆，但血尿酸不高，有高滴度类风湿因子和（或）抗 CCP 抗体，X 线示关节面粗糙，关节间隙狭窄，甚至关节面融合，与痛风性凿孔样缺损有明显不同。

## 六、老年高尿酸血症与痛风的防治

痛风的治疗目标是迅速终止急性关节炎发作，纠正高尿酸血症，防止关节炎复发，减少痛风性肾病和结石的形成。对于老年患者的治疗应注意以下几个方面。

（一）非药物治疗

痛风非药物治疗的总体原则是生活方式的管理，饮食控制、戒烟戒酒、运动、控制体重等。饮食方面需限制高嘌呤的动物性食品，如动物内脏、贝壳和沙丁鱼等，减少中等量嘌呤食品的摄入。需强调的是，饮食控制不能代替降尿酸药物治疗。同时还要加强对患者的健康宣教，控制痛风相关伴发病，如高脂血症、高血压、糖尿病等，定期筛查与监测靶器官损害和相关合并症，以期早期发现、早期治疗，改善患者预后。

（二）急性发作期的治疗

（1）秋水仙碱。目前治疗痛风急性发作的首选药物之一，通过降低白细胞趋化和吞噬作用及减轻炎性反应而起止痛作用。该药应在痛风发作 36 小时内开始使用。首次服用 1.0 mg，1 小时后服用 0.5 mg，12 小时后改为 0.5 mg，每日 1～2 次。老年患者剂量宜小，以免引起肾功能损害。秋水仙碱与老年患者常使用药物如大环内酯类抗生素、环孢素、维拉帕米或降脂药物合用不良反应增加。

（2）非甾体抗炎药。NSAID 也是痛风急性期一线用药，建议早期足量服用。首选起效快、胃肠道不良反应少的药物。老龄、肾功不全、既往有消化道溃疡、出血、穿孔的患者应慎用。痛风急性发作时,选择性 COX-2 抑制剂治疗 2～5 天时疼痛缓解程度与非选择性 NSAID 相当,但胃肠道不良反应和头晕的发生率明显减低。但近年也发现,一些选择性 COX-2 抑制剂具有明显的心血管不良反应,故在老年人群应用中应密切关注。

(3)糖皮质激素。主要用于痛风急性发作累及多关节、大关节或合并全身症状时。急性痛风累及一个或两个大关节可关节内给药。由于老年人的机体抵抗力较低,应用糖皮质激素要十分慎重,必须要用时,要特别注意感染和出血等不良反应。

### (三)发作间期的治疗

#### 1. 降尿酸药物的应用

痛风急性发作完全缓解后 2～4 周可以开始降尿酸药物治疗,正在服用降尿酸药物的痛风急性发作患者,不建议停用降尿酸药物。当痛风患者的血尿酸≥480 $\mu$mol/L 时,开始降尿酸药物治疗,并控制血尿酸＜360 $\mu$mol/L。如果患者出现以下任何情况之一(痛风发作次数≥2 次/年、痛风石、慢性痛风性关节炎、肾结石、慢性肾脏疾病、高血压、糖尿病、血脂异常、脑卒中、缺血性心脏病、心力衰竭和发病年龄＜40 岁)并且血尿酸≥420 $\mu$mol/L 时,也应该应用降尿酸药物治疗,并控制血尿酸水平＜300 $\mu$mol/L。

降尿酸药物主要可分为抑制尿酸生成的药物和促尿酸排泄药物两大类。

(1)别嘌醇:成人初始剂量 50～100 mg/d,每 4 周左右监测血尿酸水平 1 次,未达标者每次可递增 50～100 mg,最大剂量 600 mg/d。肾功能不全者需谨慎,起始剂量每日不超过 1.5 mg/eGFR,缓慢增加剂量,严密监测皮肤改变及肾功能。eGFR 为 15～45 ml/min 者推荐剂量为 50～100 mg/d;eGFR＜15 ml/min 者禁用。在中国人群中使用应特别关注别嘌醇超敏反应。由于 HLA-B＊5801 基因阳性是应用别嘌醇发生不良反应的危险因素,建议如条件允许,治疗前行 HLA-B＊5801 基因检测。

(2)非布司他:初始剂量 20～40 mg/d,每 4 周左右评估血尿酸水平,不达标者可逐渐递增剂量,最大剂量 80 mg/d。轻中度肾功能不全(eGFR≥30 ml/min)者无须调整剂量,重度肾功能不全(eGFR＜30 ml/min)者慎用。但在合并心脑血管疾病的老年人中应谨慎使用,并密切关注心血管事件。

(3)苯溴马隆:苯溴马隆能抑制尿酸在肾小管的重吸收,促进尿酸排泄。成人起始剂量 25～50 mg/d,每 4 周左右监测血尿酸水平,若不达标,则缓慢递增剂量至 75～100 mg/d。可用于轻中度肾功能异常或肾移植患者,eGFR 为 20～60 ml/min 者推荐剂量不超过 50 mg/d;eGFR＜20 ml/min 或尿酸性肾石症患者禁用。老年患者在使用前应检查肾功能和有无尿酸性肾结石的存在,若肾功能异常或有肾结石时应慎用。

#### 2. 碱化尿液的药物

当高尿酸血症患者合并尿酸性肾结石,和(或)尿 pH 值小于 5,可给予适当碱化尿液治疗,并且需要监测尿 pH 值。老年患者长期应用碳酸氢钠需警惕血钠升高、高血压以及心力衰竭的风险。

#### 3. 其他药物

氯沙坦可以减少尿酸在近曲小管的重吸收、促进尿酸排泄,是高尿酸血症伴有高血压患者较好的辅助降尿酸药物。非诺贝特可以通过促进尿酸排泄而降低血尿酸浓度,可用于伴有高脂血症的高尿酸血症患者。

### （四）痛风石的治疗

对于存在痛风石并出现局部并发症（感染、破溃、压迫神经等）或严重影响生活质量的患者，可考虑手术治疗。

### （五）无症状高尿酸血症的治疗

一般认为血尿酸浓度不超过 480 $\mu$mol/L 者暂不需药物治疗，应避免高嘌呤饮食、酗酒、过劳、受凉等，密切随访观察；血尿酸浓度在 480～540 $\mu$mol/L 者，若伴有以下合并症之一（肾脏损害、肾结石、高血压、脂代谢异常、糖尿病、肥胖、脑卒中、冠心病、心功能不全），给予降尿酸治疗，并将血尿酸控制小于 360 $\mu$mol/L；血尿酸浓度超过 540 $\mu$mol/L 者均应给予降尿酸治疗，且控制目标为小于 420 $\mu$mol/L。

### （六）继发性高尿酸血症的治疗

除治疗原发疾病外，以降低血尿酸以别嘌呤醇为首选。由于尿酸生成和排出较多，排尿酸药易加重肾脏负担而避免应用。

## 七、老年高尿酸血症和痛风的预后

经过及时诊断和治疗，大多数患者能恢复正常生活。严重关节损害往往是在没有足够治疗后出现。长期控制血尿酸水平可明显减少痛风发作频率，预防痛风石形成，防止骨破坏，从而提高患者生活质量，同时保护肾功能、预防心衰，降低死亡风险。

## 八、难治性痛风的定义和治疗原则

难治性痛风是指具备以下三条中至少一条：①单用或联用常规降尿酸药物足量、足疗程，但血尿酸仍≥360 $\mu$mol/L。②接受规范化治疗，痛风仍发作≥2 次/年。③存在多发性和（或）进展性痛风石。

难治性痛风的治疗原则主要包括两点：降低血尿酸水平和改善临床症状。在降低血尿酸水平方面，普瑞凯希（聚乙二醇重组尿酸酶制剂）对大部分难治性痛风有较好的疗效，且其药代动力学不受年龄、性别、体重和肌酐清除率的影响，可用于传统降尿酸治疗无效的难治性痛风。但这类药物易诱发痛风急性发作，且具抗原性，易引起超敏反应和耐药。

白细胞介素-1（IL-1）作为炎症因子在痛风过程中起重要作用。近年来，新型痛风抗炎镇痛药物 IL-1 拮抗剂逐渐被用于痛风的治疗和预防，主要包括阿纳白质素（Anakinra）、卡那单抗（Canakinumab）和利纳西普（Rilonacept）。当 NSAIDs、秋水仙碱或激素治疗无效的难治性急性痛风或者当患者有使用 NSAIDs 和秋水仙碱的禁忌时，可以考虑 IL-1 拮抗剂。近年来，也有部分研究开始了中西医结合治疗难治性痛风的探索，比如防己黄芪汤等。

（顾玉婷　胡耀敏）

**参考文献**

［1］中国民族卫生协会重症代谢疾病分会，高尿酸血症相关疾病诊疗多学科共识专家组. 中国高尿酸血症相关疾病诊疗多学科专家共识（2023 年版）［J］. 中华内科杂志，2023，43（6）：461-480.

［2］Zhang M，Zhu X，Wu J，et al. Prevalence of hyperuricemia among Chinese adults：findings from two nationally representative cross-sectional surveys in 2015-16 and

2018 - 19[J]. Front Immunol，2022，12：791983.

[3] 中华医学会风湿病学分会.原发性痛风诊断及治疗指南[J]. 中华风湿病学杂志，2011，15(6)：410-413.

[4] 司可，陈颖，王颜刚. 难治性痛风中西医结合治疗专家共识(2023)[J]. 精准医学杂志，2023，38(6)：471-480.

[5] PILLINGER M H，MANDELL B F. Therapeutic approaches in the treatment of gout[J]. Semin Arthritis Rheum，2020，50(3)：24-30.

# 第十七章　老年贫血

## 第一节　老年贫血概述及病因

**本节要点**

1. 老年贫血的定义。
2. 老年贫血的常见病因。
3. 老年常见贫血性疾病的特点。

**教学目的**

1. 掌握：老年贫血的常见病因。
2. 熟悉：老年贫血的常见疾病。
3. 了解：老年贫血的流行病学。

贫血是老年患者中常见的一种疾病，大约有 10% 的老年人患有贫血，贫血的患病率随年龄增大而增加，男性更多见。贫血还与跌倒、虚弱和其他不良结局有关，包括早期死亡率。

贫血（anemia）是指单位容积的外周血中血红蛋白浓度、红细胞计数和（或）红细胞压积低于正常最低值，其中以血红蛋白浓度最为重要。国内目前尚无 60 岁及以上年龄组贫血的统一专用标准。老年人贫血的定义参考世界卫生组织 50 多年前在 ＞65 岁人群中提出的成人贫血的定义，如男性血红蛋白＜130 g/L，女性血红蛋白＜120 g/L 即可诊断为贫血。国外有文献指出贫血的定义应随年龄、性别及人种进行调整，比如≥60 岁的白人男性低于 132 g/L 为贫血，而相同年龄段黑人男性低于 127 g/L 才诊断贫血。贫血是一种症状，而非一种独立的疾病，多系统疾病均可引起贫血，必须对贫血原因加以分析并指导治疗。

### 一、老年贫血流行病学现状

贫血是 60 岁及以上老年人中一个常见的临床问题。全球范围内老年贫血总的发生率在 17% 左右（其中社区人群发生率 7%～11%，居家护理人群发生率 47%，住院人群发生率 40%）。老年贫血发生率随年龄增长而增高，在 80 岁及以上人群中发生率接近 50%。

随着年龄增长,骨髓也发生一些特征性的改变,造血组织占据的骨髓空间百分比从出生时的90%下降到30岁时的大约50%,至65岁时只有约30%,而骨髓脂肪相应增加。骨髓中比如细胞总数的改变、细胞衰老、祖系分化、造血干细胞的细胞成分及功能均发生变化。对正常老年人骨髓功能评估发现红系并没有明显减少,但促红素水平有升高,可能随着年龄增加,对促红素刺激的反应下降,需要较高的促红素水平来维持正常的血红蛋白。这也解释了慢性炎症患者中促红素浓度较低,从而导致贫血。

总的来说,在65岁以上的患者中,估计有17%患有贫血,中国农村60岁以上的老年中有12.9%患有贫血,与西方国家的患病率相当。

## 二、老年人贫血的病因

可分为四类:营养缺乏,炎症,克隆性造血和不明原因的贫血。老年人贫血是多因素的,大约1/3的病例仍无法解释其病因。贫血可能会对认知功能、抑郁和自我评估的健康状况产生负面影响。

### (一)失血过多

分为急性失血和慢性失血,其中尤以慢性失血多见。常见于消化道疾病,如溃疡、肿瘤、痔疮等。此外,老年人常患有高血压、冠心病、糖尿病等慢性疾病,最常用的如抗血小板聚集功能药物阿司匹林,该药长期应用可引起2%左右的患者因消化道失血而造成贫血。

### (二)红细胞生成减少

(1)造血干细胞或红系祖细胞增殖与分化异常,如再生障碍性贫血、纯红再障性贫血、骨髓增生异常综合征等。

(2)DNA合成障碍,如巨幼细胞贫血,老年人由于糖尿病等原因不恰当的节食、偏食,以及有胃部手术史导致营养吸收不良,易罹患巨幼细胞贫血。

(3)血红蛋白合成障碍,如缺铁性贫血、铁粒幼细胞贫血。

(4)不能分类,如慢性病贫血,骨髓病性贫血等。

### (三)红细胞破坏过多

(1)红细胞内在异常:主要有遗传性和获得性两种,遗传性因素有膜缺陷(遗传性球形细胞增多症、遗传性椭圆形细胞增多症);酶缺陷(葡萄糖-6-磷酸脱氢酶缺陷、丙酮酸激酶缺陷);珠蛋白生成异常(镰形细胞贫血、不稳定血红蛋白病)。获得性则见于阵发性睡眠性血红蛋白尿。

(2)红细胞外在异常:主要有免疫性(自身免疫性溶血性贫血、药物诱发红细胞相关抗体所致溶血)、机械性(弥散性血管内凝血)、化学与物理因素(苯中毒或大面积烧伤)、感染和生物因素(疟疾、蛇毒)。

## 三、老人贫血的常见疾病

### (一)缺铁性贫血

老年人是缺铁性贫血(iron-deficiency anemia,IDA)高发人群之一。慢性失血是老年人缺铁性贫血最多见、最重要的原因。多见于慢性消化道出血,如溃疡病、消化道癌肿、痔、憩室病、食管裂孔疝及钩虫病等。此外支气管扩张或肺癌引起的咯血、泌尿系炎症或肿瘤引起的反复血尿及老年女性妇科肿瘤引起的阴道出血等也较常见。长期服用阿司匹林可诱发慢性出血性胃炎导致贫血。其次,慢性萎缩性胃炎,胃肠手术者,吸收不良综合征,慢性腹泻或老年性便秘长期使用缓泻剂等导致吸收障碍也是常见原因。约50%胃大部切除或胃全切除的病例在术后数年内患缺铁性贫血。再者,由于老年人龋齿,牙齿脱落,进食固体食物少,或长期使用缓泻剂,胃黏膜萎缩,胃酸缺乏致食欲减退,摄入铁不足。一旦发生贫血,胃肠道黏膜进一步萎缩,形成恶性循环。

### (二)巨幼细胞贫血

巨幼细胞贫血(megaloblastic anemia)是指叶酸和(或)维生素 $B_{12}$ 缺乏或其他原因引起脱氧核糖核酸(deoxyribonucleic acid,DNA)合成障碍及 DNA 复制速度减缓所致的疾病。

(1)叶酸缺乏原因:①摄入不足,老年人因牙齿疾病食用新鲜绿色蔬菜过少或不良饮食习惯,如食物烹煮过度、腌制及贮存过久,缺乏肉、蛋等。②吸收障碍,可见于各种空肠疾患,如口炎性腹泻、乳糜泻、小肠短路形成或切除术后。某些药物如抗癫痫药、柳氮磺吡啶、乙醇等可抑制叶酸吸收。③叶酸利用障碍,甲氨蝶呤等叶酸拮抗物可影响叶酸的代谢及利用。先天性酶的缺陷,如二氢叶酸还原酶缺乏、四氢叶酸甲基转化酶缺乏等可影响叶酸的利用。④叶酸需要量增加,可见于代谢率增快,细胞生长迅速的情况,如甲状腺功能亢进、感染、慢性溶血性贫血、恶性肿瘤等。

(2)维生素 $B_{12}$ 缺乏原因:①吸收障碍是维生素 $B_{12}$ 缺乏的主要原因。胃酸缺乏,胃蛋白酶分泌减少,可见于半数 70 岁以上老年人及胃大部切除术后者,维生素 $B_{12}$ 难以从与食物蛋白结合的状态中释放出来,内因子的分泌也常减少,维生素 $B_{12}$ 的吸收明显下降;全胃切除,严重的胃黏膜萎缩,或恶性贫血时,内因子完全缺乏,仅需 3~5 年即可出现维生素 $B_{12}$ 缺乏的表现;肠道疾患如回肠切除、节段性回肠炎、乳糜泻及浸润性小肠疾病(如淋巴瘤)可影响维生素 $B_{12}$ 吸收;对氨基水杨酸钠、秋水仙碱等药物可影响维生素 $B_{12}$ 吸收。②摄入不足,长期素食的老年人易患维生素 $B_{12}$ 缺乏,一般完全素食者需经 10~15 年才出现维生素 $B_{12}$ 缺乏的表现。

## 四、再生障碍性贫血

原发性再生障碍性贫血(aplastic anemia,AA)老年人少见,常见继发性再生障碍性贫血,化学品(如苯),电离辐射,感染(一些病毒,如肝炎病毒、EB 病毒等)或药物[尤其是抗生素、抗肿瘤药物、抗风湿药(非甾体类解热镇痛药)及抗惊厥剂]引起。

## 五、慢病贫血

慢性感染性疾病的贫血是慢病贫血的常见病因之一,原因是铁利用障碍,此外各种非特异性因素刺激单核－巨噬细胞系统,促进对红细胞的吞噬破坏作用,导致红细胞寿命缩短,当红细胞破坏加快时,其造血组织缺乏相应的代偿能力,引起贫血。常见为尿路感染、感染性下肢溃疡、顽固性软组织感染、结核、伤寒、慢性鼻窦炎及支气管扩张等。另一个病因是慢性肾性贫血,肾脏疾病导致肾功能衰竭可引起贫血,此种贫血在老年贫血中常见,以反复发作的尿路感染、糖尿病肾病多见。发病机制为肾脏内分泌功能失常,致红细胞生成素生成障碍而使红细胞生成减少,此为肾病性贫血的主要原因之一。此外,潴留的代谢产物抑制红细胞生成及分化,并损害红细胞膜,使其寿命缩短;骨髓增生不良;尿毒症时禁食、腹泻以及容易出血也会造成缺铁、叶酸缺乏和蛋白质不足,尿中运铁蛋白的丢失,也易造成贫血。恶性肿瘤导致的贫血也属于慢病贫血,贫血机制也是铁利用障碍,前列腺、乳腺、甲状腺及肺等易发生骨转移的肿瘤癌细胞转移到骨髓,影响正常造血机制,称为"骨髓病性贫血"。肿瘤细胞生长过快或消化道肿瘤引起营养吸收障碍,造血原料缺乏致营养不良性贫血;消化道肿瘤慢性失血;放疗、化疗对骨髓的抑制;老年肿瘤患者免疫力低下,易感染而导致贫血加重等。消化道肿瘤贫血发生率高且重,伴出血的癌肿贫血出现早。此外,慢性肝病、内分泌疾病及结缔组织病等也可以发生慢病贫血。

## 六、溶血性贫血

原发性溶血性贫血常由 IgG 类温抗体或 IgM 类冷凝集素引起的自身免疫性溶血性贫血。原发性冷凝集素症基本上只在老年人中发生。老年人溶血性贫血继发性更多见,以继发于恶性淋巴瘤、慢性淋巴瘤及多发性骨髓瘤多见,少数为全身转移性癌肿所致微血管损伤性溶血性贫血。系统性红斑狼疮、病毒感染、肺炎支原体感染和梅毒等也常并发免疫性溶血性贫血。老年人比年轻人更容易发生药物诱发的溶血性贫血,因老年人服用的药物常比年轻人多。常见的有甲基多巴、头孢菌素、青霉素、磺胺类、奎尼丁、奎宁、利福平、异烟肼和氯丙嗪等。一般停药后溶血即可停止。

## 七、骨髓增生异常性肿瘤

曾称为"骨髓增生异常综合征",是一组起源于造血干细胞的异质性髓系克隆性疾病,其特点是髓系细胞发育异常,表现为无效造血、难治性血细胞减少,高风险向急性髓系白血病转化,该病多见于老年人,外周血常规表现为全血细胞减少,贫血呈大细胞性。

老年人贫血是临床实践中的一个挑战。在许多情况下,可以检测到不同的病因,经过细致的检查可以得到正确的诊断。然而,在许多病例中,即使经过彻底的诊断检查,包括骨髓,细胞遗传学和分子研究,也没有发现潜在的病因,这类患者只能提供随访。

(韩晓凤　陈芳源)

# 第二节　老年贫血的临床特点与诊断思路

**本节要点**

1. 老年贫血的临床特点。
2. 老年贫血的必要体征检查。
3. 老年贫血的诊断思路及诊断方法。

**教学目的**

1. 掌握:老年贫血的诊断思路和方法。
2. 熟悉:老年贫血的临床特点。

3. 了解：老年贫血病因相关检查。

---

## 一、临床特点

老年贫血的临床表现取决于患者贫血的速度、贫血的程度、机体对缺氧的代偿能力和适应能力、患者全身的状况及诱发病因，如有无心脑血管的基础疾病。如贫血发生较迅速，血容量即刻减少，临床症状会比较严重，尤其是老年患者，同时伴有心血管和肺部疾病的，不适症状会更加明显。如果贫血是缓慢发生的，身体有足够的时间适应低氧的状态，贫血的临床表现可以较为轻微。此外老年贫血继发性多见，约占50%，其次为缺铁性贫血、巨幼细胞性贫血、溶血性贫血。而在引起贫血的原因中，急性出血也占相当大比例。

**（一）全身各系统受累表现**

（1）一般表现：头晕、乏力、疲乏、困倦是贫血最常见和最早出现的症状，有些患者伴有起立性眩晕。贫血严重时，有些患者会出现低热。

（2）呼吸系统：患者活动后有气促，严重贫血时感觉呼吸困难。

（3）循环系统：活动后感胸闷、心悸、心率过快，部分严重贫血患者由于血氧含量下降可出现心绞痛、心力衰竭。心电图可以出现 ST 段降低，T 波平坦或倒置。周围血管病如间歇性跛行比较显著。

（4）消化系统：患者可以出现食欲减退、消化不良，便秘或腹泻，舌炎、口炎味觉异常等症状。严重缺铁性贫血时可出现间歇性吞咽困难；巨幼细胞性贫血时可以出现舌乳头的萎缩；黄疸和脾大见于溶血性贫血。

（5）泌尿系统：严重贫血患者可以出现轻度蛋白尿以及尿浓缩功能减退，表现为夜尿增多。

（6）神经系统：常表现为头晕、目眩、耳鸣、注意力不集中及嗜睡等症状。严重贫血时可以出现晕厥，可有神志模糊、精神异常的表现，如：激动、淡漠、健忘、失眠、偶可发生精神错乱、幻觉、妄想和抑制。维生素 $B_{12}$ 缺乏时，可有肢体麻木、感觉障碍。

**（二）体征特点**

皮肤黏膜苍白是贫血的主要体征，一般观察甲床、口腔黏膜、睑结膜和舌质。有些可以发现皮肤干燥、毛发枯干、缺少光泽，这常见于较严重的慢性贫血患者。维生素 $B_{12}$ 缺乏导致的巨幼细胞贫血时可有肢体麻木、感觉障碍。溶血性贫血时可有皮肤苍黄、巩膜黄染。部分贫血严重者可有心脏扩大，心尖部或心底部出现轻柔的收缩期杂音，下肢水肿。

**（三）必要体征检查特点**

通过详细地询问患者的病史及系统的体格检查，寻找老年贫血发生的病因。

（1）同时伴有紫癜及瘀斑，可见于血小板减少性紫癜、再生障碍性贫血、白血病等。

（2）指甲扁平或凹陷，可见于严重缺铁性贫血。

（3）色素沉着见于慢性肝病、慢性肾上腺皮质功能减退症；面部蝶形红斑见于系统性红斑狼疮；下肢踝部内侧或外侧迁延不愈慢性溃疡可见于遗传性球形细胞增多症、镰形细胞贫血。

（4）舌乳头萎缩、舌面光滑、舌质绛红如瘦牛肉，见于巨幼细胞贫血；坏死性口腔溃疡可见于急性再生障碍性贫血、急性白血病、粒细胞缺乏症等；齿龈增生见于急性单核细胞白血病。

（5）贫血伴无痛性和进行性淋巴结肿大可见于白血病、淋巴瘤等恶性病。

（6）贫血伴脾肿大可见于慢性溶血性贫血、慢性肝病、脾功能亢进、急性白血病；脾显著肿大或巨脾见于慢性粒细胞白血病、恶性淋巴瘤、骨髓纤维化症等。

（7）双下肢水肿可见于肾性贫血、巨幼细胞贫血等。

## 二、贫血诊断思路

贫血的诊断思路：确定是否存在贫血及贫血的程度；确定是何种类型的贫血；查明发生贫血的原因。在对贫血患者的诊断中，查明引起贫血的原因是诊断最重要的环节。明确贫血的原因不仅是合理和有效治疗的基础，在某些情况下，去除病因对防止贫血复发和做好预防工作，都具有重要意义。

贫血的诊断方法：通过详细询问病史，全面体格检查，必要的实验室检查确定贫血最终的诊断。

### 1. 血常规检查

最基本检测，了解外周血液属一系细胞减少还是多系细胞减少。白细胞有异常者，作白细胞分类人工目测检查，仔细分类有否异常细胞。

### 2. 网织红细胞计数

反映骨髓红系细胞的造血功能，网织红细胞一般以百分数和绝对数表示，计算网织红细胞绝对值更具价值。

### 3. 外周血红细胞形态观察

应注意红细胞的大小、形状、胞质着色的特征、深浅和分布，有无异常结构、包涵体等。有否小细胞低色素性改变，有否靶形红细胞多见，有否球形细胞、椭圆形细胞、血片中见红细胞呈钱缗样形状。这些形态学改变对贫血的病因诊断常能提供重要的线索。

### 4. 骨髓检查

任何不明原因的贫血应该做骨髓细胞形态学和骨髓活检病理学检查，必要时做骨髓造血干细胞培养及细胞遗传学和基因检测，了解骨髓造血情况，有否异常细胞出现、有否骨髓纤维化、是否有染色体和基因的变化等。

（1）骨髓增生明显活跃或增生活跃且常伴有红系细胞增生：见于低色素性贫血、溶血性贫血、失血性贫血、脾功能亢进、骨髓增生异常性肿瘤等。如同时出现巨幼红细胞系列增生，可见于巨幼细胞贫血。

（2）骨髓增生减低或明显减低：除红系细胞减低外，常伴粒系和巨核系细胞减低，见于再生障碍性贫血、纯红细胞再生障碍性贫血、部分阵发性睡眠性血红蛋白尿、骨髓纤维化、部分骨髓转移癌等。

（3）骨髓铁染色：分为细胞外铁和细胞内铁，缺铁性贫血，细胞外铁呈"—"，铁粒幼细胞百分率减低，常<15%，甚至为0。非缺铁性贫血，如溶血性贫血、巨幼细胞贫血、再生障碍性贫血、骨髓病性贫血，以及珠蛋白生成障碍性贫血、铁粒幼细胞性贫血等，细胞外铁多增加，常为3＋～4＋。铁粒幼细胞贫血，因血红素合成障碍，铁利用不良，铁粒幼细胞增多，并可见

到环状铁粒幼细胞,占幼红细胞的15%以上。

### 5. 贫血病因相关检查

根据患者不同的临床表现选择相应的病因检查项目。

(1)慢性失血性贫血。老年患者如有长期慢性失血,常引起铁丢失而造成缺铁性贫血,故要详细询问病史。如果有慢性消化道出血,一定要做胃肠道相关的检查,是否有胃十二指肠溃疡、慢性胃炎、消化道肿瘤、消化道息肉、痔出血等;如果有血尿,一定要做泌尿系统相关的检查,尤其是老年男性,要注意膀胱肿瘤。

(2)慢病性贫血。引起这种贫血的慢性感染和炎症,较常见的有结核病、慢性肺脓肿、慢性脓胸、慢性支气管扩张、感染性心内膜炎、慢性肝病、慢性肾功能不全、某些慢性真菌或化脓性感染等。此外,类风湿关节炎、系统性红斑狼疮等风湿免疫性疾病也会伴有。故对此类老年患者的贫血,需要进一步检查,明确病因。

(3)骨髓病性贫血。是由于骨髓被恶性肿瘤(或白血病)细胞浸润、原发或继发的骨髓纤维化、肉芽肿性炎症等,导致骨髓造血功能障碍所发生的贫血。肿瘤组织浸润骨髓包括血液系统恶性疾病,如各种类型急性和慢性白血病、多发性骨髓瘤、恶性淋巴瘤等,以及非血液系统恶性肿瘤,如乳腺癌、前列腺癌、肺癌、胃肠道肿瘤、肾癌等,无论骨髓中有无癌细胞转移时均可发生贫血。

老年贫血的临床表现取决于患者贫血的速度、贫血的严重程度、全身的状况及诱发病因。贫血的诊断,首先要确定贫血的类型,此外还需进一步查明发生贫血的基础疾病。

(韩晓凤　陈芳源)

# 第三节　老年贫血的综合防治

**本节要点**

1. 老年贫血的治疗原则。
2. 老年贫血的病因治疗。
3. 老年贫血输血的指征。
4. 老年贫血的药物治疗。
5. 老年贫血的预防方法。

**教学目的**

1. 掌握:老年贫血的治疗原则及治疗措施。
2. 熟悉:老年贫血的药物治疗。
3. 了解:老年贫血的预防及护理。

## 一、治疗原则

贫血是多数疾病的共同症状，积极寻找和去除病因是治疗贫血的首要原则。贫血病因的性质决定了贫血的治疗效果，在病因诊断尚未确诊之前，切忌讳乱投药物。但是针对严重的老年贫血患者而言，可以先对症治疗，如输血能迅速纠正贫血，减轻患者的症状。

## 二、治疗措施与避免走进误区

### (一)病因治疗

出现贫血有很多原因，虽然对很多患者来说，贫血的病因不可能完全清除，但是贫血这种疾病却可以得到改善。针对不同病因的贫血患者，在治疗过程当中，需要注意：①出血是贫血最常见的病因之一，可以由不同原因引起，如消化道出血，可以先采取相应的治疗措施使出血停止后，急需检查病因，是否为消化道溃疡或者肿瘤等，只有根治原发疾病后，贫血才能完全纠正。②营养缺乏引起的造血原料不足而发生的贫血，例如铁缺乏引起的缺铁性贫血，叶酸或维生素 $B_{12}$ 缺乏引起的巨幼细胞贫血，需要分别用铁剂、叶酸或维生素 $B_{12}$ 来补充。但是引起营养缺乏的原因如不去除，即使一时见效，停止补充后贫血很快又会复发。③慢性病贫血，如感染或炎症能够控制，贫血就能够减轻。但慢性肾功能不全、肝硬化及全身性红斑性狼疮等造成贫血，因其基本疾病疗效较差，故贫血有时很难减轻。

### (二)药物治疗

在贫血病因明确之后，要及时给予药物治疗，常用贫血的治疗药物大约如下：

(1)铁剂。常用右旋糖酐铁，每次 0.1g，每日三次，或维铁缓释片每日一片，或多糖铁复合物，每次 0.15g，每日二次，同时服用维生素 C 可促进铁剂吸收。若有严重的胃肠道反应不能耐受口服铁剂或慢性腹泻、胃肠手术影响铁吸收或需要短时快速提升血红蛋白的病例可考虑用静脉补铁。

(2)叶酸和维生素 $B_{12}$。采用肌肉注射维生素 $B_{12}$，500 mg/d，直到血红蛋白恢复正常，以后相同剂量每月一次维持，有神经系统症状每两周维持一次，至少半年。凡恶性贫血、胃切除者及先天性内因子缺陷者需终身注射维生素 $B_{12}$ 治疗。口服维生素 $B_{12}$ 用于不能肌肉注射的患者，如血友病。叶酸缺乏时口服叶酸，每次 5 mg，每天 3 次；如同时有维生素 $B_{12}$ 缺乏，则必须同时注射维生素 $B_{12}$，否则会加重维生素 $B_{12}$ 缺乏所致的神经系统损害。

(3)雄激素治疗。临床常用的有睾丸酮类：丙睾 50～100 mg/d，肌注；十一酸睾酮针 250 mg 每周 1～2 次，肌注；或十一酸睾酮片，每次 40 mg，每日 3 次口服。蛋白同化激素类：康力龙 6～8 mg/d，口服；大力补 30 mg/d，口服，疗效较睾丸酮类相对好，但肝功能损害明显。老年患者使用雄激素注意可能加重前列腺肥大。

(4)免疫抑制剂。重型再生障碍性贫血可用抗胸腺球蛋白(antithymoglobulin，ATG)和抗淋巴细胞球蛋白(antilymphocyte globulin，ALG)，剂量因来源不同而异，马 ALG(或 ATG)15～20 mg/(kg·d)，兔 ALG(或 ATG)0.5～1.0 mg/(kg·d)，连用 5 天为一疗程。不良反应有发热、寒战、无力、皮疹和胃肠道反应。近年来，环孢素 A 已广泛用于各型再障，不良反应有肾功能损害、高血压、震颤、齿龈增生、乏力及多毛等，需定期监测环孢素 A 血药浓度和肾功能。

(5)糖皮质激素。老年人继发性溶血性贫血多见，首先应治疗原发病。一线治疗为糖皮质激素，可选用泼尼松每日 1 mg/(kg·d)，分次口服。有高血压、动脉硬化、心与肾性水肿及糖尿病的老年人应慎用。长期大量应用糖皮质激素可引起老年人骨质疏松、股骨头坏死，应予重视。

（6）红细胞生成素（EPO）。对肾性贫血有一定的疗效，用法：1 万单位，每周 3 次，皮下注射。在使用 EPO 时，如果缺铁，需要补充铁剂。

（7）罗特西普。一种促红细胞成熟剂，主要是通过调节红细胞成熟后期阶段来帮助患者减少红细胞输注负担。适用于需要定期输红细胞的 β 地中海贫血成人患者；接受一种红细胞生成刺激剂治疗失败、在 8 周内需要输注≥2 个红细胞单位的极低危至中危骨髓增生异常综合征（MDS-RS）和伴有血小板增多症的骨髓增生异常综合征/骨髓增生性肿瘤（MDS/MPN-RS-T）成人贫血患者。起始剂量：1 mg/kg，每 3 周一次，皮下注射，每次用药前复查血红蛋白。根据疗效、不良反应及时调整剂量。

### （三）对症及支持治疗

主要方法是输血，是对症治疗的主要措施，尤其是老年患者，其目的是短时间内改善贫血，恢复血容量，缓解组织器官的缺氧状态及恢复其功能。由于输血可能会发生输血反应，因此必须严格掌握输血的适应证。输血的指征：①急性失血引起贫血，Hgb<80 g/L 或 Hct<0.24，输血可以及时纠正贫血。②慢性贫血常规治疗效果欠佳，Hgb<60 g/L 或 Hct<0.20 伴有缺氧症状，输血可使其减轻症状。但是长期多次输血可引起铁负荷加重，或出现继发性血色病可能，应尽量减少输血。输血时应采用红细胞成分输血。

### （四）避免走进误区

误区一：认为多吃营养补品，就有助于贫血的治疗。

误区二：认为多吃肉对身体不好。实际上动物性食物不仅富含铁，而且吸收率也很高，一般达到 25%。因此忌肉容易引起缺铁性贫血，平日饮食中水果和肉类的摄取应该保持平衡。

误区三：缺铁性贫血患者服用铁剂后贫血的状况改善或稳定后即停止服用，正确的方法是血常规恢复正常后，再继续服用铁剂 8～12 周，以补充体内的储存铁。

## 三、老年贫血患者的特殊护理

### 1. 活动无耐力者

要根据贫血的程度、发生发展的速度、基础疾病等，给患者制订休息和详细的活动计划，逐步提高患者的活动耐力水平，严重贫血患者应给予常规氧气吸入。

### 2. 饮食护理

一般给予高蛋白、富含维生素、容易消化的食物。

### 3. 输血护理

老年患者需控制输血速度，以防止心脏负荷过重而诱发心力衰竭。

## 四、老年贫血的预防

### 1. 早发现

老年人发生贫血不易被早期诊断，漏诊率、误诊率高。如老年人出现以下症状时，一定要提高警惕，及时就医。①近期出现不明原因的消瘦。②大便习惯的改变，如便秘、腹泻。

③大便隐血试验阳性。④如缺铁性贫血服用铁剂治疗后,血红蛋白上升不明显,或血红蛋白仍然逐渐下降。

**2. 药膳食疗**

老年人可以加强食疗,以补充造血需要的原料。膳食中要注意:高蛋白饮食、宜食含铁量丰富的食物、含维生素丰富的食物、适量脂肪摄入。

**3. 饮食宜忌**

贫血患者需要纠正不良的饮食习惯,如偏食、素食主义等。碱性环境不利于铁质吸收,因此贫血患者尽量少食用碱性食物,如馒头、荞麦面等。此外,贫血患者往往同时存在消化功能紊乱,不易消化的食物尽量少吃。忌饮浓茶和咖啡。限制脂肪摄入,每天摄入脂肪量一般以 50 g 左右为宜。

老年患者出现贫血有多种原因,有些贫血的病因不可能完全根除,故治疗方面要采取综合措施。既要有针对病因的药物治疗,也要有根据老年患者贫血的特点采取对症和支持治疗。特别要关注的是老年贫血患者的一些特殊护理和膳食指导,以提高老年贫血患者的生活质量。

(韩晓凤　陈芳源)

**参考文献**

[1] 中华医学会血液学分会红细胞疾病(贫血)学组. 再生障碍性贫血诊断与治疗中国指南(2022 年版)[J]. 中华血液学杂志,2022,43(11):881-888.

[2] Lanier JB,Park JJ,Callahan RC. Anemia in older adults [J]. Am Fam Physician. 2018,98(7):437-442.

[3] Stauder R,Valent P,Theurl I. Anemia at older age:etiologies,clinical implications,and management[J]. Blood. 2018,131(5):505-514.

[4] Groarke EM,Young NS. Aging and hematopoiesis[J]. Clin Geriatr Med,2019,35(3):285- 293.

[5] 陆惠华. 实用老年医学[M]. 上海:上海科学技术出版社,2006.

[6] 李小鹰. 老年医学高级教程[M]. 北京:中华医学电子影像出版社,2019.

[7] 陈竺,陈赛娟. 威廉姆斯血液学[M]. 北京:人民卫生出版社,2011.

[8] Katsumi A,Abe A,Tamura S,et al. Anemia in older adults as a geriatric syndrome:A review[J]. Geriatr Gerontol Int,2021,21(7):549-554.

# 第十八章　老年感染性疾病防治应对策略

**本章要点**

1. 感染的概念及感染过程的表现、流行过程及影响因素。

2. 老年感染性疾病的临床特点、诊治与预防。

3. 老年乙型病毒性肝炎、戊型病毒性肝炎的临床表现、诊断与治疗。

4. 老年新发、再发传染病的概念和流行病学特点。

5. 老年结核病的临床表现、诊断、治疗原则。

6. 老年多器官功能不全综合征的定义及相关概念。

**教学目的**

1. 掌握：感染、感染谱的概念；感染的流行过程；感染病的基本特征；乙型病毒性肝炎的诊断、治疗原则；新发、再发感染病的概念。

2. 熟悉：感染过程中的免疫应答；感染性疾病的临床特点。戊型病毒性肝炎的诊断、治疗原则；老年结核病的诊断及治疗原则

3. 了解：新发、再发感染病的特点。

## 第一节　感染性疾病概述

### 一、感染与免疫

#### (一)感染的概念及感染过程的表现

感染(infection)是病原体和人体之间相互作用、相互斗争的过程,感染性疾病(infectious diseases)指由病原生物侵入人体导致健康受到损害的各种疾病,包括传染性疾病和非传染性感染性疾病。其中传染病(communicable diseases)是指由病原微生物(如朊粒、病毒、衣原体、立克次体、支原体、细菌、真菌、螺旋体)和寄生虫(如原虫、蠕虫、医学昆虫)感染人体后产生的有传染性、在一定条件下可造成流行的疾病。构成传染和感染过程必须具备三个因素,即病原体、人体和他们所处的环境。

在病原体与宿主的相互斗争过程中,宿主逐渐形成了特异的免疫防御机制。根据人体防御功能的强弱和病原体数量及毒力的强弱,感染过程可以出现五种不同的结局,即感染谱（infection spectrum）,包括病原体被清除、隐性感染、显性感染、病原携带状态及潜伏性感染。

### (二)感染的流行过程及影响因素

感染病的流行过程是其在人群中发生、发展和转归的过程。流行过程的发生需要有三个基本条件,包括传染源、传播途径和易感人群。若切断其中任意一个环节,流行即告终止。

流行过程本身受自然因素和社会因素的影响。自然环境中,地理、气象和生态等对感染病流行过程的发生和发展都有重要影响。而自然因素也可通过降低机体的非特异性免疫力而促进流行过程的发展。在社会因素中,社会制度、经济状况、生活条件、文化水平和计划免疫对感染病流行过程有决定性影响。而国民经济日益发展,因人口流动、生活方式、饮食习惯的改变和环境污染等,可使某些感染病的发病率升高,如结核病、艾滋病等,应引起重视。

### (三)感染过程中病原体及免疫应答的作用

病原体侵入人体后能否引起疾病,取决于病原体的治病能力和机体的免疫功能。致病能力主要包括病原体的侵袭力、毒力、数量和变异性。而机体的免疫应答对感染过程的表现和转归有着重要的作用。免疫应答可分为有利于机体抵抗病原体的保护性免疫应答和促进病理改变的变态反应两大类。保护性免疫应答又分为特异性和非特异性免疫应答,两者都可能引起机体保护和病理损伤,而变态反应都是特异性免疫应答。

## 二、老年感染性疾病的特点

### (一)传染病的疾病特征

传染病与其他疾病的主要区别在于其具有病原体、传染性、流行病学特征及感染后免疫四个基本特征。其中传染性是传染病与其他感染性疾病的主要区别,意味着病原体能通过某种途径感染他人,而在每种传染病中,其传染期和传播途径相对固定,可作为隔离患者的重要依据。

传染病的流行过程在自然和社会因素的影响下,表现出各种流行病学特征,包括流行性、季节性、地方性和外来性。根据发病率的不同,传染病的流行性可分为散发、暴发、流行和大流行。免疫功能正常的人体经显性或隐性感染某种病原体后,都能产生针对该病原体及其产物的特异性免疫称为感染后免疫,可通过血清特异性抗体检测判断其是否具有免疫力。感染后免疫力的持续时间在不同传染病中有很大差异,有些传染病的感染后免疫力可持续较长时间,甚至保持终身。而部分疾病的感染后免疫持续时间短,易出现再感染、重复感染等情况。

### (二)老年感染性疾病的临床特点

感染病的发生、发展和转归通常可分为四个阶段:潜伏期、前驱期、症状明显期和恢复期。潜伏期指从病原体侵入人体至开始出现临床症状的时期;前驱期指从起病至症状明显开始的时期,其间的临床表现通常是非特异性的,起病急骤可无前驱期。急性传染病患者度过前驱期后传染病可转入症状明显期,可出现疾病特有的症状和体征。当机体的免疫力增长至一定程度,体内病理生理过程基本终止,患者的症状、体征基本消失,称为恢复期。在此期间,体内可能还有残余病理或生化改变,病原体尚未能完全清除,血清中的抗体效价逐渐上升至最高水平。有些感染病在恢复期结束后，某些器官功能长期未恢复正常，留下后遗症，多见于中枢神经系统病变为主的疾病中，偶有因变态反应导致的免疫性疾病。

根据感染病临床过程的长短可分为急性、亚急性和慢性；按疾病轻重可分为轻型、典型（也称中型或普通型）、重型和暴发型。发热、发疹、感染中毒症状和单核—巨噬细胞系统反应是感染病常见的症状与体征。大多数的感染病可引起发热，热型是感染病重要的特征之一，具有鉴别诊断意义，而老年人群可能不出现高热，而是出现持续低体温。许多感染病在发热的同时伴有发疹，出疹时间、部位和先后次序对诊断和鉴别诊断具有重要的参考价值。在病原体及其代谢产物的作用下，单核—巨噬细胞系统可出现充血、增生等反应，临床上表现为肝、脾和淋巴结肿大。

### 三、老年感染性疾病的诊治与预防

#### （一）老年感染性疾病的诊断

感染病的诊断需要综合分析患者的临床资料、流行病学资料、实验室及其他检查资料。患者发病的诱因、起病方式对感染病的诊断有重要的参考价值，热型及其伴随症状均有重要的鉴别诊断意义。流行病学资料在传染病的诊断中具有重要意义，特别是部分传染病有严格的地区性和较强的季节性，许多传染病的发生与年龄、性别、职业有密切关系。了解预防接种史也有助于建立诊断。在实验室检查方面，病原体的检出或分离培养可直接确定诊断，药敏试验可指导临床调整治疗方案，免疫学检查也可提供重要诊断依据。

#### （二）老年感染性疾病的治疗原则

感染病的治疗目的不仅在于促进患者康复，还在于控制传染源，防止疾病进一步传播。病原体的治疗是首要措施，但仍要坚持综合治疗原则，即治疗与护理、隔离与消毒并重，一般治疗、对症治疗与病原治疗并重的原则。需考虑机体、病原体、药物之间的相互作用，设计综合性个体化治疗方案。对于老年患者，可能存在感染病外的合并症，如糖尿病，心、肝、肾功能不全等基础疾病，除基础病原治疗外，应注意对症治疗和营养、器官支持治疗并重，并注意药物之间的相互作用及药物蓄积，避免原有基础疾病加重和继发的其他脏器功能损伤。

#### （三）老年感染疾病的预防

感染病的预防应将经常性的预防措施和感染病发生后所采取的预防措施相结合。感染病的预防措施主要包括管理传染源、切断传播途径和保护易感人群。

管理传染源是感染病预防的疾病措施，对于感染病的接触者，应分别按具体情况采取医学观察、留观、集体检疫，必要时进行药物预防或预防接种。对被感染病病原体污染的场所、物品及医疗废物应依规实施消毒和无害化处理。

隔离和消毒是切断传播途径的主要措施，对于呼吸道传播、消化道传播、血液—体液传播、接触传播、虫媒传播的疾病应在相应的隔离环境下进行治疗，而对于免疫力低下的易感者，应注意保护性隔离。根据感染病的不同，应有不同的消毒方式，应注重疫源地消毒和预防性消毒。特别是对于老年人群聚集的地区，如养老机构等场所，更应注意针对常见感染性疾病的消毒。

保护易感人群的措施包括特异性和非特异性两方面。非特异性措施包括改善营养、锻炼身体等，在感染病流行期间，应避免与患者接触。特异性保护易感人群措施指采取有重点、有计划的预防接种。

## 第二节 老年新发、再发感染性疾病概述

### 一、新发、再发感染性疾病的概念

新发和再发感染病（emerging and reemerging infectious diseases，ERID）包含新发生的感染病（emerging infectious diseases，EID）和再发的老感染病（reemerging infectious diseases，REID）。新发生的感染病指造成地区性或国际性公共卫生问题的新识别的和以往未知的感染病，常由新型病原微生物引起，如严重急性呼吸综合征（SARS）、新型冠状病毒感染（COVID-19）、艾滋病（AIDS）、埃博拉出血热、中东呼吸综合征等。再发感染病指那些早为人们所知，并已得到良好控制，发病率已降到极低水平，但现在又重新流行、再度威胁人类健康的疾病，如结核病、性传播疾病、疟疾、狂犬病等。新发感染病的出现，旧感染病的复燃，病原体对抗菌药物的耐药性增加，对人类健康构成了巨大威胁。

### 二、老年新发、再发感染性疾病的流行病学特点

新发、再发感染病的流行特点包括病原体种类复杂、变异性大、宿主种类多样、具有人畜共患性、病原体传播速度快、传染性强、传播方式复杂、流行范围广、不确定性强的特点。病毒及细菌基因的突变使得新发病原体不断增加，使新发感染病的流行成为可能。大部分新发感染病为人兽共患病，可源于家畜、家禽、宠物及野生动物等。由于人群对新发感染病缺乏免疫力，故易出现暴发流行，SARS、人禽流感、新型冠状病毒感染均在短时间内形成了全球大流行。由于无法预测会在何时何地发生何种感染病，且对新发感染病的病原体、发病机制、临床表现与传播规律认识不足，在对其早期发现、诊断、治疗及蔓延范围、发展速度、趋势和结局等方面的预测存在不确定性，难以预测防范。

### 三、老年新发、再发感染性疾病的流行因素

新发感染病的发生可分为两步：第一步是新的病原体被引入人群，第二步是新病原体在新的人群宿主中确立并进一步传播。总体来说，病原体基因变异、气候变化、生态环境的破坏和人类行为的改变、国际旅行和贸易活动等因素在感染病的发生和流行中具有重要作用。耐药株、可变异株导致传统感染病的再度传播。而全球气候改变，生态环境的破坏、人类不良行为、国际旅行与贸易全球化、战争和自然灾害、医源性感染、不合理使用抗菌药物等都会在一定程度上促进新发、再发感染病的流行。

### 四、预防接种在老年感染性疾病预防中的作用

预防接种是一种特异性保护易感人群的措施，可提高接种人群的特异性免疫水平，降低感染性疾病及其相关并发症的发生风险，接种疫苗还可通过预防感染减缓老年人慢性病的进展。目前，虽然已有疫苗接种后获益的证据，但我国的疫苗整体接种率仍较低，如流感疫苗、肺炎球菌疫苗和带状疱疹疫苗等，均低于世界卫生组织制订的目标，这可能与医患双方

对疾病及疫苗相关知识的认识和重视程度、接种费用、疫苗接种服务的可及性和便利性等相关。

# 第三节　病毒性肝炎

## 一、老年乙型病毒性肝炎

乙型病毒性肝炎是由乙型病毒性肝炎病毒感染导致的感染性疾病，传播途径主要包括母婴传播、血液传播与性传播。近年来，我国在防治研究方面做了大量工作，但仍需继续付出巨大努力。

### （一）老年乙型病毒性肝炎的临床表现

乙型病毒性肝炎的临床表现主要分为急性、慢性、重型、肝炎肝硬化。老年患者绝大多数为慢性肝炎，伴胆汁淤积，易发展为重型肝炎。

急性乙型病毒性肝炎：主要包括急性黄疸型、急性无黄疸型及急性淤胆型肝炎，表现为转氨酶升高，伴或不伴有胆红素升高，多为自限性，通常在 6 月内好转。

慢性乙型病毒性肝炎：指乙型病毒性肝炎病程超过半年，仍有肝功能异常或其他肝炎表现。目前主张按 HBeAg 及抗-HBe 状况将慢性乙型病毒性肝炎分为 HBeAg 阳性慢性乙型肝炎及 HBeAg 阴性慢性乙型病毒性肝炎。患者可有食欲减退、乏力、腹胀，伴有肝病面容、肝掌、蜘蛛痣等，可有血清转氨酶反复或持续升高、胆红素升高、白蛋白降低或白/球蛋白比值异常。

重型乙型病毒性肝炎：指乙型肝炎发生肝衰竭，表现为迅速发生的严重肝功能不全，凝血酶原活动度（PTA）降至 40% 以下，血清胆红素迅速上升，并迅速出现肝性脑病、肝肾综合征等并发症。

肝炎肝硬化：临床表现可有反复肝功能异常，并出现慢性肝病综合征、门脉高压综合征。分为代偿期和失代偿期。

### （二）老年乙型病毒性肝炎的诊断

乙型病毒性肝炎的诊断应结合病史、症状、体征、实验室检查、影像检查、肝脏瞬时弹性乃至病理组织学检查以进行综合判断。完整诊断应包括病因诊断、临床分型及病理诊断等。而 HBsAg 阳性是 HBV 感染的重要依据，HBsAg 转阴及抗-HBs 出现通常是 HBV 清除和临床痊愈的标志。若 HBsAg 阳性持续超过 6 个月，则为慢性感染。

### （三）老年乙型病毒性肝炎的治疗原则

老年乙型肝炎的总体治疗原则包括：有抗病毒治疗指征时，应积极给予适当的抗病毒治疗；可以予保肝、退黄、积极治疗肝衰竭、肝硬化失代偿及各种并发症。应注意休息、合理营养等对症支持治疗，避免饮酒及使用肝损药物。以达到最大限度地长期抑制 HBV 复制，减轻肝细胞炎症坏死及肝脏纤维组织增生，延缓和减少肝功能衰竭、肝硬化失代偿、原发性肝癌和其他并发症的发生，提高患者生活质量，延长其生存时间的目的。

对于急性乙型病毒性肝炎，通常无需抗病毒治疗，但如有慢性化倾向或呈现重症化过程,应积极予以抗病毒治疗。对于慢性乙型病毒性肝炎老年患者,如血清 HBV DNA 阳性,无论 ALT 水平高低,均应积极抗病毒治疗,对于临床确诊为代偿期和失代偿期的乙型肝炎肝硬化患者,均建议抗病毒治疗。目前首选核苷(酸)类似物(NAs)进行抗病毒治疗,主要包括恩替卡韦、富马酸替诺福韦酯、富马酸丙酚替诺福韦及艾米替诺福韦。对于老年患者,其可能存在肾功能不全,血脂代谢异常,骨质疏松等其他基础疾病,选择药物时应个体化选择,并监测药物相关不良反应。

## 二、老年戊型病毒性肝炎

戊型病毒性肝炎是由戊型肝炎病毒感染所致的传染性疾病,主要由消化道途径传播,人与人之间的接触传播少见,人群普遍易感,本病流行地域广泛,发展中国家以流行为主,发达国家以散发为主。

### (一)老年戊型病毒性肝炎的临床表现

本病潜伏期 15～75 日,平均为 6 周,绝大部分为急性病例,包括急性无黄疸性肝炎及急性黄疸性肝炎。急性无黄疸性肝炎患者通常仅有轻微临床表现,可有肝酶的轻度异常,无胆红素升高。急性黄疸性肝炎占 5%～30%,发病初患者可有发热、恶心、呕吐等胃肠道表现,伴转氨酶异常,1～10 日出现皮肤、巩膜黄染、全身瘙痒及胆红素升高等胆汁淤积表现,2～4周后进入恢复期,部分患者会发展为胆汁淤积型肝炎,表现为胆红素升高超过 1 月,可伴有碱性磷酸酶、γ-谷氨酰转肽酶升高,不伴有凝血酶原时间延长。部分患者可出现戊型病毒性肝炎的肝外表现,如肾损伤、高蛋白尿、IgA 肾病、血小板减少、自身免疫性溶血性贫血、肌炎、周围神经炎等。临床上绝大多数戊型肝炎为自限性疾病,但近年来在特殊人群如免疫抑制患者中可呈现慢性感染表现。老年男性或既往有慢性肝病,如合并乙型病毒性肝炎感染、肝硬化等患者病情较重,其发生重型肝炎风险较普通人群大,可导致急性或慢加急性肝衰竭。

### (二)老年戊型病毒性肝炎的诊断

流行病学资料、临床特点及常规实验室检查仅作为临床诊断参考,特异血清病原学检查是戊型病毒性肝炎确诊的依据,同时需排除其他病毒性肝炎。对于出现原因不明转氨酶异常和(或)有肝炎临床症状的患者,应检测抗-HEV IgM 和抗-HEV IgG,对于免疫抑制患者,应检测 HEV-RNA 或抗原。近期转氨酶异常,且血清抗-HEV IgM 和抗-HEV IgG 同时阳性,可诊断为急性戊型肝炎。免疫抑制患者如出现肝功能异常,且血清和(或)粪便 HEV-RNA 持续阳性 3 个月以上,可诊断为慢性戊型肝炎。

### (三)老年戊型病毒性肝炎的治疗原则

急性戊型肝炎多为自限性,通常以对症支持治疗为主,不需要抗病毒治疗,老年男性或合并慢性肝病患者易出现重型肝炎,故需密切观察病情。对于持续胆红素升高患者,可使用糖皮质激素,但需注意继发感染、血糖控制不佳等相应不良反应,权衡利弊。对于重型戊型肝炎或存在肝衰竭的患者,应以综合疗法为主,加强支持疗法,维持水、电解质和能量平衡,改善肝脏微循环,降低内毒血症,预防和治疗各种并发症,必要时考虑人工肝支持治疗或肝移植。对于合并慢性乙型肝炎的患者需同时应用针对乙型病毒性肝炎的抗病毒药物。

慢性戊型肝炎通常见于免疫抑制患者,对于实体器官移植受者,应在不发生排斥反应的基础上减少或调整免疫抑制治疗,可使用利巴韦林抗病毒治疗。对于其他免疫抑制人群,如接受化疗的血液肿瘤患者和 HIV 感染患者,可使用聚乙二醇干扰素 α、利巴韦林或两者联合抗病毒治疗。

对于急性戊型肝炎患者,应居家或住院消化道隔离至发病后 3 周,对于高风险人群,如感染后可能病情较重的肝病患者、老年人可接种戊型肝炎疫苗。

# 第四节　老年结核病

## 一、老年结核病的病因

结核病(tuberculosis)是结核分枝杆菌引起的慢性感染性疾病,可累及全身多个脏器,以肺结核最为常见。开放性肺结核患者的排菌是结核传播的主要传染源,主要通过空气传播。

## 二、老年结核病的临床表现

原发结核感染后结核菌可向全身传播,可累及肺、胸膜以及肺外器官。免疫功能正常宿主病灶往往局限,而免疫功能较弱的宿主可造成播散性结核病或多脏器累及。

肺结核的症状主要包括全身症状和呼吸系统症状。患者可有长期午后低热,可伴有乏力、盗汗等。病灶急剧进展扩散时可出现高热,可有畏寒,少有寒战。浸润性病灶患者可有咳嗽,为干咳,有空洞形成时痰量增加,若继发感染,则有浓痰,部分患者在病程中可出现咯血。重度毒血症状和高热可导致气促,严重者可有肺心病和心肺功能不全。肺结核是结核病的主要类型,其他如淋巴结结核、骨关节结核、消化系统结核、泌尿系统结核、生殖系统结核以及中枢神经系统结核构成整个结核病的疾病谱,腹腔结核可有局限性腹膜炎,膀胱结核可有无痛性血尿,骨关节结核可有病理性骨折,结核性脑膜炎可有颅高压,意识障碍等中枢神经系统感染表现。

## 三、老年结核病的诊断

结核病的诊断依赖病史、临床表现、实验室及影像学检查。对于经反复抗感染无改善的呼吸道感染、咯血、长期低热、渗出性胸膜炎、长期淋巴结肿大既往史及家庭开放性肺结核密切接触史患者应高度警惕结核病的可能。目前,痰结核分枝杆菌检查仍是确诊肺结核最特异性的方法,结核菌素试验、γ-干扰素释放试验及分子生物学检测技术有助于辅助结核病的诊断。

潜伏性结核感染(latent tuberculosis infection,LTBI)是宿主感染结核分枝杆菌后尚未发病的一种特殊状态,以结核菌素试验或 γ-干扰素释放试验阳性而无活动性结核的临床表现和影像学改变为特征。

肺结核的确诊病例包括涂阳肺结核、仅培养阳性肺结核和肺部病变标本病理学诊断为结核病变者。肺外结核累及的系统、脏器、部位及病变类型多样,确诊需病变部位的浆膜腔积液及活检标本中获得细菌学证据,较难实现病原学确诊。对于现有方法及有创检查仍未确诊而又不能排除结核,但临床高度提示为活动性结核病者可行诊断性抗结核治疗,诊断性抗结核治疗的效果可作为临床诊断依据之一。

## 四、老年结核病的治疗原则

化学治疗是现代结核病的最主要的基础治疗,其他治疗方法,如对症支持、手术治疗等均为辅助治疗。当前国际公认的化疗原则是:早期、联合、适量、规律、全程。抗结核药物按效力和不良反应大小分为两类,一线(类)抗结核药物,指疗效好,不良反应小,如异烟肼、利福平、链霉素、吡嗪酰胺、乙胺丁醇,二线(类)抗结核药物,效力或安全性不如一线药物,在一线药物耐药或不良反应不能耐受时选用,包括卡那霉素、阿米卡星、对氨基水杨酸、左氧氟沙星、莫西沙星等。

（阎俪　马雄）

**参考文献**

[1] 李兰娟,王宇明.感染病学[M].3版.北京:人民卫生出版社,2015.

[2] 中华医学会肝病学分会,中华医学会感染病学分会.慢性乙型肝炎防治指南(2022年版)[J].中华临床感染病杂志,2022,15(6):401-427.

[3] 中华医学会肝病学分会.戊型肝炎防治共识[J].中华肝脏病杂志,2022,30(8):820-831.

# 第十九章 老年急危重症

## 第一节 老年急危重症的诊治原则

**本节要点**

1. 老年急危重症救治的一般原则。
2. 老年急危重症救治的特点。
3. 老年 ICU 管理的特殊专业需求。

**教学目的**

1. 掌握：老年急危重症救治的一般原则，急性疾病导致老年器官储备下降的三个因素。
2. 熟悉：急性疾病老年能量储备减少不足以应对增加的压力条件，急性疾病老年重症患者的意愿，急性疾病老年重症患者的严重程度。
3. 了解：急性疾病老年重症患者的其他因素，老年 ICU 管理的特殊专业需求。

### 一、老年急危重症救治的一般原则

老年急危重症诊治原则包括以下九个方面：

（1）快速评估和诊断：对于老年急危重症患者，需要快速进行全面的评估，包括生命体征、病史、体格检查等，以确定病因和病情严重程度。

（2）优先处理危及生命的问题：如呼吸困难、心搏骤停、大出血等，应立即采取相应的急救措施，维持生命体征稳定。

（3）多学科团队协作：由于老年患者往往存在多种疾病和复杂的身体状况，需要多个学科的医生共同参与诊治，制订综合治疗方案。

（4）个体化治疗：根据患者的年龄、身体状况、合并疾病等因素，制订个体化的治疗方案，避免过度治疗或治疗不足。

（5）关注并发症：老年患者容易出现各种并发症，如感染、压疮、深静脉血栓等，需要及时预防和处理。

（6）提供全面的支持治疗：包括营养支持、呼吸支持、循环支持等，以提高患者的抵抗力和康复能力。

（7）重视康复和护理：老年患者的康复过程可能较长，需要重视康复治疗和护理，帮助患者恢复身体功能和生活自理能力。

（8）与家属沟通和合作：及时向家属告知患者的病情和治疗方案，争取家属的理解和配合，共同关心和照顾患者。

（9）特别提示：老年急危重症患者的诊治需要综合考虑多方面因素，及时、准确地进行诊断和治疗，以提高患者的生存率和生活质量。同时，也需要关注患者的心理健康，提供必要的心理支持和安慰。

## 二、老年急危重症救治的特点

衰老伴随着每个器官的整体功能和生理储备逐渐减少，所有器官都会随着年龄的增长而失去其功能储备，但不同器官的下降速度不同。器官功能储备下降的速度是可变的，取决于患者的并发症、生活方式和遗传背景。

### （一）急性疾病导致老年器官储备下降的三个因素

当患者暴露于急性疾病时，需要更多的生理储备来维持体内平衡，压力越大，需要的生理储备就越多。通常年轻器官很容易克服的急性疾病可能会超出老年器官的生理极限，导致急性损伤。Bouchon 在 1984 年使用 1＋2＋3 模型定义了老年综合征的概念（见图 19-1），表示导致器官储备下降的三个因素：

（1）生理器官衰老。

（2）病理器官衰老。

（3）急性应激因素。

只有因素 2 和 3 会导致器官衰竭。1＋2＋3 模型总结了生理储备随年龄减少的概念。这个模型解释了为什么老年患者变得虚弱，容易感染疾病和器官衰竭，并且从急性疾病中恢复得更慢。

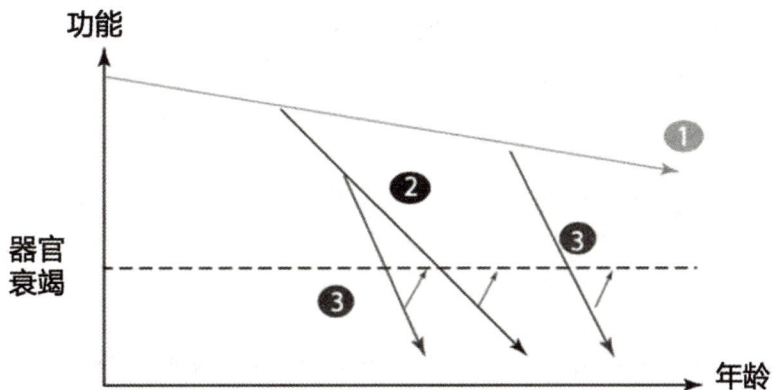

图 19-1　Bouchon 1＋2＋3 模型

（二）急性疾病老年能量储备减少不足以应对增加的压力条件

当老年患者在重症监护室住院时，其基线能量消耗会增加。因此，它的能量储备减少不足以应对增加的压力条件，如术后情况。能量需求和能量储备之间的不平衡随着其他因素而增加：并发症、药物、社会因素和心理状况。在这一人群中，入住重症监护室会带来高死亡率、并发症和功能状态丧失。

（三）急性疾病老年重症患者的意愿

尚未建立有效的量表来确定哪些患者应入住 ICU。在收治老年患者时，ICU 医生会使用多种标准：并发症、需要入住 ICU 的器官功能障碍、需要的侵入性手术以及患者的意愿。尽管年龄不应是唯一需要考虑的标准，但年龄越高，拒绝入住 ICU 的风险越高。

ICU 床位有限，要求在入住 ICU 之前进行分诊。对于老年患者，分诊过程基于医生评估患者生存能力、避免严重功能下降和保持正常生活质量的能力，还必须考虑到患者的意愿。预测死亡率的量表可以帮助人们，如急性生理学和慢性健康评分（APACHE）、简化急性生理学评分（SAPS）和死亡概率模型（MPM），尽管这些量表不是专门为老年患者设计的。其他评估 ICU 期间器官功能障碍严重程度的评分，如序贯器官衰竭评分（SOFA）和多器官功能障碍评分（MODS），虽然广泛用于 ICU 住院的患者，但它们并不是为 ICU 入院前的分诊而设计的。衰弱评估工具也可以帮助重症监护医生进行分诊，但仍缺乏 ICU 入院的数据，因为它是生物年龄的重要标志和结果的重要预测因素。

（四）急性疾病老年重症患者的预后判断

一个尚未实现的重要目标是预测哪些老年患者在 ICU 出院后具有较高的长期生存率和良好的生活质量。在所有年龄段的 ICU 患者中，与结果相关的因素包括疾病严重程度、社会经济状况、并发症、入院时的衰弱以及维持生命治疗的局限性。在老年 ICU 患者中，基线功能状态和衰弱对结果的影响大于疾病严重程度。

（五）急性疾病老年重症患者的其他因素

（1）由于较深的镇静、长时间机械通气、制动、营养不良等原因：危重症的幸存者常患有长期的后遗症，伴有死亡、认知障碍和功能残疾的风险增加，与入院时的年龄无关。老年患者也会遭受这些长期后果，且影响可能比年轻患者更大。

（2）年龄似乎也与不良结果独立相关：在一项评估 6205 名社区获得性肺炎患者 30 天死亡率的研究中，总死亡率为 8%，并且随着年龄的增长而增加。在这项研究中，在有一种或无合并症的患者亚组中，<65 岁的患者和 65～79 岁的患者的死亡率相似。然而，在该亚组中，80 岁以上患者的死亡率较高。这些结果表明，在评估不良结果的风险时，80 岁的阈值似乎比 65 岁更合适。

入住 ICU 一年后的死亡率在 75 岁以上患者中为 40%～70%。年龄与 1 年死亡率相关，与 ICU 入院原因（感染、呼吸衰竭、休克）无关。

### 三、老年 ICU 管理的特殊专业需求

入住 ICU 的老年患者应由重症监护医师与转诊的老年科医师或内科医师的 MDT 合作管理。在存在多种疾病和功能风险的情况下，老年科医师将发挥关键和额外的作用。治疗路径可能是老年急危重患者管理的下一个挑战。从急诊科或直接 ICU 入院到老年 ICU 后治疗病房和康复病房的治疗路径，将实现管理的连续性，特别考虑合并症、药物相关问题和

功能预后。ICU 医师、急诊医师和老年科医师等 MDT 之间需要密切合作。合作的目标是使用针对老年人群的经过验证的预后工具优化患者分诊，使用适应的催眠药物调整老年患者的重症监护，并在 ICU 住院后立即改善康复。

（皋源）

## 参考文献

［1］Bouchon JP. 1＋2＋3 ou comment tenter d'être efficace en gériatrie ［J］? Rev Prat. 1984，34：888-892.

［2］Garrouste OM，Tabah A，Vesin A，et al. The ETHICA study（part II）：simulation study of determinants and variability of ICU physician decisions in patients aged 80 or over［J］. Intensive Care Med，2013，39：1574-1583.

［3］Garrouste OM，Timsit JF，Montuclard L，et al. Decision-making process，outcome，and 1-year quality of life of octogenarians referred for intensive care unit admission ［J］. Intensive Care Med，2006，32：1045-1051.

［4］Rai S，Brace C，Ross P，et al. Characteristics and outcomes of very elderly patients admitted to intensive care：A retrospective multicenter cohort analysis［J］. Crit Care Med. 2023，51(10)：1328-1338.

［5］Heyland DK，Garland A，Bagshaw SM，et al. Recovery after critical illness in patients aged 80 years or older：a multi-center prospective observational cohort study ［J］. Intensive Care Med，2015，41：1911-1920.

［6］管向东，陈德昌，严静. 中国重症医学专科资质培训教材［M］. 3 版. 北京：人民卫生出版社，2019.

# 第二节　老年脑血管意外

## 本节要点

1. 各型脑血管意外的临床表现。
2. 各型脑血管意外的诊断、处理。

## 教学目的

1. 掌握：各型脑血管意外的临床表现、诊断、处理。
2. 熟悉：老年脑血管意外的危险因素和预防。
3. 了解：老年脑血管意外的流行病学特点。

## 一、老年脑血管意外概述

### （一）定义和类型

脑血管病（cerebrovascular disease）是指各种病因所致脑血管病变引起的脑部疾病的总称，又称脑卒中（stroke）、脑血管意外，是急性发生的脑局部血液循环障碍导致的神经功能缺损综合征。一般来说，脑卒中分为缺血性脑卒中和出血性脑卒中两大类。前者包括短暂脑缺血发作、脑梗死；后者主要有脑出血、蛛网膜下腔出血。

### （二）流行病学特点

脑血管意外是神经系统常见病及多发病，目前已成为危害我国中老年人群健康和生命的主要原因，其发病率、致残率、死亡率均高，与冠心病、恶性肿瘤构成了三大致死疾病。统计数据表明，脑血管意外的自然人口发病率每年（114～187）人/10万，患病率（253～620）人/10万，死亡率每年（79～89）人/10万。而在60岁以上老年人中，发病率和死亡率分别为1325.7人/10万和886.1人/10万。随着人口的老龄化进程加速，发病年龄有提前趋势，但高发年龄逐渐向后推迟。此外，其发病率和死亡率男性显著高于女性。在地理分布上呈现北方高于南方，西部高于东部的特点。具有明显的季节性，寒冷季节发病率高，尤其是出血性卒中的季节性更为明显。

### （三）危险因素和预防

脑血管意外的危险因素是指能够增加该病发生风险的因素。根据是否可以干预，分为可干预及不可干预两类。不可干预的危险因素主要有年龄、性别、种族、遗传因素，可干预的危险因素包括高血压、心脏病、糖尿病、高脂血症、高同型半胱氨酸血症、无症状性颈动脉狭窄、口服避孕药、高凝状态、外源性雌激素摄入、肥胖、情绪应激以及吸烟、酗酒、高盐摄入、高脂饮食、缺乏运动等不良生活方式。其中可干预的危险因素是脑卒中预防的主要目标。

## 二、短暂性脑缺血发作

短暂性脑缺血发作（transient ischemic attack，TIA）是指某种因素致局灶性脑缺血，导致相应供血区突发短暂的神经功能障碍。症状持续数分钟，常在30分钟内完全恢复，可反复发作。传统TIA定义时限为24h内恢复，随着影像学的发展，该定义受到质疑。研究表明，TIA症状持续时间＞1h在弥散加权成像（diffusion weighted imaging，DWI）上可有不可逆的缺血表现。目前区分TIA和脑梗死不应依据症状持续时间，而是有无急性梗死证据。TIA是公认的脑梗死独立危险因素。

### （一）临床表现

TIA好发中老年，男多于女，患者多有脑血管病危险因素。起病突然，迅速出现局灶性神经功能缺失症状及体征，数分钟达高峰，持续数分钟或数十分钟完全缓解，不留后遗症。症状可反复发作。血流动力学型TIA的表现较为刻板，系同一个血管供血区发生缺血，每次TIA的发病形式基本一致。微栓塞型TIA的表现多样，与每次发作时栓子大小、栓塞部位、侧支循环代偿状态等因素有关。

（1）颈内动脉系统TIA。主要表现为视网膜或大脑半球缺血所致的神经缺损症状。对侧运动感觉障碍、同侧视觉受累，可单独、相继或同时累及。最常见症状为对侧发作性单瘫或偏瘫，其他症状有肢体或面部麻木、口齿不清、失语、单眼黑矇。颈动脉系统TIA的特征性表现有：①眼动脉交叉瘫，病变侧单眼一过性黑矇、对侧偏瘫及感觉障碍。②一过性言语表达或理解困难(运动性、感觉性失语)。

(2)椎—基底动脉系统 TIA。主要表现为脑干、小脑、枕叶、颞叶缺血所致的神经缺损症状。常见症状有单侧或双侧肢体无力和麻木、眩晕、平衡障碍、复视、构音障碍等。椎-基底动脉系统 TIA 特征性症状有：①跌倒发作(drop attack)，下肢突然失去张力而跌倒，无意识障碍，很快站立(网状结构缺血)。②发作性双眼黑矇，系双侧大脑后动脉缺血致皮质盲。③面部肢体交叉性瘫或交叉性感觉障碍。短暂性全面性遗忘症(transient global amnesia，TGA)，表现为短时记忆力丧失伴定向力障碍，患者有自知力，曾被认为是椎—基底动脉系统 TIA。目前认为其发病机制尚不清楚，并非都为血管性因素。

### (二)诊断与评估

TIA 诊断与评估包括：①是否 TIA？是颈动脉系统 TIA 还是椎—基底动脉系统 TIA？②进一步评估 TIA 潜在的病因、发病机制。

因就诊时症状多已缓解，TIA 诊断主要是依靠详细病史。中老年患者，常有血管危险因素，急性起病，临床症状符合颈动脉系统或椎—基底动脉系统及其分支缺血的表现，持续数分钟恢复，可反复发作。头颅 CT 或 MRI 正常或未显示责任病灶。结合必要的辅助检查排除其他疾病(低血糖发作、良性位置性眩晕发作、晕厥、偏头痛、部分性癫痫、脱髓鞘疾病)以及其他脑血管病后作出诊断。

### (三)处理

诊断 TIA 后，应对 TIA 的病因、发病机制进行评估，如监测血压、完善颅内外的血管评估、心脏方面检查、血生化以及凝血指标等，了解或明确患者是否存在血流动力学异常、微栓塞、血液成分异常等，以利有针对性的预防治疗。注意遵循个体化原则。

(1)所有 TIA 疑诊病例均应被视为具有潜在发生卒中的高风险，应在首发症状 24 h 内尽早转诊至卒中专科进行病情评估和后续诊疗。

(2)排除禁忌证后，TIA 疑诊病例均应立即予以阿司匹林 300 mg 或双联抗血小板治疗。

(3)一旦 TIA 诊断成立，非心源性 TIA 患者继续单联或双联抗血小板治疗，心源性 TIA 患者在排除颅内出血及其他禁忌证后抗凝治疗，同时尽早给予其他规范的二级预防措施。症状性颈动脉狭窄达到 50%～99%，需进一步进行手术或介入评估或治疗。

## 三、脑梗死

脑梗死(cerebral infarction)是指因脑部血液循环障碍，缺血、缺氧导致局部脑组织的缺血性坏死或软化，出现局灶性神经系统症状体征。脑梗死是脑血管意外中最常见类型，约占全部脑血管病的 70%。

### (一)临床表现

中老年好发，常有卒中危险因素。部分病例有前驱 TIA 史。临床表现取决于梗死的部位和大小，主要表现为偏瘫、失语、共济失调等局灶性神经功能缺损的症状体征，可有头痛、呕吐、意识障碍等全脑症状。部分患者症状可在数小时或数天内达高峰。基底动脉闭塞或大面积脑梗死时，病情严重，可出现昏迷、脑疝形成、死亡。

**1. 颈内动脉系统(前循环)脑梗死**

(1)大脑中动脉闭塞：主干闭塞可出现对侧偏瘫、偏身感觉障碍和同向偏盲、双眼病灶侧凝视,优势半球病变可出现失语,非优势半球病变可有体象障碍。如出现大面积脑梗死,患者多有不同程度意识障碍。皮层支闭塞引起的偏瘫及偏身感觉障碍,以面部和上肢为重。深穿支闭塞最常见,主要表现为上下肢受累程度相似的对侧偏瘫、偏身感觉障碍。

（2）大脑前动脉闭塞:可出现对侧偏瘫,下肢重于上肢,优势半球病变可有失语,可伴有尿失禁（旁中央小叶受损）及对侧强握反射等。

（3）颈内动脉闭塞:颈内动脉分支除大脑前、中动脉外,尚发出眼动脉供应视网膜。临床表现取决于侧支循环的代偿情况,可无症状,或表现为颈动脉系统 TIA、大脑中动脉和（或）大脑前动脉缺血症状。

**2. 椎—基底动脉系统（后循环）脑梗死**

（1）大脑后动脉闭塞:常导致对侧视野的同向偏盲、命名性失语、失读症和视觉失认。双侧大脑后动脉闭塞引起皮质盲（黄斑视力保存）和因颞叶损害的记忆障碍。深穿支闭塞:出现对侧偏身感觉障碍、自发性疼痛、轻偏瘫、共济失调、不自主运动等丘脑综合征的表现。

（2）椎—基底动脉闭塞:基底动脉主干闭塞,表现为眩晕、呕吐、眼球震颤、复视、构音障碍、吞咽困难及共济失调等,病情进展迅速可出现四肢瘫、昏迷、中枢性高热、消化道出血,常导致死亡。基底动脉分支闭塞会引起脑干、小脑梗死,主要的临床综合征有:①基底动脉尖综合征:基底动脉尖端分出大脑后动脉和小脑上动脉,供血区域包括中脑、丘脑、小脑上部、颞叶内侧和枕叶。表现为眼球运动障碍、瞳孔异常、觉醒和行为障碍、可伴有记忆力丧失、病灶对侧偏盲或皮质盲。②Weber 综合征:中脑梗死,表现为同侧动眼神经麻痹、对侧偏瘫。③ Millard-Gubler 综合征:基底动脉短旋支闭塞致桥脑梗死,表现为同侧面神经和展神经麻痹、对侧偏瘫。④闭锁综合征（Locked-in syndrome）:脑桥基底部双侧梗死,表现为双侧面瘫、延髓麻痹、四肢瘫,但因脑干网状结构未受累,患者意识清醒,可通过睁闭眼及眼球垂直运动来表达自己的意愿。⑤延髓背外侧综合征（Wallenberg syndrome）:小脑后下动脉闭塞致延髓背外侧梗死,表现为眩晕、呕吐、眼球震颤、声音嘶哑、吞咽困难、同侧共济失调、交叉性感觉障碍、同侧 Horner 征。

根据 OCSP 分型,脑梗死分为四种临床类型:完全前循环梗死、部分前循环梗死、后循环梗死、腔隙性脑梗死。

**（二）诊断与评估**

（1）明确是否脑梗死。脑梗死诊断基于临床及影像。中老年患者,急性起病的局灶神经功能缺损症状和体征,头颅 CT 排除脑出血,首先考虑脑梗死的诊断。头颅 CT 早期多正常,24～48 h 内出现低密度病灶,头颅 MRI 上 DWI 高信号有助于早期诊断。需与出血性卒中、颅内占位性病变、脱髓鞘病变等鉴别。

（2）脑梗死的病因分型。明确脑梗死后,应完善颅内外血管评估、心脏和其他方面检查,进行病因分型。国际广泛使用的 TOAST 分型将脑梗死分为五型:①大动脉粥样硬化型。②心源性栓塞型。③小动脉闭塞型。④其他明确病因型。⑤不明原因型。病因分型有助判断预后、指导治疗及选择个体化的二级预防措施。

**（三）治疗**

脑梗死治疗应采取个体化的综合治疗方案。急性期治疗主要包括血管再通、抗栓治疗、早期启动他汀降脂、对症支持和防治并发症等,酌情选用脑保护、改善循环药物等。有神经功能缺损患者要及早功能康复。急性期后注意规范二级预防。

### 1. 血管再通治疗

静脉溶栓治疗是实现血管再通的重要方法。对于发病时间在 4.5h 内的脑梗死患者,应按照适应证、禁忌证和相对禁忌证严格筛选患者,尽快给予溶栓治疗。对发病时间未明或超过静脉溶栓时间窗的脑梗死患者,若符合血管内取栓治疗适应证,应尽快启动血管内取栓治疗;若不能实施血管内取栓,可结合多模影像学评估是否进行静脉溶栓治疗。轻型非致残性卒中患者(NIHSS 评分 0~5 分),不常规推荐溶栓治疗。

### 2. 抗栓治疗

不符合溶栓或血管内取栓适应证且无禁忌证的脑梗死患者,应在发病后尽早给予抗血小板治疗。阿司匹林(50~325 mg/d)或氯吡格雷(75 mg/d)可作为首选治疗药物。西洛他唑可作为阿司匹林和氯吡格雷的替代治疗用于高出血风险的患者。对未接受溶栓治疗、发病在 24 h 内的轻型卒中或 TIA 患者,阿司匹林和氯吡格雷双联抗血小板治疗持续 21 天,可减少发病后 90 天内的卒中复发。有条件的医疗机构推荐进行 CYP2C19 基因快速检测。

### 3. 对症支持治疗

(1)一般治疗:病情严重的患者注意保持呼吸道通畅,必要时气管插管或切开,吞咽困难者予鼻饲。调控血压、血糖,保持内环境平衡,及时处理脑水肿、癫痫,重视肺部感染、肺栓塞和深静脉血栓形成的防治。对大面积脑梗死,可施行开颅减压术和(或)部分脑组织切除术。

(2)血压管理:何时恢复降压治疗、降压目标值等问题尚缺乏可靠研究证据。目前推荐准备溶栓及桥接血管内取栓者,血压应控制在收缩压<180 mmHg、舒张压<100 mmHg。卒中后病情稳定,若血压持续≥140/90 mmHg,无禁忌证,应启动降压治疗。

### 4. 其他治疗

脑保护、改善脑循环治疗尚缺乏有说服力的大样本临床证据,可酌情应用依达拉奉、丁基苯酞。高压氧和亚低温的疗效和安全性还需证实。

### 5. 二级预防

(1)积极查找并处理病因及危险因素。

(2)抗栓治疗:非心源性缺血性卒中,建议使用抗血小板药物,选择应注意个体化。而心源性缺血性卒中,在神经系统症状发作后 2~14 天改为口服抗凝治疗是合理的,目前仍首先推荐华法林。新型口服抗凝药在非瓣膜性心房颤动患者获益明确。

(3)降脂治疗:缺血性卒中患者入院后即启动他汀治疗,根据评估情况选择他汀治疗强度。接受最大耐受性降脂治疗 LDL-C 未达标的高风险患者,可考虑 PCSK9 抑制剂治疗。

(4)手术及介入:症状性颈动脉狭窄超过 70%的患者尽快接受手术评估,根据具体情况考虑颈动脉内膜切除术、血管内支架置入等。

## 四、脑出血

脑出血(intracerebral hemorrhage,ICH)是指原发性非外伤性脑实质内出血。最常见病因是高血压,其他病因包括脑血管畸形、动脉瘤、脑淀粉样血管病(cerebral amyloid angiopathy,CAA)、脑肿瘤、血液病、抗凝或溶栓治疗等。

### (一)临床表现

50 岁以上患者好发,多有高血压病史。常在活动中或情绪激动时突发起病。症状在数分钟至数小时内达到高峰。表现为头痛、呕吐、肢体瘫痪、意识障碍、脑膜刺激征和痫性发作等，血压常明显升高。临床表现主要取决于出血量和部位。

**1. 基底节出血**

约占全部脑出血的 70%。尤以壳核出血常见，其次为丘脑出血，尾状核出血少见。

（1）壳核出血：系豆纹动脉尤其是其外侧支破裂所致。血肿向内扩展波及内囊，引起对侧偏瘫、偏身感觉障碍、偏盲，双眼向病灶侧凝视，有时半球出血可有失语。出血量大时患者病情在数小时内迅速恶化。

（2）丘脑出血：系丘脑穿通动脉或丘脑膝状体动脉破裂引起。表现为对侧肢体深、浅感觉障碍，可有偏身自发性疼痛，出血侵及内囊出现对侧偏瘫。出血向下累及下丘脑或中脑上部时，可出现眼位异常，如分离性斜视、凝视等。累及丘脑下部或破入第三脑室，出现意识障碍加深、瞳孔缩小、中枢性高热。

**2. 脑叶出血**

常见原因有 CAA、脑动静脉畸形、血液病、moyamoya 病等。与脑深部出血相比，一般血肿体积较大，癫痫发作常见，肢体瘫痪较轻，昏迷较少见。根据累及脑叶不同，出现相应的局灶性定位症状和体征。

**3. 脑干出血**

绝大多数为脑桥出血，由基底动脉脑桥支破裂导致。临床表现为眩晕、复视、交叉性瘫痪或偏瘫、四肢瘫等。出血量少时，可呈典型的脑干综合征。大量出血（>5ml）时，患者很快出现意识障碍、针尖样瞳孔、四肢瘫痪、中枢性高热，常于 1~2 天内死亡。

**4. 小脑出血**

多由小脑齿状核动脉破裂出血所致。突发眩晕、频繁呕吐、枕颈部疼痛、步态不稳等。重症小脑出血，常因血肿增大或破入第四脑室而引起急性枕骨大孔疝，很快昏迷、呼吸不规则或突然停止，最终死亡。

**5. 脑室出血**

原发性脑室出血指脉络丛动脉或室管膜下动脉破裂出血破入脑室，多数出血量较小，仅表现头痛、呕吐、脑膜刺激征阳性，无局限性神经体征，临床上易误诊为蛛网膜下腔出血。出血量大时，预后差，多迅速死亡。

（二）诊断与评估

中老年患者，活动中或情绪激动时突然起病，出现头痛、恶心、呕吐等颅内高压表现，偏瘫、失语等局灶性神经功能缺损症状和脑膜刺激征，可伴有意识障碍，血压增高，应高度怀疑脑出血。

头部 CT 检查有助于明确诊断。注意与脑梗死、蛛网膜下腔出血、外伤性颅内血肿、其他原因昏迷进行鉴别。脑出血后数小时内常血肿扩大，应密切监测，必要时复查头颅 CT。

如怀疑血管畸形、肿瘤或 CAA 等病因，可根据需要选择行 CTA、MRA、MRI 增强、SWI、DSA 检查以明确诊断。

（三）治疗

脑出血以内科治疗为主，病情危重或发现有继发原因，且有手术适应证者，排除手术禁忌后，则应进行外科治疗。基本治疗原则：防止继续出血，减轻脑水肿，促进神经功能恢复，防治并发症。

**1. 内科治疗**

（1）一般治疗：严密观察患者生命体征。吞咽困难者需鼻饲。注意保持呼吸道通畅。清醒患者一般应卧床2～4周，保持安静。烦躁患者可适度镇静，便秘者可选用缓泻剂。注意血糖监测并相应处理，纠正凝血异常，保持内环境稳定。注意防治上消化道出血、肺部感染、深静脉血栓形成等并发症。有痫性发作者应予抗癫痫药物。

（2）血压管理：积极处理血压升高的原因，再根据血压情况决定是否应用降压药物。在脑出血急性期强化降压是安全的，且可能获得更好预后。

（3）降颅压治疗：卧床、适度抬高床头。根据需要选用甘露醇、甘油果糖、白蛋白等药物，用量、疗程应个体化。注意监测心功能、肾功能及电解质情况。

（4）其他治疗：不推荐无选择性使用氨甲环酸。神经保护剂的疗效与安全性尚需更多高质量的临床试验。

**2. 手术治疗**

手术适应证、手术方式和时机必须结合患者情况进行综合评判。

（高丽　张瑛）

**参考文献**

［1］中国卒中学会. 中国脑血管病临床管理指南［M］. 2版. 北京：人民卫生出版社，2023.

［2］National Guideline Centre（UK）. Stroke and transient ischaemic attack in over 16s：diagnosis and initial management［S］. London：National Institute for Health and Care Excellence（NICE），2022.

［3］Powers WJ，Rabinstein AA，Ackerson T，et al.Guidelines for the Early Management of Patients With Acute Ischemic Stroke：2019 Update to the 2018 Guidelines for the Early Management of Acute Ischemic Stroke：A Guideline for Healthcare Professionals From the American Heart Association/American Stroke Association ［J］. Stroke，2019，50(12)：e344-e418.

# 第三节　老年人常见心律失常及处理原则

**本节要点**

1. 老年人常见缓慢性心律失常的分类及治疗。
2. 老年人常见快速性心律失常的分类及治疗。

**教学目的**

1. 掌握：老年人常见缓慢性心律失常，老年人常见快速性心律失常。
2. 熟悉：老年心律失常的常见症状，老年人常见缓慢性心律失常的治疗，房颤的抗凝治疗、心率和心律控制。

3. 了解：房颤的左心耳封堵，房颤的导管消融治疗，室性心律失常的治疗。

———————————————

## 一、心律失常的常见症状

当发生心律失常时，心房和心室收缩节律改变，导致心脏泵血量下降，造成脑以及重要脏器缺血缺氧，患者出现心悸、胸闷、乏力、运动耐量下降等症状。

恶性心律失常可出现晕厥、抽搐等，即阿-斯综合征，这是因为突然发作的、严重的、致命性的心律失常，可以是缓慢性心律失常（如窦性停搏、三度房室传导阻滞）和快速性心律失常（如室速、室扑和室颤），导致心脏泵血量短时间内锐减，因而有短暂的脑缺血症状发作，严重者可发生心脏性猝死。

## 二、缓慢性心律失常

### （一）缓慢性心律失常的分类

**1. 病态窦房结综合征**

病态窦房结综合征（sick sinus syndrome，SSS）也称为窦房结功能障碍（sinus node dysfunction，SND），窦房结和（或）窦房结周围组织病变，导致窦房结起搏和（或）窦房传导障碍，产生多种心律失常的综合征。75 岁以上人群发病率明显增加。

**2. 房室传导阻滞**

Ⅰ度房室传导阻滞在 50～60 岁以上的人群中发病率上升，且随着年龄的增长而增加，病因通常是年龄和（或）传导系统病理性纤维化。虽然大部分是良性的，但它与心房颤动、左室功能不全、心力衰竭的发病率和死亡率相关。有研究发现，≥85 岁老人单次心电图检查结果发现Ⅰ度房室传导阻滞是最强的死亡预测因子。通常情况下Ⅰ度房室传导阻滞没有症状，很少进展为高度房室传导阻滞。

关于老年人二度Ⅰ型房室传导阻滞是否是良性的存在争议，因为老年人可能存在严重的传导系统纤维化和结构性心脏病。在一项回顾性研究中，二度Ⅰ型房室传导阻滞的患者植入心脏起搏器或植入心律转复除颤器（ICD）有更长的生存期。但这些结果不能简单地理解为支持无症状的二度Ⅰ型房室传导阻滞患者常规植入起搏器。

老年患者传导系统远端病变（His 或 His 内）的发病率较高，导致二度Ⅱ型或三度房室传导阻滞，起搏器植入的评估、适应证与年轻患者相同。越来越多的老年人被诊断出心脏淀粉样变性，由于疾病进展出现高度房室传导阻滞需要植入永久起搏器。一些有症状的重度主动脉瓣狭窄的老年患者，行经导管主动脉瓣置换术，但这项操作可能会导致高度房室传导阻滞，起搏器的植入率和使用的瓣膜类型相关。2016 年经导管瓣膜治疗（TVT）注册研究报道的发生率大约为 12%。

**3. 室内传导阻滞**

束支传导阻滞的发病率随年龄而增加。80 岁时，右束支传导阻滞和左束支传导阻滞的发病率分别为 11.3% 和 5.7%。

双束支传导阻滞好发于老年人,容易发生高度房室传导阻滞、晕厥,甚至心源性猝死(sudden cardiac death,SCD),尤其是存在交替性束支传导阻滞、二度Ⅱ型或高度房室传导阻滞、或一过性三度房室传导阻滞。目前的指南建议对双束支传导阻滞、不明原因晕厥、无症状但是电生理检查 HV 间期≥100 ms,心房起搏诱发非生理性阻滞的患者植入起搏器。然而,在一项老年人的研究中(平均年龄 77 岁),双束支传导阻滞和不明原因晕厥的患者行起搏治疗,之后仍有 16% 的患者有晕厥。这项研究强调需要在放置起搏器之前对晕厥进行综合评估。

### (二)缓慢性心律失常的治疗

最常见的起搏适应证为窦房结功能障碍(42.3%)和房室传导阻滞(38.9%)。起搏治疗并没有提高窦房结功能障碍(SND)的生存率。双腔起搏器(DDDR)可以提高老年人的生活质量。在心房起搏的 SND 患者中,新发二度和三度房室传导阻滞的发病率中位数为 0.6%(0~4.5%),平均发病率为 2.1%(0~11.9%)。虽然房室传导阻滞的发病率较低,但许多老年患者因房颤、心力衰竭或冠状动脉疾病使用阻滞房室结的药物,这使他们更容易出现房室传导阻滞。因此,老年 SND 患者首选双腔起搏(DDDR)治疗。

在许多包含八旬老人和九旬老人的研究中,起搏器植入后的生存率、手术并发症发生率,与对照组相当。在 RCT 的荟萃分析中,年龄≥75 岁患者(平均年龄 81.6 岁)早期并发症发生率为 5.1%,年轻患者为 3.4%(P=0.006),主要并发症是气胸和电极脱位,老年患者发生电极断裂的风险较低。临床上,八旬老人和九旬老人因年龄而增加的植入风险并不高,不应将其排除在起搏手术之外。

对于选定的老年患者,尤其是有持续性房颤或心室起搏比例不高的患者,单腔无导线起搏器可能是一个有吸引力的选择。

## 三、快速性心律失常

### (一)快速性心律失常的分类和治疗

**1. 室上性心动过速(supraventricular tachycardia,SVT)**

房室结折返性心动过速和房室折返性心动过速(旁道介导的)的病因是先天传导异常,所以发病通常较早。如果年龄大才初次发病,可能是年龄相关的触发和折返增加,或者折返通路的传导特性发生变化。老年患者室上性心动过速的心率往往较慢,但他们更经常伴有心绞痛或心力衰竭。

房性心动过速占接受消融治疗的 SVT 的 3%~17%。有综述显示,房性心动过速的比例随着年龄增长而增加,在 70 岁以上的 SVT 患者中占 23%。

老年无症状的预激综合征患者不需要常规行电生理检查,主要是因为旁道的传导特性可能会随着年龄的增长而退化。另一方面,随着年龄的增长,房颤的发病会增加。虽然通过房室旁路快速前传的可能性不大,但旁道会给房颤治疗带来一些难题,尤其是如何使用房室结阻滞药物。在这种情况下,抗心律失常药物(AADs)可能会有所帮助,但大多数电生理学家更倾向于旁道消融以及肺静脉隔离。

对窄 QRS 波群 SVT 的初始治疗通常采用 β-受体阻滞剂或钙通道阻滞剂。如果单用房室结阻滞剂无效,或者患者体弱、预期寿命有限、有较多合并症无法行导管消融,可以使用 AADs。

SVT 的导管消融。老年人房室结折返性心动过速消融的主要顾虑是会造成完全性房室传导阻滞。有研究表明，老年患者和年轻患者在复发率或术后发生完全性房室传导阻滞方面没有明显差异。

一项对 961 名房室折返性心动过速患者（其中约 1/2 接受了消融术）进行的回顾性研究，比较了老年患者（年龄≥65 岁）与年轻患者的长期疗效，平均随访时间 5.6 年，老年患者不能耐受心动过速发生率较高（4.2% *vs*. 0.6%；$P=0.001$），发生主要并发症的风险更高（10% *vs*. 1.9%；$P=0.006$）。

房性心动过速，年龄越大越容易出现多个心房病灶，复发率高。目前还没有专门针对八旬老人房性心动过速消融的大型系列研究，因此没有成功率、主要并发症的数据。

**2. 心房扑动**

与 50 岁以下的人群相比，≥80 岁心房扑动的发生率要高出 100 倍。心房扑动的治疗并不因年龄而异，峡部依赖性房扑通常采用射频消融治疗，这是一种成功率高且安全的手术。在一项研究中，≥75 岁和<75 岁的患者在房扑消融的有效性和安全性方面没有差异。

**3. 心房颤动**

心房颤动是老年人最常见的心律失常。我国大规模流行病学调查显示，2003 年 35～85 岁人群房颤患病率为 0.61%，房颤患病率随年龄增长而升高，在 75 岁以上人群中，男性和女性的患病率分别为 5.4% 和 4.9%。老年人心房颤动增加卒中和心力衰竭的风险，还与体能、认知能力下降、无残疾生存期缩短及死亡率升高有关。老年房颤患者通常伴有合并症，单独的房颤较少见。老年房颤患者的临床表现往往不典型，≥80 岁的患者每 10 人仅有 1 人出现心悸。

（1）抗凝治疗。≥80 岁患者中 1/3 的卒中病因是房颤。长期高血压、心力衰竭，以及衰老对心脏的影响（如纤维化），导致老年房颤患者卒中发病率增加。$CHA_2DS_2$-VASc 评分和 HASBLED 出血评分是目前应用最广泛的卒中和出血风险评估工具。这些评分系统强调≥80 岁的房颤患者血栓栓塞和出血的风险都增加，因此需要根据个体情况决定是否启动口服抗凝治疗。

新型口服抗凝药（非维生素 K 拮抗剂口服抗凝药物 NOAC/DOAC，New/Direct Oral AntiCoagulants）是维生素 K 拮抗剂（代表药物华法林）的替代药物，已成为许多房颤患者预防卒中的首选。与华法林等传统抗凝药物作用于多个凝血因子不同，NOAC 仅抑制单个凝血因子，抗凝作用不依赖于抗凝血酶，口服起效快，用药方法简单，大出血和致命性出血风险较低，相对于华法林半衰期较短，不需常规监测凝血功能，食物—药物相互作用较少。全球范围内获批上市的 NOACs 有直接凝血酶抑制剂达比加群，以及 Xa 因子抑制剂阿哌沙班、艾多沙班和利伐沙班。

一项回顾性队列研究，纳入超过 38 万例 65 岁以上、缺血性卒中风险升高的房颤患者。通过比较 2010 年和 2020 年的数据发现，发生房颤后 12 个月内启动口服抗凝治疗的比例从 2010 年的 20.2% 增加到 2020 年的 32.9%；DOAC 使用率从 1.1% 增加到 30.9%。

虽然有确凿证据表明抗凝治疗有效，但老年房颤患者 OAC 的使用率低于 50%。年龄较大、痴呆、虚弱、贫血与 OAC 使用率较低有关。老年人通常体弱多病容易跌倒，出血风险较高，这导致了很多八旬老人终止抗凝治疗。但一项分析得出结论，一个人必须跌倒超过 295 次，与跌倒相关的硬膜下血肿风险才会超过抗凝治疗的益处。

老年房颤患者,如果合并痴呆,会因口服抗凝药物剂量不足或过量而带来风险。然而,在最近一项退伍军人(平均年龄 80 岁)房颤研究中,确诊痴呆后继续服用华法林可降低卒中风险和死亡率,大出血的发生率并未增加。老年人脑微出血和脑淀粉样血管病的发病率增加,导致颅内出血的风险增加。目前尚无证据支持在开始抗凝治疗前常规行脑部成像以筛查脑淀粉样血管病。比较严谨的做法是,如果以前做过脑部磁共振成像,则应回顾这些结果。≥80 岁的患者心房颤动合并冠状动脉疾病很常见。在冠状动脉介入治疗后使用三联抗栓治疗导致出血风险显著增加。对于植入支架且需要抗凝治疗的患者,可以选择 P2Y12 抑制剂与剂量调整后的华法林或利伐沙班(15 mg/d)联合使用。

(2)左心耳封堵可以作为房颤患者有抗凝禁忌证的替代治疗。PREVAIL 研究(心房颤动患者使用左心耳封堵器 Watchman 与长期华法林治疗的前瞻性随机研究)纳入了年龄较大的患者(平均年龄 74 岁),研究中 Watchman 组未能达到有效性终点的非劣性结果。对于经过仔细筛选且出血风险过高的老年房颤患者,可以考虑使用左心耳封堵装置。

(3)心率控制与节律控制。在平均年龄为 61～69 岁的患者中,随机对照试验显示节律控制不优于心率控制。由于高龄患者心房结构和电重构更严重,该年龄段维持窦性心律的成功率很低。另外,老年患者常有合并症,限制了对治疗方案的选择。因此,老年患者在治疗初期应采取控制心率的策略。β 受体阻滞剂和钙通道阻滞剂是最有效的控制心率药物,目标心率与年轻患者相同。但必须注意的是,老年患者的 SND 和(或)房室传导阻滞发生率较高。因此,对老年患者进行 24 小时 Holter 监测尤为重要,以确保夜间迷走神经张力最高时不会出现严重心动过缓或停搏。对于有症状的房颤患者,采取节律控制是合理的。高龄患者通常存在与年龄相关的药代动力学变化、身体虚弱、联合使用多种药物等,因此使用 AADs 有可能出现致心律失常作用。胺碘酮常用于老年患者。胺碘酮是现有 AADs 中最有效的一类药物,也是仅有的两种左心功能不全可以使用的药物之一(另一种是多非利特)。胺碘酮的剂量无需根据肾功能调整。使用胺碘酮的主要顾虑是长期使用后的不良反应,在高龄患者这一顾虑较小。

(4)导管消融。相比 AADs,导管消融可显著降低房颤复发风险,减少住院。因此,有症状的房颤患者如 AADs 治疗无效或不能耐受,应行导管消融改善症状。对于阵发性房颤,导管消融明显优于 AADs,可显著降低房颤复发率,改善心律失常相关症状,降低再住院率和就诊率,且不增加严重不良事件风险。在一项前瞻性研究中,有症状的持续性房颤老年患者(平均年龄 76 岁),导管消融术在维持窦性心律和改善生活质量方面更为有效。但是,19% 的患者需要再次消融,25% 的患者继续服用 AADs 以维持窦性心律。导管消融也有卒中风险,尤其是既往有短暂性脑缺血发作的患者。并发症发生率从 2.5%～7.5% 不等,与年轻患者相比无明显差异。不过,八旬老人更有可能需要消融非肺静脉触发灶和改良心房基质,这与衰老所致的心房纤维化有关。

在药物难治性房颤中,对于已是永久性房颤、体弱或有严重合并症不适合肺静脉隔离的老年患者,房室结消融加永久起搏治疗是控制心率的另一种选择。但 PABACHF 研究结果表明,对于房颤合并心衰患者,导管消融优于房室结消融联合双心室起搏治疗。因此,房室结消融联合同步化起搏治疗仅适用于不可能通过导管消融维持窦性心律,症状严重且药物治疗效果差的患者。

### 4. 室性心律失常

随着年龄的增长，SCD 的发病率增加，不过老年人猝死的比例与总死亡率相比是低的。Krahn 等人发现，≥80 岁以上的患者中 SCD 占总死亡的 26%。老年患者室性心律失常和 SCD 的病因与年轻患者不同，主要是冠状动脉疾病和心力衰竭。

ICD 可有效预防高危患者的心律失常性 SCD。ICD 指南是基于多项随机临床试验制订的，但在这些研究中≥80 岁患者的比例并不高。因此，关于高龄患者 ICD 的疗效和安全性一直存在很大争议。一项二级预防植入 ICD 的荟萃分析并未显示≥75 岁患者组有生存获益。该研究没有死亡率差异，而且大多数患者死于非心律失常。与此相反，对 5 项 ICD 一级预防试验的汇总数据分析，≥75 岁患者的死亡率降低，危险比为 0.54（95% 可信区间为 0.37～0.78）。DANISH（非缺血性心肌病患者除颤器植入）试验未能显示 ICD 一级预防的生存获益，尤其是在老年患者中。不过，使用 ICD 可使 SCD 减少 50%。有关老年人 ICD 植入手术并发症发生率的报道并不一致。

根据 ACC/AHA 2013 年的标准，对≥80 岁以上有症状的患者，NYHA 分级Ⅱ级或Ⅲ级，植入除颤器是合适的。但≥90 岁有症状的患者，NYHA 分级Ⅰ级，"很少适合"植入除颤器。对于八旬老人，左心室射血分数小于 30% 和肾功能不全是 ICD 植入后不良预后的预测因素，当同时具备 2 项危险因素者平均生存期仅 1.5 年。同样，左心室射血分数≤20% 是八旬老人植入 ICD 后 1 年内死亡（38.2%）的最强预测因子。因此，在考虑为老年患者植入 ICD 时，应仔细考虑患者的心血管状况、减弱 ICD 治疗益处或影响预期寿命的非心血管合并症、生活质量、患者意愿。在考虑因电池耗竭、设备故障或感染而更换脉冲发生器时，也应采用相同的策略。

虽然皮下 ICD 已经问世，但还没有专门针对老年人的研究。这类装置在老年人中存在局限性：由于潜在的 SND 或房室传导阻滞可能需要经静脉起搏；需要心脏再同步化治疗（CRT）；或者需要抗心动过速起搏，而这些皮下 ICD 都无法做到。

（臧敏华）

### 参考文献

[1] 中华医学会心血管病学分会，中国生物医学工程学会心律分会. 心房颤动诊断和治疗中国指南[J]. 中华心血管病杂志，2023，51(6)：572-618.

[2] 中国心血管健康与疾病报告编写组，胡盛寿，王增武. 中国心血管健康与疾病报告 2022 概要[J]. 中国循环杂志，2023，38(6)：485-508.

[3] 中华医学会心电生理和起搏分会，中国医师协会心律学专业委员会. 2020 室性心律失常中国专家共识(2016 共识升级版)[J]. 中华心律失常学杂志，2020，24(03)：188-258.

[4] Curtis AB，Karki R，Hattoum A，et al. Arrhythmias in patients ≥80 years of age：pathophysiology，management，and outcomes[J]. J Am Coll Cardiol，2018，71(18)：2041-2057.

# 第四节 老年人急性心功能不全

1. 老年急性心功能不全的特点。
2. 老年急性心功能不全诊治与特别警示。
3. 老年急性心功能不全的治疗。

1. 掌握：老年急性心功能不全的临床表现和诊断，老年急性心功能不全的处理与特别警示。

2. 熟悉：老年急性心功能不全的病因和诱因，老年急性心功能不全的分类，老年急性心功能不全的治疗，老年急性右心衰。

3. 了解：老年急性心功能不全的非药物治疗。

根据急性心力衰竭中国急诊管理指南，心力衰竭（heart failure，HF）是由于心脏结构或功能异常导致心室充盈或射血能力受损的一组临床综合征，临床表现主要为呼吸困难、乏力或液体潴留，以及血浆利钠肽水平升高。急性心力衰竭（acute heart failure，AHF）是指心脏功能迅速恶化导致的症状和体征。AHF 是常见急重症，也是老年人最常见的住院原因之一。

## 一、老年人急性心功能不全的特点

衰老是心力衰竭的主要危险因素之一，随着年龄的增长，心力衰竭的发病率明显升高。此外，和衰老相关的疾病如糖尿病、高血压、房颤等都是增加心衰发病的原因。数据表明 AHF 住院的患者平均年龄为 75 岁，其中 65 岁以上患者占 80%，80 岁以上占 21%～38%。老年 AHF 患者的死亡风险 8%～10%，30 天再住院风险达到 15%～30%。

### （一）病因和诱因

老年人急性心衰的常见病因和诱因如下：

（1）心肌细胞损伤或坏死：如缺血、中毒或感染等因素导致的心肌梗死、心肌炎、心肌病等。

（2）心脏机械性异常：各种原因导致的心脏瓣膜病变、腱索断裂或乳头肌功能不全、室间隔穿孔、心包填塞、主动脉夹层等。

（3）心脏前后负荷过重：高血压急症、肺动脉压升高、大量补液等。

（4）其他：急性心律失常、感染、严重贫血、心脏毒性药物或者负性肌力药物的使用等。

（二）临床表现

急性心力衰竭的临床表现主要有以下几种：

（1）肺淤血或者肺水肿相关的症状和体征：咳嗽、咯血痰或者粉红色泡沫痰，夜间呼吸困难、端坐呼吸，听诊可以闻及两肺底湿啰音，严重出现急性肺水肿，两肺满布水泡音，甚至出现哮鸣音。严重时出现急性呼吸衰竭，出现发绀，血氧分压下降。

（2）心排量降低导致脏器灌注不足引起的症状和体征：少尿、乏力、低血压，肝肾功能不全等，严重导致心源性休克。

（3）体循环淤血引起的症状体征：外周水肿、颈静脉充盈怒张、胸腔积液、肝脏瘀血、肿大等。

老年人急性心衰患者主要表现为呼吸困难（70%以上）和乏力（20%～30%），随着年龄增长，不典型临床表现更常见，如纳差、嗜睡、定向障碍等。

（三）分类

老年人急性心衰（AHF）可以根据左心室射血分数（LVEF）分为：

（1）HFrEF（左心射血分数降低的心衰）：LVEF<40%。

（2）HFpEF（左心射血分数保留的心衰）：LVEF≥50%。

（3）HFmrEF（左心射血分数轻度降低的心衰）：LVEF 40%～49%。

（4）另外还有一种 HFimpEF（射血分数改善的心衰）：LVEF≤40%，再次测量时 LVEF>40%，且较基线水平提高 10%以上。这种心衰被认为是 HFrEF 在随访中出现的一个亚型，相对预后较好。

## 二、老年急性心功能不全的诊断

老年患者 AHF 的尽早诊断有助于改善预后，诊断主要根据病因和诱因，症状和体征以及血浆利钠肽水平升高。对于有基础心脏病或者新发 AMI 或者心肌炎的老年患者，出现夜间阵发性呼吸困难甚至端坐呼吸，听诊两肺底湿啰音或者哮鸣音，或者水肿渐进性加重，就要考虑 AHF 诊断。这里要注意随着年龄增加，因为久坐不动，呼吸困难的症状不明显，心衰诊断容易被延误。

**1. 生物标记物**

（1）血浆钠尿肽：B 型钠尿肽（B-type natriuretic peptide，BNP）和 N 末端 BNP 前体（NT-proBNP）的水平对判断心源性呼吸困难价值很高。钠尿肽水平有个排除临界值和确诊临界值，在排除临界值和确诊临界值之间的范围称之为灰区，血浆钠尿肽数值在灰区的患者需要进一步结合临床判断。老年患者灰区比较宽，例如>85 岁患者，BNP 和 NT-proBNP 的灰度空间值分别为 250～590 pg/ml 和 1750～6000 pg/ml。钠尿肽数值的高低还可以作为判断病情轻重和预后。

（2）肌钙蛋白 T/I：肌钙蛋白 T/I 升高可以提示急性心梗、心肌炎等心肌损伤。

（3）其他：D-二聚体升高可以提示肺栓塞或者主动脉夹层的可能。其他新型生物标志物如可溶性生长刺激表达基因 2 蛋白（sST2）等，也对急性心衰的诊断和预后有一定的预测价值。

**2. 心电图**

心电图可以确诊 AMI 以及识别各类心律失常，对某些肺栓塞也有提示作用。急性心衰患者心电图鲜有完全正常的。

**3. 影像学检查**

心脏彩超可以识别心脏形态、结构和功能的异常,辨别一些机械性损伤如乳头肌功能不全、腱索断裂、室间隔穿孔、心包填塞等。胸部 X 片以及胸部 CT 可以观察心影和各心腔大小,辨认肺水肿、胸腔积液这一类心衰相关征象;同时也可以排除气胸、肺炎等呼吸系统疾病。胸部增强 CT 可以确诊肺栓塞、主动脉夹层等疾患。其他如肝肾功能等脏器功能的检测对合并症的检出以及治疗十分重要。

## 三、老年人急性心功能不全的处理与特别警示

老年人 AHF 是病死率很高的疾病,一经诊断就要立刻进行治疗。而且老年人急性心衰的处理需要更加个体化,更加注意虚弱和共病的处理,注重症状的控制和生活质量的提高。

**(一)一般治疗**

体位、镇静和吸氧。AHF 患者可以采取半卧位或者端坐位,减少回心血量。合并呼吸衰竭患者($PaO_2 < 60$ mmHg 或者 $SpO_2 < 90\%$)可以给予吸氧,使得 $SpO_2 > 95\%$ 或 $>90\%$(合并慢阻肺)。焦虑或者烦躁的患者可以给予镇静剂,苯二氮䓬类药物和吗啡均可以使用。吗啡在老年人中应该谨慎使用,它虽然可以改善呼吸困难,但是并不能改善预后,还可能导致插管率和 ICU 入住率增高。

**(二)病因治疗**

识别引起急性心力衰竭的病因或诱因,并对其中可逆的因素进行治疗。例如 AMI 需要进行再灌注治疗;危及生命的心律失常需要进行复律、起搏治疗等处理;肺栓塞要根据危险分层进行溶栓或者抗凝;机械性的急性损伤也需要立刻处理。老年人进行有创操作需谨慎评估。

**(三)药物治疗**

急性心力衰竭的主要治疗药物有三类:利尿剂、正性肌力药和血管扩张剂,老年人用药要进行个体化的选择。

(1)利尿剂。利尿剂是 AHF 治疗的基石,有充血症状/体征的 AHF 患者都建议使用,低灌注的 AHF 患者要在纠正低灌注之后可以使用。AHF 首选静脉用袢利尿剂,一般选择呋塞米,首剂量从 20~40 mg 或者平素口服利尿剂的 1~2 倍开始,后续根据 2 小时尿钠水平和 6 小时尿量调整。如果患者对袢利尿剂反应不佳,可以进一步增加剂量,联用噻嗪类利尿剂或者重组人脑利钠肽(rh-BNP)等方案。老年人容易发生容量偏移,同时血浆再充盈率低,利尿应该更加谨慎,要经常评估利尿效果和容量情况,精确调整利尿剂剂量。对合并肾功能不全的老年患者来说,尽量使用能够达到临床效果的最小剂量。每日呋塞米剂量超过 160 mg 与死亡风险增加有关。

(2)血管扩张剂。血管扩张剂在改善心衰患者死亡率方面依据不足,但是在降低前后负荷上效果明显,所以在治疗 AHF 中起到重要作用,一般推荐在 SBP $>110$ mmHg 的 AHF 患者中使用。常用的静脉血管扩张剂有硝酸酯类、α 受体阻滞剂、rh-BNP 等。硝酸酯类药物可以扩张静脉,降低心脏前负荷,大剂量也可以降低心脏后负荷,是最常用的血管扩张剂,特别适合合并冠心病的 AHF 患者。老年患者心脏顺应性降低,应用硝酸酯药物更加容易发生低血压,所以在老年人中的使用仅限于在血压高的患者,并且要严密监测血压。

（3）正性肌力药。适用于左心功能不全、低心排低血压导致脏器低灌注的患者。主要可以分为儿茶酚胺类、磷酸二酯酶抑制剂、洋地黄类和钙增敏剂。老年患者如无低灌注或者心源性休克迹象不应使用正性肌力药物，特别是儿茶酚胺类，因为它们不能改善预后，反而会增加病死率和发病率。

### 四、老年人急性心功能不全的非药物治疗

急性左心衰引起的呼吸衰竭可以考虑用无创辅助通气或者有创机械通气治疗。超滤治疗仅仅推荐用于利尿剂反应不佳的难治性淤血患者。对于液体复苏后仍然无尿、合并肾功能不全、酸中毒（pH<7.1）或者高钾血症（$K^+$>6.5 mmol/L）的 AHF 患者，可以进行肾脏替代治疗。机械循环支持（mechanical circulatory support，MCS）包括主动脉内球囊反搏（intra-aortic ballon pump，IABP）以及体外膜肺（extracorporeal membrane oxygenation，ECMO）作为一个短暂的支持治疗，可以用在某些药物无效的可逆性 AHF 或者心脏移植前的过渡期患者。老年人使用有创治疗手段需要评估其获益和风险，谨慎使用。

### 五、老年人急性右心衰

急性右心衰的主要原因是右心前后负荷急性加重（肺动脉高压、肺栓塞等），或急性右心室梗死导致的心肌收缩力下降。急性右心衰以低心排，组织低灌注和体循环淤血为主要临床表现，同时有右心结构或功能异常的客观依据。急性右心衰的治疗：①针对肺栓塞、急性右心心梗这些病因以及感染等诱因进行治疗；②进行容量管理，改善淤血症状，首选利尿剂；③改善低心排或者血流动力学不稳定导致的脏器低灌注，正性肌力药可以改善低心排，如果合并低血压可以联合使用去甲肾上腺素。

### 六、虚弱和共病的治疗

随着年龄增加，老年人虚弱发生率增高，需要结合营养、锻炼和多学科诊疗进行处理。同时老年人共病也比较多，控制其他疾病的同时也要注意合并用药对心脏的损害，寻找一个比较好的平衡。

总之，AHF 作为老年人常见的急危重症需要及时识别尽快处理，尽快让病情稳定下来。在病情稳定之后也需要明确诊断，确认病因和合并症，逐步过渡到口服药物，并且在出院前进一步评估，优化口服药物，争取减少病死率和再入院率。

（臧敏华）

**参考文献**

[1] 中华医学会心血管分会，等. 中国心力衰竭诊断和治疗指南 2024[J]. 中华心血管病杂志，2024，52（3）：235-274.

[2] 中国医疗保健国际交流促进会急诊医学分会，等，急诊心力衰竭中国急诊管理指南（2022）[J]. 中国急救医学，2022，42（8）：648-670.

[3] Antonio T，Mattia A，Heli T，et al. Management of acute heart failure in elderly patients[J]. J Geriatr Cardiol，2021，18（7）：560-576.

# 第五节　老年患者高血压急症

1. 老年患者高血压急症的诊断。
2. 老年患者高血压急症的处理要点。

**教学目的** 📑

1. 掌握：老年患者高血压急症的诊断，老年患者高血压急症的处理原则。
2. 熟悉：老年患者高血压急症的特点。
3. 了解：老年患者高血压急症预防。

## 一、老年患者高血压急症

### （一）老年患者高血压急症的特点

**1. 高血压急症定义**

高血压急症是一组以急性血压升高（>180/120 mmHg），伴有靶器官损伤，或原有功能受损进行性加重为特征的一组临床综合征。若收缩压（SBP）≥220 mmHg 和（或）舒张压（DBP）≥140 mmHg，则无论有无症状都应视为高血压急症。此标准同样适用于老年患者。

据统计，高血压急症患者的急性期死亡率达到 6.9%，发病后 90 天病死率和再住院率达11%，部分严重的高血压急症患者 12 个月内的病死率达 50%。

**2. 临床表现**

老年患者高血压急症的临床表现可以是短时间内出现血压急剧升高，同时出现明显的头痛、眩晕、烦躁、胸痛、恶心呕吐、呼吸困难和视物模糊等靶器官急性损害的临床表现。同时，老年患者因为高龄衰弱，痴呆、认知功能减退，合并症多，常常出现非靶器官损害症状混杂，或者症状表述不清等情况，导致临床判断难度增大。

高血压急症本身具有高死亡率和高致残率的特点，对于器官储备功能差、衰弱、共病及多重用药状况的老年患者来说，更容易出现多个靶器官功能受损，尤其是脑、心、肾脏，更是严重威胁生命健康的急症。

### （二）老年患者高血压急症的处理原则

（1）一般处理：立即给予生命体征监测，短时间内有侧重地了解病史，第一时间完成实验室和影像学检查。

（2）评估病情严重程度：首先评估影响短期预后的脏器受损表现，如肺水肿、胸痛、抽搐及神经系统功能障碍等；其次了解血压急性升高的程度，评估对脏器损害存在的风险；再者判断急性血压升高的速度和持续时间。

（3）降压原则：高血压急症早期治疗原则是减少过高血压对靶器官的持续损伤，但同时要避免降压过快导致脏器灌注不足，排除此次血压升高的诱因。用药方式上均应采用起效快、可控性强的静脉药物，力求快速而平稳地降压，最终达到目标血压，这是急诊救治此类患者的关键。

（4）老年患者高血压急症的安全降压步骤：降压治疗对于老年患者减少心血管疾病的发病和死亡都是有益的。对于老年高血压急症降压治疗第一目标：在 30～60 min 内将血压降至安全水平，除特殊情况外（脑卒中、主动脉夹层），建议第 1～2 小时内使平均动脉压迅速下降但不超过 25%。降压治疗第二目标：在达到第一目标后，应放慢降压速度，加用口服降压药，逐步减慢静脉给药速度，建议在后续的 2～6 h 内将血压降至 160/100 mmHg。降压治疗第三目标：若第二目标的血压水平可耐受且临床情况稳定，在后续的 24～48 h 逐步使血压降至正常水平。老年患者切忌快速过度降压，以免诱发严重心脑血管意外事件。

### 三、老年患者高血压急症的预防

#### （一）制订个体化降压目标和达标时间

老年患者经常存在多种心血管病危险因素、靶器官损害和心、脑、肾疾病，在血压的管理过程中，除了合理地确定血压目标外，还应积极控制心血管病危险因素、治疗靶器官损害和并存疾病，如血脂、血糖的控制，抗栓药物的合理使用等。

#### （二）倡导老年人健康合理的生活起居方式和习惯

这有助于血压的控制，如限盐、合理膳食、控制总热量摄入、戒烟、限酒、减重、适度运动、缓解精神压力等。

#### （三）充分发挥专业高血压随访管理团队作用

推进家庭、社区和社会医疗卫生服务支持，加强家庭血压监测，在家庭成员和社区医疗卫生服务人员的配合下，能够更有效、便捷地对老年患者进行血压管理，有助于提高血压达标率，预防高血压急症的发生。

（黄　欢）

### 参考文献

[1] 中国老年医学学会高血压分会，北京高血压防治协会，国家老年疾病临床医学研究中心. 中国老年高血压管理指南 2023[J]. 中华高血压杂志，2023，31(6)：508-538.

[2] Mancia G，Kreutz R，Brunström M，et al. 2023 ESH Guidelines for the management of arterial hypertension The Task Force for the management of arterial hypertension of the European Society of Hypertension Endorsed by the European Renal Association（ERA） and the International Society of Hypertension（ISH）[J]. J Hypertension，2023，41(12)：1874-2071.

# 第六节 老年患者急性胸痛

1. 老年患者急性胸痛的常见病因。
2. 老年患者急性冠脉综合征,急性肺栓塞和主动脉夹层的诊疗原则。

1. 掌握:老年患者急性胸痛的常见原因。
2. 熟悉:老年患者急性冠脉综合征的诊疗原则,老年患者急性肺栓塞的诊疗原则。
3. 了解:老年患者急性主动脉夹层的诊疗原则。

## 一、急性胸痛综合征的诊疗思路

急性胸痛是老年人常见的急诊原因。胸痛可以有高度致命风险,常见病因依次为高危急性冠脉综合征(ACS)、主动脉夹层、急性肺栓塞和张力性气胸;也可以为非重危类型,包括肺部感染、带状疱疹,神经肌肉和骨痛以及反流性食管炎。老年患者有时自诉能力差,症状体征也可以不典型,急诊的重点是迅速筛查致命性胸痛。

## 二、老年患者高危急性冠脉综合征临床诊疗

### (一)诊疗思路

高度重视老年患者的临床表现不典型特点。高危的急性冠脉综合征包括 ST 段抬高型心肌梗死(STEMI)、非 ST 段抬高型心肌梗死(NSTEMI)和明显缺血的不稳定性心绞痛(UA)。部分老年患者对症状描述能力欠缺,因糖尿病或认知功能障碍引起的所谓"沉默型胸痛"也不少见,有些则表现为心衰症状。因而,虽然典型的胸痛患者通过"胸痛中心"可以第一时间通过心电图确认 ACS,对其他气促、胸闷或者血流动力学不稳定的患者,也应当第一时间采集心电图,避免漏诊 ACS。

### (二)紧急处理

尽管介入治疗对于 ACS 的疗效证据多来源于 75 岁以下患者。但逐步积累的临床证据表明,采用 PCI 方式进行急诊再灌注治疗同样适用于多数老年 STEMI,反之,对于高龄老人采用溶栓的再灌注风险较大。对老年 NSTEMI 和 UA 老患者,在无禁忌证情况下,经冠脉造影明确冠脉情况也是首选诊疗方案。

### (三)老年综合评估、个体化、适度原则的重要性

与年轻患者不同,高龄患者接受经导管冠脉诊疗的风险相对增高。术前应仔细正确进

行综合评估各器官功能，尤其关注是否存在贫血和肾功能损害，后两者将导致出血和急性肾功能不全风险明显增加。即使是 STEMI，也应尽可能在术前获得生化检验资料，以降低手术风险。术中肝素剂量应根据 ACT 值进行调整，避免过度抗凝。

### 三、老年患者急性主动脉夹层的临床特点和诊疗

#### （一）急性主动脉夹层分型

发病高峰在 60～70 岁，是老年急性胸痛患者必须排除的致死性疾病。STANFORD 分型临床常用，任何累及升主动脉的夹层为 A 型，过程凶险，死亡率高，升主动脉之外的夹层为 B 型，病情相对缓和。

#### （二）临床特点

主动脉夹层者多有高血压病史，但到院血压不是排除主动脉夹层的可靠指标。经典主动脉夹层的症状特点是剧烈胸痛，短期内达到峰值并持续不缓解，以此和心肌梗死逐步加剧的胸闷胸痛鉴别。但在部分老年患者，由于表达和认知功能的减退，主诉的胸痛并不那么典型，易造成医生对主动脉夹层的警惕性下降。

#### （三）诊疗思路

升主动脉夹层的患者心电图常有非特异 ST-T 改变，可能来源于长期高血压引起的心肌肥厚，或夹层导致的心包积液。如夹层血肿挤压冠脉或夹层直接累及冠脉开口，可出现从 ST 段明显压低到抬高的典型缺血改变。考虑冠脉缺血的患者通常会负荷抗血小板药物，如启动急诊冠脉造影还会使用肝素抗凝，对于主动脉夹层而言都是用药禁忌。因而，对主动脉夹层和急性冠脉综合征的鉴别诊断是老年急性胸痛患者诊疗中的重点。左右侧手臂血压的显著不对称，D-二聚体的明显增高以及 CT 平扫中主动脉的增宽都提示主动脉夹层可能。增强 CT 是急诊明确主动脉夹层的最重要工具，目前部分医院开展冠脉—主动脉—肺动脉三联增强可以迅速鉴别急性冠脉综合征，主动脉夹层和肺栓塞，对老年急性胸痛患者的迅速确诊具有重要意义。

### 四、老年患者急性肺栓塞的临床特点和诊疗

（1）常见发病原因。肺栓塞也是老年胸痛急症的常见病因。人群中肺栓塞总体发生率在 60 岁及以上老年人种陡然增高。导致肺栓塞的栓子可以来源于腔静脉系统以及右心本身，以下肢静脉来源的血栓最为多见。慢性心肺疾病如心房颤动和心力衰竭者、糖尿病、肿瘤、下肢静脉曲张和各种原因导致的长时间制动/卧床是肺栓塞的高危因素，而这些正是老年患者中的多发情况，应在接诊时仔细询问。

（2）临床特点和诊断思路。肺栓塞的经典症状为呼吸困难，胸痛和咯血三联征，但在临床较为少见。主诉呼吸困难和胸痛是最常见的表现，但部分老年患者，其主诉价值有限。心电图可以见到心率增快，电轴右偏，第一导联深 S 波，第三导联出现病理性 Q 波和 T 波倒置，即所谓 S1Q3T3 图形，但很多患者除心率增快外，其余表现为非特异性改变。血氧饱和度是临床一个简易的观察指标，首先应观察患者未吸氧状态下的指脉氧饱和度，任何胸痛伴有血氧饱和度下降的患者都要警惕肺栓塞。在大面积肺栓塞患者，血压会降低。因而，以胸闷胸痛就诊的老年患者，如果存在快速心律，低血氧饱和度和血压偏低中的一项或几项，往往是联系到肺栓塞的常见线索。血浆 D-二聚体的显著升高也提示肺栓塞的可能，但在其他

胸痛如急性心肌梗死和急性主动脉夹层患者也会增高。但 D-二聚体＜500 μg/L 可以排除急性肺栓塞。大面积肺栓塞患者的肌钙蛋白可为阳性，是预后不良的标志之一。CTA 是急诊明确肺栓塞最最重要的手段，可以探查栓塞的部位和范围。而急诊心脏超声则可以发现右心系统压力(肺动脉压力)增高的表现，是危险分层的重要手段。在病情危重或 CT 检查暂不可行的情况下，可作为诊断的首选。

### （三）处理要点

肺栓塞患者存在明显血压下降或休克、右心室功能不全表现和心肌损伤的均为高危患者，需要进行溶栓治疗。但在老年患者，溶栓治疗的出血风险显著增高，需要仔细评估是否存在相关禁忌证。通过介入导管技术粉碎或抽吸血栓，可以迅速恢复肺动脉内受阻血流，适用于不能溶栓或者溶栓失败的病例，但其长期疗效仍然有待进一步观察。所有确诊肺栓塞的患者都需要接受抗凝治疗。对于病因可逆和低危患者，通常抗凝 3～6 个月，而在危险因素持续的患者需要长期抗凝。

（黄　欢）

#### 参考文献

[1] Writing Committee Members，Gulati M，Levy PD，et al. 2021 AHA/ACC/ASE/CHEST/SAEM/SCCT/SCMR Guideline for the Evaluation and Diagnosis of Chest Pain：A Report of the American College of Cardiology/American Heart Association Joint Committee on Clinical Practice Guidelines[J]. J Cardiovasc Comput Tomogr，2022，16(1)：54-122.

[2] Byrne RA，Rossello X，Coughlan JJ，et al. 2023 ESC Guidelines for the management of acute coronary syndromes[J]. Eur Heart J，2023，44(38)：3720 3826.

## 第七节　老年肾功能损伤与透析

**本节要点**

1.老年肾损伤的流行病学及类型。
2.老年急性肾损伤和慢性肾脏病的基本概念。
3.老年肾损伤透析的特点和特别警示。
4.老年肾脏病诊治新进展。
5.关注老年肾脏病。

**教学目的**

1.掌握：老年急性肾损伤的定义、病因、临床表现和治疗；老年慢性肾脏病的定义、病因、临床表现和治疗；老年不同类型肾损伤的血液净化模式选择及优缺点和相关并发症。

2. 熟悉:血液透析的基本原理,腹膜透析的基本原理。

3. 了解:老年急慢性肾损伤的流行病学,老年肾脏病诊治新进展。

## 一、总论

肾脏病发病率高、知晓率低、病因繁多、病情多变,已成为全球性的公共卫生问题。不论是急性肾损伤(acute kidney disease,AKI)还是慢性肾脏病(chronic kidney disease,CKD),在老年人中更易发生。随着医疗技术的发展,更多的老年人接受了介入治疗和手术干预等医疗行为,加之老年人基础疾病多(如高血压、糖尿病、心脏病、肿瘤),同青壮年相比,一旦发生肾脏损害,预后则更差。老年肾脏病是老年医学和肾脏病学中非常重要的一类疾患,伴随着全球人口老龄化进程的加剧,老年肾脏损伤仍然有逐年增加的趋势,由此大大增加了老年患者住院和死亡的风险,加重了患者家庭和社会的医疗经济负担。

(一)老年肾脏病的定义

AKI 指 7 天内发生以血清肌酐水平(serum creatinine level,sCr)升高和尿量减少为基础的肾功能突然丧失,属于急性肾脏疾病(acute kidney disease and disorders,AKD)的一种。AKD 的程度可以从轻度和自限性到严重和持续性。AKD 可以在不符合 AKI 快速发作标准的情况下发生(如肾功能障碍进展缓慢时),或者 AKD 可以在 AKI 事件结束后继续发生(如肾功能障碍没有缓解或肾脏结构障碍持续存在时)。AKD 持续 3 个月称为 CKD。值得注意的是,AKI 和 AKD 经常发生在既往 CKD 患者中(见表 19-1)。

表 19-1 老年肾脏病的类型和定义

|  | AKI | AKD | CKD | NKD |
|---|---|---|---|---|
| 病程 | ≤7 天 | <3 个月 | >3 个月 | 不适用 |
| 功能诊断 | 7 天内 sCr 升高≥50% 或 2 天内 sCr 升高≥26.5μmol/L 或少尿≥6h | AKI 或 GFR≤60 ml/(min·1.73m²),或 GFR 较基线降低≥35%,或 sCr 较基线增加≥50% | GFR<60 ml/(min·1.73m²) | GFR≥60ml/min/1.73m²,GFR 稳定(3 个月内未下降 35%),sCr 稳定(3 个月内未上升 50% 或 2 天内上升26.5μmol/L),≥6 小时无少尿 |
| 和(或) | 或 | 或 | 或 | 和 |
| 结构诊断 | 未定义 | 肾损害标志物升高(蛋白尿、血尿或脓尿最为常见) | 肾损害标志物升高(蛋白尿最常见) | 无肾损害标志物阳性 |

注:AKI,acute kidney injury,急性肾损伤;AKD,acute kidney disease and disorders,急性肾脏疾病;CKD,chronic kidney disease,慢性肾脏病;NKD,no kidney diseases,无肾脏疾病;sCr,serum creatinine level,血清肌酐水平;GFR,glomerular filtration rate,肾小球滤过率。

## （二）肾脏老化和老年肾脏病的异同

肾脏老化时会发生各种结构性改变,包括显微解剖学改变,如肾硬化和肾单位数量减少;以及肉眼可见的解剖学改变,如肾皮质体积缩小和肾脏囊性变;同时,肾脏也会发生各种功能性改变:肾小球滤过率(glomerular filtration rate,GFR)随肾脏老化的下降速率符合正态分布,此外,尿液浓缩能力和尿液稀释能力也有所降低。临床医生有时会难以区分可预防或可治疗的特定疾病导致的肾脏结构和功能改变与不可避免的肾脏衰老改变。然而,即使无法对肾功能下降进行预防和治疗,但肾脏的衰老变化对老年患者的健康管理具有重要意义。具体来说,因老化而发生的肾功能储备减少具有以下临床意义,包括:①如果发生新的特定肾病,如糖尿病肾病或血管炎,病情可能更严重。②更易发生 AKI。③经肾脏排泄药物的毒性蓄积。④选择活体肾脏供者时,需要采用与年龄相适应的标准等。

## 二、老年急性肾损伤

### （一）老年急性肾损伤的定义

#### 1. 老年急性肾损伤定义

AKI 是一种突发性但通常可逆的 GFR 降低。这会导致血清尿素氮(blood urea nitrogen,BUN)、肌酐及其他正常情况下经肾脏排泄的代谢废物水平升高。老年 AKI 的定义采用改善全球肾脏病预后组织(Kidney Disease:Improvement Global Outcomes,KDIGO)的 AKI 定义和分期的基础上规定了年龄的范围。

60 岁及以上人群符合以下任一项即可诊断:①48 小时内血清肌酐(Scr)上升幅度≥26.5 mol/L。②7 天内肌酐较基础值上升≥1.5 倍。③尿量<0.5ml/(kg·h)持续 6h 以上。

#### 2. 结合生物学标志物的老年 AKI 新分期标准

近来一些作为肾小球或肾小管细胞损伤的生物学标志物被越来越多应用于临床,功能障碍指标[血清肌酐水平升高和(或)尿量下降]和提示结构损伤的生物学标志物同时变化与 AKI 死亡率增加显著有关。2020 年急性疾病质量倡议组织(Acute Disease Quality Initiative,ADQI)发表的共识提出将损伤相关生物学标志物纳入 AKI 的定义,同时增加了 AKI 分期的亚组(见表 19 - 2)。

表 19 - 2　老年 AKI 新分期标准(生物学标志物亚组)

| 分期 | 功能诊断标准 | 损伤诊断标准(生物学标志物) |
|---|---|---|
| 1S | 无变化或 sCr 升高<26.5 mol/L,无尿量标准 | 阳性 |
| 1A | sCr 升高≥26.5 mol/L(≤48h)或≥1.5 倍(≤7 天)和(或)尿量<0.5 ml/(kg·h)(>6h) | 阴性 |
| 1B | | 阳性 |
| 2A | sCr 升高 2.0 倍,尿量<0.5 ml/(kg·h)(>12h) | 阴性 |
| 2B | | 阳性 |
| 3A | sCr 升高 3.0 倍(>354 mol/L,急性升高>44.2(mol/L)和(或)尿量<0.3 ml/(kg·h)(>24h)或无尿 12h 和(或)急性肾脏替代治疗 | 阴性 |
| 3B | | 阳性 |

### （二）老年 AKI 的病因

老年 AKI 的病因同普通成年人相似，从解剖因素分类可分为肾前性（肾灌注压过低）、肾性（包括血管、肾小球或肾小管—间质病变等肾实质病变）或肾后性（梗阻所致排尿障碍）（见表 19‑3）。

表 19‑3　老年 AKI 病因分类

| 分类 | 主要病因 | |
|---|---|---|
| 肾前性 | 心肾综合征 | 心力衰竭，心排量降低，静脉充血 |
| | 休克 | 出血性休克、低血容量性休克和脓毒性休克 |
| | 腹腔间隔室综合征 | 肠梗阻，腹水 |
| | 肾移植 | 移植肾功能延迟恢复 |
| | 药物 | 血管紧张素转换酶抑制剂（ACEI）和血管紧张素受体阻滞剂（ARB） |
| 肾性 | 血栓性疾病 | 血栓性微血管病、胆固醇栓塞 |
| | 免疫相关性疾病 | 抗肾小球基底膜病、免疫复合物和抗中性粒细胞胞浆自身抗体血管炎 |
| | 感染性疾病 | 全身性感染和脓毒症、急性肾盂肾炎、新型冠状病毒性肺炎 |
| | 药物性肾损伤 | 氨基糖苷类、造影剂、渗透性利尿剂 |
| | 结晶性肾病 | 胆汁管型肾病、急性尿酸或草酸肾病、急性磷酸盐肾病 |
| | 肌红蛋白沉积 | 横纹肌溶解 |
| | 单克隆蛋白沉积 | 轻链病、多发性骨髓瘤 |
| | 重金属沉积 | 重金属相关小管坏死 |
| | 生物制剂治疗相关 | 免疫检查点抑制剂相关肾病（PD-1、PD-L1）、嵌合抗原受体（CAR）T 细胞治疗后细胞因子释放综合征 |
| 肾后性 | 尿路梗阻 | 双侧输尿管梗阻，膀胱功能障碍和尿道梗阻 |

### （三）老年 AKI 的临床表现

（1）少尿：可出现尿量进行性减少，发生少尿（<400 ml/d）或无尿（<100 ml/d）。

（2）代谢废物积聚、氮质血症：可出现恶心、呕吐、烦躁、乏力、意识模糊甚至昏迷。

（3）出血倾向：由于血小板质量下降、凝血因子减少，出现齿龈、皮肤黏膜、胃肠道出血。

（4）水、电解质、酸碱平衡紊乱。

①容量负荷过多可导致心衰肺水肿，出现头晕、心悸、呼吸困难、全身水肿等表现。

②电解质紊乱：可出现高钾血症、低钙血症和高磷血症。

③酸中毒：可出现呼吸深快、胸闷、气促、嗜睡、昏迷、心律失常、心跳骤停等症状。

（5）老年 AKI 的病程演变。

老年 AKI 的病程演变取决于是否及时合理安全有效治疗。按照不同阶段将 AKI 分为起始期、维持期和多尿期。起始期往往以低血压、缺血、脓毒症等为主的临床症状；维持期则出现少尿，由于尿毒症毒素增加出现尿毒症临床综合征；恢复期即出现多尿，进行性尿量增多是肾功能开始恢复的一个标志,后期易有低钾、低钠和低氯血症,多尿期可持续 1～3 周或更长,应注意体液平衡。

### (四)老年 AKI 的治疗原则

老年 AKI 的病因治疗是首要问题,尽早诊断,积极干预有利于 AKI 的预后,对症治疗是 AKI 各阶段病情演变重要支持措施。老年人由于基础疾病和合并症较多,容量反应较差,临床表现不典型,初始评估应包括仔细评估容量状态和测量血气和血清电解质、血磷、血钙、血镁、尿酸、白蛋白和全血细胞计数。

**1. 病因治疗**

(1)肾前性因素治疗:积极扩容,容量复苏,改善心功能,维持血流动力学稳定,提高肾脏局部灌注。

(2)肾性因素治疗:及时阻断肾外诱发因素,积极治疗肾性原发病。

(3)肾后性因素治疗:及早发现梗阻原因,尽快解除梗阻。

**2. 紧急肾替代治疗**

对于由老年 AKI 引起的危及生命的水、酸碱失衡和电解质紊乱,应立即开始肾替代治疗(血液透析或腹膜透析)。包括如下症状:

(1)内科治疗难以纠正的容量过负荷。

(2)内科治疗难以纠正的高钾血症(血清钾＞5.5 mmol/L)或血清钾迅速升高。

(3)尿毒症毒素所致的心包炎、脑病。

(4)内科治疗难以纠正的严重代谢性酸中毒(pH ＜7.1)。

**3. 容量管理**

所有老年 AKI 患者均应进行容量状态的评估,纠正容量不足或容量过负荷可以逆转或改善 AKI。

**4. 高钾血症**

内科难治性高钾血症的老年 AKI 患者都应接受肾替代治疗,而高钾血症较轻(即血钾浓度≤5.5 mmol/L)且 AKI 的病因已知可快速逆转的部分患者可以密切观察和随访为主。

**5. 代谢性酸中毒**

给予碳酸氢钠纠正酸中毒,难治性则考虑肾替代治疗。

**6. 低钙血症**

低钙血症在老年 AKI 患者中很常见,对于出现症状的患者则可通过静脉补钙进行治疗。

**7. 高磷血症**

肿瘤溶解综合征和横纹肌溶解引起的 AKI 患者中可出现高磷血症,一般采用磷酸盐结合剂治疗。

**8. 出血性疾病**

AKI 可引起血小板质量障碍,从而造成出血,临床表现为皮肤出血,或胃肠道出血,对症处理即可。

**9. 营养支持**

对于老年 AKI 患者,营养需求取决于基础疾病的严重程度、即刻营养状况以及合并症,患者的热量需求为 25～30kcal/(kg·d),在轻度至中度疾病且不进行透析的患者中蛋白质补充量为 0.8～1.2g/(kg·d)[优质低蛋白 0.6g/(kg·d)]，在病情危重或接受透析治疗的患者蛋白质需补充量为 1.2～1.5g/(kg·d)或更多[2.0g/(kg·d)]。

## 三、老年慢性肾脏病

### (一)老年 CKD 的定义和分期

#### 1. 老年 CKD 定义

老年 CKD 的定义指 60 岁及以上人群由于各种病因，存在肾损伤或肾功能减退至少 3 个月即为 CKD。肾损伤或肾功能减退持续至少 3 个月是区分 CKD 和 AKD 的必要条件。

(1)肾脏损伤，可表现为以下任何一条：①白蛋白尿(尿白蛋白排泄率≥30 mg/24h 或尿白蛋白/肌酐比值≥30 mg/g)。②尿沉渣检查异常(如血尿、红细胞管型等)。③肾小管功能异常导致的电解质异常等。④肾脏病理检查异常。⑤影像学检查发现肾结构异常。⑥有肾移植病史。

(2)肾功能减退：GFR 下降，GFR<60 ml/(min·1.73 m²)超过 3 个月。

#### 2. 老年 CKD 分期

老年 CKD 分类系统与其他年龄段一致包括三方面：原发病、GFR 和尿白蛋白。依据 GFR 和尿白蛋白进行 CKD 分期(见表 19-4)，包括 GFR 的 6 个分期(G 分期)和尿白蛋白的 3 个分期(A 分期)。其中 GFR 3 期又细分为 G3a 和 G3b 期，主要同转归和预后有关。尿白蛋白分期则根据排泄量的多少分为正常、微量白蛋白尿和大量白蛋白尿 3 期。同时要明确病因，老年人以高血压、糖尿病、药物中毒、尿路梗阻等多见，肾脏病病因对疾病进展和并发症发生有重要影响。

表 19-4　CKD 分期(根据 GFR 和白蛋白尿)

| 分期 | GFR [ml/(min·1.73 m²)] | 减退程度 |
| --- | --- | --- |
| G1 | ≥90 | 正常或增高 |
| G2 | 60～89 | 轻度减退 |
| G3a | 45～59 | 轻到中度减退 |
| G3b | 30～44 | 中到重度减退 |
| G4 | 15～29 | 重度减退 |
| G5(D/T) | <15 | 肾衰竭(透析或移植) |
| 白蛋白尿 | AER(mg/d) | 程度 |
| A1 | <30 | 正常到轻度增加 |
| A2 | 30～300 | 中度增加 |
| A3 | >300 | 重度增加 |

GFR：glomerular filtration rate，肾小球滤过率；AER：albumin excretion rate，白蛋白排泄率。

#### 3. 老年慢性肾脏病急性加重

在 CKD 发生发展过程中，如出现急性加重的诱发因素，可发生 AKI。AKI on CKD(A

on C)指患者在原有 CKD 基础上,由于各种原因导致短期内 GFR 迅速减退的一组临床综合征,诱因包括原有肾脏基础疾病未控制或急性加重,血容量不足,感染,肾毒性药物,恶性高血压,其他器官功能障碍和尿路梗阻等。老年 CKD 中尤其多见,需要高度重视这一 AKI 的特殊类型。

### (二)老年 CKD 的病因

老年 CKD 的病因包括原发性肾小球疾病、继发性肾小球疾病、梗阻性肾病、慢性间质性肾病、肾血管疾病、先天性或遗传性肾脏疾病等。特发性膜性肾病(membranous nephropathy,MN)是老年患者原发性肾小球疾病中以肾病型蛋白尿为表现的常见病因,以肾炎型蛋白尿为表现的病理类型包括局灶节段硬化、系膜增生和膜增生性等慢性肾小球肾炎。继发性肾小球疾病在老年患者中以糖尿病肾病、高血压肾硬化和血管炎相关性肾病为主。梗阻性肾病在老年人中并不少见,主要由于泌尿系统结石和肿瘤所致。老年人由于反复尿路感染或干燥综合征迁延不愈可发生慢性间质性病变,而高血压和动脉粥样硬化这两个老年病亦可引起肾血管病变。此外,有些先天性或遗传性疾病在老年期才出现症状,比如一些孤立肾患者至老年逐渐肾功能不全,部分常染色体显性遗传性多囊肾(autosomal dominant polycystic kidney disease,ADPKD)患者直至老年才发现蛋白尿、高血压,逐渐发展至肾功能衰竭。此外,老年患者肾毒性药物的使用和脓毒症等所致的 AKI 未完全恢复至基线而发展为 CKD。

老年 CKD 发生后,引起肾损害加重,加速肾功能下降的因素包括持续高水平的蛋白尿、未控制的高血压和血糖、长期镇痛药物的应用、不良的生活习惯(如吸烟、酗酒)和不合理的饮食习惯等。

### (三)老年 CKD 的临床表现

老年 CKD 患者不同于青壮年 CKD 患者病因单一,症状典型,由于老年患者多病共存,起病缓慢,病症不典型或重叠,需要全面系统评估肾内和肾外症状:①血尿和(或)蛋白尿。②肾功能不全。③高血压。④水肿。⑤高凝状态。⑥合并其他系统性疾病症状等表现。

### (四)老年慢性肾脏病的治疗原则

**1. 治疗肾衰竭的可逆性病因**

除了初始肾病加重以外,近期出现肾功能下降的 CKD 患者可能也具有潜在可逆性病程,如能发现并予以纠正可使肾功能恢复。肾衰竭的可逆性病因如下:

(1)低血容量和心排量下降引起肾脏灌注下降。

(2)肾毒性药物的使用。

(3)尿路梗阻。

(4)血压控制不佳。

**2. 预防或延缓老年肾病进展**

(1)基础病因治疗。

治疗 CKD 的原发病因可延缓其进展速度,主要包括各类老年常见肾病病因,如糖尿病肾病、血管炎肾损伤、多发性骨髓瘤肾病等。控制基础疾病同样延缓其进展,包括降压、降脂、纠酸等对症治疗。

(2)CKD 蛋白尿的治疗。

目前 CKD 蛋白尿的治疗主要采用血管紧张素转化酶抑制剂(angiotensin-converting

enzyme inhibitors，ACEI)/血管紧张素Ⅱ受体拮抗剂（angiotensin receptor Ⅱ blocker，ARB)和钠葡萄糖共转运蛋白2抑制剂（sodium glucose cotransporter 2 inhibitor，SGLT2i)，主要缓解肾小球高滤过状态，是独立于病因治疗的一种延缓肾病的措施。

（3）感染与疫苗接种。

老年CKD患者发生感染的风险明显升高，同样也是促进CKD进展的重要因素。应注意采取预防措施，避免感染，例如接种流行性感冒疫苗和肺炎球菌疫苗。2020年的全球新冠肺炎大流行中，老年CKD患者新冠肺炎发病率明显高于青壮年CKD患者，预后更差。建议传染病流行期间，如无禁忌，老年CKD患者应及时接种相关疫苗。

（4）肾保护其他策略。

肾脏保护的其他目标改变不良生活习惯，包括饮食、戒烟和控制血糖等。

**3. 治疗肾衰竭的并发症**

肾衰竭并发症包括容量过负荷、高钾血症、代谢性酸中毒和矿物质/骨代谢紊乱、贫血和心脑血管事件等。

**4. 准备和启动肾脏替代治疗**

在老年CKD晚期，为了能够及时判断肾替代治疗指征，需要增加随访和检查的频率。

## 四、血液净化在老年肾损伤中的应用

### （一）血液净化的概述

老年肾脏病患者不论危重症AKI，还是CKD G5期，都需面临肾替代治疗以缓解症状，挽救生命。肾替代治疗包括透析和肾移植，绝大部分老年患者主要以透析作为替代方式，透析模式包括血液透析（hemodialysis，HD)和腹膜透析（peritoneal dialysis，PD)，而老年慢性肾衰竭患者并不是肾移植主要人群。

血液透析包括间歇性血液透析（intermittent hemodialysis，IHD)和连续性肾替代治疗（continuous renal replacement therapy，CRRT)等，其中IHD包括医院透析中心血透、独立透析中心血透、居家血透、自助血透等。国际上将居家血透和腹膜透析统称为居家透析。

考虑老年人的行动问题以及交通问题，居家透析也是比较适合老年透析患者的形式之一，除了居家腹膜透析已经被许多老人和家庭所接受，居家血透也是老年ESRD患者的选择之一。

### （二）血液净化的原理和模式

### 1. 血液透析

1）血液透析原理

血液透析的基本原理涉及患者与透析过程中的各个要素（主要是透析器与透析液）之间复杂的相互作用。在透析过程中毒素及水的清除主要依靠扩散、对流和吸附这三个原理进行的物理过程。

2）血液透析模式

（1）间歇性血透。

血液透析（hemodialysis，HD)采用扩散原理清除血液中小分子代谢废物、有害物质和过多水分，是最常用的肾脏替代治疗方法之一。

血液滤过（hemofiltration，HF)模仿正常人肾小球滤过和肾小管重吸收原理，以对流方式清除体内过多的水分和尿毒症毒素,与血液透析相比中分子物质清除率高。

血液透析滤过(hemodiafiltration,HDF)是血液透析和血液滤过的结合,具有两种治疗模式的优点,可通过弥散和对流两种机制清除溶质,在单位时间内 比单独的血液透析或血液滤过清除更多的中小分子物质。

血液灌流(hemoperfusion,HP):主要依靠透析膜对溶质的吸附作用,可吸附一些蛋白质及肽,常用于脓毒症 AKI 的炎症介质清除。

(2)连续性肾脏替代治疗。

CRRT 是指一组体外血液净化的治疗技术,是所有连续、缓慢清除水分和溶质治疗方式的总称。CRRT 应持续治疗 24h 以上,是危重症 AKI 救治中重要的支持措施之一。包括连续性静脉—静脉血液滤过(continuous venovenous hemofiltration,CVVH),连续性静脉—静脉血液透析(continuous venovenous hemodialysis,CVVHD),连续性静静脉血液透析滤过(continuous venovenous hemodiafiltration,CVVHDF)和缓慢连续单纯超滤(slow continuous ultrafiltration,SCUF)。

(3)延时间歇性肾脏替代疗法(prolonged intermittent renal replacement therapy,PIRRT)。

PIRRT 是介于 IHD 和 CRRT 之间的一种混合式治疗,至少一周 3 次间歇性提供延时血液透析治疗(每次 6～18 小时),包括对流(即血液滤过)和扩散(即血液透析),地点可以根据患者病情状态和运送条件选择在床旁或者透析中心进行。

**2. 腹膜透析**

(1)腹膜透析原理。腹透液中通常含有电解质、缓冲碱(如乳酸盐)和葡萄糖,当腹透液存留在患者腹腔中时,腹膜毛细血管血液中的溶质包括毒素通过扩散的方式进入腹透液,同时腹透液中高糖产生的高渗透压吸引水分从血管进入腹腔。在清除水分的同时,部分溶质也随之进入腹透液被清除。此外,腹腔中水分和溶质还以一定的速率经腹腔淋巴系统吸收。

(2)腹膜透析模式。腹透包括人工交换模式和自动化腹膜透析(automated peritoneal dialysis,APD),人工主要以连续非卧床腹膜透析(continuous ambulatory peritoneal dialysis,CAPD)为主,用机器代替人工进行操作称为 APD。

**(三)老年 AKI 肾替代治疗的模式选择**

老年 AKI 血液净化模式主要包括:IHD、CRRT、PIRRT 以及 PD。老年 AKI 起病较急,合并症较多,仍具有可逆性,如果出现紧急透析指征,可选择 CRRT 作为替代治疗的方式之一,一旦症状改善但肾功能仍未恢复,则可以过渡到 PIRRT 或 IHD 治疗,直至停止透析。另外老年 AKI 患者如果存在血流动力学不稳定或重度凝血障碍,或无法采用其他血液透析方法时,可选择紧急 PD。

**(四)老年 ESRD 需肾替代治疗的模式选择**

老年 CKD 发展到 ESRD 阶段的治疗同普通成人类似,一旦符合透析指征需要肾替代治疗,方式包括肾移植、IHD 和 PD。由于供体肾源缺乏、老年患者本身基础症和合并症以及老年患者的预期寿命等原因,肾移植并不能作为大部分老年患者的首选模式,不论是等待移植,还是继续治疗,老年 ESRD 患者仍然需要选择 HD 或 PD 作为替代治疗方案,目前研究提示老年 ESRD 患者中这两种方案预后并没有差异。此外,对于不愿意或不能接受替代治疗的患者,还应继续给予非透析的保守治疗方法或者针对疾病所致躯体病痛和心理变化的姑息治疗（palliative care）。

**（五）老年患者血液透析并发症**

**1. HD 急性并发症**

老年患者刚开始接受透析时，急性并发症发生率更高，以后每次透析过程中仍然会有不同的并发症发生，大部分急性并发症和青壮年患者类似：①透析中低血压。②失衡综合征。③透析器反应（既往又称为"首次使用综合征"）。④肌肉痉挛。⑤头痛、恶心和呕吐。⑥胸痛可能的原因包括心绞痛、溶血、空气栓塞等。⑦心律失常。⑧呼吸困难。⑨高血压。⑩皮肤瘙痒。⑪发热。⑫透析器破膜。⑬凝血。

**2. HD 远期并发症**

指 ESRD 患者长期接受血液透析治疗过程中出现的并发症，包括心脑血管并发症、贫血、感染、骨矿物质代谢紊乱、营养不良等。老年患者和青壮年血透患者远期并发症类似。

**（六）老年患者腹膜透析并发症**

除了和 HD 远期并发症相同外，老年 PD 患者还可能发生 PD 相关的并发症。包括：①PD管功能障碍：导管漂移和堵管。②腹腔内压力增高所导致的腹壁和管周渗漏。③腹腔内压力增高所导致的疝。④胸腔积液。⑤导管相关感染和腹膜炎。⑥电解质紊乱。⑦胃食管反流病及胃排空延迟。

## 五、老年肾脏病诊治新进展

**（一）老年肾脏病的诊断和评估新进展**

目前，临床上对肾脏病病理类型和病变程度的评价主要依靠经皮肾穿刺组织活检病理学分析这一"金标准"。然而，老年肾脏病患者往往对肾活检顾虑大、对操作配合度差，且肾活检的还存在不易反复穿刺取材等局限性。目前新型生物学标志物包括抗足细胞表面抗原 M 型磷脂酶 A2 受体（M-type phospholipase A2 receptor，PLA2R）、1 型血小板反应蛋白 7A 域（thrombospondin type I domain containing 7A，THSD7A）、Klotho、中性粒细胞明胶酶相关脂质运载蛋白（neutrophil gelatinase associated lipocalin，NGAL）等均显示出一定的敏感性和特异性。无创超声技术（包括超声造影和超声弹性成像）和功能磁共振成像技术在评估老年肾实质的灌注和肾纤维化方面能够被广泛接受。近年来，这些新技术的发展，为老年肾脏病患者的诊断和评估提供了新方法。

**（二）老年肾脏病的新型靶向治疗制剂**

由于糖皮质激素以及钙调磷酸酶抑制剂、烷化剂、霉酚酸酯等传统免疫抑制剂的不良反应，老年人群发生肾小球疾病时是否需要接受免疫抑制治疗是临床实践中长期存在争议的问题。近年来，基于免疫调节的新型靶向治疗是老年肾小球疾病重要的治疗策略。

**1. 靶向调控 B 细胞**

通过 B 细胞表面抗原 CD20、B 淋巴细胞刺激因子（BLys）以及 BAFF/APRIL 等靶向抑制，调节肾脏免疫状态，以达到治疗肾脏疾病的目的。目前临床上包括利妥昔单抗（Rituximab，RTX）、奥妥珠单抗、贝利尤单抗和泰它西普等生物制剂，主要针对老年人中进展性 MN、难治性 IgA 肾病和狼疮性肾炎等肾脏疾病的治疗。

**2. 抑制补体系统**

补体相关抑制剂包括依库珠单抗、Iptacopan、Narsoplimab、Cemdisiran、IONIS-FB-

LRx 等,目前在多种肾小球疾病患者中已经完成多项Ⅱ期和Ⅲ期临床研究,对于老年患者来说,不久的将来可以通过这类药物的使用减少经典免疫抑制剂带来的不良反应,改善肾脏病的预后。

**3. 调节局部黏膜免疫状态**

口服靶向布地奈德控释胶囊(Nefecon)是一种新型口服制剂,在密布黏膜淋巴组织(即Peyer 集合淋巴结)的回肠末端靶向释放布地奈德,调节局部肠道黏膜免疫和肠道通透性,降低半乳糖缺陷型 IgA1(Gd-IgA1)及致病性 IgA-IgG 免疫复合物(IgA-IC)的循环水平,从而减少致病性 IgA-IC 在肾小球内的沉积,进而抑制肾小球炎症反应和纤维化,这一药物可以减少由于大剂量激素所致的胃肠道不良反应和其他相关激素不良反应。目前Ⅲ期临床研究结果已公布,结果显示 Nefecon 显著延缓 IgA 肾病进展。

**(三)老年肾性贫血的新型制剂**

由于肾性贫血发生机制较为复杂,虽然促红细胞生成刺激剂(erythropoiesis-stimulating agents,ESAs)及铁剂联合应用是肾性贫血治疗的核心手段,仍有部分患者无法达到理想的治疗效果。另一方面 ESAs 及铁剂的应用同样还存在一定的风险与争议,比如血清铁蛋白水平并不能准确反映机体存储铁的状态;铁剂治疗有导致铁调素水平升高的风险;铁剂的应用可能同感染、氧化应激及铁过载相关;ESAs 抵抗则导致促红效果不佳;ESAs 剂量和心血管疾病(cardiovascular disease,CVD)、高血压、肿瘤复发等可能相关;极少数 ESAs 可发生单纯红细胞再生障碍性贫血。近来一些新型制剂越来越显示出治疗肾性贫血的优势。

**1. 缺氧诱导因子脯氨酰羟化酶抑制剂(hypoxia-inducing factor-prolyl hydroxylase inhibitors,HIF-PHI)**

HIF 不仅参与调节 EPO 的生成,还可以调节铁代谢的各个途径。HIF 可调控十二指肠对铁的吸收,且可直接调控转铁蛋白及受体基因,促进游离铁释放入血液。HIF-PHI 可以有效抑制 HIF-$\alpha$ 的降解,从而促进内源性促红细胞生成素(erythropoietin,EPO)的产生。罗沙司他(Roxadustat)作为首个口服型 HIF-PHI 制剂,已应用于临床。已有的数据表明罗沙司他与 ESAs 治疗效果相当,且可显著降低铁调素,增加总铁结合力。此外,罗沙司他不受微炎症状态干扰,使用过程中无须补铁,并没有发现增加 CVD 事件发生。

**2. 铁调素通路抑制剂**

铁调素特异性阻滞剂如 PRS-080,是一种人工合成的类载脂蛋白药物,可与铁调素特异性结合,使其失去生物学活性,现已完成Ⅰ期临床试验;除此之外,铁调素生成抑制剂如 LY3113593,临床试验证实在 CKD 患者中,可通过抑制铁调素的产生,最终导致血清铁和转铁蛋白饱和度增加,改善贫血。这些研究可能在将来为肾性贫血的治疗提供新的方法,同时加深对于铁调素与肾性贫血机制的认识。

**(四)老年患者多重合并症与肾脏疾病发展**

**1. 肿瘤与老年肾脏病**

老年肾脏疾病既是导致肿瘤的危险因素,又可能由肿瘤及其治疗引起。值得关注的是,除了铂类等传统的具有肾毒性的化疗药物外,近年来新型抗肿瘤药物(如免疫检查点抑制剂、VEGF 抑制剂、蛋白酶体抑制剂、ALK 抑制剂、HER2 和 EGFR 靶向制剂等)的研发,在延长肿瘤患者生存期的同时,导致的肾脏损伤日益增加。考虑到老年人群疾病的复杂性,肿瘤科医生、外科医生和肾脏专科医生之间的多学科合作,对预测和预防肿瘤相关肾脏疾病、延缓肾功能进展至关重要。

**2. 心血管疾病与老年肾脏病**

心肾综合征（cardiorenal syndrome，CRS）的概念为心脏或肾脏疾病引发的其中一个器官的急性或慢性功能障碍诱发另一个器官的急性或慢性功能障碍的临床综合征。最近也有学者认为 CRS 这一称呼存在争议，建议使用"慢性心血管—肾脏疾病（chronic cardiovascular-kidney disorder，CCV-KD）"这个新概念来替代传统命名。

CVD 和 CKD 有共同的危险因素和病理生理机制。高龄、肥胖、2 型糖尿病、高血压和吸烟等因素会增加这两种疾病的风险。在老年人群中，CKD 患者应筛查 CVD 的发生，而 CVD 患者应筛查肾功能不全。许多新型药物在心、肾疾病治疗方面已经显示出强大的优势。除了 ACEI/ARB 外，盐皮质激素受体拮抗剂（mineralocorticoid receptor antagonist，MRAs）已经成为心力衰竭和 CKD 的有效治疗措施之一。靶向 IL-1$\beta$ 和 IL-6 药物也已在防止动脉粥样硬化并发症和 CKD 进展方面显示出巨大潜力。在合并和未合并糖尿病的 CVD/CKD 老年患者中，SGLT2i 对肾脏和心血管结局具有双重获益。

**（五）老年患者多重用药与肾脏疾病进展警示**

由于慢性病、急性病症和肿瘤筛查等各种原因使得老年人暴露肾毒性药物的机会更多，老年药物相关性肾损伤比例明显高于青壮年，有报道 65～80 岁肾损伤患者中 38.6% 有肾毒性药物暴露史，在 80 岁以上的肾损伤患者中有 51.4% 同药物相关。值得注意的是，除了解热镇痛药、抗感染药物和中药外，对比剂、SGLT-2 抑制剂和免疫检查点抑制剂等新型药物在老年患者中的使用也非常普遍，随之发生肾损伤的报道也越来越多。因此在诊治老年急慢性病症时应详细梳理用药史，应该重视药物和老年肾脏病的相互关系。

**（六）人工智能和老年肾脏病**

人工智能（artificial intelligence，AI）的飞速发展，尤其是机器语言深度学习方法（machine learning，ML）的不断更新，使得人工智能在生物医学领域的应用也越来越广。肾脏病发病率较高，病因复杂，病情多变，人工智能技术在肾脏病领域有着广阔的前景。老年肾脏病患者往往存在一人多病，一病多症，起病隐匿，病程迁延，表达欠清，沟通困难等特点，AI 也许可以为老年肾脏病患者提供精准化诊疗方案。

# 六、关注老年肾脏病

老年群体大量的临床异质性意味着更多的识别管理要求，专家评估可以及时了解缓解老年肾病患者的症状，缓解患者的病情，通过定期的宣传，让更多的老年人认识肾脏病，让更多的医疗工作者关注肾脏病。在发生紧急情况时，老年肾脏病患者是最脆弱的群体之一，需要长期规律的医疗照护，涉及复杂的持续治疗，医疗卫生机构应尽可能为老年肾脏病患者提供均等可及的医疗服务。

老年肾脏病发病率、致残率和死亡率高，医疗费用巨大，极易进展至肾替代治疗阶段，是常见的危重症。老年人身体机能减退，基础疾病多，老年人共病、合并症和并发症多，临床上容易掩盖肾脏疾病，症状多样性给诊断带来不小的难度，常常造成漏诊和误诊。重视老年肾脏病，通过老年病科、肾脏科、重症医学科、临床药学、营养科、康复科、心理科等多学科协作，提高临床诊治水平，改善预后。

（朱铭力　倪兆慧）

**参考文献**

［1］陆惠华.实用老年病学［M］.上海：上海科技出版社，2006.

［2］Kidney Disease：Improving Global Outcomes（KDIGO）Acute Kidney Injury Work Group. KDIGO Clinical Practice Guideline for Acute Kidney Injury. Kidney Int Suppl，2012，suppl 2：1-138.

［3］KDIGO 2012 Clinical Practice Guideline for the Evaluation and Management of Chronic Kidney Disease. Kidney Int Suppl 2013，3：136.

［4］陈香美.国家肾病学专业医疗质量管理与控制中心.血液净化标准操作规程［M］.北京：人民卫生出版社，2021.

［5］Kellum JA，Romagnani P，Ashuntantang G，et al. Acute kidney injury［J］. Nat Rev Dis Primers，2021，7(1)：52.

# 第八节　老年急腹症

## 本节要点

1. 老年急腹症的常见病因和分类。
2. 老年急腹症的特点。
3. 老年急腹症的多学科管理。
4. 老年急腹症的诊断与鉴别诊断。
5. 老年急腹症的治疗原则。

## 教学目的

1. 掌握：老年急腹症的诊断和鉴别诊断。
2. 熟悉：老年急腹症的病因和分类，老年急腹症特点及多学科管理。
3. 了解：急性腹痛的产生机制。

## 一、定义

急腹症（acute abdomen）是指腹腔内、盆腔内和腹膜后组织或脏器发生了急剧性病理生理改变，产生以急性腹痛为主的腹部病症，同时伴有全身反应。引起急腹症的病因复杂，腹腔脏器病变可分为：炎症性、脏器破裂或穿孔、梗阻或绞窄性、出血性、脏器扭转性、脏器损伤及血管性疾患等。腹腔外脏器病变和全身性疾病也可引起急性腹痛。急腹症特点是起病急、变化快、病情重，需要紧急诊治。

## 二、概述

### （一）急性腹痛机制

腹痛分三类：内脏痛（visceral pain）、躯体痛（somatic pain）和牵涉痛（referred pain）。

（1）内脏痛。由交感神经传入，脊髓神经基本不参与，疼痛特点：深部的钝痛、灼痛；疼痛部位不确定，往往比较广泛或近腹中线；不伴有局部肌紧张和皮肤感觉过敏；常伴有恶心呕吐、出汗等。

（2）躯体痛。仅由体神经或脊髓神经传导，无内脏神经参与。来自腹膜壁层、肠系膜根部等处的疼痛信息通过体神经传到相应皮肤节段的脊髓根，疼痛就反映到该脊节所支配的皮肤区。疼痛特点：具有脊髓节段性分布特点，定位准确；疼痛剧烈而持久；腹式呼吸受限；可有局部腹部压痛、反跳痛和肌紧张。

（3）牵涉痛。是腹部器官疾患引起远隔部位疼痛的现象，是因为病变器官与牵涉痛部位具有同一脊髓节段神经分布。牵涉痛的特点：多为锐痛、程度较剧烈；疼痛部位明确；局部可有肌紧张或皮肤感觉过敏。外科急腹症的腹痛常有多种疼痛机制共同参与，腹痛类型随疾病发展而变化，需仔细观察予以甄别。

### （二）急腹症常见病因与分类

许多疾病甚至不是外科的或腹腔内的疾病都可导致腹痛，尽早明确病因至关重要。急腹症病因有外科性和非外科性病因之分。

**1. 外科性病因**

可分为炎症感染性、脏器穿孔、出血性、梗阻性和腹腔血管性疾患（见表 19-5）

表 19-5　外科性急腹症病因与分类

| 1. 炎症性疾病 | 4. 梗阻性疾病 |
|---|---|
| 急性胆囊炎 | 粘连性肠梗阻 |
| 急性胆管炎 | 胃肠道恶性肿瘤 |
| 急性阑尾炎 | 胆道蛔虫症 |
| 急性胰腺炎 | 嵌顿性疝 |
| 急性出血坏死性肠炎 | 炎症性肠病 |
| 急性结肠憩室炎 | 乙结肠扭转 |
| Meckel 憩室炎 | 盲肠扭转 |
| 急性盆腔炎 | 大网膜扭转 |
| 急性肠系膜淋巴结炎 | 卵巢囊肿蒂扭转 |
| 2. 穿孔性疾病 | 5. 腹腔血管性疾病 |
| 胃肠道溃疡穿孔 | 急性肠系膜动脉栓塞 |
| 胃肠道肿瘤穿孔 | 肠系膜静脉血栓形成 |
| 憩室穿孔 | 急性门静脉血栓形成 |
| 异物损伤胃肠道致穿孔 | 急性肝静脉血栓形成 |
| 3. 出血性疾病 | 脾梗死 |
| 肝破裂 | 肾梗死 |
| 脾破裂 | 腹主动脉瘤 |
| 移位妊娠破裂 | 夹层动脉瘤 |
| 卵巢滤泡 | |
| 动脉瘤破裂 | |

**2. 非外科性病因**

可分为内分泌和代谢性疾病、出血性疾病、毒物或药物、变态反应及结缔组织病和神经源性与神经官能性等。

内分泌和代谢性病因包括尿毒症、糖尿病危象、艾迪生病危象、急性间歇卟啉症、急性高脂蛋白血症和遗传性地中海热。出血性疾病包括镰状细胞危象、急性白血病和其他血液恶病质。毒物和药物病因有铅中毒、其他金属中毒、毒药麻药戒断和黑寡妇蜘蛛中毒。变态反应及结缔组织病病因有腹型过敏性紫癜、腹型风湿热和结缔组织疾病。神经源性与神经官能性病因有腹型癫痫、癔病性腹痛等。

**（三）老年外科急腹症的常见病因**

**1. 炎症感染性疾病**

其最常见病因是急性化脓性/坏疽性胆囊炎、急性化脓性/坏疽性阑尾炎、急性梗阻性化脓性胆管炎，急性胰腺炎和急性憩室炎也较为多见。

**2. 脏器穿孔疾病**

胃十二指肠溃疡合并穿孔是最常见的穿孔性病因，其次是胃肠肿瘤或异物造成胃肠穿孔。

**3. 梗阻性疾病**

肠粘连、嵌顿性疝是小肠梗阻的常见原因，肿瘤是结直肠梗阻最常见的病因，肠扭转、急性结肠憩室炎甚至粪石造成结肠梗阻在老年急腹症中也不少见。

**4. 血管性疾病**

血管性疾病造成肠血供障碍在老年急腹症较多见，常见病因有急性肠系膜动脉栓塞、肠系膜静脉血栓形成等，可发生于肠系膜上血管、下血管或腹腔干等。

## 三、老年急腹症特点

**（一）机体反应力降低**

随着年龄增长老年人器官功能逐步衰退，机体对内在和外部的反应力下降，老年急腹症时症状和体征较轻，但实际病理改变较重。老年急腹症时患者的腹痛主诉比较轻，即使存在严重的腹腔感染，体温也可能正常或仅有低热，脉搏增快不显著。老年人痛阈提高，对腹痛的反应性比较差，且腹肌逐步萎缩，发生腹膜炎时腹壁肌紧张可不明显，腹膜刺激征不典型。白细胞计数可以不增高，但常有核左移。

**（二）年龄增长退行性改变**

老年人各脏器功能逐步退化，胃肠道黏膜逐渐萎缩、血管退行性变和淋巴组织减少。老年急腹症时对疾病的抵抗力下降、病变局部易造成血循环障碍，因此容易发生胃肠器官的坏疽和穿孔。老年急腹症中急性坏疽性阑尾炎合并穿孔、急性坏疽性胆囊炎及绞窄性肠梗阻的发生率较高，老年人嵌顿性疝更容易发生绞窄，手术后也更易发生下肢深静脉血栓和肠系膜血栓等并发症。

**（三）老年共病**

随着年龄增加，老年人多伴有老年性心肺肝肾疾患、脑血管及代谢性疾病等，有时多系统多病共存。因此老年急腹症时病情更为复杂，内环境失衡更明显，对药物耐受力降低，药物不良反应更为凸显。

### （四）多脏器功能不全

老年人患急腹症前可能已有重要脏器功能不全，即使平素无严重疾病史，一旦患急腹症，其疾病进展较快、病情危重，尤其是伴有多种老年疾病的情况下，感染难以有效控制，更容易造成组织器官损害，引发多脏器功能障碍。因此对老年急腹症应认真评估其重要脏器功能，尽早采取有效的保护措施。

### （五）老年急腹症的预后

老年急腹症诊断困难、需鉴别的疾病更多，加上老年人机能减退、多伴有基础疾病或重要脏器功能不全，就诊时往往病症较重，老年急腹症的并发症多、死亡率高。因此在患者就诊时需及时甄别病因，全面评估患者状况，采用积极合理的治疗措施。老年外科急腹症需行急症手术的比例明显高于年轻患者，术后并发症发生率及围手术期死亡率明显增高。对需急症手术的要权衡利弊、当机立断，以免错失治疗良机。如果患者生命体征不稳：血压降低、心率增快、脉搏减弱、体温升高，肠鸣音异常改变，腹部体征加重，腹部影像学检查出现孤立扩张肠袢、游离气体、肠腔气液平加大增多等改变，白细胞升高伴核左移等，均是需手术探查的重要依据。

## 四、老年急腹症的多学科管理

老年急腹症的诊断与鉴别诊断有异于年轻患者，老年急腹症患者就诊时通常已不是急腹症病程早期，病情往往较重。由于老年人机能减退、同时合并老年性疾病和可能存在多脏器功能不全，临床诊治更显复杂困难，需要多学科团队（multi-disciplinary team，MDT）的通力协作，紧扣主要病症及时救治，并兼顾合并症的管理，以获得最佳疗效。

### （一）MDT 的必要性

老年急腹症的病因众多，更由于老年人体能减退、组织器官退行性改变、较多合并症的存在，给老年急腹症的诊断和处理带来极大的挑战。迅速组织多学科团队参与诊疗过程，可以从多学科的角度进行思考分析并制订较为周全的治疗方案。MDT 管理可以明显降低老年急腹症围手术期的风险，减少并发症，提高患者长期生活质量和预后。在紧急状态下，有时难以实现所有相关学科参与大讨论，这就要求主诊医生具有 MDT 管理理念和丰富的临床经验，及时组织小型有效的 MDT 讨论或相关学科有序的急会诊，提高诊治效率和准确性。

### （二）MDT 的组成

老年急腹症的 MDT 团队由急诊科、普外科、老年科、内科、重症监护室（ICU）、麻醉科等共同参与。急诊科、普外科等常是首诊科室，相关医生应做好病史采集和体格检查，提出合理的辅助检查。检验、放射、病理等辅助科室及时提供相关的检查结果，及时明确急腹症的病因、疾病的部位和性质。老年科、麻醉科、ICU 等参与评估老年患者有无基础疾病、急症状态下的严重程度及协助判断围手术期风险。介入科、内镜室、B 超室等除协助诊断外，可考虑能否采用局部治疗方法来缓解急腹病症。

### （三）MDT 的评估作用

**1. 病因评估**

MDT 可以充分发挥多学科专长，对老年急腹症患者的起病、发展、转归等做出详尽的分析和总结。首先甄别出老年急腹症病因是外科性还是非外科性。外科急腹症往往起病急、变化快、病症重,需及时做出判断,明确是否需要急症手术。同时需对老年患者的既往史、是否存在慢性合并症或脏器功能不全等做出评估。由于急腹症患者大多诊治工作十分紧急,有时难以组织周全的 MDT 讨论,主诊医生应及时有序组织相关学科的急会诊,共同协作、尽快做出诊断,对需要急症手术者应当机立断,并与麻醉科、ICU 等相关支持团队协作,对患者的转归做出判断,以减少围手术期风险、降低病死率。

**2. 外科围手术期综合评估**

老年外科急腹症一旦确诊,即面临是否需要急症手术,老年患者能否安全渡过手术关,围手术期综合评估至关重要。应组织麻醉科、ICU、所患疾病学科及老年科等相关学科对患者本次急腹症的病因、病症的轻重缓急,以及患者有无各类基础疾病、各重要脏器的储备功能等做出评估,综合分析患者目前的全身状况和手术耐受力,以便准确判断围手术期风险和疗效。

## 五、诊断

### (一)病史收集

仔细询问腹痛起病时间、性质、诱因、伴随症状和腹痛变化等,注重既往史、手术史、药物史。女性应注意妇科疾病。老年人病情叙述可能不精准或遗漏,接诊医生应耐心询问,结合陪护人员提供的信息,及时整理出可靠的病史。

### (二)体格检查

**1. 全身情况及生命体征**

观察患者神志、意识、面容、皮肤颜色、对答是否切题等,及心率、血压、呼吸、体温、四肢冷暖等,以初步明确患者疾病的轻重缓急。

**2. 腹部检查**

应严格按视、听、扣、触顺序进行。患者仰卧,两腿自然屈曲,放松腹肌。

(1)视诊:观察腹部外形,舟状腹见于胃十二指肠溃疡穿孔早期;对称性腹胀见于胃肠道梗阻、肠麻痹等;局限性腹部隆起见于腹腔脓肿、肠扭转、嵌顿性疝等。急性腹膜炎时,腹式呼吸减弱或消失。胃型提示幽门梗阻,肠型提示肠梗阻。老年急腹症应检查双侧腹股沟区,避免漏诊腹股沟疝。

(2)听诊:闻及振水音说明胃内有积液,提示幽门梗阻。肠鸣音次数增多、亢进伴气过水声,多为机械性肠梗阻。肠鸣音减弱或消失,见于麻痹性肠梗阻等。闻及腹部血管杂音提示腹内血管病变。

(3)叩诊:腹膜炎症时常有腹部扣痛。叩诊呈鼓音提示胃肠积气,叩诊浊音提示腹腔内有积液,积液大于 500 ml 时移动性浊音阳性。胃肠道穿孔时,肝浊音界减小或消失。

(4)触诊:从不痛处开始,逐步移到痛处,由浅入深、由轻至重。压痛、反跳痛和肌紧张是腹膜炎的重要体征,其轻重及范围可反应腹膜炎的程度。胃肠道穿孔时,腹膜受消化液刺激,腹壁呈板样强直。胰腺位置较深,急性胰腺炎时腹肌紧张常呈轻中度。触及腹块时需注意其部位、大小、质地、边界、活动度及有无触痛等。老年患者对腹痛的反应性比较差,腹膜炎时腹壁肌紧张可不明显,需仔细甄别。

### （三）实验室检查

#### 1. 血液检查

消化和泌尿系统等感染时,外周血白细胞计数可升高,重度感染时中性粒细胞核左移。老年人机体反应力降低,炎症感染时白细胞计数可正常,或仅中性粒细胞核左移。红细胞计数、血红蛋白等有助于诊断出血性疾病。肝肾功能、血淀粉酶等测定,有助于急腹症的鉴别诊断。老年患者需查血糖,重症者应测血电解质及动脉血气分析。

#### 2. 尿液、粪便检查

尿检白细胞升高提示泌尿系统感染,血尿提示急性肾炎、泌尿系统结石等。鲜血便提示下消化道出血,柏油样便示上消化道出血,脓血便伴腹痛多为痢疾。

#### 3. 影像学检查

（1）X线:腹部平片能显示横膈位置,有无膈下游离气体、肠腔扩张和液平,有无孤立扩张肠襻及异常阴影等。

（2）B超:简便无创,对肝胆胰脾肾及妇科等器官可快速完成检查。

（3）CT:能观察腹腔及盆腔脏器病变,有无肠腔扩张、腹水、游离气体、肿块及异常阴影等,CTA可判断腹腔血管病变。CT联合B超是急腹症时最常用的影像学检查。

（4）血管造影:急症行血管造影能发现出血部位,同时能栓塞等治疗。

（5）内镜检查:可发现消化道出血的部位、病因、有无梗阻,同时取活检。消化道肿瘤合并梗阻时,可在内镜下放置导管或支架,缓解急性梗阻,待全身状况改善后再手术。

#### 4. 腹腔穿刺

急腹症腹腔有积液时可行腹腔穿刺,抽得物的性质、味道、镜检等能提供诊断依据。抽得不凝血,说明有腹腔内出血;抽出物含胆汁、胃肠内容物、粪汁等,提示有消化道穿孔;抽出液体含尿液,提示有泌尿系统损伤。

## 六、鉴别诊断路径

### （一）首先要甄别是外科急腹症还是非外科急腹症

外科急腹症都以腹痛为主要症状,通常是由腹腔内某脏器突发器质性病变所致,其病理改变是破坏性的、多不可逆,即使暂时缓解,病灶仍潜在,易复发,大多需要手术切除。非外科急腹症则是功能性的,脏器没有实质性的破坏、或仅有浅表的炎症或是神经反射性的。外科急腹症因病变在腹部,所以腹痛是首先出现或最主要的症状;而非外科急腹症时腹痛不是最早出现或最重的症状。外科急腹症不仅腹痛程度重,部位明确,腹部压痛、反跳痛、肌紧张等腹膜刺激征明显,且腹部压痛最明显处往往就是病变所在部位;而非外科急腹症的腹痛程度较轻、位置不明确,腹部无明显腹膜刺激征。

### （二）老年外科急腹症的病因鉴别

#### 1. 炎症性疾病

老年腹部脏器炎症性疾病起病隐匿,如急性坏疽性胆囊炎时胆绞痛可不显著,仅为轻度右上腹痛,有时恶心呕吐较为突出。急性梗阻性化脓性胆管炎时可能体温正常或仅低热。急性阑尾炎缺乏典型的转移性右下腹痛症状。细致的体检可以甄别病因,往往腹部压痛最明显处就是感染病灶所在部位。恰当的辅助检查有助于明确炎症性病因。

### 2. 穿孔性疾病

胃十二指肠溃疡合并穿孔、小肠外伤性穿孔或异物造成胃肠穿孔,患者常表现为突发性腹痛,腹部体检时可有明显压痛、反跳痛和肌紧张。由于老年患者有时无法确切表达发病过程,体检时腹部肌紧张有时不显著,此时需仔细观察腹部压痛情况,压痛最显著处多为病变所在位置;结合影像学检查,如有腹腔游离气体,可明确存在胃肠道穿孔。

### 3. 梗阻性疾病

腹痛、腹胀、呕吐、停止肛门排便排气是肠梗阻的典型症状。急性肠梗阻时腹痛较为剧烈,多为阵发性绞痛。高位小肠梗阻者呕吐出现较早,而梗阻远端的肠道内容物仍可排出。结肠完全性梗阻是闭袢性肠梗阻,易绞窄穿孔。机械性肠梗阻患者的肠鸣音亢进,可闻及气过水声或伴有高亢金属音,麻痹性肠梗阻者肠鸣音减弱或消失。老年肠梗阻患者有时腹痛主诉不强烈,仅述腹胀为主,此时体检更显重要。若患者生命体征不稳,腹膜刺激征明显、或扪及有触痛的孤立肠袢,呕吐物或排泄物含血性物质,甚至出现休克症状等,提示肠绞窄可能,需及时诊治。

### 4. 血管性疾病

老年人心血管疾患发病增多,肠血管疾病造成肠供血障碍的常见病因有急性肠系膜动脉栓塞、肠系膜静脉血栓形成等。肠供血障碍时患者腹部绞痛剧烈,早期腹痛定位不确切,症状和体征不相符。若有心血管疾病及动脉粥样硬化病史,应及时做腹部增强 CT 予以鉴别。肠血管性疾病往往起病急,一般治疗难以缓解,未及时诊治时易造成肠绞窄坏死穿孔,预后不良。

#### (三)老年急腹症的综合评估

详尽的病史、细致的体检、精准的实验室检测和影像学、内窥镜检查,有助于老年急腹症的明确诊断。对症状不典型、病情危重的老年急腹症患者,·旦诊断延误、治疗不及时,其预后不佳。需综合分析如下:

### 1. 首先明确是不是外科急腹症

老年急腹症患者病情复杂,就诊往往较晚,病情叙述不清。应做到病史收集详尽,体检全面细致,辅助检查精准有效,早诊断、早治疗。

### 2. 是否需要急症手术。

老年外科急腹症病情重、进展快,老年患者需急症手术的比例较年轻患者高,应积极评估全身状况,如出现下列情况有急症手术指征:

(1)严重的炎症性疾病如急性坏疽性胆囊炎、急性梗阻性化脓性胆管炎等。

(2)急性穿孔性疾病。

(3)梗阻性疾病出现绞窄症状。

(4)腹腔内急性大出血。

(5)病因不明,但症状及腹部体征明显,腹膜炎范围扩大无局限趋势。

(6)经积极非手术治疗,症状和腹部体征无好转,生命体征不稳出现休克症状等。

#### (四)努力提高老年急腹症的诊断准确率

努力提高老年急腹症的诊断准确率,是增加老年急腹症疗效的首要条件。老年人综合反应降低,从接诊时就需耐心细致地询问病史,陪护人员的补充资料有时尤为重要。体检时除了重点关注腹部视听扣触检查外,一定不能忽视老年人一般状况和生命体征的观察。实验室检查应有的放矢、重点突出。老年患者常伴有基础疾病，应充分利用 MDT 平台，和相关科室积极有效的会诊，及时查明病因，确定治疗方案，不贻误治疗机会。

## 七、治疗原则

尽快去除病因，积极抗感染治疗，使炎症感染局限化，脓液或脓性渗出液充分引流，维持重要脏器功能。对需要急症手术的要当机立断，积极评估全身状况，多学科协作，提高围手术期安全。

### （一）基础治疗

禁食、胃肠减压，补液，积极抗感染，维持机体水、电解质和酸碱平衡，补充营养和微量元素，维持各重要脏器功能。

### （二）手术治疗

外科急腹症患者大多数需要手术治疗。老年急腹症起病隐匿，加重时才发现，就诊时往往病症较重，但症状和体征与疾病轻重不相关，诊治容易延误，更因为老年人机能减退或伴有脏器功能不全，手术风险极大，因顾虑重重常错失最佳手术时机，使得围手术期风险及死亡率增高。当老年外科急腹症诊断明确、或症状体征明显，已有急症手术指征时，应在充分评估围手术期风险和积极基础治疗下，当机立断行手术治疗，降低围手术期风险和死亡率。

### （三）微创治疗

微创治疗对老年急腹症尤为重要，能降低围手术期风险，提高疗效。

（1）鼻胆管引流：通过内镜行逆行性胰胆管检查，放置鼻胆管引流，对急性梗阻性化脓性胆管炎的老年患者及时胆道引流减压，规避紧急手术风险，降低病死率。

（2）腹腔镜：急性胆囊炎和急性阑尾炎腹腔镜下行胆囊、阑尾切除已成为常规。但对老年患者应积极评估全身状况，适合者方可选用腹腔镜治疗。胃十二指肠溃疡穿孔者也可在腹腔镜下行穿孔修补＋活检。对诊断不明的老年急腹症，在患者条件允许情况下可腹腔镜探查，明确病因后施行相应手术。

（3）DSA：DSA 不仅有诊断价值，同样可以治疗：胃肠出血性疾病时可以栓塞止血，如发现血栓形成者可以及时溶栓治疗，改善血管阻塞性疾病的预后。

（4）B 超、CT 引导下穿刺引流：精准的穿刺引流，不仅有诊断意义，对于腹腔脓肿、膈下脓肿，尤其是重症胰腺炎可引流出大量含有炎性介质和细胞因子的渗液，改善症状、避免风险、提高疗效。

（倪醒之）

**参考文献**

［1］吴孟超，吴在德. 黄家驷外科学［M］. 7 版. 北京：人民卫生出版社，2008.

［2］Laurell H，Hansson LE，Gunnarsson U. Acute Abdominal Pain among Elderly Patients［J］. Gerontology，2006，52：339-344.

［3］Jeremy Fernando，Sze Ming Loh. The Elderly Emergency Laparotomy Patient-More Than Just the Operation［J］. Ann Acad Med Singapore，2019，48：382-385.

［4］程俊，李贺，高明. 老年外科急腹症的围手术期治疗探讨［J］. 临床急诊杂志，2020，2（21），165-167.

# 第九节　老年多器官功能不全综合征

本节要点

1. 老年多器官功能不全综合征的定义及相关概念。
2. 老年多器官功能不全综合征的发病原因。
3. 老年多器官功能不全综合征的临床特点。
4. 老年多器官功能不全综合征的诊断要点及其与多器官功能不全综合征的区别。
5. 老年多器官功能不全综合征的治疗原则,遇到治疗矛盾时,要最大限度地保护老年患者。

### 教学目的

1. 掌握
(1)老年多器官功能不全综合征的定义及相关概念。
(2)老年多器官功能不全综合征的发病原因。
(3)老年多器官功能不全综合征的临床特点及诊断要点。
(4)老年多器官功能不全综合征的治疗原则。
2. 熟悉
(1)老年多器官功能不全综合征的分型、分期及临床表现。
(2)影响老年多器官功能不全综合征预后的因素。
3. 了解
(1)老年多器官功能不全综合征的发展过程。
(2)老年多器官功能不全综合征的发病机制。
(3)老年多器官功能不全综合征的具体治疗措施和防治建议。

老年多器官功能不全综合征(multiple organ dysfunction syndrome in elderly,MODSE)是一种病因繁复、发病机制复杂、临床表现繁多、病死率极高的临床综合征,是目前老年危重病死亡的重要原因。MODSE 一旦发生将消耗大量的人力、物力和财力,是目前老龄化社会医护人员面临的严峻挑战之一。

## 一、概述

### (一)疾病发展的历史沿革
多器官功能不全综合征(multiple organ dysfunction syndrome,MODS)最早是在 1973

年由 Tilney 等报道一组腹主动脉瘤术后死亡病例时提出，当时被称为"序贯性系统衰竭"。1977 年 Eiseman 等首先使用多器官功能衰竭（multiple organ failure，MOF）这一名称，并初步提出了有关 MOF 的概念及诊断标准。直到 1991 年，美国胸科医师协会（ACCP）和美国危重病急救医学学会（SCCM）联合将 MOF 改名为 MODS。我国是在 1995 年的中国危重病急救医学会上，由中国中西医结合学会急救医学专业委员会和中华医学会急诊医学会联名决定正式启用 MODS 这一命名。

老年多器官功能衰竭（multiple organ failure in elderly，MOFE）的定义和诊断标准则是由我国王士雯教授于 1987 年在国际上首先提出，20 世纪 90 年代后期，王教授等又提出了 MODSE 的概念，并于 2003 年制订了我国第一个 MODSE 的诊断标准（试行草案）。

### （二）相关概念

#### 1. 多器官功能不全综合征

多器官功能不全综合征，也称为多器官功能障碍综合征（MODS），是指机体遭受一种或多种严重应激因素 24 小时后，序贯或同时发生 2 个或 2 个以上重要器官系统急性功能障碍的临床综合征。

#### 2. 老年多器官功能不全综合征

老年多器官功能不全综合征，也称为老年多器官功能障碍综合征（MODSE），是指老年人（≥65 岁）在器官老化和（或）患有多种慢性疾病的基础上，由感染、创伤、大手术等因素激发，在短时间内序贯或同时发生 2 个或 2 个以上器官或系统障碍与衰竭的临床综合征。除心、肺、肝、肾及脑等重要脏器的功能发生障碍与衰竭外，也可有血液、消化、神经及免疫系统的功能障碍与衰竭。

#### 3. 全身炎症反应综合征

全身炎症反应综合征（systemic inflammatory response syndrome，SIRS）是指感染或非感染因素刺激宿主免疫系统，释放体液和细胞介质，发生炎症过度反应的结果。SIRS 继续发展对血管张力和渗透性产生影响，导致循环障碍，发生休克和器官衰竭，即 MODS。

研究认为，从炎症反应、SIRS 到 MODS，是一个连续发展的过程。在此过程中，人体发生不同程度的炎症反应，包括：

（1）局部炎症反应（local response）：炎症反应和抗炎症反应程度对等，仅形成局部反应。

（2）有限的全身反应（initial systemic response）：炎症反应和抗炎症反应程度加重形成全身反应，但仍能保持平衡。

（3）失控的全身反应（massive systemic inflammation）：炎症反应和抗炎症反应不能保持平衡，形成过度炎症反应即 SIRS。

（4）过度免疫抑制：形成代偿性抗炎症反应综合征（compensatory anti-inflammatory response syndrome，CARS）导致免疫功能降低对感染易感性增加引起全身感染。

（5）免疫失衡（immunologic dissonance）：即失代偿性炎症反应综合征（mixed antagonist response syndrome，MARS）造成免疫失衡，导致 MODS。

### （三）流行病学

有调查资料显示，20 世纪 90 年代我国 MODSE 年发病率为 650/10 万，病死率＞75%，同期美国人口中 SIRS 的年发病率约为 250/10 万人，其中 40% 死于 MODSE。解放军总医院和沈阳军区总医院对 1995 年 1 月至 2000 年 12 月间的 1605 例 MOFE 患者进行统计，结果显示病死率高达 67.1%。可见，MODSE 的发病率和病死率都很高，是危及老年人健康的重要疾病。

## 二、病因及发病机制

### (一)发病原因

老年患者基础疾病多、免疫力低下是发生 MODSE 的基础。导致 MODSE 发生的原因包括：

(1)严重感染，包括细菌性和非细菌性(病毒、立克次体、支原体、衣原体、寄生虫等)。

(2)严重或持续的脏器感染(肺炎、腹腔内脓肿、肾盂肾炎、感染性心内膜炎等)、脓毒血症。

(3)严重创伤，如多发性长骨骨折、肺挫伤、灼伤等；严重手术创伤，如过长时间应用人工心肺机。

(4)肺源性因素，如吸入性肺炎、溺水、肺肾综合征等。

(5)免疫性、炎症性、中毒性因素，如系统性红斑狼疮、结节性多动脉炎、系统性血管炎、韦格氏肉芽肿、血栓形成、血小板减少性紫癜；急性坏死性胰腺炎；阿司匹林过量，氨、砷、乙醇、有机磷、汞、甲醇中毒、蝎、毒蛇咬伤等。

(6)急性缺氧、再灌注损伤，如急性心肌梗死溶栓后、PTCA 术后、冠脉旁路术后，心肺复苏术后等。

(7)脏器移植后急性排异，如肝移植、肾移植、骨髓移植等。

(8)免疫功能低下，中性粒细胞减少或缺乏等。

(9)用药及治疗不当，如大剂量皮质激素造成免疫抑制，过多过快输液导致心脏负荷过重，大量输血导致微循环障碍等。

(10)高龄者、器官储备功能低下、营养不良。

在上述各种病因中，感染是 MODSE 的首位诱因，占发病诱因的 64% ~ 74%，其中，肺部感染和泌尿系感染居多。基于美国老年社区人群的调查显示，泌尿系感染是 MODSE 的最常见诱因，占所有感染的 41%；来自中国的数据显示，导致 MODSE 的最常见诱因是肺部感染，占所有感染的 38.1%。

### (二)发病机制

MODSE 的发生机制错综复杂，有多种学说。

**1. 免疫功能异常**

老年人的免疫功能低下，除了生理性年龄增长性衰退、免疫防御功能锐减外，主要表现为细胞免疫功能缺陷，体液免疫功能紊乱，其特征是免疫的稳定调节功能发生障碍，因此容易感染。

**2. 全身炎症反应失控**

当机体受到各种致病因素作用后，可发生炎症反应及免疫应答。老年人感染后，由于参与炎性反应的细胞的反应性降低，炎症刺激引起炎性介质升高的过程发生缓慢，峰值浓度较低，但持续时间明显延长，使患者对手术、创伤后并发症的易感性明显增加，这也是造成远隔器官功能障碍的重要因素之一。许多重要的炎性介质还有促进机体炎症反应瀑布效应发生的作用，多种炎性介质的共同作用可能是 MODSE 形成和发展的重要通路。

**3. 细胞凋亡的失调**

危重症患者常表现为淋巴细胞和肠道上皮细胞凋亡的增加，而中性粒细胞凋亡的减少。年龄增长可以导致巨噬细胞在受到炎性刺激时凋亡增加，这不仅造成感染不易局限，而且容易形成和加重肺组织的局部损伤，并启动全身炎症反应。

**4. 微血栓形成和微循环障碍学说**

在 MODS 的发病过程中，炎症反应和凝血途径相互影响、相互渗透，最终诱发弥散性血管内凝血（diffuse intravascular coagulation，DIC）。老年人在发生 MODS 时，较易发生内皮细胞损伤和凝血功能异常。由于脏器血液灌注减少，组织缺氧，ATP 生成不足，细胞能量代谢障碍，导致血管内皮细胞功能失常，在各种黏附分子和炎性递质作用下，与中性粒细胞发生黏附连锁反应，造成广泛微血栓形成，导致微循环障碍。

**5. 蛋白质—热量营养缺乏学说**

老年人营养缺乏易出现血浆白蛋白合成障碍。感染、创伤、休克时，糖皮质激素、儿茶酚胺等分泌增多，机体分解代谢加强，自身蛋白质大量分解，机体处于负氮平衡状态。热量供给不足加重蛋白质营养不良，肠黏膜屏障功能障碍，增加肠黏膜通透性，促进细菌、内毒素移位，导致肠源性感染的恶性发展，促进 MODSE 的发生。

**6. 低灌注综合征学说**

低灌注综合征是指组织短时间急性缺血、缺氧后，尚未重新建立循环灌流时而发生的损伤。MODSE 时组织损伤与氧自由基的大量产生有关，导致膜代谢障碍，引起微血管通透性增加，造成循环血量不足，心排血量减低，各器官灌注量下降。

## 三、临床表现

MODSE 常累及多个器官、系统，通常序贯发生，但也可数个器官、系统同时受损。MODSE 与 MODS 的器官功能损害表现存在相似之处，但又有自身特点，与青壮年相比，MODSE 的病死率明显增高。

### （一）临床表现

**1. 肺脏**

肺是 MODSE 最易遭受损害的器官之一。各种致病因素都可造成肺功能损害。如缺血缺氧可导致肺泡 2 型细胞代谢障碍，引起通气及换气功能障碍；休克可导致肺循环功能障碍；多种炎性介质和细胞因子可造成弥漫性肺泡毛细血管损伤，引起肺间质水肿和肺泡水肿。上述原因还能造成急性肺损伤和急性呼吸窘迫综合征。

**2. 心脏**

心功能不全多在 MODSE 晚期出现，但病程早期可能已有心脏损害。由于心脏具有较大的储备功能及机体的内在调节，早期并不出现心功能障碍，晚期才出现心功能不全，临床表现为血压下降、心排血量减少、肺动脉血压升高、心律失常、代谢性酸中毒等。

**3. 胃肠道**

胃肠道功能的主要改变有肠壁水肿、肠麻痹、胃黏膜出血、多发性浅表性溃疡出血、肠黏膜出血、肠黏膜弥漫性斑块状坏死、急性胆囊炎等。小肠选择性吸收及黏膜屏障功能发生障碍，临床表现为消化不良、腹胀、肠蠕动减弱或消失以及消化道出血。

#### 4. 肾脏

有效循环血量不足使肾血流量发生改变,当肾血流量减少到一定程度,致肾小球滤过率下降,有害物质在体内蓄积,出现氮质血症、电解质和酸碱失衡,临床表现为少尿、无尿、血尿素氮和肌酐升高等。

#### 5. 肝脏

各种致病因素可使肝细胞遭受损害,肝细胞的代谢和能量的产生和利用均发生障碍,造成肝细胞的分泌、合成、生物转化功能降低,引起胆汁淤积,肝细胞变性、坏死,出现一系列肝功能不全的临床表现。

#### 6. 血液系统

MODS 时可有凝血系统激活,导致微循环障碍,广泛形成微血栓,出现 DIC;继而纤维蛋白溶解系统激活,导致继发性纤溶,表现为全身皮肤黏膜、各器官广泛出血。

#### 7. 神经系统

低氧血症、低血压休克、水电解质失衡、酸中毒、血渗透压变化、肝肾功能不全及药物等都可能影响中枢神经系统功能,出现精神异常、神志模糊甚至昏迷。

#### (二)临床分期与分型

#### 1. 临床分期

临床上将 MODSE 病程进展分为三期。

1 期(衰竭前期):有关器官在老化和慢性疾病基础上,已有组织和功能改变,相应指标介于正常和异常之间。

2 期(衰竭代偿期):有关器官已不能维持正常功能,但尚有代偿能力,对治疗反应较好。

3 期(衰竭失代偿期):有关器官明显衰竭,对治疗措施反应差,易进入不可逆阶段。

实践证明,明确 MODSE 的临床分期,有利于掌握病情进展,及时防治,这是提高治疗成效的关键。

#### 2. 临床分型

MODSE 根据发病形式分为 III 型。

Ⅰ 型(单相或速发型,singly-phase,rapid pattern):在感染(主要是肺部感染)或心、脑、肾等慢性疾病急性发作等诱因下,首先发生单一器官衰竭(主要是呼吸衰竭或心脏衰竭),继之在短时间内发生 2 个或 2 个以上器官相继衰竭,在短期内恢复或死亡者,占 49.4%。

Ⅱ 型(双相或迟发型 two-phase,delayed pattern):在单相型的基础上,短期内恢复,有 1 个较短的间歇期,此期病情相对平稳,以后在短时间内再次发生 2 个或 2 个以上器官衰竭,经治疗恢复或死亡者,约占 32.4%。

Ⅲ 型(多相或再发型 multi-phase,recurrent pattern):多在双相型基础上反复多次发生 MODS,以后恢复或死亡者,约占 18.2%。Ⅲ 型是 MODSE 的特有临床类型。

#### (三)临床特点

#### 1. 具有多种慢性疾病的基础

老年人器官功能随着年龄增长而衰退,处于功能不全的临界状态。此时,某些并不严重的应激即可影响多器官的功能,并导致连锁反应,类似"多米诺"现象,发生 MODSE。研究显示:MODSE 患者发病前多患有 1 种以上基础疾病,以冠心病和慢性阻塞性肺疾病最多,肺心病、原发性高血压病、脑血管疾病和糖尿病等多见。

**2. 起病隐袭,病程迁延,可反复发作**

MODSE 患者起病隐匿,病程迁延漫长,发病时间约 80% 在一周以上,有些甚至可迁延数月或数年,可反复发作。

**3. 感染和慢性疾病急性发作为常见诱因**

各种感染,尤其是肺部感染是 MODSE 的主要诱因(约占 2/3),但胸、腹、盆腔的重症感染预后更差。其次是各种慢性疾病急性发作。其他诱因中包括败血症、手术和创伤、脑血管意外、消化道出血、大量饮酒、肾毒性抗生素的应用等。

**4. 临床表现不典型,易延误诊治**

MODSE 时,其临床表现不典型,与衰竭器官受损程度并非平行。这是因为机体老化和长期慢性病作用使老年人对病变刺激的阈值提高或反应性降低,且老年人机体免疫力下降,对长期多种刺激(如低血流灌注、慢性炎症、感染等)产生一定的耐受性,使其易延误诊治。

**5. 肺常为首发功能障碍的器官**

肺脏是 MODSE 的主要启动器官,首衰频率高达 45.3%。研究表明,除肺脏居首位外,发生 MODSE 的器官依次为心脏、消化道、肾脏及肝脏。

**6. 受累器官多且难以完全逆转**

老年患者受累器官明显多于中青年患者,病死率亦随器官衰竭的增多而增高,由于这些器官衰竭多发生在老化和慢性疾病的,其损害程度且迁延持久,很难通过治疗完全逆转。

**7. 并发消化道出血或肾功能衰竭死亡率高**

临床研究显示,MODSE 患者出现消化道大出血可致循环障碍恶化,病死率显著增高,可高达 96.3%;出现肾功能衰竭时,病死率亦显著增高,可达 90.5%,多与慢性肾功能损害重视不够有关,一旦诱因激惹极易导致肾衰竭。

**8. 发生 4 个以上器官衰竭仍有可能救治成功**

衰竭器官数与死亡率呈正相关,≥4 个器官者死亡率 75%~100%。

**9. 基础疾病多,用药复杂,治疗中矛盾较多**

**(四)影响预后的因素**

**1. 累及脏器的个数**

累及脏器个数与死亡率呈正相关,累及脏器的个数越多,死亡率越高。

**2. 患病年龄**

基础病情相同,年龄是发病的首位不可逆因素,高龄患者 MODS 的发生率及死亡率均比中青年高。

**3. 受累脏器所存的代偿能力**

MODSE 时,受累脏器所存的代偿能力越低,预后越差。

**4. 患者的免疫能力**

患者的免疫能力也是衡量 MODSE 预后的一个重要指标,系统免疫反应能力低下或存在败血症,预后不佳。

**5. 诊治是否及时、有效、安全**

及时、有效、安全的诊治可以改善 MODSE 的预后。

## 四、诊断

### (一)早期诊断的关键

老年人是一个特殊的群体,随着年龄增长,重要器官功能与细胞功能发生退变、免疫力低下、生理系统储备能力减退;他们通常伴发多种疾病,如高血压、慢性支气管炎、肺气肿、冠心病、糖尿病等,并且几种慢病并存,有的可达十几种甚至更多;而且机体反应能力差,对各种刺激反应迟钝;加之老年 MODS 的临床表现各异,早期症状和体征不典型而不易被发现,因此提高对 MODSE 病因、诊断标准的认识,监测临床表现、各种参数,以利做到及时、正确评估感染程度、血流动力学、脏器功能等,是早期诊断的关键。

### (二)诊断与鉴别诊断

**1. 诊断**

目前,国内外尚无统一的 MODSE 的诊断标准。国内常用的 MODS 诊断标准是 1995年在庐山制订的 MODS 诊断标准。然而,危重老年患者脏器功能衰竭有其特殊性,成年人的标准不能完全反映老年人的实际情况。因此,在 2003 年王士雯教授等提出了适用于老年人的 MODSE 诊断标准(试行草案 2003)(见表 19-6)。该诊断标准从心、肺、肾、外周循环、肝脏、胃肠、中枢神经及凝血功能入手,若每项异常值超过 2 条以上即可作出诊断。

**表 19-6 MODSE 诊断标准(试行草案 2003)**

| 项目 | 器官功能衰竭前期 | 器官功能衰竭期 |
|---|---|---|
| 心 | 新发心律失常,心肌酶正常;劳力性气促,尚无明确心力衰竭体征;肺毛细血管楔压增高(13～19 mmHg) | 心搏量减少(射血分数≤0.40),肺毛细血管楔压增高(≥20 mmHg);有明确的心力衰竭症状和体征 |
| 肺 | 动脉血二氧化碳分压 45～49 mmHg;动脉血氧饱和度<0.90;pH 值 7.30～7.35 或 7.45～7.50;200 mmHg<氧合指数≤300 mmHg;不需用机械通气 | 动脉血二氧化碳分压≥50 mmHg;动脉血氧饱和度<0.80;动脉 pH 值<7.30;氧合指数≤200 mmHg;需用机械通气 |
| 肾 | 尿量 21～40 ml/h,利尿剂冲击后尿量可增加;肌酐 177.0～265.2 μmol/L,尿钠 20～40 mmol/L(或上述指标在原有基础上恶化不超过 20%);不需透析治疗 | 尿量<20 ml/h,利尿剂效果差;肌酐>265.2 μmol/L,尿钠>40 mmol/L(或上述指标在原有基础上恶化超过 20%);需透析治疗 |
| 外周循环 | 尿量为 20～40 ml/h;平均动脉压 50～60 mmHg 或血压下降≥20%,但对血管活性药物治疗反应好;除外血容量不足 | 尿量<20 ml/h,肢体冷、有发绀;平均动脉压<50 mmHg,血压需多种血管活性药物维持,对药物治疗反应差;除外血容量不足 |
| 肝脏 | 总胆红素 35～102μmol/L;丙氨酸氨基转移酶升高≤正常值 2 倍;或酶胆分离 | 总胆红素≥103μmol/L 或丙氨酸氨基转移酶升高>正常值 2 倍;肝性脑病 |
| 胃肠 | 明显腹胀、肠鸣音明显减弱;胆囊炎(非结石性) | 腹部高度胀气,肠鸣音近于消失;应激性溃疡出血或穿孔,坏死性肠炎,自发性胆囊穿孔 |

（续表）

| 项目 | 器官功能衰竭前期 | 器官功能衰竭期 |
|---|---|---|
| 中枢神经 | 明显反应迟钝；有定向障碍；格拉斯哥（Glascow）昏迷评分 9～12 分 | 严重的弥散性神经系统损伤表现；对语言呼叫无反应；对疼痛刺激无反应；Glascow 评分≤8 分 |
| 凝血功能 | 血小板计数（51～99）×$10^9$/L；纤维蛋白原≥2～4g/L；凝血酶原时间（PT）及凝血酶时间（TT）延长量＜3s；D-二聚体升高＜2 倍；无明显出血征象 | 血小板计数≤50×$10^9$/L，并进行性下降；纤维蛋白原＜2g/L；PT 及 TT 延长 3 s；D-二聚体升高≥2 倍，全身出血明显 |

**2. 鉴别诊断**

MODSE 的发生必须是机体遭受了感染、创伤或缺血缺氧的打击，这种打击可以是严重的，也可能不甚严重。经积极抗感染和生命支持，患者往往经受住了这种早期打击，但出现了随之而来的"失控性的全身炎症反应"导致的多器官功能不全乃至衰竭。在诊断中对以下情况应加以鉴别：

（1）长期慢性疾病逐渐发展而来的多脏器功能低下，如肺心病、肺性脑病、肝肾综合征、肝性脑病、恶病质、肿瘤晚期广泛转移等导致的多脏器功能低下，均不属于 MODSE。

（2）MODSE 的发生与机体遭受损伤之间必须有一定的时间间隔（＞24 h）。如果机体遭受急性损伤后，病情持续恶化，24 h 内死亡者，虽然病程中也可能出现一些脏器功能不全或衰竭的症状，但因无一段短暂间歇期的出现，不应诊断为 MODSE。

（3）某些局部因素导致的急性脏器功能损伤，如呼吸道分泌物堵塞导致的低氧血症；急性肺水肿导致的低氧血症；胆管堵塞导致的黄疸；临终前的中枢性呼吸抑制或心律失常；一些疾病终末期出现的急性多脏器功能不全或衰竭，也不属于 MODSE 的范畴。

（三）MODSE 与 MODS 的区别

MODSE 有别于 MODS，在发病诱因、发病基础、发病过程、发病特征、发病顺序以及病死率等存在明显的特性（见表 19-7）。

表 19-7　MODSE 与 MODS 的区别

| 项目 | MODSE | MODS |
|---|---|---|
| 年龄 | ≥65 岁 | 中青年 |
| 主要诱因 | 肺部感染、心血管急症 | 创伤、手术、败血症、休克 |
| 发病基础 | 器官老化、慢性疾病 | 无 |
| 发病方式 | 多由一个脏器衰竭，随后序贯发生 MODS | 在几天内几乎同时出现 MODS |
| 器官病理 | 明显、复杂、不易逆转 | 较轻、单一、可逆性 |
| 器官衰竭顺序 | 肺—心—肾，多在诱因作用或慢性病发作（或加重）基础上出现 | 肺—肝—脑—心，多由出血、休克等诱因引起 |

（续表）

| 项目 | MODSE | MODS |
|---|---|---|
| 临床经过 | 发病隐袭，病程迁延、反复发生 | 起病急骤，病程较短 |
| 临床分型 | Ⅰ、Ⅱ和Ⅲ型 | Ⅰ和Ⅱ型 |
| 免疫功能 | 低下 | 正常 |
| 死亡率 | 高 | 较高 |
| 4个以上器官衰竭 | 部分可以救治存活 | 几乎全部死亡 |

## 五、防治

老年人在生理上不可避免地出现生命器官的衰老和功能减退，静息状态下这种影响很小，但在急性病患或手术等应激状态下，生理储备不能像年轻人一样满足需求，器官代偿功能出现明显低下或不足，从而成为影响病情发展和预后的重要因素。MODSE患者由于器官功能低下，免疫力下降，以及原患有多种疾病，长期使用多种药物，加之多个器官在短时间内相继或同时衰竭，在治疗中常遇到多种棘手的矛盾，因此治疗难度较大。

### （一）治疗原则

（1）积极治疗慢性基础疾病，阻断或去除引起MODSE的原发因素。尽可能地保护各器官功能，防止器官功能衰竭。

（2）积极支持已衰竭的器官功能，阻断已被激活的病理途径，逆转已被激活的体液介质对各器官的不良影响。进而达到使各衰竭器官的功能逆转。

（3）器官功能衰竭是一连续的过程，临床上不但要及早识别，及时给予人工支持和机械辅助，而且应避免因治疗某一器官衰竭而影响其他器官功能。

（4）积极而尽可能早期进行代谢支持，为恢复器官功能提供物质基础。

### （二）治疗措施

**1. 全面评估查体，定期监测各器官功能指标**

全面评估查体，除监测肺、肾、心、肝、胃肠道等脏器功能外，还应对免疫系统、凝血机制以及神经内分泌系统等进行监测，并随访炎症指标、酸碱平衡、电解质包括血钙、血镁等，从而达到早期发现、及时治疗的目的。

**2. 治疗原发病**

积极有效地控制和处理原发病，对于延缓器官功能衰竭、防止MODSE发展意义重大。应迅速准确地处理创伤、烧伤、出血等应激因素；及时纠正休克，改善各器官灌注；积极控制感染，特别是严防急性呼吸窘迫综合征（ARDS）的发生；积极控制疼痛，减轻生理和心理性应激反应。

**3. 严格控制感染，尤其是肺部感染**

及时明确感染部位，及早严格控制感染，重视药物相互作用与不良反应所致的医源性病情加重。老年人肺部感染死亡率高，首先是因为症状不典型而被误诊，得不到及时治疗。其次，老年人抵抗力、体力、排痰能力均差，多数人有长期应用抗生素的历史，故一般常用的抗生素疗效欠佳。更为麻烦的是，不少老年人常有多种疾病并存，使临床症状错综复杂，故不易明确诊断。老年人一旦肺部感染，因肺部呼吸面积减少造成缺氧，极易诱发多脏器功能衰竭而死亡。因此，平时应加强预防措施，以减少感染频率，保护器官功能。肺部感染后，应根据指南选用对肝肾毒性低的抗生素。需大量长期应用时，应警惕菌群失调，结合实际情况加用抗真菌药物，同时做深部真菌培养以便早期发现。与此同时加强排痰，及早不失时机地进行机械通气，以防呼吸衰竭发展为 MODSE。

#### 4. 维持和保护器官功能

（1）改善心功能。

国外报道心脏衰竭为 MODSE 的首发器官（我国为肺），且发生较早，是 MODSE 初期应控制和保护的重点器官。除找出心衰的直接原因外，应密切注意周围循环状态，监测血流动力学变化，指导合理用药。密切监测血压，及早纠正低血压和低灌注状态。原则上不使用升压药，必需时可使用小剂量多巴胺，对提高动脉压、保持器官的灌注水平及改善组织缺氧具有重要意义。

（2）加强呼吸支持。

保持呼吸道通畅是保护肺换气的关键，及早不失时机地进行机械通气，根据病情需要可采用气管插管或气管切开，不仅要有合理的氧疗和机械通气，而且要注意改善肺循环的血液动力。

（3）保护肾功能。

肾功能衰竭对 MODSE 的预后影响极大，是 MODSE 初期度过以后的防治关键，故应密切监测肾脏功能。尿量逐日减少常是老年慢性肾功能衰竭的先兆，而且老年人肾功能衰竭前多已先有心肺功能不全，不宜使用血液透析，连续性肾替代治疗（CRRT）与腹膜透析较为安全。利尿药必须在先纠正低血容量后才能使用。限液，胰岛素－葡萄糖－碳酸氢钠治疗高钾，以及输入必需氨基酸可提高存活率。

（4）维持消化系统功能。

进行早期肠内营养；应用质子泵抑制剂防治消化道出血；肝功能不全时以综合治理措施，如给予保肝药物、支链氨基酸、减少肠道细菌等。

（5）治疗 DIC。

严密监测凝血功能，一旦发生要尽快治疗，根据情况予以肝素、凝血酶原复合物、纤维蛋白原，输注血小板悬液、新鲜血浆或全血等。

（6）防治脑水肿。

积极处理低血压、低氧血症，控制液体入量，保护脑功能，一旦出现脑水肿应予以脱水降颅压等措施。

#### 5. 调节能量代谢障碍，进行合理的代谢支持治疗

调节能量代谢障碍和进行合理的代谢支持治疗是提高抢救成功率的极为重要的措施。MODSE 发生的代谢变化与一般饥饿状态不同，此类患者需要更多的热量和蛋白质。既要有足够的热量供应，也要考虑当氧耗量下降时脂肪代谢障碍，不宜使用外源性脂肪。静脉补给氨基酸作为能源的底物可满足代谢的需要，并促进蛋白质的合成。尤其在肝功能衰竭时，支链氨基酸可使血中氨基酸谱恢复正常。能量代谢调节剂兼高能量底物果糖-1，6-二磷酸，通过增强糖酵解的限速酶磷酸果糖激酶活性可调节缺血、缺氧组织的能量代谢，改善器官功能。

#### 6. 合理使用膜结构稳定剂

膜结构稳定剂如糖皮质激素,可减少溶酶体的释放,也可防止线粒体呼吸功能衰竭,在合并 ARDS 时,可减轻毒性物质对肺的损伤。但由于对感染与消化道出血不利,不列为常规使用。近年来有人提出钙通道阻滞剂对缺血、缺氧器官的组织细胞具有保护作用,其确切效果尚待进一步证实。

#### 7. 其他

有研究表明,改善微循环、清除或拮抗炎症介质对防治 SIRS 和 MODS 有疗效。此外,纠正免疫功能紊乱对于阻断 MODSE 的进展至关重要,最有效的方法是尽可能地早期阻挡或消除多种致病因素对宿主异常炎症反应和免疫功能的激活。

#### (三)治疗难点与解决途径

老年患者存在基础疾病多、症状不典型、并发症多、病情迁徙反复、心理障碍及多重用药等特点,在治疗中常会遇到多种棘手的矛盾,如呼吸衰竭机械通气与血压下降、器官低灌注的矛盾;循环衰竭纠正低血容量与心力衰竭、心律失常的矛盾;胃肠衰竭消化道出血时止血药的应用与诱发心脑血管闭塞性病变的矛盾;肾功能衰竭血透、血滤等净化治疗时肝素应用与凝血功能障碍的矛盾;抗生素应用与肝肾功能不全的矛盾;使用抗生素与肠道菌群失调的矛盾;肠道菌群失调与胃肠营养补充的矛盾;使用激素与胃肠道出血的矛盾;激素应用与感染扩散的矛盾等。面对这些矛盾应根据每个患者的具体情况,全面、个性化分析对比,权衡利弊得失,选择最适合的措施妥善处理,防止顾此失彼。

#### (四)防治建议

#### 1. 强调预防为主的原则,重视早发现、早诊断,及时治疗

#### 2. 制订个体化防治方案

年龄是 MODSE 发病的首危因素,要充分认识和高度重视老年病的临床特点,制订个体化的防治方案,随病情变化及时修正方案。

#### 3. 及早去除病因、积极防治感染

重视 MODSE 的危险因素。重危患者,尤其高龄患者应及早去除病灶,积极防止感染发展,合理应用抗生素,提高主动与被动免疫能力,这是预防与逆转 MODSE 预后的重要而有效措施。

#### 4. 局限化受累器官功能不全

使受累器官功能不全局限化,避免导致其他器官衰竭。如对败血症及其他严重感染选用敏感抗生素,清除感染灶或行病灶引流;对复合创伤,予以彻底清创,清除坏死组织及血肿,固定骨折;心跳呼吸骤停复苏术后应监护好心肺功能;对大手术后患者,应予以呼吸、循环及营养支持,维持组织细胞的有效血液灌注,使之不至于发生缺血性缺氧,保持内环境稳定等。

#### 5. 规范医疗操作

各类介入或手术,都必须排除绝对和相对禁忌证;严格执行无菌操作,杜绝医源性器官衰竭的诱发因素的产生;重视术前各项检查,改善器官功能;选择恰当手术时机、损伤最小的麻醉和术式,尽可能缩短麻醉与手术时间;加强围手术期监测。

#### 6. 规范化预见性护理

有效的专科专病与全身整体相结合的规范化预见性护理亦对减少 MODSE 发生率、降

低致残率和死亡率极为重要。

（翁玉蓉）

**参考文献**

[1] 王士雯.重视老年多器官功能不全综合征[J].实用老年医学，2004，18(5)：227-228.

[2] 王士雯，王今达，陈可冀，等.老年多器官功能不全综合征(MODSE)诊断标准(试行草案，2003)[J].中国危重病急救医学，2004，16(1)：1.

[3] 陆惠华.实用老年病学[M].上海：上海科技出版社，2006.

[4] 李春辉.老年多器官功能不全综合征的研究进展[J].实用老年医学，2018，32(10)：911-914.

[5] 国家老年疾病临床医学研究中心(解放军总医院).《感染诱发的老年多器官功能障碍综合征诊治中国专家共识》撰写组.感染诱发的老年多器官功能障碍综合征诊治中国专家共识[J].中华老年多器官疾病杂志，2018，17(1)：3-15.

# 第二十章　老年患者麻醉术前评估和决策

## 第一节　老年患者术前评估和准备

**本节要点** ✎

1. 老年患者麻醉术前评估的内涵。
2. 老年状态全面评估。

**教学目的** 🗐

1. 掌握：老年状态全面评估的概念和内涵。
2. 熟悉：老年患者衰弱状态和衰弱指数。
3. 了解：了解老年患者术前肝肾功能评估和术前用药。

老年患者术前评估是实施麻醉手术前至关重要的一环,其目的是评价老年患者对麻醉手术的耐受力及风险,同时对患者的术前准备提出建议,如是否需要进一步完善检查、调整用药方案甚至延迟手术麻醉,在条件允许的情况下尽可能地提高患者对麻醉手术的耐受力,降低围术期并发症和死亡风险。

### 一、老年患者总体状态评估

目前提倡由老年医学科为主的多学科对老年人的合并症、功能、心理和社会学特点进行的多方位的评估,即老年状态全面评估(The Comprehensive Geriatric Assessment,CGA)。其中老年人的认知(cognition)、功能(function)、营养(nutrition)及衰弱(frailty)状态等都与围术期不良事件发生率相关(见表 20-1)。

#### (一)ASA 分级

美国麻醉医师协会(American Society of Anesthesiologists,ASA)分级及患者年龄可以初步预测围术期死亡率。文献报道大于 80 岁的患者接受大中型非心脏手术时,年龄每增加 1 岁,围术期死亡率增加 5%。

表 20-1　老年患者术前评估项目

| 项目 | | 评估方法 |
|---|---|---|
| 认知功能 | 痴呆 | 用简易智力状态评估量表（Mini-Cog）进行筛查，如果阳性，则继续用蒙特利尔认知评估量表（MoCA）评估 |
| | 谵妄 | ①在手术前明确易感因素和诱发因素<br>②意识错乱评估方法（CAM） |
| | 抑郁 | 老年人抑郁量表 |
| 功能状态 | | ①日常生活活动量表（ADLs）<br>②日常工具性活动量表（IADLs） |
| 营养状态 | | ①微型营养评估量表（MNA）<br>②6 个月内意外减重 10%～15%<br>③体重指数＜18.5kg/m²<br>④无肝肾疾病时白蛋白水平＜30g/L |
| 衰弱状态 | | ①Fried 衰弱表型中的 5 条诊断标准<br>②多维衰弱状态评分（MFS） |

**（二）认知功能**

痴呆、谵妄和抑郁是评估认知功能时的重要考虑因素，且术前评估的结果可以作为术后认知功能评估的基线值。推荐采用 Mini-Cog 作为术前认知功能快速筛选工具；如果 Mini-Cog 筛查阳性，痴呆症的进一步临床评估是必要的。谵妄常发生于术后 1～5 天，也有部分老年患者术前即存在谵妄；术前评估易感因素和诱发因素可以确定患谵妄的风险并进行针对性预防和治疗。

术前有抑郁症状的患者发生术后功能恢复不良的概率增加，更容易发展成术后谵妄，而且谵妄的持续时间更长。老年抑郁症量表是简单有效的抑郁症筛查工具。

**（三）日常生活功能**

老年患者的功能状态评估可以使用日常生活活动量表（activities of daily living，ADLs）和日常工具性活动量表（instrumental activities of daily living，IADLs）。日常活动功能缺陷患者生活或行动困难，应接受进一步评估以及适当的术前治疗。

**（四）营养状态**

术前营养不良可导致伤口裂开、吻合口瘘、感染、谵妄、死亡率和住院时间增加。微型营养评估量表（mini nutritional assessment，MNA）是敏感性和特异性最强的术前营养状态评估工具。高危患者应在择期手术前请营养师指导实施围手术期营养补充计划。

**（五）衰弱状态**

衰弱状态是因生理储备下降而出现抗应激能力减退的非特异性状态，涉及多系统的生理学变化，包括神经肌肉系统、代谢及免疫系统改变，这种状态增加了死亡、失能、谵妄及跌倒等负性事件的风险。目前还没有评估衰弱的统一标准。目前基于 CGA 的多维衰弱状态评分（multidimensional frailty score，MFS）是术后并发症和 6 个月死亡率的最佳评估工具。

## 二、外科手术类型、创伤程度与手术风险评估

手术过程本身可以显著影响围术期风险,它包括外科手术类型、创伤程度、出血以及对重要脏器功能的影响。表浅性手术其围术期不良预后要比胸腔、腹腔或颅内手术者低得多。以下手术风险较大:重要器官的手术、急症手术、估计失血量大的手术、对生理功能干扰剧烈的手术、新开展的复杂手术(或术者技术上不熟练的手术)和临时改变术式的手术。同类手术在施行急症或择期手术时,急诊手术的不良预后可比择期手术者高 3～6 倍。不同的手术方式对麻醉风险的影响不同,应该根据手术类型针对性地向患者及家属交代风险。

## 三、心功能及心脏疾病评估与准备

术前应重点评估患者是否有症状还是无症状的冠脉疾病以及患者的体能状态。"活动性心脏病"的患者进行内科治疗稳定后才能行择期手术。是否进行进一步诊断评估取决于患者和手术的具体因素以及体能状态,应特别关注那些体能状态差的高危患者。

## 四、肺功能及呼吸系统疾病评估与准备

术后肺部并发症(PPCs)包括肺不张、支气管痉挛、支气管炎、肺炎、肺栓塞、急性呼吸窘迫综合征(ARDS)和呼吸衰竭。年龄超过 60 岁是一项显著的危险因素。老年人术前采用戒烟、运动等积极的肺保护策略可减少术后肺部并发症。包括腹式呼吸、深呼气、有氧耐力训练等。有肺部疾患的患者还可采用强化胸部物理治疗,包括体位性引流、背部叩击、振动疗法。

## 五、肝脏、肾脏功能及肝肾疾病评估

老年患者肝脏重量减轻,肝细胞数量减少,肝血流也相应降低。肝脏合成蛋白质的能力降低,代谢药物的能力也有不同程度的减少。慢性肝病患者合成 Ⅱ、Ⅶ、Ⅸ、Ⅹ 因子不足有关,术前须重视凝血功能。

老年人肾小球滤过率降低,肾浓缩功能降低,需经肾清除的麻醉药及其代谢产物的消除半衰期延长。如果原先已存在肾病,则围术期肾损害将更显著。除肾性疾病外,高血压、糖尿病也是造成老年人肾功能受损的主要原因。肾功能评价主要以肾小球滤过率(GFR)为指标。慢性肾功能衰竭已依赖透析的患者,在术前一日进行透析有助于确保可接受的容量状态,避免高钾血症,维持正常的酸碱状态。

## 六、胃肠道功能及胃肠系统疾病评估

老年人胃肠道血流量降低,胃黏膜有一定程度的萎缩,唾液及胃液分泌减少,胃酸低,胃排空时间延长,肠蠕动减弱。

疼痛、近期创伤、禁食时间不足、糖尿病、肥胖或应用麻醉性镇痛药、β-肾上腺素能药物或抗胆碱药等,均可延迟胃内容物排空,或改变食管下端括约肌张力,增加误吸的机会,此外食管裂孔疝是误吸的高危因素,术前有"烧心"症状患者应注意排查。65 岁以上、接受中大型手术老年患者围术期易并发应激性溃疡,需进行相应预防。

### 七、凝血功能评估

血栓性疾病是严重危害人类健康的重要疾病之一,在老年人群中尤为突出,并且许多老年患者停用抗凝药物易导致围术期血栓性疾病发生,因此停用抗凝药物应当慎重。术前凝血功能检查,有助于评估患者凝血功能状态,指导术前药物的使用。

### 八、内分泌功能及内分泌疾病评估

#### (一)合并糖尿病的老年患者

复查血糖和糖化血红蛋白水平,择期手术糖化血红蛋白水平应小于 8.0%。评估对降糖药物的敏感性、是否合并心血管疾病、周围神经病变程度以及认知功能状态等情况。

#### (二)使用皮质激素治疗的患者

肾上腺功能抑制与使用皮质激素有关。对经常使用皮质激素治疗的患者,应询问其用药剂量和最后一次用药时间。

#### (三)甲状腺疾病的患者

有甲状腺素补充型(甲状腺机能低下)或抗甲状腺素型(甲状腺功能亢进)两类。近年资料表明,对稳定型的甲状腺机能低下患者,允许施行择期麻醉和手术;大型及高风险手术,需推迟择期手术,并给予甲状腺素补充治疗。

### 九、老年患者术前用药与既往用药医嘱

术前使用β-受体阻滞剂的患者应当继续服用,但是需要严密监测心率、血压,不建议预防性使用β受体阻滞剂。既往使用血管紧张素转换酶抑制剂(ACEI)和血管紧张素受体阻断剂(ARB)患者建议手术当天早晨暂停给药,以减少术中低血压。使用植物提取物或中药的患者应当注意测定凝血功能、电解质和肝功能。

抗凝药物的停用与否应当根据疾病状态权衡处理,推荐发生急性冠脉综合征或置入支架的患者终身服用阿司匹林。置入金属裸支架后应服用两种血小板凝集抑制剂 4～6 周,而置入药物洗脱支架后,时间最好延长至 6 个月。择期手术应延期至停用氯吡格雷等 P2Y12 受体拮抗剂 5～7 天后,期间酌情使用 GPⅡb/Ⅲa 受体抑制剂,术后应尽早恢复双药物抗血小板治疗。对于术前长期使用华法林抗凝的患者,行出血风险高的手术需停用华法林 5～7 天,其间使用肝素桥接抗凝。

(肖　洁)

#### 参考文献

[1] 王天龙,王东信,李金宝,等.中国老年患者围术期麻醉管理指导意见[J].国际麻醉学与复苏杂志,2014,35(10):870-901.

[2] Lan Y,You ZJ,Du R,Chen LS,Wu JX. Association of Olfactory Impairment and Postoperative Cognitive Dysfunction in Elderly Patients[J]. Front Mol Biosci. 2021 Apr 21(8):681463.

[3] Villarreal EG,Flores S,Kriz C,et al. Sodium nitroprusside versus nicardipine for hypertension management after surgery:a systematic review and meta-analysis[J]. J

Card Surg，2020，35(5)：1021-1028.

[4] Alonso-Coello P，Cook D，Xu SC，et al. Predictors，prognosis，and management of new clinically important atrial fibrillation after noncardiac surgery：aprospective cohort study[J]. Anesth Analg，2017，125(1)：162-169.

[5] Ma B，Sun J，Diao S，et al. Effects of perioperative statins on patient outcomes after noncardiac surgery：a meta-analysis[J]. Ann Med，2018，50(5)：402-409.

# 第二节　老年患者术中管理

## 本节要点

1. 老年患者围术期监测和麻醉药物的选择。
2. 特殊老年患者的麻醉。

## 教学目的

1. 掌握：老年患者围术期的常规监测和脆弱脏器功能监测，老年患者围术期麻醉药物选择原则和系统功能维护。

2. 熟悉：老年患者围术期循环管理和肺功能保护策略，围术期体温管理。

3. 了解：特殊老年患者麻醉管理。

## 一、老年患者的常规监测/脆弱脏器功能监测

### (一)老年患者的常规监测

(1) 全身麻醉除生命体征外，应监测吸入氧浓度、呼气末二氧化碳分压、麻醉气体吸入和呼出浓度、气道压力、潮气量等。

(2) 对实施大手术的老年患者强烈建议行脑电监测及肌松监测。

### (二)脆弱肺功能早期预警指标及干预

(1) 气道压力，如气道压力升高，应判断是否有肺容积改变，或气道痉挛，或者肺水增加等因素，针对病因做出分析与处理。

(2) 呼气末二氧化碳波形及 $P_{ET}CO_2$ 监测，结合肺部听诊、气道压力等诊断，如发生支气管痉挛或静默肺，可经静脉给予肾上腺素与糖皮质激素治疗。

(3) 氧合指数($PaO_2/FiO_2$)监测，是对肺通气功能以及心肺交互效应的综合评定，正常值应该至少大于 300 mmHg。如果术中出现低于 300 mmHg 的状况，应该快速进行病因分析与处理。

（4）呼吸频率与节律监测，拔管期可以协助判断拔管时机。

### （三）脆弱心功能早期预警指标及干预

（1）心电图，对怀疑心肌缺血患者采用5电极双导联系统，如 II＋V5 导联监测。

（2）血压监测，对于术后风险增加的老年患者，收缩压应控制在术前平静血压±10%内。对于术前合并脑血管疾病患者，术中血压应维持在术前平静血压基线水平至基线血压120%范围内。

（3）心脏前负荷监测和心输出量（CO）以及每搏量（SV）监测，Swan-Ganz 导管可用于监测混合静脉血氧饱和度（$S_{mv}O_2$）以及肺动脉压、肺血管阻力及 PAWP。

### （四）脆弱脑功能患者的早期预警监测与干预

（1）对于脆弱脑功能高危患者和高危手术，强烈建议实施功能性血流动力学监测指导下的目标导向液体管理。可联合预防性缩血管药物处理，维持术中血压在基础值至基础值的120%水平。

（2）推荐行近红外光谱无创局部脑氧饱和度（$rSO_2$）、经颅多普勒超声（TCD）等无创脑监测技术。

（3）术中实施 GDFT 血糖控制于 7.8～10.0 mmol/L 之间；脑卒中高危患者应避免低碳酸血症。

## 二、老年患者麻醉药物选择

针对脆弱脑功能老年患者，避免使用抗胆碱药物以及苯二氮䓬类药物。脆弱肝肾功能的患者，肌松药物最好选择不经过肝肾代谢的药物，如顺式阿曲库铵。舒更葡糖钠＋罗库溴铵可安全用于麻醉诱导和维持。中效镇静药物要在麻醉镇静深度监测指导下给予；推荐短效镇静镇痛药物维持麻醉，如丙泊酚和瑞芬太尼。依托咪酯可安全用于老年患者麻醉诱导，如采用丙泊酚诱导，诱导前应启动给予缩血管药物，如去甲肾上腺素[0.05～0.10mg/（kg·min）]，并小量、缓慢、多次静脉注射或分级靶控输注丙泊酚。对于行髋膝关节等四肢手术的老年患者，如无禁忌，强烈建议行区域麻醉。

## 三、术中输血输液管理

### （一）液体类型选择

（1）老年患者围术期首选液体类型推荐晶体液。

（2）对于肾功能受损、脓毒症或脓毒性休克的老年患者，不推荐使用羟乙基淀粉治疗。

（3）术前有低蛋白血症的脓毒症患者，可以采用白蛋白进行液体复苏，维持人血白蛋白水平 30 g/L 以上。

### （二）目标导向液体治疗联合预防性缩血管药物

（1）推荐实施 GDFT 策略联合预防性缩血管药物以降低围术期并发症。目标导向液体管理指标包括 PPV、SVV、PVI 及液体冲击试验＋维持液体输注量方案。

（2）SVV、PPV、PVI 主要用于机械通气下目标导向液体管理，PPV 或 SVV＞13%时可能有心脏前负荷不足。SVV、PPV 等指标值＜5%时，基本可排除容量不足的可能。

（3）液体冲击试验＋小容量液体持续输注可用于非机械通气患者的容量治疗。该方法是指在 5 分钟内输注 3ml/kg 液体，如果 SV 超过 10%视为液体冲击试验阳性，需行第 2 次液体冲击试验直至 SV 小于 10%；维持期间给予小容量液体输注 1～2 ml/(kg·h)。

（4）全身麻醉时可预防性连续给予去氧肾上腺素，或给予小剂量去甲肾上腺素或甲氧明，可降低对液体输注的过度依赖。如持续输注应遵循从小剂量开始，逐渐滴定至最佳剂量的原则。对有心、肾功能不全患者的老年患者应特别注意避免因使用不当导致严重后果。

（5）一般腔镜手术术中维持的液体输注量不超过 5 ml/(kg·h)，开放性手术不超过7 ml/(kg·h)。

### （三）术中输血与凝血管理

（1）Hb>10g/dL 无需输入红细胞悬液，Hb<7g/dL，应考虑输注红细胞悬液，Hb 介于7～10 g/dL，应主要根据患者心肺代偿能力、机体代谢和耗氧情况及是否存在进行性出血决定是否输入红细胞悬液。

（2）非肿瘤患者大量出血可采用自体血液回收、快速等容性血液稀释等技术；肿瘤患者输血的原则为维持全身基本氧供需平衡的前提下，尽量减少异体血输注。

（3）抗纤溶药物如氨甲环酸可以部分减少输血。

（4）在没有活动性出血或有明确的凝血障碍的实验室证据前，不应输注血浆。输注红细胞与输注新鲜冷冻血浆的比例为 2∶1。

（5）输注异体血建议行以下监测：血红蛋白浓度监测；实时凝血功能监测；体温监测及并对输血以及输液进行加温处置，维持患者体温在 36℃以上。

## 四、术中循环管理

### （一）基于术中全身氧供需平衡的血流动力学管理

在出现术中氧供需平衡异常时，应从肺功能、血红蛋白含量、心脏前负荷、HR、心脏收缩功能以及氧需方面进行全面分析。

### （二）术中血管活性药物的选择与应用

（1）术前不伴存心脏收缩功能异常的老年患者，术中常用的血管活性药物为缩血管药物或者短效 β1-受体阻滞剂。

（2）对于术前伴存心脏收缩功能异常的老年患者，除使用上述血管活性药物外，可能需要给予正性肌力药物等。

### （三）术中常见心律失常病因分析与处理

（1）心动过速常与缺氧、电解质异常、二氧化碳蓄积、麻醉镇痛深度过浅、低血容量、急性大量失血、心肌缺血等有关。在排除上述原因后可给予艾司洛尔试验性治疗。对于除外心房血栓后的新发快速房颤，出现严重心动过速且合并严重低血压时，可以考虑同步电复律治疗。

（2）术中出现室性早搏的老年患者，首先排除引起心肌缺血的各种原因，优化心肌氧供需平衡指标；若无改善可考虑经静脉给予利多卡因，如果仍然无效，可静脉给予胺碘酮治疗。

（3）术前为慢性房颤的患者术中如转化为急性房颤，应该在排查导致左心房压力过高的病理性因素后，给予艾司洛尔或者胺碘酮治疗。如果快速房颤已经导致严重低血压发生，可以考虑同步电复律治疗。

### （四）术中血压管理

（1）对于术后风险增加的老年患者，更加严格的术中血压控制能减少术后重要脏器功能障碍。

（2）建议将术中血压维持在基础血压值的 90%～110%，MAP 保持在 65～95 mmHg。较高基础血压非心脏手术患者，其目标是将血压保持在基础值的 80%～110%，且 SBP 低于 160 mmHg。

## 五、术中呼吸管理与肺功能保护策略

### （一）术中机械通气期间通气参数的设定与肺功能保护

（1）对于术前伴有哮喘病史，近期上呼吸道感染等高气道反应性患者，麻醉诱导前可静脉滴注甲泼尼龙 1～2 mg/kg 或者琥珀酸氢化可的松 100～200 mg。

（2）机械通气患者实施标准体重 6～8 ml/kg 的低潮气量＋中度呼气末正压（PEEP）8cmH$_2$O 策略；每小时给予连续 3～5 次的手控膨肺。应谨慎考虑肺复张策略的潜在风险。

（3）FiO$_2$ 不超过 60%，以防止吸收性肺不张。

（4）呼吸比例 1∶2.0～1∶2.5。

（5）术中实施目标导向或者限制性液体管理方案。

（6）术前合并严重心肌收缩功能障碍（EF＜50%）的患者，术中通过监测 SV 以及 CO，维持其正常。

### （二）术中肺通气与换气功能监测

（1）气道压力、呼气末二氧化碳波形以及分压监测、吸气呼气流量环、配合肺部望触扣听诊等，可对围术期患者的肺通气功能进行监测与病因判定。

（2）衡量换气功能的临床常用指标为肺氧合指数（PaO$_2$/FiO$_2$）。

## 六、术中体温监测与维护

老年患者术中极易发生低体温，建议术中常规进行体温监测，并维持患者体温在 36℃ 以上。

## 七、术中麻醉深度、脑氧供需平衡监测及干预

对于老年患者这一高危人群强烈建议使用麻醉深度监测。脆弱高危脑功能和高风险手术患者，具备条件下，强烈建议实施连续无创脑氧饱和度监测（rSO$_2$）及干预。

## 八、术中肌肉松弛药物合理应用、肌松监测与残余肌松效应处置原则

老年患者术中应选用中、短效非去极化肌松药，避免残余肌松导致的术后并发症。肝功能受损的老年患者应避免使用维库溴铵或罗库溴铵；肾功能受损的老年患者应避免使用哌库溴铵；对于肝肾功能都同时受损的老年患者可选用不经肝肾代谢的顺式阿曲库铵。建议在定量肌松监测指导下使用非去极化肌松药和肌松拮抗药。如腹腔镜手术采用深肌松，可使用罗库溴铵，采用舒更葡糖钠拮抗。

## 九、全麻术中抗应激与抗炎管理

大型手术中，联合使用乌司他丁、糖皮质激素、非甾体类抗炎药物，可以防止组织水肿，维护液体平衡。为防止肠道微循环紊乱，应避免术前长时间禁饮与灌肠处理，术前 2 小时推

荐口服不超过 400 ml 的碳水化合物饮料。联合应用全麻和广义区域阻滞麻醉技术,使用短效阿片类药物,有效管控急性疼痛应激。采用充分抗应激状态下的循环管理策略,即联合实施目标导向液体治疗和预防性缩血管药物干预。控制围术期血糖浓度<10.0 mmol/L,以降低术后伤口感染等并发症发生率。

## 十、特殊老年患者的麻醉

### (一)近期(<3 个月)脑卒中患者的麻醉管理

(1) 近期合并脑卒中的老年患者行择期手术尽可能推迟至脑卒中发生 3 个月后。

(2) 术前充分行脑功能评估。

(3) 围术期血压应维持在基线水平至基线水平 120% 以内,实施目标导向液体治疗联合预防性缩血管药物处理。

(4) 建议联合使用麻醉镇静深度监测、无创脑氧饱和度监测实施个体化脑功能保护策略。

(5) 根据患者情况及手术方式个体化选择麻醉方法,四肢手术中优选区域麻醉。

(6) 全身麻醉应避免过度通气,术中调整通气参数维持 $PaCO_2$ 在 40~45 mmHg。

(7) 术中确保适当动脉血氧饱和度和血红蛋白浓度,防止氧含量过低。

(8) 防止外科相关炎性反应对血脑屏障的损害,围术期使用抗炎药物如乌司他丁可能使患者受益。

(9) 围术期维持体温在 36℃ 以上。

(10) 提供有效的术后镇痛,防止血流动力学剧烈波动。

### (二)近期急性心肌梗死患者的麻醉管理

(1) 对于心肌梗死的老年患者,限期手术建议在急性心梗发生后 4~6 周再进行。急诊手术患者可进急诊冠脉支架置入术,或者对患者心脏功能优化治疗,没有急性心功能衰竭和心肌缺血症状后,再进行手术治疗。

(2) 术前进行充分的心功能评估。

(3) 维持心率在术前基线心率±20%,维持血压在基线血压±20% 范围内可有效维持冠状动脉的灌注,推荐采用有创动脉血压监测。

(4) 加强心功能监测,如功能性血流动力学监测,或经食管/经胸超声心动图监测(TEE/TTE)。

(5) 有条件可实施连续上腔静脉血氧饱和度监测,以确保上腔静脉血氧饱和度>70%。

(6) 行血气以及血乳酸监测也可为维持全身氧供需平衡提供指导。

(7) 限制性或目标导向液体治疗联合预防性缩血管药物为优选策略。

(8) 外科最好采用微创或相对低创伤性操作,防止血流动力学的剧烈波动。

(9) 维持体温在 36℃ 以上。

(10) 急性心梗期老年患者,应该在麻醉深度监测下逐步滴定给药,麻醉诱导前需要预防性给予足够的缩血管药物,麻醉诱导和维持应该给予充分抗应激措施,防止心肌氧供需失衡。

(11) 围术期提供有效的术后镇痛,避免使用非甾体类抗炎药物及环氧合酶-2 抑制剂。

**（三）合并哮喘或近期急性上呼吸道感染疾病患者的麻醉管理**

（1）术前对呼吸道疾病进行充分评估。

（2）避免使用诱发过敏性介质释放的麻醉药物以及其他药物，如吗啡、阿曲库铵等；避免使用增加迷走神经张力的药物，如硫喷妥钠等；尽量减少血液制品以及异体血输注。

（3）在麻醉诱导开始前，连续静脉滴注给予糖皮质激素，起效后开始麻醉诱导。

（4）麻醉监测应该包括潮气量、气道压力、呼气末二氧化碳分压、压力—流量环监测、$SpO_2$ 等，肺部听诊也为最重要支气管痉挛诊断措施之一。

（5）麻醉方式依据手术方式以及气道发生支气管痉挛的风险程度而定。

（6）如果术中出现支气管痉挛，应该首次静脉注射肾上腺素 5～10 μg，可以重复或者连续输注肾上腺素，必要时可以追加糖皮质激素。

（7）优化肌松药物使用时机以及剂量，避免术后给予新斯的明拮抗。可以使用罗库溴铵，需要拮抗残余肌松效应时，给予舒更葡糖钠。

（8）术后应尽早拔除气管插管导管，并送 PACU 或者 ICU 做进一步观察。

（肖　洁）

**参考文献**

［1］Yuan X，Du J，Liu Q，et al. Defining the role of perioperative statin treatment in patients after cardiac surgery：a meta-analysis and systematic review of 20 randomized controlled trials［J］. Int J Cardiol，2017，228：958-966.

［2］Domanski MJ，Mahaffey K，Hasselblad V，et al. Association of myocardial enzyme elevation and survival following coronary artery bypass graft surgery［J］. JAMA，2011，305(6)：585-591.

［3］Lowe MJ，Lightfoot NJ. The prognostic implication of perioperative cardiac enzyme elevation in patients with fractured neck of femur：a systematic review and meta-analysis［J］. Injury，2020，51(2)：164-173.

［4］Devereaux PJ，Duceppe E，Guyatt G，et al. Dabigatran in patients with myocardial injury after non-cardiac surgery（MANAGE）：an international，randomised，placebo-controlled trial［J］. Lancet，2018，391(10137)：2325-2334.

［5］Sessler DI，Conen D，Leslie K，et al. One-year results of a factorial randomized trial of aspirin versus placebo and clonidine versus placebo in patients having noncardiac surgery［J］. Anesthesiology，2020，132(4)：692-701.

# 第三节　老年患者苏醒期的管理

**本节要点**

老年患者麻醉苏醒期常见并发症和处理。

1. 掌握：预防老年患者苏醒延迟。
2. 熟悉：预防老年患者围术期谵妄。

在手术结束时应注意防止应激反应，给予适当镇痛药物如舒芬太尼、芬太尼等以防止爆发性疼痛的发生。老年患者苏醒期多模式镇痛模式有助于提升拔管的成功率。术中连续输注适量右美托咪定有助于增强患者苏醒期对气管插管的耐受性。

## 一、气管插管或者喉罩拔除的管理

老年患者拔管前要考虑麻醉镇静镇痛肌松药物的残余效应是否完全消除。拔管前，患者在足够的镇静深度下应该进行充分的气道吸痰以及肺复张。拔管前出现氧合指数低于 300 mmHg 的状况，需要考虑各种原因导致的心肺功能异常，有无严重低血容量或者低血红蛋白血症存在。

## 二、老年患者苏醒延迟的可能原因

术中镇静过度，该状况需要等待直至镇静效应消退。低体温，如果体温低于 36℃，需尽快给予复温处置。潜在脑损伤或者急性脑卒中，需要请神经内外科专家会诊。如存在苏醒期循环不稳定的状况，需寻找病因，并积极处理低或过高血压。术前合并的代谢及内分泌疾病可能诱发术后苏醒延迟。$CO_2$ 气腹和老年患者肺功能衰退，均可能在拔管期间出现严重 $CO_2$ 潴留，甚至 $CO_2$ 昏迷。注意在通气不足的状态下，$P_{ET}CO_2$ 不能准确反映 $PaCO_2$。血气以及电解质、血糖检查对于快速诊断苏醒延迟病因可提供帮助。

## 三、老年患者 PACU 管理

麻醉后恢复室（postanesthesia care unit，PACU）是为麻醉后恢复期的患者提供进一步评估、监测和治疗的区域。手术结束后应由麻醉医生与外科医生、巡台护士一起护送患者至 PACU。转运过程中，应该给予患者持续吸氧，予以适当监护和生命支持。老年患者 PACU 期间常见不良事件的处置包括：

### （一）苏醒延迟

（1）苏醒延迟一般指患者麻醉结束后超过 30 分钟患者意识仍未恢复。

（2）首先按照 ABC 顺序进行检查和处理，即（A）保持气道通畅；（B）常规补充吸氧，通气量不足时使用无创或有创通气；（C）判断循环状态，补充容量不足，必要时使用血管活性药物。

（3）判断导致苏醒延迟的原因，包括了解病史、详细的体格检查、实验室检查，如病因不明或怀疑神经系统损伤，应尽快寻求神经内/外科医生的会诊协助。

（4）针对可能的原因进行处理。麻醉药物残留是苏醒延迟的最常见原因，如果是吸入性药物麻醉过深,在停止给药并保持足够通气后可逐渐苏醒;阿片类药物残留可试用纳洛酮分次或持续静注或肌注;如怀疑苯二氮䓬类药物引起,可给予氟马西尼拮抗;同时应纠正存在的任何病理生理功能紊乱。

**（二）恶心呕吐**

（1）不用或少用吸入麻醉药和阿片类药物可降低术后恶心呕吐的发生率。

（2）对于术后恶心呕吐发生的高危人群,建议联合应用不同作用机制的止吐药进行多模式治疗,常用药物包括 $5\text{-}HT_3$ 受体拮抗剂、糖皮质激素如地塞米松、多巴胺受体拮抗剂如氟哌啶醇等药物。

**（三）寒战和低体温**

（1）老年患者建议在 PACU 进行常规体温监测。

（2）麻醉诱导前即开始使用被动覆盖和主动保温措施可减少术后低体温发生。

（3）已经出现低体温,应对患者进行积极复温。因低体温而寒战的患者可给予哌替啶、曲马多或右美托咪定治疗。

**（四）肌松残余作用**

（1）预防术后肌松残留的措施包括使用短效肌松药、监测神经肌肉接头功能、如无必要避免深肌松、术后常规拮抗肌松药,或采用罗库溴铵＋舒更葡糖钠拮抗等。

（2）存在肌松残留作用的患者除给予拮抗之外,应关注并纠正患者存在的其他可能影响肌松恢复的病理生理异常,如低体温、低钾血症等。

**（五）术后躁动/谵妄**

（1）患者出现术后躁动时,应分析原因,适时拔除气管导管,充分给氧,严重躁动的患者需约束,以防自伤及坠床。

（2）当患者发生术后谵妄,应分析原因对症处理,首选非药物治疗,措施包括改善认知功能、改善睡眠、有效控制术后疼痛、纠正水电解质紊乱等。

（3）谵妄的药物治疗包括氟哌啶醇和非经典类精神药物如喹硫平和奥氮平,右美托咪定也可用于治疗躁动型谵妄。

**（六）急性疼痛**

（1）PACU 中应对患者进行疼痛程度评估。

（2）术后疼痛严重(如 NRS 静息疼痛评分＞3 分)的患者推荐使用多模式镇痛改善镇痛效果。

老年患者转出 PACU 的标准:患者从 PACU 转入普通病房的基本标准可参照改良 Aldrete 评分表,对患者的意识、呼吸、循环、氧合、活动等方面进行评估,总分≥9 分才能转回病房。此外,中心体温应≥36℃、镇痛有效、末次镇痛药物使用≥15min、没有明显不良事件方能转回普通病房。

（肖　洁）

**参考文献**

[1] London MJ，Schwartz GG，Hur K，et al. Association of perioperative statin use with mortality and morbidity after major noncardiac surgery［J］. JAMA Intern Med，2017，177(2)：231-242.

[2] Smith LM，Cozowicz C，Uda Y，et al. Neuraxial and combined neuraxial / general anesthesia compared to general anesthesia for major truncal and lower limb surgery：a systematic review and meta-analysis[J]. Anesth Analg，2017，125(6)：1931-1945.

[3] Gu WJ，Wang F，Liu JC. Effect of lung-protective ventilation with lower tidal volumes on clinical outcomes among patients undergoing surgery：a meta-analysis of randomized controlled trials[J]. CMAJ，2015，187(3)：E101-E109.

# 第四节　老年患者急性术后疼痛管理

**本节要点**

老年患者术后疼痛的评估和多模式镇痛。

**教学目的**

1. 掌握：老年患者术后急性疼痛管理。
2. 熟悉：老年患者术后多模式镇痛。

## 一、老年患者疼痛评估

老年患者围术期疼痛评估极具挑战，语言等级评定量表是最敏感和可靠的方法，数字等级评分接受度最高。对完全无法交流的老年患者，面部表情和肢体动作等可作为疼痛评估的参考指标。建议加强医护人员培训，掌握老年患者疼痛评估工具的使用方法，定期评估镇痛效果并及时调整疼痛管理方案。

## 二、镇痛方式和药物的选择原则

### （一）全身给药镇痛法

**1. 环氧化酶抑制药和对乙酰氨基酚**

老年患者使用环氧化酶抑制药和对乙酰氨基酚应尽采用最低有效剂量、短期、按时使用。

**2. 阿片类药物和曲马多**

阿片类镇痛药是术后中重度疼痛治疗的基础用药之一。建议常规联合非阿片药物和（或）局部给药镇痛法，以达到节约阿片用量和降低药物不良反应的效果。不建议单纯依赖阿片类药物用于术后镇痛。老年患者在阿片类药使用过程中要加强监护，防止呼吸抑制、恶心呕吐等不良反应。

**3. 静脉镇痛的辅助用药**

术中输注右美托咪啶可作为低阿片预防性多模式镇痛的组成部分,用于头面部和脊柱大手术、或胸腹部大手术。对部分(开胸或开腹手术)术后疼痛剧烈,易发生神经病理性痛者,或者阿片耐受患者,可将加巴喷丁或普瑞巴林作为低阿片预防性多模式镇痛的组成部分。建议根据手术类型和患者特点,选择合适的静脉辅助用药,发挥预防性镇痛和多模式镇痛效果,以节约阿片用量,减少阿片相关不良反应。

**(二)局部给药镇痛法**

局部浸润、筋膜平面阻滞、外周神经阻滞和硬脊膜外隙阻滞技术可有效用于老年患者术后镇痛。无禁忌证者,建议优先考虑局部给药镇痛法作为低阿片预防性多模式镇痛的组成部分。

**(三)低阿片预防性多模式镇痛**

联合使用作用机制不同的镇痛药物或镇痛方法,由于作用机制不同而互补,镇痛作用相加或协同,同时每种药物的剂量减小,不良反应相应降低,从而达到最大的效应/不良反应比,减少阿片类药物用量,特别是阻断伤害性刺激信号的传递,防止中枢和外周神经敏化,降低远期慢性疼痛的发生。

**1. 镇痛药物的联合应用**

(1)阿片类或曲马多与对乙酰氨基酚联合。

(2)对乙酰氨基酚和 NSAIDs 联合。

(3)阿片类或曲马多与 NSAIDs 联合。

(4)阿片类与局麻药联合用于硬膜外自控镇痛(patient controlled epidural analgesia, PCEA)。

(5)氯胺酮、右美托嘧啶、加巴喷丁或普瑞巴林、静脉输注利多卡因等也可与阿片类药物联合应用。无禁忌证者,建议合理联合应用不同作用机制的镇痛药物,以减少阿片用量和镇痛药物相关不良反应,并发挥预防性镇痛效果。

**2. 镇痛方法的联合应用**

主要指局部麻醉(区域阻滞、神经阻滞、椎管内阻滞等)与全身给药镇痛法(NSAIDs 或曲马多或阿片类)的联合应用。无禁忌证者,建议合理联合应用不同镇痛方法,以减少阿片用量和镇痛药物相关不良反应,并发挥预防性镇痛效果。

**3. 低阿片预防性多模式镇痛的实施**

推荐根据不同类型手术术后预期的疼痛强度实施低阿片预防性多模式镇痛方案。

(1)轻度疼痛:对乙酰氨基酚和局麻药切口浸润;NSAIDs 与前者的联合;区域阻滞加弱阿片类药物或曲马多或必要时使用小剂量强阿片类药物静脉注射。

(2)中重度疼痛:对乙酰氨基酚和局麻药切口浸润;NSAIDs 与前者的联合;外周神经阻滞(单次或持续注射)配合曲马多或阿片类药物患者自控静脉镇痛(patient controlled intravenous analgesia, PCIA);PCEA。建议根据不同类型手术术后预期的疼痛强度实施个体化的低阿片预防性多模式镇痛方案。

(肖 洁)

## 参考文献

[1] Gameiro J，Fonseca JA，Neves M，et al. Acute kidney injury in major abdominal surgery：incidence，risk factors，pathogenesis and outcomes[J]. Ann Intensive Care，2018，8(1)：22.

[2] 中华医学会麻醉学分会老年人麻醉与围术期管理学组，国家老年疾病临床医学研究中心，国家老年麻醉联盟. 中国老年患者围手术期麻醉管理指导意见(2020 版)(一)[J]. 中华医学杂志，2020，100(31)：2404-2415.

[3] Mu DL，Zhang DZ，Wang DX，et al. Parecoxib supplementation to morphine analgesia decreases incidence of delirium in elderly patients after hip or knee replacement surgery：a randomized controlled trial[J]. Anesth Analg，2017，124(6)：1992-2000.

[4] Su X，Meng ZT，Wu XH，et al. Dexmedetomidine for prevention of delirium in elderly patients after non-cardiac surgery：a randomised，double-blind，placebo-controlled trial [J]. Lancet，2016，388(10054)：1893-1902.

# 第二十一章　免疫系统老化与疾病

## 第一节　免疫系统老化

**本节要点**

1. 人体免疫系统的组成和功能。
2. 免疫系统的年龄增长性改变及免疫老化的概念。

**教学目的**

1. 掌握：天然免疫系统与获得性免疫系统的组成及功能，免疫老化的概念。
2. 熟悉：T细胞的年龄增长性改变，B细胞的年龄增长性改变。
3. 了解：非特异性免疫功能的年龄增长性改变。

免疫系统是机体执行免疫应答及免疫功能的重要系统，由免疫器官、免疫细胞以及免疫活性物质组成，具有免疫监视、防御、调控的作用。随着年龄增长，免疫系统的功能发生重塑，这一过程包括免疫细胞数量的减少、功能的减退以及免疫反应的失调等，也称为免疫系统老化。

### 一、人体免疫系统概述

#### （一）天然免疫

天然免疫系统是抗击感染的第一道防线，主要组分是物理屏障（上皮），吞噬细胞（中性粒细胞、巨噬细胞、树突状细胞），NK细胞，补体系统及各种细胞因子（见表21-1）。

#### （二）获得性免疫

**1. 获得性免疫系统的组成和主要功能**

获得性免疫系统主要由淋巴细胞，即T淋巴细胞、B淋巴细胞及其效应产物组成。根据不同的增殖分化阶段把T淋巴细胞分为初始T淋巴细胞、记忆T淋巴细胞和效应T淋巴细胞。

表 21 - 1 天然免疫系统构成和功能

| 组成成分 | 功能 |
| --- | --- |
| 上皮 | 防御微生物入侵 |
| 补体 | 调理素作用,杀伤微生物,激活白细胞 |
| 细胞因子 | 炎症,激活吞噬细胞,刺激 IFN-γ 产物 |
| 树突细胞 | 摄取、加工、呈递抗原 |
| 中性粒细胞 | 吞噬杀伤病原体 |
| 嗜酸性粒细胞 | 包被寄生虫并杀伤 |
| 肥大细胞和嗜碱细胞 | 释放含有组胺的颗粒并激活抗原,诱导炎症和组织应答 |
| 自然杀伤细胞 | 释放细胞溶解酶颗粒,杀伤炎症细胞和肿瘤细胞 |

### 2. T 淋巴细胞

T 细胞分为 CD4$^+$ T 淋巴细胞和 CD8$^+$ T 淋巴细胞。CD4$^+$ T 淋巴细胞也称为辅助性 T 细胞,CD8$^+$ T 淋巴细胞又称为细胞毒性 T 细胞(CTL)。CD4$^+$ T 细胞分为不同功能的亚群 Th$_1$ 和 Th$_2$,Th$_1$ 细胞产生细胞因子 IFN-γ 和 TNF-α 等参与细胞免疫,Th$_2$ 细胞产生 IL-4 等协助 B 细胞产生免疫球蛋白参与体液免疫。此外,已陆续发现其他功能的 Th 细胞亚群,包括 Th$_9$、Th$_{17}$、滤泡辅助性 T 细胞(Tfh)和调节性 T 细胞(Treg)等。

### 3. B 淋巴细胞

B 细胞分为三个亚群:B$_1$ 细胞、B$_2$ 细胞、边缘区(MZ)B 细胞。B$_1$ 细胞属固有免疫细胞,在免疫应答早期发挥作用,能产生针对自身抗原的抗体,与自身免疫病的发生有关。B$_2$ 细胞与抗原接触后,在次级淋巴组织中成熟,产生更高亲和力的不同亚型的免疫球蛋白,并分化成浆细胞和记忆 B 细胞。长寿的记忆 B 细胞和浆细胞定居体内组织,在再次遇到相同病原体时迅速发挥作用。外周血 B 细胞主要由 B$_2$ 细胞构成。MZB 细胞位于脾脏白髓边缘的区域,不参与再循环。

当接触特异性抗原时,B 细胞分泌 IgM,是初次免疫应答中的主要免疫球蛋白。在细胞因子和 Tfh 的诱导下,抗体经过重链基因重排,完成类别转换,产生不同类别的免疫球蛋白,如 IgG、IgA 或 IgE,各类抗体执行不同的效应功能。IgG 抗体可中和病原体毒性,发挥调理作用及 ADCC 效应。IgA 抗体具有阻止病原体黏附到细胞表面或通过中和毒素发挥局部抗感染作用。IgE 抗体在抗寄生虫感染和 I 型超敏反应中发挥作用。

## 二、免疫系统的年龄增长性改变

### (一)T 细胞改变

#### 1. T 细胞库年龄增长性改变

个体一生中成熟 T 细胞库的数目保持恒定,但不同 T 细胞亚群的比例,即初始 T 淋巴细胞、记忆 T 淋巴细胞及效应 T 细胞随着年龄增长发生变化。表现为初始 T 细胞减少、记忆 T 细胞和效应性 T 细胞蓄积,CD4$^+$ T 细胞多样性明显减少,CD4$^+$ T 细胞的各种组分发生缩减,CD8$^+$ T 细胞这些变化发生更早也更明显。

**2. T 细胞在单细胞水平上的年龄增长性改变**

随着机体的老化 CD4$^+$T 细胞对抗原刺激呈低反应性，T 细胞活化信号转导的效率降低，活化所需协同刺激分子发生改变。研究表明，个体在漫长的生命活动过程中，反复的抗原刺激可导致 CD28 分子表达减少或沉默。老年人 T 细胞膜上 CD28 分子的表达呈年龄增长性减少甚至消失，这是免疫老化的重要标志之一。此外，老年人的效应 T 细胞及 NK 细胞某些标志物分子如 CD57 和杀伤性细胞外源凝集素样受体 G1（KLRG-1）的表达上调（见表 21 - 2）。

表 21 - 2　T 细胞与年龄增长相关的变化

| 与年龄增长相关的下降 | 与年龄增长相关的增加 |
| --- | --- |
| 初始 T 细胞数量 | 记忆细胞和效应细胞数量 |
| T 细胞各种组分的多样性 | 衰老相关分子（CD57、KLRG-1）的表达 |
| 共刺激分子（CD28、CD27、CD40L）表达 | 效应细胞扩增的克隆 |
| 增殖能力 | |
| T 细胞信号转导效率 | |
| 初始 T 细胞的活化增殖 | |

**(二)B 细胞改变**

**1. 与年龄增长相关的 B 细胞组分变化**

衰老对 B 细胞的影响比较复杂且涉及 B 细胞整体的多样性。老年人 B$_1$ 细胞增多，B$_2$ 细胞数量减少，且初始 B 细胞数量减少，记忆细胞增多，导致某些特殊 B 细胞类别的克隆扩增，这种扩增可能限制了细胞整体组分的多样性。

B 细胞发育过程中经历免疫球蛋白基因的重排，通过类别转换产生能清除病原体的高亲和性 IgG 抗体。随着年龄增长，机体免疫球蛋白基因 V-DJ 的有效重排下降，且 V 基因片段与 DJ 基因片段的重排降低，这种免疫球蛋白类别转换变化导致 IgM 的累积并且伴随 IgG 分泌细胞的缺乏，而 IgM 抗体的抗原亲和性较低，难以彻底清除病原体（见表 21 - 3）。

表 21 - 3　B 细胞与年龄增长相关的变化

| 与年龄增长相关的下降 | 与年龄增长相关的增加 |
| --- | --- |
| B 细胞前体增值 | B 细胞数量 |
| B 细胞各组分多样化 | 自体反应抗体 |
| 生发中心大小和数量 | |
| 共刺激分子（CD27、CD40L）表达 | |
| 抗体亲和性 | |
| 同种型转换 | |
| 血清抗体对各种特异外来抗原的应答 | |

**2. 与年龄增长相关的 T 细胞与 B 细胞相互作用缺陷**

B 细胞的正常应答需要从 Th 细胞协同,即由活化 Th 细胞表达的 CD40L 与 B 细胞表达的 CD40 结合。衰老个体 Th 细胞的活化及表达 CD40L 的能力下降,对 B 细胞的有效辅助减少。此外,B 细胞活化、增殖及分化为抗体分泌细胞,需要 $Th_2$ 细胞分泌的 IL-4、IL-5 及 IL-6 等细胞因子参与。随着机体的老化,$Th_2$ 细胞分泌上述细胞因子的质和量发生改变,B 细胞出现增殖和成熟调节紊乱以及结合作用障碍,使老年人特异抗体产物呈低水平表达且维持时间短。

**(三)非特异性免疫功能的改变**

天然免疫系统大多数体液组分如补体系统受衰老的影响并不明显,但固有免疫细胞发生了年龄增长相关的变化,导致细胞功能改变及其产物细胞因子和趋化因子发生变化。

**1. 中性粒细胞功能**

随着年龄增长,中性粒细胞总数仍保持恒定,但趋化性作用、吞噬杀伤作用下降。此外,由中性粒细胞释放的 DNA、组蛋白和抗菌蛋白构成的具有捕杀病原体作用的胞外诱捕网减少。

**2. NK 细胞功能**

随着年龄的增长,具有细胞毒作用的 NK 细胞(低水平表达 CD56)比例增加,而产生细胞因子的 NK 细胞(高水平表达 CD56)比例下降。老化的 NK 细胞的细胞毒作用减弱,部分原因可能是募集在靶细胞上的穿孔素减少。

**3. PRR 功能的年龄相关性改变**

当抗原递呈细胞遭遇病原体时,其表面的模式识别受体(PRR)与病原体上的病原相关分子模式(PAMPs)作用促进炎症细胞因子和免疫调节分子的表达。随着年龄的增长,单核细胞上模式识别受体(PRRs)的表达改变影响了细胞的抗原递呈功能。

总之,随着年龄增长,机体免疫系统发生多种变化,这些变化包含了免疫系统及其微环境的全面重塑,进而影响机体的天然免疫和获得性免疫功能。

(朱理安　吕良敬)

**参考文献**

[1] 周光炎. 免疫学原理[M]. 4 版. 北京:科学出版社,2018.

[2] Janeway C. Immunobiology:the immune system in health and disease[M]. 10th ed. New York:Norton & Company,2022.

[3] Calcinotto A, Kohli J, Zagato E, et al. Cellular senescence:aging, cancer, and injury[J]. Physiol Rev, 2019,99(2):1047-1078.

[4] Hu L,Mauro TM, Dang E, et al. Epidermal dysfunction leads to an age-associated increase in levels of serum inflammatory cytokines[J]. J Invest Dermatol,2017,37(6):1277-1285.

[5] Pawelec G. Age and immunity:What is "immunosenescence"[J]? Exp Gerontol,2018,105:4-9.

# 第二节　免疫系统老化与疾病相关性

1. 免疫系统年龄增长性改变与感染的关系。
2. 免疫老化与肿瘤发生的关系。
3. 自身抗体的概念及自身免疫疾病的发生机制。
4. 老年过敏相关疾病的发生机制。

**教学目的** 📋

1. 掌握
(1) 获得性免疫的年龄增长性改变与老年感染风险增加的关系。
(2) 机体免疫监视功能降低与老年人肿瘤发生的关系。
(3) 自身抗体的概念。
2. 熟悉
(1) 老年常见感染的临床特点及处理原则。
(2) 老年常见肿瘤的临床特点及处理原则。
(3) 老年常见自身免疫疾病的临床特点及处理原则。
(4) 老年常见过敏相关疾病的临床特点及处理原则。
3. 了解
(1) 与感染相关的免疫系统年龄增长性改变。
(2) 肿瘤的免疫逃逸机制。
(3) 自身免疫疾病的发生机制。
(4) 过敏反应的发生机制。

　　免疫系统是机体执行免疫应答及免疫功能的重要系统，具有防御、稳定自身、免疫监视三大功能，对机体健康的维持至关重要，当免疫系统老化时机体容易发生感染、肿瘤、自身免疫疾病、过敏性疾病。

## 一、感染与免疫老化

### （一）年龄增长相关的细胞免疫改变与感染

　　老年人由于造血功能和胸腺的退化，外周血幼稚 T 细胞减少，记忆细胞比例上升但功能退化，细胞对外来抗原的清除能力下降，感染的风险增加。初始 T 细胞免疫应答能力下降使得对感染的反应钝化。

### (二)年龄增长相关的体液免疫改变与感染

B 淋巴细胞是机体产生抗体的唯一细胞,同时又是抗原递呈细胞,在机体的细胞免疫及体液免疫中发挥着重要作用。衰老影响 B 细胞库的变化,使 B 细胞数量和体液免疫质量紊乱,产生 IgM 的能力降低。尽管体液免疫在年龄增长性变化中保持原有的大部分活性,但衰老抑制了 B 细胞产生应对新抗原的抗体的能力。未成熟 B 细胞的丧失是免疫衰老的特征。

### (三)年龄增长相关的细胞因子变化与感染

免疫衰老的另一标志是慢性炎症的累积,也称为"炎性衰老",是指与年龄增长相关的低度、无菌性、持续性炎性状态。转录组测序显示衰老组织中炎症相关基因及信号通路显著上调,细胞因子分泌失调。研究表明老年人血液中 CRP、INF-γ、TNF-α、IL-1β 以及 IL-6 等促炎因子水平升高,伴随细胞衰老出现的衰老相关分泌表型(SASP)进一步加剧了机体的炎症反应。高水平的炎症信号不仅增加了老年人感染的风险,而且导致老年人感染后容易因细胞因子风暴发生多器官功能衰竭。

### (四)老年人常见感染

**1. 肺炎**

随着机体的老化,免疫功能失调,老年人患肺炎的风险高于年轻者。肺炎链球菌和流感嗜血杆菌是社区获得性肺炎常见的病原体。病原学检测显示肺炎克雷伯菌、大肠埃希氏菌及铜绿假单胞菌等革兰阴性杆菌是医院获得性肺炎常见的致病菌,且混合性感染常见。老年肺炎患者往往起病隐匿,症状不典型,部分患者无发热,仅有咳嗽和咳痰。肺部听诊为干湿啰音及呼吸音减低。胸部 X 线或 CT 检查呈片状或斑片状影,可有肺实变。老年患者基础疾病多、免疫力低下感染易反复、易继发呼吸衰竭。治疗需根据病原学检测结果选用合适抗生素,同时注意对症及全身支持疗法,包括化痰、充足的营养、水电解质的平衡及免疫调节剂的应用。

**2. 带状疱疹**

老年人针对水痘—带状疱疹病毒感染的特异性 T 细胞易发生免疫失衡,因而是带状疱疹的高发人群。水痘—带状疱疹病毒原发性感染引起水痘,当病毒二次入血再激活可致带状疱疹。病毒感染后可有乏力、发热、头痛等前驱症状,1～3 天后受累皮节出现红斑、丘疱疹、水疱等,多为单个皮节受累,一般不越过身体中线。受累皮节可先出现疼痛或痛觉敏感,表现为灼痛、刺痛、搏动性痛和触诱发痛。老年人皮损多需 3～4 周甚至更长时间方可消退,疼痛可贯穿全病程,发疹前、发疹时及皮损痊愈后均可能出现。皮肤疱疹痊愈后若疼痛仍持续存在并伴有皮损区感觉异常可诊断疱疹后神经痛,老年人疱疹后神经痛的发生率高。抗病毒治疗药物有阿昔洛韦、伐昔洛韦等,早期规范系统地口服抗病毒药物有助改善预后,糖皮质激素有助快速抑制炎症,缓解疼痛,可用作辅助治疗,非甾体类抗炎药多用于缓解轻度疼痛,中重度疼痛可选钙通道调节剂加巴喷丁、普瑞巴林或曲马多。

**3. 尿路感染**

尿路感染发生率随年龄增长而增高,老年女性感染发生率高于男性。由于女性尿道较短,排尿后被污染的终末尿液可引起上行性尿道感染。此外,女性绝经后雌性激素分泌明显减少,尿道黏膜发生退行性变,易吸附积累细菌,引发尿路感染。尿路感染最常见的病原体是大肠埃希菌,还有革兰阴性菌和一些革兰阳性菌。主要临床表现为膀胱刺激症状即尿频、尿急、尿痛等,急性肾盂肾炎可表现血尿、腰痛、寒战、发热等症状,需注意老年患者可无明显尿路刺激症状,而表现为排尿困难、尿失禁、夜尿增多等。老年患者常合并前列腺增生、尿路结石、尿路结构异常、糖尿病等,给感染的根治带来困难。治疗上应根据尿培养药敏结果合理选用抗生素,具体疗程应个体化,并注意去除可逆病因。

**4. 艾滋病**

艾滋病,即获得性免疫缺陷综合征(acquired immunodeficiency syndrome,AIDS)是由人类免疫缺陷病毒 HIV 引起的全身免疫系统严重损害的传染性疾病。艾滋病研究领域把≥50 岁作为老年人群分类界限,以便与通常的性活跃人群(15~49 岁)相区别。中国疾病预防控制中心 2022 年数据显示,我国≥60 岁 HIV 感染人数占同期全部 HIV 感染者的25.1%,首次将老年人纳入艾滋病防控重点人群。老年艾滋病患者症状不典型,可有发热、消瘦、厌食、乏力、咳嗽、胸闷、呼吸困难、神志模糊等症状或多系统受累,就诊过程中容易因基础疾病掩盖其 HIV 感染情况,且因自我检测意识低,易误诊或漏诊。

研究发现≥50 岁 HIV 感染者诊断后首次 $CD4^+$ T 淋巴细胞计数低于 200 个/$\mu$L 的比例超过 60%,远高于一般人群的检测晚发现感染者。老年人群由于炎症反应及免疫重建,从感染艾滋病病毒到发展为艾滋病甚至死亡的时间较短,因此及时做 HIV 抗体初筛试验及确认试验,并结合患者的 $CD4^+$ T 淋巴细胞计数、病毒载量制订诊疗方案尤为重要。艾滋病需终身服药治疗,早期抗逆转录病毒及对症支持治疗有助降低死亡率。

## 二、肿瘤与免疫老化

机体的免疫系统能识别和杀伤突变细胞,抑制肿瘤细胞生长。随年龄增长出现的免疫老化与肿瘤发生率增高及肿瘤生长有密切的联系。

### (一)机体免疫监视功能随年龄增长而降低

**1. 固有免疫的衰老改变**

NK 细胞和巨噬细胞的细胞毒作用减弱,导致肿瘤细胞逃脱人体的第一道防线。随着年龄的增加,树突状细胞呈递抗原的能力下降并且分泌的细胞因子减少,导致 T 细胞向 $Th_1$ 分化,而且固有免疫的应答无能导致的自由基不平衡直接抑制获得性免疫。

**2. 获得性免疫的衰老改变**

随着年龄增长,有限的初始 T 细胞库及抗原加工和递呈的过程受损使机体对肿瘤抗原的识别能力下降,肿瘤的发生率升高。衰老 T 细胞具有独特的表型,可诱导肿瘤微环境中的免疫细胞过早衰老,抑制效应免疫细胞,影响正常细胞分化,促进恶性表型和肿瘤细胞生长。获得性免疫主要通过免疫细胞增殖和细胞因子的产生来发挥抗肿瘤作用,但随着固有免疫应答的减弱以及获得性免疫随着衰老而发生的本质性改变,其抗肿瘤作用明显下降。

### (二)肿瘤的免疫逃逸机制

肿瘤实现免疫逃逸的途径可归结为肿瘤细胞自身修饰和代谢与肿瘤微环境的改变。

**1. 肿瘤细胞自身修饰和代谢**

(1)肿瘤抗原性的丢失或改变。

免疫系统通过识别肿瘤表面表达的抗原,诱导特异性免疫应答清除变异细胞。如果肿瘤抗原的抗原性弱或抗原遮蔽,则无法诱导足够强度的免疫反应。

(2)肿瘤细胞表面分子、受体表达异常,促使肿瘤逃脱免疫应答。

免疫活性细胞活化不仅需要肿瘤抗原提供第一信号，还需要抗原提呈细胞或肿瘤细胞表面的协同刺激分子共同作用。$B_7$-H1又称程序性死亡配体-1(PD-L1)，其抑制性受体PD-1表达于活化的T细胞表面。有研究表明，$B_7$-H1/PD-L1在多种肿瘤包括恶性胸膜间皮瘤、食管癌和非小细胞肺癌等中均表达异常，$B_7$-H1与受体结合后可使T细胞的免疫信号通路去磷酸化而活性受抑。

(3)肿瘤细胞分泌免疫抑制因子，抑制肿瘤免疫反应。

肿瘤细胞分泌可溶性抑制因子如TGF-β、IL-10、IL-6等来逃避免疫清除，这些抑制因子及酶可抑制机体抗原提呈细胞功能，从而使抗肿瘤免疫反应低下或缺失。

**2. 肿瘤微环境的改变**

肿瘤微环境中聚集了大量的抑制性免疫细胞群，包括髓系来源抑制细胞(MDSC)、Treg等，同样起到免疫抑制功能的还包括肿瘤基质中的巨噬细胞和树突状细胞(DC)，免疫抑制的微环境在很大程度上决定了肿瘤细胞能否成功实现免疫逃逸。

**(三)老年人常见肿瘤**

**1. 肺癌**

吸烟是诱发肺癌的重要因素，老年肺癌患者最常见症状是咳嗽、咳痰伴气促以及痰血，但这些症状与其他呼吸道疾病十分相似，缺乏诊断特异性。因此当老年患者出现不明原因的咳嗽、咳痰，尤其是伴有咯血、胸痛、气急、发热等或原有慢性呼吸道疾病，近期出现咳嗽性质改变或不明原因的关节疼痛及杵状指趾以及不明原因的声音嘶哑、肢体麻木、骨痛、下肢静脉血栓等；或影像学提示孤立性、类圆形病灶和单侧肺门阴影增深增大等情况应警惕肺癌的可能。老年人肺癌病理分型以鳞癌为主，容易经淋巴转移。治疗方法包括部分肺叶切除加放化疗以及靶向治疗等。

**2. 前列腺癌**

老年人前列腺癌发病隐匿，起始时常无临床症状，随着肿瘤生长，可表现为下尿路梗阻症状，如尿频、尿急、尿流缓慢、排尿费力，甚至尿潴留或尿失禁等。直肠指诊发现硬节是早期癌的重要线索，超声发现腺体内低回声灶常提示肿瘤，不易与炎症区分时应做活检，在超声引导下多点活检优于盲目活检。前列腺特异抗原是诊断前列腺癌的血清学标志物，其敏感性和特异性均较高。早期前列腺癌通过根治性手术或者放疗可达到良好的治疗效果甚至治愈。局部进展期(肿瘤突破前列腺包膜但未发生转移)和转移性前列腺癌一般选择雄激素去除治疗为主的姑息性治疗。晚期前列腺癌局部压迫尿道引起的尿路梗阻以及侵犯输尿管开口引起的肾积水可通过经尿道前列腺电切术得以缓解。化疗、免疫治疗、靶向药物治疗等在晚期前列腺癌尤其是去势抵抗性前列腺癌(CRPC)的治疗中具有一定价值。

**3. 乳腺癌**

老年人乳腺癌表现为乳腺无痛性肿块或乳头内陷、溢液，局部转移时可及腋窝肿块，晚期全身转移时可出现骨痛、胸腔积液、腹痛、黄疸、头痛、肢体活动障碍等。老年乳腺癌诊断依靠穿刺活检进行包括雌激素受体(ER)、孕激素受体(PR)、表皮生长因子受体(HERB-2)及Ki-67指数等病理检查来明确。病理分型以浸润性导管癌多见，且ER阳性率较高。因老年患者生理功能减退且常同时伴有其他疾病，治疗方案的选择主要基于肿瘤的临床分期以及全身状况的整体评估，尽可能选择对患者创伤及不良反应小而能获得最大疗效的综合疗法。乳腺癌手术方式有保乳手术、改良根治术、局部切除术等，ER或PR阳性者可予内分泌治疗,化疗、放疗也是乳腺癌患者治疗的重要组成部分,病理诊断 HERB-2（＋＋＋）者可考虑靶向治疗。

### 三、自身免疫疾病与免疫老化

#### (一)什么是自身免疫

机体的免疫系统除了对入侵的细菌、病毒等病原体有清除作用外,还存在自身免疫。自身免疫是一种正常的生理现象,是免疫系统对自身成分发生免疫应答的能力,存在于所有的个体,其反应水平低,持续时间短。比如天然自身抗体和自身反应性 T 细胞,可清除体内衰老、凋亡细胞,维持免疫自稳,这就是一种自身免疫。然而自身免疫具有两面性,当自身耐受机制遭破坏,或者由于高滴度自身抗体和自身反应性 T 细胞使自身免疫应答过强、持续时间过长,导致组织和器官病理改变和功能障碍时即形成了自身免疫病。

#### (二)年龄增长性自身免疫改变

**1. 自身抗体**

人体内存在针对自身抗原的抗体称为自身抗体,主要由 B1 细胞产生,包括类风湿因子、抗单链 DNA 抗体、抗 dsDNA 抗体、抗组蛋白抗体、抗心磷脂抗体、抗细胞骨架抗体等。正常情况下此类抗体效价低,不足以引起自身组织的破坏,但可协助清除衰老蜕变的细胞,具有免疫自稳作用,随着年龄的增长,其出现的频率和效价增高,因此老年人中可能检测到一些非特异性自身抗体如抗核抗体（ANA）、类风湿因子（RF）、抗平滑肌抗体（SMA）,并不代表患有自身免疫性疾病。但有部分自身抗体与疾病密切相关,如疾病标志性自身抗体如抗 Sm 抗体（见于 SLE）、疾病特异性自身抗体如抗 ds-DNA 抗体（见于 SLE、I 型自免肝、混合性结缔组织病）、疾病相关性自身抗体如抗 SSA 抗体和抗 SSB 抗体（见于原发性干燥综合征）、抗 CCP 抗体（见于类风湿关节炎）等。随年龄增长出现的 B 细胞亚群向 $CD_5 + B_1$ 偏移可能是老年人罹患自身免疫性疾病的原因之一。

**2. 自身致敏 T 细胞**

多种器官特异性自身免疫病都是由 T 细胞介导的,如 1 型糖尿病、自身免疫性甲状腺炎、多发性硬化等。即使在抗体介导的自身免疫病中,B 细胞的活化也依赖于 Th 细胞的辅助。自身致敏 T 细胞作为效应细胞可识别与攻击带有特异自身抗原的靶细胞。

#### (三)老年常见自身免疫疾病

**1. 类风湿性关节炎**

类风湿关节炎（Theumatoid arthritis，RA）是一种以侵蚀性关节炎为主要临床表现的自身免疫病,一般以女性发病多,起病缓慢,以对称性双手、腕、足等多关节肿痛为首发表现,常伴有晨僵,可有乏力、低热、肌肉酸痛、体重下降等全身症状。

60 岁以上发病的 RA 称为老年 RA,约占 RA 发病 1/3。老年 RA 的发病无明显性别差异,急性起病较多,首发症状以肩关节、膝关节为主,部分患者以骨关节炎和多部位肌痛为最初表现,数年后才出现典型表现,软组织尤其手足水肿多见,常引起腕管综合征,肺间质性病变是常见的关节外表现。老年患者类风湿因子阳性率低。抗角蛋白抗体（AKA）和抗环瓜氨酸肽（CCP）抗体可作为 RA 诊断和预后判断的标记性抗体。关节 X 线片较少见侵袭性改变,以骨质疏松为主。早期诊断、早期治疗有可能阻止关节破坏,改善预后。

类风湿关节炎的治疗应根据患者的脏器功能及合并疾病个体化选用药物,如非甾体类抗炎药、糖皮质激素、甲氨蝶呤、来氟米特、羟氯喹等改善病情药物以及生物制剂均可选用，此外功能锻炼对防止功能障碍及畸形有重要意义。

### 2. 系统性红斑狼疮

系统性红斑狼疮(systemic lupus erythematosus，SLE)是一种系统性自身免疫病，以全身多系统多脏器受累、反复的复发与缓解、体内存在大量自身抗体为主要临床特点。初发SLE者中老年人占6%～18%。老年人SLE的临床表现错综复杂，有轻型化和非典型化的倾向，以发热、疲劳、关节痛等非特异性表现为首发症状且常伴发其他疾病，而作为SLE主要诊断依据的症状出现率低，易误诊。肾脏损害和中枢神经系统损害这两大SLE致死因素发生率较低，贫血、白细胞和血小板减少症、浆膜炎、间质性肺病发生率较高，这些因素均可使心肺功能损害加重，严重感染和出血性并发症的风险增加，而感染等并发症是老年人SLE的主要死因。SLE的治疗主要依靠糖皮质激素、非甾体抗炎药和免疫抑制剂。老年SLE患者因药物不良反应引起并发症致死的可能性增大，因此用药时应掌握个体化原则，小剂量开始，注意监测，在控制病情进展的条件下，尽量避免因过度治疗发生并发症。

### 3. 干燥综合征

原发性干燥综合征(primary Sjögren syndrome，PSS)是一种以淋巴细胞增殖及进行性外分泌腺体损伤为特征的慢性炎症性自身免疫病。患者血清中存在多种自身抗体，除有涎腺、泪腺功能受损外，可出现多脏器多系统受累。老年人发病率3%～4%，女性多见。老年PSS患者多表现口干、眼干、龋齿，但SSA抗体、SSB抗体阳性率较低，唇腺活检特异性高，因此，对于疑似老年PSS患者建议及早进行唇腺组织病理检查。PSS的治疗以抗炎、免疫抑制、对症支持治疗为主。

## 四、过敏反应与免疫老化

### (一)什么是过敏反应

过敏反应是指机体接触到某抗原并且致敏后，再次受到相同抗原刺激时表现出的增高的敏感性或增强的反应性，此类免疫应答导致的机体功能紊乱称为过敏反应，又称超敏反应。具体表现为一组临床表现各异的疾病。决定此类疾病的临床与病理表现的两个关键因素：免疫应答类型和激发超敏反应抗原的性质及定位。以下主要介绍老年人这个常见的Ⅰ型速发型超敏反应。引发速发型超敏反应的危险因素包括家族史及个体IgE水平。速发型超敏反应的发生包括两个阶段：①速发相反应。②迟发相反应。

### 1. 速发相反应

在速发相的致敏阶段，外源抗原进入机体，被APC摄取，在细胞内被降解成肽段，再与MHCⅡ类分子结合，一起提呈到细胞表面供T细胞识别，启动抗原特异性细胞和体液免疫应答，促进B细胞产生IgE类抗体。致敏个体产生的IgE在外周组织中通过高亲和力的IgE受体与肥大细胞和嗜碱粒细胞结合。

在激发相阶段，相同变应原再次进入机体后，与已经致敏的肥大细胞或嗜碱粒细胞表面IgE抗体特异性结合，使得IgE分子发生交联，触发致敏靶细胞释放多种介质，促进血管扩张、增加血管通透性、增进平滑肌收缩，从而引发"速发性反应"。

### 2. 迟发相反应

在抗原刺激后2～4 h内发生中性粒细胞、嗜酸粒细胞、嗜碱粒细胞和$Th_2$细胞的聚集。

嗜酸粒细胞和 $Th_2$ 细胞可表达多种趋化因子受体,如嗜酸粒细胞趋化蛋白和单核细胞趋化蛋白(MCP-5),促使细胞向炎症局部募集。

### (二)老年常见过敏反应相关疾病

#### 1. 特应性皮炎

特应性皮炎是一种慢性、复发性、炎症性皮肤病。表现为面颈部的慢性湿疹样改变,躯干四肢部位的苔藓样或渗出性病变伴或不伴瘙痒性丘疹和手部湿疹样改变。老年人的皮损特点:弯曲部位的苔藓样皮损变得不常见,可能有皱褶部位皮损反转的征象,比如肘和膝的伸侧出现苔藓样皮损,而肘窝和腘窝却未受影响。药物治疗主要为局部皮质类固醇、钙调磷酸酶抑制剂和系统抗组胺药物,治疗抵抗时可考虑系统皮质类固醇用药,但需要监测和预防高血压、消化性溃疡、白内障、骨质疏松症、糖尿病和紫癜等不良事件。

#### 2. 荨麻疹

荨麻疹是以风团和瘙痒或伴随血管性水肿为主要表现的皮肤病。若风团每天发作或间歇发作,持续时间>6周,可归为慢性荨麻疹。相对于其他年龄段患者,老年慢性自发性荨麻疹风团发生少,血管性水肿的比例较低,较少合并皮肤划痕症,自体血清皮肤试验检查的阳性率较低。此外,老年慢性荨麻疹常与其他皮肤疾病合并存在,如湿疹或皮炎、瘙痒症、慢性单纯性苔藓、真菌感染等。治疗主要是去除病因,避免诱发因素,药物首选二代抗组胺药,如由感染引起者,可适当加用抗生素治疗。

#### 3. 过敏性鼻炎

过敏性鼻炎(allergic rhinitis,AR)是由 IgE 介导的以介质释放为开端,并有多种免疫活性细胞和细胞因子参与的鼻黏膜慢性炎症反应性疾病。老年患者鼻黏膜对过敏原刺激的反应性降低导致喷嚏反射减弱,鼻黏膜萎缩导致鼻腔容积扩大,故临床表现多不典型,症状较轻,一般以水样鼻涕为主,打喷嚏、鼻塞和鼻痒不多见。因此,对于老年患者应仔细询问病史(包括全身性疾病及治疗情况等),鼻腔检查应关注鼻黏膜的状态及分泌物性状,可酌情行鼻内镜和鼻窦 CT 等检查,排除鼻—鼻窦感染和肿瘤,可同时行血清 sIgE 检测,为诊断和鉴别诊断提供依据。

AR 者应注意避免接触过敏原,减少生活环境中尘螨、霉菌、动物皮毛、蟑螂等吸入性过敏原的数量。药物治疗包括鼻内局部使用糖皮质激素,症状控制不佳者可联合应用口服或鼻内抗组胺药物。过敏原特异性免疫治疗可通过免疫调节改变疾病的自然进程,具有良好的远期疗效和安全性。

免疫系统老化是一个随着年龄增长而发生的免疫功能障碍及免疫重塑的过程,免疫老化导致机体发生感染、肿瘤、自身免疫病以及慢性非感染性疾病的风险增加。如何延长免疫系统的健康寿命,并最大限度地延缓免疫老化的发生,是未来免疫学及老年医学的研究重点。

（朱理安　吕良敬）

**参考文献**

[1] 于普林. 老年医学.[M]3 版. 北京：人民卫生出版社，2023.

[2] Moutschen. M，Martens. H，Geenen. V. Immunosenescence and Infectious Diseases [M]. Oxford Textbook of Geriatric Medicine，2017，607-612.

[3] Nagaratnam，N，Nagaratnam，K，Cheuk，G. Geriatric Diseases：Evaluation and Management[M]. Switzerland：Springer International Publishing，2018.

[4] Jeffrey B H. Hazzard's geriatric medicine and gerontology[M]. 7th ed. New York：McGraw-Hill Education Medical，2017.

[5] Pangrazzi L，Weinberger B. T cells，aging and senescence[J]. Exp. Gerontol.2020，134：110887.

# 第二十二章　老年肿瘤

## 第一节　老年肿瘤特点、评估与决策

**本节要点**

1. 老年肿瘤特点。
2. 老年肿瘤评估。
3. 老年肿瘤治疗决策。

**教学目的**

1. 掌握：老年肿瘤特点，老年肿瘤治疗决策。
2. 熟悉：老年肿瘤评估。
3. 了解：老年人生理特点，肿瘤流行病学。

## 一、老年肿瘤特点

### （一）肿瘤学流行病学

来自世界卫生组织的数据显示，2020 年全球确诊癌症患者数量达到 1930 万，而死于癌症的人数增加到 1000 万。在我国，2005 到 2010 年，老年人群的癌症发病率为 1076.24/10万，是年轻人的 8.47 倍。老年肿瘤已经是我国老年人常见死亡病因。由于老年肿瘤患者和青壮年肿瘤患者在诸多方面存在差异，如何采取合适和有效的治疗，使老年肿瘤患者获益，成为临床肿瘤工作者重视的问题。

### （二）老年人的生理特点

老年人的肝、肾脏血流量较青年人显著减少。骨髓造血功能减低、细胞免疫和体液免疫也有所减退。老年人心肌细胞数目减少，收缩力减退，排出量减低，扩张期充盈的阻力增加，收缩恢复时间延长，心肌容易受损。老年人的细胞免疫反应中起重要作用的 T 淋巴细胞绝对数量明显减少，与细胞免疫功能相关的胸腺素在血液中的含量降低，反映细胞免疫功能的淋巴细胞转化率也不断减弱，免疫功能的降低使机体清除突变细胞的能力下降，突变细胞在体内转化为癌细胞,癌细胞日益增殖,形成了老年人恶性肿瘤的发生和发热。

### (三)老年肿瘤特点

(1)研究发现老年恶性肿瘤的倍增时间随年龄老化而延长,发展相对缓慢,癌的转移机会比年轻人少。

(2)老年人平均患有 6 种疾病,同一脏器也有不同性质的疾病临床症状轻,隐性癌比例增加,多原发癌增加,多死于并发症。

(3)老年人发病率较高且影响较大的恶性肿瘤主要包括肺癌、前列腺癌、食管癌、胃癌、结直肠癌、肝癌、膀胱癌。

(4)老年人与中、青年人在身体情况上最重要的差别是年龄增长性生理功能减弱.因而耐受肿瘤治疗的能力也降低。

## 二、老年肿瘤评估

### (一)肿瘤标志物诊断

肿瘤标志物又称肿瘤标记物,是指特征性存在于恶性肿瘤细胞,或由恶性肿瘤细胞异常产生的物质,或是宿主对肿瘤的刺激反应而产生的物质,并能反映肿瘤发生、发展,监测肿瘤对治疗反应的一类物质。肿瘤标志物存在于肿瘤患者的组织、体液和排泄物中,能够用免疫学、生物学及化学的方法检测到。年轻人和老年人的肿瘤标志没有差异性,肿瘤标志物升高,并不说明得了肿瘤。常见的肿瘤标志物:CEA、AFP、CA19-9、CA24-2、CA72-4、CA21-1、SCC、NSE、PSA、CA12-5、CA15-3 等。临床上常用不同组合检测来提示肿瘤,例如乳腺癌常规检查:CEA+CA12-5+CA15-3。

### (二)肿瘤的影像学诊断

(1)B 超能做初步的筛查,因检查安全无创,可以作为某些部位肿瘤的首选检查方法,例如乳腺、肝脏。

(2)CT 检查为断层图像,密度分辨率高,解剖关系清楚,病变显示良好,例如肺部检查。

(3)MRI 可以直接横断面、冠状面和矢状面及斜状面成像,且图像质量高,有利于显示肿瘤的范围和来源。用不同的脉冲程序或改变成像方法能够得到反映不同侧重点的加权图像,这特别有利于清楚地显示肿瘤组织,例如肝胆系统检查。临床上 CT 和 MRI 是常用方法。

(4)PET-CT 是将 PET 与 CT 完美融为一体,由 PET 提供病灶详尽的功能与代谢等分子信息,而 CT 提供病灶的精确解剖定位。PET-CT 能早期诊断肿瘤等疾病。

## 三、老年肿瘤治疗决策

### (一)外科治疗

目前外科治疗仍然是大多数实体肿瘤首选的、主要的甚至是一些肿瘤唯一的治疗措施。其疗效远远优于单纯的放疗和化疗。它在肿瘤治疗中居主导地位,在大多数实体肿瘤的治疗中有优先选择权。掌握肿瘤外科治疗的原则极其重要。

**1. 肿瘤外科治疗的原则**

外科治疗前病例的选择,治疗中术式的把握以及治疗全程中强调综合治疗的原则:①依据不同肿瘤疾病的特点,选择适宜的病例实施外科治疗。②最大限度地切除肿瘤组织,最大限度地保留器官和机体的正常功能。③充分认识外科治疗的局限性，遵循肿瘤综合治疗的原则。

**2. 常见的外科手术**

根治术、扩大根治术、姑息性手术、诊断性手术、减瘤术等。

外科治疗有一定的局限性，只是一种局部治疗，而且老年人承受手术的能力比年轻人差。

**（二）肿瘤化疗**

**1. 化疗的适应证**

（1）对化疗敏感的全身性恶性肿瘤，如白血病、多发性骨髓瘤、等患者为化疗的首选对象。

（2）无手术、无放疗指征的播散性的晚期肿瘤或术后、放疗后复发转移患者。

（3）癌性胸腔积液、腹水和心包积液，采用腔内给药或同时联合静脉化疗的方法。

（4）肿瘤引起的上腔静脉压迫、呼吸道压迫、颅内压增高患者，先作化疗缓解症状，再进一步采用其他治疗。

（5）有化疗、生物治疗指征的综合治疗患者，手术前后需辅助化疗。

**2. 化疗的禁忌证**

化疗没有绝对的禁忌证，临床医生应根据老年患者的综合评估结果给予治疗。

**（三）肿瘤放射治疗**

放射治疗包括根治性、姑息性、术前、术中、术后及与其他治疗手段有机结合的综合治疗。随着放射治疗技术的迅速发展，放射治疗的适应证也在不断扩大。一般来说，能对放射线起一定生物效应的恶性肿瘤和一些良性疾患（如血管瘤、瘢痕瘤等），均可采用放射治疗。

**（四）肿瘤靶向治疗**

**1. 肿瘤靶向治疗机制**

肿瘤分子靶向治疗是指利用肿瘤细胞与正常细胞分子之间生物学的差异，以肿瘤的原癌基因产物或其信号传导通路为治疗的靶点，通过单克隆抗体或酶抑制剂来阻断信号传导通路，从而达到抑制肿瘤生长的目的。

分子靶向治疗药物分为针对特定细胞标志物的单克隆抗体、信号传导抑制剂、抗血管形成药物和针对某些细胞遗传学标志或癌基因产物的药物。

**2. 分子靶向治疗的特点**

在发挥更强的抗肿瘤活性的同时，减少对正常细胞的毒副作用，更有利老年患者应用。最近几年，新型分子靶向药物在临床实践中取得了显著的疗效，这种有的放矢的治疗方法为肿瘤治疗指明了新的方向。

**3. 分子靶向治疗代表药物**

①小分子表皮生长因子受体（EGFR）酪氨酸激酶抑制剂：如吉非替尼、埃罗替尼。②抗EGFR 的单抗，如西妥昔单抗。③抗 HER-2 的单抗，如曲妥珠单抗。④帕妥珠单抗；Bcr-Abl 酪氨酸激酶抑制剂，如伊马替尼。⑤血管内皮生长因子受体抑制剂，如贝伐单抗、瑞格非尼等。

### (五)老年肿瘤免疫治疗

**1. 老年肿瘤免疫治疗机制**

正常情况下,免疫系统可以识别并清除肿瘤微环境中的肿瘤细胞,但为了生存和生长,肿瘤细胞能够采用不同策略,使人体的免疫系统受到抑制,不能正常杀伤肿瘤细胞,从而在抗肿瘤免疫应答的各阶段得以幸存。不同肿瘤可以通过不同环节的异常抑制免疫系统对肿瘤细胞的有效识别和杀伤从而产生免疫耐受,甚至促进肿瘤的发生、发展。肿瘤免疫治疗就是通过重新启动并维持肿瘤—免疫循环,恢复机体正常的抗肿瘤免疫反应,从而控制与清除肿瘤的一种治疗方法。包括单克隆抗体类免疫检查点抑制剂、治疗性抗体、癌症疫苗、细胞治疗和小分子抑制剂等。

**2. 肿瘤免疫治疗分类**

(1)单克隆抗体类免疫检查点抑制剂:PD-1/PD-L1 通路与 PD-1/PD-L1 抑制剂、CTLA-4 抑制剂等。

(2)癌症疫苗:宫颈癌疫苗、前列腺癌疫苗等。

(3)细胞治疗:CAR-T 治疗、CIK 细胞治疗、NK 细胞治疗等。

(4)小分子抑制剂:吲哚胺-(2,3)-双加氧酶(IDO)抑制剂。

### (六)肿瘤的多学科治疗

现代肿瘤学涉及的内容非常广泛而且复杂,没有谁能够精通这个领域的各个学科,必须互相依赖,互相协作。多学科治疗需要很多学科的参与,包括诊断、病理、临床医师和护士以及康复部门等(见表 22 - 1)。

表 22 - 1 老年肿瘤的多学科治疗成员

| 专业人员类别 | 专业人员组成 |
| --- | --- |
| 临床肿瘤学医师 | 外科、内科、放射科、核医学 |
| 非肿瘤学医师 | 老年医学科、病理科、家庭医生、精神病科、超声、放射科、麻醉科 |
| 其他专业人员 | 护士、社会工作者、营养师、心理学家、药师、职业病/物理治疗、语言治疗。 |

### (七)老年肿瘤的综合评价

根据患者身体状况,肿瘤的病理类型、侵犯范围(病期)和发展趋向,有计划、合理地应用现有的治疗手段,以期较大幅度地提高治愈率,提高患者的生活质量。这是肿瘤综合治疗的较全面的定义,它重视患者身体和疾病两个方面,并且不排斥任何有效方法。不是所有患者都需要综合治疗。有些播散趋向很低的肿瘤在局限期,单一治疗包括手术、放射甚或局部用药,都可达到治愈,无必要再加其他治疗手段。有些早期癌,单一手术治愈率超过 90%,也无必要加用放射或药物治疗。而另一个常见的情况,是各科医生准先接待患者,就首选自己熟悉的治疗方法,待失败后再转给其他学科,这更不同于综合治疗。强调合理、有计划,就是强调事先多商量讨论,充分估计患者最大的危险是局部复发还是远处播散,辨证论治,最大限度地做到合理安排,给患者带来裨益。

(马 越 王理伟)

**参考文献**

[1] Li S，Zhang X，Yan Y，et al. High cancer burden in elderly Chinese.2005—2011[J]. Int J Environ Res Public Health，2015，12(10)：12196-12211.

[2] 周际昌,实用肿瘤内科学 [M].北京：人民卫生出版社，2003.

[3] Lim JS，Soo RA. Nivolumab in the treatment of metastatic squamous non-small cell lung cancer：a review of the evidence [J]. Ther Adv Respir Dis，2016，10(5)：444-454.

[4] Xia Y，Medeiros LJ，Young KH. Immune checkpoint blockade：releasing the brake towards hematological malignancies[ J]. Blood Rev，2016，30(3)：189-200.

# 第二节　老年常见血液肿瘤特点、评估与决策

**本节要点**

1. 老年多发性骨髓瘤的特点。
2. 老年多发性骨髓的诊断标准。
3. 老年多发性骨髓瘤的治疗。
4. 老年慢性淋巴细胞白血病的临床特点。
5. 老年慢性淋巴细胞白血病的治疗原则。

**教学目的**

1. 掌握：多发性骨髓瘤的诊断和分期。
2. 熟悉：慢性淋巴细胞白血病的临床特点和分期。
3. 了解：老年血液肿瘤的早诊断、早治疗。

《2018中国癌症登记年报统计》显示，多种恶性血液肿瘤发病率随年龄增长逐步增加，如急性髓系白血病、多发性骨髓瘤、慢性淋巴细胞白血病、骨髓增生异常性肿瘤等。随着我国老龄化社会进程的加剧，预期未来发病率还将不断攀升。

## 一、多发性骨髓瘤

### （一）多发性骨髓瘤的概述

多发性骨髓瘤(multiple myeloma，MM)是单克隆浆细胞(骨髓瘤细胞)异常增生的恶性肿瘤。根据最新癌症统计数据显示,2018年全球估计有16万例MM病例,占所有癌症诊断的0.9%,男女之比为1.5：1。MM的中位诊断年龄为65岁,从出生到74岁被诊断的累

积风险男性为 0.24%，女性为 0.17%。从 1990 到 2016 年，全球 MM 的发病率增加了 126%。目前估计的发病率为 7.0/10 万，比 1975 年增加了 143%。MM 是由于浆细胞恶性增生并分泌质和量均异常的免疫球蛋白，临床上出现骨骼疼痛、病理性骨折、感染、贫血、出血、肾功能损害和免疫球蛋白异常等，最终导致死亡。MM 的生存率在一定程度上取决于诊断阶段，局限性疾病（仅占所有病例的 5%）患者的 5 年生存率为 74.8%，系统性 MM（其余 95% 的诊断）患者的 5 年生存率为 52.9%。MM 的病因尚不明确，可能的易患因素包括射线、暴露于石棉、苯等工业或农业毒物、慢性感染和慢性抗原刺激以及遗传因素等。

**（二）多发性骨髓瘤的临床表现**

**1. 症状与体征**

（1）骨痛、骨质改变。系骨髓瘤细胞对骨骼的浸润和破坏骨组织所致。70%以上的患者有骨痛，常为患者的首发症状。如疼痛突然加剧，可能为自发性病理性骨折。常见的骨折部位为胸腰椎、锁骨和肋骨，亦可多部位骨折。还可出现骨骼肿块，常见部位是胸骨、肋骨、锁骨、头颅骨、鼻骨及下颌骨等，瘤细胞自骨髓向外浸润，侵及骨皮质、骨膜及邻近组织，形成肿块。

（2）贫血。90%的患者在病程中出现程度不一的贫血。贫血的主要原因是骨髓中瘤细胞恶性增生、浸润，影响了造血功能。此外，肾功能不全、反复感染、营养不良等因素也会造成或加重贫血。老年患者若合并心肺疾病，则易延误诊治。

（3）单克隆球蛋白增高与正常球蛋白减低的表现：①易感染。②高黏滞综合征。③出血倾向。④少数患者尤其是 IgD 型，可发生淀粉样变。如有冷球蛋白，可引起雷诺氏现象。

（4）肾脏病变。58%患者可有蛋白尿、血尿、管型尿，常误诊为慢性肾炎、肾病综合征、肾功能衰竭。有些患者因脱水感染，静脉肾盂造影及肾毒性药物使用而诱发急性肾功能衰竭。肾功能衰竭既可为本病的初发表现，也是主要死亡原因之一。发病机制：①游离轻链沉积在肾小管上皮细胞浆内，使肾小管细胞变性，功能受损；如蛋白管型阻塞，则导致肾小管扩张。②高钙血症引起多尿和少尿。③尿酸过多导致尿酸性肾病。

（5）高钙血症。由于骨质破坏使血钙释放到血中、肾小管对钙外分泌减少及单克隆免疫球蛋白与钙结合的结果。增多的血钙主要为结合钙而非离子钙。可引起头痛、呕吐、多尿、便秘，严重的可致心律失常、昏迷甚至死亡。钙沉积在肾脏可引起急性肾功能衰竭，威胁生命，需紧急处理。

（6）神经系统。以胸腰椎破坏压缩，压迫脊髓所致截瘫多见，其次为神经根损害。3%～5%可出现多发性神经病变。

（7）其他。骨髓瘤细胞髓外浸润可引起肝、脾、淋巴结和肾脏等受累器官肿大。淀粉样蛋白沉积可引起腕管综合征以及关节肿胀畸形等。

**2. 辅助检查**

（1）骨髓象。骨髓涂片内可见数量不等的骨髓瘤细胞。由于骨髓瘤细胞在骨髓中呈局灶性分布，故宜采取疼痛部位穿刺、反复多部位穿刺或对照 X 线拍片阳性部位穿刺，以提高阳性率。

（2）血、尿蛋白电泳。可见单克隆蛋白出现（M 蛋白），免疫电泳可进一步明确分型。按 M 蛋白性质不同，可将骨髓瘤分为 IgG 型（占 50%～60%）、IgA 型（占 20%）、IgD 型（10%以下）、IgM 型及 IgE 型（少见）及轻链型（12%～20%）。少数患者血和尿中出现大量轻链蛋

白(尿中称本—周氏蛋白尿),为轻链型 MM。极少数(1%)患者血与尿中均无异常蛋白,属不排泌型 MM,

(3)骨骼检查。首选 PET-CT 或 MR、CT、X 线等,按严重程度从轻到重依次为弥漫性骨质疏松、穿凿样溶骨缺损及病理性骨折,常见于头颅骨、脊椎骨、骨盆、肋骨、锁骨及长骨近端。

(4)其他。①血常规:常为正细胞正色素贫血,白细胞、血小板正常或减少,红细胞呈钱缗排列。②血清微球蛋白、乳酸脱氢酶、C 反应蛋白:可增高,是判断预后和疗效的重要指标。③血钙、血磷:血钙常升高,尿钙升高,晚期血磷升高。④碱性磷酸酶:常不高,此点可与骨转移癌鉴别。

### (三)多发性骨髓瘤的诊断

#### 1. 诊断标准

骨髓单克隆浆细胞比例≥10%,和(或)组织活检证明为浆细胞瘤;且有 CRAB/SLiM 特征之一。CRAB:[C] 校正血清钙>2.75 mmol/L[校正血清钙(mmol/L)=血清总钙(mmol/L)-0.025×人血白蛋白浓度(g/L)+1.0(mmol/L),或校正血清钙(mg/dl)=血清总钙(mg/dl)-人血白蛋白浓度(g/L)+4.0(mg/dl)];[R] 肾功能损害(肌酐清除率<40 ml/min 或血清肌酐>177 μmmol/L);[A] 贫血(血红蛋白低于正常下限20 g/L 或<100 g/L);[B] 溶骨性破坏,通过影像学检查(X 线片、CT、MRI 或 PET-CT)显示1处或多处溶骨性病变。SLiM:[S] 骨髓单克隆浆细胞比例≥60%;[Li] 受累/非受累血清游离轻链比≥100(受累轻链数值至少≥100 mg/L);[M] MRI 检测有>1处 5 mm 以上局灶性骨质破坏

#### 2. 临床分期

按照传统的 Durie-Salmon(DS)分期体系(见表 22 - 2)和修订的国际分期体系(R-ISS)进行分期(见表 22 - 3)。

表 22 - 2　DS 分期

| 分期 | 特征 |
| --- | --- |
| Ⅰ期 | 符合下列各项:<br>血红蛋白>100g/L<br>血清钙≤2.65mmol/L(11.5mg/dl)<br>骨骼 X 线片:骨骼结构正常或孤立性骨浆细胞瘤<br>血清或尿骨髓瘤蛋白产生率低:IgG<50g/L;IgA<30g/L;本周氏蛋白<4g/24h |
| Ⅱ期 | 不符合Ⅰ和Ⅲ期的所有患者 |
| Ⅲ期 | 满足以下1个或多个条件:<br>血红蛋白<85g/L<br>血清钙>2.65 mmol/L(11.5 mg/dl)<br>骨骼检查中溶骨病变大于3处<br>血清或尿骨髓瘤蛋白产生率高:IgG>70g/L;IgA>50g/L;本周氏蛋白>12g/24h |
| 亚型 | |
| A 亚型 | 肾功能正常[肌酐清除率>40 ml/min 或血清肌酐水平<177 mol/L(2.0mg/dl)] |
| B 亚型 | 肾功能不全[肌酐清除率≤40 ml/min 或血清肌酐水平≥177 mol/L(2.0mg/dl)] |

表 22 - 3　ISS 及 R-ISS 分期标准

| 分期 | ISS 的标准 | R-ISS 的标准 |
| --- | --- | --- |
| Ⅰ期 | $\beta_2$-MG<3.5mg/L 和白蛋白≥35g/L | ISS Ⅰ期和非细胞遗传学高危患者同时 LDH 正常水平 |
| Ⅱ期 | 不符合Ⅰ和Ⅲ期的所有患者 | 不符合 R-ISS Ⅰ和Ⅲ期的所有患者 |
| Ⅲ期 | $\beta_2$-MG≥5.5mg/L | ISS Ⅲ期同时细胞遗传学高危患者或 LDH 高于正常水平 |

#### (四)多发性骨髓瘤的鉴别诊断

(1)意义不明的单克隆丙球蛋白病。该病患者无贫血、高钙血症,人血白蛋白或正常免疫球蛋白水平不降低,无骨质破坏,极少有肾功能损害,血清 M 蛋白水平稍高,IgG<30 g/L,IgA<15g/L,IgM<15g/L,轻链型尿中单克隆轻链<1.0 g/24h,骨髓中浆细胞<10%且形态正常。病情稳定,M 蛋白长期不增多,随访 3 年以上病情稳定不变。

(2)反应性浆细胞增多症(reactive plasmacytosis)。常见于药物过敏,有肉芽肿的慢性感染如结核、梅毒、风湿病、恶性肿瘤、慢性肝病、肝硬化等。临床表现与多发性骨髓瘤无相似之处,骨髓中浆细胞数量一般不超过 10%,形态正常,血和尿中也无 M 蛋白,骨骼也无骨髓瘤样改变,不难鉴别。

(3)骨转移癌。骨损害可与多发性骨髓瘤的 X 线表现相似,但因伴有成骨表现,血清碱性磷酸酶常升高。骨痛多在静止时,尤夜间为甚。骨髓中可找到癌细胞,浆细胞无明显增多,血和尿中无 M 蛋白。

(4)原发性巨球蛋白血症(Waldenström's macroglobulinemia)和重链病(heavy chain disease)。血清中也可有单克隆蛋白,但巨球蛋白血症患者血清中常为 IgM,而骨髓瘤细胞很少分泌 IgM。此外骨髓象中异常细胞更接近于淋巴细胞,也无骨损害表现。重链病时,淋巴结、脾肿大多见,免疫电泳显示轻链片段缺失。

(5)老年性骨质疏松。早期多发性骨髓瘤患者仅有骨质疏松而无溶骨性损害时,在 X 线上与老年性骨质疏松不易鉴别,但患者无血液和生化改变。

#### (五)多发性骨髓瘤的治疗

**1. 治疗原则**

如年龄≤70 岁,体能状态好,或虽>70 岁,但经全身体能状态评分良好的患者,经有效的诱导治疗后应将自体造血干细胞移植(ASCT)作为首选。对于年龄在 65～70 岁的患者,应在经验丰富的治疗团队进行仔细的体能状态评估后再进行 ASCT。拟行 ASCT 的患者,在选择诱导治疗方案时需避免选择对造血干细胞有毒性的药物,含来那度胺的疗程数应≤4个疗程,尽可能避免使用烷化剂,以免随后的干细胞动员采集失败。

**2. 治疗方案**

对于适合行 ASCT 的患者,一线诱导方案为以蛋白酶体抑制剂联合免疫调节剂及地塞米松的三药联合方案,为达到更好的疗效也可以考虑加入达雷妥尤单抗的四药联合方案。诱导后早期序贯 ASCT。老年衰弱的患者,也可以先予两药,待一般情况改善后再考虑给予三药联合。适合移植的诱导方案均适用于不适合移植的患者,还可选用以下方案,如含马法兰的 VMP 方案（马法兰/醋酸泼尼松/硼替佐米）等。

## 二、慢性淋巴细胞白血病

### （一）慢性淋巴细胞白血病的概述

慢性淋巴细胞白血病（chronic lymphocytic leukemia，CLL）是主要发生在中老年人群的一种具有特定免疫表型特征的成熟 B 淋巴细胞克隆增殖性肿瘤，以外周血、骨髓和淋巴组织中出现大量克隆性增殖的小淋巴细胞为特征。CLL 是西方最多见的白血病类型，占到全部白血病的 25%～35%，欧美人群中年发病率达到（4～5）/10 万，男性多见，男女比例 1.2∶1～1.7∶1，中位发病年龄在 70～75 岁。而亚洲人群 CLL 的发病率明显低于欧美，中国的中位发病年龄为 65 岁。

### （二）慢性淋巴细胞白血病的临床表现

**1. 症状与体征**

（1）症状：早期可无症状，患者常因体检偶然发现血常规异常而被确诊。部分患者可以因为偶然发现淋巴结无痛性肿大就诊，颈部多见，有时候可以自行回退缩小，但很少完全消失。晚期可出现疲乏、盗汗、食欲减退、低热、体重减轻等症状。可能出现获得性免疫缺陷，患者可以反复感染；或发生免疫性疾病，如自身免疫性溶血性贫血、免疫性血小板减少、纯红细胞再生障碍性贫血等。

（2）体征：①淋巴结肿大。可以有浅表淋巴结肿大，颈部、腋下多见；腹腔淋巴结肿大及纵隔淋巴结肿大，可以发生融合成为大包块。②脾大。常与淋巴结肿大同时存在，少数巨脾患者可以有因脾脏梗死造成的左上腹痛。③肝大。可以存在。④韦氏环肿胀。可以见到口咽环缩窄，可因扁桃体肿大或者淋巴细胞浸润在黏膜下造成增厚所致，严重可引发睡眠呼吸暂停、吞咽困难等。⑤皮肤损害。可以有白血病皮肤浸润，需要病理诊断。⑥其他器官累及。小部分患者有肾病综合征。可发生 Richter 转化，即转化成大细胞淋巴瘤。

**2. 辅助检查**

（1）血常规和血细胞分类加网织红细胞计数：外周血单克隆性 B 淋巴细胞≥$5 \times 10^9$/L。白血病细胞形态类似成熟的小淋巴细胞，偶见原始淋巴细胞、少量幼稚或不典型淋巴细胞。中性粒细胞比值降低，随病情进展可出现血小板减少和（或）贫血。外周血涂片易见涂抹细胞。

（2）血清生化检查：肝功能、肾功能、LDH、血清 β2 微球蛋白、电解质、血清免疫球蛋白（包括 IgG、IgM、IgA、血轻链）。

（3）抗人球蛋白试验（Coombs 试验），CLL 出现贫血时，大约 20% 的患者会出现溶血性贫血，可见抗人球蛋白试验阳性，生化和尿液检查有溶血表现。

（4）骨髓检查。

①骨髓细胞涂片检查：有核细胞增生明显或极度活跃，淋巴细胞≥40%，以成熟淋巴细胞为主；红系、粒系及巨核系细胞减少；溶血时幼红细胞可代偿性增生。骨髓活检可见慢性淋巴细胞浸润呈间质型、结节型、混合型和弥漫型，其中混合型最常见、结节型少见，而弥漫型预后最差。

②流式细胞学检查：CLL 的典型免疫表型为 $CD_{19}$＋、$CD_5$＋、$CD_{23}$＋、$CD_{200}$＋、$CD_{10}$－、$FMC_7$－、$CD_{43}$＋/－；表面免疫球蛋白（sIg）、$CD_{20}$、$CD_{22}$ 及 $CD_{79}$ b 弱表达（dim）。流式细胞

术确认 B 细胞的克隆性,即 B 细胞表面限制性表达 κ 或 λ 轻链或＞25%的 B 细胞 sIg 不表达。

③淋巴细胞分子遗传学(FISH)检查:初诊患者需检测 t(11;14)、t(11q;v)、+12.11q-、13q-、17p-等染色体异常。染色体异常对于 CLL 的诊断、鉴别诊断、治疗方案的选择和预后具有重要意义。TP53 测序,IgHV 突变检测:IGHV 野生型、TP53 基因缺失或突变均提示预后不良。

(5)影像学检查:CLL 的临床分期依赖淋巴结肝脾的触诊,也可通过 B 超、CT 等进行淋巴结和肝脾的精确测量。对可疑 Richter 转化的患者进行正电子发射断层成像—计算机断层扫描(positron emission tomography-computed tomography,PET-CT),可为活检病理诊断提供帮助。

### (三)慢性淋巴细胞白血病的诊断

**1. 诊断标准**

(1)血常规:外周血单克隆 B 淋巴细胞绝对值≥5×10$^9$/L,且持续至少 3 个月。

(2)外周血涂片:外周血见正常成熟小淋巴细胞显著增多,涂抹细胞易见。

(3)典型的免疫表型:淋巴细胞 CD$_{19}$+、CD$_5$+、CD$_{23}$+、CD$_{200}$+、CD$_{10}$-、FMC$_7$-、CD$_{43}$+/-;表面免疫球蛋白(sIg)、CD$_{20}$、CD$_{79}$b 弱表达(dim)。流式细胞术确认 B 细胞的克隆性,即 B 细胞表面限制性表达 κ 或 λ 轻链或＞25%的 B 细胞 sIg 不表达。

**2. 临床分期**

CLL 最常使用 Rai 和 Binet 两种临床分期系统(见表 22 - 4)

表 22 - 4 慢性淋巴细胞白血病的临床分期系统

| 分期 | 定义 |
|---|---|
| Binet 分期 | |
| A 期 | 单克隆 B 淋巴细胞增多≥10$^9$/L,HGB≥100g/L,PLT≥100×10$^9$/L,<3 个淋巴区域受累 |
| B 期 | 单克隆 B 淋巴细胞增多≥10$^9$/L,HGB≥100g/L,PLT≥100×10$^9$/L,≥3 个淋巴区域受累 |
| C 期 | 单克隆 B 淋巴细胞增多≥10$^9$/L,HGB<100g/L 和(或)PLT<100×10$^9$/L |
| Rai 分期 | 仅单克隆 B 淋巴细胞增多≥10$^9$/L |
| Ⅰ期 | 单克隆 B 淋巴细胞增多≥10$^9$/L+淋巴结肿大 |
| Ⅱ期 | 单克隆 B 淋巴细胞增多≥10$^9$/L+肝和(或脾肿大)±淋巴结肿大 |
| Ⅲ期 | 单克隆 B 淋巴细胞增多≥10$^9$/L+HGB<110g/L±淋巴结/肝/脾肿大 |
| Ⅳ期 | 单克隆 B 淋巴细胞增多≥10$^9$/L+PLT<100x10$^9$/L±淋巴结/肝/脾肿大 |

注:淋巴区域包括颈、腋下、腹股沟(单侧或双侧均计为 1 个区域)、肝和脾。

**3. 预后评估**

推荐应用 CLL 国际预后指数(International Prognostic Index,IPI)进行综合预后评估

（见表 22－5）。CLL-IPI 通过纳入 TP53 缺失和(或)突变、IGHV 突变状态、β2-MG、临床分期、年龄,将 CLL 患者分为低危、中危、高危与极高危组。

表 22－5　慢性淋巴细胞白血病国际预后指数(CLL-IPI)

| 参数 | 不良预后因素 | 积分 |
| --- | --- | --- |
| TP53 异常 | 缺失或突变 | 4 |
| IgHV 基因突变状态 | 未突变型 | 2 |
| β2 微球蛋白 | >3.5mg/L | 2 |
| 临床分期 | Rai Ⅰ～Ⅳ 或 Binet B-C | 1 |
| 年龄 | >65 岁 | 1 |

| CLL-IPI 积分 | 危险度分层 | 5 年生存率(%) |
| --- | --- | --- |
| 0～1 | 低危 | 93.2 |
| 2～3 | 中危 | 79.4 |
| 4～6 | 高危 | 63.6 |
| 7～10 | 极高危 | 23.3 |

**(四)慢性淋巴细胞白血病的鉴别诊断**

主要与单克隆 B 淋巴细胞增多症(MBL)进行鉴别。MBL 指健康个体外周血存在低水平的单克隆 B 淋巴细胞,免疫分型显示 B 细胞克隆性异常,外周血单克隆 B 淋巴细胞<5×$10^9$/L,无肝、脾、淋巴结肿大(淋巴结长径<1.5 cm)、无贫血及血小板减少、无慢性淋巴增殖性疾病(CLPD)的其他临床症状。

**(五)慢性淋巴细胞白血病的治疗**

**1. 治疗原则**

不是所有 CLL 都需要治疗,治疗前对患者要进行全面的评估,具备以下至少 1 项时开始治疗。

(1)进行性骨髓衰竭的证据:表现为血红蛋白和(或)血小板进行性减少。

(2)巨脾(如左肋缘下>6 cm)或有症状的脾肿大。

(3)巨块型淋巴结肿大(如最长直径>10 cm)或有症状的淋巴结肿大。

(4)进行性淋巴细胞增多,如 2 个月内淋巴细胞增多>50%,或淋巴细胞倍增时间(LDT)<6 个月。如初始淋巴细胞<30×$10^9$/L,不能单凭 LDT 作为治疗指征。

(5)CLL/SLL 导致的有症状的脏器功能异常(如皮肤、肾、肺、脊柱等)。

(6)自身免疫性溶血性贫血(AIHA)和(或)免疫性血小板减少症(ITP)对皮质类固醇反应不佳。

(7)至少存在下列一种疾病相关症状:①在前 6 个月内无明显原因的体重下降≥10%。②严重疲乏(如 ECOG 体能状态评分≥2 分;不能进行常规活动)。③无感染证据,体温>38.0 ℃,≥2 周。④无感染证据,夜间盗汗>1 个月。

(8)临床试验:符合所参加临床试验的入组条件。

不符合上述治疗指征的患者,每 2～6 个月随访 1 次,随访内容包括临床症状及体征、肝、脾、淋巴结肿大情况和血常规等。

**2. 治疗方案**

根据 TP53 缺失和(或)突变、年龄及身体状态进行分层治疗。患者的体能状态和实际年龄均为重要的参考因素,治疗前评估患者的 CIRS 评分和身体适应性极其重要。一线治疗的方案如下:

(1)无 de(117p)/TP53 基因突变 CLL 患者的治疗方案推荐:①身体状态良好(包括体力活动尚可、肌酐清除率≥70 ml/min 及 CIRS 评分≤6 分)的患者,优先推荐:伊布替尼(420mg,Qd,口服);泽布替尼(160mg,Bid,口服);氟达拉滨(25mg/m²,d1～3)＋环磷酰胺(250mg/m²,d1～3)＋利妥昔单抗(375mg/m²,d0),每 28 天重复,用于 *IGHV* 有突变且年龄<60 岁的患者;苯达莫司汀(70～90 mg/m²,d1～2)＋利妥昔单抗(375mg/m²,d0),每 28 天重复,用于 *IGHV* 有突变且年龄≥60 岁的患者。其他推荐:奥布替尼(150mg,Qd,口服)、维奈克拉＋利妥昔单抗/奥妥珠单抗、氟达拉滨＋利妥昔单抗/氟达拉滨＋环磷酰胺。②身体状态欠佳的患者,优先推荐:伊布替尼、泽布替尼、苯丁酸氮芥(0.5mg/kg¹ d1～15)＋利妥昔单抗/奥妥珠单抗。其他推荐:奥布替尼、维奈克拉＋利妥昔单抗/奥妥珠单抗、奥妥珠单抗、苯丁酸氮芥、利妥昔单抗。

(2)伴 de(117 p)/TP53 基因突变 CLL 患者的治疗方案推荐:优先推荐:伊布替尼、泽布替尼、奥布替尼。其他推荐:维奈克拉＋利妥昔单抗/奥妥珠单抗、大剂量甲泼尼龙(1g/m²,d1～5)＋利妥昔单抗(375 mg/m²,QW×4 周)。

(3)一线治疗后维持治疗:结合微小残留病(MRD)评估和分子遗传学特征进行维持治疗。对于血液中 MRD≥$10^{-2}$ 或 MRD<$10^{-2}$ 伴 IGHV 无突变状态或 de(117 p)/TP53 基因突变的患者,可考虑使用来那度胺(推荐小剂量)进行维持治疗。原来使用伊布替尼、泽布替尼、奥布替尼等 BTK 抑制剂治疗者,持续治疗。

**3. 疗效标准**

在 CLL 患者的治疗中应定期进行疗效评估,诱导治疗通常以 6 个疗程为宜,建议治疗 3～4 个疗程时进行中期疗效评估,疗效标准(见表 22-6)。

表 22-6 慢性淋巴细胞白血病(CLL)疗效标准

| 参数 | CR | PR | PR-L | PD |
|---|---|---|---|---|
| **A组:用于评价肿瘤负荷** | | | | |
| 淋巴结肿大 | 无>1.5cm | 缩小≥50% | 缩小≥50% | 增大≥50% |
| 肝脏肿大 | 无 | 缩小≥50% | 缩小≥50% | 增大≥50% |
| 脾脏肿大 | 无 | 缩小≥50% | 缩小≥50% | 增大≥50% |
| 骨髓 | 增生正常,淋巴细胞比例<30%,无B细胞性淋巴小结 | 骨髓浸润较基线降低≥50%,或出现B细胞性淋巴小结 | 骨髓浸润较基线降低≥50%,或出现B细胞性淋巴小结 | 伴骨髓造血不完全恢复 |
| ALC | <4×10⁹/L | 较基线降低≥50% | 淋巴细胞升高 | 较基线升高≥50% |

（续表）

| 参数 | CR | PR | PR-L | PD |
|------|----|----|------|-----|
| B组：用于评价骨髓造血功能 | | | | |
| PCL（不使用生长因子） | $>100\times10^9$/L | $>100\times10^9$/L 或较基线升高≥50% | $>100\times10^9$/L 或较基线升高≥50% | CLL 本病所致下降≥50% |
| HGB（不输血，不使用生长因子） | $>110$ g/L | $>110$ g/L 或较基线升高≥50% | $>110$ g/L 或较基线升高≥50% | CLL 本病所致下降$>20$g/L |
| ANC（不使用生长因子） | $>1.5\times10^9$/L | $>1.5\times10^9$/L 或较基线升高≥50% | $>1.5\times10^9$/L 或较基线升高≥50% | |

注：ALC：外周血淋巴细胞绝对值；ANL：外周血中心粒细胞绝对值；CR：完全缓解；PR：部分缓解；PR-L：伴有淋巴细胞增高的 PR；PD：疾病进展。

  MM 90%以上在老年人口中发病，目前发病率呈上升趋势，由于临床表现复杂多样，加上老年人常有多种脏器疾病，极易误诊，国内有文献总结误诊率高达 62%。MM 老年患者预后差，早诊断早治疗可以提高疗效改善预后。因此老年人若有 MM 相关的临床表现要考虑到本病，尽快做血、尿免疫固定电泳等检查，有助于早期诊断。CLL 是中老年人群较为易见的一种白血病类型，起病缓慢隐袭，早期症状不明显，主要是外周血中淋巴细胞绝对值升高，故容易漏诊。因此对外周血淋巴细胞绝对值持续升高的患者要进行流式细胞学检测，判断是否为单克隆 B 淋巴细胞增多；同时对患者要进行分期和预后评估。

（韩晓凤 陈芳源）

## 参考文献

［1］中国医师协会血液科医师分会，中华医学会血液学分会. 中国多发性骨髓瘤诊治指南（2022 年修订）［J］. 中华内科杂志 2022，61(5)：480-487.

［2］Swerdlow SH，Campo E，Pileri SA，et al. The 2016 revision of the World Health Organization classification of lymphoid neoplasms［J］. Blood，2016，127（20）：2375- 2390.

［3］Hallek M，Cheson BD，Catovsky D，et al. CLL guidelines for diagnosis，indications for treatment，response assessment，and supportive management of CLL［J］. Blood，2018，131(25)：2745-2760.

［4］International CLL-IPI working group. An international prognostic index for patients with chronic lymphocytic leukaemia（CLLIPI）：a meta-analysis of individual patient data［J］. Lancet Oncol，2016，17(6)：779-790.

# 第三节 老年常见泌尿系肿瘤特点、评估与决策

**本节要点**

1. 前列腺恶性肿瘤的症状、诊断及治疗。
2. 膀胱恶性肿瘤的症状、诊断及治疗。
3. 泌尿系统恶性肿瘤与良性疾病的鉴别。

**教学目的**

1. 掌握
(1)前列腺恶性肿瘤的病理及诊断方法。
(2)膀胱恶性肿瘤的高危因素及诊断方法。
(3)泌尿系统恶性肿瘤与尿路感染、前列腺增生等良性疾病的鉴别。
2. 熟悉
(1)前列腺恶性肿瘤的治疗方法。
(2)膀胱恶性肿瘤疾病分期与预后及治疗方式的关系。
3. 了解
泌尿系统恶性肿瘤最新诊断及治疗方式。

## 一、前列腺恶性肿瘤

### (一)前列腺恶性肿瘤的流行病学及病因

前列腺癌是泌尿及男性生殖系统最常见的恶性肿瘤之一。我国前列腺癌的发病率虽远低于欧美国家,但近年来呈逐年上升趋势,这与人口老龄化、人民生活方式改变以及前列腺特异抗原(prostate specific antigen,PSA)等前列腺癌筛查方式的普及。前列腺癌的病因及发病机制十分复杂,其确切病因尚不明确,病因学研究显示前列腺癌与种族、遗传、年龄、外源性因素(如环境因素、饮食习惯)等有密切关系。

### (二)前列腺恶性肿瘤的症状

早期前列腺癌多数无明显临床症状,常因体检或者在其他非前列腺癌手术后通过病理检查发现(如良性前列腺增生的手术)。随着肿瘤生长,前列腺癌可表现为下尿路梗阻症状,如尿频、尿急、尿流缓慢、排尿费力,甚至尿潴留或尿失禁等。对于老年患者,部分尿路刺激症状与前列腺增生的症状类似,因此在临床诊断中需要特别留意患者 PSA 指标,并配合直肠指检排除前列腺癌。

前列腺癌可经血行、淋巴扩散或直接侵及邻近器官(如精囊、膀胱等)。最常见的转移部

位是淋巴结和骨骼，其他部位包括肺、肝、脑和肾上腺等。前列腺癌出现骨骼转移时可以引起骨痛、脊髓压迫症状及病理性骨折等。其他晚期前列腺癌的症状包括：贫血、衰弱、下肢水肿、排便困难等。少数患者以转移症状为主就医，局部症状不明显，易导致误诊。

### （三）前列腺恶性肿瘤的诊断

**1. PSA 筛查**

PSA 正常参考值为 $0\sim4$ ng/ml，初次 PSA 异常者需要复查。血清总 PSA 在 $4\sim10$ ng/ml 时，游离 PSA 具有一定的辅助诊断价值。我国推荐游离 PSA/总 PSA 比值 $>0.16$ 作为正常参考值。若患者总 PSA 水平在 $4\sim10$ ng/ml，且游离 PSA/总 PSA 比值 $<0.16$，或总 PSA 水平 $>10$ ng/ml 应建议进行前列腺穿刺活检。

目前对于 PSA 筛查的频率仍有一定争议。目前国内一般推荐对于预期寿命 10 年以上且符合下列条件之一的男性启动前列腺癌筛查：①年龄 $>50$ 岁。②年龄 $>45$ 岁且有前列腺癌家族史。③年龄 $>40$ 岁且携带 BRCA2 基因突变。若血清总 PSA $\leqslant4.0$ ng/ml，则每 2 年进行 1 次 PSA 检测。

**2. 直肠指检（digital rectal examination，DRE）**

前列腺癌的典型表现是触及前列腺坚硬结节，边界欠清，无压痛。若未触及前列腺结节也不能排除前列腺癌，需要结合 PSA 及影像学检查等综合考虑。随着其他辅助诊断手段的普及，DRE 常被临床医生所忽视，但其仍是诊断前列腺癌的重要依据，不可忽视。

**3. 影像学检查**

MRI 检查是诊断前列腺癌及明确临床分期的最主要方法之一，对于显示前列腺癌外周包膜的完整性、是否侵犯前列腺周围脂肪组织、膀胱及精囊等器官、显示盆腔淋巴结受侵犯情况及骨转移病灶具有重要的作用，是前列腺癌临床分期的重要工具。PI-RADS（prostate imaging reporting and data system）评分是一种用于评估前列腺 MRI 结果的系统，其有助于提高前列腺 MRI 结果的一致性和可比性。通常推荐 PI-RADS 评分大于 3 分的患者进行前列腺穿刺活检。

同位素骨扫描在前列腺癌诊断中同样扮演着重要的角色，前列腺癌转移的第一站通常是骨骼，骨扫描能够帮助医生检测和定位这些骨转移病灶，进行临床分期。推荐在前列腺癌根治术前进行一次骨扫描。

PET-CT 已被用于检测和区分前列腺癌。其中，前列腺特异性膜抗原（prostate-specific membrane antigen，PSMA）在前列腺癌细胞表面特异性高表达，使其在前列腺癌分子影像学及靶向治疗领域具有极为重要的研究价值，[68]Ga-PSMA PET-CT 对前列腺癌的诊断准确性远高于传统影像学检查。

**4. 前列腺穿刺活检**

前列腺穿刺活检是前列腺癌诊断的金标准。前列腺穿刺指征包括：①DRE 发现前列腺可疑结节，任何 PSA 值。②经直肠超声或 MRI 发现可疑病灶（PI-RADS$\geqslant4$ 分），目前，前列腺穿刺活检推荐经会阴途径穿刺，较传统经直肠穿刺具有出血及感染率低的优点。任何 PSA 值。③PSA $>10$ ng/ml。④PSA $4\sim10$ ng/ml，游离 PSA/总 PSA 比值 $<0.16$。

### （四）前列腺恶性肿瘤的病理及分期

**1. 前列腺恶性肿瘤的病理**

前列腺癌病理类型包括腺癌（腺泡腺癌）、导管内癌、导管腺癌、鳞状细胞癌、基底细胞癌以及神经内分泌肿瘤等,其中95%为腺泡腺癌。

前列腺癌的组织学分级,是根据腺体分化程度和肿瘤的生长形态来评估其恶性程度的工具,其中以 Gleason 分级系统应用最为普遍,并与肿瘤的治疗预后相关性最佳。在 Gleason 分级系统中,根据不同形态结构的肿瘤成分占比多少,将肿瘤分成主要评分区和次要评分区,各区的 Gleason 评分为 1~5 分。Gleason 评分为主要及次要评分区之和,范围为 2~10 分。根据 Gleason 评分≤6、≈7、>8 将患者分为低危、中危、高危组,评分越高,预后越差。

**2. 前列腺恶性肿瘤的分期**

前列腺癌分期最广泛采用的是美国癌症联合委员会制订的 TNM 分期系统(见表 22-7), 2018 年开始采用第 8 版。前列腺癌分期的目的是指导选择治疗方法和评价预后。主要通过 DRE、PSA、穿刺活检阳性针数和部位、核素全身骨显像、前列腺 MRI 以及淋巴结清扫来明确临床和病理分期。

表 22-7 前列腺癌的 TNM 分期

| 原发肿瘤(T) | | |
|---|---|---|
| 临床分期(cT) | | |
| TX | | 原发肿瘤不能评价 |
| T0 | | 无原发肿瘤证据 |
| T1 | | 不可扪及和影像无法发现的临床隐匿性肿瘤 |
| | T1a | 偶发肿瘤,体积≤所切除组织体积的 5% |
| | T1b | 偶发肿瘤,体积>所切除组织体积的 5% |
| | T1c | 不可扪及,仅穿刺活检发现的肿瘤(如由于 PSA 升高) |
| T2 | | 肿瘤可触及,仅局限于前列腺内 |
| | T2a | 肿瘤限于单叶的 1/2(≤1/2) |
| | T2b | 肿瘤超过单叶的 1/2 但限于该单叶 |
| | T2c | 肿瘤侵犯两叶 |
| T3 | | 肿瘤突破前列腺包膜,但未固定也未侵犯邻近结构 |
| | T3a | 肿瘤侵犯包膜外(单侧或双侧) |
| | T3b | 肿瘤侵犯精囊(单侧或双侧) |
| T4 | | 肿瘤固定或侵犯除精囊外的其他临近组织结构,如膀胱颈、尿道外括约肌、直肠、肛提肌和(或)盆壁 |
| 病理分期(pT) | | |
| pT2 | | 局限于前列腺 |
| pT3 | | 突破前列腺包膜 |
| | pT3a | 突破前列腺包膜(单侧或双侧)或镜下侵犯膀胱颈 |

（续表）

| | | |
|---|---|---|
| | pT3b | 侵犯精囊 |
| | pT4 | 肿瘤固定或侵犯除精囊外的其他临近组织结构,如尿道外括约肌、直肠、膀胱、肛提肌和(或)盆壁 |
| 区域淋巴结(N) | | |
| | Nx | 区域淋巴结不能评价 |
| | N0 | 无区域淋巴结转移 |
| | N1 | 区域淋巴结转移 |
| 远处转移(M) | | |
| | M0 | 无远处转移 |
| | M1 | 远处转移 |
| | M1a | 有区域淋巴结以外的淋巴结转移 |
| | M1b | 骨转移 |
| | M1c | 其他脏器转移,伴或不伴骨转移 |

### (五)老年前列腺癌患者治疗决策评估

老年患者常伴有多种合并症和整体健康状况较差,因此治疗前需要进行全面的健康评估,包括心肺功能、肾功能、肝功能等。根据患者的具体情况,制订个体化的治疗方案,既要考虑有效控制肿瘤,又要避免过度治疗带来的不良反应。

随着微创手术技术的发展,机器人辅助前列腺癌根治手术可以显著减少术中出血、手术风险和术后恢复时间,因此手术的年龄范围得到了进一步拓宽,目前在可耐受麻醉风险的老年局限性前列腺癌患者中,根治手术仍然是首选。

外放射治疗也是老年患者前列腺癌治疗的重要手段之一,尤其是对于无法耐受手术的患者。现代放射治疗技术如有三维适形放射治疗(three-dimensional conformal radiotherapy,3D-CRT)和调强适形放疗(intensity modulated radiotherapy,IMRT)能够提供更精确的治疗,提高了疗效并减少了不良反应。

内分泌治疗(ADT)是前列腺癌的主要治疗方法之一,特别适用于老年患者。由于其不良反应较小,能够较好地控制病情进展。近年来,第二代雄激素受体抑制剂如恩扎卢胺和阿比特龙在老年患者中应用广泛,提高了治疗效果。

随着分子生物学和免疫学的发展,靶向治疗和免疫治疗逐渐成为前列腺癌治疗的新方向。例如,PARP抑制剂奥拉帕利在携带BRCA突变的前列腺癌患者中显示了良好的疗效。

对于老年患者,生活质量是治疗过程中需要重点关注的方面。治疗方案不仅要考虑控制肿瘤,还要注重患者的整体健康和心理状态。定期随访、营养支持、疼痛管理、心理支持等都是提高老年患者生活质量的重要措施。

## 二、膀胱恶性肿瘤

### （一）膀胱恶性肿瘤流行病学及病因

膀胱癌是泌尿系统最常见的恶性肿瘤之一。我国膀胱癌发病率位居全身恶性肿瘤的第13位，其中男性位居第7位。城市地区各年龄段膀胱癌发病率及死亡率均高于农村地区。膀胱癌是化学性暴露致癌的重要代表，其病因很多，并且其发生具有时间和空间的多中心性，危险因素包括：

#### 1. 吸烟

目前最为肯定的膀胱癌致病危险因素，约50%的膀胱癌患者有吸烟史，吸烟者膀胱癌的患病风险增加2～4倍，风险率与吸烟强度和时间成正比。

#### 2. 长期职业接触工业化学产品

约20%的膀胱癌患者发病与所从事的职业有关，如纺织、染料制造、橡胶化学、药物制剂和杀虫剂生产、油漆、皮革及铝和钢铁生产领域。

#### 3. 染发

70%的膀胱癌女性患者具有染发史，且染发时间、染发年龄与染发剂颜色等与发病均无明显差异，但染发与膀胱癌的明确致病关系尚存在争议。

#### 4. 马兜铃酸摄入

马兜铃酸是一种天然存在的有毒化合物，通常存在于一些马兜铃属植物中。长期摄入马兜铃酸不仅会损伤肾小管引起肾功能衰竭，还会导致尿路上皮细胞发生变异，引起全尿路上皮（肾盂、输尿管及膀胱）的癌变。

#### 5. 上尿路上皮癌

尿路上皮肿瘤具有时间和空间的多中心性，上尿路癌病史是膀胱尿路上皮癌的重要危险因素，此类患者出现膀胱癌的风险为15%～50%。

### （二）膀胱恶性肿瘤症状

血尿是膀胱癌患者最常见的临床表现，80%～90%的患者以间歇性、无痛性全程肉眼血尿为首发症状，可自行减轻或停止，易给患者造成"好转"或"治愈"的错觉而贻误治疗。尿色可呈淡红色或深褐色不等，多为洗肉水色，可形成血凝块。部分患者为初始血尿，提示膀胱颈部病变；终末血尿，提示病变位于膀胱三角区、膀胱颈部或后尿道。

部分膀胱癌患者伴有膀胱刺激征，表现为尿频、尿急、尿痛。提示患者可能存在原位癌或浸润性尿路上皮癌。该部分患者在诊断中易与男性前列腺增生、女性尿路感染相混淆，且由于该部分患者肿瘤进展更早，很容易贻误最佳治疗时间。与前列腺增生相比，膀胱癌患者的膀胱刺激症状与昼夜节律无关。因此临床诊断中，需详细询问症状及个人史，结合辅助诊断排除膀胱癌。

肿瘤侵及输尿管或堵塞尿道口可致上尿路积水、肾功能不全。广泛浸润盆腔或转移时，出现腰部疼痛、下肢水肿、贫血、体重下降等症状。骨转移时可出现骨痛。

### （三）膀胱恶性肿瘤诊断

#### 1. 尿液检查

尿液检查包括尿脱落细胞学检查和尿肿瘤标志物的检测。尿细胞学检查特异性较高但敏感性较低，因此必须与膀胱镜检查及影像学检查同时进行，以降低漏诊率。尿肿瘤标志物包括核基质蛋白 22(NMP22)等检查,其敏感性及特异性均不理想,临床上尚未广泛应用。

**2. 影像学检查**

**超声检查**:超声检查是诊断膀胱癌最常用、最基本的检查项目,也是体检发现膀胱癌的主要途径。但是需要指出的是,当患者出现尿频尿急症状膀胱无法充盈时,超声检查并不是一个良好的筛查手段。

**CT 检查**:CT 检查(平扫＋增强扫描)在诊断和评估膀胱肿瘤浸润范围方面有一定价值,目前建议膀胱多发性肿瘤、高危肿瘤及膀胱三角区肿瘤患者行 CTU 检查。

**多参数 MRI**:MRI 检查具有良好的软组织分辨率,能进行诊断及肿瘤分期。MRI 检查能显示肿瘤是否扩散至膀胱周围脂肪、淋巴结转移及骨转移等,可评估邻近脏器的受侵犯情况。弥散加权成像(diffusion weighted imaging,DWI)对评估肿瘤是否侵犯肌层及周围组织有显著价值。

**胸部 CT 检查**:是排除肺部转移的敏感检查方法。对肺部有结节或拟行全膀胱切除的患者推荐术前行胸部 CT 以明确有无肺转移。

**PET-CT**:PET-CT 是膀胱癌评估淋巴结及远处转移的重要手段之一,但由于价格昂贵,部分城市不普及,因此暂未列入常规检查项目。

**3. 膀胱镜检查**

膀胱镜检查和活检是诊断膀胱癌的金标准,也是术后复发监测的主要手段之一。对于老年患者,通常使用软性膀胱镜检查,与硬性膀胱镜相比,该方法具有损伤小、视野无盲区、相对舒适等优点。膀胱镜检查可以明确膀胱肿瘤的数目、大小、形态、部位、生长方式及周围膀胱黏膜的异常情况,可以对肿瘤和可疑病变进行活检以明确病理类型。

**(四)膀胱恶性肿瘤病理及分期**

**1. 病理**

膀胱癌包括尿路上皮(移行细胞)癌、鳞癌、腺癌等病理类型。其中,膀胱尿路上皮癌最为常见,占膀胱癌的 90% 以上。根据生长方式,尿路上皮癌分为两大类,浸润性尿路上皮癌和非浸润性尿路上皮肿瘤。

膀胱原位癌(carcinoma in situ)又称为扁平癌,属于高级别非肌层浸润性癌,常为多灶性。膀胱镜下易与膀胱炎性改变混淆,需活检确诊。其极易复发及进展,是诊断及治疗的难点。

**2.分期**

根据肿瘤是否浸润膀胱肌层分为非肌层浸润性膀胱癌(non muscle invasive bladder cancer,NMIBC)和肌层浸润性膀胱癌(muscle invasive bladder cancer,MIBC)。NMIBC 约占膀胱肿瘤的 75%,MIBC 为 T2 期及以上分期患者。

膀胱癌的分期主要根据原发肿瘤侵犯范围、区域淋巴结是否受累及其他部位是否转移等进行评估。采用国际抗癌联盟制订的 TNM 分期系统(见表 22 - 8)。

表 22 - 8　膀胱癌的 TNM 分期

| 原发肿瘤(T) |
| --- |
| 临床分期(cT) |

| Tx | | 原发肿瘤不能评价 |
|---|---|---|
| T0 | | 无原发肿瘤证据 |
| Ta | | 非浸润性乳头状癌 |
| Tis | | 原位癌 |
| T1 | | 肿瘤侵及上皮下结缔组织 |
| T2 | | 肿瘤侵犯肌层 |
| | T2a | 肿瘤侵及浅肌层（内侧 1/2） |
| | T2b | 肿瘤侵及深肌层（外侧 1/2） |
| T3 | | 肿瘤侵及膀胱周围组织 |
| | T3a | 显微镜下可见肿瘤侵及膀胱周围组织 |
| | T3b | 肉眼可见肿瘤侵及膀胱周围组织（膀胱外肿块） |
| T4 | | 肿瘤侵及以下任何一器官或组织：前列腺、精囊、子宫、阴道、盆壁、腹壁 |
| | T4a | 肿瘤侵及前列腺、精囊、子宫或阴道 |
| | T4b | 肿瘤侵犯盆壁或腹壁 |
| 区城淋巴结（N） | | |
| Nx | | 区域淋巴结不能评价 |
| N0 | | 无区域淋巴结转移 |
| N1 | | 真骨盆腔单个淋巴结转移（闭孔、髂内、髂外及骶前淋巴结） |
| N2 | | 真骨盆腔多个淋巴结转移（闭孔、髂内、髂外及骶前淋巴结） |
| N1 | | 髂总淋巴结转移 |
| 远处转移（M） | | |
| Mx | | 无法评估远处转移 |
| M0 | | 无远处转移 |
| M1 | | 有远处转移 |
| | M1a | 非区域淋巴结 |
| | M1b | 其他部位远处转移 |

### （五）老年膀胱癌患者治疗决策评估

根据膀胱癌的分期、病理类型及患者状态选择不同的治疗方案。膀胱癌的基本治疗策略为：NMIBC 的标准治疗手段首选经尿道膀胱肿瘤切除术（transurethral resection of bladder tumors，TURBT），根据复发风险决定膀胱灌注治疗方案。MIBC 选择外科手术为主的综合治疗，首选根治性全膀胱切除术，部分患者可选择膀胱部分切除术。未转移的尿路上皮癌 MIBC 推荐术前新辅助化疗，术后根据病理结果决定是否辅助治疗。转移性膀胱癌以全身药物治疗为主，可用姑息性手术、放疗缓解症状。

对于无法耐受麻醉的 NMIBC 患者，可采用局麻下激光切除的手段对肿瘤进行切除。

对于高龄 MIBC 患者，由于手术复杂，根治性膀胱切除术术后合并症和死亡率较高。尿道改道术后可出现严重的并发症，如肠梗阻等胃肠道并发症，此时输尿管皮肤造口可能是一个更好的选择。该术式不需要处理肠道，可缩短手术时间同时减少肠道并发症，既保留了根治的目的，又有助于维持患者的生活质量。对于无法耐受全膀胱切除，且血尿严重的患者，也可采用髂内动脉栓塞的手段暂时改善患者症状。

对于高龄、身体条件不能耐受根治性膀胱切除术，或不愿接受根治性膀胱切除术的 MIBC 患者，可选择保留膀胱的综合治疗。目前保膀胱治疗多采用 TURBT 手术联合术后同步放化疗的三联治疗（trimodal therapy，TMT）。目前研究认为，在选择性的患者群中分别采用 TMT 和根治性膀胱切除术 2 种方案的 MIBC 患者的疾病特异性生存期和总生存时间无显著差异。

体质较差的老年膀胱癌患者对以顺铂为基础的化疗耐受性差，对于这部分患者，免疫治疗及抗体偶联药物目前逐渐体现出巨大作用。阿替利珠单抗或帕博利珠单抗两种免疫治疗药物可用于 PD-L1 表达阳性、不能耐受铂类化疗的转移性尿路上皮癌患者，Enfortumab Vedotin（EV）已批准用于顺铂化疗失败或免疫治疗失败的转移性尿路上皮癌治疗。上述药物也逐渐从晚期治疗前移至新辅助治疗甚至保膀胱治疗阶段。

（陈海戈）

**参考文献**

［1］European Association of Urology. EAU-EANM-ESTRO-ESUR-ISUP-SIOG Guidelines on Prostate Cancer［S］. presented at the EAU Annual Congress Milan，2023.

［2］中华人民共和国卫生健康委员会［S］. 前列腺癌诊疗指南（2022 年版）.

［3］European Association of Urology. EAU Guidelines on Non-muscle-invasive Bladder Cancer［S］. presented at the EAU Annual Congress Milan，2023.

［4］European Association of Urology. EAU Guidelines on Muscle-invasive and Metastatic Bladder Cancer［S］. presented at the EAU Annual Congress Milan，2023.

［5］中华人民共和国卫生健康委员会［S］. 膀胱癌诊疗指南（2022 年版）.

# 第四节　老年女性常见肿瘤

**本节要点**

1. 老年常见妇科恶性肿瘤（子宫颈癌、子宫内膜癌及卵巢癌）的临床表现及诊治要点。
2. 关注妇科恶性肿瘤对老年女性患者身心健康的影响。
3. 在诊治过程中应融入人文关怀理念。

1. 掌握:老年常见妇科肿瘤的临床表现及诊治要点。

2. 熟悉:妇科三大恶性肿瘤的临床分期;卵巢良、恶性肿瘤进行鉴别诊断;子宫内膜癌的高危因素和预防措施。

3. 了解:妇科三大恶性肿瘤的转移途径;卵巢肿瘤的并发症;子宫内膜癌的分子分型。

## 一、宫颈癌

宫颈癌(cervical cancer)是最常见的妇科恶性肿瘤,85%发生于发展中国家。宫颈癌以鳞状细胞癌为主,35~39 岁和 60~64 岁为高发年龄段,平均年龄为 52.2 岁。由于宫颈癌有较长癌前病变阶段,因此宫颈细胞学检查可使宫颈癌得到早期诊断与早期治疗。近年来,国内外均已普遍开展宫颈细胞涂片检查,宫颈癌发病率明显下降,死亡率也随之下降。

### (一)发病相关因素

(1) 病毒感染:HPV(人乳头瘤病毒)能引起人体皮肤黏膜的鳞状上皮增殖,现已分离出 130 多种亚型。约75%的女性在其一生中可能感染 HPV,多数可自行清除。高危型 HPV 持续感染是导致宫颈癌的主要危险因素,99.8%的宫颈癌伴有高危型 HPV 感染,其中以 HPV16 或 18 型最为多见。

(2) 性行为及分娩次数:多个性伴侣、初次性生活过早、初产年龄小、多孕多产等与宫颈癌发生密切相关。

(3) 其他:沙眼衣原体、单纯疱疹病毒Ⅱ型、吸烟、营养不良等因素在宫颈癌发病过程中起协同作用。

### (二)病理

WHO 宫颈癌及癌前病变分类(第 5 版,2020)(见表 22-9),以鳞状细胞癌和腺癌最为常见。

表 22-9　WHO 宫颈癌及癌前病变分类(第 5 版,2020)

| 宫颈癌及癌前病变分类 |
| --- |
| 鳞状细胞癌及癌前病变 |
| SIL |
| 鳞状细胞癌,HPV 相关 |
| 鳞状细胞癌,HPV 非相关 |
| 鳞状细胞癌,NOS |
| 腺癌及癌前病变 |
| 原位腺癌,HPV 相关 |

原位腺癌,HPV 非相关

腺癌,HPV 相关

普通型

黏液腺癌,NOS

黏液腺癌,肠型

黏液腺癌,印戒细胞型

ISMILE（浸润性复层产生黏液的腺癌）

绒毛管状腺癌

腺癌,HPV 非相关,胃型

腺癌,HPV 非相关,透明细胞型

腺癌,HPV 非相关,中肾管型

其他类型腺癌

其他上皮肿瘤

癌肉瘤

腺鳞癌和黏液表皮样癌

腺样基底细胞癌

子宫颈癌,无法分类

神经内分泌肿瘤

NET1/2

神经内分泌癌

大细胞神经内分泌

小细胞神经内分泌

### （三）转移途径

主要为直接蔓延及淋巴转移,血行转移较少见。

（1）直接蔓延最常见,癌组织局部浸润,向邻近器官及组织扩散,常向下累及阴道壁,向两侧扩散可累及宫颈旁、阴道旁组织直至骨盆壁;晚期可向前、后蔓延侵及膀胱或直肠。

（2）淋巴转移:癌灶局部浸润后侵入淋巴管形成瘤栓,随淋巴液引流进入局部淋巴结,在淋巴管内扩散。

（3）血行转移较少见,晚期可转移至肺、肝或骨骼等。

### （四）临床表现

早期宫颈癌常无明显症状和体征,随病变发展,可出现以下表现:

**1. 症状**

（1）阴道流血:早期多为接触性出血,中晚期为不规则阴道流血,若侵袭大血管可引起大出血。老年患者常为绝经后不规则阴道流血。一般外生型较早出现阴道出血症状,出血量多。

(2)阴道排液:多数患者有阴道排液,液体为白色或血性,可稀薄如水样或米泔状,或有腥臭。晚期患者因癌组织坏死伴感染,可有大量脓性恶臭白带。

(3)晚期症状:根据癌灶累及范围出现不同的继发性症状。如临近组织器官或神经受累时,可出现尿频、尿急、便秘、下肢肿痛等;如癌肿压迫或累及输尿管时,可引起输尿管梗阻、肾盂积水及尿毒症;晚期可有贫血、恶病质等全身衰竭症状。

**2. 体征**

早期宫颈浸润癌局部无明显病灶,随着病灶生长发展,根据不同类型,局部体征亦不同。外生型见宫颈赘生物向外生长,呈息肉状或乳头状突起,继而向阴道突起形成菜花状赘生物,触之易出血。内生型则见宫颈肥大、质硬,宫颈管膨大如桶状。晚期由于癌组织坏死脱落,形成凹陷性溃疡,整个宫颈有时被空洞替代,犹如“火山口”,并覆有灰褐色坏死组织,恶臭。癌灶浸润阴道壁可见阴道壁变硬,呈现糜烂、溃疡或结节。肿瘤向两侧宫旁组织侵犯,妇科检查时可扪及宫旁组织增厚,质地与癌组织相似,严重时浸润达盆壁,形成冰冻骨盆。

**(五)筛查、诊断与鉴别诊断**

越来越多的循证依据支持从细胞学转向以 HPV DNA 检测作为宫颈癌初筛手段。WHO 明确提出应用 HPV 筛查,建议在一般人群中从 30 岁开始定期宫颈癌筛查,如每 5～10 年筛查 2 次阴性,则 50 岁后可不再筛查;若有条件,对 50～60 岁从未接受过筛查的女性也应考虑进行筛查。在尚不能进行 HPV DNA 检测的地区,建议使用醋酸染色肉眼筛查(visual inspection with acetic acid,VIA)或细胞学作为主要筛查方法,每 3 年定期进行 1 次。且在条件成熟时,应尽快向 HPV DNA 检测过渡。

根据病史和临床表现,尤其有接触性阴道出血者,通过“三阶梯”诊断程序或对可疑病灶直接活检可明确诊断。需做详细全身检查及妇科检查(至少由两名妇科肿瘤医生确定临床分期),酌情行 PET-CT、CT、MRI、静脉肾盂造影、膀胱镜或是直肠镜等辅助检查协助评估。

宫颈柱状上皮异位或宫颈息肉均可引起接触性出血,且外观难与 CIN 及早期宫颈癌相区别;宫颈结核偶表现不规则阴道流血和白带增多,局部见多个溃疡,甚至菜花样赘生物;子宫内膜异位症有时波及宫颈及阴道穹隆部,肉眼不易鉴别,需与宫颈癌鉴别,宫颈活检是唯一可靠的鉴别方法。

宫颈癌分期见表 22-10。

**表 22-10　子宫颈癌的国际妇产科联盟(FIGO 2018)分期**

I　肿瘤严格局限于宫颈(扩展至宫体予忽略)

　IA　镜下浸润癌,间质浸润深度≤5 mm[a]

　　IA1　间质浸润深度≤3 mm,

　　IA2　间质浸润深度>3 mm,且≤5 mm,

　IB　最大浸润深度>5mm 的浸润癌,病变局限于子宫颈

　　IB1　癌灶间质浸润深度>5mm 而最大径线≤2cm

　　IB2　癌灶最大径线>2cm 而≤4cm

　　IB3　癌灶最大径线>4cm

II　肿瘤超过子宫颈,但未达骨盆壁或未达阴道下 1/3

　IIA　癌灶累及阴道上 2/3,无宫旁浸润

　　IIA1　癌灶最大径线≤4 cm

（续表）

IIA2　癌灶最大径线>4 cm

IIB　有宫旁浸润,但未扩展至盆壁

III　肿瘤扩展到骨盆壁(直肠检查,肿瘤和盆壁之间无正常空间)和(或)累及阴道下 1/3,和(或)引起肾盂积水或肾无功能者,和(或)累及盆腔和(或)腹主动脉旁淋巴结

IIIA　肿瘤累及阴道下 1/3,未扩展到骨盆壁

IIIB　肿瘤扩展到骨盆壁和(或)引起肾盂积水或肾无功能(需排除其他原因引起的肾脏病变)

IIIC　盆腔和(或)腹主动脉旁淋巴结累及,无论肿瘤大小和范围(采用 r 和 p 标记)[b]

IIIC1　只有盆腔淋巴结转移

IIIC2　腹主动脉旁淋巴结转移

IV　肿瘤侵犯膀胱及直肠的黏膜(活检证实),或肿瘤播散超出真骨盆

IVA　肿瘤侵犯邻近的盆腔器官。

IVB　肿瘤播散至远处器官。

[a]浸润深度不超过上皮细胞或腺体表面的 5mm,血管浸润不改变分期。

[b]增加使用符号 r(影像学)和 p(病理学),标明用于划分ⅢC 期病例的结果。例如:如果影像学显示盆腔淋巴结转移,分期归为ⅢC1r。如果经病理结果证实,分期为ⅢC1p。所使用的影像学方法及病理学技术类型,都应该记录。

### (六) 治疗

子宫颈癌的治疗手段包括手术、放疗、化疗和多种方式联合的综合治疗。总体治疗原则:早中期子宫颈癌患者(Ⅰ-ⅡA)单纯根治性手术与单纯根治性放疗两者治疗效果相当,5 年生存率、死亡率、并发症概率相似。各期子宫颈癌均可选择放射治疗,对于ⅡB 以上中晚期子宫颈癌采用应以顺铂为基础的同步放化疗,治疗方式应根据患者年龄、病理类型,分期综合考虑予以选择。

## 二、子宫内膜癌

子宫内膜癌(endometrial carcinoma)是女性生殖道常见的恶性肿瘤之一,多见于中老年妇女,高发年龄 50～60 岁,近年来其发病有年轻化趋势。

### (一)发病相关因素

子宫内膜癌分为激素依赖型(Ⅰ型,约 90%)和非激素依赖型(Ⅱ型,<10%)。Ⅰ型子宫内膜癌常见于相对年轻患者,与雌激素长期作用有关,病理类型主要为子宫内膜样腺癌,恶性程度相对低,预后较好。Ⅱ型子宫内膜癌发病与雌激素无明确关系,可能与癌基因或抑癌基因突变有关,患者多无内分泌代谢紊乱表现,肿瘤细胞分化差,病理学类型多为浆液性癌、透明细胞癌、分化很差的癌肉瘤或未分化癌等类型,对孕激素无反应,预后很差。

病因尚不明确,可能与下列因素有关:雌激素对子宫内膜的长期持续刺激、子宫内膜增生过长、体质因素(如肥胖、高血压、糖尿病等)、绝经延迟、遗传因素等。

### (二)病理

病理组织学分类采用 2020 年 WHO 的子宫内膜癌分类标准:

(1) 子宫内膜样癌(endometrioid carcinoma)非特指型(non otherwise-specified,NOS):最常见,占 80%～90%,根据细胞分化程度或实性成分所占比例分为 G1(高分化)、G2(中分化)、G3(低分化),级别越高、分化越低,其恶性程度越高;

（2）浆液性癌非特指型（serous carcinoma NOS）。

（3）透明细胞癌非特指型（clear cell carcinoma）。

（4）未分化癌非特指型（carcinoma，undifferentiated NOS）。

（5）混合细胞癌（mixed cell carcinoma）。

（6）中肾腺癌（mesonephric adenocarcinoma）。

（7）鳞状细胞癌非特指型（squamous cell carcinoma NOS）。

（8）黏液性癌，肠型（mucinous carcinoma，intestinal type）。

（9）癌肉瘤非特指型（carcinoma NOS）

近年来，子宫内膜癌的分子分型在临床中使用越来越普遍，有助于预测患者预后。包括以下 4 种类型：①POLE 超突变型。②MSI-H 型（微卫星不稳定型）或错配修复系统缺陷（mismatch repair-deficient，dMMR）型。③微卫星稳定（microsatellite stability，MSS）型或无特异性分子谱（no-specific molecular profile，NSMP）型或低拷贝型。④p53 突变型或高拷贝型。

2023 FIGO 子宫内膜癌分期中，鼓励所有患者进行分子分型，若分子分型已知，均可在 FIGO 分期中添加下标"m"。FIGO Ⅰ 期和 Ⅱ 期中分子分型为 POLE mut 者，分期调整为 Ⅰ A 期，p53abn 者分期调整为 Ⅱ C，应添加下标 m 注明。NSMP 和 MMRd 者不调整分期，但可以在原 FIGO 分期添加下标以便资料收集。FIGO Ⅲ 和 Ⅳ 期分期不受分子分型影响，但也可在原 FIGO 分期添加下标以便资料收集。

**（三）转移途径**

主要转移途径为直接蔓延、淋巴转移和血行转移。

（1）直接蔓延：癌灶初期沿子宫内膜生长，向上可沿子宫角波及输卵管，向下可累及宫颈管及阴道。若癌瘤向肌壁浸润，可穿透子宫肌层，种植丁盆腹腔腹膜等部位。

（2）淋巴转移：为主要转移途径。当肿瘤累及子宫深肌层、宫颈间质或为高级别时，易发生淋巴转移。

（3）血行转移：晚期患者经血行转移至全身各器官，常见部位为肺、肝、骨等。

**（四）临床表现**

**1. 症状**

（1）阴道出血：常表现为绝经前后的不规则出血，量少至中等，易被误认为月经不调而未能及时就诊，晚期出血中可混有烂肉样组织。

（2）阴道排液：后期发生感染、坏死，可有大量恶臭的脓血样液体排出。有时排液可夹杂癌组织的小碎片。

（3）疼痛：多发生在晚期，如癌组织穿透浆膜或侵蚀宫旁结缔组织、膀胱、直肠或压迫其他组织也可引起疼痛。

（4）其他：晚期患者自己可触及下腹部增大的子宫，压迫输尿管可引起该侧肾盂输尿管积水或致肾脏萎缩；或出现贫血、消瘦、发热、恶液质等全身衰竭表现。

**2. 体征**

部分患者有糖尿病、高血压或肥胖，贫血见于出血时间较长的患者。妇科检查早期多无明显变化，绝经后妇女子宫不显萎缩反而饱满、变硬，应提高警惕。晚期患者可于腹股沟处触及肿大变硬或融合成块的淋巴结，或有肺、肝等处转移体征。

**（五）诊断与鉴别诊断**

可通过阴道 B 超观察病灶部位、有无侵犯肌层；检测肿瘤标记物如 CA125，但并无特异性；分段诊断性刮宫及宫腔镜下活检病理学检查确诊，并结合影像学（CT、MRI、PET）进行术前分期。

子宫内膜癌的主要症状为阴道出血及流液，因此在临床上需与排卵障碍型异常子宫出血、萎缩性阴道炎、子宫内膜炎、内生型子宫颈癌、输卵管癌等相鉴别。诊断性刮宫或宫腔镜活检是鉴别诊断的关键。

子宫内膜癌的分期采用 2023 年国际妇产科联盟（FIGO）的手术病理分期，见表 22-11。

**表 22-11　2023 FIGO 子宫内膜癌分期**

| 分期 | 肿瘤局限于子宫和卵巢 |
| --- | --- |
| ⅠA | 肿瘤局限于子宫内膜，或非侵袭性组织类型侵犯肌层＜1/2，无或局灶性 LVSI，或预后良好 |
| | ⅠA1：非侵袭性组织类型肿瘤局限于子宫内膜息肉，或局限于子宫内膜 |
| | ⅠA2：非袭性组织类型肿瘤侵犯肌层＜1/2，无或局灶性 LVSI |
| | ⅠA3：同时存在局限于子宫和卵巢的低级别子宫内膜样癌° |
| ⅠB | 非袭性组织类型肿瘤侵犯肌层≥1/2，无或局灶性 LVSI |
| ⅠC | 侵袭性组织学类型肿瘤局限于子宫内膜息肉，或局限于子宫内膜 |
| Ⅱ | 肿瘤侵犯子宫颈间质但无子宫体外扩散，或广泛 LVSI，或侵袭性组织类型肿瘤侵犯子宫肌层 |
| | ⅡA：肿瘤侵犯子宫颈间质 |
| | ⅡB：广泛 LVSI |
| | ⅡC：侵袭性组织类型肿瘤侵犯子宫肌层 |
| Ⅲ | 任何组织类型肿瘤局部或区域性扩散 |
| ⅢA | 肿瘤直接扩散或转移子宫浆膜面和（或）附件 |
| | ⅢA1：肿瘤扩散到卵巢或输卵管，符合 IA3 期标准除外 |
| | ⅢA2：肿瘤侵犯子宫浆膜或通过子宫浆膜向外扩散 |
| ⅢB | 肿瘤转移或直接蔓延到阴道和（或）至宫旁，或盆腔腹膜 |
| | ⅢB1：肿瘤转移或直接蔓延到阴道和（或）至宫旁 |
| | ⅢB2：肿瘤转移到盆腔腹膜 |
| ⅢC | 肿瘤转移至盆腔和（或）腹主动脉旁淋巴结 |
| ⅢC1 | 转移到盆腔淋巴结 |
| | ⅢC1i：微转移（转移淋巴结直径 0.2～2.0mm） |
| | ⅢC1ii：宏转移（转移淋巴结直径＞2.0mm） |
| ⅢC2 | 转移至肾血管水平下腹主动脉旁淋巴结，有或无盆腔淋巴结转移 |
| | ⅢC2i：微转移（转移淋巴结直径 0.2～2.0mm） |
| | ⅢC2ii：宏转移（转移淋巴结直径＞2.0mm） |
| Ⅳ | 肿瘤侵犯膀胱和（或）直肠黏膜和（或）远处转移 |

（续表）

| | |
|---|---|
| ⅣA | 肿瘤侵犯膀胱和（或）直肠/肠黏膜，或同时存在 |
| ⅣB | 盆腔外腹膜转移 |
| ⅣC | 远处转移，包括转移至任何腹腔外淋巴结或肾血管水平以上的腹腔内淋巴结，肺、肝、或骨转移 |

### （六）治疗

治疗原则是以手术为主，辅以放疗、化疗和激素治疗等综合治疗。根据患者的年龄，全身状况和有无内科合并症及临床分期综合评估制订手术方案。

肿瘤局限于子宫体（Ⅰ期）应施行手术分期：进腹腔后留取盆腹腔冲洗液做细胞学检查，全面探查盆腹腔，对可疑病变取样送病检，行筋膜外子宫切除术及双附件切除术，切除子宫后剖视，观察肿瘤累及范围，必要时冰冻病理检查确定子宫肌层浸润深度。肿瘤累及宫颈（Ⅱ期）应行广泛或改良广泛性子宫切除、双附件切除及盆腹腔淋巴结切除，术后给予阴道近距离放疗；若因高龄、内科并发症无法行手术治疗，可行放疗。肿瘤超出子宫时，治疗应个体化，尽可能切除肿瘤，即行肿瘤细胞减灭术，为术后放疗及化疗创造条件。

## 三、卵巢癌

卵巢肿瘤（ovarian tumor）是常见的妇科肿瘤，各年龄段女性均可发病。由于卵巢居于盆腔深部，早期病变不易发现，一旦出现症状多为晚期，故卵巢恶性肿瘤的致死率居妇科恶性肿瘤之首，严重威胁妇女生命和健康。卵巢上皮性肿瘤是最常见的卵巢肿瘤，占原发性卵巢肿瘤的50%～70%，占卵巢恶性肿瘤85%～90%，多见于中老年妇女。故本节内容仅介绍卵巢上皮性恶性肿瘤。

### （一）发病相关因素

病因尚不清楚。根据临床病理和分子遗传学特征，卵巢上皮性癌可分为Ⅰ型和Ⅱ型两类。Ⅰ型生长缓慢，多为早期，预后较好，组织类型包括低级别浆液性癌、低级别子宫内膜样癌、黏液性癌等，以 KRAS、BRAF 等基因突变为分子遗传学特征。Ⅱ型肿瘤生长迅速，预后欠佳，组织学类型主要为高级别浆液性癌和高级别子宫内膜样癌，以 p53 基因突变为主要特征。有10%～15%的卵巢癌患者可检测到 BRCA1/2 基因的胚系突变，高级别浆液性癌者携带比例更高。

### （二）病理

肿瘤来源于卵巢表面的生发上皮，具有分化为各种苗勒上皮潜能。卵巢上皮性肿瘤分为良性、交界性和恶性。卵巢恶性肿瘤中以浆液性癌最为常见，约占卵巢上皮性癌70%，5%～10%的卵巢上皮性癌有家族史或遗传史。

2020年WHO卵巢肿瘤组织病理学分类见表22-12。

表 22‑12　2020 年 WHO 卵巢肿瘤组织病理学分类

| 分类 | 良恶性 | 分类 | 良恶性 |
|---|---|---|---|
| 浆液性肿瘤 | | 单纯性索肿瘤 | |
| 　浆液性囊腺瘤,非特指 | 良性 | 　成年型颗粒细胞瘤 | 恶性 |
| 　浆液性表面乳头状瘤 | 良性 | 　幼年型颗粒细胞瘤 | 交界性 |
| 　浆液性腺纤维瘤,非特指 | 良性 | 　Sertoli 细胞瘤,非特指 | 交界性 |
| 　浆液性囊腺纤维瘤,非特指 | 良性 | 　环状小管性索间质瘤 | 交界性 |
| 　浆液性交界性肿瘤,非特指 | 交界性 | | |
| 　浆液性交界性肿瘤,微乳头亚型 | 原位癌 | 混合性 | |
| 　非侵袭性低级别浆液癌 | 原位癌 | 性索间质肿瘤 | |
| 　低级别浆液性腺癌 | 恶性 | 　Sertoli-Leydig 细胞瘤,非特指 | 交界性 |
| 　高级别浆液性腺癌 | 恶性 | 　高分化型 | 良性 |
| 　非侵袭性低级别浆液癌 | 原位癌 | 　中分化型 | 交界性 |
| 　低级别浆液性腺癌 | 恶性 | 　低分化型 | 恶性 |
| 　高级别浆液性腺癌 | 恶性 | 　网状型 | 交界性 |
| 黏液性肿瘤 | | 　性索肿瘤,非特指 | 交界性 |
| 　黏液性囊腺瘤,非特指 | 良性 | 　男性母细胞瘤 | 交界性 |
| 　黏液性腺纤维瘤,非特指 | 良性 | 生殖细胞肿瘤 | |
| 　黏液性交界性肿瘤 | 交界性 | | |
| 　黏液性腺癌 | 恶性 | 　良性畸胎瘤 | 良性 |
| 子宫内膜样肿瘤 | | 　未成熟畸胎瘤,非特指 | 恶性 |
| | | 　无性细胞瘤 | 恶性 |
| 　子宫内膜样囊腺瘤,非特指 | 良性 | 　卵黄囊瘤,非特指 | 恶性 |
| 　子宫内膜样腺纤维瘤,非特指 | 良性 | 　胚胎癌,非特指 | 恶性 |
| 　子宫内膜样交界性肿瘤 | 交界性 | 　绒癌,非特指 | 恶性 |
| 　子宫内膜样腺癌,非特指 | 恶性 | 　混合性生殖细胞肿瘤 | 恶性 |
| 　浆—黏液性癌 | 恶性 | 单胚层畸胎瘤和 | |
| 透明细胞肿瘤 | | 起源于皮样囊肿的体细胞型肿瘤 | |

| 分类 | | 良恶性 | 分类 | | 良恶性 |
|---|---|---|---|---|---|
| | 透明细胞囊腺瘤 | 良性 | | 良性卵巢甲状腺肿，非特指 | 良性 |
| | 透明细胞腺纤维瘤 | 良性 | | 恶性卵巢甲状腺肿 | 恶性 |
| | 透明细胞交界性肿瘤 | 交界性 | | 甲状腺肿类癌 | 交界性 |
| | 透明细胞癌，非特指 | 恶性 | | 畸胎瘤伴恶性转化 | 恶性 |
| Brenner 肿瘤 | Brenner 瘤，非特指 | 良性 | | 囊性畸胎瘤，非特指 | 良性 |
| | 交界性 Brenner 瘤 | 交界性 | 生殖细胞—性索间质肿瘤 | | |
| | 恶性 Brenner 瘤 | 恶性 | | 性母细胞瘤 | 交界性 |
| 其他类型癌 | | | | 分割性性腺母细胞瘤 | |
| | 中肾样腺癌 | 恶性 | | 未分化性腺组织 | |
| | 未分化癌，非特指 | 恶性 | | 混合性生殖细胞—性索—间质 | 交界性 |
| | 去分化癌 | 恶性 | | | |
| | 癌肉瘤，非特指 | 恶性 | | 肿瘤，非特指 | |
| | 混合细胞腺癌 | 恶性 | 杂类肿瘤 | | |
| 间叶源性肿瘤 | | | | 卵巢网腺瘤 | 良性 |
| | 低级别内膜间质肉瘤 | 恶性 | | 卵巢网腺癌 | 恶性 |
| | 高级别内膜间质肉瘤 | 恶性 | | Wolffian 肿瘤 | 交界性 |
| | 平滑肌瘤，非特指 | 良性 | | 实性假乳头状肿瘤 | 交界性 |
| | 平滑肌肉瘤，非特指 | 恶性 | | 小细胞癌，高钙血症 | |
| | 恶性潜能未定的平滑肌肿瘤 | 交界性 | | | |
| | 黏液瘤，非特指 | 良性 | | 小细胞癌，大细胞亚型 | 恶性 |
| 混合性上皮型 | | | | | |
| 间叶源性肿瘤 | | | | Wilms 肿瘤 | 恶性 |
| | 腺肉瘤 | 恶性 | | | |
| 性索间质肿瘤 | | | | | |
| 单纯间质肿瘤 | | | 肿瘤样病变 | | |

（续表）

| 分类 | 良恶性 | 分类 | 良恶性 |
|------|--------|------|--------|
| 纤维瘤，非特指 | 良性 | 卵泡囊肿 | 良性 |
| 富细胞性纤维瘤 | 交界性 | 黄体囊肿 | 良性 |
| 卵泡膜细胞瘤，非特指 | 良性 | 巨大孤立性黄素化卵泡囊肿 | 良性 |
| 黄素化卵泡膜细胞瘤 | 良性 | 高反应性黄素化 | 良性 |
| 硬化性间质瘤 | 良性 | 妊娠黄体瘤 | 良性 |
| 微囊性间质瘤 | 良性 | 间质增生 | 良性 |
| 印戒细胞间质瘤 | 良性 | 间质胞膜增生症 | 良性 |
| 卵巢 Leydig 细胞瘤，非特指 | 良性 | 纤维瘤病 | 良性 |
| 类固醇细胞瘤，非特指 | 良性 | 重度水肿 | 良性 |
| 恶性类固醇细胞瘤 | 恶性 | Leydig 细胞增生 | 良性 |
| 纤维肉瘤，非特指 | 恶性 | 卵巢转移性肿瘤 | |

### （三）转移途径

直接蔓延、腹腔种植和淋巴转移是卵巢恶性肿瘤的主要转移途径，其特点是盆、腹腔内广泛转移灶。

### （四）临床表现

早期常无症状，可在妇科体检发现。晚期主要症状为腹胀、纳差、腹部包块、腹水及其他消化道症状，部分患者伴有消瘦、贫血等恶病质表现。症状的轻重主要取决于①肿瘤的大小、位置及侵犯邻近器官的程度。②肿瘤的组织学类型。③有无并发症。肿瘤向周围组织浸润或压迫，可引起腹痛、腰痛、下肢疼痛、尿频、便血等症状；压迫盆腔静脉可出现下肢水肿；功能性肿瘤可产生不规则阴道流血或绝经后出血等内分泌症状。妇科检查可初步评估肿瘤的性质、累及周围器官的情况，肿块多为双侧，实性或囊实性，表面凹凸不平，活动度差，与子宫分界不清，常伴有腹水，可在直肠子宫陷凹处触及质硬结节或肿块，或在腹股沟、腋下或锁骨上触及肿大的淋巴结。

### （五）诊断与鉴别诊断

卵巢肿瘤虽无特异性临床表现，结合病史和体征，并辅以必要的辅助检查可初步确定是否为卵巢来源肿瘤，并对其良恶性做出预判。常见的辅助检查有：

（1）影像学检查：①盆腔和腹部超声：最基本，可了解肿块的部位、大小、形态，囊性或实性，囊内有无乳头等，为判断肿瘤性质提供重要依据。超声若发现附件来源的囊实性或实性包块、囊内有实性乳头状突起、有低阻血流信号、合并腹腔积液者应高度怀疑恶性病变。②CT、MRI、PET 检查：可判断肿瘤的侵犯及远处转移情况，有利于病灶定位及病灶与相邻结构关系的确定，对手术方案的制订有较大优势。

（2）肿瘤标记物：①血清 CA12-5。80%卵巢上皮性癌患者 CA12-5 水平升高，与 B 超联合可用于诊断,90%以上患者 CA12-5 水平与疾病进展相关,多用于病情监测和卵巢癌手术化疗后的疗效评估,黏液性癌可有 CA19-9 升高。②血清 AFP。对卵黄囊瘤有特异性诊断价值。③性激素。颗粒细胞瘤、卵泡膜细胞瘤可产生较高水平的雌激素。④hCG。对原发性卵巢绒癌有特异性。⑤血清 HE4。上皮性卵巢癌中高表达,可与 CA12-5 联合用于肿瘤良恶性鉴别。

(3)腹腔镜检查:可直接观察肿块外观和盆腹腔,并于可疑部位行活检,初步临床分期。

(4)细胞学检查:抽取腹水或冲洗液,以及胸腔积液行细胞学检查。

(5)卵巢癌相关基因检测:对确定有 BRCA 基因突变者,在完成生育后可考虑实施降低卵巢癌风险的预防性双附件切除。

除了与良性卵巢肿瘤之外,上皮性卵巢癌还应与以下疾病相鉴别:

(1)盆腔子宫内膜异位症:可有粘连性肿块及直肠子宫陷凹结节,血清 CA12-5 升高,与卵巢恶性肿瘤有时很难鉴别。需结合进行性痛经、性交痛等症状,及 B 型超声等影像学检查帮助诊断。

(2)结核性腹膜炎:常有肺结核史,合并腹腔积液和盆腹腔内粘连性肿块。多发生于年轻、不孕妇女,伴月经稀少或闭经。有消瘦、乏力、低热、盗汗等全身症状。胸部 X 线片、B 型超声检查可协助诊断,必要时行剖腹探查或腹腔镜检查取活检确诊。

采用国际妇产科联盟(FIGO)的手术病理分期(见表 22 - 13)。

**表 22 - 13 卵巢恶性肿瘤的手术病理分期(FIGO,2017 年第 8 版)**

I 期 　肿瘤局限于卵巢或者输卵管

　IA 　肿瘤局限于一侧卵巢(包膜完整)或者一侧输卵管,卵巢或输卵管表面无肿瘤;腹水或腹腔冲洗液中未找到恶性细胞

　IB 　肿瘤局限于双侧卵巢(包膜完整)或者双侧输卵管,卵巢或输卵管表面无肿瘤;腹水或腹腔冲洗液中未找到恶性细胞

　IC 　肿瘤局限于单侧或双侧卵巢或输卵管,有如下情况之一:

　　IC1 术中肿瘤破裂

　　IC2 术前包膜破裂或卵巢输卵管表面有肿瘤

　　IC3 腹水或腹腔冲洗液中出现恶性细胞

II 期 　肿瘤累及一侧或双侧卵巢或者输卵管,伴有盆腔扩散(在骨盆缘以下)或者原发性腹膜癌

　IIA 　扩散和(或)转移至子宫和(或)输卵管和(或)卵巢

　IIB 　扩散至其他盆腔腹膜内器官

III 期 　肿瘤侵犯一侧或双侧卵巢或者输卵管或者原发性腹膜癌,伴有组织学或细胞学证实的盆腔外腹膜种植和(或)腹膜后淋巴结转移

　IIIA 　转移至腹膜后淋巴结,伴有或不伴有骨盆外腹膜的微小转移

　　IIIA1 　仅有后腹膜淋巴结阳性

　　　IIIA1(i) 转移淋巴结最大直径≤10mm

　　　IIIA1(ii) 转移淋巴结最大直径>10mm

（续表）

| | |
|---|---|
| IIIA2 | 骨盆外(骨盆缘之上)累及腹膜的微小转移,伴有或不伴有腹膜后淋巴结阳性 |
| IIIB | 骨盆外缘累及腹膜的大块转移,最大直径≤2 cm,伴有或不伴有腹膜后淋巴结阳性 |
| IIIC | 骨盆外缘累及腹膜的大块转移,最大直径>2 cm,伴有或不伴有腹膜后淋巴结阳性(包括肝包膜、脾包膜的肿瘤,没有任何脏器实质的受累) |

IV 期　腹腔之外的远处转移

IVA　胸腔积液细胞学阳性

IVB　肝或脾实质转移,转移至腹腔外器官(包括腹股沟淋巴结和腹腔外淋巴结),肠道透壁受累

### （六）治疗

初次治疗原则是手术为主,辅以化疗、放疗等综合治疗。

(1)手术治疗:是治疗卵巢上皮性癌的主要手段,初次手术是否彻底直接影响预后。

早期(FIGO Ⅰ、Ⅱ期)患者应行全面分期手术。晚期(FIGO Ⅲ、Ⅳ期)患者应行肿瘤细胞减灭术,必要时可切除部分肠管、膀胱等脏器。满意的肿瘤细胞减灭术的标准为无肉眼可见肿瘤残留(R0),单个残留肿瘤病灶最大径>1 cm 为不满意的肿瘤细胞减灭术,残留肿瘤越小,其对化疗和放疗的敏感性越强。对于经评估无法达到满意手术的ⅢC、Ⅳ期患者,在获得明确的组织学诊断后可先行 2～3 个疗程的新辅助化疗后再进行手术。

(2)化学药物治疗:上皮性卵巢癌对化疗较为敏感,除经过全面分期手术的Ⅰa 和Ⅰb 期黏液性癌、低级别浆液性癌和 G1 子宫内膜样癌不需化疗外,其他卵巢癌患者均需化疗。常用化疗药物有顺铂、卡铂、紫杉醇、环磷酰胺、依托泊苷等,首选的一线化疗方案是紫杉醇和铂类的联合用药方案。二线化疗方案主要用于复发和铂耐药性卵巢癌,可选择的化疗药物有拓扑替康、脂质体阿霉素、泰素帝、吉西他滨、异环磷酰胺等。

(3)维持治疗:卵巢癌维持治疗是指完成初始手术和化疗后达到临床完全缓解(CR)或部分缓解(PR)后,继续应用化疗或靶向药物进行治疗,以延缓复发。随着对卵巢癌发病机制和致病基因突变了解的深入,抗血管生成药物、聚腺苷二磷酸核糖聚合酶(PARP)抑制剂等靶向治疗药物相继出现并用于晚期卵巢癌一线治疗后的维持治疗,有效地延长了晚期卵巢癌患者的生存期,改变了治疗策略

(4)其他治疗:放射治疗价值有限。此外还有细胞因子治疗,如白介素-2、干扰素、胸腺素等,靶向治疗如血管内皮生长因子(VEGF)的抑制剂等也有一定疗效。

子宫颈癌、子宫内膜癌及卵巢癌是最常见的妇科恶性肿瘤,对老年女性的健康危害巨大,定期筛查、早期识别以及及时规范诊治能够最大限度降低这些肿瘤的发生和不良预后。

（顾卓伟 赵爱民）

**参考文献**

[1] 李静,索红燕,孔为民.《国际妇产科联盟(FIGO)2018 癌症报告:宫颈癌新分期及诊治指南》解读[J].中国临床医生杂志,2019,47(6):646-649.

[2] Nash Z, Menon U. Ovarian cancer screening: Current status and future directions [J]. Best Pract Res Clin Obstet Gynaecol, 2020, 65:32-45.

[3] Crosbie EJ, Kitson SJ, McAlpine JN, Mukhopadhyay A, Powell ME, Singh N.

Endometrial cancer[J]. Lancet. 2022，399(10333)：1412-1428.

[4] Hollis RL. Molecular characteristics and clinical behaviour of epithelial ovarian cancers[J]. Cancer Lett. 2023，28，555：216057.

[5] Voelker RA. Cervical cancer screening[J]. JAMA. 2023，330(20)：2030.

# 第二十三章  老年妇科疾病

## 第一节  绝经综合征

**本节要点**

1. 围绝经期综合征的临床表现及防治原则。
2. 关注围绝经综合征对老年女性患者身心健康的影响。
3. 在诊治过程中应融入人文关怀理念。

**教学目的**

1. 掌握：围绝经期综合征的临床表现及治疗原则，包括绝经激素治疗的适应证与禁忌证。
2. 熟悉：围绝经期的内分泌变化特点。
3. 了解：围绝经综合征的非激素治疗方法。

围绝经期是指女性从性成熟期过渡到老年期的特殊时期，是女性必经的生理过程。绝经综合征（menopause syndrome）指妇女绝经前后出现性激素波动或减少所致的一系列躯体及精神心理症状。

人类期望寿命不断延长，预计到 2030 年，我国 50 岁以上的女性将增加到 2.8 亿以上。世界卫生组织已将提高晚年生活质量列为 21 世纪促进健康的三大主题之一，而围绝经期及绝经后阶段的生活质量无疑是这一庞大群体的重要健康内容。

### 一、内分泌变化

绝经前后最明显变化是卵巢功能衰退，随后表现为下丘脑—垂体功能退化。

**1. 雌激素**

绝经过渡早期激素水平波动很大，由于 FSH 升高对卵泡过度刺激引起雌二醇分泌过多，甚至可高于正常卵泡期水平，因此在卵泡完全停止生长发育后，雌激素水平才迅速下降。绝经后卵巢分泌极少量雌激素。

### 2. 孕酮

绝经过渡期卵巢尚有排卵功能,仍有孕酮分泌。但因卵泡期延长,黄体功能不良,导致孕酮分泌减少。绝经后无孕酮分泌。

### 3. 雄激素

绝经后总体雄激素水平下降,其中雄烯二酮主要来源于肾上腺,量约为绝经前的一半。卵巢主要产生睾酮,由于升高的 LH 对卵巢间质细胞的刺激增加,使睾酮水平较绝经前增高。

### 4. 促性腺激素

绝经过渡期 FSH 水平升高,呈波动型,LH 仍在正常范围。绝经后下丘脑释放促性腺激素释放激素增加,刺激垂体释放 FSH 和 LH 增加,其中 FSH 升高较 LH 更显著。

### 5. 促性腺激素释放激素

绝经后 GnRH 分泌增加,并与 LH 相平衡。

### 6. 抗苗勒氏激素(anti-Müllerian hormone,AMH)

绝经后 AMH 下降,较 FSH 升高、雌二醇下降早,能较早反应卵巢功能减退。

## 二、临床表现

(1)月经紊乱:多为月经周期不规则,持续时间长及经量增加,系无排卵引起。围绝经期及绝经后妇女出现异常子宫出血,须警惕子宫内膜癌的发生。

(2)血管舒缩症状:主要表现为潮热,是血管舒缩功能不稳定所致,主要表现面部和颈部、胸部皮肤阵阵发红,伴有红热,继之出汗。

(3)自主神经失调症状:常出现心悸、眩晕、头痛、失眠、耳鸣等自主神经失调状。

(4)精神神经症状:较常见,主要表现是抑郁、情绪不稳、记忆力减退、注意力不集中,绝经后往往比绝经前更为明显。

(5)心血管疾病:绝经后妇女易发生动脉粥样硬化、心肌缺血、心肌梗死、高血压和脑卒中,因绝经后雌激素水平低下,使血胆固醇水平升高,各种脂蛋白增加。

(6)泌尿生殖道症状:主要表现为泌尿生殖道萎缩症状,出现阴道干燥、性交困难及反复阴道感染,排尿困难、尿痛、尿急等反复发生的尿路感染。

(7)骨质疏松症:围绝经期约 25% 妇女患有骨质疏松症,与雌激素下降有关。雌激素不足使骨质吸收增加。最后可能引起骨骼压缩使体格变小,严重者导致骨折,桡骨远端、股骨颈、椎体等部位易发生。

## 三、诊断

根据病史及临床表现不难诊断,但需注意除外相关症状的器质性病变及精神疾病,卵巢功能评价等实验室检查有助于诊断。

### 1. 血清 FSH 值及 $E_2$ 值测定

绝经过渡期血清 FSH> 10 U/L,提示卵巢储备功能下降。闭经、FSH>40 U/L 且 $E_2$<10~20 pg/ml,提示卵巢功能衰竭。

### 2. AMH 测定

低至 1.1 ng/ml 提示卵巢储备功能下降,若低于 0.2 ng/ml 提示即将绝经。

## 四、治疗

治疗目标：缓解围绝经期症状，并有效预防或早期发现骨质疏松、动脉硬化等老年性疾病。应重视疾病对该患者群体身心健康的影响，在诊治过程中融入人文关怀理念。

### （一）一般治疗

可给予适当心理疏导，必要时可选用适量镇静药助眠，如艾司唑仑 2.5 mg。谷维素有助于调节自主神经功能。为预防骨质疏松，老年妇女应坚持体格锻炼，增加日晒时间，摄入足量蛋白质及含钙丰富食物，并补充钙剂。

基于《中国居民膳食指南（2022）》，建议多吃蔬果、奶类、全谷物、大豆，适量吃鱼、禽、蛋、瘦肉，控糖（25～50 g/d）、少油（25～30 g/d）、少盐（≤5 g/d）、限酒（乙醇量≤15 g/d）、戒烟、足量饮水（1500～1700 ml/d）。每周规律有氧运动 3～5 次，每周累计 150 min，另加 2～3 次抗阻运动，以增加肌肉量和肌力。

### （二）绝经激素治疗（menopausal hormone therapy，MHT）

属医疗措施，启动 MHT 应在有适应证，无禁忌证，且绝经过渡期和绝经后期女性本人有通过 MHT 提高生命质量主观意愿的前提下尽早开始。

**1. 适应证**

主要包括因雌激素缺乏所致的老年性阴道炎、泌尿道感染、潮热出汗、睡眠障碍及情绪障碍，存在骨质疏松症高危因素、低骨量、绝经后骨质疏松症/有骨折风险，以及过早的低雌激素状态。

围绝经期及绝经后期腹部脂肪的增加与雌激素水平降低有关。雌激素治疗可减少绝经相关腹部脂肪堆积，减少总体脂肪量，改善胰岛素敏感性，降低 2 型糖尿病的发生风险。

**2. 禁忌证**

已知或可疑妊娠、严重肝肾功能不全、乳腺癌、近期血栓栓塞性疾病、原因不明的子宫出血及雌激素依赖性肿瘤患者应视为禁忌。

**3. 制剂及剂量的选择**

主要药物为雌激素，可辅以孕激素。单用雌激素仅适用于子宫已切除者，单用孕激素适用于绝经过渡期异常子宫出血。剂量和用药方案应个体化，以最小剂量且有效最佳。

（1）雌激素制剂：宜选择天然制剂。常用包括①戊酸雌二醇：每日口服 0.5～2 mg。②结合雌激素：每日口服 0.3～0.625 mg。③17β-雌二醇经皮贴膜：每 1～2 周更换一次。

（2）组织选择性雌激素活性调节剂：替勃龙，根据靶组织不同，其在体内的 3 种代谢产物分别表现为雌激素、孕激素及弱雄激素活性。每日口服 1.25～2.5 mg。

（3）孕激素制剂：宜选用天然孕激素制剂，如微粒化孕酮，每日口服 100～300 mg，或地屈孕酮，每日 10～20 mg。

**4. 用药途径及方案**

（1）口服：血药浓度稳定，但有肝脏首过效应。用药方案：①单雌激素：适用于子宫已切除者。②雌、孕激素联合：适用于有完整子宫者，包括序贯和联合两种用药方式，后者连续性用药，无周期性出血，适用于年纪较长或不愿意有月经样出血的绝经后妇女。

（2）胃肠道外途径：能解除潮热，防止骨质疏松。能够避免肝脏首过效应，对血脂影响较小。①阴道给药：常用有雌三醇栓剂及结合雌激素霜，主要用于治疗下泌尿道局部低雌激素症状。当全身应用 MHT 不能完全改善 GSM 症状时，可同时加用局部雌激素治疗；仅为改善 GSM 时建议首选阴道局部雌激素治疗。②经皮肤给药：可提供恒定的雌激素水平，方法简便，包括皮肤贴膜及涂胶，主要药物为 17β-雌二醇，每周使用 1～2 次。

**5. 用药时间**

在卵巢功能开始衰退并出现相关症状时即可开始使用。须定期评估，明确获益大于风险时方可继续使用。

目前，尚无证据支持限制 MHT 应用的时间，只要有适应证、获益风险评估的结果提示获益大于风险即可继续使用 MHT。

**6. 不良反应及风险**

(1)子宫出血：MHT 时异常出血，多为突破性出血，必要时行诊断性刮宫以排除子宫内膜病变。

(2)性激素不良反应：①雌激素。剂量过大时可引起乳房胀、白带多、头痛、水肿、色素沉着等，应酌情减量。②孕激素。不良反应包括抑郁、易怒、乳房疼痛和水肿，患者常不易耐受。③雄激素。有发生高血脂、动脉粥样硬化、血栓栓塞性疾等危险，大量应用出现体重增加、多毛及痤疮。口服时影响肝功能。

(3)子宫内膜癌：单一雌激素的长期应用使子宫内膜癌和子宫内膜增生过长的危险增加，而联合应用雌孕激素，则不增加子宫内膜癌发生风险。

(4)乳腺癌：应用天然或接近天然的孕激素能够使增加乳腺癌的风险降低，但乳腺癌仍然是 MHT 禁忌证。

**(三)其他药物治疗**

(1)钙剂：可用氨基酸螯合钙胶囊，每日口服 1 粒。

(2)维生素 D：适用于围绝经期妇女缺少户外活动者，每日口服 400～500 U，与钙剂合用有利于钙的吸收完全。

(3)选择性 5-羟色胺再摄取抑制剂：盐酸帕罗西汀 20mg，每日 1 次早晨口服，可有效改善血管舒缩症状及精神神经症状。

绝经综合征是伴随卵巢功能下降乃至衰竭而出现的影响相关健康的一组综合征，MHT 是最有效的治疗方案，启动该治疗应在有适应证、无禁忌证，且患者本人有通过 MHT 提高生命质量主观意愿的前提下尽早开始。

（顾卓伟 赵爱民）

**参考文献**

[1] Tempfer CB，Hilal Z，Kern P，et al. Menopausal Hormone Therapy and Risk of Endometrial Cancer：A Systematic Review[J]. Cancers(Basel). 2020，12(8)：2195.

[2] 中华医学会妇产科学分会绝经学组. 中国绝经管理与绝经激素治疗指南 2023 版[J]. 中华妇产科杂志，2023，58(1)：4-21.

[3] "The 2022 Hormone Therapy Position Statement of The North American Menopause Society" Advisory Panel. The 2022 hormone therapy position statement of The North American Menopause Society[J]. Menopause. 2022，29(7)：767-794.

[4] 绝经生殖泌尿综合征临床诊疗专家共识专家组. 绝经生殖泌尿综合征临床诊疗专家共

识[J].中华妇产科杂志，2020，55(10)：659-666.

[5] 马丁，朱兰，狄文.妇产科学[M].4版.北京：人民卫生出版社，2023.

# 第二节　盆腔器官脱垂

**本节要点**

1. 老年女性盆腔器官脱垂的临床表现及防治原则。
2. 关注盆腔器官脱垂对老年女性患者身心健康的影响。
3. 在诊治过程中应融入人文关怀理念。

**教学目的**

1. 掌握：老年女性盆腔器官脱垂的临床表现及诊断。
2. 熟悉：盆腔器官脱垂的治疗原则。
3. 了解：盆腔器官脱垂的POP-Q分度法，以及常见的手术方法。

---

盆腔器官脱垂（pelvic organ prolapse，POP）是由于盆底肌肉和筋膜组织异常造成的盆腔器官下降而引发的器官位置异常及功能障碍，主要症状为阴道口肿物脱出，可伴有排尿、排便和性功能障碍，不同程度地影响患者的生命质量，是中老年妇女的常见疾病。我国的全国多中心横断面调查结果提示，有症状的POP占成年女性的9.6%。

## 一、病因

（1）妊娠、分娩。特别是产钳或胎吸辅助下的阴道分娩，盆腔筋膜、韧带和肌肉可能因过度牵拉而被削弱其支撑力量。

（2）衰老。年龄增长尤其是绝经后出现的支持结构萎缩，在POP的发生、发展中起重要作用。

（3）慢性咳嗽、腹水、腹腔内压力增加（如便秘），可导致子宫脱垂。肥胖也可致腹压增加导致盆腔器官脱垂。

（4）医源性原因。包括没有充分纠正手术时所造成的盆腔支持结构的缺损。

## 二、临床表现

### （一）症状

轻症者一般无症状。阴道有块物脱出往往是首发症状，外阴肿物脱出后经卧床休息，有的能自行回缩，即"晨轻暮重"现象。可因盆底器官下移，子宫韧带受牵拉、盆腔充血，患者有不同程度的腰骶部酸痛或下坠感,站立过久或劳累后症状明显,卧床休息后减轻。重症患者常伴有排便、排尿困难,部分患者可伴发压力性尿失禁,严重者可出现排尿困难,甚至需要用手回纳脱垂帮助排尿。暴露在外的宫颈和阴道黏膜长期与衣物摩擦,可导致宫颈和阴道壁发生溃疡而出血,如感染则有脓性分泌物。

### (二)体征

妇科检查可见宫颈脱出于阴道口外,往往因长期摩擦导致不同程度的糜烂、溃疡。不能回纳的子宫脱垂常伴有阴道前后壁膨出,病程长的患者可有阴道黏膜增厚角化。阴道前壁膨出的患者,阴道前壁呈球状膨出,阴道口松弛,膨出膀胱柔软,该处阴道壁黏膜皱襞可消失。严重者可出现压力性尿失禁现象。

建议使用POP-Q分度法对POP进行部位特异性描述,这是目前国内外最推荐使用的客观评价方法。此分期系统是分别利用阴道前壁、阴道顶端、阴道后壁上的2个解剖指示点与处女膜的关系来界定盆腔器官的脱垂程度。

## 三、诊断与鉴别诊断

根据病史及体格检查不难诊断。应嘱患者在膀胱充盈时咳嗽,观察有无溢尿,即压力性尿失禁情况。应用单叶窥器进行阴道检查。当压住阴道后壁时,嘱患者向下用力,可显示出阴道前壁膨出的程度,以及伴随的膀胱膨出和尿道走行的改变。同样,压住阴道前壁时嘱患者向下用力,可显示肠疝和直肠膨出。直肠检查是区别直肠膨出和肠疝的有效手段。诊断时需特别注意,应嘱咐患者向下屏气或加腹压(Valsalva动作),判断子宫脱垂的最重程度,并予以分度。此外,还需与以下情况相鉴别:

(1)宫颈延长。阴道脱出物主要为宫颈,双合诊检查阴道内宫颈虽长,但宫体在盆腔内,屏气并不下移。

(2)子宫黏膜下肌瘤。患者有月经过多病史,宫颈口见红色、质硬之肿块,表面无法见到宫颈口,但在其周围或一侧可扪及被扩张变薄的宫颈边缘。

## 四、治疗

有随访观察、非手术治疗和手术治疗。

### (一)随访观察

无自觉症状的轻度POP患者,可以随访观察。在此期间POP可能加重或缓解。对于可以耐受症状且不愿意接受治疗的患者,特别是POP-Q Ⅲ～Ⅳ度的患者,必须定期随访监测疾病进展情况,尤其是排尿、排便功能障碍。

### (二)非手术疗法

非手术治疗对于所有的POP患者均应作为一线治疗方法首先推荐,其目标为缓解症状、避免或延缓手术干预。目前,非手术治疗方法包括生活方式干预、放置子宫托和盆底肌训练。

#### 1. 生活方式干预

对于所有诊断为POP的患者,均应积极进行行为指导。包括减重、戒烟、减少使盆底压力增加的活动、治疗便秘和咳嗽等。

### 2. 放置子宫托

子宫托是一种支持子宫和阴道壁并使其维持在阴道内而不脱出的工具，如下情况较为适合：患者全身状况不适宜做手术，妊娠期和产后，膨出面溃疡手术前促进溃疡面的愈合。子宫托应间断性地取出、清洗并重新放置，否则会出现包括瘘的形成、嵌顿、出血和感染等严重后果。

### 3. 盆底肌训练

方法简单易行，可以加强薄弱的盆底肌肉的力量和协调性，增强盆底支持力，改善盆底功能。必要时可辅助电刺激等物理治疗。

### （三）手术治疗

手术主要适用于非手术治疗失败或者不愿意非手术治疗的有症状的 POP 患者。根据患者不同年龄、生育要求及全身健康状况，治疗应个体化。手术的主要目的是缓解症状，恢复正常的解剖位置和脏器功能，有满意的性功能并能够维持效果。手术途径主要有经阴道、开腹和腹腔镜 3 种，推荐经阴道手术为首选。手术分为封闭手术及重建手术。

（1）阴道封闭术或半封闭术是将阴道管腔部分或全部关闭，从而使脱垂的器官回放至阴道内，具有创伤小、手术时间短、恢复时间快等优点，能明显改善症状。对无阴道性生活要求且有合并症、手术风险大的年老虚弱人群尤为适合。

（2）盆底重建手术主要针对中盆腔的建设，通过吊带、网片和缝线把阴道穹隆组织或宫骶韧带悬吊固定于骶骨前、骶棘韧带，也可行自身宫骶韧带缩短缝合术，子宫可以切除或保留。

对于近年来争议较大的经阴道植入合成网片（transvaginal mesh，TVM）盆底重建手术，我国相关指南中建议的手术指征为：①POP 术后复发患者。②60 岁以上重度 POP（阴道前壁膨出为主）的初治患者，不能耐受经腹手术的患者。对于年轻、性生活活跃的患者，应慎重选择；术前即有慢性盆腔痛或性交痛的患者，也不宜选择该术式。

盆腔器官脱垂是一种退行性疾患，应做到预防为主，防治结合。通过综合治疗，多数患者能够取得良好治疗效果，达到较高的临床客观和主观治愈率，因此当异常症状出现时应及时寻求诊治。

（顾卓伟　赵爱民）

**参考文献**

[1] 中华医学会妇产科学分会妇科盆底学组. 盆腔器官脱垂的中国诊治指南（2020 年版）[J]. 中华妇产科杂志，2020，55(5)：300-306.

[2] Fatton B，de Tayrac R，Letouzey V，et al. Pelvic organ prolapse and sexual function [J]. Nat Rev Urol. 2020，17(7)：373-390.

[3] 刘丹，夏志军. 美国妇产科医师学会"盆腔器官脱垂临床实践指南（2017 版）"解读[J]. 中国实用妇科与产科杂志，2018，34(10)：1111-1114.

[4] Sarah Collins，Christina Lewicky-Gaupp. Pelvic Organ Prolapse[J]. Gastroenterol Clin North Am. 2022，51(1)：177-193.

[5] 马丁，朱兰，狄文. 妇产科学[M]. 4 版. 北京：人民卫生出版社，2023.

# 第二十四章　老年骨与关节疾病

## 第一节　老年性骨质疏松症

**本节要点**

1. 骨质疏松症的分类。老年骨质疏松症的病理特征及后果。
2. 老年性骨质疏松症的危险因素。

**教学目的**

1. 掌握：老年性骨质疏松症的定义、诊断依据和药物治疗
2. 熟悉：老年性骨质疏松症的临床表现和预防手段
3. 了解：老年性骨质疏松症的分类和发病机制

### 一、概述

国际上普遍采用 1993 年由美国骨质疏松基金会和国际骨关节和皮肤病组织（现在的国际骨质疏松症基金会）等机构共同通过的骨质疏松症（osteoporosis，OP）定义，即骨质疏松症是一种以骨量低下，骨微结构破坏，导致骨脆性增加，易发生骨折为特征的全身性骨骼系统疾病。骨质疏松症是以骨强度下降、骨折风险性增加为特征的骨骼系统疾病，骨强度反映骨骼的两个主要方面，即骨密度和骨质量。此定义强调了骨强度的概念，明确了骨密度只反映部分骨强度，是评估骨质疏松症的间接指标。

#### （一）骨质疏松症的分类

骨质疏松症可分为原发性和继发性两大类。

**1. 原发性骨质疏松症（primary osteoporosis，POP）**

（1）绝经后骨质疏松症（postmenopausal osteoporosis），又称为Ⅰ型，一般发生在女性绝经后 5～10 年。

（2）老年性骨质疏松症（senile osteoporosis），又称为Ⅱ型，一般指 70 岁及以上的男性和女性发生的骨质疏松症。本节内容即主要涉及原发性老年性骨质疏松症。

（3）特发性骨质疏松症（idiopathic osteoporosis），包括病因不明的特发性低骨量与骨质疏松症，以青少年为主。

总之，原发性骨质疏松症可发生在不同性别的任何年龄，但以绝经后女性和老年人多见。

**2. 继发性骨质疏松症**

由任何影响骨代谢的疾病和（或）药物导致的骨质疏松。

**（二）老年骨质疏松症的流行病学**

原发性骨质疏松症是一种与年龄增长相关的骨骼疾病，随着年龄增长发病率增高。随着人口老龄化日趋严重，老年性骨质疏松症已经成为全球面临的重要公共健康问题。

根据国家统计年鉴，截至2015年底，我国60岁及以上人口已超过2.1亿，约占总人口15.5%，65岁及以上人口近1.4亿，约占总人口10.1%，是世界上老年人口绝对数量最多的国家。2016年中国60岁以上的老年人骨质疏松患病率为36%，这说明骨质疏松已成为我国老年人面临的普遍性健康问题。骨质疏松的严重后果是发生骨质疏松性骨折，常见部位包括脊柱、髋部和前臂远端。根据流行病学调查，2010年，我国骨质疏松性骨折患者达233万例，其中髋部骨折36万例，椎体骨折111万例，其他骨质疏松性骨折86万例，为此医疗支出649亿元。据预测，至2050年，我国老年骨质疏松性骨折患病人数将达599万例，相应的医疗支出高达1745亿元。老年骨质疏松及其并发症每年给全世界造成了巨大的医疗花费，给社会带来了沉重的负担，严重危害着人类健康。

## 二、发病机制

### （一）人体骨量变化规律

人体的骨骼系统时刻在进行着骨吸收和骨形成：由破骨细胞清除旧的骨质，成骨细胞分泌形成新骨取而代之，这个持续的动态过程即骨重建。随着人体自然的衰老，平衡的状态可能会被破坏，从而造成衰老相关的骨质流失。一般女性自绝经开始，男性从50岁以后，开始出现骨转换失衡，骨吸收大于骨形成，骨量趋于下降，其中女性在绝经早期往往出现快速骨丢失，后再进入缓慢骨丢失阶段。

### （二）骨质疏松症发病机制

骨质疏松发病的机制尚未完全阐明，原发性老年性骨质疏松症的发病因素和发病机制是多方面的：衰老造成的机体各器官功能减退是重要的内分泌因素；营养方面，老年人常因日照过少出现维生素D合成减少，或皮肤中维生素D原向维生素D的转化不足，肾功能减退导致维生素D的羟化不足；老年人肌力衰退，运动减少，使得对骨细胞的机械应力刺激减少，易出现骨丢失。

## 三、临床表现及并发症

老年性骨质疏松症早期常无自觉症状，到疾病程度严重时才出现疼痛、驼背等临床表现，很多患者往往在骨折发生后通过检查才确诊，因此老年性骨质疏松症又被称为"沉默的杀手"。

**1. 疼痛**

最为常见的是不同程度、不同部位的骨骼疼痛，多无关节红肿和变形。常伴腰腿乏力，双下肢抽搐,弯腰、下蹲等活动困难,夜间或活动时疼痛加重。

#### 2.身高缩短,脊柱变形

老年性骨质疏松症患者有锥体压缩骨折,致身高缩短,如与年轻时身高相比缩短≥4cm或较上一年缩短 2cm,应高度警惕骨质疏松症可能。脊柱变形呈"驼背""弧形"样,又称老年圆背,常渐进性加重。

#### 3.呼吸功能受限

椎体压缩性骨折会导致胸廓畸形,腹部受压,从而影响心肺功能。患者甚至出现限制性通气障碍、肺部感染、呼吸衰竭和纳差、便秘、消化不良等症状。

#### 4.对心理状态和生活质量的影响

老年骨质疏松症及相关骨折对患者的心理有明显的影响,主要包括恐惧、焦虑、抑郁等,老年人自主活动能力下降,与外界接触和交流减少,会给患者带来巨大心理负担。应重视患者的心理变化和异常,给予必要的关怀和治疗。

#### 5. 骨质疏松性骨折

骨质疏松症患者的骨骼变脆,以致轻微外力即可导致的骨折,被称为骨质疏松性骨折(osteoporosis fracture),也称脆性骨折(fragility fracture)。老年性骨质疏松累及全身所有骨骼,但最常发生骨质疏松性骨折的部位是椎体、腕部和髋部,其次见于骨盆和上臂等。1/3女性和 1/5 男性在 50 岁之后遭遇一次骨折。一旦发生脆性骨折,患者再骨折的风险相比未发生过脆性骨折的人群高达 10 倍。

### 四、诊断依据

#### 1. 骨密度测定

骨密度是指单位体积(体积密度)或者是单位面积(面积密度)所含的骨量。骨密度测量的临床指征很多,女性 65 岁及以上和男性 70 岁及以上者、脆性骨折病史患者、存在一个或多个骨质疏松危险因素者,都建议行骨密度测定。目前骨密度的测定方法较多,如双能 X 线吸收检测法(DXA)、定量计算机断层照相术(QCT)和定量超声(QUS)等。

DXA 骨密度测量是目前公认的骨质疏松症诊断金标准,其主要测量部位是中轴骨,包括腰椎和股骨近端,若此两种部位测量受限,也可以选择非优势侧桡骨远端 1/3 测量。骨密度常用 T 值(T-score)表示,T 值=(实测值−同种族同性别正常青年人峰值骨密度)/同种族同性别正常青年人峰值骨密度的标准差。参照世界卫生组织推荐的诊断标准,基于 DXA 测定结果,对骨密度相应骨质疏松程度进行分类(见表 24−1):

表 24−1 基于 DXA 测定结果的骨质疏松程度分类

| 分类 | T 值 |
| --- | --- |
| 正常 | ≥−1.0 |
| 骨量减少 | −2.5～−1.0 |
| 骨质疏松 | ≤−2.5 |
| 严重骨质疏松 | ≤−2.5+脆性骨折 |

对于儿童、绝经前女性和 50 岁以下男性,其骨密度水平的判断建议用同种族的 Z 值表示,Z 值＝(骨密度测定值－同种族同性别同龄人骨密度均值)/同种族同性别同龄人骨密度标准差,Z 值≤2.0 视为低骨量或"低于同年龄段预期范围"。

**2. 实验室检查**

(1)常规检查:包括血常规,尿常规,肝、肾功能,血钙、磷和碱性磷酸酶,血清蛋白电泳,钾、钠、氯、肌酐和骨转换标志物等。老年原发性骨质疏松症患者通常血钙、磷和碱性磷酸酶值处于正常范围,当有骨折时血碱性磷酸酶水平可有轻度升高。

(2)特殊检查:如以上检查发现异常,需要进一步检查,可酌情选择性进行以下检查：如红细胞沉降率、C 反应蛋白、性腺激素、血清泌乳素、25-羟维生素 D、甲状旁腺激素、甲状腺功能、尿游离皮质醇或小剂量地塞米松抑制试验、血气分析、尿本—周蛋白、血尿轻链,甚至放射性核素骨扫描、骨髓穿刺或骨活检等检查。

(3)骨转换标志物(bone turnover marker,BTM)是骨组织本身的代谢(分解与合成)产物,简称骨生化标志物。骨转换标志物分为骨形成标志物和骨吸收标志物,反映成骨细胞活性及骨形成状态和破骨细胞活性及骨吸收水平。有助于鉴别原发性和继发性骨质疏松症、判断骨转换类型、预测骨丢失速率、评估骨折风险、选择干预措施,监测药物疗效及依从性等。老年原发性骨质疏松症患者的骨转换标志物水平往往正常或轻度升高,如果骨转换生化标志物水平明显升高,需排除高转换型继发性骨质疏松症或其他疾病的可能性,如原发性甲状旁腺功能亢进症、畸形性骨炎及某些恶性肿瘤骨转移等。在诸多标志物中,推荐血清 I 型原胶原 N-端肽(procollagen type 1 N-terminal peptide,P1NP)和空腹血清 I 型胶原交联 C-末端肽(serum cross-liked C-telopeptide of type 1 collagen,S-CTX)分别为反映骨形成和骨吸收敏感性较高的标志物。β-胶原降解产物(β-collagen degradation product,β-CTX)作为 I 型胶原交联 C-末端肽三种不同形式之一,其水平反映了破骨细胞骨吸收活性,是骨吸收的重要生化标志物。β-胶原降解产物的升高代表着破骨细胞活性显著增强,其升高程度与破骨细胞活性增高相一致,反映了溶骨性变化,检测血清 β-CTX 水平可以预测骨转换的严重程度,并作为临床评估骨转换相关骨代谢疾病的重要参考指标(见表 24-2)。

表 24-2　常用骨转换生化标志物

| 骨形成标志物 | 骨吸收标志物 |
| --- | --- |
| 血清碱性磷酸酶(alkaline phosphatase,ALP) | 空腹 2 小时的尿钙/肌酐比值(ratio of urinary calcium to creatinine,UCa/Cr) |
| 空腹血清骨钙素(osteocalcin,OC) | 血清抗酒石酸酸性磷酸酶(tartrate-resistant acid phosphatase,TRACP) |
| 血清骨特异性碱性磷酸酶(bone alkaline phosphatase,BALP) | 空腹血清 I 型胶原交联 C-末端肽(serum cross-liked C-telopeptide of type 1 collagen,S-CTX) β-胶原降解产物(β-collagen degradation product,β-CTX) |
| 血清 I 型原胶原 C-端肽(procollagen type 1 C-terminal peptide,P1CP) | 尿吡啶啉(urinary pyridinoline,Pyr) |

| 骨形成标志物 | 骨吸收标志物 |
|---|---|
| 血清 I 型原胶原 N-端肽（procollagen type 1 N-terminal peptide，P1NP） | 尿脱氧吡啶啉（urinary deoxypyridinoline，D-Pyr） |
| | 尿 I 型胶原交联 C-末端肽（urinary cross-liked C-telopeptide of type 1 collagene，U-CTX） |
| | 尿 I 型胶原交联 N-末端肽（urinary cross-liked N-telopeptide of type 1 collagene，U-NTX） |

**3. 影像学检查**

　　X 线片可观察骨组织的形态结构，是对骨质疏松所致各种骨折进行定性和定位诊断的一种较好的方法，也是一种将骨质疏松与其他疾病进行鉴别的方法。常用摄片部位包括椎体、髋部、腕部等。只有当骨量下降达 30% 以上才可在 X 线片中显现出来，故对早期诊断的意义不大（见图 24-1）。

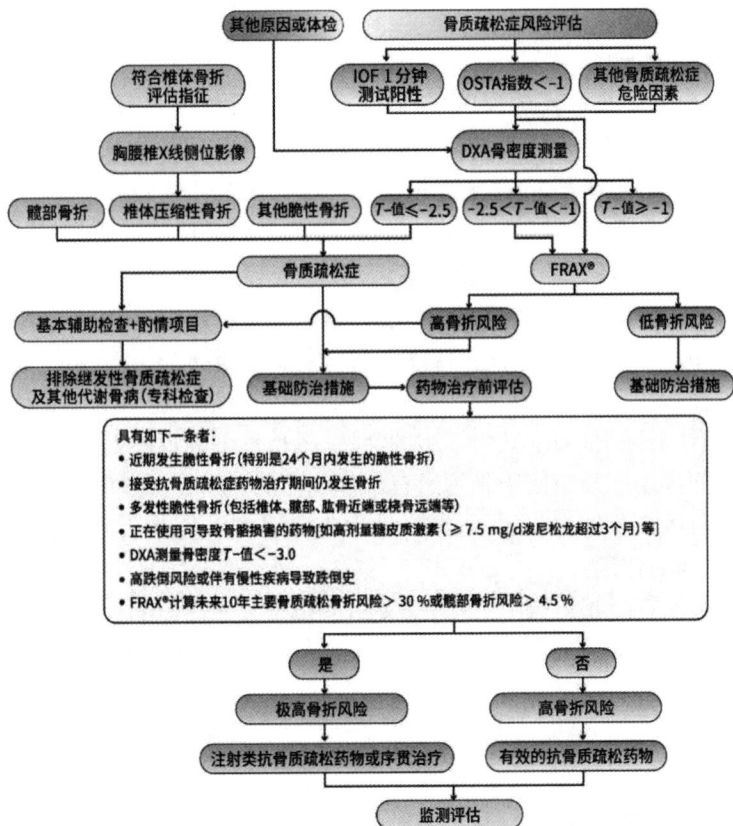

**图 24-1　骨质疏松症诊疗流程**

　　注：IOF＝国际骨质疏松基金会，OSTA＝亚洲人骨质疏松症自我筛查工具，DXA＝双能 X 线吸收检测法，FRAX ©＝骨折风险评估工具

### 五、治疗

#### （一）原发性骨质疏松症的药物治疗适应证

具备下列情况之一者，需考虑药物治疗：

（1）确诊骨质疏松症患者（骨密度 T≤−2.5），无论是否有过骨折。

（2）骨量低下者（骨密度−2.5＜T＜−1.0）并存在一项以上骨质疏松危险因素，无论是否有过骨折。

（3）无骨密度测定条件时，具备以下情况之一者，也需考虑药物治疗：①已发生过脆性骨折。②通过脆性骨折风险评估工具评估结果为高风险。

#### （二）抗骨质疏松症药物

**1. 促进骨重建药物**

甲状旁腺激素（parathyroid hormone，PTH）是人体调节钙、磷代谢及骨转换的最为重要的肽类激素之一，其长期慢性作用能使骨吸收增加，导致骨丢失，但将 PTH 及其类似物短期和间断给药则能促进骨形成。尤其在骨小梁丰富的部位，有效提高骨密度，降低椎体和非椎体骨折发生的危险，可用于治疗骨折高风险的原发性骨质疏松症。采用 PTH 及其类似物治疗的患者较少出现高钙血症，如有持续高钙血症，应限制钙摄入量；若血钙水平仍较高，可将药物用量减半。

**2. 抑制骨吸收药物**

（1）双膦酸盐类：双膦酸盐类，是焦磷酸盐的类似物，其特征为含有 P-C-P 基团，对骨羟磷灰石具有高度亲和力，更容易沉积在骨重建部位，尤其是破骨细胞骨吸收处。双膦酸盐通过以下机制抑制骨吸收：①抑制破骨细胞活性。②诱导破骨细胞凋亡。③作用于破骨细胞前身细胞，减少破骨细胞的生成。另外，双膦酸盐还可通过抑制成骨细胞因子的释放，抑制骨吸收。双膦酸盐类药物总体安全性较好，口服后少数患者可能发生轻度胃肠道反应。静脉输注可引起一过性发热、骨痛和肌痛等类流感样不良反应，多在用药 3 天后明显缓解。肌酐清除率＜35 ml/min 的患者禁忌静脉输注双膦酸盐类药物。

（2）降钙素类：是一种钙调节激素，生理的骨吸收抑制药，能减少破骨细胞的形成，阻止破骨细胞在骨组织上黏附，抑制破骨细胞的活性、阻止骨丢失。降钙素还能刺激内啡肽的释放，因而可有镇痛作用。长期使用降钙素有增加肿瘤的风险，一般使用不宜超过 3 个月。

（3）选择性雌激素受体调节剂：能选择性地与靶器官上的雌激素受体结合，并呈现雌激素样的激动和抗药的作用。

（4）RANKL 单克隆抗体：地舒单抗，又称迪诺塞麦（denosumab），是特异性作用于人 RANKL 通路的单克隆抗体，通过绑定 RANKL 的受体 RANK 来抑制 RANKL，从而抑制破骨细胞的发育、激活和生存。该类药物的不良反应包括下颌骨坏死，以及停用后有可能增加多发椎体骨折的风险。另外，该类药物可应用于合并肾功能受损的骨质疏松症患者。

**3. 双重作用药物**

罗莫舒单抗（romosozumab）或和布索组单抗（blosozumab），即硬骨抑素单克隆抗体，通过抑制硬骨抑素（sclerostin）的活性，拮抗其对骨代谢的负向调节作用，在促进骨形成的同时抑制骨吸收。使用罗莫佐单抗需注意心脑血管不良事件及包括血管性水肿在内的过敏反应。FDA 及 EMA 已批准其用于存在骨折高风险的绝经后女性的骨质疏松治疗，此药在国内尚未上市,正在进行Ⅲ期临床试验。

#### 4. 活性维生素 D 类

适当剂量的活性维生素 D 能促进骨形成和矿化,并抑制骨吸收。活性维生素 D 的作用强于普通维生素 D。老年人因肾脏合成活性维生素 D 的能力下降,宜使用活性维生素 D 制剂用于骨质疏松的防治。它包括 1α 羟维生素 D(α-骨化醇)和 1,25 双羟维生素 D(骨化三醇)两种,前者在肝功能正常时才有效,后者不受肝、肾功能的影响。应在医师指导下使用,并定期监测血钙和尿钙水平。

## 六、危险因素与预防

### (一)危险因素

#### 1. 固有因素

人种(白种人和黄种人患病风险高于黑种人);老龄;女性绝经;母系家族史。

#### 2. 非固有因素

低体重;性腺功能低下;吸烟;过度饮酒;过度饮用咖啡;体力活动缺乏;制动;高钠饮食;光照缺乏等。

### (二)风险评估工具

临床上评估骨质疏松及脆性骨折风险的方法较多,此处列举两种敏感性较高且操作方便的简易评估方法作为初筛工具,对老年性骨质疏松症可以起到有效快捷的评估。

### (三)国际骨质疏松症基金会(IOF)骨质疏松症风险一分钟测试题:

(1)您是否曾经因为轻微的碰撞或者跌倒就会伤到自己的骨骼?

(2)您的父母有没有过轻微碰撞或跌倒就发生髋部骨折的情况?

(3)您经常连续 3 个月以上服用"可的松、强的松"等激素类药品吗?

(4)您身高是否比年轻时降低了(超过 3cm)?

(5)您经常大量饮酒吗?

(6)您每天吸烟超过 20 支吗?

(7)您经常患腹泻吗?(由于消化道疾病或者肠炎而引起)

(8)女士回答:您是否在 45 岁之前就绝经了?

(9)女士回答:您是否曾经有过连续 12 个月以上没有月经(除了怀孕期间)?

(10)男士回答:您是否患有阳痿或者缺乏性欲这些症状?

只要其中有一题回答结果为"是",即为阳性。

#### 1. 世界卫生组织推荐的骨折风险预测简易工具(FRAX)

可用于计算 10 年发生髋部骨折及其他主要骨质疏松性骨折的发生概率。目前骨折风险预测简易工具 FRAX 可以通过以下网址获得 http://www.shef.ac.uk/FRAX/。该工具的计算参数包括股骨颈骨密度和临床危险因素。在没有股骨颈骨密度时可由全髋部骨密度取代。在没有骨密度测定条件时,FRAX 也提供了仅用体重指数(BMI)和临床危险因素进行评估的计算方法。在 FRAX 中明确的骨折的常见危险因素包括:

(1)年龄增加。

(2)女性性别。

(3)低骨密度。

（4）低体重指数（≤19 kg/m²）。

（5）既往脆性骨折史，尤其是髋部、尺桡骨远端及椎体骨折史。

（6）父母髋部骨折史。

（7）接受糖皮质激素治疗：任何剂量口服3个月或更长时间。

（8）吸烟。

（9）过量饮酒。

（10）合并其他引起继发性骨质疏松的疾病如类风湿关节炎等。

FRAX适用于无骨折病史的骨量低下人群，可以方便快捷地计算出每个个体的骨折绝对风险，为制订治疗策略提供依据。

**2.预防措施**

骨质疏松症的预防应贯穿于人的一生，绝不是老年期才应关注。因为骨骼的生长发育自幼开始，骨量的90%在20岁前积累，30岁左右达到骨量峰值，骨峰值是一生中最高的骨量值。它决定于遗传因素（70%～80%）和环境因素（20%～0%），前者不可改变，后者已证实与自幼的钙摄入量和运动密切相关。骨质疏松症的预防措施包括：

（1）摄入富钙、低盐（5 g/d）、适量优质蛋白质、富含维生素的均衡膳食。

（2）老年骨质疏松症患者应遵循个体化（运动方式、频率、时间及强度）、量力而行、循序渐进的原则，有规律地进行一些中、低强度的多元化运动（有氧运动、肌肉强化、平衡训练等），以维持现有功能的适度提高为目的。

（3）建立健康的生活方式，提倡戒烟限酒，避免过量饮用咖啡及碳酸饮料，保持充足的日照时间。

（4）预防跌倒，如清除室内障碍物，使用防滑垫，安装扶手等，从而预防脆性骨折。

（董宇启）

# 第二节　老年性退行性骨关节病

**本节要点**

1.老年退行性骨关节病的主要特征。
2.老年性退行性骨关节病的阶梯治疗策略。

**教学目的**

1.掌握
（1）退行性骨关节病的定义、临床表现、诊断依据、临床分期。
（2）退行性骨关节病阶梯治疗。
2.熟悉
（1）老年退行性骨关节病的影像学特点。

（2）老年退行性骨关节病防治的药物治疗。

3. 了解

退行性骨关节病的发病机制。

---

老年退行性骨关节病（degenerative osteoathropathy，DO），亦称骨关节炎（osteoarthritis，OA），是最常见的老年性骨科疾病之一，指由多种因素引起关节软骨纤维化、龟裂、溃疡、脱失而导致的以关节疼痛为主要症状的退行性疾病。病因尚不明确，其发生与年龄、肥胖、炎症、创伤及遗传因素等有关。病理特点为关节软骨变性破坏、软骨下骨硬化或囊性变、关节边缘骨质增生、滑膜病变、关节囊挛缩、韧带松弛或挛缩、肌肉萎缩无力等。常受累的关节为膝关节、髋关节、近节指间关节（可出现特征性骨性结节，Bochard 结节）和远节指间关节（可出现特征性骨性结节，Heberden 结节）等，其中膝关节是最为常见的发病关节。

## 一、流行病学

退行性骨关节病好发于中老年人群，发病率高，65 岁及以上的人群中，50% 以上为 OA 患者。累及部位包括膝、髋、踝、手和脊柱（颈椎、腰椎）等关节。髋、膝关节 OA 的发病率均随年龄增加而增高，且女性发病率高于男性。来自中国健康与养老追踪调查数据库（China Health and Retirement Longitudinal Study，CHARLS）的 2016 年的研究结果显示，我国膝关节症状性骨关节炎（膝关节 Kellgren & Lawrence 评分 ≥2 分，同时存在膝关节疼痛）的患病率为 8.1%；女性高于男性；呈现明显的地域差异，即西南地区（13.7%）和西北地区（10.8%）最高，华北地区（5.4%）和东部沿海地区（5.5%）相对较低。从区域特征来看，农村地区膝关节症状性 OA 患病率高于城市地区。随着我国人口老龄化的进展，OA 的发病率还有逐渐上升的趋势。OA 可导致关节疼痛、畸形与活动功能障碍，是影响老年人生活质量的重要因素之一，进而增加心血管事件的发生率及全因死亡率。

## 二、发病机制

### （一）生物学机制

老年退行性骨关节病的确切发病机制尚未阐明，但软骨组织损伤后组织修复能力降低是可疑的原因。目前普遍认为，老年退行性骨关节病是由于合成代谢与分解代谢发生失衡所导致的。

### （二）力学机制

当关节软骨过度磨损消耗，将出现关节间隙狭窄，构成膝关节的两侧骨骼可能互相发生直接接触。这种现象所产生的磨损和撕裂性损伤将向骨质扩展，形成软骨下骨硬化和骨赘。虽然关节软骨是该疾病的首发部位，但由于软骨无神经支配，因此该类组织不会传导疼痛。退行性骨关节病的疼痛主要来源于骨骼周围的骨膜。当关节软骨随着磨损消失殆尽，构成关节的骨开始相互摩擦，神经丰富的骨膜开始遭到破坏，从而导致患者关节疼痛。性别、激素、代谢性疾病及遗传因素在疾病进展中同样扮演重要角色。老年人群较年轻人群更容易受累且疾病更为严重。

### （三）病理变化

病理变化主要为软骨受累，继而出现软骨下骨板以及滑膜、关节周围组织的受累，表现为软骨下骨出现硬化，囊性变。软骨的形态改变分为早期、进展期、终末期。变化包括失去均一性、变薄；糜烂、溃疡；凹陷、裂开；软骨下骨皮质裸露、骨赘。

## 三、临床表现

### （一）症状

#### 1. 关节疼痛

关节疼痛是老年退行性骨关节病最为常见的临床表现，发生率为 36.8%～60.7%。全身各处关节均有可能受累，其中以负重关节最常见且症状最重，如髋、膝关节等。初期为轻度或中度间断性隐痛，特点是活动时加重，休息后可好转；急性发作时可出现关节的疼痛明显加重伴肿胀；疼痛常与天气变化有关，寒冷、潮湿环境均可加重疼痛。晚期可出现持续性疼痛或夜间痛。

#### 2. 关节活动受限

常见于髋、膝关节。晨起时关节僵硬及发紧感，俗称晨僵，活动后可缓解。关节僵硬持续时间一般较短，常为几至十几分钟，极少超过 30 min。患者在疾病中期可出现关节绞锁，晚期关节活动受限加重，最终导致残疾。

### （二）体征

#### 1. 关节畸形

关节肿大以指间关节最为常见且明显，可出现 Heberden 结节（见图 24-2）和 Bouchard 结节。膝关节因骨赘形成或滑膜炎症积液也可以造成关节肿大。

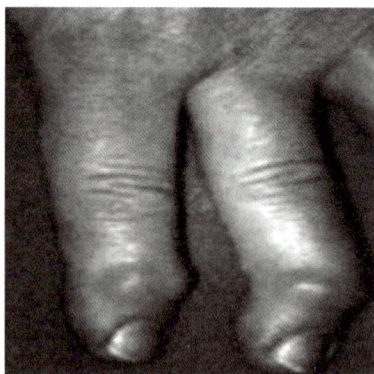

图 24-2　Herberden 结节

#### 2. 骨擦音（感）

常见于膝关节退行性骨关节病。由于关节软骨破坏，关节面不平整，活动时可以出现骨摩擦音（感）。

#### 3. 肌肉萎缩

常见于膝关节退行性骨关节病。关节疼痛和活动能力下降可以导致受累关节周围肌肉萎缩,关节无力。

## 四、诊断

通过评估老年患者的临床表现,考虑退行性骨关节病可能性较大时,还需通过影像学及实验室检查进一步明确诊断。

### (一)影像学检查

#### 1. X 线检查

退行性骨关节病明确临床诊断的"金标准",是首选的影像学检查。在 X 线片上 OA 的三大典型表现为:受累关节非对称性关节间隙变窄,软骨下骨硬化和(或)囊性变,关节边缘骨赘形成。部分患者可有不同程度的关节肿胀,关节内可见游离体,甚至关节变形(见图 24 - 3)。

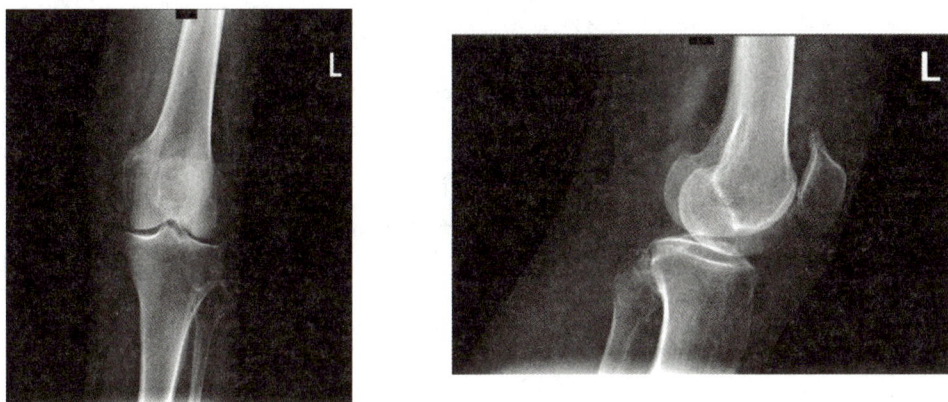

图 24 - 3　膝关节炎 X 线片

#### 2. 核磁共振

表现为受累关节的软骨厚度变薄、缺损,骨髓水肿、半月板损伤及变性、关节积液及腘窝囊肿。MRI 对于临床诊断早期退行性骨关节病有一定价值,目前多用于退行性骨关节病的鉴别诊断或临床研究。

#### 3. CT

常表现为受累关节间隙狭窄、软骨下骨硬化、囊性变和骨赘增生等,多用于退行性骨关节病的鉴别诊断。

### (二)实验室检查

骨关节炎患者血常规、蛋白电泳、免疫复合物及血清补体等指标一般在正常范围内。若患者同时有滑膜炎症,可出现 C 反应蛋白(CRP)和红细胞沉降率(ESR)轻度增高。继发性退行性骨关节病患者可出现与原发病相关的实验室检查异常。

### (三)诊断要点

老年性退行性骨关节病的诊断需根据患者病史、症状、体征、X 线表现及实验室检查做出临床诊断(见表 24 - 3)。

表 24-3　髋、膝关节退行性骨关节病的诊断标准

| 髋关节退行性骨关节病的诊断标准 | |
|---|---|
| 序号 | 症状、实验室或 X 线检查结果 |
| 1 | 近 1 个月内反复的髋关节疼痛 |
| 2 | 红细胞沉降率≤20 mm/ h |
| 3 | X 线片示骨赘形成,髋臼边缘增生 |
| 4 | X 线片示髋关节间隙变窄 |
| 注:满足诊断标准 1+2+3 条或 1+3+4 条,可诊断 | |
| 膝关节退行性骨关节病的诊断标准 | |
| 序号 | 症状或体征 |
| 1 | 近 1 个月内反复的膝关节疼痛 |
| 2 | X 线片(站立位或负重位)示关节间隙变窄、软骨下骨硬化和(或)囊性变、关节边缘骨赘形成 |
| 3 | 年龄≥50 岁 |
| 4 | 晨僵时间≤30 min |
| 5 | 活动时有骨摩擦音(感) |
| 注:满足诊断标准 1+(2.3.4.5 条中的任意 2 条)可诊断 | |

#### (四)鉴别诊断

(1)类风湿性关节炎。发病年龄多为 30～50 岁,以多发性、对称性四肢小关节受累为主,多伴有全身性症状,类风湿因子检测常呈阳性。

(2)晶体性关节病。又称痛风,男性多见,表现为关节疼痛,多合并内科疾病,关节液检查可见尿酸或焦磷酸盐晶体

(3)强直性脊柱炎。男性多发,青年为主,下腰痛为早期主要症状,X 线可见骶髂关节炎为主要病变,后期可出现"竹节样"改变,90%患者 HLA-B27 阳性。

(4)感染相关性关节炎。这一类关节炎种类很多,常见类型包括细菌性化脓性关节炎、结核性关节炎、梅毒性关节炎等,一般通过关节液培养确诊。

### 五、阶梯治疗

老年退行性骨关节病的治疗目的是缓解疼痛,延缓疾病进展,矫正畸形,改善或恢复关节功能,提高患者生活质量。其总体治疗原则是依据患者年龄、性别、体重、自身危险因素、病变部位及程度等选择阶梯化及个体化治疗。由于髋膝关节是最常见的老年退行性骨关节病受累关节,累及患者数量众多,对功能和生活质量影响大,因此本节主要对这两个关节的治疗进行讲解。

#### (一)基础治疗

基础治疗对病变程度不重、症状较轻的患者是首选的治疗方式。基础治疗强调改变生

活方式,使患者树立正确的治疗目标,减轻疼痛、改善和维持关节功能,延缓疾病进展。

(1)健康教育:医务工作者应进行 OA 的知识宣教并帮助患者建立长期监测及评估机制,根据每日活动情况,建议患者改变不良的生活及工作习惯,避免长时间跑、跳、蹲,同时减少或避免爬楼梯、爬山等。减轻体重不但可以改善关节功能,而且可减轻关节疼痛。

(2)运动治疗:在医生的指导下选择正确的运动方式,制订个体化的运动方案,从而达到减轻疼痛,改善和维持关节功能,保持关节活动度,延缓疾病进程的目的。主要包括低强度有氧运动、关节周围肌肉力量训练和关节功能训练,注意采用正确合理的运动方式,应依据患者发病部位及程度,在医生的指导下选择。

(3)物理治疗:主要是通过促进局部血液循环、减轻炎症反应,达到减轻关节疼痛、提高患者满意度的目的。常用方法包括:水疗、冷疗、热疗、经皮神经电刺激、按摩、针灸等。

(4)行动辅助:通过减少受累关节负重来减轻疼痛和提高患者满意度,但不同患者的临床受益存在一定差异。患者必要时应在医生指导下选择合适的行动辅助器械,如手杖、拐杖、助行器、关节支具等,也可选择平底、厚实、柔软、宽松的鞋具辅助行走。

(二)药物治疗

目前尚无药物可彻底治愈退行性骨关节病,药物治疗的主要目的为缓解症状,延缓疾病进展。应根据患者病变的部位及病变程度,进行个体化、阶梯化的药物治疗。

**1. 非甾体类抗炎药物(nonsteroidal anti-inflammatory drugs,NSAIDs 类)**

是退行性骨关节病患者缓解疼痛、改善关节功能最常用的药物。包括局部外用药物和全身应用药物。在使用口服药物前,建议先选择局部外用药物,尤其是老年人,可使用各种 NSAIDs 类药物的凝胶贴膏、贴剂等。局部外用药物可迅速、有效缓解关节的轻、中度疼痛。对中、重度疼痛可联合使用局部外用药物与口服 NSAIDs 类药物。全身应用药物根据给药途径可分为口服药物、针剂以及栓剂,最为常用是口服药物。用药原则:①用药前进行危险因素评估,关注潜在内科疾病风险。②根据患者个体情况,剂量个体化。③尽量使用最低有效剂量,避免过量用药及同类药物重复或叠加使用。④用药 3 个月后,根据病情选择相应的实验室检查。需注意用药前评估患者的危险因素(见表 24-4)。

表 24-4 NSAIDs 类药物治疗的危险因素评估

| 序号 | 上消化道不良反应高危患者 | 心、脑、肾不良反应高危患者 |
|---|---|---|
| 1 | 高龄(年龄>65 岁) | 高龄(年龄>65 岁) |
| 2 | 长期用药 | 脑血管病史(有过中风史或目前有一过性脑缺血发作) |
| 3 | 口服糖皮质激素 | 心血管病史 |
| 4 | 上消化道溃疡、出血病史 | 肾脏病史 |
| 5 | 使用抗凝药 | 同时使用血管紧张素转换酶抑制剂及利尿剂 |
| 6 | 酗酒史 | 冠脉搭桥术围手术期(慎用 NSAIDs 类药物) |

如果患者上消化道不良反应的危险性较高,可使用选择性 COX-2 抑制剂,如使用非选择性 NSAIDs 类药物,应同时加用 $H_2$ 受体拮抗剂、质子泵抑制剂或米索前列醇等胃黏膜保

护剂。如果患者心血管疾病危险性较高,应慎用 NSAIDs 类药物。同时口服两种不同的
NSAIDs 类药物不但不会增加疗效,反而会增加不良反应的发生率。

**2. 其他镇痛药物**

对 NSAIDs 类药物治疗无效或不耐受者,可使用非 NSAIDs 类药物、阿片类镇痛剂等。
但阿片类药物的不良反应和成瘾性发生率相对较高,需谨慎采用。

**3. 关节腔注射药物**

可有效缓解疼痛,改善关节功能。但该方法是侵入性治疗,可能会增加感染的风险,必
须严格无菌操作及规范操作。

(1)糖皮质激素:起效迅速,短期缓解疼痛效果显著,但反复多次应用激素会对关节软骨
产生不良影响,建议每年应用最多不超过 3 次,注射间隔时间不应短于 6 个月。

(2)玻璃酸钠:可改善关节功能,缓解疼痛,安全性较高,可减少镇痛药物用量,对早、中
期 OA 患者效果更为明显,临床应用广泛。但其在软骨保护和延缓疾病进程中的作用尚存
争议,建议根据患者个体情况应用。

(3)医用几丁糖:可以促进软骨细胞外基质的合成,降低炎症反应,调节软骨细胞代谢。
具有黏弹性,缓吸收性,可作为关节液的补充成分,减缓关节炎进展,减轻关节疼痛,改善功
能,适用于早、中期 OA 患者。

**4. 缓解 OA 症状的慢作用药物**(symptomatic slow-acting drugs for osteoarthritis,SYSADOAs)

如双醋瑞因、氨基葡萄糖等。有研究认为这些药物有缓解疼痛症状、改善关节功能、延
缓病程进展的作用,但也有研究认为其并不能延缓疾病进展。目前,该类药物对 OA 的临床
疗效尚存争议,对有症状的 OA 患者可选择性使用。

**5. 中成药**

目前,有研究表明中药可通过多种途径减轻疼痛、延缓 OA 的疾病进程、改善关节功能,
但对于其作用机制和长期疗效尚需高级别的研究证据。

**(三)手术治疗**

退行性骨关节病的外科手术治疗方式有很多,包括关节镜下的软骨修复术和清理手术、
截骨术、关节融合术及人工关节置换术等,适用于非手术治疗无效、影响正常生活的患者。
手术的目的是减轻或消除患者疼痛症状、改善关节功能和矫正畸形。

**1. 关节镜手术**

关节镜兼具诊断和治疗的作用,对伴有机械症状的膝关节 OA 治疗效果较好,如存在游
离体、半月板撕裂移位、髌骨轨迹不良、滑膜病变、软骨面不适合等,通过关节镜下摘除游离
体、清理半月板碎片及增生的滑膜等,能减轻部分早、中期 OA 患者症状,但有研究认为其远
期疗效与保守治疗相当。还可采用组织工程及外科手段修复关节表面损伤的透明软骨,主
要适用于年轻、活动量大、单处小面积负重区软骨缺损,对退行性关节病的老年患者、多处损
伤、激素引起坏死等效果较差,包括自体骨软骨移植、软骨细胞移植等技术。

**2. 截骨手术**

膝关节周围截骨术,即力线矫正术,主要包括高位胫骨截骨和股骨远端截骨。对于老年
膝关节炎患者,膝关节周围截骨术通过改变膝关节在冠状面、矢状面及旋转轴面的对位和对
线,纠正关节畸形,降低因骨关节炎或软骨损伤而造成的间室负重,从而有效地阻止软骨的
磨损,缓解疼痛症状,甚至使已磨损的软骨和受伤的半月板有条件得以自我修复。

### 3. 人工关节置换术

退行性骨关节病发展到终末期时成熟且有效的治疗方法,应用日益广泛。人工关节置换术的目的是矫正畸形、减轻或解除疼痛,恢复关节功能,因此原则上对于只要有关节破坏的征象,伴有中到重度持续的疼痛和功能障碍,而且通过其他各种非手术治疗不能得到缓解的疾病,都是施行人工关节置换手术的手术指征。

(1)髋关节置换术:髋关节置换手术是利用手术方法将人工髋关节替代被破坏的关节面、股骨头、髋臼。其目的是切除病灶,消除疼痛,恢复关节的活动与原有的功能。全髋关节置换术,包括髋臼和股骨头的置换,适用于多数非手术治疗无效的终末期髋关节骨关节炎。术后还需要康复和功能锻炼,以恢复运动功能,降低关节脱位的风险。

(2)膝关节置换术:①全膝关节置换术,适用于严重的膝关节多间室骨关节炎,尤其伴有各种畸形时其远期疗效确切。②单髁置换术,适用于力线改变 $5°\sim10°$、韧带完整、屈曲挛缩不超过 $15°$ 的膝关节单间室 OA 患者。单髁置换术后 15 年假体生存率为 $68\%\sim71\%$。③髌股关节置换术,主要适用于单纯髌股关节 OA 患者。

人工关节置换并非一劳永逸,10 年内的假体生存率一般在 90% 左右,但因为关节感染、关节不稳、过度活动、假体周围骨折等种种原因,可能需要进行后期翻修、二次手术(见图 24-4)。

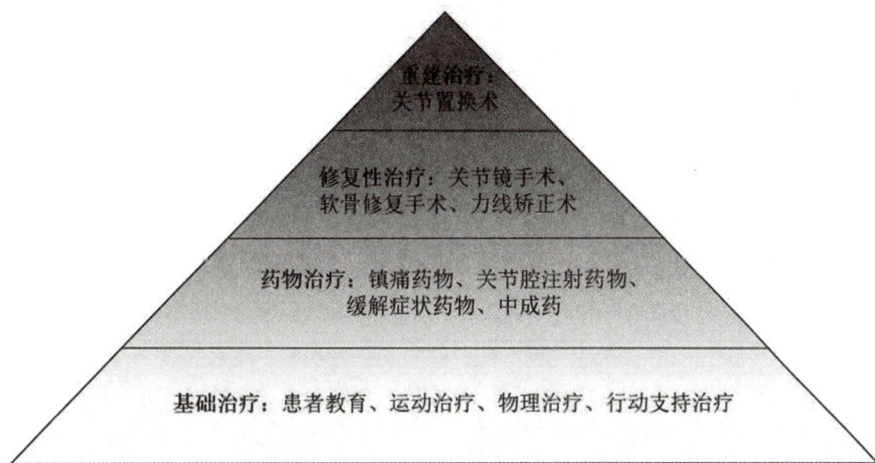

图 24-4　退行性关节病的阶梯治疗

(董宇启)

### 参考文献

[1]《中国老年骨质疏松症诊疗指南(2023)》工作组,中国老年学和老年医学学会骨质疏松分会,中国医疗保健国际交流促进会骨质疏松病学分会,等.中国老年骨质疏松症诊疗指南(2023)[J].中华骨与关节外科杂志,2023,16(10):865-885.

[2]中华医学会骨质疏松和骨矿盐疾病分会,章振林.原发性骨质疏松症诊疗指南(2022)[J].中国全科医学,2023,26(14):1671-1691.

[3]中华医学会骨科学分会关节外科学组,中国医师协会骨科医师分会骨关节炎学组,国家老年疾病临床医学研究中心(湘雅医院),等.中国骨关节炎诊疗指南(2021 年版)[J].中华骨科杂志,2021,41(18):1291-1314.

［4］中华医学会物理医学与康复学分会，四川大学华西医院.中国膝骨关节炎康复治疗指南（2023 版）［J］.中国循证医学杂志，2024，24(01)：1-14.

［5］曹向昱，刘雨曦，曹永平.老年退行性骨关节炎治疗进展［J］.中国临床保健杂志，2022，25(01)：25-29.

# 第二十五章　皮肤老化与老年性皮肤疾病

## 第一节　皮肤老化概述

**本节要点**

1. 老年性皮肤的生理特点。
2. 皮肤老化的临床表现和分级。
3. 皮肤老化的影响因素与临床特征。

**教学目的**

1. 掌握：皮肤老化的临床特征与风险因素，老年性皮肤的表皮生理功能改变。
2. 熟悉：皮肤老化形态、结构和功能特点。
3. 了解：皮肤老化的分级。

皮肤作为人体内外环境联系的主要屏障，不仅是人体最大的器官，也是可视老化变化的器官。皮肤与其他器官一样经历老化过程，包括皮肤屏障功能逐渐丧失，皮肤免疫失调等，皮肤老化不仅影响美容，还与许多皮肤疾病发生密切相关，老年性皮肤病主要是指发生在60岁及以上老年人皮肤和皮肤附属器官疾病，给老年患者的身心健康带来很大影响。随着全球老龄化的不断加剧，皮肤老化及老年性皮肤疾病问题越来越受到医患的共同关注。

### 一、皮肤老化的形态和功能改变

#### （一）表皮及皮肤附属器

（1）老化皮肤的角质层厚度没有明显改变，但表皮厚度每十年减少6.4%，表皮整体萎缩变薄，尤其是在面部、颈部、上胸部及手背部与前臂伸侧这些曝光区域更加明显。

（2）角质形成细胞体积随老化而增加，黏附能力下降，表皮更替时间延长，表真皮交界逐渐平坦，表皮钉变浅减少，真皮乳头数目减少，表真皮连接不紧密，导致皮肤脆性增加并易受外力损伤。

（3）黑素细胞数量每10年递减8%～20%不等，皮肤虽不易晒黑，但黑色素细胞易局部增殖形成痣或斑，阳光暴露部位尤其明显。

（4）朗格汉斯细胞数量减少，减弱皮肤免疫功能，易发生皮肤感染。

（5）皮脂腺和汗腺分泌功能下降，导致皮肤干燥、粗糙。头发及毛囊数目减少，易发生头发灰白或秃顶。

**（二）真皮及皮下组织**

成纤维细胞数量逐渐减少，合成胶原蛋白和弹性蛋白能力下降。胞外间质中氨基多糖含量下降，同时蛋白水解酶表达增加，使胶原及细胞外基质成分降解增多，胶原减少，进而皮肤易受损。此外，衰老皮肤的真皮乳头弹力纤维降解变性、数目减少，与皮肤松弛和皱纹出现有关（见图 25-1）。

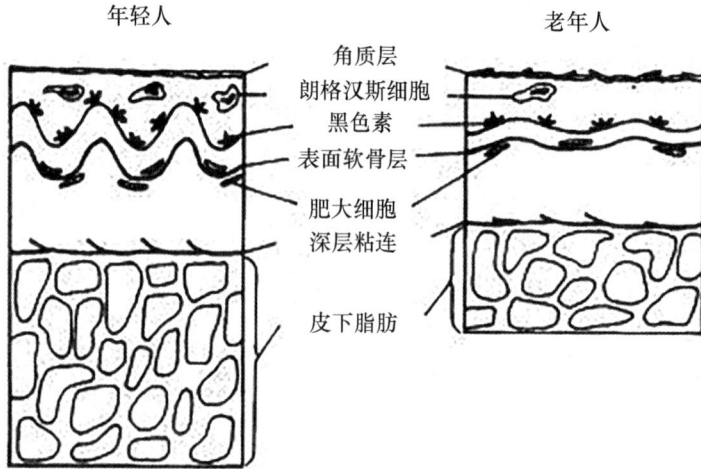

图 25-1 老年性皮肤的组织形态的改变

**（三）表皮生理功能改变**

随着年龄增长，表皮生理功能如表皮屏障功能、角质层含水量及表皮酸碱度等均发生不同程度的变化。

（1）表皮屏障功能：皮肤具有屏障功能，包括物理性屏障、化学/微生物屏障及获得性免疫屏障等。表皮屏障功能受损可引起皮肤发生一系列生物反应及皮肤病发生或加重。主要包括：①屏障功能受损使潜在的致敏物质更容易进入皮肤，增加过敏性皮肤疾病风险。②屏障破坏本身就可以诱发炎症细胞因子释放和炎症细胞浸润，从而导致皮肤炎症。随着皮肤老化，经表皮水分流失（TEWL）增加，表皮屏障比年轻人更容易遭到外界因素的破坏，恢复速度也明显减慢。此外，皮肤表面总脂质含量也下降约 65%，皮肤角质层的脂质含量、固醇酯及甘油三酯等含量均有减少。上述因素均导致老年性皮肤的表皮屏障功能出现下降并容易发生相关皮肤疾病。

（2）表皮含水量及皮肤 pH 值改变：水通道蛋白 3 对于保持充足的角质层甘油含量以皮肤含水量具有重要作用，其表达与丝聚蛋白降解相关。水通道蛋白 3 基因表达在 60 岁以上老年中减少。此外，随着年龄的增长，皮肤表面 pH 值也出现明显变化。约从 55 岁开始，皮肤 pH 值酸性减弱，削弱了皮肤对微生物的杀灭作用。

## 二、皮肤老化的临床表现和分级

### (一)皮肤衰老临床表现

(1)皮肤出现皱纹:皱纹是在内源性因素和紫外线导致的老化皮肤基础上,皮肤表面纹理加深,粗糙,形成细纹。随着皮肤表情肌肉长期反复动作,皮肤表面细纹随着肌肉运动的张力线方向逐渐加深,如额纹,眉间纹与抬眉、皱眉相关,鱼尾纹与笑相关,口角纹、鼻唇沟与口唇运动相关。

(2)皮肤弹性下降:年轻时真皮胶原蛋白和弹性蛋白含量高,真皮基质丰富,皮肤充盈和富有弹性。在老化皮肤,真皮有形物质和基质均下降,纤维排列紊乱,组织结构稀疏,皮肤表面质地变松弛,弹性下降,皮肤紧致度降低。

(3)皮肤出现松弛和下垂:随着皮肤弹性降低,皮肤表面张力减弱。皮下脂肪流失和重新分布,韧带松软力度减低,皮肤表面变得松弛,并随地心引力方向下垂。表现为眼袋形成,鼻唇沟皱褶加深,下颌缘轮毂线模糊。严重者可见腰腹部皮肤下垂。

(4)色素失调:随着年龄增加,黑素细胞新陈代谢功能逐渐下降,色素痣颜色变浅。但在曝光部位,受日光紫外线的影响,色素合成增加,还可以出现脂溢性角化(老年斑)。

(5)皮肤增生:衰老皮肤表皮角质细胞不规则增生出现脂溢性角化,以头面部曝光部位更为明显,严重者出现癌前病变如日光性角化甚至各种皮肤恶性肿瘤。

(6)血管扩张或增生:随着年龄增加皮肤出现血管增生如樱桃状血管瘤,部分人出现皮肤血管扩张,生活在高原上的人更为显著。

### (二)皮肤老化的分级

根据上述临床表现,将皮肤老化按照年龄进行如下分级(见表25-1)。

表 25-1 皮肤衰老量表

| 等级 | 皮肤质地 | 皮肤机械力学 | 皮肤色素 | 皮肤血管 | 相关年龄 |
|---|---|---|---|---|---|
| 无 | 水润光泽 | 饱满充盈 | 无 | 无 | <25岁 |
| 轻 | 静态皮纹粗糙,动态可见细小皱纹 | 饱满度略降低 | 有少量小斑点 | 可见个别血管增生 | 25~35岁 |
| 中 | 静态可见皱纹,动态皱纹明显粗大 | 皮肤的饱满充盈消失,可见皮肤轻度松弛 | 皮肤小斑点增加,大斑点出现 | 可有血管不规则增生 | 36~55岁 |
| 重 | 静态可见粗大皱纹,动态皱纹数目增加粗大 | 弹性明显降低,皮肤中等松弛,轻度下垂、变薄 | 大小斑点较多 | 血管增生 肤色暗沉 | 56~70岁 |
| 极重 | 静态动态皱纹多且粗大 | 皮肤明显松弛、下垂、变薄 | 密集大小斑点 | 血管明显增生,肤色晦暗 | >70岁 |

## 三、皮肤老化的影响因素

皮肤老化主要分为内源性老化(自然老化)和外源性老化。

### （一）内源性皮肤老化

内源性老化主要与年龄有关。皮肤随着年龄的增长及内分泌及免疫功能的改变而出现衰老，其特征为皮肤松弛、皱纹及老年斑等。此外，其他因素如遗传、内分泌和免疫失调、营养不良、消化吸收功能障碍、过度疲劳、情绪异常及睡眠不足等也都会加速皮肤的衰老。地心引力的长期作用，也可使松弛的皮肤出现下垂，形成皱壁。

### （二）外源性皮肤老化

外源性皮肤老化是由环境因素如日光（主要是紫外线）、吸烟、风吹、接触化学物质等外源性因素引起的皮肤老化。其中日光长期反复照射引起的皮肤老化又称为光老化，是环境中影响皮肤衰老最重要的因素，对皮肤的老化程度起到催化和加速作用，占到外源性因素的80%。外源性皮肤老化的主要表现为暴露部位粗糙、皱纹加深加粗、组织结构异常、不规则性色素沉着、血管扩张、真皮弹性纤维变性及降解产物蓄积等，甚至可能出现各种良恶性肿瘤。除日光外，香烟烟雾、热辐射、大气污染物、汽车尾气，生产或生活中排出的有挥发性的有机物、二氧化碳、氮氧化物及硫化物等也与皮肤老化密切相关。此外，气温、风、湿气等因素对皮肤衰老也有影响。寒冷、干燥等环境导致皮肤角质层失水过多，促进皱纹生成。

## 四、老年性皮肤的科学管理

（1）老年人是皮肤病发生的特殊群体，在治疗和管理老年人皮肤病时，不仅需要考虑到老年人的皮肤屏障功能和免疫功能低下的特点以及伴发的系统性疾病，更需要考虑到老年患者伴有认知功能障碍以及视力、听力或活动能力受损的特殊情况。临床诊断和治疗时需要详细的问诊、检查和监测。

（2）老年患者药效学、药代动力学或药物相互作用的不耐受风险较高，无论是系统用药还是局部外用药都要考虑药物长期使用的安全性问题，某些常规的治疗方案有时可能并不适合。

（3）皮肤老化是一个综合复杂的漫长过程，环境因素对其发生、发展也起着非常重要的作用。老年人要加强自我保健意识，尽早采取正确防护措施如经常外用皮肤屏障修复剂、避免长期的紫外线照射，避免过度和刺激性的洗浴，健康规律的饮食与作息等，都可以减轻或避免外界因素机体的影响，达到预防皮肤衰老、减少皮肤疾病发生，促进健康、提高生活质量的目的。

（鞠强）

### 参考文献

[1] Dobos G，Lichterfeld A，Blume-Peytavi U，Kottner J. Evaluation of skin ageing：A systematic review of clinical scales[J]. Br J Dermatol. 2015；172：1249-1261.

[2] 吕婷，王宏伟.老年性皮肤病概述[J].皮肤科学通报，2019，36(4):407-414.

[3] Zhen Wang，Mao-Qiang Man，，Tienan Li，Peter M. Elias，Theodora M.Mauro3. Aging-associated alterations in epidermal function and their clinical significance[J]. AGING，2020，12(6):5551-5565.

# 第二节　常见老年性皮肤疾病

**本节要点**

1. 老年性皮肤疾病的流行病学特点。
2. 老年特应性皮炎的病因、发生机制、临床特点、诊断与治疗原则。
3. 常见老年性皮肤肿瘤的病因、发生机制、临床特点、诊断与治疗原则。
4. 老年瘙痒症的病因、发生机制、临床特点、诊断与治疗原则。
5. 老年带状疱疹的病因、发生机制、临床特点、诊断与治疗原则。

**教学目的**

1. 掌握：老年带状疱疹的诊断与治疗原则，常见老年性皮肤肿瘤的临床特点与诊断。
2. 熟悉：老年特应性皮炎的临床特点与治疗原则，老年瘙痒症的临床表现与治疗原则。
3. 了解：常见老年皮肤疾病的病因与发生机制。

近年来研究显示，皮肤科就诊人数随年龄增长而增加，75～84 岁年龄组就诊人次最高，达到 55%。2017 年一项国际系统性回顾分析显示，65 岁以上老人常见 20 种以上皮肤疾病，排在前面的是真菌感染（14.3%～64%）、皮炎（1%～58.7%）、皮肤干燥症（5.4%～85.5%）、皮肤良性肿瘤（1.7%～74.5%）、压力性溃疡（0.3%～46%）。2012 年上海社区 60 岁以上常住居民进行皮肤肿瘤问卷调查及皮肤科检查为例，2043 例受访者中，癌前病变和皮肤癌为 3.72%，进而推算 2012 年上海市日光性角化病患者约 112767 例，鲍恩病患者约 1836 例，基底细胞癌患者约 16162 例，鳞状细胞癌约 5509 例。尽管缺乏新近的流行病学数据，但估测我国老年人皮肤癌前病变及早期皮肤癌人数已远超过以上数字。我国老年性皮肤问题可能被严重低估。

常见老年性皮肤根据其病理生理特点主要表现为过敏性疾病如老年特应性皮炎，皮肤肿瘤，皮肤瘙痒症以及各类微生物相关疾病如带状疱疹等。本节对这四类常见疾病做一简要概述。

## 一、特应性皮炎

特应性皮炎（atopic dermatitis，AD）是一种与遗传过敏素质相关的慢性炎症性皮肤病。特应性皮炎的临床表现与发病年龄密切相关。根据发病年龄将特应性皮炎分为四组，分别是：婴儿特应性皮炎（3 个月～2 岁），儿童特应性皮炎（2～12 岁），成人特应性皮炎（12～60 岁），老年特应性皮炎（＞60 岁）。目前研究发现老年特应性皮炎在发病原因，临床表现方面具有其自身特点。

### （一）病因

特应性皮炎病因复杂，可能与以下内外因素有关：

**1. 遗传学说**

父母一方有特应性皮炎患者，其子女出生后 3 个月内发病率可达 25% 以上，2 岁内发病率可达 50% 以上，如果父母双方均有特应性皮炎病史，其子女发病率可高达 79%。特应性皮炎患者常有多种易感基因，如 Filaggrin 等。

**2. 皮肤屏障功能异常**

特应性皮炎患者皮损部位神经酰胺含量减少，中间丝相关蛋白表达异常，皮肤经表皮水丢失增加。随着皮肤老化，这些现象加重。

**3. 环境因素**

外界环境中的变应原，如食物（如鱼虾、牛羊肉等），吸入物（如花粉、尘螨等），生活环境（如干燥、炎热等），动物皮毛，各种化学物质（如洗涤剂、化妆品等），药物（钙离子拮抗剂、IL-17 抑制剂、肿瘤坏死因子抑制剂）可以诱发或加重特应性皮炎。

**4. 免疫学说**

特应性皮炎患者 $Th_2$ 细胞在皮损处显著升高，其产生的 IL-4 和 IL-5 可刺激 IgE 增高和嗜酸性粒细胞增多。与其他三组特应性皮炎患者不同，随着年龄的增加，$Th_2$ 相关免疫介质在老年性特应性皮炎患者皮损和血清中的含量下降，$Th_1/Th_{17}$ 相关的炎症因子逐渐增高。血清 IgE 水平和嗜酸性粒细胞数量在老年特应性皮炎组中表现出较低水平。

### （二）临床表现与诊断

**1. 临床表现**

特应性皮炎在临床上呈多形改变，主要包括：① 急性期。皮损多形性，常表现为红斑基础上的针尖至粟粒大小丘疹，丘疱疹，水疱，境界不清，常因搔抓形成点状糜烂面，渗出明显。② 亚急性期。红肿和渗出减少，仍可由丘疹及少量丘疱疹，皮损呈暗红色，可由少量鳞屑及轻度浸润。③ 慢性期。皮损部位皮肤浸润性暗红斑上有丘疹，抓痕及鳞屑，皮肤肥厚，表面粗糙，有不同程度苔藓样变，常伴有色素沉着（见图 25-2）。

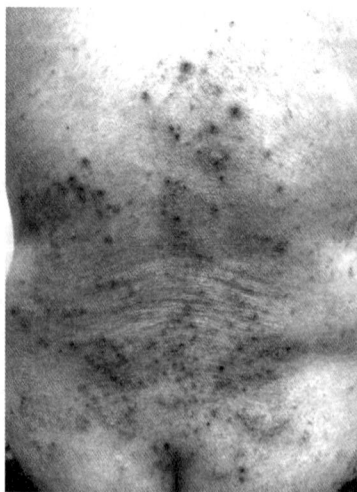

图 25-2　老年性特应性皮炎的临床表现

老年性特应性皮炎临床特点:男性多发,躯干、四肢伸侧和面颈部为好发部位。多表现为慢性期皮疹,通常皮肤更干燥,皮损也更加广泛,不同发病部位皮损表现不同:躯干部位多为苔藓样改变,四肢常常出现瘙痒性的丘疹和结节,面颈部多表现为肥厚性暗红斑。此外,老年性特应性皮炎有较高的红皮病发生率,瘙痒也更为剧烈,但特应性的特质不明显(如哮喘,过敏性鼻炎,环境和食物过敏)。同普通特应性皮炎比较,外周血嗜酸性粒细胞水平,血清总 IgE 水平和特异性 IgE 水平在老年性特应性皮炎患者中无明显增高。

**2. 诊断**

根据患者年龄、病史和皮损形态进行诊断。发生于老年患者,病程不规则,皮损反复,瘙痒明显,急性期有渗出倾向,慢性期苔藓样变等特征,该病一般不难诊断。

**3. 预防与治疗**

老年性特应性皮炎是慢性复发性疾病,治疗目的是缓解或消除临床症状,消除诱发加重因素,减少和预防复发,提高患者生活质量。临床防治包括以下几个原则:

(1)健康生活方式:避免诱发和加重因素,避免搔抓和过度清洗;保持生活环境清洁;减少吸入性变应原摄入,避免食物性过敏原的摄入。衣物以棉质地为宜,宽松,凉爽;发病期间避免食用辛辣食物及饮酒。

(2)皮肤屏障的修复:洗浴后使用润肤剂。根据不同的皮肤类型和皮损表现选择合适的润肤剂。霜剂较油腻,乳液较清爽,春夏天用乳液,秋冬天用霜剂。润肤剂足量使用,至少一周 250g。与糖皮质激素联用时主张最好在糖皮质激素前使用润肤剂。

(3)外用药物治疗:根据疾病严重程度及年龄选择药物。局部使用糖皮质激素是老年性特应性皮炎的一线治疗药物。轻度皮损建议选择弱效糖皮质激素;中度皮损建议选择中效糖皮质激素;重度肥厚性皮损建议选择强效糖皮质激素。钙调神经磷酸酶抑制剂(如他克莫司,吡美莫司)也有较好效果。封包疗法对顽固,肥厚性皮损有一定治疗效果。外用药物治疗时需要注意强度,剂量,疗程足够。

(4)物理治疗:窄谱中波紫外线(NB-UVB)和 UVA1 可以用于老年性特应性皮炎的辅助治疗。

(5)系统药物治疗:当瘙痒严重且影响睡眠时,可以给予抗组胺药物口服。有继发感染患者加用抗感染药物。外用药物和物理治疗无效的患者,可选用糖皮质激素、甲氨蝶呤、环孢菌素等免疫抑制剂,近年来生物制剂度普利尤单抗,小分子药物 Jak 抑制剂对特应性皮炎也有不错的治疗效果。

## 二、老年皮肤瘙痒症

瘙痒症是一种只有皮肤瘙痒而无原发性皮损为特征的疾病,瘙痒可出现在不同部位,患者自觉不同程度的瘙痒。狭义的老年皮肤瘙痒症指发生于年龄≥60 岁的老年人,排除原发皮肤病、药物因素、系统性疾病等,不知起源的特发性瘙痒。广义的老年瘙痒症则泛指多种疾病导致的一种老年人瘙痒症状,是多个系统复杂交互的结果,而并不局限于一种特定的疾病。老年皮肤瘙痒症可累及全身或局部皮肤。

(一)病因

广义的老年皮肤瘙痒症与多种因素相关:

**1. 生理因素**

随着年龄增加，老年人激素水平逐渐下降，汗腺、皮脂腺的分泌功能逐渐减退，皮肤中含水量减少，皮肤萎缩且干燥，容易发生瘙痒。

**2. 环境因素**

秋冬季气候干燥，老年人皮肤容易变得粗糙、干燥，且其屏障功能被破坏，当表皮脱落后皮内神经末梢更易受到刺激进而导致瘙痒的发生。

**3. 疾病因素**

一些疾病如糖尿病、消化系统疾病、血液病、甲状腺疾病、感觉神经病变等都可能引发患者出现皮肤瘙痒症状。

**4. 饮食因素**

食用辛辣、刺激性食物可能刺激皮肤出现瘙痒。

**5. 药物因素**

胺碘酮、吡嗪酰胺、奎尼丁、氯霉素等容易致敏的药物也可引发皮肤瘙痒症状。

**6. 理化因素**

冷热温度变化、洗澡水温过高、洗澡次数过多、使用化学消毒剂或碱性较大的肥皂浸洗衣物都会对老年人皮肤造成刺激进而引发瘙痒症状。

**（二）临床表现与诊断**

**1. 临床表现**

老年皮肤瘙痒症在临床中比较常见，女性多于男性，通常情况下瘙痒是阵发性，在夜间时较为严重，主要表现为皮肤干燥、脱屑，搔抓后出现较重的抓痕及血痂，继发色素沉着甚至感染。对老年瘙痒症患者进行皮肤检查时，应着重检查通常易忽视的部位，例如手指缝等间隙部位和生殖器区域，如有皮疹应警惕疥疮的可能。此外，还应寻找可能的潜在病因，除外潜在的全身性疾病如慢性肾病性瘙痒、胆汁淤积性瘙痒，真性红细胞增多症、皮肤淋巴瘤、药疹、寄生虫妄想症等。应进行血常规、肝肾功能、空腹血糖和甲状腺功能及癌症相关指标的筛查（见图 25-3）。

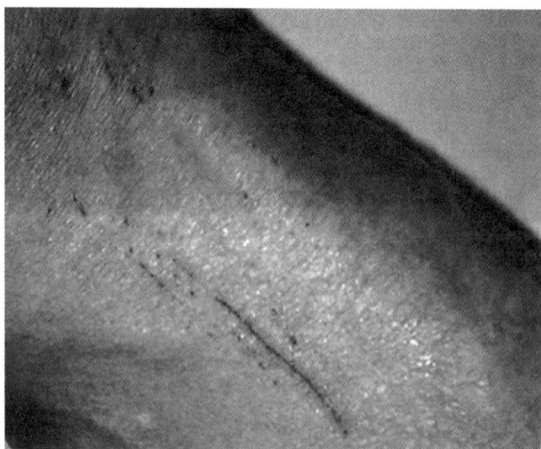

图 25-3 老年性皮肤瘙痒症的临床表现

**2. 诊断**

狭义的老年皮肤瘙痒症是经过全面检查后的排他性诊断。老年皮肤瘙痒症需符合以下条件：①年龄≥60岁。②仅有皮肤瘙痒而无明显原发疹，可有或无搔抓性皮损。③每日或几乎每日瘙痒，持续6周以上。诊断步骤：第一步，进行问诊及体格检查；第二步，实验室检查，筛查并排除由皮肤疾患引起的瘙痒、非皮肤疾患引起的瘙痒（包括系统疾病、神经系统疾病、精神系统疾病），最终确定诊断。

**（三）预防与治疗**

**1. 预防措施**

老年人应行短时间的温水淋浴，避免使用皂基洗涤剂，避免剧烈摩擦。沐浴后，在尚潮湿的皮肤上大量使用润肤剂。避免频繁洗浴。避免使用风干机。避免冬季过热。在干燥寒冷的冬季使用加湿器来提高室内环境湿度。尽量减少直接接触羊毛和合成纤维服装。剪短指甲，最大限度减少刮擦引起细菌性感染等并发症。

**2. 治疗**

对于老年皮肤瘙痒症目前无特异性治疗，针对老年患者的所有治疗均应谨慎使用，最大限度避免不良反应。

（1）局部治疗：具有屏障修复作用的润肤剂可以常规使用，含薄荷醇，苯酚或樟脑等止痒成分外用药物可用于止痒。局部皮质类固醇激素可短期用于炎性皮损，不推荐用于无炎症的皮肤和皮肤变薄患者。外用钙调磷酸酶抑制剂如他克莫司和吡美莫司适于长期主动维持治疗。一些针对性的中药洗剂可以考虑使用。

（2）系统治疗：因缺乏临床试验，目前尚无全身性治疗建议的指南。老年人常同时患有其他疾病口服多种内科药物，因此必须根据每位患者的具体情况对治疗方法进行调整。临床可使用口服抗组胺药、加巴喷丁、环孢素、中成药等。

（3）物理治疗：NB-UVB和经皮电神经刺激（TENS）可试用。

（4）心理治疗：通过采用行为治疗法如习惯逆转训练，放松，认知行为治疗，矫正习惯性或慢性搔抓，打破搔抓—瘙痒恶性循环。

# 三、老年常见皮肤良恶性肿瘤

皮肤肿瘤是皮肤细胞增生性疾病，发生于皮内或皮下，好发于老年人群，临床上分为良性和恶性肿瘤。2012年上海某社区的流行病调查显示，60岁及以上人群的皮肤良性肿瘤（脂溢性角化病、色素痣）患病率是100%，皮肤恶性肿瘤的患病率接近4%。

**（一）病因**

皮肤肿瘤在老年人群中高发的主要原因如下：

（1）长期日晒。紫外线是皮肤肿瘤的主要致病因素。因许多老年皮肤肿瘤好发于头面部等曝光部位，认为发病率和紫外线累积剂量有关。

（2）基因突变增加和修复能力减弱。老年人皮肤细胞基因突变较为常见，*p53*基因异常与皮肤鳞状细胞癌发生相关，*PTCH*基因突变与基底细胞癌的发病相关。同时抑癌基因的功能缺失使老年人群的皮肤细胞基因修复能力较弱。

（3）免疫监视功能减弱。老年人免疫功能减退，在皮肤出现肿瘤细胞后无法有效识别并清除。

**（二）临床表现**

（1）脂溢性角化症（SK）：又称为老年斑、老年疣，是最为常见的良性皮肤肿瘤。SK 是角质形成细胞良性增生所致，好发于头面部、背部及手背等曝光部位。早期常为淡褐色斑疹或扁平丘疹，表面光滑或略呈乳头瘤状。随发病时间，数目不断增多，且呈乳头瘤样增厚，表面有油腻性的痂，痂容易刮除（见图 25-4）。很少恶变。

（2）色素痣：是由痣细胞组成的良性肿瘤。本病常见，随年龄增长发病率增加，老年人更加多见。皮疹一般为直径<6mm 的斑疹、丘疹、结节，疣状或乳头状，多为圆形，常对称分布，界限清楚，边缘规则。痣中可有短而粗的黑毛。日晒与色素痣的发病有关。色素痣可以分为交界痣、皮内痣和混合痣。当痣的直径>6mm、形状不对称、颜色多样、边界不清晰、短期内突然增大或瘙痒、破溃时，应注意恶变的可能性。

（3）老年性血管瘤：又称为樱桃状血管瘤。通常青壮年期即可开始出现，随年龄增长增多，以躯干部为主。皮疹多呈卵圆形，芝麻至绿豆大小，深红色丘疹，质软，高出皮面，呈半球状。较大的皮疹容易被抓破出血。很少恶变。

（4）日光性角化病：最常见的皮肤癌前病变，多见于中老年人。主要发生于头面部曝光部位。皮损为褐色角化性斑片，表面覆以不易剥离的鳞屑（见图 25-5）。病程慢性。若皮损迅速扩大呈疣状或结节状，甚至破溃，则提示有恶化成鳞癌的可能。皮损部位通常有明显的日光损伤，表现为干燥、皱缩、萎缩和毛细血管扩张。无自觉症状或轻痒。不经治疗约 20% 患者皮损可发展为鳞状细胞癌。

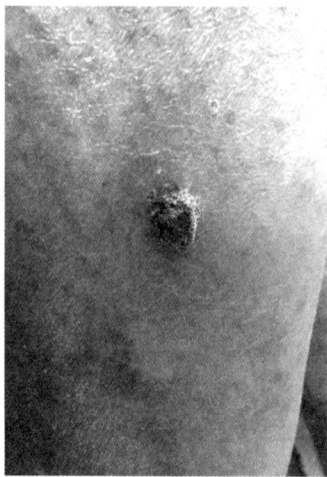

图 25-4 腿部脂溢性角化病

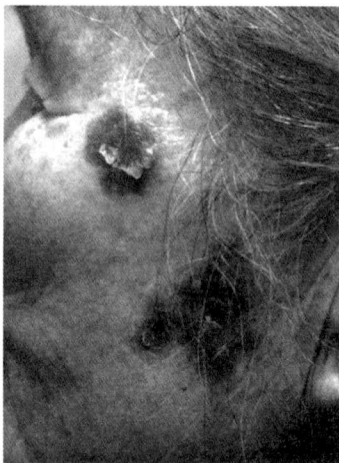

图 25-5 面部日光性角化病

（5）基底细胞癌（BCC）：最常见的皮肤恶性肿瘤。多见于老年人，好发于头、面、颈及手背等曝光部位处。皮损初期是正常肤色到暗褐色浸润的小结节，较典型者为蜡样、半透明状结节，有高起卷曲的边缘。皮损扩展增大时中央可以破溃、结痂、坏死，中心坏死向深部组织扩展蔓延，呈大片状侵袭性坏死，可以深达软组织和骨组织。根据组织病理和临床表现可分为结节型、表浅型、色素型和硬斑型。很少发生转移。

（6）皮肤鳞状细胞癌（SCC）：简称皮肤鳞癌，是发生于表皮或附属器细胞的一种恶性肿瘤。SCC 好发于头、面等曝光部位处，与累积性日光暴露和紫外线过度暴露有关；也可继发于离子射线;苯并芘、砷等化学物质的长期接触,人乳头瘤病毒感染,吸烟,疣状表皮发育不良,长期的盘状红斑狼疮及汗孔角化等疾病长期演变后。SCC常发生侵袭和转移,危及生命。早期SCC可以表现为较小的丘疹、结节或斑片,其后逐渐变大、隆起,成为斑块,最后可形成巨大的疣状损害。侵袭性鳞状细胞癌经常发生溃疡,溃疡易造成继发感染同时伴异味产生。

### (三)预防与治疗

**1. 皮肤肿瘤的预防**

(1)防晒:避免头面部等曝光部位长时间的暴晒。

(2)戒烟、戒酒,养成良好的生活习惯。

(3)积极治疗外阴、生殖器和甲周部位的人乳头瘤病毒感染。

(4)高危人群包括户外工作者、经常接触化学品者,经常暴露于电离辐射者,皮肤特别白皙者,有皮肤肿瘤家族史者、长期盘状红斑狼疮患者、慢性不愈合伤口患者、长期使用免疫抑制剂和免疫缺陷患者。高危人群应定期皮肤科就诊,可以使用皮肤镜、皮肤CT等影像学方法对可疑皮疹进行筛查。

**2. 皮肤肿瘤的治疗方法**

(1)二氧化碳激光和冷冻治疗:适合皮肤良性肿瘤的治疗。

(2)标准切除手术:适合于大部分良恶性皮肤肿瘤的根治。

(3)莫式显微外科手术:适合于恶性皮肤肿瘤,尤其是边界不清晰的恶性肿瘤的治疗。

(4)光动力治疗:适合日光性角化病和较为浅表的基底细胞癌的治疗。

(5)外用药物治疗:如5-FU和咪喹莫特软膏,适用于较为表浅的小皮肤肿瘤治疗。

## 四、老年带状疱疹

### (一)病因

带状疱疹是由水痘—带状疱疹病毒(varicella-zoster virus,VZV)再激活所引起的一种皮肤病。全球终生患病风险为20%~30%,发病率为每年3‰~5‰,发病率随年龄增长而升高,60岁及80岁时分别为6‰~8‰和10‰~12‰,复发率为5%~6%;我国发病率为4.28‰,60岁以上发病率为11.69‰,复发率为9.7%。年龄及免疫力下降或缺陷是带状疱疹发生及复发的最主要危险因素,接种COVID-19疫苗可能有新的潜在风险,尤其是高危人群。

### (二)临床表现与诊断

**1. 典型表现**

典型带状疱疹表现为沿一侧周围神经带状分布的红斑、簇集性丘疱疹和水疱,累及一个或多个相邻皮节,伴有不同程度的疼痛或神经相关症状(见图25-6)。发疹前1~5天可有轻度发热、食欲不振、乏力、头痛等前驱症状。病程一般2~3周,老年人为3~4周。带状疱疹病程各阶段均可伴有相应区域持续性或阵发性神经痛,统称带状疱疹相关性疼痛。疼痛类型可为不同程度的刀割样、针刺样、烧灼样等。老年患者疼痛发生率高、程度剧烈,50岁以上患者中95%有急性疼痛,40%疼痛剧烈。疼痛持续至皮损出现30天后继续存在者为带状疱疹后遗神经痛(postherpetic neuralgia,PHN),老年人多见。PHN是带状疱疹最常见并发症,发生率为10%~20%,80岁以上发生率>30%,我国60岁以上PHN发生率为

12.6%。

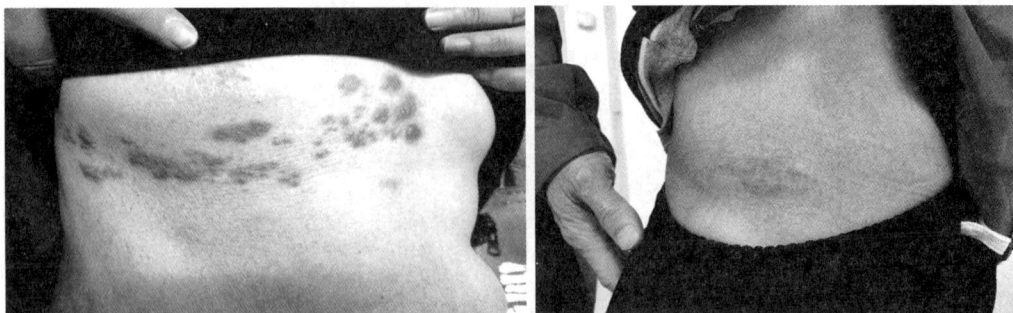

图 25 - 6　带状疱疹的临床表现

**2. 特殊表现**

机体免疫状态低下及侵犯神经的不同导致特殊类型带状疱疹,包括:无疹型、顿挫/不全型、泛发/播散型、复发型、眼、耳、中枢神经系统、内脏带状疱疹等。对于年老体弱者要谨防PHN、瘢痕形成、继发感染、神经麻痹和内脏、神经系统受累等相关并发症的发生。

**3. 诊断**

本病根据典型临床表现单侧沿神经分布的伴有疼痛的典型皮疹即可诊断,一般无需实验室检测。如有必要,PCR 检测 VZV DNA 是目前首选检测方案,诊断快速且灵敏度高;也可 ELISA 法检测特异性 IgM 抗体。本病前驱期或无疹型应与肋间神经痛、胸膜炎、坐骨神经痛、偏头痛、胆囊炎等鉴别,发疹后需与单纯疱疹、疱疹样皮炎、脓疱病、接触性皮炎等鉴别。

**（三）预防与治疗**

老年带状疱疹应遵循早诊断、早治疗和积极预防的原则。早期抗病毒干预是治疗的关键,有助于降低 PHN 发生率。

（1）抗病毒治疗:抗病毒药物应在皮疹出现 72 h 内尽早使用。皮疹出现超过 72 h 的 50岁以上患者,仍建议系统抗病毒治疗,一般疗程为 7 d。如果治疗 7 d 后仍有新发水疱,排除误诊或耐药后,可延长治疗疗程。目前国内批准使用的药物有:阿昔洛韦、伐昔洛韦、泛昔洛韦、溴夫定和膦甲酸钠等。一般情况下,因给药方便及药代动力学特性良好,首选泛昔洛韦和伐昔洛韦。老年带状疱疹易致皮肤、内脏播散,肾小球滤过率下降或合并其他系统性并发症时,应调整相关用量,密切观察病情变化与治疗反应。

（2）止痛:老年患者疼痛剧烈,PHN 发生率高,早期积极控制病毒能够更大程度地减轻疼痛,改善生活质量,降低 PHN 风险。急性期疼痛首选系统止痛药物,包括钙离子通道调节剂(加巴喷丁、普瑞巴林)、非甾体抗炎药、三环类抗抑郁药(阿米替林)、阿片类药物等。局部外用利多卡因凝胶贴膏/软膏和辣椒碱软膏亦有一定疗效。神经营养类药物甲钴胺可辅助治疗。对严重疼痛和药物治疗无效者,可尝试神经阻滞、脉冲射频、神经电刺激等微创介入治疗。

（3）糖皮质激素:糖皮质激素可以改善炎症反应,保护神经损伤,一般不推荐系统使用。相对适应证为:年龄>50 岁、出现大面积皮疹及重度疼痛、累及头面部、并发疱疹性脑膜炎及内脏播散的患者。对于合并高血压、糖尿病等基础疾病及禁忌证的患者,应慎用或禁用,切忌单独使用。通常采用泼尼松 30～40 mg/d,逐渐减量,疗程 1～2 周。

(4)中医中药:中医采用辨证分型分期治疗,早期宜清热利湿、解毒止痛,中期宜健脾化湿止痛,后期宜理气活血、化瘀止痛,对于年老体弱久病者兼顾扶正固本。中医外治对加快皮损愈合、镇痛、减少 PHN 等有一定疗效,包括:中药外敷、针刺、艾灸、刺络放血、拔罐、穴位注射/埋线等手段。中西结合治疗疗效更佳。

(5)疫苗:接种带状疱疹疫苗是目前带状疱疹一级预防的唯一手段,目前有带状疱疹减毒活疫苗和重组带状疱疹疫苗两种疫苗,用于 50 岁以上人群。

(鞠 强)

## 参考文献

[1] 中华医学会皮肤性病学分会免疫学组.老年特应性皮炎诊疗专家共识[J].中华皮肤科杂志,2023 56(11):991-997.

[2] 赵肖庆,郑捷.老年性湿疹的临床特征和预后研究[J].皮肤科学通报,2019,36(4):448-456.

[3] 王宏伟,张洁尘.老年皮肤瘙痒症诊断与治疗专家共识[J].中国皮肤性病学杂志,2018,32(11):1233-1237.

[4] 陈曦,黄卓英,赵淮波,等.带状疱疹治疗及预防[J].中华医学杂志,2021,101(7):515-519.

[5] 涂庆峰,吕婷,赖永贤,等.上海市某社区老年人皮肤肿瘤流行病学研究[J].老年医学与保健,2013,19(3):142-145.

试题

# 老年医学总论篇试题

## 第一章 老年医学概述

### 一、选择题

**A1 型题：单句型最佳选择题 5 题**

1. 什么样的老龄化社会是我们人类永恒的主题？
   A. 人人无疾病
   B. 人人享有保险
   C. 心理健康
   D. 健康老龄化
   E. 社会健康。

［标准答案］D

【解析】1990 年世界卫生组织（WHO）提出："健康老龄化"是人类永恒的主题，实现健康老龄化是全社会的责任，医护人员更是责无旁贷。

2. 实施健康中国战略，应该以哪一项先行？
   A. 健康老龄化
   B. 人人无疾病
   C. 躯体健康
   D. 心理健康
   E. 免费医疗

［标准答案］A

【解析】《老年健康蓝皮书：中国老年健康研究报告（2018）》明确提出"健康老龄化"是我国应对人口老龄化的必由之路。实施健康中国战略，必须健康老龄化先行。

3. "老龄化国家"世界卫生组织建议的判定标准为：
   A. 60 岁及以上的老年人口数占总人口数的 8% 及以上
   B. 65 岁及以上的老年人口数占总人口数的 10% 及以上
   C. 60 岁及以上的老年人口数占总人口数的 10% 及以上
   D. 65 岁及以上的老年人口数占总人口数的 8% 及以上
   E. 65 岁及以上的老年人口数占总人口数的 9% 及以上

［标准答案］C

【解析】WHO 关于社会老龄化判定标准：当一个地区、国家≥60 岁的老年人口占总人口数的 10% 及以上，或≥65 岁的老年人口占总人口的 7% 及以上，则为老龄化地区或老龄化国家。

4. 以下哪组年龄的人群属于中年人（老年前期）？
   A. 35～49 岁

B. 45～59 岁

C. 55～60 岁

D. 45～64 岁

E. 45～60 岁

［标准答案］B

【解析】2023 年世界卫生组织对人们的年龄划分标准也做出了一个新的规定，这个规定把人的年龄分成了 5 个常见年龄段，其中中年人（老年前期）为 45～59 岁。

5. 老年患者极易被漏诊、误诊、误治及难治，归根结底的原因是老年人发生了什么特殊变化？

A. 退行性变化

B. 自身免疫性病变

C. 全身性对内外环境变化的过度免疫应答反应

D. 动脉硬化

E. 衰老变化

［标准答案］E

【解析】衰老是机体在增龄过程中发生功能性和器质性衰退老化的过程，涉及生物体不同层面的受损，具有内生性、积累性、普遍性、渐进性、不可逆性及危害性的特点，与导致机体许多疾病相关老化伴随病及复杂不典型的林林总总区别于青壮年疾病，而极易被漏诊、误诊、误治及难治等。

**A2 型题：病例分析型最佳选择题 1 题**

87 岁女性，近 2 年来记忆力逐渐下降，常规健康体检发现老视眼（屈光不正）、白内障、脊柱正常弧度消失、身高由 162 cm 降至 158 cm，下楼时膝关节有明显疼痛，该老人出现的这些状况统称为：

A. 老年综合征

B. 增龄致生理功能减退

C. 老年共病

D. 健康老龄化

E. 成功老化

［标准答案］B

【解析】增龄致生理功能减退（age-related disability）以往被翻译为增龄性失能，经多方考证与推敲应翻译为增龄致生理功能减退更贴切。生物体（人体）成熟后，随着增龄各系统生理功能不受病理影响而自然地相应降低，如老视眼（屈光不正）、白内障、脊柱正常弧度消失、身高由 162cm 降至 158cm，下楼时膝关节有明显疼痛，该老人出现的这些状况统称为增龄致生理功能减退。

## 二、简答题 4 题

1. 简述老年医学（geriatrics）的概念。

答：老年医学是老年学的一个分支，是临床医学中的一个独立的二级专业学科，是以年龄来界定，我国是 60 岁及以上的人群的学科。老年医学研究人体衰老的起因、发生机制和发展过程，研究影响衰老的有关因素，实施老年保健，防治老年性疾病，延长人类平均寿命和提高生活质量的综合性临床医学新兴学科。

2. 简述增龄致生理功能减退（老化伴随病）的概念。

答：老年人无特殊疾病而逐渐出现的记忆力下降、老视眼（屈光不正）、白内障、良性前列腺肥大、身高变矮、脊柱正常弧度消失、器官功能降低等状况统称为增龄致生理功能减退，又称老化伴随病。单纯由衰老所致的疾病可冠以老年性，如老年良性前列腺肥大、老年骨关节病等。

3. 简述人类衰老的特点。

答：人类衰老有 6 大特点：①积累性；②普遍性；③渐进性；④内生性；⑤不可逆性；⑥危害性。

4. 简述健康期望寿命（health life expectancy）的概念。

答：健康期望寿命是老年人能保持和维护良好的日常活动及保持正常生理功能的时间。健康期望寿命的终点是日常生活活动及自理能力的丧失。

（陆惠华）

# 第二章　老年流行病学与老年疾病

## 第一节　老年流行病学与老年疾病特点

### 一、选择题

**A1 型题 6 题**

1. 以下哪一项是符合真正意义上的老年病？
   A. 老年人的常见病及多发病
   B. 各年龄层都可能发生的疾病，但有老年自身特点的疾病
   C. 和青年人患病率相差不大的疾病
   D. 只有老年人才会罹患的疾病，其发生、发展及转归与衰老密不可分
   E. 年轻人可患，但随增龄其发病率明显增高的疾病。

［标准答案］D

【解析】真正意义上的老年病，是指只有老年人才会罹患的疾病，其发生、发展及转归与衰老密不可分。增龄性功能降低可严重影响老年人的生活质量，并导致只有老年人才会罹患的疾病。真正意义上的老年病可冠以"老年性"，如白内障、神经性耳聋、骨质疏松、老年性痴呆、老年期抑郁症、前列腺肥大、围绝经期综合征、部分睾酮缺乏综合征等。

2. 我国老年人致残及最影响生活质量的疾病是：
   A. 老年骨关节病
   B. 视力老化
   C. 高血压
   D. 糖尿病
   E. 痛风

［标准答案］A

【解析】根据我国流行病学调查结果显示，致残及影响老年生活质量的疾病，依次为老年骨关节病、视力老化、高血压、糖尿病等。

3. 有关老年疾病的临床特点下列哪一项是<u>不正确</u>的？
   A. 症状、体征不典型
   B. 一人多病

C. 不易并发意识障碍和精神症状

D. 发展迅速、突发易变、猝死发生率高

E. 用药矛盾多

[标准答案] C

【解析】老年疾病的临床第五个特点，即并发症多，其中并发症发生率最高的就是意识障碍和精神症状。使临床表现更复杂、更不典型、更难控制，并迅速发展为重症及不良预后，这是老年人疾病的最大特点之一。

4. 下列哪项是预防卧床或久坐的老年人血栓和栓塞并发症简易有效的非药物疗法？

A. 每天服用阿司匹林

B. 定时在床上或沙发上做主动或被动的肢体活动和翻身动作

C. 每天服用丹参

D. 每天服用华法林

E. 定时在床上或沙发上听音乐

[标准答案] B

【解析】血栓和栓塞防治策略首先应积极提高医护人员与家属对老年患者血栓和栓塞防治意识。要常规进行患者是否存在血栓和栓塞危险因素的评估后，及时去除危险因素。卧床或久坐老年人定时做床上的主动或被动的肢体活动（每15分钟一次）和翻身（每小时一次），是预防血栓和栓塞并发症简易有效方法。

5. 由于老年疾病的特殊临床特点，故老年患者做出诊治决策前，必须进行哪项工作？

A. 家属谈话

B. 病例讨论

C. 院内会诊

D. 院外会诊

E. 老年综合评估

[标准答案] E

【解析】老年综合评估是老年医学服务的特殊核心技能之一，是一个多维度跨学科的诊断过程。由于老年综合征的发病率很高，而且跨越了器官和专科的界限，所以专科诊治常不能解决问题，需多学科团队进行综合评估的模式。

6. 为确保处理老年患者任何医疗保健问题的安全，一定要掌握的最重要原则是：

A. 掌握"速度"

B. 掌握"适应证"

C. 掌握"禁忌证"

D. 掌握"避免不良反应"

E. 掌握"适度"

[标准答案] E

【解析】长期老年医学实践经验凸显为确保老年医疗保健的安全，掌握"适度"慎思笃行的原则，有着极其重要的作用。因随着年龄的递增，增龄性功能减退，导致老年人对内外环境变化的代偿适应能力逐渐降低，而所有的风险就相应递增，任何不恰当过度或不足均可造成严重医源性损害。

**A2 型题 1 题**

男性，92岁，发现高血压、高甘油三酯血症、2型糖尿病、骨质疏松30余年。目前在保姆照料下，生活能自理，就医时对答切题、检查合作，能打电话与老朋友正常聊天，体检报告未发现重要脏器功能异常。该老人属于哪种老化类型？

A. 常态老化

B. 病态老化

C. 成功老化

D. 反常老化

E. 活跃老化

[标准答案] E

【解析】活跃老化老人需同时符合以下 6 项指标：①日常生活功能正常；②工具性日常活动正常；③认知功能正常；④无抑郁症状；⑤社会支持；⑥投入老年生产力活动。该患者符合以上指标。

## 二、简答题 4 题

1. 简述老年患者常见的并发症。

答：①意识障碍和精神症状；②水、电解质紊乱；③感染；④血栓和栓塞；⑤多器官功能障碍综合征（MODS）。

2. 简述老年人患病后并发症多的应对策略。

答：应对策略：①必须高度重视和警惕老年患者并发症多而复杂的特点；②努力提升临床医师宽厚扎实的多学科理论基础和积淀的临床经验；③应用科学思维的方法，早期发现、早期干预，将并发症的发生率降到最低；④一旦发生及时处理，将损害降到最低，避免严重后果发生。

3. 简述老年病护理原则的"4 个必须"。

答：老年病护理原则为"4 个必须"：①优质的基础生活护理与专病专科护理相结合，体现全科护理的原则；②躯体与心理护理相结合，体现整体性老年护理；③疾病治疗与康复相结合；④训练有素、操作熟练与诚挚爱心相结合的呵护。

4. 简述通过学习后，你认为老年医学专科医师必备哪几项特殊核心技能？

答：六大核心技能：①沟通交流的技能；②综合评估的技能；③精准诊治的技能；④无缝转诊的技能；⑤安宁疗护（临终关怀）的技能；⑥要掌握与参与 AI 技术，全面赋能老年医学发展的研究与实践。

（陆惠华）

## 第二节　健康老龄化与《"健康中国 2030"规划纲要》

### 一、选择题

**A1 型题 5 题**

1. 1990 年，WHO 对于健康的科学定义是：

A. 身体健康，没病没灾

B. 吃得下，睡得着

C. 身体、心理、社会功能三方面的完满状态

D. 在躯体健康、心理健康、社会适应良好和道德健康四个方面皆健全

E. 身体健康，经济状况良好，心理健康

[标准答案] D

【解析】1990 年，WHO 对于健康的科学定义是：在躯体健康、心理健康、社会适应良好和道德健康四个方面皆健全。

2. What is the strategic theme of the "Chinese healthcare action plan"?

A. Co construction the national health system and sharing

B. Health education

C. Building a public health system

D. Improve the health security system

E. Developing healthcare industry

［标准答案］A

【解析】《健康中国行动（2019—2030 年）》的战略目标是：坚持中国特色卫生与健康发展道路，实现全民健康，全人群、全方位、全周期覆盖，全民共享。

3. 以下对健康管理的描述，错误的是：

A. 建立健康档案，给予健康评估，提出个性化健康管理方案

B. 学会一套自我管理和日常保健的方法

C. 对个人或人群的健康危险因素进行全面管理

D. 科学管理，减少不必要的用药量、住院费、医疗费

E. 积极控制体重，尤其是年龄增大以后，越瘦越好

［标准答案］E

【解析】健康体重管理是指在科学的基础上对人的体重进行科学有效的管理，旨在科学瘦身的同时增强身体免疫力，达到终身控制体重的效果。体重指数是世界卫生组织推荐的国际统一的肥胖分度标准，体重指数等于体重（千克）除以身高（米）的平方。研究显示体重指数在 20～24.9，死亡风险最低，可见并非越瘦越好。

4. 国家卫生健康委发布的《中国老年人健康标准》就健康老龄化提出了明确的定义和评价标准，这个标准_____开始执行？

A. 2020 年 10 月

B. 2022 年 9 月

C. 2023 年 3 月

D. 2023 年 1 月

E. 2016 年 10 月

［标准答案］C

【解析】《中国老年人健康标准》由国家卫生健康委员会于 2022 年 9 月 28 日发布，2023 年 3 月1 日起实施。

5. 《"健康中国 2030"规划纲要》总共有几章？

A. 8 章

B. 29 章

C. 9 章

D. 10 章

E. 30 章

［标准答案］B

【解析】《"健康中国 2030"规划纲要》共有 8 篇 29 章。

## 二、简答题 3 题

1. 简述健康管理的科学定义。

答：健康管理的科学定义，是以预防和控制疾病发生与发展，降低医疗费用，提高生命质量为目的，针对个体及群体生活方式相关的健康危险因素，通过系统的检测、评估、干预等手段持续加以改善的过程和方法。健康管理是指一种对个人或人群的健康危险因素进

行全面管理的过程。

2.简述健康中国行动的指导思想。

答：理念——强化政府、社会、家庭、个人责任,卫生健康工作理念;

服务方式——以"治病为中心"向"以人民健康为中心"转变;

措施——建立健全健康教育体系,加强早期干预;

目标——形成有利于健康的环境氛围,延长健康寿命,为全方位、全周期保障人民健康,建设健康中国奠定坚实基础。

3.简述健康管理实施的简要方法。

答：一学,学会一套自我管理和日常保健的方法;

二改,改变不合理的饮食习惯和不良的生活方式;

三减,减少用药量、住院费、医疗费;

四降,降血脂、降血糖、降血压、降体重,即降低慢性病风险因素。

通过全面了解个体,制订健康生活处方及行动计划长期跟踪健康、指导就医,最终达到提高个人生命质量的目的。

### 三、病例分析型思考题 1 题

患者男性,80岁,大学教师,独居,生活能自理,有高血压10年,目前药物治疗中,血压控制正常。每日上午8：00～10：00到公园锻炼或社区老人之家看书,每月一次参加居委会志愿者活动。曾做白内障手术,目前视力有老视,戴眼镜后基本视物活动无障碍。

**思考要点**

(1)根据该老人情况,评估老人健康状态。

(2)该名老人在生活中如何进行健康管理?

(李瑾)

### 第三节  健康老人与成功老化新概念

### 一、选择题

**A1 型题 3 题**

1.成功老化是指：

　A.随着增龄出现生理、社会和认知功能下降的状态

　B.疾病和明显功能障碍的状态

　C.老人同时具备日常生活功能正常,认知功能正常,无抑郁症状与良好社会支持等四项指标

　D.老人的日常生活功能正常,工具性日常活动正常,认知功能正常,无抑郁症状,社会支持并投入老年生产力活动

　E.老人的认知功能基本正常,能适应环境,处事乐观积极,自我满意或自我评价好

[标准答案]C

【解析】成功老化的老人同时具备日常生活功能正常,认知功能正常,无抑郁症状与良好社会支持等四项指标。

2.活跃老化是指：

　A.随着增龄出现生理、社会和认知功能下降的状态

　B.疾病和明显功能障碍的状态

　C.老人同时具备日常生活功能正常,认知功能正常,无抑郁症状与良好社会支持等四项

指标

D. 老人的日常生活功能正常,工具性日常活动正常,认知功能正常,无抑郁症状,社会支持并投入老年生产力活动

E. 老人的认知功能基本正常,能适应环境,处事乐观积极,自我满意或自我评价好

[标准答案] D

【解析】活跃老化的老人同时符合以下六项指标:日常生活功能正常,工具性日常活动正常,认知功能正常,无抑郁症状,社会支持并投入老年生产力活动。

3. What is the optimal state in the aging phenomenon?

A. usual aging

B. morbid aging

C. successful aging

D. active aging

E. healthy aging

[标准答案] D

【解析】成功老化足以被视为基础的健康指标,而活跃老化则应视为更高一级的健康指标。

**A2 型题 3 题**

1. 70 岁老年男性,1 年前脑梗死,遗留左侧肢体肌力下降,近 1 年来记忆力逐渐下降,体检发现白内障、前列腺增生、脊柱正常弧度消失、身高较前变矮,该老人的老化模式为:

A. 常态老化

B. 病态老化

C. 成功老化

D. 健康老龄化

E. 活跃老化

[标准答案] B

【解析】该名老人因疾病出现了明显功能障碍的状态,故为病态老化。

2. 75 岁老年女性,能独立完成洗澡、穿衣、上厕所、进食、坐椅、上下床、行走、上下楼梯。这个评估的是患者的哪种能力?

A. 工具性日常生活活动

B. 日常生活能力

C. 认知功能

D. 老年综合评估

E. 健康老龄化

[标准答案] B

【解析】日常生活能力主要包括自理能力、移动/平衡能力和理解/交流能力,即老人能独立完成洗澡、穿衣、上厕所、进食、坐椅、上下床、行走、上下楼梯的能力。故该题评估的是日常生活能力。

3. 63 岁老年女性,能独立完成做饭、洗衣、家务、使用电话、服用药物、购物、使用交通工具、财务处理等能力。这个评估的是患者的哪种能力?

A. 工具性日常生活活动

B. 日常生活能力

C. 认知功能

D. 老年综合评估

E. 健康老龄化

[标准答案] A

【解析】工具性日常生活活动表示老年人在家独立生活能力。比如老人能独立完成做饭、洗衣、家务、使用电话、服用药物、购物、使用交通工具、财务处理等高级能力。故该题评估的是工具性日常生活活动。

## 二、简答题 3 题

1. 成功老化必备的三大要素是什么？

答：成功老化需必备以下三大要素：①避免疾病对其造成身心障碍；②能维持高度的认知与躯体的生理功能；③积极参与社会活动。

2. 老化的模式分为哪几类？

答：老化的模式有以下几类：常态老化、病态老化、成功老化、活跃老化。

3. 活跃老化的老人需要具备哪些条件？

答：活跃老化的老人需要同时符合以下 6 项指标：日常生活功能正常，工具性日常活动正常，认知功能正常，无抑郁症状，社会支持并投入老年生产力活动。

## 三、病例分析型思考题 1 题

患者女性，93 岁，退休高级会计师。患多种慢性疾病，但目前控制均良好：胃食管反流病；2 型糖尿病；心律失常（阵发性心房颤动）；外周血管疾病（双下肢动脉节段性狭窄）；高甘油三酯血症；骨质疏松。

既往疾病（目前均不活动）：眼部疾病（双侧老年性白内障术后）；焦虑；乳腺癌根治术后（临床治愈）；张力性尿失禁，坚持盆底肌锻炼，近 2 年未出现漏尿现象。

一般情况及实验室检查：身高 158 cm，体重 56 kg，体重指数 22.4kg/m²；人血白蛋白（ALB）43g/L，总胆固醇（TC）3.85 mmol/L，低密度脂蛋白胆固醇（LDL-C）2.75 mmol/L，甘油三酯（TG）1.67 mmol/L，空腹血糖（FBG）5.8 mmol/L，糖化血红蛋白 6.1%。

该老人的综合评估（CGA）：日常生活自理，积极参与社区活动。日常生活活动能力（ADL）评分 6 分；工具性日常活动量表（IADL）评分 8 分；一次可慢速步行 2500 米或爬 3 层楼；1 年内无跌倒；起立-行走测试 10 s；5 次站起测试 8.1 s；平衡试验的全足距站立 50 s，为跌倒低风险；定向力、记忆力和思维能力佳，沟通良好，抑郁评分（SDS）22 分，焦虑评分（SAS）21 分；视力和听力均有下降但不影响沟通与生活；无大小便失禁、便秘，无牙周炎、龋齿，未佩戴义齿；饮食品种丰富，营养良好；睡眠正常，每晚入睡 5～6 小时；与保姆同住，社会支持以及经济状况良好。

用药核查：同时服用 14 种药品、8 种维生素片。经老年医学团队给予调整后，减至 7 种药品、2 种维生素片，每月一次由保姆陪同到门诊诊治。

**思考要点**

(1) 该患者的病史特点有哪些？

(2) 这位老人属于哪一种老化模式？理由何在？

（周艳）

# 第三章 老年综合评估的理论与实践

## 一、选择题

**A1 型题 3 题**

1. 下列哪项<u>不是</u>综合性老年医学评估的内容？
   A. 体格健康
   B. 功能状态
   C. 精神健康
   D. 社会环境因素
   E. 遗传倾向性

［标准答案］E

【解析】综合性老年医学评估的内容包括一般情况、躯体功能状态、营养状态、精神心理状态、衰弱、肌少症、疼痛、共病、多重用药、睡眠障碍、视力障碍、听力障碍、口腔问题、尿失禁、压疮、居家环境的评估。其中，功能状态评估为老年人健康评估的主要部分。遗传倾向性不是综合性老年医学评估的内容。

2. 下列哪项<u>不是</u>综合性老年医学评估的目标人群？
   A. 患有多种慢性疾病
   B. 出现重要脏器功能衰竭
   C. 老年综合征患者
   D. 老年共病有功能损害且伴随心理、社会问题
   E. 老年慢性疾病、老年综合征有相当恢复潜力的老人

［标准答案］B

【解析】老年医学综合评估的目标是全面了解老年人的身体状况、功能能力、心理和社会状况，从而制订个性化的治疗和护理计划，以提高他们的生活质量，减少并发症，并尽可能地帮助他们保持独立生活的能力，不适合重要脏器功能衰竭患者。

3. 综合性老年医学评估模式<u>不包括</u>：
   A. 老年医学研究评估和管理
   B. 住院患者咨询
   C. 出院后评估和管理
   D. 门诊患者咨询
   E. 社区环境评估与管理

［标准答案］E

【解析】老年医学综合评估是一个多维度、个性化的过程，其评估模式主要包括以下几个关键方面：一般情况评估、躯体健康评估、精神心理评估、社会功能评估、共病评估和环境评估。环境评估主要是对老年人的居住环境、社会环境、精神环境和文化环境等进行评估，不包括社区环境评估与管理。

**A2 型题 1 题**

患者男性，85 岁，因"反复咳嗽、咳痰伴气喘 10 余年，再发 5 天"来诊。近期进食有呛咳，体重稍有减轻。既往有慢性阻塞性肺疾病（COPD）、高血压病史。查体：T 37.7 ℃，P 112 次/分，R 31 次/分，BP 150/80 mmHg；身高 170 cm，体重 62 kg；意识清楚，精神萎靡，口唇

轻度发绀;呼吸急促,桶状胸,双肺呼吸音低,可闻及吸气末哮鸣音。该患者饮水试验时 30 ml 温开水能分 3 次咽下,但有呛咳,其吞咽困难分级为:

A. 1 级

B. 2 级

C. 3 级

D. 4 级

E. 5 级

[标准答案] D

【解析】1 级(优)能顺利地 1 次将水咽下;2 级(良)分 2 次以上,能不呛咳地咽下;3 级(中)能 1 次咽下,但有呛咳;4 级(可)分 2 次以上咽下,但有呛咳;5 级(差)频繁呛咳,不能全部咽下。该患者饮水试验时 30ml 温开水能分 3 次咽下,但有呛咳,故为 4 级。

**A3 型题 3 题**

(1~3 题共用题干)

患者女性,82 岁,因"夜间起床上厕所时突然晕倒"来诊。患者自述当时意识丧失,后自行恢复,头未着地,持续时间不详,家人发现后立即将其送入医院。查体:T 36.7℃,P 65 次/分,R 18 次/分,BP 160/76 mmHg;意识清楚,精神可;颈静脉无怒张,双肺呼吸音清,HR 65 次/分,各瓣膜听诊区未闻及病理性杂音;腹软,双下肢无水肿。

1. 对于该患者,首先应检查:

A. 卧位/直立位血压

B. 倾斜试验

C. 运动心电图

D. 颈动脉窦按摩

E. 颅脑 CT

[标准答案] A

【解析】高龄老人夜间起床上厕所时突然晕倒,意识丧失,后自行恢复,查体时意识清楚,精神可,首先需了解体位性血压改变情况,检查卧位/直立位血压。

2. 卧位血压为 160/70 mmHg,直立位血压为 110/65 mmHg,初步诊断为:

A. 直立性低血压性晕厥

B. 神经介导性反射性晕厥

C. 脑源性晕厥

D. 颈动脉窦综合征

E. 排尿性晕厥

[标准答案] A

【解析】患者从卧位转变为直立位,收缩压应下降超过 20 mmHg 即可诊断为直立性低血压。该患者同时有意识丧失,后自行恢复,故考虑为直立性低血压性晕厥。

3. 不宜采用的措施是:

A. 停用任何引起低血压的药物

B. 进行老年医学综合评估,尤其是跌倒风险评估

C. 嘱患者夜间睡眠时适当抬高头部,起床时慢一点,并有家人陪伴

D. 避免长时间站立

E. 麻黄碱药物治疗

[标准答案] E

【解析】对于直立性低血压患者,治疗的关键在于调整生活方式、避免快速体位变化,并可能

需要使用适当的药物来改善症状。麻黄碱与肾上腺素具有相似的作用，能够激动 α、β 两种受体。其作用缓慢且持久，可能导致血压的长时间升高，该患者卧位血压为 160/70 mmHg，不适合使用。

## 二、简答题 5 题

1. 简述老年综合评估的定义。

答：老年综合评估是采用多学科的方法，对老年人的生理健康、心理健康、社会支持、功能状态和环境状况等多维度进行全面评估，并制订以保护老年人健康和功能为目的的预防及诊疗计划，以最大限度地提高老年人的生活质量。

2. 简述综合性老年医学评估（comprehensive geriatric assessment，CGA）的内容。

答：综合性老年医学评估是一个医疗专业团队基于对衰弱老年人的系统性评估为前提，揭示可处理的健康问题，有益于改善健康状态的医学评估。综合性老年医学评估包括 4 个方面：①体格健康；②功能状态；③精神健康，包括认知和情感状态；④社会环境因素。虽然老年综合评估在国内外临床和研究机构中的内容不尽相同，但主要评估内容基本一致，包括一般情况、躯体功能状态、营养状态、精神心理状态、衰弱、肌少症、疼痛、共病、多重用药、睡眠障碍、视力障碍、听力障碍、口腔问题、尿失禁、压疮、居家环境的评估。其中，功能状态评估为老年人健康评估的主要部分。

3. 试述综合性老年医学评估的模式。

答：综合性老年医学评估的模式包括：①老年医学研究评估和管理；②住院患者咨询；③出院后评估和管理；④门诊患者咨询；⑤家庭评估。

4. 日常生活基本活动评估包括哪些内容？

答：日常生活基本活动评估包括 6 项内容，即洗澡、穿衣、如厕、梳洗、进食和使用交通工具等自理活动。

5. 简述吞咽功能评估方法。

答：饮水试验具体做法为：患者端坐，喝下 30 ml 温开水，观察所需时间和呛咳情况。共分为 5 级。1 级（优）：能顺利地 1 次将水咽下；2 级（良）：分 2 次以上，能不呛咳地咽下；3 级（中）：能 1 次咽下，但有呛咳；4 级（可）：分 2 次以上咽下，但有呛咳；5 级（差）：频繁呛咳，不能全部咽下。正常：1 级，5 秒之内；可疑：1 级，5 秒以上或 2 级；异常：3～5 级。

## 三、病例分析型思考题 2 题

1. 患者男性，78 岁，因"间断活动后气促 6 月，加重 1 月"入院。患者高血压 28 年，最高血压 186/110 mmHg，长期服用非洛地平 5 mg/d，未自我监测血压。6 年前因急性下壁心肌梗死住院治疗，右冠状动脉植入支架一枚。近 6 个月间断出现活动后气促，无胸痛，稍事休息后可缓解。近 1 个月，活动后气促逐渐加重，步行不足 100 米即气促，伴乏力，遂来门诊就诊，收入院。

体检：神清，R 20 次/分，BP 160/108 mmHg，颈静脉充盈，两肺呼吸音粗，两下肺可闻及细湿啰音。心律齐，HR 102 次/分。肝肋下 1 指，肝颈反流征（＋）。双下肢水肿（＋＋）。

**思考要点**

(1) 为完成对患者的临床诊断，初步的检查的项目包括哪些内容？

(2) 除了对患者躯体状况进行评估外，你认为还有哪些方面需纳入综合评估内容？

(3) 对该患者进行综合评估的目的和意义何在？

2. 患者女性，74 岁，主因"入睡困难，频繁觉醒、多梦 6 个月"入院。该患者老伴去世后情绪低落,出现入睡困难,卧床后无睡意;间断入睡后做梦频繁,醒后难以再次入睡,总睡眠时间少于 4 小时。白天头昏、乏力、精神不足、疲劳、注意力不集中。患者有高血压病史 30 余年,糖尿病 10 年。

**思考要点**

(1)该患者在躯体疾病评估时重点要关注哪些方面的问题?

(2)就患者睡眠障碍而言,应如何进行评估?

(3)对该患者的治疗原则和方案应包括哪些内容?

(方宁远)

# 第四章　老年综合征

## 第一节　老年综合征概述

### 一、选择题

**A1 型题 2 题**

1.老年综合征的患者常表现为衰弱,其核心病理基础指的是:

　　A.骨骼肌肉减少症

　　B.急性、慢性疾病共存

　　C.运动功能缺陷

　　D.营养不良

　　E.认知和心理缺陷

［标准答案］A

【解析】骨骼肌肉减少症是衰弱的核心病理基础,其机制是增龄性失能、疾病、营养不良、运动系统老化等原因导致了肌肉萎缩,肌纤维被脂肪组织替代,最终机体组成改变,易发生胰岛素抵抗、骨质疏松、全身炎症反应,表现为肌肉力量下降或无力、步速下降、活动量减少、体重减轻等问题。

2.老年综合征(GS)关注的重点是症状,下列哪项<u>不属于</u>老年综合征的表现?

　　A.肌少症

　　B.卧床

　　C.谵妄

　　D.听力受损

　　E.尿潴留

［标准答案］E

【解析】亚太地区老年医学会于 2013 年发表共识,指出常见的老年综合征(GS)包括痴呆、尿失禁、谵妄、跌倒、听力受损、视力受损、肌少症、营养不良、衰弱、卧床、步态不平衡和压力性溃疡 12 个种类。

**A2 型题 1 题**

　　许某,78 岁,常年独居,近 1 年发现自身出现体重下降,至全科医师处就诊,该医生选择使用 FRAIL 量表对徐某进行衰弱的评估,以下哪项<u>不是</u>该量表评估项目?

　　A.体重下降

B. 自由活动下降

C. 握力

D. 疲乏

E. 疾病情况

[标准答案] C

【解析】FRAIL 量表评估内容包括：疲乏、阻力增加/耐力减退、自由活动下降、疾病情况、体重下降。

## 二、简答题 2 题

1. 请简述老年综合征的概念及表现范畴。

答：老年综合征(geriatric syndrome,GS)是指随着年龄增加,老年人的各部分器官系统功能出现退化,同时由于多种疾病或多种原因造成的同一种临床表现或问题,从而导致老年人出现一系列非特异性的症状和体征,这些症状可能会严重损害老年人的生活功能、影响老年人的生活质量和显著缩短预期寿命。由于损害的累积影响,引起老年人多个系统对环境应激表现出脆弱性,综合表现为老年人群功能衰退。常见的 GS 包括痴呆、尿失禁、谵妄、跌倒、听力受损、视力受损、肌少症、营养不良、衰弱、卧床、步态不平衡和压力性溃疡。

2. 请简述您对老年综合评估的理解和认识。

答：老年综合评估(comprehensive geriatric assessment，CGA)是多学科的评估,该过程经过整体的设计,使得照料过程形成最佳管理策略。老年综合评估被证明可以改善预后。所有的衰弱老年人都应该由全科医师进行基于老年综合评估原理的全面医学问题回顾或总结,包括目前症状、体征、药物等,这是照料计划的重要组成部分。

## 三、病例分析型思考题 1 题

吴某,男,76 岁,因"血压控制不佳半年,伴有头痛,进行性记忆力减退 3 月,加重 2 周"入院。

患者近半年反复出现血压异常升高,最高至 200/110 mmHg,伴有头痛、头胀,夜间睡眠不佳,平素服用氯沙坦 50 mg/d,不规律服药,有漏服现象,无胸闷、胸痛等不适。患者为独居老人,家属代诉近 3 月出现记忆力减退,表现为近事遗忘为主,言语表达颠倒,近 2 周症状进行性加重,出现反应迟钝,少言寡语,活动减少,但无肢体活动障碍,进食减少,进食时易出现呛咳,伴有体重减轻,大便不规律。

既往有高血压病、糖尿病、脑梗死后遗症病史。有吸烟史 25 年;有高血压家族史;独居,丧偶。

查体：血压 188/108 mmHg,神清,气平,双肺呼吸音粗,双下肺未及明显干、湿啰音,HR 89 次/分,律齐,未闻及杂音。腹部饱满,无压痛、反跳痛。双下肢轻度水肿。四肢肌力正常,双侧腱反射对称存在,双侧巴氏征阴性,余神经系统查体未见明显异常。

**思考要点**

(1)总结该患者的病史特点,如何制订该患者的综合评估思维导图?

(2)该患者如何选择、使用量表评估?通过标准评判,选择合理治疗方案,进行综合处理,治疗原则与方案的制订需考虑人文关爱。

（李雯妮　刘建平）

## 第二节　阿尔茨海默病

### 一、选择题

**A1 型题 2 题**

1. 以下关于典型阿尔茨海默病临床表现的说法,哪项不正确?

　　A. 记忆障碍是典型阿尔茨海默病最突出的早期症状

　　B. 可出现精神症状和行为改变

　　C. 记忆障碍表现为近事记忆损害和学习新信息能力受损

　　D. 典型阿尔茨海默病早期可出现视空间障碍,表现为视觉信息处理障碍

　　E. 典型阿尔茨海默病早期可出现语言和执行功能障碍

[标准答案] E

【解析】典型 AD 痴呆,是以遗忘首发,缓慢进展为语言、定向力、执行等多域的认知功能障碍。

2. 关于阿尔茨海默病的病理改变,哪项不正确?

　　A. 神经元丢失

　　B. 突触紊乱(例如突触丢失和突起可塑性缺陷)

　　C. 细胞外 β-淀粉样蛋白(Aβ)沉积形成淀粉样蛋白斑

　　D. α-突触核蛋白异常聚集

　　E. Tau 蛋白异常磷酸化形成细胞内神经原纤维缠结

[标准答案] D

【解析】AD 的病理变化复杂多样。AD 患者常见神经元丢失、突触紊乱(例如突触丢失和突起可塑性缺陷)、细胞外 β-淀粉样蛋白(Aβ)沉积形成淀粉样蛋白斑、Tau 蛋白异常磷酸化形成细胞内神经原纤维缠结。α-突触核蛋白异常聚集是路易体痴呆的病理表现。

### 二、简答题 1 题

简述典型阿尔茨海默病的临床表现。

答:阿尔茨海默病的临床特点可归纳为 CBA 三个核心症状。典型 AD 包括:以近事遗忘为主要特征的认知功能障碍(C),精神、行为改变(B),日常生活能力下降(A)。

### 三、病例分析型思考题 1 题

　　患者,女,69 岁,大学文化,因"记忆减退 2 年"就诊。患者起病隐匿,症状加重。主要的记忆症状表现为前说后忘记、经常找不到东西,重复话语,同时伴学习能力减退、计算障碍。患者无行走障碍,无精神行为异常。既往无高血压、糖尿病、卒中、肿瘤病史,无手术史。

　　体格检查:神清,对答切题,神经系统检查(-)。神经心理测量(初诊):MMSE＝20 分;MoCA＝14 分;CDR ＝ 1 分。

　　实验室检查:常规血生化、甲状腺功能、维生素、梅毒检查均正常。

　　影像检查:头颅 MRI 平扫显示:双侧海马轻度萎缩。PET 提示大脑皮层淀粉样蛋白异常沉积。

**思考要点**

(1)该患者的病史特点有哪些?

(2)该患者初步诊断及诊断依据是什么?

(3)该患者应如何与其他类型的认知障碍鉴别?

(耿介立)

### 第三节　帕金森病

#### 一、选择题

**A1 型题 2 题**

1.帕金森病的主要生化改变是：

　　A.乙酰胆碱酯酶活力增加

　　B.乙酰胆碱含量减少

　　C.多巴脱羧酶含量减少

　　D.多巴胺含量减少

　　E.多巴胺含量增多

［标准答案］D

【解析】帕金森病的主要生化改变是黑质多巴胺能神经元的逐步丧失，导致多巴胺神经递质的减少。

2.帕金森病以下的哪项表述是不正确的?

　　A.多在中老年期发病

　　B.主要表现静止性震颤、运动迟缓、肌强直

　　C.常规辅助检查无特殊发现

　　D.早期发现，早期治疗可治愈

　　E.抗胆碱能药物适用于震颤明显的较年轻的患者

［标准答案］D

【解析】帕金森病是一种病因不明的慢性进行性神经系统变性疾病，目前尚不能完全治愈。

#### 二、简答题 1 题

帕金森病的运动并发症包括哪些?

答：包括症状波动和异动症，是中晚期帕金森病的常见症状。症状波动又包括"剂末"现象、开关现象;异动症包括剂峰异动症、双相异动症和肌张力障碍。

#### 三、病例分析型思考题 1 题

　　患者男性，62 岁，因"左手不自主抖动半年余，睡眠有时梦境生动 2 月余"来就诊。患者 2023 年 7 月左右出现左手轻微不自主抖动，间断发生，安静时更明显，动作时尚可。近半年抖动略加重，日常生活动作也出现缓慢，左上肢更明显。近 2 月睡眠有时梦境生动，一月 2～3 次，有喊人或肢体动作。有时便秘。否认嗅觉减退，情绪异常等。既往史：职业会计，无 CO 中毒史、脑炎病史、重金属中毒史等，否认家族中有类似疾病患者，无特殊药物服用史。否认其他系统慢性疾病。无吸烟及饮酒嗜好。

**思考要点**

(1)结合该患者的临床特征，请分析其初步诊断及需要进行的鉴别诊断。

(2)该患者还需要进行哪些临床检查?

(3)根据初步诊断，结合该患者的具体病情，请制订个体化的治疗方案。

（杜芸兰）

## 第四节　衰弱

### 一、选择题

**A1 型题 2 题**

1.有关衰弱的特点,最佳(完整)的描述为:
    A.机体退行性改变、生理储备能力低下、应对能力下降
    B.全身性的、多方面的、渐进性的变化
    C.随着年龄的增加,各系统均发生退行性变化
    D.寒冷、疲劳等容易引起机体功能障碍
    E.体力减退、行动不便、反应迟钝、易外伤

[标准答案]A

【解析】美国约翰·霍普金斯大学医学院的 Fried 博士提出衰弱是一种临床综合征,表现为生理储备功能减弱、多系统失调,使机体对应激和保持内环境稳定的能力下降,对应激事件的易感性增加。

2.Fried 衰弱综合征标准适用于医院和养老机构的评估,其评估内容<u>不包括</u>:
    A.体重下降
    B.握力
    C.行走时间
    D.疲乏
    E.既往疾病病史

[标准答案]E

【解析】所有≥70 岁及以上人群或最近 1 年内、非刻意节食情况下出现体重下降(≥5%)的人群进行衰弱的筛查和评估,其中,Fried 衰弱综合征标准适用于医院和养老机构,在临床研究中也常被应用。评估内容包括体重下降、握力、行走时间、体力活动、疲乏 5 个方面。

**A2 型题 1 题**

男,80 岁,长期居住在养老机构,患有高血压、糖尿病、帕金森病,为纠正目前已存在的衰弱状态,护理人员及老人可采取多种方式干预、治疗,但应<u>除外</u>以下哪一种方式?
    A.运动锻炼
    B.营养干预
    C.老年综合评估
    D.心理咨询
    E.药物干预

[标准答案]D

【解析】通过有效干预,衰弱状态可以实现不同程度的纠正,包括运动锻炼、营养干预、老年综合评估、综合护理干预及药物干预等。

### 二、简答题 2 题

1.请具体列举老年衰弱的临床表现。
答:衰弱的临床表现多为非特异性表现,包括:
    (1)疲劳、无法解释的体重下降和反复感染。
    (2)跌倒:平衡功能及步态受损是衰弱的主要特征,也是跌倒的主要危险因素。

(3) 谵妄：衰弱老人多伴有脑功能下降，应激时可导致脑功能障碍加剧。

(4) 波动性失能：可出现独立自主功能状态变化较大，常表现为功能独立和需要依赖他（她）人照顾交替出现。

2. 请阐述您对衰弱照护和支持计划的理解和认识。

答：衰弱照护和支持计划（care and support plan，CSP）包括：优化和保持老年衰弱患者身体功能以及进一步扩大计划、应激时的照料计划和临终照料计划。对已备有 CSP 计划的老年人进行紧急时刻的诊疗决策。根据患者状态变化情况，立即进行综合评估，决定是否有必要立即送进医院或转到社区服务场所照料。

### 三、病例分析型思考题 1 题

周某，男，82 岁，因"出现脑功能下降，伴有谵妄半年"入院。

患者长期居住于养老护理院中，近半年出现脑功能下降，严重时甚至出现谵妄，同时伴有体重下降 ≥5%。养老机构人员根据 FRAIL 量表进行快速临床评估，判断老年患者出现衰弱综合征，联系全科医生进一步诊治，由全科医师对周某的目前症状、体征进行综合评估，决定立即送医院救治。

既往有高血压病、糖尿病、脑梗死、肺部恶性肿瘤、慢性肾功能不全病史。有吸烟史 40 余年，目前已戒烟；有饮酒史 30 余年，50～100 ml/d。

查体：血压 166/78 mmHg，意识尚清，双肺呼吸音低，双下肺可及干、湿啰音，脑神经检查正常，四肢活动不利，双侧腱反射对称存在，双侧巴氏征阴性，余神经系统查体未见明显异常。

**思考要点**

(1) 分析总结该患者的病史特点，如何选择、使用量表评估，进行标准评判？

(2) 对于高龄患者的处理与预防，其最终目的是达到提高患者生活质量，提高患者回归社会的可行性，如何选择合理治疗方案？

（李雯妮　刘建平）

## 第五节　肌少症

### 一、选择题

**A1 型题 5 题**

1. 不属于肌少症病因及发病机制的是：

A. 营养不足

B. 运动减少

C. 神经-肌肉功能减弱

D. 血压升高

E. 炎症细胞因子

［标准答案］D

【解析】肌少症的病因、发病机制包括营养不足与运动减少，神经-肌肉功能减弱，内分泌因素，炎性细胞因子，肌细胞凋亡，遗传因素等。

2. 肌少症营养干预不包括：

A. 乳清蛋白

B. 亮氨酸

C. 维生素 A

D. n-3 脂肪酸

E. 肌酸

[标准答案] C

【解析】肌少症营养干预包括乳清蛋白、亮氨酸、HMB、肌酸、n-3 脂肪酸、维生素 D、抗氧化剂等。

3. 以下属于严重肌少症的是：

A. 男性握力：26 kg，SMI：6.5 kg/m$^2$，6 米步速：1.2 m/s

B. 女性握力：20 kg，SMI：5.6 kg/m$^2$，6 米步速：0.8 m/s

C. 男性 5 次起坐试验：13 s，SMI：6.8 kg/m$^2$，6 米步速：1.1 m/s

D. 女性 5 次起坐试验：12.5 s，SMI：5.5 kg/m$^2$，6 米步速：0.9 m/s

E. 男性握力：23 kg，SMI：7.2 kg/m$^2$，6 米步速：0.8 m/s

[标准答案] D

【解析】患者肌肉力量下降合并躯体骨骼肌含量减少及躯体功能下降可诊断为严重肌少症。反映肌肉力量下降的临界值，握力：男性< 28 kg，女性<18 kg；反映四肢骨骼肌含量减少的临界值，SMI：男性<7.0 kg/m$^2$，女性<5.7 kg/m$^2$；反映躯体功能下降的临界值：6 米步行速度<1.0 m/s，5 次起坐时间≥12 s。

4. 肌少症常见的临床表现不包括：

A. 乏力

B. 虚弱

C. 走路不稳

D. 活动障碍

E. 记忆力减退

[标准答案] E

【解析】肌少症患者通常表现为消瘦、乏力、易疲劳、虚弱、步态缓慢、走路不稳、反复跌倒甚至骨折、活动障碍、反复住院等，也有部分患者表现为体重增加，但是肌肉力量却日趋下降。

5. 慢性肌少症是指肌少症病程持续时间超过：

A. 5 个月

B. 6 个月

C. 4 个月

D. 7 个月

E. 3 个月

[标准答案] B

【解析】肌少症按病程可分为急性肌少症和慢性肌少症。肌少症持续时间小于 6 个月称为急性肌少症，而持续时间超过 6 个月被认为是慢性肌少症。

## 二、简答题 2 题

1. 肌少症的诊断标准是什么？

答：按照肌少症诊断标准（AWGS2019），患者骨骼肌含量减少伴有肌肉力量下降或躯体功能下降可诊断为肌少症，若患者骨骼肌含量减少同时伴有肌肉力量下降和躯体功能下降则诊断为严重肌少症。

2. 肌少症的营养干预包括哪些？

答：肌少症的营养干预包括：①乳清蛋白；②亮氨酸；③HMB；④肌酸；⑤ n-3 脂肪酸；⑥维

生素 D;⑦其他,如抗氧化剂等。

### 三、病例分析型思考题 1 题

患者,女性,65 岁,因"走路不稳 1 年"来就诊。患者 1 年来跌倒 3 次,其中 1 次致右肱骨骨折。其 3 年前丧偶,之后郁郁寡欢,在外院抗抑郁症治疗中,但情绪仍时有波动。患者有糖尿病史 8 年,平素服用阿卡波糖控制血糖中,血糖不定期监测。

查体:神志清楚,对答切题,生命体征正常,心肺检查无异常,四肢关节活动好,神经系统检查无异常,SARC-CalF 评分为 13 分,测小腿围为 28 cm。

**思考要点**

(1)考虑患者患什么疾病的可能性最大? 说明依据。

(2)为明确诊断,进一步需行哪几项检查?

(3)分析该患者近一年,3 次跌倒致骨折的原因是什么?

(4)该疾病的诊断标准是什么? 治疗原则是什么?

(袁婷　胡耀敏)

## 第六节　老年吞咽障碍

### 一、选择题

**A1 型题 3 题**

1. 吞咽障碍临床评估内容<u>不包括</u>:

   A. 基础状态

   B. 口颜面功能

   C. 呼吸、喉功能、反射

   D. 吞咽功能、摄食评估

   E. 咽食管测压、造影检查

[标准答案] E

【解析】咽食管测压、造影检查是属于仪器检查评估,ABCD 四个选项符合临床评估,故选 E。

2. 老年吞咽障碍的治疗<u>不包括</u>:

   A. 口、咽、喉部肌肉肌力练习

   B. 基础疾病的药物治疗

   C. 改变饮食、体位、姿势

   D. 食管狭窄者扩张

   E. 气管、食管切开术

[标准答案] E

【解析】气管、食管切开术是一种外科手术,用于治疗食管或气管等其他疾病。它不属于老年吞咽障碍的治疗方法。所以此题选 E。

3. 下列哪一项是吞咽障碍最常见且需要即刻处理的并发症?

   A. 营养不良

   B. 电解质紊乱

   C. 误吸

   D. 低蛋白血症

   E. 肺炎

[标准答案] C

【解析】误吸是指患者不能正常吞咽,食物和水分不能顺利通过口腔和咽喉进入食管而误入气管和肺,严重者甚至出现窒息而危及生命。因此,需要即刻处理的并发症是选 C。

## 二、简答题 1 题

简述老年吞咽障碍的常见并发症。

答:老年吞咽障碍的常见并发症有:①误吸;②肺炎;③营养不良;④心理与社会交往障碍。

## 三、病例分析型思考题 1 题

患者,女,71 岁,因"近 1 个月出现吞咽障碍及进食后呛咳"来院就诊。患者 2 月前因右侧肢体乏力、言语含糊住院,出院诊断为急性脑梗死,病后渐出现进食困难及呛咳,尤以进流食时呛咳明显,间断有低热,体温在 37.5 ℃,并伴有体重下降,病程中无呕血及黑便。患者有糖尿病 10 年、高血压病 8 年,平素服用格列吡嗪、二甲双胍、氨氯地平控制中,无特殊家族遗传史。

查体:体温:37.6 ℃,脉搏:76 次/分,呼吸:18 次/分,血压:140/90 mmHg,神志清楚,对答切题,右下肺可闻及细湿啰音,浅表淋巴结未及肿大,右侧肢体肌力四级,左侧肢体肌力正常,各关节无红肿,双下肢无水肿,病理征均未引出。

### 思考要点

(1)患者吞咽障碍的原因考虑是什么?

(2)其他还可能造成老年吞咽障碍的病因有哪些?

(3)针对患者吞咽障碍的症状,可以进行哪些辅助性检查,并简述相应检查的作用。

(曹洁)

## 第七节　视觉障碍

## 一、选择题

### A1 型题 2 题

1.通常视力障碍是指最佳矫正视力低于:

　　A. 20/20

　　B. 20/10

　　C. 20/40

　　D. 20/80

　　E. 20/15

[标准答案] C

【解析】根据视力障碍的定义:最佳矫正视力低于 20/40,视力障碍会造成日常生活和工作的影响。

2.以下哪个不是老年性黄斑变性的表现?

　　A. 中心性视力下降

　　B. 视物扭曲

　　C. 虹视

　　D. 中央暗区

　　E. 视物变形

[标准答案] C

【解析】老年性黄斑变性的表现：早期老年性黄斑变性可以没有任何表现，以后逐渐进展可以出现中心性视力下降、视物扭曲变形、中央暗区。

## 二、简答题 1 题

什么是视觉障碍？

答：视力下降到一定程度，无法通过常规手段如眼镜或接触镜矫正，也包括那些视力下降却无法佩戴或拥有眼镜的人。通常被定义为最佳矫正视力低于 20/40，视力障碍会造成日常生活和工作的影响。

## 三、病例分析型思考题 1 题

患者女性，82 岁。近 3 年来双眼渐进性视力下降，近 3 个月加重明显。一天前因家中有事，情绪较为激动，严重影响睡眠，晚 11 点感右眼疼痛伴头痛、恶心，并出现视力下降，遂来眼科急诊。经询问病史，患者以往年轻时双眼视力很好，有轻度远视，40 岁左右开始"老花"，后老视逐渐加重，到 65 岁时需戴 400 度老花镜。3 年来视力下降，外出活动减少，特别是晚上不敢独自外出，有两次跌倒，无骨折。因视力下降，家人感其性格脾气改变，变得内向、不愿交流、总是担心焦虑。曾到眼科就诊，诊断为白内障，建议手术，但由于害怕有风险，未能进行手术。有糖尿病史 20 年，平时血糖控制良好。

**思考要点**

(1)患者眼科急诊的原因是什么，初步做出何种诊断？

(2)造成急性发作的原因是什么？

(3)眼部的疾病导致的生活习性改变的原因是什么？

（陶晨）

## 第八节　听力障碍

### 一、选择题

**A1 型题 4 题**

1. 早期老年性聋最常见的听力下降多发生在：
   A. 高频
   B. 低频
   C. 高低频
   D. 言语频率
   E. 全部频率

［标准答案］A

【解析】听觉神经末梢，传音和感音的初始器官耳蜗的外毛细胞最先衰老死亡的是在高频区域，因而在早期最先反映出来的是言语频率的高频部分。继而，当毛细胞损伤范围增大，伴随其他中枢神经的蜕变坏死，所有频率的声音感知开始下降。

2. 在嘈杂的环境中，老年性耳鸣会得到缓解的原因是：
   A. 外界噪音掩盖了耳鸣
   B. 老年人的注意力不被分散
   C. 大脑皮层的听觉功能区重组现象消失
   D. 耳蜗毛细胞结构重组现象
   E. 中耳镫骨肌保护机制

[标准答案] A

【解析】老年性耳鸣的产生机制目前还是不明确,但老年性耳鸣的存在是由于主观感受为主,即自我能感受到异常的声音,而旁人无法听到。这种声音会受到主观注意力的影响,当外界噪音或正常活动交流都可以转移这种自身的声音,从而主观上耳鸣减弱甚至消失。听觉中枢的感音是有特定的区域的,耳鸣在听觉中枢的分布也是有其固定的范围,当外界干预或自身变化造成这种固定范围的改变,也就是重组现象出现,就可能改变耳鸣的性质和存在。而耳蜗毛细胞坏死后不能再生,即不能产生具有同样功能的细胞,其他细胞也不能代替其可能的作用,故不能出现结构的重组现象,当然其功能是否能重组有待进一步的研究。中耳组织不是老年性耳鸣发生的常见原因。

3. 助听器未能普遍使用的最主要的原因,下列哪一项是<u>错误</u>的?

    A. 外观不佳

    B. 耳塞置入导致耳疼痛

    C. 太吵闹带来不适

    D. 对听力提高没有帮助

    E. 价格昂贵

[标准答案] D

【解析】助听器的应用原理是通过放大外界声音,经过听觉通路传导到人体听觉中枢。由于机体对外界声音的感受有感知和分析等复杂的过程,对声音的频率等参数都有精细的要求,而由于对于机体感知声音的机制没有完全了解,同时助听器的材料、工艺等均不能达到要求,所以仍有佩戴助听器后不适等影响普及的因素。而目前助听器的价格已能到达一般人接受程度,与需求相比较不是主要的原因。

4. 以下哪个<u>不是</u>老年性耳聋人工耳蜗植入的适用条件?

    A. 双耳<u>重度</u>或极重度感音神经性聋

    B. 佩戴助听器影响美观

    C. 具备良好的心理素质

    D. 能够坚持术后听觉康复训练

    E. 全身情况耐受全身麻醉手术

[标准答案] B

【解析】人工耳蜗植入对于治疗感音神经性聋有良好的效果。耳聋分为语前聋和语后聋,老年性聋属于语后聋,总体上人工耳蜗植入的效果没有语前聋和短期内发生耳聋的病患效果好,但如能接受术后听觉康复训练,仍是可以提高听觉功能。而助听器仍是老年性聋的首选。

**A2 型题 1 题**

老张 62 岁,长期在图书馆工作,退休 2 年,生活有规律,早上锻炼身体,白天参加老年大学,晚上烧饭,和家人看看电视,其乐融融。但最近 7 岁的小外孙抱怨外公看电视的声音太响,影响他做作业了,家里人也觉得他说话声音太大,像是和谁吵架,劝他去看看医生是否有问题,他自我感觉没有问题,认为只是听不清别人讲话内容,不是病。到医院检查发现双耳外耳道光滑无叮咛,鼓膜完整浑浊。

他首先需要做什么检查?

    A. 头颅 MRI

    B. 中耳乳突 CT

    C. 音叉检查

D. 纯音听力检测

E. PET-CT

[标准答案] D

【解析】老年性耳聋的发生往往是渐进性的,因而主观和客观上都可能存在着差异。判断脑智健康的人是否有听力下降等听觉功能紊乱的最基本方法是言语频率的听阈检测,即通过给单一频率的声音刺激是否能达到正常人的听阈来判断是否有此频率的声音感知的障碍。而其他选项的检测是在此基础上的进一步诊疗方法。

## 二、简答题 3 题

1. 人工电子耳治疗老年性聋的原理是什么?

答:人工电子耳蜗可以用于治疗老年性聋。其原理是通过人为的机械设备将声信号转化为电信号,刺激人体听觉系统,产生大脑皮层的兴奋,转化为人所接受到的声音感觉。由于老年性聋的主要发生机制是听觉系统的蜕变,利用人工电子耳蜗的转化,直接刺激大脑皮层等高级中枢,通过训练是能改善听觉功能的。

2. 助听器改善老年性耳鸣的可能机制是什么?

答:一方面是可以改善一部分老年性耳鸣的,其原理是通过放大外界的声音,掩蔽了耳鸣;另一方面可以延缓由于听力下降导致的听觉中枢的重组现象。

3. 干预和预防老年性聋的方法有哪些?

答:药物干预、助听器、人工耳蜗、建立良好的生活习惯、积极治疗机体其他的慢性疾病。

## 三、病例分析型思考题 2 题

1. 患者男性,65 岁,近一年来始觉双耳有类似蝉鸣叫声,白天不太感觉到,到晚上明显,以为睡眠不好,好好休息自然会好。但在时有时无的过程中逐渐明显,甚至持续加重,整个大脑都有声音,但听力自觉无改变。

**思考要点**

(1)根据症状,建议患者首先接受何处理?

(2)该患者有耳鸣而无听力下降最可能的原因是什么?

2. 患者男性,62 岁,退休返聘,上下班乘地铁,固定线路。突然有一天觉得地铁的噪音特别刺耳,产生的机车和铁轨的摩擦音难以接受,并且余音保留在耳边很长时间才消除。

**思考要点**

(1)该患者不适的可能的原因是什么?

(2)患者到医院就诊,医生建议他再乘地铁或遇到尖叫的噪音时用耳塞的原理是什么?

（金晓杰）

## 第九节　老年跌倒

### 一、选择题

**A1 型题 5 题**

1. 以下哪一项观点是正确的?

A. 跌倒是全人群死亡的第 2 位原因

B. 跌倒是 60 岁及以上人群死亡的首位原因

C. 跌倒引起的伤害死亡,甚至多于道路交通事故

D. 跌倒是 65 岁及以上人群伤害死亡的首位原因

E.跌倒是老年人骨折的常见诱因,幸好很少引起死亡

[标准答案]D

【解析】在我国,跌倒是全人群伤害死亡的第2位原因,仅次于道路交通伤害,是65岁及以上人群伤害死亡的第1位原因。

2.科学合理使用辅助器械如拐杖和助行器可增加更多稳定性和安全度,是有效综合预防跌倒的措施之一。正确的选择是:

A.用单侧手支撑的普通手杖适用于手有一定握力,且完全没有平衡能力的下肢功能障碍者和体弱者

B.四足手杖支撑面积较大,较单脚手杖稳定,更适用于平衡能力较好而使用单脚手杖不安全者

C.腋拐利用腋下部位和手共同支撑,双拐同时使用可减轻下肢承重,获得最大支撑力,提高行走的速度

D.肘拐是装有手柄和肘托单脚支撑的普通肘杖,轻便且稳定性更佳

E.助行架可分为无轮式和轮式,作用是保持立位身体平衡、支撑体重、训练行走、增强肌力

[标准答案]E

【解析】用单侧手支撑的普通手杖适用于手有一定握力,且有一定平衡能力的下肢功能障碍者和体弱者;四足手杖支撑面积较大,较单脚手杖稳定,更适用于平衡能力欠佳而使用单脚手杖不安全者。腋拐利用腋下部位和手共同支撑,双拐同时使用可减轻下肢承重,获得最大支撑力,提高行走的稳定性;肘拐是装有手柄和肘托单脚支撑的普通肘杖,轻便但稳定性差些,用于需要借助拐杖助行者。

3.为预防跌倒,最适合的体育锻炼是什么?

A.散步

B.快走

C.广场舞

D.太极拳

E.溜冰

[标准答案]D

【解析】太极拳可以显著减少一半跌倒的风险。

4.老年患者常常合并多种疾病,服用多种药物。比如既往有高血压病,服用厄贝沙坦;良性前列腺增生,服用坦索罗辛;另患有帕金森综合征、白内障、右膝关节骨关节病。跌倒风险最低的是哪个危险因素?

A.药物厄贝沙坦

B.药物坦索罗辛

C.帕金森综合征

D.白内障

E.骨关节病

[标准答案]A

【解析】坦索罗辛可引起直立性低血压,帕金森综合征、白内障、骨关节病均能增加跌倒风险。

5.合理补充维生素D对老年人的健康有一定的帮助,目前最有循证医学证据的是:

A.维生素D能明显增加肌肉力量

B.维生素D能有效治疗肌少症

C.维生素D能减少跌倒后导致的骨折

D. 维生素 D 能延长老年人的寿命

E. 维生素 D 能减少跌倒的风险

[标准答案] C

【解析】维生素 D 并不能减少跌倒的风险，但能减少跌倒后骨折的可能。维生素 D 对肌少症等的治疗，尚缺乏有效的科学证据。

## 二、简答题 2 题

1. 简述引起老年人跌倒的常见内在风险因素。

答：①生物学因素；②疾病因素；③药物因素；④功能水平；⑤心理功能障碍；⑥行为因素。

2. 防止老年人跌倒的主要措施有哪些？

答：(1)对于跌倒高危人群，应加强健康教育，让其了解跌倒的危险因素、后果以及预防措施。

(2)改善家庭、社区、城市环境及医疗机构居住环境。

(3)坚持参加规律和适度的体育锻炼。

(4)应按医嘱正确服药，严禁随意用药，更要避免同时服用多种药物。

(5)科学合理使用辅助器械如拐杖和助行器。

## 三、病例分析型思考题 2 题

1. 患者，男性，85 岁。因"发热、恶心、呕吐、腹泻 1 天"入院。

患者入院前 1 天进食不洁食物后出现发热，最高体温 38.3℃，伴恶心、呕吐、腹泻两次，水样便，无脓血。无咳嗽、无咳痰。无畏寒、无寒战，无尿频、尿急、尿痛。发病以来，体重无下降，睡眠欠佳，食欲下降，小便无异常。

既往史：有高血压史 30 年，平时服用厄贝沙坦 150 mg/d，血压控制尚可。近一年来发生跌倒 3 次，最近一次 3 个月前，上肢软组织损伤。长期失眠史，经常晚上服用唑吡坦片 10 mg。

查体：神清，对答切题，步入病房，BP 120/60 mmHg，HR 92 次/分，齐，双肺未及干湿啰音，腹平软，剑突下轻压痛，无肌卫，无反跳痛，双下肢无水肿，生理反射存在，病理征未引出。

思考要点

(1)针对该患者，您会做哪些方面的跌倒风险评估？

(2)根据 Morse 老年人跌倒风险评估量表，该患者是否属于跌倒高危人群？

(3)入院后您会采取哪些措施预防他在医院内发生跌倒？

2. 患者，女性，76 岁。因"发热、咳嗽、咳黄痰 2 天"入院。入院前 2 天受凉后出现发热，最高体温 39.1℃，伴咳嗽、咳痰，痰黄，无血痰。既往有高血压史 16 年，平时服用硝苯地平控释片，每天 30mg，血压控制尚可。1 月前曾发生跌倒一次。长期失眠史，每晚服用艾司唑仑 1mg。

查体：神清，对答切题，步入病房，BP150/70mmHg，HR98 次/分，齐，右下肺及湿啰音，腹平软，无压痛，双下肢无水肿，生理反射存在，病理征未引出。

思考要点

(1)患者发热、咳嗽、咳痰要考虑哪些疾病？

(2)入院后查血常规、C 反应蛋白，提示细菌性感染，肺 CT 提示右下肺片状渗出。静脉补液治疗。根据 Morse 老年人跌倒风险评估量表，你认为该患者跌倒的风险属于哪种级别？

(3)入院后应该采取的哪些措施预防跌倒的发生？

（金玉华）

## 第十节　谵妄

### 一、选择题

**A1 型题 2 题**

1. 谵妄综合征的主要特征为：

　　A. 认知功能减退

　　B. 幻觉

　　C. 注意力涣散

　　D. 记忆减退

　　E. 错觉

[标准答案] C

【解析】注意力涣散是谵妄的典型症状，可表现为注意力的指向、集中、持续和转移能力降低，易分心、无法维持对话或眼神交流，需要多次重复问题，患者难以完成简单的重复指令。

2. What is the common cause of delirium in the elderly?

　　A. depression

　　B. vesania

　　C. schizophrenia

　　D. infection

　　E. hysteria

[标准答案] D

【解析】谵妄的常见诱发因素包括：①药物使用；②视力及听力下降；③低灌注状态；④感染；⑤尿潴留、便秘；⑥活动受限；⑦医源性因素；⑧脱水、营养不良、睡眠不足、疼痛；⑨神经系统疾病；⑩代谢性精神紊乱等。

### 二、简答题 1 题

老年谵妄的易患因素有哪些？

答：老年谵妄的易患因素包括：①人口学特点：年龄＞65 岁，男性；②认知功能因素；③视觉和听觉损害；④药物因素；⑤合并躯体疾病；⑥功能状态；⑦长期睡眠剥夺。

### 三、病例分析型思考题 1 题

　　患者，男，86 岁，因"出现幻觉 4 天，行为异常 8 小时"入院。该患者入院 4 天前行"双侧腹股沟疝手术"后出现幻觉，其麻醉方式为全身麻醉(麻醉诱导：芬太尼、氟马西尼静滴，麻醉维持：瑞芬太尼、舒芬太尼，术毕予右美托咪定、曲马多、纳美芬镇静、止痛、促醒)。入院 8 小时前患者突然不言语，也不能理解他人言语，不能识别熟悉的人，同时伴有行为异常，胡乱摸索，尿失禁。上述症状呈波动性。

　　既往史：吸烟史 70 年，20 支/日。

　　查体：血压 150/90 mmHg，意识模糊，脑神经检查正常，四肢有自主活动，感觉检查不能配合，双侧腱反射对称存在，双侧巴氏征阴性，余神经系统查体未见明显异常。

**思考要点**

(1) 该患者的病史特点有哪些？

(2) 诊断与鉴别诊断的思路？诊断标准有哪些？

(3) 高龄患者在该疾病处理与预防方面有何特别提示？

(张佳)

### 第十一节　老年功能性便秘

#### 一、选择题

**A1 型题 7 题**

1. 老年人便秘的常见原因<u>不包括</u>以下哪项？
    A. 饮水量减少
    B. 运动量下降
    C. 膳食纤维摄入增加
    D. 药物不良反应
    E. 糖尿病、甲状腺功能减退等疾病

［标准答案］C

【解析】老年功能性便秘常见的原因包括饮水量减少、运动量下降和药物不良反应以及糖尿病、甲状腺功能减退等疾病。膳食中的纤维可以帮助消化、促进肠道蠕动，所以纤维摄入增加通常会有助于改善便秘症状，而不是导致便秘。

2. 老年性便秘治疗的基本措施是什么？
    A. 使用轻泻药
    B. 增加膳食纤维
    C. 执行手术干预
    D. 长期服用泻药
    E. 生物反馈治疗

［标准答案］B

【解析】老年性便秘治疗的基本措施应优先考虑生活方式的调整，如增加膳食纤维的摄入，保持足够的水分摄取，增加适当的体力活动等。而长期滥用泻药可能会引发依赖或其他并发症。

3. 下列哪种食物对于缓解老年人便秘最为有益？
    A. 白米饭
    B. 香蕉
    C. 全麦面包
    D. 巧克力
    E. 稀粥

［标准答案］C

【解析】全麦面包含有丰富的膳食纤维，能够刺激肠道蠕动，有助于促进排便。白米饭、香蕉（未成熟香蕉含有大量淀粉，容易造成便秘）、巧克力等膳食纤维含量相对较低，并不是缓解便秘的良好选择。

4. 关于老年功能性便秘的描述，下面哪项是错误的？
    A. 功能性便秘指的是没有明显器质性疾病导致的便秘
    B. 大多数老年便秘是由胃肠道功能下降引起的
    C. 功能性便秘患者排便次数频繁但每次排便量少
    D. 失水是引起老年功能性便秘常见的诱因
    E. 部分便秘患者会出现大便无法控制，失禁的表现

［标准答案］C

【解析】功能性便秘的特点通常是排便困难或排便次数减少，而不是大便次数频繁。

5. 下列哪项是老年功能性便秘的非药物治疗方式？
    A. 口服蓖麻油

B. 生活方式调整

C. 注射胰岛素

D. 手术治疗

E. 生物反馈治疗

[标准答案] B

【解析】生活方式调整，如增加膳食纤维摄入，保证充分水分摄入，适当体育锻炼，都是老年功能性便秘的非药物治疗方式。蓖麻油、胰岛素和手术均属于医疗干预手段。

6. 对于老年患者经常性的便失禁，以下哪项不是推荐的非药物治疗方法？

A. 改善饮食习惯

B. 骨盆底肌肉训练

C. 增加液体摄入量

D. 应用防漏大便尿裤

E. 严格的低纤维饮食

[标准答案] E

【解析】在处理便失禁的非药物治疗中，改善饮食、骨盆底肌肉训练和适当的液体摄入常常被推荐。这些方法有助于调节肠道功能并增强肌肉支撑。而使用防漏尿裤虽然不能治疗便失禁，但可以作为管理便失禁的辅助措施。相反，长期坚持严格的低纤维饮食可能会加剧便秘问题，并可能导致或恶化便失禁。

7. 关于预防老年患者便失禁的建议，下列哪一项是错误的？

A. 定时排便以培养肠道规律性

B. 减少或避免含咖啡因饮品的摄入

C. 通过药物调整来促进肠道蠕动

D. 保持充足的身体活动

E. 增加高脂肪食物的摄入以软化大便

[标准答案] E

【解析】预防便失禁的措施通常包括定时排便计划，限制刺激性饮料如咖啡因饮品，鼓励适量的身体活动，以及饮食调整以确保膳食纤维摄入充足。而增加高脂肪食物的摄入并不是一个合理的建议，因为过多的脂肪可能影响消化系统的正常工作，并可能导致腹泻，从而加剧便失禁问题。相反，应该鼓励摄入健康的、含有充足纤维的食物来帮助保持大便的正常形态和肠道的规律性。

## 二、简答题 3 题

1. 简述老年功能性便秘非药物治疗的四个基本原则。

答：非药物治疗老年功能性便秘的四个基本原则包括：

(1)饮食调整：增加纤维摄入

(2)保持适当水分摄入，以软化大便并促进肠道蠕动。

(3)规律锻炼：经常进行适当的体育活动，以提高肠道蠕动。

(4)培养良好排便习惯，利用肠道的自然反射促进排便。

2. 阐述老年人在使用泻药治疗便秘时需要注意的问题。

答：在老年人使用泻药治疗便秘时，需要注意以下几个问题：

(1)医生的指导下使用泻药，避免随意使用或滥用。

(2)首选不良反应较小、刺激性较弱的泻药开始治疗，避免长期连续使用泻药，以免产生依赖性或影响结肠功能，严格按照推荐剂量服用，避免超量使用泻药。

(3)观察效果和可能的不良反应,必要时调整治疗方案。

(4)注意泻药与其他药物可能存在的相互作用。

3.简述老年人便失禁非药物治疗的四个基本原则。

答:非药物治疗老年人便失禁的四个基本原则包括:

(1)骨盆底肌肉训练:盆底肌肉强化训练,以增加肛门括约肌的力量和耐力。

(2)调整饮食习惯:通过摄入纤维和水分以维持大便通畅,防止便秘或腹泻。

(3)建立规律排便计划:培养定时排便习惯,利用身体的自然节律帮助控制排便。

(4)环境改善:调整生活环境以方便老年人及时到达并使用洗手间。

### 三、病例分析型思考题 2 题

1.患者女性,75岁,长期患有高血压病,近期反映经常排便困难,并且大便干硬。她认为这可能是因为年纪大了,肠道功能退化所致。通过询问得知,她平时饮水较少,饮食以软米饭、馒头为主,蔬菜水果摄入不足;同时,她每天服用降压药物并配合钙片补充。

**思考要点**

(1)从病理机制出发,分析该患者便秘的可能原因是什么?

(2)该患者应该采用的治疗方向是什么?

2.患者男性,73岁,有2型糖尿病史10年,近半年来一直抱怨排便困难和大便干燥。他目前使用的药物包括胰岛素注射和口服降糖药。他的饮食以高蛋白、低纤维为主,平时缺乏锻炼,大部分时间坐着读书或看电视。问诊时他表示,因为害怕增加夜间起床次数,所以减少了日间的饮水量。

**思考要点**

(1)针对该患者的情况,请分析可能导致其功能性便秘的原因。

(2)针对该患者的情况,请提出合理的治疗建议。

(叶光耀)

### 第十二节　尿失禁

#### 一、选择题

**A1 型题 2 题**

1.压力性尿失禁不宜采用的治疗方法是:

A.尿道中段无张力悬吊术

B.口服抗胆碱能制剂和 α 受体阻断剂

C.盆底肌锻炼

D.局部使用雌激素

E.调整液体摄入量及排尿间隔时间

[标准答案] B

【解析】压力性尿失禁的治疗方式包括生活方式干预、盆底肌锻炼、盆底电刺激、局部雌激素治疗、选择性 α1 受体激动剂及手术治疗。不包括口服抗胆碱能制剂和 α 受体阻断剂。

2.关于尿动力学检查,不正确的是:

A.可用于了解逼尿肌功能状态

B.可用于鉴别不稳定膀胱和前列腺增生

C.最大尿流率低提示一定出现了膀胱出口梗阻

D. 对尿失禁,膀胱压力测定、漏尿点压力测定是尿动力学测定中一线测试项目

E. 压力性尿失禁可出现最大尿道压降低、功能尿道长度缩短、咳嗽时尿道闭合压为负值、压力传导率<1

［标准答案］C

【解析】最大尿流率低的原因可能包括膀胱出口梗阻、下尿路炎症或肿瘤、神经系统疾病与外伤等多种原因。

## 二、简答题 1 题

简述尿失禁常见分类及原因。

答：(1)持续性尿失禁,即真性尿失禁,常见原因为外伤、手术或先天性疾病引起的膀胱颈或尿道括约肌损伤。

(2)充溢性尿失禁,即假性尿失禁,常见原因为各种因素导致的尿潴留。

(3)急迫性尿失禁,常见于膀胱炎、神经源性膀胱、重度膀胱出口梗阻等。

(4)压力性尿失禁,常见于膀胱与尿道之间正常解剖关系的改变,腹压增大时传导到膀胱与尿道的压力不等所致。

## 三、病例分析型思考题 1 题

患者女性,65 岁,20 多年前开始在咳嗽、大笑、打喷嚏、抬重物时发生不自主漏尿,并随健康状况好坏时轻时重。去年年底症状开始加重,追问病史,患者自去年冬季以来持续咳嗽长达 4 个月,漏尿症状有所加重。育有一子一女,女儿为产钳助产。

妇科检查：子宫 I 度脱垂。

泌尿系统检查：膀胱内压正常,膀胱逼尿肌稳定。

尿道压力测试：在膀胱充盈状态下,站立位可见尿液随咳嗽漏出,咳嗽停止后还见漏尿。

**思考要点**

(1)根据上述临床症状初步判断为什么类型的尿失禁？依据是什么？

(2)如需明确诊断,还需进一步完善哪些辅助检查？

(3)适合该疾病的常用治疗方法是什么？请详细描述。

(陈海戈　薛蔚)

## 第十三节　压力性损伤

### 一、选择题

**A1 型题 2 题**

1.下列哪项不是压力性损伤发生的内源性危险因素？

A. 长期卧床

B. 营养不良

C. 移动受限

D. 摩擦力

E. 大小便失禁

［标准答案］D

【解析】压力性损伤发生的外源性危险因素有压力、摩擦力、剪切力、潮湿环境等。

2.预防压力性损伤的措施中,下列说法错误的是：

A. 坐轮椅的患者至少每 2 小时变换体位 1 次

B. 使用辅助设备协助患者移动及改变体位,避免拖、拉、拽等动作

C. 联合营养师共同制订个性化的营养支持方案

D. 为高风险人群选择合适压力再分布器具,如减压床垫或坐垫

E. 半坐位时,床头抬高不超过 30°,持续时间不超过 30 分钟

[标准答案] A

【解析】对卧床患者至少每 2 小时变换体位 1 次;坐轮椅的患者至少每小时变换体位 1 次;对可自行变换体位的坐位患者指导每 15 分钟变换体位 1 次,以改变受力点。

## 二、简答题 1 题

压力性损伤评估内容有哪些?

答：评估患者全身情况,包括原发病、营养状况、药物使用情况、活动能力、排泄及心理状况等;评估创面及周围皮肤问题,包括创面颜色、渗液量及其性质、气味、周围皮肤水肿范围、伤口面积、深度及潜行的方向等。

## 三、病例分析型思考题 1 题

患者,男,66 岁,3 月 10 日因"慢性阻塞性肺疾病伴呼吸衰竭"收治入院,予以无创呼吸机辅助通气,3 月 13 日护士巡视病房时发现患者鼻梁处皮肤出现压力性损伤,表现为粉红色水疱,水疱已破,大小为 1cm×0.5cm。

**思考要点**

(1)患者鼻梁处破损皮肤属于压力性损伤哪种分期?

(2)面对使用无创呼吸机的患者,如何保护面罩压迫处的皮肤?

(3)护士日常工作中如何关注使用无创呼吸机患者受压部位的皮肤情况?

(4)出现器械相关性压力性损伤后,患处皮肤该如何护理?

(5)哪些器械会造成器械相关性压力性损伤?

(6)如何预防器械相关性压力性损伤的发生?

（蔡敏慧　张晓红）

# 第五章　老年人文关爱

## 第一节　老年医学伦理学概要

### 一、选择题

**A1 型题 5 题**

1. 下列哪些**不属于**老年医学伦理学的原则?

A. 知情同意原则

B. 公平与公益原则

C. 医疗最优化原则

D. 医疗保密原则

E. 生命价值原则

[标准答案] B

【解析】老年医学伦理的原则包括知情同意原则、医疗最优化原则、医疗保密原则和生命价

值原则。

2. 对于长期治疗的慢病老年疾病患者,比较适宜的医患关系是:
   A. 主动-被动型
   B. 被动-主动型
   C. 指导-合作型
   D. 共同参与型
   E. 合作-指导型

[标准答案] D

【解析】对于长期慢病患者,医务人员应鼓励病患从被动接受医疗服务转化为积极参与治疗,针对治疗过程中存在的疑问主动与医生进行有效沟通,共同参与决策。

3. 下述临终关怀的特点中,正确的是:
   A. 临终关怀的主要对象为临床患者
   B. 临终关怀应积极治疗,努力延长患者生存时间
   C. 临终关怀应积极治疗,不惜一切代价挽救生命
   D. 临终关怀应提供家庭式的爱抚与关怀
   E. 临终关怀由医务人员实施,不应吸纳非专业人员参与

[标准答案] D

【解析】临终关怀的主要对象为患者及其家属,临终关怀不以延长临终老年患者的寿命为目的,而是以对症处理和照顾护理为主,旨在提高患者终末期的舒适度与生活质量,维护其尊严,临终关怀可由医务人员和社会工作者、志愿者等组成的多学科团队共同提供。

4. 在老年医学相关的临床研究中,对老年受试者的额外保护<u>不包括</u>:
   A. 研究设计应充分考虑老年人群的生理特征和生活习惯
   B. 根据老年受试者的年龄、共患疾病及风险的等级,制订相应的风险控制与管理方案
   C. 对于行为能力受限的受试者采取电话或上门随访
   D. 在研究中增加多病共患不良反应的检测指标和多重用药导致的药物相互作用指标
   E. 无法行使知情同意的老人不能作为受试者

[标准答案] E

【解析】必要时可以纳入无法行使知情同意的老人作为受试者,但研究计划纳入不能表达知情同意的老人作为受试者时,应对如何获得知情同意或授权同意详细说明,且理由充分正当。

5. 智慧健康养老模式采用物联网技术和信息化设备为老年人提供远程医疗和健康监测服务,但可能存在的伦理问题一般<u>不包含</u>下面哪项?
   A. 隐私泄露
   B. 公平性和可及性不足
   C. 远程医疗的医疗质量问题
   D. 老年人使用障碍
   E. 产生经济方面纠纷

[标准答案] E

【解析】智慧健康养老模式可能存在物联网信息隐私泄露、数字鸿沟和可及性不足、远程医疗的医疗质量难以保证等方面的伦理问题,不涉及经济层面。

## 二、简答题 2 题

1. 简述老年医学伦理问题的总体处理规范。

答：①尊重老年患者的合法权利；②转变理念，合理管理和治疗患者；③综合评估，制订有节制、可持续的治疗方案。

2. 何为放弃治疗？

答：放弃治疗是对已经确诊的病情不进行救治或终止治疗，包含两种情况：一是患者的自主行为选择，即患者确诊后未按常规进行或坚持救治；二是医生的自主行为选择，即患者确诊后，医生在患者及家属的同意下，对不可治愈且生命治疗价值极低的患者不给予人为延长生命的治疗。放弃治疗不仅包括终止针对病因的根治性治疗，也包含不给予维持生命的营养或供给。

### 三、病例分析型思考题 2 题

1. 患者男性，65 岁。患胃癌 4 年，晚期，已失去手术治疗价值，生命垂危。家属再三恳求医生，希望能满足患者心理上的渴求，收他入院。

**思考要点**

(1) 请结合本章内容，思考是否应当将该患者收入院？

(2) 请根据患者病情考虑其后续治疗的主要目的，并制订相应的诊疗和照护方案。

2. 患者男性，84 岁，因肺部感染在某医院内科住院治疗，既往有糖尿病需用胰岛素治疗，并有多发性下肢溃疡及陈旧性左股骨颈骨折。住院 3 周后肺部感染已控制，家属提出转往外科治疗下肢溃疡。外科会诊后认为患者糖尿病较重，下肢溃疡治疗困难，特别是左足跟部溃疡较深较大，应请烧伤科治疗。烧伤科会诊后也认为患者年龄大，有较重的糖尿病，左足跟部溃疡植皮也难以成活，仍建议由外科换药治疗。最后，患者只能留在内科，4 个月后因下肢溃疡感染后败血症死亡。

**思考要点**

(1) 此案例中医务人员的做法存在什么问题？面对该患者的情况各科医生应当如何正确处置？

(2) 请结合该案例概括老年患者的特殊性，并从伦理学角度谈谈如何满足老年患者的健康需求。

（袁蕙芸　陈佩）

## 第二节　老年人虐待

### 一、选择题

**A1 型题 2 题**

1. 以下哪一天是"认识虐待老年人问题世界日"？

   A. 6 月 5 日

   B. 6 月 15 日

   C. 5 月 15 日

   D. 5 月 31 日

   E. 6 月 3 日

［标准答案］B

【解析】认识虐待老年人问题世界日是每年的 6 月 15 日。

2. Which type of abuse is the deliberate failure to provide adequate care?

   A. physical abuse

   B. emotional abuse

   C. financial abuse

    D. sexual abuse

    E. neglect

［标准答案］A

【解析】身体虐待是指暴力行为、不适当地限制或禁闭、剥夺睡眠等。从身体方面限制患者；通过诸如给他们穿不洁衣物等方式使他们失去尊严和在日常事务上的选择权；故意不提供足够的护理（如任凭老人发生压力性损伤）；强迫进食或任何方式的体罚，不合理的禁闭、恐吓，剥夺必要的生活供养条件而造成身体伤害。故本题涉及的虐待属于身体虐待。

**A2 型题 1 题**

    86 岁的李奶奶，丧偶独居，有一份微薄的退休金，儿子、儿媳是下岗工人，无固定收入，经常找她要钱，害得李奶奶常常是吃了上顿没下顿，有时候一连几天都吃不上饭。李奶奶受到的是哪种类型的虐待？

A. 身体虐待

B. 精神情感虐待

C. 经济虐待

D. 性虐待

E. 忽视

［标准答案］C

【解析】经济剥夺/物质虐待是指不合法地或不适当地剥夺金钱和资源，包括滥用老年人收入或经济资源、剥夺老年人使用及控制个人资金的权利、盗取老年人钱财、胁迫老年人签订契约、更改遗嘱或授权代理人，不为老年人提供维持基本健康和生活所需的资金和资源，实施经济骗局及诈骗性计划等。李奶奶儿子、儿媳的行为剥夺了李奶奶使用个人资金的权利，不为她提供维持基本健康和生活所需的资金，故属于经济虐待。

## 二、简答题 2 题

1. 老年人虐待的定义是什么？

答：老年人的虐待是指在任何应信任的关系中发生的，对老年人的一次或数次不恰当的、并给老人带来伤害或造成不幸的行为。

2. 导致老年人虐待的可能性升高的危险因素有哪些？

答：导致老年人虐待的可能性升高的危险因素包括：

    (1)个人因素：包括老年人身心健康不佳、社会孤立或社会经济地位低下、认知功能障碍等；

    (2)亲属关系：家庭各代之间关系淡化，以及虐待者对老年人的依赖（通常在经济方面）会增加虐待风险。

    (3)社会原因：与社会隔离，社会支持的缺乏，也是导致照护者虐待老人的重大风险因素。

## 三、病例分析型思考题 1 题

    80 岁的夏阿姨，与儿子、儿媳同住，因阿尔茨海默病、认知功能障碍，长年卧床，日夜颠倒，大小便无法自理。儿子经常在外工作，平时主要是儿媳一人照顾她。儿媳觉得她总是晚上起床去洗手间，影响自己休息，就把她裹在尿布里，把她床上的床栏挂起来，用床单绑在上面以确保她不会下床。因为不习惯,夏阿姨经常在夜间叫唤,儿媳为此经常整晚失眠,感到疲倦和愤怒,决定送夏阿姨去养老院。

**思考要点**

(1)本案例中儿媳对夏阿姨的虐待,体现了哪些典型特征?

(2)造成夏阿姨被虐待的影响因素有哪些?

(3)可以采取哪些措施来帮助夏阿姨,保护好她的权益?

(周艳　陈佩)

## 第三节　老年临终关怀

### 一、选择题

**A1 型题 2 题**

1. 临终关怀的根本目的是:

  A. 减少卫生资源消耗

  B. 减轻家庭的经济负担

  C. 提高临终患者的生活质量

  D. 缩短患者的生存时间

  E. 防止患者自杀

[标准答案]C

【解析】虽然临终关怀有减少卫生资源消耗、减轻家庭负担、避免自杀事件的作用,但主要的目的是出于人道主义,提高临终患者的生活质量。临终关怀不会刻意缩短患者的生存时间,甚至通过合适的舒缓治疗,还会一定程度上延长生存时间。故选 C。

2. The Kubla-Ross Stages of Dying do not contain:

  A. Anger

  B. Bargaining

  C. Lonely

  D. Acceptance

  E. Denial

[标准答案]C

【解析】Kubla-Ross 临终 5 个心理阶段包括否认、愤怒、妥协、忧郁和接受。孤独不包括在内,故选 C。

### 二、简答题 1 题

简述临终关怀的概念。

答:临终关怀是以临终患者的生理、心理发展为对象,为其家属提供全面照护的一门新兴的交叉学科。临终关怀不以延长临终者生存时间为目的,而是以减轻临终前患者的各种痛苦,提高生命质量为宗旨。这项工作是一种特殊的卫生保健服务,涉及心理、伦理、社会等领域。

### 三、病例分析型思考题 1 题

  患者男性,80 岁,1 年前被诊断为膀胱癌广泛转移,最近两个月生活逐渐无法自理,伴有大量胸腔积液和恶病质,情绪低落。一周前出现发热、少尿、呼吸困难,患者极度衰弱,靠无创呼吸机、胃管及补液维持生命。

**思考要点**

(1)该患者目前的主要治疗目的是什么?

(2)临终关怀的原则是什么?

(3)通过上述分析思考后,您认为临终关怀的临床实践需要注意什么?

(金贤)

## 第四节　医患沟通

### 一、选择题

**A1 型题 3 题**

1.医疗服务的目的是:

　　A.治疗好疾病

　　B.服务患者

　　C.救治生命

　　D.治疗患者疾病(生理及心理)、全健康生命周期管理

　　E.健康保健

[标准答案] D

【解析】满足人类在预防、诊断、治疗、康复及拯救生命过程中的需求,也就是要满足患者躯体(物质)与非物质(心理)方面的需求。

2.对医务人员最完整的描述是:

　　A.医生、护士等治疗患者的人

　　B.医生、护士、技术员

　　C.院内的所有人员

　　D.医院内提供医疗服务的工作人员,包括医生、护士、卫技、行政管理及后勤保障人员

　　E.医生、护士、卫技、行政管理

[标准答案] D

【解析】医疗服务的需求是由人的服务来给予满足,这些人包括医生、护士、卫技、行政管理及后勤保障人员,统称为医务人员,通过他(她)们的仪表、语言、眼神及肢体活动去完成医疗服务。

3.医患沟通的出发点和归宿是:

　　A.人文关怀

　　B.治病救人

　　C.避免医疗纠纷

　　D.家属更容易接受诊疗方案

　　E.让患者更好地遵医嘱

[标准答案] A

【解析】人文关爱是医患沟通的出发点和归宿,人文关怀的核心思想是把人作为一切医疗活动的出发点和归宿,人是第一位的。

### 二、简答题 4 题

1.简述医患关系的本质特征。

答:(1)医者应用医学知识和科技及人文关爱精神,尽力维护患者的身心健康和拯救生命。

　　(2)医患关系如"人"字结构,互相支撑形成一体,缺一不可,是血缘关系之外最密切的一

种社会关系。

（3）医学是世界性学科，在某种程度上患者是医者最佳的研究实践对象，最佳的助手，患者是医者生存和发展的根本基础。

2.医患沟通的宗旨是什么？

答：（1）通过沟通使医患双方增进理解、相互尊重和信任。

（2）是以人类的共性为出发点和归宿，也是并行于药物、手术等治疗，是医生和患者共同征服疾病的桥梁。

（3）通过沟通去除影响医患关系的诸多因素，又将心理和社会因素转化为积极的手段与方法，达到积极构建和谐医患关系的目的。

3.与老年患者沟通成功的关键是什么？

答：（1）以尊重、关爱、理解、真心善待为老年患者为出发点。

（2）充分掌握了解老年疾病难点特点为基础。

4.简述与老年患者沟通技巧。

答：（1）重视和强化医患沟通的意识与技能训练。

（2）用爱打开医患心结建立平等的医患关系。

（3）在法律、法规、守法三个"法"字上下功夫。

（4）医疗技术的优化——良好医患关系的前提与根本保证。

（5）重视沟通技巧的优化。

### 三、病例分析型思考题 1 题

李先生，62 岁。反复发作胸前区隐痛 2 周，凌晨 2 点，突发胸痛加剧，持续伴冷汗一小时，休息、含服硝酸甘油胸痛未缓解。经家人劝说，由"120"送医院急诊。李先生原有高血压 12 年，血压 150～160/80～90 mmHg，治疗不规范，控制不佳。吸烟 30 余年，20 支/天。平时性子急躁，有一子，大四就读，退休后为负担儿子大学学业费用继续打零工。体检：R22 次/分，BP120/70 mmHg，HR104 次/分，神清，对答切题，检查合作。急性痛苦病容，肺背部 2/3 区可闻及湿啰音。完善床边 EKG、心肌酶谱等检查，诊断为急性冠脉综合征、急性广泛前壁心肌梗死、Killip Ⅲ级，需急诊行 PCI 冠脉血行重建术。

**思考要点**

(1)根据李先生的病情，家属应签署几份知情同意书？哪几份？每份的目的是什么？

(2)根据李先生的病情与家庭实际情况，您将如何分别与患者及家属沟通？先与谁沟通更妥当？

(3)通过上述分析思考后，您认为与老年危重症患者与家属沟通成功的关键是什么？

（李瑾）

# 第六章 老年慢病与共病管理

## 一、选择题

**A1 型题 3 题**

1.以下哪一项是我国慢病的特点？

　A. 人群知晓率高，但治疗率、控制率均低

　B. 慢病发病率目前城市远大于农村

C. 发病率高,已成为人群中常见病

D. 所谓一果多因,是指一种病因可以导致多种慢病发生

E. 当前急性病的医疗支出大于慢病

[标准答案] C

【解析】答案 C 的说法符合我国慢病特点,其他答案都不符合。

2.《全国慢性病预防控制工作规范》中指出的慢性病高风险人群标准,以下哪一项是正确的?

A. 血压水平收缩压在 135～140 mmHg 和(或)舒张压在 85～90 mmHg

B. 每日饮酒,男性酒精量摄入量 20g 及以上

C. 空腹血糖水平为 7.0 mmol/L 以上

D. 血清总胆固醇水平：5.2≤总胆固醇＜6.2mmol/L

E. 男性腰围≥95cm,女性腰围≥90cm

[标准答案] D

【解析】《全国慢性病预防控制工作规范》指出,慢性病高风险人群标准为具有下列特征之一者：①血压水平收缩压在 130～139 mmHg 和(或)舒张压在 85～89 mmHg;②现在吸烟者;③空腹血糖受损：6.1 mmol/L≤空腹血糖＜7.0 mmol/L;④血清总胆固醇水平：5.2≤总胆固醇＜6.2 mmol/L;⑤男性腰围≥90cm,女性腰围≥85cm。

3. Which of the following is not required by CGA?

A. comprehensive medical

B. tumor markers

C. physical function

D. social / environmental factors

E. cognitive and psychological function

[标准答案] B

【解析】老年综合评估(comprehensive geriatric assessment,CGA)主要包括全面的医疗评估、躯体功能评估、认知和心理功能评估,以及社会/环境因素评估 4 个方面。B 选项是肿瘤标志物,不是正确选项。

**A2 型题 3 题**

1. 男性,62 岁,近 3 天有阵发性头晕,劳累后多发,无视物旋转,无耳鸣,无恶心呕吐。至社区卫生中心就诊,测得血压为 160/95mmHg。社区全科医师可首先采取：

A. 立即转诊至上级医院

B. 诊断高血压,给予氯沙坦钾治疗

C. 继续观察,如果无头晕再发作就无须处理

D. 多次复测血压,行 24 小时动态血压检查

E. 检验儿茶酚胺、肾素、醛固酮、甲状腺素等指标排除继发性高血压

[标准答案] D

【解析】对初次发现高血压的患者,需要鉴别的是其确实罹患高血压与否,而不是立即进行高血压方面的深入检查。但也要注意其血压值,不是根据头晕发作与否来决定病情随访。此患者头晕原因可能与血压有关,也可能与颈椎病、心律失常等有关,需要进一步鉴别。

2. 男性,79 岁,既往有高血压、心绞痛史,冠脉内曾置入 2 枚支架。目前情况稳定。上月体检发现 PSA 高,做前列腺穿刺提示"前列腺癌",现有多处骨痛,对此患者先采取何种诊疗?

A. 尽快行前列腺根治术＋淋巴结清扫

B. 内分泌治疗：抗雄激素治疗

C. 同位素骨扫描

D. 前列腺放疗

E. 化疗

[标准答案] C

【解析】患者为老年共病状态，现主要矛盾为前列腺癌，有骨痛，需明确是否存在骨转移，故需先行同位素骨扫描。如果无肿瘤转移，再考虑其他几项措施。

3. 女性，68岁，2型糖尿病病史10年，一直口服阿卡波糖＋二甲双胍治疗，长期随访血糖和糖化血红蛋白，较为稳定。前天查空腹血糖13.8mmol/L，昨日14.2mmol/L，追问病史，患者近日有亲属离世，帮忙照料，感疲劳。患者和家属很担心病情会不会恶化，经解释后仍有很大顾虑。接下来该如何处理：

A. 继续耐心解释

B. 转上级医院

C. 加用格列美脲

D. 加用胰岛素

E. 嘱其多休息后会好转

[标准答案] B

【解析】社区随访糖尿病患者，如果血糖波动，患者有焦虑情绪，经合理解释仍无法缓解者，建议转诊至上级医院。

## 二、简答题 4 题

1. 请简述我国慢病的特点。

答：我国慢病特点。①发病率高：已成为人群中常见病。②发病地域广：城市与农村，全国各地都有慢病发病。③知晓率、治疗率、控制率低。④病程长。起病隐匿，潜伏期长。⑤后果严重。最后往往是严重并发症，甚至致死。⑥一果多因。不健康的生活方式是大多数慢病共同的危险因素或病因。⑦一体多病。相互关联，相依并存。⑧自我管理难度大。⑨医疗负担巨大。慢病医疗费用上升主要与慢病患者均治疗费用增加和患病率上升有关。

2. 请简述"健康中国行动"提出的慢病"5×5"策略和5种危险因素。

答："健康中国行动"提出了慢病防控"5×5"策略，对心脑血管疾病、癌症、糖尿病、慢性呼吸系统疾病、精神疾病这5类重点慢病以及不健康饮食、烟草使用、有害使用酒精、缺乏身体活动、环境污染这5种主要的危险因素，进行了针对性防控改善措施。《"健康中国2030"规划纲要》也将这个目标纳入健康中国建设的主要指标。

3. 简述《全国慢性病预防控制工作规范》中，关于慢病高危人群的标准有哪些？

答：《全国慢性病预防控制工作规范》指出，慢病高危人群标准为具有下列特征之一者：①血压水平收缩压在130～139mmHg之间，舒张压在85～89mmHg之间者。②现在吸烟者。③空腹血糖水平为6.1～7.0mmol/L之间者。④血清总胆固醇水平在5.2～6.2mmol/L之间者；⑤男性腰围≥90cm，女性腰围≥85cm以上的人群。

4. 在慢病诊疗过程中，出现哪些情况时需要转诊？

答：在慢病诊疗过程中，如有下列情况之一，需要转诊：① 需要获得专科、专用设备的诊断治疗。② 并发症的出现使诊断和治疗变得复杂。③ 缺乏相应治疗药物。④ 患者或家属对疾病的焦虑或压力加重。

### 三、病例分析型思考题 2 题

1. 李某,女,71 岁。半月前出游途中受寒,出现咳嗽咳痰,每天咳嗽 10 余阵,痰白黏,无气促胸闷,无发热,自服头孢、川贝枇杷膏等,症状无好转,至今已达 10 天。患者诉近 2 个月体重下降约 8 kg,伴乏力,无腹痛腹泻。追问病史,患者 8 年前体检时查空腹血糖 6.8 mmol/L,曾服用降糖药(具体不详)约一年,后自觉正常,自行停药至今。

既往史:有高血压史 22 年,现服氯沙坦钾/氢氯噻嗪降压,平时血压 140～150/60～70 mmHg。6 年前右腕撑地后粉碎性骨折,有第二腰椎压缩,不规则服用钙片。

体格检查:BP 148/66 mmHg,P 82 次/分,R 20 次/分,T 36.8℃,体重 45 kg,身高 156 cm。神清,甲状腺无肿大,双肺呼吸音清,左下肺可闻及少许细湿啰音,余肺(一)。腹软,无压痛反跳痛,未触及包块。第二、第三腰椎棘突叩痛(+)。

**思考要点**

(1)请总结该患者的病史特点。

(2)该患者的诊断、鉴别诊断的思路?诊断依据有哪些?

(3)该患者是否属于老年慢性病共病状态?治疗中应特别关注哪些问题?

(4)该患者在社区随访中需随访哪些指标?

2. 吴某,男,76 岁。2 年前无明显诱因下出现双下肢轻度水肿,呈凹陷性,水肿与体位、行走距离、时间、季节、气温均无明显关系,无尿频尿急、泡沫尿等,患者未予重视。近 2 月,患者水肿突发加重,至附近医院,考虑"2 型糖尿病肾病、高血压、下肢静脉功能不全",予以补充白蛋白、利尿后好转。近半月以来,患者出现四肢明显肿胀,体重一月内增加 10kg。2 天前,体温上升至 38.5℃,伴有咽痛、鼻塞等,自测新冠抗原阳性,已自服泰诺、双黄连口服液等,体温目前 38℃。自起病以来,食欲下降,小便量较前减少。

既往史:有 2 型糖尿病 12 年,目前服用格列吡嗪、瑞格列奈、伏格列波糖控制血糖,平素自测空腹血糖 10mmol/L,餐后 2 小时血糖 14～16mmol/L。高血压史 20 年,目前服苯磺酸氨氯地平、琥珀酸美托洛尔、替米沙坦,血压 145～160/85～90mmHg。

体格检查:T38.1℃,P102 次/分,R20 次/分,BP159/85 mmHg,体重 45 kg,身高 156cm。神清,气平,精神稍萎,咽红,扁桃体无肿大,颈静脉无充盈、怒张,心率 102 次/分,律齐,心界无扩大,各瓣膜区未闻及病理性杂音,两肺呼吸音低,未闻及干湿啰音。腹软,无压痛及反跳痛,肝脾肋下未及,移动性浊音可疑阳性。双下肢中度凹陷性水肿。

辅助检查:

【尿常规】尿比重 1.031↑,尿蛋白质 4＋↑,尿酮体 neg,尿葡萄糖 3＋↑,尿潜血 1＋↑,颗粒管型 8～10/LP,透明管型 2～3/LP。

【尿蛋白系列(生化 2 项)】尿视黄醇结合蛋白 103.02mg/L↑,N-乙酰氨基-β-D-葡萄糖苷酶 110.10U/L↑。

【尿微量白蛋白】9136.8ug/ml ↑↑↑。

【24 小时尿微量白蛋白】12791.5mg/24h ↑↑↑。

【24 小时尿总蛋白】21788.2mg/24h ↑↑↑。

【尿量】1400ml/24h。

【血白蛋白】白蛋白 13.6g/L↓。

【肾功、eGFR、胱抑素 C＋电解质】尿素 11.36mmol/L↑,肌酐 234.7$\mu$mol/L↑,尿酸 304.70$\mu$mol/L,胱抑素 C 3.71mg/L↑,eGFR-EPI Cr 22,eGFR-MDRD 24,eGFR-EPIcysc 13,eGFR-EPIcr＋cysc 16,钾 3.40mmol/L↓,钠 145.00mmol/L,氯 110.00 mmol/L。

【糖化血红蛋白-A1c】7%↑。

【血脂四项】胆固醇 7.3mmol/L↑,甘油三酯 4.45mmol/L↑,高密度脂蛋白胆固醇0.72 mmol/L↓,低密度脂蛋白胆固醇 5.67mmol/L↑。

【抗肾小球基底膜抗体测定＋抗磷脂酶 A2 受体 IgG 抗体】抗肾小球基底膜 IgG 抗体 0.25INDEX,抗磷脂酶 A2 受体抗体 IgG 49.31RU/mL↑。

【心脏彩超＋左心功能＋TDI＋3DE】轻度二尖瓣反流。

**思考要点**

(1)患者下肢水肿的病因是什么?

(2)该患者存在哪些共病?

(3)针对这些共病,还需要完善哪些检查? 治疗中应注意哪些问题?

(4)治疗稳定后,该患者在社区随访中需随访哪些指标?

(5)出现哪些表现,需立即由社区卫生中心转诊至上级医院?

（蔡华杰 孟超）

# 第七章 老年人合理用药

## 一、选择题

**A1 型题 5 题**

1.老年人使用经肾脏排泄药物时,根据以下哪项指标调整剂量最合理?

 A.血肌酐

 B.血尿素氮

 C.肌酐清除率

 D.血尿酸

 E.尿常规

［标准答案］C

【解析】老年人骨骼肌萎缩,内生肌酐减少,即使肾功能减退,血清肌酐浓度可在正常范围内,因此老年人血清肌酐浓度正常并不代表肾小球滤过率正常。老年人使用经肾脏排泄药物时,必须根据肌酐清除率进行调整。

2.老年人多重用药指老年人同时使用____种及以上药品?

 A.4

 B.5

 C.6

 D.7

 E.8

［标准答案］B

【解析】老年人多重用药是指老年人同时使用5种及以上药品,包括处方药、非处方药、中成药、保健品等。

3.老年人使用以下哪种降压药物最可能出现低钾血症?

 A.氨氯地平

 B.贝那普利

 C.比索洛尔

 D.氯沙坦

E. 氢氯噻嗪

［标准答案］E

【解析】氢氯噻嗪是利尿剂，最可能出现低钾血症。

4. 下面哪种药物不适合与贝那普利联合使用？

  A. 氨氯地平

  B. 多沙唑嗪

  C. 比索洛尔

  D. 氯沙坦

  E. 氢氯噻嗪

［标准答案］D

【解析】贝那普利与氯沙坦以不同的途径作用于 RAAS 系统，联合使用不良反应明显增加。

5. 按 WHO 标准，中国进入老龄化（老龄型）社会的年份是？

  A. 1999 年

  B. 2000 年

  C. 2009 年

  D. 2010 年

  E. 2020 年

［标准答案］B

## 二、简答题 2 题

1. 老年人用药依从性差的应对措施有哪些？

答：①简化用药方案。②标记醒目。③交代清楚是提高依从性和获得成功治疗的关键。

2. 何为处方瀑布？

答：处方瀑布（prescribing cascade）是指处方给患者一种药物，引起了不良事件症状和体征，为处理这些不良事件症状和体征，导致新的药物处方，而这个新处方的药物又可引起新的不良事件症状和体征，从而产生下一个处方。处方将会像瀑布一样产生级联效应，对患者健康产生严重影响，甚至危及生命的情况。

## 三、病例分析型思考题 2 题

1. 患者男性，84 岁，因"阵发性右膝关节疼痛一周"来就诊。既往有"高血压、冠心病、心绞痛、持续房颤、慢性心力衰竭、高脂血症"等病史。经检查，考虑为"老年骨关节炎"，给予"塞来昔布片"口服。平素长期口服药物有硝苯地平控释片 30mg/d、缬沙坦片 80mg/d、硝酸异山梨酯片 50mg/d、胺碘酮片 0.2 g/d、辛伐他汀片 40mg/晚、华法林片 2.5mg/d。

**思考要点**

（1）根据该患者目前诊断，现用药方案中有哪些不合理之处？如何调整？

（2）该患者长期服药过程中，需要定期监测哪些指标？

2. 患者男性，78 岁，确诊高血压 18 年，口服缬沙坦氢氯噻嗪片每天一片、氨氯地平片每天 5mg，血压控制稳定；2 年前因胸痛住院检查冠脉造影提示冠心病，冠脉狭窄，口服阿司匹林、他汀、美托洛尔治疗。此外尚有前列腺增生病史 5 年，口服非那雄胺、坦索罗辛治疗。患者平素病情平稳，但每次去医院开药都要挂几个不同科室的号，每个科室都要排队很久，极为不便，很是劳累。

**思考要点**

（1）请结合本章内容，分析该患者是否存在共病或多重用药？

(2) 如何对该患者进行用药分析及评估，提出治疗方案调整的建议，以减少 ADR 又方便患者，促进健康老龄化。

（刘宝林）

# 第八章　老年人合理营养

## 一、选择题

**A1 型题 5 题**

1. 下列哪项不是随增龄而明显降低？
   A. 基础代谢率
   B. 总体能量消耗
   C. 胰岛素对血糖的调节作用
   D. 维生素需要量
   E. 抗氧化酶活性

［标准答案］D

【解析】增龄会对老年人基础代谢和多项器官功能产生影响，但老年人维生素需要量并不随着增龄增加而减少，而是和成年人基本相同。

2. 患者男性，66 岁，因"体检发现空腹血糖 6.5 mmol/L"来门诊进行营养咨询。患者现身高 173.0 cm，体重 82.0 kg。饮食情况：喜食油炸食品，米饭和蔬菜摄入正常，水果摄入 1～2 次/周，爱喝碳酸饮料。患者首选的营养治疗原则为：
   A. 低盐饮食控制血压
   B. 忌糖饮食避免血糖进一步升高
   C. 低热量均衡饮食联合运动减轻体重
   D. 低脂饮食避免血脂进一步升高
   E. 服用减重药物

［标准答案］C

【解析】患者 BMI 为 27.4 kg/m²，依据中国成年人 BMI 标准属于超重状态。患者目前空腹血糖受损很大程度上是体重超重引起。而控制体重的首要措施是低热量均衡饮食联合运动。如果上述措施体重控制不理想且患者有意愿使用减重药物，才考虑使用减重药物。

3. 下列哪项不是确定老年人能量摄入目标的参考依据？
   A. 年龄
   B. 性别
   C. 体力活动
   D. 疾病状态
   E. 经济状况

［标准答案］E

【解析】老年人能量摄入主要依据基础代谢率、年龄、性别、体力活动和疾病状态确定，而与经济状况无关。

4. A 75-year-old man was admitted to hospital for watery diarrhea (7～10 times per day). He almost ate nothing during the past week. Generally, the laboratory results were

within normal range. He had been with ulcerative colitis for ten years. The possible score for NRS-2002 was：

A. 7

B. 6

C. 5

D. 4

E. 3

［标准答案］C

【解析】NRS-2002 评分主要有由"营养状况""疾病状况"和"年龄"三部分组成。依据上周基本没吃东西,营养状况评分为 3 分;"疾病状况"溃疡性结肠炎急性发作,为 1 分;年龄 ≥70 岁为 1 分,共得分 5 分。

5. 老年女性因 "脑出血" 现昏迷状态无法称量体重。如果考虑应用 MNA-SF 进行营养风险筛查和评估,哪项可以替代 BMI?

A. 三头肌皮褶厚度

B. 腹围

C. 上臂肌围

D. 小腿围

E. 内脏脂肪含量

［标准答案］D

【解析】依据 MNA-SF,当体重不可获得时,采用小腿围代替 BMI 进行评估。

## 二、简答题 2 题

1. 简述老年人营养状况的评估内容。

答：膳食摄入量、疾病及营养相关药物、体格测量指标（BMI、肌肉和内脏脂肪含量）、内脏蛋白质（人血白蛋白、前白蛋白和转铁蛋白等）、免疫功能测定、炎症状态和功能评价（握力、步速等）。

2. 简述"再喂养综合征（refeeding syndrome，RFS）"及其预防措施。

答：对长期处于饥饿或摄入不足状态的重度营养不良患者提供再喂养（包括 PN 或 EN）所引起的一种或多种生化异常（低磷、低钾、低镁、维生素 $B_1$ 缺乏等）。高危人群为重度营养不良患者、虚弱的老人、恶性肿瘤和危重患者等。对高危人群进行密切监控,发生相应缺乏时进行及时补充可有效预防和治疗。

## 三、病例分析型思考题 2 题

1. 患者男性,75 岁,因"突发性头痛伴恶心呕吐一小时"就诊,急诊 CT 示"大面积脑梗死"收住入院。现已入院 4 天。患者既往有高血压病史 10 余年,平日血压控制良好。昨日 24 h 尿量 1500 ml,有排气,无排便。发病以前患者饮食无明显改变。现已留置鼻胃管,每日鼻饲米汤 800 ml。入院体重 74.0kg,身高 172 cm。现卧床。

查体：昏迷,面罩吸氧,体温 36.7 ℃,余生命体征平稳,腹软,肠鸣音 4～5 次/分,双下肢不肿。

辅助检查：正常范围。

思考要点

(1)依据 NRS-2002 评分表,患者营养风险评分分值为多少?

(2)患者目前应该采用什么形式的营养支持?

(3)患者应用 EN 两天后突发大量黑便,血红蛋白从 120 g/L 跌至 84 g/L。胃液隐血(-),大便隐血(＋＋＋＋),考虑应激性溃疡出血。该患者目前应该采用什么形式的营养支持?

2. 老年女性,75 岁,丧偶独居,平日因"关节退行性变"无法无外出活动。饮食以素食为主,蛋白质摄入以牛奶和鸡蛋为主,不吃荤菜。患者既往有高血压病史 10 余年,平日血压控制良好。否认糖尿病及血脂异常。目前体重 40.0kg,身高 158.0cm,计算 BMI 为 16.0 kg/m²。

查体:神志清楚,对答流畅,生命体征平稳。消瘦明显,腹软,肠鸣音 4～5 次/分,双下肢不肿。

辅助检查:正常范围。

**思考要点**

(1)若考虑患者存在肌少症,可能的营养相关因素是什么?

(2)若考虑肌少症与营养摄入不足有关,可以通过哪些方法改善患者营养摄入量?

(徐仁应)

# 第九章　老年康复与心理

## 第一节　老年康复新概念与原则

### 一、选择题

**A1 型题 4 题**

1.狭义的老年康复指老年康复医学,是老年康复中的重要组成部分。其内涵以下哪一条<u>不包括</u>在内?

　A.研发老年人康复用品及医疗设备

　B.康复治疗

　C.无障碍步道

　D.社区康复

　E.功能评定

［标准答案］C

【解析】广义的老年康复不仅仅包括应用医学的手段,还包括一系列政策法规的保障,社会福利政策的支持等。狭义的老年康复指老年康复医学,是老年康复中的重要组成部分。主要针对各种有明确功能障碍的人群,应用医学的手段以及具有防治功能障碍的辅助器具来达到康复目的。

2.有关老年康复医疗应遵循五项原则以及四个禁忌,以下哪一条是<u>错误</u>的?

　A.治疗应兼顾综合性、连续性

　B.设计治疗方案应循序渐进

　C.运动训练应个体化

　D.为实施运动方案可以组织竞赛

　E.重点落实社区康复

［标准答案］D

【解析】老年康复医疗应遵循五项原则以及运动训练四个禁忌。五原则:①个体化;②综合性;③连续性;④循序渐进;⑤落实社区康复。四禁忌:①忌盲目;②忌竞技;③忌无度;④忌杂乱。

3. 简易心肺功能评定中 30 秒起立坐下评估法(STS)是一项具有很好的评估功能能力以及预测死亡率的一项指标。请问测试结果分级较差是指起立坐下多少次?

    A. 12～14

    B. ＜12

    C. 18～22

    D. 15～17

    E. ＞22

[标准答案] A

【解析】30 秒椅子"坐立"测试结果分级优＞22,良好 18～22,中等 15～17,较差 12～14,差＜12。

4. 针对老年常见病康复治疗,VR 技术(virtual reality,即虚拟现实技术)可以用于辅助治疗的疾病中,以下哪一种是<u>错误</u>的?

    A. 疼痛控制

    B. 偏瘫手功能训练

    C. 平衡功能训练

    D. 认知功能训练

    E. 吞咽障碍训练

[标准答案] E

【解析】VR 技术用于疼痛管理、手功能训练、认知障碍、平衡功能训练等。而吞咽训练是通过各种运动、物理治疗预防吞咽肌群的失用性萎缩,以达到治疗吞咽障碍的目的。具体的治疗包括舌肌训练、喉上提训练、咽收缩练习、面部肌群收缩训练、低频电刺激、被动面肌按摩、Mendelsohn 法、环咽肌球囊扩张技术等,这些是 VR 技术无法替代的。

**A2 型题 1 题**

某患者身患多重疾病,无法行走及自行如厕,但二便有知觉。可以在家人备好餐后自行进食以及操作手机,若以龙氏图卡进行日常生活自理能力评估,该患者为几级几分?

A. 床上人 9 分

B. 床上人 6 分

C. 家庭人 3 分

D. 家庭人 6 分

E. 床上人 8 分

[标准答案] E

【解析】龙氏 ADL 量表:以关键问句"能否自己下床""能否自己到户外"为线索,确定评定对象所属的人群类别,将评定对象分为三类:床上人、家庭人、社会人,该患者无法行走及自行如厕,很显然属于床上人,而且可以自行进食(3 分)可以操作手机(3 分),有二便知觉,但不能自行如厕(2 分),故而答案 E 是对的。

## 二、简答题 2 题

1. 简述 COPD 患者的康复评估目的以及要点。

答:评估的目的是明确疾病的严重程度,预测未来风险事件发生(急性加重,住院和死亡)对患者的影响,以指导治疗。应分别从以下方面进行评估:症状、气流受限程度、急性加重风险、合并症等。此外,还应评估胸廓柔韧度、呼吸肌肌力、躯体肌力以及全身营养状态等。

2. 简述心脏康复内涵及新进展(2 种以上新技术)。

答:心脏康复的内涵:CVD 的心脏康复指以医学整体评估为基础,通过五大核心处方〔药物处方、运动处方、营养处方、心理处方(含睡眠管理)、危险因素管理和戒烟处方〕的联合干预,为 CVD 患者在急性期、恢复期、维持期及整个生命过程中提供了全面和全程的管理服务。其中,以运动处方为核心的运动康复是心脏康复最经典的治疗方式。

新进展:双心同治、远程康复、家庭康复模式、新型运动方案(高强度间歇性有氧训练等)、增强型体外反搏技术、物理因子治疗新技术的应用(如散焦冲击波应用于冠心病)和温疗法治疗慢性心衰等。

### 三、病例分析型思考题 2 题

1. 患者女性,68 岁,双手远端指间关节肿痛 2 月余,疼痛以夜著,遇寒及晨起加重,活动轻受限,其关节略肿大,无外伤史,无绞锁以及软腿现象。红细胞沉降率:14mm/h。类风湿因子:阴性。X 线片关节间隙可,局部略显毛刺样改变。既往有糖尿病史 11 年,药物控制良好。有长期睡眠障碍,依赖安眠药物数年。无其他疾病史。

体检:髌股碾磨试验(＋＋),胫骨内侧髁压痛著,腘窝压痛。侧方应力试验(－),MuMurray Test(－)。

**思考要点**

(1)该患者最可能的诊断?

(2)目前还需进行哪些康复评估?

(3)如何制订康复治疗方案?

(4)该患者在诊疗过程中需要注意哪些事项?

2. 患者男性,72 岁,跌倒后致右前臂尺桡骨干骨折内固定术后 1 周,目前局部仍有肿痛,有高血压史 18 年,目前血压控制平稳有糖尿病史 11 年,目前药物控制平稳。

**思考要点**

(1)目前需进行哪些康复评估?

(2)如何制订康复治疗方案?

(3)该患者在诊疗过程中需要注意哪些事项?

(王颖)

### 第二节　老年心理健康与疏导

### 一、A1 型试题 5 题

1. 关于老年人常见的心理变化,以下说法错误的是:

　　A. 听力减退

　　B. 智力全面下降

　　C. 记忆减退

　　D. 活动能力下降

　　E. 对注意力的控制减弱

[标准答案] B

【解析】老年人常见心理变化主要包括听力减退、记忆减退、活动能力下降、对注意力的控制减弱等,而智力全面下降多见于老年认知功能障碍。

2. 老年期抑郁障碍常见的临床特点<u>不包括</u>：
    A. 情绪低落
    B. 兴趣减退
    C. 精力下降
    D. 躯体不适
    E. 囤积物品

[标准答案] E

【解析】老年期抑郁障碍常见的临床特点包括情绪低落、兴趣减退、精力下降、躯体不适，而囤积物品多见于老年认知障碍和强迫障碍。

3. 关于老年焦虑障碍的治疗原则，以下说法正确的是：
    A. 应长期使用苯二氮䓬类药物，因其抗焦虑效果较好
    B. 艾司西酞普兰不良反应较大，不适合老年焦虑患者使用
    C. 老年人子女多数已进入青中年，人格已比较固定，有的人不会单纯顺从甚至还会有对父母早年的情结再现，故老年焦虑障碍的家庭治疗中不需要子女的帮助
    D. 应教会患者"顺其自然""为所当为"的理念
    E. 老年患者躯体不适主诉，需首先考虑躯体疾病导致的可能

[标准答案] E

【解析】老年焦虑障碍患者有时会表现为多种躯体不适，如心慌、手抖、多汗等，需首先考虑器质性疾病所致的可能性，完成相应检查以排除。

4. 医生改善老年人心理健康的努力，<u>错误</u>的是：
    A. 医生有义务成为老年人心理健康的"护林人"
    B. 强调心理健康是健康的重要组成部分
    C. 引导老年人关注心理健康
    D. 医生只需要为就诊的老年患者治疗躯体疾病
    E. 心理健康知识的科普是防病治病的有效工具

[标准答案] D

【解析】老年人的健康，既包括躯体健康，也包括心理健康，心理健康是健康的重要组成部分，更应该多加关注。

5. 关于老年心理障碍的心理治疗，以下说法<u>错误</u>的是：
    A. 支持性心理治疗最常用的方法是倾听、鼓励、安慰、解释、保证和暗示等
    B. 精神分析治疗中，治疗师可能把对自己父母的情感转移到老年患者身上，这是一种移情
    C. 认知疗法可通过改变患者的负性自动思维和行为，从而改善情绪
    D. 人际心理治疗主要处理哀伤与丧失、人际冲突、角色转换和人际缺陷四个领域的人际问题
    E. 抗抑郁药物联合心理治疗通常疗效优于单用心理治疗

[标准答案] B

【解析】在精神分析治疗中，来访者把对别人的感情转移到治疗师身上，叫作移情，治疗师把对别人的情感转移到来访者身上，叫反移情。所以题中治疗师把对自己父母的情感转移到老年患者身上，这是一种反移情。

## 二、简答题 2 题

1. 医生可以做些什么，防止有自杀意念的老年患者实施自杀行为？

答：①评估自杀风险。②加强监护和沟通。③积极原发病治疗。④告知家属病情。⑤必要时精神专科医院就诊或住院治疗。

2. 老龄化社会背景下，医生如何加强对老年人的心理照护？

答：①提高人文关怀，更加细心和耐心。②采用适合老年人的方式沟通。③开展科普知识宣传，促进患者自我康复。

### 三、病例分析型思考题 2 题

1. 李某，女性，已婚，69 岁，因"情绪低落、兴趣减退 6 个月，加重 2 月"就诊。患者 6 个月前因丈夫患直肠癌逐渐出现心情不好，开心不起来，做事没兴趣，精力下降，整天躺在床上，不想动，没精力，有绝望感，早上尤为明显，傍晚好转，伴全身麻木感、胃部被掏空感，感觉食物无法下咽，体重 2 个月内减轻 5kg。晚上入睡需 2～3 个小时，早上天还没亮就醒了。患者偶尔会在睡前和晨起后耳中听见有汽车声。患者有时紧张，担心丈夫病情，有时头痛、心神不定、心慌、手抖。近 2 个月患者病情加重，故来就诊。既往史：桥本甲状腺炎，未行特殊治疗。

实验室检查：甲状腺球蛋白抗体：285.1IU/mL↑；甲状腺过氧化物酶抗体：75.5IU/mL ↑；T3、T4、TSH 正常。摄碘试验：甲状腺 2h、6h、24h 摄 $^{131}$I 率正常，摄 $^{131}$I 高峰正常。ECT：甲状腺左叶下极"温结节"。血常规、电解质、甲状腺功能未见明显异常。

心理测评：PHQ-9：23 分 GAD-7：10 分 HAMD-17：24 分 HAMA：14 分

**思考要点**

(1) 该患者的初步诊断及诊断依据是什么？

(2) 该病例考虑哪些鉴别诊断？

2. 张某，男性，丧偶，66 岁，因"紧张担心 6 个月"就诊。患者 6 个月前表哥心源性猝死，之后患者逐渐出现紧张担心、多思多虑、有时心神不安，经常胸闷心慌，担心自己患有心脏病，反复到医院检查，心电图、心超、冠脉造影等检查均未见明显异常。患者睡眠差，入睡困难需 2 小时，多噩梦，反复醒转。

**思考要点**

(1) 该患者的诊断和治疗目标是什么？

(2) 该患者的处理原则是什么？

（周千　骆艳丽）

# 第十章　现代老年护理的特殊需求与应对策略

### 一、选择题

**A1 题型 5 题**

1. Orem 自护理论的核心概念为：

　A. 她人护理

　B. 自我护理

　C. 共同护理

　D. 系统护理

　E. 缺陷护理

[标准答案]B

【解析】Orem自护理论共分为自理理论、自理缺陷理论、护理系统理论三个部分。其中的核心概念为自我护理。

2. 患者脑梗死后右侧肢体活动受限需长期卧床,生活不能自理,产生了负面心理情绪,下列哪种康复治疗是一种特殊的、以身体为媒介、调整心理的功能再造的康复过程?

A. 言语治疗

B. 物理治疗

C. 作业治疗

D. 心理治疗

E. 精神运动康复治疗

[标准答案]E

【解析】精神运动康复是一种采取非药物、非大型器械治疗的理论与方法的体系;是通过一系列"身心重塑"的方法,改善患者的运动、认知、参与能力;是一种特殊的、以身体为媒介、调整心理的功能再造的康复过程。

3. 临终患者的_____是安宁疗护的核心内容?

A. 关怀护理

B. 满足需求和护理

C. 陪伴支持和护理

D. 症状控制和护理

E. 心理干预和护理

[标准答案]D

【解析】临终患者的症状控制和护理是安宁疗护的核心内容,是心理、灵性和社会层面关怀护理的基础;是有效提高生存质量的主要措施;是满足临终患者安详、舒适、有尊严离开人世的重要保障。

4. 老年综合评估结果提示老年综合征高危人群,专家建议启动哪种管理模式?

A. 单科会诊管理模式

B. 专科诊治管理模式

C. 多学科团队管理模式

D. 专家会诊管理模式

E. 多科会诊管理模式

[标准答案]C

【解析】老年人群一般多病共存,病情复杂且不典型,存在许多健康安全隐患,老年综合评估提示高危人群,通过多学科团队管理模式更有利于尽早发现潜在危险因素并积极采取有效措施以降低风险。

5. 为了提高老年人的健康水平和生命质量,在老年医疗服务和养老服务中就需要对老年人进行哪种评估?

A. 老年需求评估

B. 老年健康评估

C. 老年综合评估

D. 老年躯体评估

E. 老年精神心理评估

[标准答案]C

【解析】老年综合评估是多维度、跨学科的诊断过程,为老年人制订一个协调的、综合的治疗、康复、照护计划和长期随访计划,最大限度地提高老年人的生命质量。

## 二、简答题 2 题

1. 简述老年护理综合评估的实施原则？

答：(1)以老年人为中心，本着尊重老年人的原则及知情同意原则。

(2)评估内容以客观、准确为原则。

(3)动态评估原则。

(4)遵循个体化原则。

2. 简述老年人心理需求有哪些？

答：①健康需求；②情感需求；③尊重需求；④知识需求；⑤安全环境需求。

## 三、病例分析型思考题 2 题

1. 患者，王某，89 岁，因"直肠癌伴肝转移姑息治疗"入院。该患者入院 1 月余前无明显诱因出现间断腹胀、脐周阵发性绞痛，伴恶心、呕吐，呕吐物为胃内容物，呕吐后腹痛有所缓解，腹泻与便秘交替，体重下降 3 kg。CT 影像示：乙状结肠远端和直肠近端较长节段环形增厚，周围软组织炎性线条并淋巴结肿大；肝脏多发低密度肿块；升结肠及小肠弥漫扩张，并积液、积气，可见气液平。

患者经多次靶向治疗后效果不佳，反复向医护人员提出，希望能回家疗养，经与家属多番沟通后，达成一致，自动出院，放弃治疗回家，最终患者回家两日后病逝。

**思考要点**

(1)结合上述病例，可给予患者哪些心理干预？

(2)结合上述病例，灵性照护的目标是什么？

2. 患者张某，空巢老人，75 岁，因"脑梗死"收治入院。患者在院治疗期间生活不能完全自理，不服老，要求自己的事情自己做，脾气急躁易怒，睡眠差。为了建立良好的医患关系，进行了相应的心理干预。

**思考要点**

(1)结合上述病例，患者存在哪些心理需求？

(2)在此病例中，如何建立良好的医患关系？

（张锋　张晓红）

# 第十一章　老年医养结合

## 一、选择题

**A1 型题 5 题**

1. 身体健康但家庭日间暂时无人照护的离退休老人，最适合的照护模式是：

A. 候鸟养老照护

B. 社区养老照护

C. 机构养老照护

D. 集体养老照护

E. 康养结合照护

[标准答案] B

【解析】社区养老是从分散居家养老向集中社会养老过渡的一种方式，老人夜间居住在自己家里,在继续得到家人照顾的同时,日间由社区有关服务机构、专业人士为老人提供托老服务,具有社区日间照料和居家养老支持两类功能。社区养老是家庭养老的延伸,是居家养老服务的重要支撑,它是机构养老的社区化,可以为家庭日间暂时无人或无力照护的老年人提供日间照料服务。

2. How to deliver integrated care for older people?

    A. a simple assessment and care plan shared with all providers

    B. community engagement and caregiver support

    C. all older people need comprehensive referrals

    D. hospital -based interventions

    E. different care and treatment goals across different providers

[标准答案] B

【解析】医疗服务和养老服务的深度融合,并不是医疗机构和养老机构"1＋1"的简单形式,而是需要健全整个社会服务体系、完善公共服务设施,需要卫生、民政、财政、社保等相关部门协调配合形成合力,将两者有机结合起来,从而做好资源整合。所以社会的参与及照料者的支持极为重要。

3. 关于医养结合,以下哪一项是错误的?

    A. 集医疗、康复、养生、养老等于一体

    B. 养老机构与医疗机构的功能相结合

    C. 引入"医养结合、持续照顾"理念

    D. 医疗及养老资源共享、优势互补,

    E. 医疗为主,辅以养老

[标准答案] E

【解析】首度将医疗和养护相结合,是近几年逐渐兴起于各地的一种新型养老模式,将现代医疗服务技术与养老保障模式有效结合,实现了"有病治病、无病疗养"的养老保障模式创新,它不是医疗为主。

4. 我国在应对老龄化的过程中,哪种养老方式最常见?

    A. 社区养老

    B. 家庭养老

    C. 机构养老

    D. 分散养老

    E. 社会养老

[标准答案] B

【解析】我国在应对老龄化的过程中,日趋形成了"9073"的格局,也就是90%左右的老年人都在居家养老,7%左右的老年人依托社区支持养老,3%的老年人入住机构养老。在这种格局下,不管哪种养老服务模式,家庭仍然是养老服务提供的核心领域。

5. 医养结合的服务需求对象重点面向哪一类人群?

    A. 健康老年人

    B. 基本健康老年人

    C. 生活不能自理老年人

    D. 退休职工

    E. 生活自理老年人

[标准答案] C

【解析】医养结合养老服务面向健康、基本健康、不健康和生活不能自理的四类老年人,但重点面向生活不能自理的老年人,主要包括残障老年人、慢病老年人、易复发病老年人、大病恢复期老年人及绝症晚期治疗的老年人等。

## 二、简答题 2 题

1. "医养结合"定义？

答："医养结合"养老模式可以视为"医疗与养护"相结合的老年人长期照顾模式。其中，"医"包括医疗康复保健服务，"养"包括生活照护服务、精神心理服务、文化活动服务。医养一体化是集医疗、康复、养生、养老等于一体，把老年人健康医疗服务放在首要位置，使其资源共享、优势互补，把生活照料和康复关怀融为一体的新型模式。

2. 我国"医养结合"有哪几种模式？

答：我国"医养结合"模式有医疗养老融合型、医疗养老协作型、医疗康复型、候鸟式医养结合、"医养结合"进社区和家庭、智慧医养结合型等 6 种

## 三、病例分析型思考题 2 题

1. 89 岁张老伯与女儿同住，每天早晨，女儿出门时他就跟着出门，散步后，10 时到杨浦区四平社区的"日托所"。有时候他会在棋牌室看人打扑克，看累了就回日托所看电视剧，或者与助老协管员聊天。11 时许，去食堂用餐。午饭是粥和西红柿炒鸡蛋、蔬菜和水果。午饭后，助老协管员陪老人散步片刻，随后午睡。了解到张老伯有高血压，日托所每周还安排医务志愿者为他量血压，并为他制订了一份健康档案，随时观察他的身体状况，让张老伯享受到"家庭医生"的服务。

**思考要点**

(1) 该案例是什么养老模式？其优势和存在的问题有哪些？

(2) 请根据案例，可以对张老伯做哪些评估和提供哪些服务？

(3) 结合案例，请您谈一下对我国医养结合的思考和建议？

2. 小王是一名社区卫生服务中心的家庭医生，每周二下午他都要走访他签约的家床王老伯的家，王老伯一年前脑梗偏瘫在家，有高血压及糖尿病史，每次小王都要去帮王老伯去量血压和测血糖，并帮他调整用药，陪他聊天。

**思考要点**

(1) 该案例是什么养老模式？其优势和存在的问题有哪些？

(2) 请根据案例，可以对王老伯做哪些评估和提供哪些服务？

(3) 结合案例，请您谈一下我国医养结合的趋势和策略？

（孟超　高天）

# 老年医学各论篇试题

## 第十二章　老年口腔医学

### 一、选择题

**A1 型题 5 题**

1. 根面龋是老年患者最常见的龋病类型,在进行根面龋充填治疗时,下列描述<u>不符合</u>微创牙体治疗原则的是:
   - A. 化学机械去龋
   - B. 涡轮机械去龋
   - C. 激光去龋
   - D. 手用器械去龋
   - E. 不做预防性扩展

[标准答案] B

【解析】微创牙体治疗:该理念是指只去除龋坏和无法再矿化的牙体组织,不做预防性扩展,尽可能保留天然牙体组织。微创去龋法包括手用器械法、化学机械法、激光去龋法等,因相对简便的操作条件和避免涡轮制备窝洞时的刺激痛,非常适用于患有行动或认知障碍、全身耐受情况差的老年患者。

2. 临床龈健康的标准是:
   - A. 在牙周组织完整或有降低的情况下,探诊出血位点<10%,牙周探诊深度≤4mm
   - B. 在牙周组织完整或有降低的情况下,探诊出血位点<20%,牙周探诊深度≤3mm
   - C. 在牙周组织完整或有降低的情况下,探诊出血位点<20%,牙周探诊深度≤4mm
   - D. 经牙周炎治疗后,虽有牙周探诊深度达到 3mm 的位点,但无探诊出血
   - E. 经牙周炎治疗后,虽有牙周探诊深度达到 4mm 的位点,但无探诊出血

[标准答案] E

【解析】2017 年 11 月,美国牙周病学会和欧洲牙周联盟联合发布了"牙周病和种植体周病与状况的新分类"。新分类提出"临床龈健康"理念,其标准是:在牙周组织完整或有降低的情况下,探诊出血位点<10%,牙周探诊深度≤3mm;或经牙周炎治疗后,虽有牙周探诊深度达到 4mm 的位点,但无探诊出血。

3. 可摘局部义齿是目前老年患者修复牙列缺损最普遍采用的修复方式。随着数字化时代到来,其新工艺的突出优点<u>不包括</u>:
   - A. 缩短椅旁操作时间,减少患者复诊次数
   - B. 用数字化扫描仪精确复制口腔软硬组织形态,可完全替代传统印模技术
   - C. 利用计算机软件直接在数字化模型上设计义齿支架
   - D. 用激光打印机打印出 RPD 金属支架
   - E. 数字化模型和打印支架简化了传统工艺,降低了复杂工序中的误差率

［标准答案］B

【解析】随着数字化时代的到来,数字化扫描、计算机辅助设计和 3D 打印技术,为减少患者复诊次数,缩短椅旁时间和简化 RPD 技工工艺提供了可能。制作工艺先采用数字化扫描仪获取患者口内的三维数据,快速精准地复制出口腔牙齿和黏膜形态。再通过计算机软件,在数字工作模型上完成设计。最终用激光器打印出 RPD 金属支架。但目前口内扫描仪无法获取黏膜等软组织在功能状态下的形态,因此对于牙-黏膜混合支持或黏膜支持式 RPD 修复以及传统全口义齿修复,仍需使用传统印模技术制取功能性印模。

4. Which is <u>not</u> the main pathogenic microorganism in periodontics?

    A. *A. actinomycetemcomitans*

    B. *P. gingivalis*

    C. *S. aureus*

    D. *T. denticola*

    E. HSV-1

［标准答案］C

【解析】牙菌斑中最重要的牙周致病菌包括伴放线聚集杆菌(*A. actinomycetemcomitans*,Aa)、牙龈卟啉单胞菌(*P. gingivalis*,Pg)、福赛坦氏菌(*T. forsythia*,Tf)和齿垢密螺旋体(*T. denticola*,Td)。疱疹病毒 HSV-1 和牙周致病菌二者可在牙周病发病的多个阶段内相互影响,疱疹病毒能促进细菌的黏附和定植,牙周致病菌能促进病毒的活化,二者共同改变宿主的免疫反应。另有研究发现,金黄色葡萄球菌(*S. aureus*)在植体周炎中起重要作用,而其与牙周炎相关性不强。

5. 当患者存在中重度的牙槽骨缺损(<4 mm),在进行种植修复时需要施行引导骨再生术。此时选用植骨材料的金标准是:

    A. 颗粒状自体骨

    B. 块状自体骨

    C. 自体骨＋脱钙冻干骨

    D. 自体骨＋异种骨

    E. 自体骨＋人工合成骨

［标准答案］D

【解析】当种植区域出现较严重骨缺损(<4mm)时,因为自体骨早期吸收,骨增量效果不理想的缺点,颗粒状自体骨和异种骨(如 ABBM)1∶1 比例的混合物是更有效的骨增量方法。

## 二、简答题 2 题

1. 老年人预防牙周病的注意事项?

答：预防牙周病的关键在于做好牙菌斑的控制和专业的维护。老年人牙周病的预防要注意以下几点:

    (1)提高自我口腔保健能力,选择合适的牙刷,坚持早晚刷牙,由于老年人多伴有牙龈退缩牙缝变大,可配合使用牙线、牙间隙刷、冲牙器等。对于一些有严重慢性疾病、生活难以自理的老年人,应由家庭成员或医务人员进行特殊的口腔护理。

    (2)对龋齿做充填修复、不能保留的患牙尽早拔除、拆除不良修复体等治疗手段会明显减少牙菌斑的形成。缺失的牙齿尽早进行义齿修复,减轻余牙的负担。

    (3)改善饮食营养,戒烟酒,控制基础疾病,并定期进行口腔健康检查,有条件者每 3 个月检查一次,至少每半年至一年洁治一次。

2.牙周病影响全身系统性疾病的可能机制?

答:牙周致病菌直接通过呼吸道、消化道或通过牙周感染部位进入血液循环系统,在远处器官定植而致病。或者,牙周致病菌诱发的宿主免疫反应会产生大量的炎症介质,这些致炎因子进入血液循环系统后介导其他部位的炎症反应,影响系统性疾病的发生发展。

### 三、病例型思考题 2 题

1.患者,女性,68 岁,因"左侧下牙咬合疼痛一周,昨日发展为左侧面部肿胀"就诊。

该患者 3 年前曾因左侧下后牙食物嵌塞至口腔科门诊治疗,近年来该区常有咬合无力感。一周前进餐时突感疼痛,牙浮出感,不敢咬合,自行服用牛黄解毒片二日后无明显缓解。昨日出现左侧面下部的肿胀、低热畏寒而前来就诊。

既往史:否认高血压、糖尿病史。3 个月前曾施行心脏瓣膜置换术,已服用华法林 3 个月。

查体:体温 38.7 ℃,血压 130/90 mmHg,心率 90 次/分,意识清醒,对答切题,检查合作。

口腔专科检查:左侧下颌角及下颌骨体部前缘区域有轻度水肿,皮温正常,扪诊无凹陷性水肿,张口中度受限。口内左下第二前磨牙/35 远中邻面及咬合面有树脂充填体,牙体松动(++),叩诊患牙明显疼痛,左下第一磨牙/36 牙体近远中向纵折至龈下,颊舌侧牙体松动(+),牙体内树脂充填体松动。左下后牙区域颊侧前庭沟扪诊肿胀疼痛,尚无明显波动感。

X 线片示:35 根尖透射影,边界较模糊。36 根尖及根分叉区较广泛的透射影,曾行干髓术。

**思考要点**

(1)考虑患者什么疾病的可能性最大?说明依据。

(2)目前应急的处理措施及后续的治疗原则是什么?

(3)针对该老年患者的全身情况,口腔治疗过程中需要注意哪些特点?

2.患者女性,70 岁,因"全口牙缺失数年,旧义齿无法行使功能"就诊。

该患者 6 年前因牙齿松动或折断陆续拔除,并行全口活动义齿修复。2 年前因右侧口底黏膜白斑行口底手术,口底后部形成手术瘢痕,一年后再重新制作全口活动义齿,却因下颌义齿固位差、黏膜反复压痛而无法行使基本咀嚼功能。目前诉求重装下颌义齿,有效改善美观和咀嚼功能。

既往史:否认高血压、心脑血管疾病和糖尿病史,近期有骨质疏松病史,陆续服用阿仑膦酸钠药物将近 1 年,无骨折史。

口腔科专科检查:全口牙齿缺失,牙槽骨重度吸收,角化龈薄而窄。右侧下磨牙区舌侧口底约 1cm 长的手术瘢痕,舌体运动时,口底离牙槽嵴顶仅 3~4 mm。

CBCT 检查示:下颌牙槽骨重度吸收,后牙区嵴顶离下牙槽神经管仅 3 mm,双侧尖牙区嵴顶离神经管有 12~13 mm 的距离,牙槽骨宽度 5~8 mm。

**思考要点**

(1)在制订治疗方案时优先考虑哪种修复方式?说明依据。

(2)针对该老年患者的全身情况,口腔治疗过程中需要注意哪些特点?

(3)为维护修复治疗效果,需要哪些措施以降低并发症的风险?

(丁玲　陆尔奕)

# 第十三章　老年高血压

## 一、选择题

**A1 型题 3 题**

1. Postural hypotension：which of the following is <u>incorrect</u>?
   - A. A fall in SBP≥20mmHg on standing for lying
   - B. A fall in DBP≥10mmHg from lying to standing
   - C. Often occurs with autonomic failure
   - D. Found in about 10% of institutionalized people
   - E. Not a feature of dehydration

［标准答案］E

【解析】<u>直立性低血压</u>（orthostatic hypotension，OH）是指从卧位改变为直立体位的 3 分钟内，收缩压下降≥20mmHg 或舒张压下降≥10mmHg，同时伴有低灌注的症状。

2. 以下哪一项<u>不是</u>老年高血压的特点?
   - A. 收缩压升高为主
   - B. 脉压差增大
   - C. 血压波动大
   - D. 并发症多
   - E. 都伴有体位性低血压

［标准答案］E

【解析】老年高血压的特点：单纯收缩期高血压多见；脉压差增大；血压波动大；体位性血压变化；餐后低血压多见；高血压晨峰；血压昼夜节律异常多见；白大衣高血压多见；假性高血压多见；难治性高血压；并发症多及多重用药。

3. 年龄≥80 岁的老年人降压治疗目标，以下哪一条是正确的?
   - A. 均应降至 140/90 mmHg 以下
   - B. 降压目标为 150/90 mmHg 以下
   - C. 应降至 150/90 mmHg 以下，若可耐受降至 140/90 mmHg 以下
   - D. 年龄≥80 岁，一旦出现靶器官损害，应降至 140/90 mmHg 以下
   - E. 年龄＜80 岁，一旦出现靶器官损害，应降至 140/90 mmHg 以下

［标准答案］C

【解析】年龄≥80 岁患者，首先降至 150/90 mmHg 以下，若能耐受进一步控制在 140/90mmHg 以下。

**A2 型题 3 题**

1. 张先生，82 岁，诊断高血压数年，有多次体位改变后出现头晕黑矇症状。近几日，出现尿频、尿不尽、夜尿增多，考虑存在良性前列腺增生。在选择药物治疗时，应<u>慎选</u>以下哪一种药物?
   - A. 非那雄胺
   - B. 特拉唑嗪
   - C. 普适泰
   - D. 酒石酸托特罗定

E. 度他雄胺

[标准答案] B

【解析】患者老年人容易发生直立性低血压,在选用药物时应避免使用可能导致直立性低血压的药物,特拉唑嗪为 α 受体阻滞剂,有扩张血管作用,直立性低血压发生率增加。

2. 刘先生,86 岁,有慢性支气管炎 20 余年。近几年多次自测血压均升高,最高 180/90 mmHg,考虑开始药物治疗,以下哪一类药物不是首选?

　　A. CCB

　　B. ACEI/ARB

　　C. β 受体阻滞剂

　　D. 利尿剂

　　E. α 受体阻滞剂

[标准答案] C

【解析】高血压合并支气管疾病的药物选择时,应注意避免选用 β 受体阻滞剂,必须选择可用高选择性的 β 受体阻滞剂。

3. 王女士,78 岁,因有室上性心律失常,长期服用盐酸索他洛尔。此次体检发现血糖异常,血压升高。在生活+饮食干预后,血压仍未达标。考虑开始药物治疗,以下哪一类药物为首选药物?

　　A. CCB

　　B. ACEI/ARB

　　C. β 受体阻滞剂

　　D. 利尿剂

　　E. α 受体阻滞剂

[标准答案] B

【解析】ACEI/ARB 通过降压、改善胰岛素抵抗、减少尿蛋白发挥肾脏保护作用,尤其适用于高血压合并糖尿病肾病蛋白尿的患者。


**A3 型题 3 题**

(1～3 题共用题干)

1. 李先生,80 岁,胸骨后压榨性疼痛 3 小时,血压 178/90 mmHg,HR 108 次/分,律齐,EKG 示"V1～V4 ST 段弓背向上抬高"。考虑急性前壁心肌梗死,行 PCI 治疗后血压仍较高,波动在(160～170)/90 mmHg。

李先生诊断为高血压,正确的危险分级为:

　　A. 高血压 3 级,高危组

　　B. 高血压 2 级,高危组

　　C. 高血压 3 级,很高危组

　　D. 高血压 2 级,很高危组

　　E. 高血压 2 级,中危组

[标准答案] D

【解析】李先生收缩压最高在 160～180 mmHg 之间,故为高血压 2 级,且合并心肌梗死,为合并临床症状,故为很高危组。

2. 首选降压药物治疗为:

　　A. ACEI/ARB+利尿剂

　　B. ACEI/ARB+CCB

　　C. CCBN+利尿剂

D. ACEI/ARB+β受体阻滞剂

E. CCB+β受体阻滞剂

[标准答案] D

【解析】合并急性冠脉综合征,在选择降压药物治疗的同时,可兼顾 ACS 的治疗。

3.李先生的降压目标为:

A. <150/90 mmHg

B. <140/90 mmHg

C. <130/80 mmHg

D. <130/85 mmHg

E. <120/80 mmHg

[标准答案] B

【解析】李先生的年龄虽然为 80 岁,但合并出现心血管并发症,在可以耐受的基础上降到
140/90 mmHg 以下

**A4 型题 3 题**

(1~3 题共用题干)

张先生,78 岁,2 天前无明显诱因下出现左侧肢体偏瘫伴言语障碍,头颅 MRI 示"右侧
半卵圆中心急性梗死"。张先生有高血压史 5 年,糖尿病史 2 年,平素血压、血糖均控制
达标。

1.张先生来院时血压 178/98 mmHg,当血压处于何水平时需要干预?

A. 脑卒中发生即开始强化降压治疗至 140/90 mmHg 以下

B. 血压持续≥220/120 mmHg,使用降压药物,24 小时降幅<15%

C. 血压持续≥200/110 mmHg,使用降压药物,24 小时降至 180/90 mmHg

D. 血压持续≥180/100 mmHg,使用降压药物,24 小时降幅<15%

E. 血压持续≥180/100 mmHg,使用降压药物,24 小时降幅 140/90 mmHg

[标准答案] B

【解析】对于未接受静脉溶栓或机械取栓治疗的急性缺血性脑卒中患者,建议血压≥220/
120mmHg 时启动降压治疗。

2. 住院第 5 天,张先生突发意识障碍,急诊头颅 CT 示"内囊出血"。此时应如何进行血压
管理?

A. 积极降压至 140/90 mmHg 以下

B. 积极降压至 130/80 mmHg 以下

C. 当颅内压增高时,血压应快速降至 140/90 mmHg 以下

D. 当颅内压增高时,血压>220/120 mmHg,应降至 160/90 mmHg

E. 以降颅压为主,无须特别干预血压

[标准答案] D

【解析】对于血压超过正常脑血流调节上限,应在密切监测下,积极静脉降压治疗,收缩压
160 mmHg 可作为参考目标值。

3.经积极治疗后,张先生病情稳定,度过急性期,开始康复治疗,家属向你询问出院后是否继
续原降压方案治疗(原方案为吲达帕胺)?

A. 原降压可以控制血压达标,继续按原方案治疗

B. ACEI/ARB,目标<140/90 mmHg

C. ACEI/ARB,目标<130/80 mmHg

D. ACEI/ARB,目标<150/90 mmHg

E. ACEI/ARB,目标＜120/80 mmHg

[标准答案] C

【解析】既往有高血压病史且长期服药的缺血性脑卒中或 TIA 患者,如无绝对禁忌,发病数天且病情稳定后可以重新启动降压治疗,推荐血压控制目标值为 130/80 mmHg 以下,以预防脑卒中复发。

## 二、简答题 4 题

1. 老年高血压有哪些特点?

答:①单纯收缩期高血压多见;②脉压增大;③血压波动大;④体位性血压变化;⑤餐后低血压多见;⑥高血压晨峰;⑦血压昼夜节律异常多见;⑧白大衣高血压多见;⑨假性高血压多见;⑩难治性高血压;⑪并发症多。

2. 老年高血压患者非药物治疗原则有哪些?

答:①减少钠盐的摄入;②调整膳食结构;③减少膳食脂肪及饱和脂肪酸摄入;④戒烟;⑤限酒;⑥肥胖者适当减轻体重;⑦规律适度地运动;⑧减轻精神压力,保持心理平衡,避免情绪波动。

3. 老年高血压的定义是什么?

答:根据《中国老年高血压管理指南(2019)》对老年高血压的定义:年龄≥65 岁,在未使用降压药物情况下,血压持续或 3 次以上非同日坐位收缩压≥140 mmHg 和(或)舒张压≥90 mmHg,可诊断老年高血压。对于已明确诊断高血压或目前正在接受药物治疗的老年人,即使血压正常,也应诊断为老年科高血压。

4. 老年高血压药物选择特点?

答:药物选择:老年人使用利尿剂和长效 CCB 疗效好、不良反应较少,推荐用于无明显并发症的老年高血压患者的初始治疗。若患者已存在靶器官损害,或并存其他疾病和(或)心血管危险因素,则应根据具体情况选择降压药物:

高血压合并糖尿病:选择 ACEI/ARB

合并肾功能不全:eGFR≥30ml/(min$^1$·1.73m$^2$) 选择 ACEI/ARB。

eGFR＜30ml/(min$^1$·1.73m$^2$) 选择袢利尿剂、CCB、β 受体阻滞剂、α 受体阻滞剂。

合并冠心病:β 受体阻滞剂。

合并慢性心功能不全:选择 ACEI、β 受体阻滞剂、利尿剂、醛固酮拮抗剂。

合并 COPD、哮喘、间歇性跛行:选择 CCB。

## 三、病例分析型思考题 2 题

1. 患者男性,89 岁,诊断"帕金森病"8 年,长期服用咪多吡 5mg qd;美多芭 200 mg tid(总量 600 mg)。自觉吞咽困难,PD 症状加重入院。患者有高血压史 30 年,曾服用多种降压药物,后因自测血压偏低,自行停用高血压药物(具体不详)。住院期间监测血压,波动在 180～100/80～60 mmHg,予以氨氯地平片 5 mg qd 控制血压。患者住院期间,某日清晨如厕时突发头晕,并跌倒,当时测血压 80/45 mmHg。

查体:T 37.0℃,P 65 次/分,R 16 次/分,BP 145/80 mmHg,神志清,对答部分切题,口齿含糊,心、肺未见明显异常,腹软,无压痛反跳痛,肝脾肋下未及,肠鸣音减弱,双下肢无水肿,四肢肌张力增高,关节活动齿轮改变,肌力 Ⅳ 级。

**思考要点**

(1)该患者出现血压波动明显的原因是什么?

(2)需要进一步完善哪些检查？

(3)在药物选择方面需要注意些什么？

2. 患者男性,68 岁,患有"高血压"20 余年,长期服用厄贝沙坦氢氯噻嗪片,血压不监测。5 年前体检发现血糖升高,当时诊断为"非胰岛素依赖型糖尿病",服用二甲双胍,每日 3 次,每次 0.5g。近期体检发现,血肌酐(SCr)186 μmol/L,尿蛋白(＋)。

查体：T 36.8℃,P 78 次/分,R 14 次/分,BP165/80mmHg,神志清,两肺听诊无殊,心律绝对不齐,各瓣膜区未及病理性杂音,腹软,无压痛反跳痛,肝脾肋下未及,双下肢轻度水肿。

**思考要点**

(1)患者存在的心血管危险因素有哪些？

(2)该患者进一步需要完善哪些评估？

(3)该患者非药物及药物治疗的要点是什么？

（黄黎莹　方宁远）

# 第十四章　呼吸道疾病

## 第一节　新型冠状病毒感染防控策略

### 一、选择题

**A1 型题 2 题**

1. 新型冠状病毒基因组是：

　　A. 双链 DNA

　　B. 单股负链 RNA

　　C. 单股正链 RNA

　　D. 单链 DNA

　　E. 双链 RNA

［标准答案］C

【解析】新型冠状病毒颗粒中包含四种结构蛋白和新冠病毒基因组 RNA：核壳蛋白（N）、包膜蛋白（E）、膜蛋白（M）和刺突蛋白（S）4 种结构蛋白及单股正链 RNA。

2. 下列哪项不是新型冠状病毒感染重症的诊断标准之一？

　　A. 体温＞ 40 ℃

　　B. 出现气促,RR ≥30 次/分

　　C. 静息状态下,吸空气时指氧饱和度≤93%

　　D. 动脉血氧分压（$PaO_2$）/吸氧浓度（$FiO_2$）≤300 mmHg（1 mmHg = 0.133 kPa）（海平面）

　　E. 临床症状进行性加重,肺部影像学显示 24～48 小时内病灶明显进展＞50% 者

［标准答案］A

【解析】符合下列任何一条且不能用新冠病毒感染以外其他原因解释：

①出现气促,RR ≥30 次/分。② 静息状态下,吸空气时指氧饱和度 ≤93%。③ 动脉血氧分压（$PaO_2$）/吸氧浓度（$FiO_2$）≤300 mmHg（1 mmHg = 0.133kPa）（海平面）。④临床症状进行性加重,肺部影像学显示 24～48 小时内病灶明显进展 ＞

50% 者。

## 二、简答题 1 题

简述老年新型冠状病毒感染的不典型症状。

答：老年患者可能症状不典型,表现为谵妄、虚弱、跌倒、食欲减退、嗜睡、全身酸痛、周身不适。老年重症患者可能出现"沉默型低氧",没有主诉呼吸困难和可观察到的呼吸窘迫,但氧饱和度明显降低,甚至快速进展为急性呼吸窘迫综合征、休克、出凝血功能障碍及多器官功能衰竭等。

## 三、病例分析型思考题 1 题

患者,男性,73 岁,既往有糖尿病史,服用二甲双胍控制血糖。三天前患者出现咽痛明显,伴发热,最高体温 38.5℃,稍有咳嗽咳痰,痰色白,自服布洛芬退热,银黄含片对症处理,体温不退,感乏力、气短、食欲缺乏。自测新冠抗原(+),发热门诊就诊。

**思考要点**

(1)需要完善哪些指标,帮助医生判断患者新冠重症/危重症的预警?

(2)有哪些抗病毒治疗的方法?

(3)患者需要抗凝治疗的指针是什么? 怎样抗凝?

(查琼芳　秦慧)

## 第二节　老年社区获得性肺炎

### 一、选择题

**A1 型题 2 题**

1. 老年社区获得性肺炎患者应何时进行准确的病原学检测?

　A. 在使用抗感染药物之后进行检查

　B. 先根据临床经验治疗,待病情缓解后检查

　C. 在使用抗感染药物之前进行检查

　D. 先根据临床经验治疗,若病情反复再检查

　E. 可以不进行病原学检测

[标准答案] C

【解析】准确的病原学检测是诊断肺炎和合理选择治疗方案的基础,最好在使用抗感染药物之前进行检查。

2. 根据中华医学会呼吸病分会(2016)《中国成人社区获得性肺炎诊断和治疗指南》指出,下列哪项不符合重症 CAP 界定的次要标准?

　A. 呼吸频率≤ 20 次/分

　B. 氧合指数≤ 250 mmHg

　C. 多肺叶浸润

　D. 意识障碍(或)和定向障碍

　E. 收缩压<90 mmHg 需要积极的液体复苏

[标准答案] A

【解析】重症 CAP 界定的次要标准: ①呼吸频率≥30 次/分;②氧合指数≤ 250 mmHg;③多肺叶浸润;④意识障碍(或)和定向障碍;⑤血尿素氮≥ 7.14 mmol/L;⑥收缩压<90 mmHg 需要积极的液体复苏。

## 二、简答题 2 题

1. 简述老年社区获得性肺炎的常见病因。

答：(1)年龄：患病风险随着年龄的增长而增加。

(2)慢性共存病及复发因素：如慢性阻塞性肺疾病、糖尿病等。

(3)吸入因素：如吸入性肺炎等。

(4)可纠正因素：如吸烟、酗酒等。

其他因素：如营养不良、既往 CAP、口服皮质醇类激素等。

2. 简述老年社区获得性肺炎的临床表现。

答：(1)患者常表现为发热、咳嗽、咳痰、胸闷、气促等。

(2)超过一半的老年人可能没有典型的表现，而精神、功能状态的改变、消化道等症状和合并症，反而可能是较先出现、也可能是出现的唯一症状。

## 三、病例分析型思考题 1 题

患者，男，83 岁，因"发热伴咳嗽咳痰 3 天，加重 1 天"入院。既往史：有高血压、2 型糖尿病史，自诉服药控制可；既往无哮喘、慢性支气管炎史。入院后经检查，诊断为"老年社区获得性肺炎"，予抗感染等治疗。

**思考要点**

(1)入院后需完善哪些检查，并简述检查原因？

(2)该疾病老年患者的抗感染治疗有何特别注意？

（张春炳　邵莉）

# 第十五章　老年消化不良的诊断思路与应对原则

## 一、选择题

**A1 型题 5 题**

1. 正在服用氯吡格雷的老年 FD 患者，需使用抑酸剂时，应优先选用：

A. 奥美拉唑

B. 雷贝拉唑

C. 艾司奥美拉唑

D. 兰索拉唑

E. 艾普拉唑

[标准答案] E

【解析】血小板聚集抑制剂氯吡格雷，该药为前体药，与多数 PPIs 一样，主要通过 CYP2C19 代谢，二者同时应用将产生竞争抑制，影响氯吡格雷的疗效，常用 PPI 对 CYP2C19 的依赖性和抑制力存在差异，泮托拉唑、雷贝拉唑则对 CYP2C19 的依赖性小、抑制力弱，与其他经 CYP2C19 代谢的药物相互作用少；而艾普拉唑肠溶片不与氯吡格雷竞争 CYP2C19 酶，不影响其抗血小板凝集合用更安全。

2. 老年患者出现以下哪类症状，建议尽快进行内镜检查？

A. 上腹隐痛

B. 胃纳欠佳

  C. 早饱感

  D. 黑便

  E. 乏力

[标准答案] D

【解析】报警征象包括消瘦、黑便、贫血、进行性吞咽困难、发热和黄疸等。首次出现消化不良症状的年龄＞40岁和有上消化道恶性肿瘤家族史者也应被列入可能导致FD症状的器质性疾病筛查范围。对于有报警征象的FD患者,应进一步完善相关辅助检查以排查器质性疾病。

3. 下列哪种药物具有锥体外系不良反应,<u>不建议</u>老年人使用?

  A. 莫沙必利

  B. 多潘立酮

  C. 甲氧氯普胺

  D. 伊托必利

  E. 曲美布汀

[标准答案] C

【解析】甲氧氯普胺(胃复安)为多巴胺D2受体拮抗剂和中枢五羟色胺4(5-HT4)受体激动剂,具有较强的中枢镇吐作用,能增强胃动力,改善消化不良症状。甲氧氯普胺可导致锥体外系反应,尤其是老年患者,2012年美国老年医学协会(AGS)发布的Beers标准建议老年人除胃轻瘫外,应避免应用甲氧氯普胺,尤其是虚弱的老年人。

4. 下列哪个因素易导致老年人进食意外的发生?

  A. 给卧床老人喂汤时,食勺要从口正中直入,以免呛咳

  B. 卧床老人进食时应使其头部转向一侧

  C. 给偏瘫老人进食时,食勺应从健侧放入,尽量送到舌根部

  D. 进食时注意力集中

  E. 吃干食发噎者,进食时准备水或饮料

[标准答案] A

【解析】给卧床老人喂汤时,应先让老人张大口,且适当抬头,从老人舌边缓缓倒入口中,切勿从正中直接倒入,以免呛入气管。

5. 下列哪项<u>不属于</u>老年人消化系统常见的老化改变问题?

  A. 轻度咽下困难

  B. 反复呕吐

  C. 便秘

  D. 胃下垂

  E. 食欲减退

[标准答案] B

【解析】老年人如发生持续性呕吐,需要进一步检查,排除上消化道器质性疾病等非消化道疾病。

## 二、简答题5题

1. 什么是老年消化不良患者的报警症状?

答:报警症状和体征包括呕血或黑便、贫血、无法解释的体重减轻(大于体重的10%),进行性吞咽困难、吞咽疼痛,持续性呕吐及淋巴结肿大或腹部肿块等。

2. 什么是脑-肠互动障碍(disorders of gut-brain interaction)?

答：罗马Ⅳ标准中重新定义了功能性胃肠病，正式提出脑-肠互动障碍的概念：功能性胃肠病为脑-肠相互作用疾病，强调其症状产生与动力紊乱、内脏高敏感性、黏膜和免疫功能的改变、肠道菌群的改变以及中枢神经系统处理功能异常有关。

3. 老年器质性消化系统疾病有哪些特点？

答：部分老年器质性消化系统疾病早期症状表现隐匿、不典型，容易导致延误诊断和治疗；有些老年器质性消化系统疾病易出现并发症，例如胆道感染、肠道感染极易伴发脓毒血症；有些高龄老人对侵入性检查（胃镜、肠镜）和手术的耐受性差，有时影响检查而不易确诊。

4. 老年 FD 的诊断标准是什么？

答：老年人功能性消化不良的诊断参考 FD 的罗马Ⅲ、Ⅳ诊断标准：FD 应具有以下一项或多项症状：①餐后饱胀不适；②早饱感；③上腹痛；④上腹烧灼感。且无可解释症状的器质性疾病证据。诊断前，症状出现至少 6 个月，近 3 个月符合以上标准，在胃镜或其他检查未发现可以解释症状的器质性疾病的证据。

5. 为什么抑酸药艾普拉唑更适用于老年人？

答：艾普拉唑具有较强而持久的抑制胃酸分泌的作用，也是目前唯一不经细胞色素（P450）CYP2C19 该酶代谢的质子泵抑制剂，避免了 CYP2C19 基因多态性对其疗效的影响，对需要合并用药的老年人更为安全。

### 三、病例分析型思考题 3 题

1. 患者男性，72 岁。因"反复上腹烧灼感伴饱胀不适两年"就诊。患者 2 年前无明显诱因出现上腹烧灼感及饱胀不适，烧灼感餐后明显，近 4 个月平均每周 2 次，伴嗳气，无恶心、呕吐及早饱，无上腹部疼痛及胀气，无黑便、贫血、消瘦及吞咽困难。给予奥美拉唑、铝碳酸镁片及中成药（具体不详）治疗 4 周无明显好转。起病以来，精神睡眠可，大小便如常，体力体重无明显改变。否认高血压、糖尿病、冠心病及传染病史，否认肿瘤家族史。
体检腹部无阳性体征。
辅助检查：血常规及生化未见明显异常，肿瘤指标未见异常。肝胆胰脾超声显示未见明显异常，胃镜：CAG，快速尿素酶检测（一），肠镜无异常。心理测试未见焦虑抑郁倾向。

**思考要点**

(1) 根据患者的主诉症状到辅助检查，最终的诊断是什么？

(2) 根据该患者症状及诊治情况，原来的治疗方案该如何调整？

2. 患者女性，76 岁。反复上腹饱胀不适间歇性发作 4～5 年，以往曾 2 次行胃镜检查，均是"慢性萎缩性胃炎"。近 5 个月来中上腹隐痛、泛酸加重，胃纳欠佳，体重无明显减轻。再次行胃镜检查，示胃体中部小弯侧不规则溃疡，上覆白苔，Hp 阴性。多块活检组织病理学检查符合溃疡，并见部分坏死组织。应用质子泵抑制剂及铝碳酸镁治疗 3 周后临床症状好转，但停药后仍反复出现上腹隐痛。3 个月后复查胃镜溃疡病灶明显缩小变浅成条索状，溃疡灶边缘欠规则。再次活检病理学检查仍示胃溃疡。进一步 PET-CT 示恶性溃疡。外科手术切除标本病理学检查结果显示：胃体低分化腺癌，浸润至黏膜下层，伴典型溃疡形成。
既往有糖尿病史，否认传染病史，否认肿瘤家族史。
体检腹部无阳性体征。

**思考要点**

(1) 此患者的诊治过程中，是否存在可以优化的方面？

(2) 为何对这位患者会考虑 PET-CT 检查？

3. 患者女性，63岁，近3年来经常出现中上腹部疼痛不适，伴饱胀、嗳气，间歇性发作，就诊于消化科。胃镜检查示：慢性萎缩性胃炎，Hp(−)，病理报告中度萎缩、肠化。肠镜无异常。腹部B超：肝胆脾胰双肾未见异常。患者百度一查，萎缩、肠化属于癌前病变，遂忧心忡忡，自觉中上腹部疼痛不适愈发严重，窜及两肋，伴腹胀、嗳气、口苦、胃纳欠佳，夜眠欠佳，3个月里体重减轻了3kg。

既往有剖宫产手术史，否认高血压、糖尿病、冠心病及传染病史，否认肿瘤家族史。

体检腹部无阳性体征。

**思考要点**

(1)请结合本章内容，考虑此患者诊断是什么？还需要做哪些检查？

(2)如何对该患者进行治疗，如何对患者给予适当的解释和建议，从身体和心理方面给予患者帮助，以减少患者的焦虑？

（郑青）

# 第十六章　内分泌与代谢性疾病

## 第一节　内分泌与代谢性疾病概述

### 一、选择题

**A1型题2题**

1.老年人骨质疏松症发生的影响因素，不包括以下哪项？

 A.雌激素水平下降

 B.甲状腺激素水平下降

 C.钙摄入不足

 D.维生素D缺乏

 E.缺乏运动和日晒

［标准答案］B

【解析】老年人骨质疏松症发生的影响因素包括：雌激素水平下降、钙摄入不足、维生素D缺乏、缺乏运动和日晒等。

2.下列哪一项属于老年代谢性疾病？

 A.高尿酸血症/痛风

 B.甲状腺功能减退症

 C.垂体功能减退

 D.慢性肾上腺皮质功能减退

 E.性腺功能减退症

［标准答案］A

【解析】高尿酸血症/痛风属于老年代谢性疾病，甲状腺功能减退症、垂体功能减退、慢性肾上腺皮质功能减退、性腺功能减退症属于老年内分泌疾病。

### 二、简答题1题

简述老年内分泌疾病的特点？

答：多重疾病共存、隐匿性和非特异性症状、多系统影响、治疗困难性、心理和社会因素的影响。

### 三、病例分析型思考题 1 题

患者女性,70 岁,糖尿病病史 10 年,曾使用二甲双胍、格列齐特等口服药物,1 年前因血糖控制不佳调整为胰岛素治疗(胰岛素总量 10 IU/d),自测空腹血糖 5～7 mmol/L,餐后 2 小时血糖 6～8 mmol/L。近期频繁发生夜间或清晨低血糖反应。查体:身高 155 cm,体重 65 kg,BMI 27.1 kg/m²。否认其他慢性病病史。实验室检查:HbA1c 5.6%。

**思考要点**

(1)患者本次入院的主要目的包括哪些?

(2)患者发生低血糖的血糖界值是多少?

(3)下一步调整降糖方案的措施是什么?

(胡耀敏)

## 第二节　老年血糖与血脂管理

### 一、A1 型题 4 题

1. 老年糖尿病血糖控制的监测指标,<u>不包括</u>:

    A. 空腹血糖

    B. 睡前血糖

    C. 全天血糖控制在目标范围内时间(TIR)

    D. 糖化血红蛋白

    E. 随机血糖

[标准答案] E

【解析】《中国老年 2 型糖尿病防治临床指南(2022 年版)》提出,老年糖尿病血糖控制的监测指标,除了空腹、餐后测量的点血糖和糖化血红蛋白,应关注到全天血糖控制在目标范围内(3.9～10.0 mmol/L)时间(TIR)。随机血糖不是老年糖尿病血糖控制的监测指标。

2. 我国老年糖尿病的定义是:

    A. 65 岁及以后诊断为糖尿病的老年人

    B. 年龄≥65 周岁的糖尿病患者,包括 65 岁以前和 65 岁及以后诊断为糖尿病的老年人

    C. 年龄≥60 周岁的糖尿病患者,包括 60 岁以前和 60 岁及以后诊断为糖尿病的老年人

    D. 60 岁及以后诊断为糖尿病的老年人

    E. 55 岁及以后诊断为糖尿病的老年人

[标准答案] B

【解析】我国老年糖尿病的定义是:年龄≥65 周岁的糖尿病患者,包括 65 岁以前和 65 岁及以后诊断为糖尿病的老年人。

3. Which one of the lipid-lowering drugs <u>does not</u> primarily lower cholesterol?

    A. Statins

    B. Ezetimibe

    C. Fibrates

    D. PCSK9 inhibitors

    E. Probucol

[标准答案] C

【解析】贝特类(Fibrates)是主要降低甘油三酯的降脂药物。

4. 健康状态良好的老年糖尿病患者的血糖控制目标,下列哪一项的描述是正确的?

　　A. HbA1c<7.5%

　　B. HbA1c<7.0%

　　C. HbA1c<6.5%

　　D. 未使用低血糖风险较高药物,HbA1c<7.5%;使用低血糖风险较高药物,HbA1c 7.0%～7.5%

　　E. 未使用低血糖风险较高药物,HbA1c<7.0%;使用低血糖风险较高药物,HbA1c 6.5%～7.0%

[标准答案] D

【解析】健康状态良好的老年糖尿病患者的血糖控制目标,需强调按是否使用低血糖风险药物进行血糖目标的制订:未使用低血糖风险较高药物,HbA1c<7.5%;使用低血糖风险较高药物,HbA1c 7.0%～7.5%。

## 二、简答题 5 题

1. 简述老年糖尿病的定义和分型?

答:老年糖尿病的定义:为年龄≥65 周岁的糖尿病患者,包括 65 岁以前和 65 岁及以后诊断为糖尿病的老年人。

老年糖尿病的分型:2 型糖尿病、1 型糖尿病、其他类型糖尿病,其中老年糖尿病患者以 2 型糖尿病为主。

2. 简述老年糖尿病的诊断?

答:老年有典型糖尿病症状(烦渴多饮、多尿、多食、不明原因体重下降)加上随机血糖≥11.1 mmol/L,或加上空腹血糖≥7.0mmol/L,或加上葡萄糖负荷后 2h 血糖≥11.1mmol/L,或加上糖化血红蛋白≥6.5%。无糖尿病症状者,需改日复查确认。

3. 简述健康状态良好和中等的老年 2 型糖尿病患者的一级推荐降糖药物?

答:二甲双胍、二肽基肽酶Ⅳ抑制剂(DPP-4i)、钠-葡萄糖共转运蛋白 2 抑制剂(SGLT2i,为合并心力衰竭、慢性肾脏病、动脉粥样硬化性心血管疾病的患者优选)。

4. 简述老年 2 型糖尿病患者起始短期胰岛素治疗的指征?

答:若老年 2 型糖尿病患者 HbA1c >10.0%,或伴有高血糖症状(如烦渴、多尿等),或有分解代谢证据(体重降低等),或严重高血糖(FPG>16.7mmol/L)时,根据患者的健康状态及治疗目标,可采用短期胰岛素治疗。

5. 简述主要降低胆固醇和主要降低甘油三酯的药物?

答:主要降低胆固醇的药物:他汀类、胆固醇吸收抑制剂(依折麦布)、PCSK9 抑制剂、普罗布考、胆酸螯合剂及其他调脂药(脂必泰、多廿烷醇)等。

主要降低甘油三酯的药物:贝特类、烟酸类和高纯度鱼油制剂。

## 三、病例型思考题 1 题

　　患者男性,70 岁,因"口干多饮 6 个月"就诊。患者 6 个月前无明显诱因下出现口干多饮、多尿,体重未见明显变化,当时未予以重视。1 个月前社区医院测定空腹指尖血糖 8.5 mmol/L,予以格列齐特治疗,2 天前患者夜间出现冷汗、心悸、头晕等不适,自测指尖血糖 3.2 mmol/L,进食后症状好转。目前患者空腹血糖 4.5 mmol/L,餐后血糖 6.5 mmol/L。6 个月以来体重下降 2 kg。既往患者有高血压病史,长期服用氨氯地平,血压控制可;有慢性肾脏病病史,近日 eGFR 40ml/(min·1.73 m²)。患者无 ADL 损伤和 IADL 损伤。

查体：神志清楚,对答切题,生命体征正常,身高：168cm,体重：65kg。心肺检查无异常,神经系统检查无异常,足背动脉搏动正常,感觉功能检查正常,双下肢水肿(-)。

**思考要点**

(1)结合患者病史,糖尿病诊断可以明确吗? 如不明确,需要完善哪些检查明确诊断和分型诊断?

(2)这位患者的起始降糖治疗是否规范? 请说明理由。

(3)这位患者在起始降糖治疗后为何会出现低血糖? 对于老年糖尿病患者,应如何预防和处理低血糖?

(4)如这位患者的 2 型糖尿病诊断明确,血糖控制目标是怎样的?

(5)如这位患者停用格列齐特后,单纯采取生活方式干预1月,空腹血糖 8.2mmol/L,餐后血糖 12mmol/L,此时应首选哪种降糖药物?

（韩亭亭　胡耀敏）

## 第三节　老年甲状腺功能异常

### 一、选择题

**A1 型题 3 题**

1.我国老年甲状腺疾病中最常见的是：

　　A.甲状腺功能减退症

　　B.亚临床甲状腺功能减退症

　　C.甲状腺功能亢进症

　　D.亚临床甲状腺功能亢进症

　　E.非甲状腺性病态综合征

[标准答案] B

【解析】我国 50% 以上的老年人存在甲状腺疾病,其中亚临床甲状腺功能减退症在老年人中最常见,患病率近 20%。

2. Which one of the serum thyroid hormone level changes is for primary subclinical hypothyroidism in the elderly?

　　A. TSH↑, FT4↓

　　B. TSH↑, FT4→

　　C. TSH↓, FT4↓

　　D. TSH→, FT4↓

　　E. TSH↑, FT4↑

[标准答案] B

【解析】亚临床甲状腺功能异常是指甲状腺激素水平正常,仅促甲状腺激素(TSH)水平异常。其中亚临床甲状腺功能减退症的激素水平表现为 TSH 增高,但 FT4 正常。

3.黏液性水肿昏迷的治疗<u>不包括</u>：

　　A.去除或治疗诱因

　　B.补充甲状腺激素

　　C.抗甲状腺药物

　　D.补充糖皮质激素

　　E.保温

[标准答案] C

【解析】黏液性水肿昏迷是甲状腺功能减退症的重症,治疗中抗甲状腺药物是绝对禁忌。

## 二、简答题 2 题

1. 简述老年人发生甲状腺功能减退症的原因？

答：老年人发生甲状腺功能减退症的主要原因有：①随增龄，甲状腺发生纤维化、腺体萎缩、功能减低；②老年人自身免疫性甲状腺炎(桥本病)的发生率可增加；③老年人由于之前的甲状腺疾病，行甲状腺部分切除术或因甲亢行$^{131}$I治疗以及颈部放疗史的比例均较年轻人高，因此患甲状腺功能减退症的比例也增高；④老年人常因某些慢性疾病需长期应用某些可能影响甲状腺功能的药物(如糖皮质激素、胺碘酮等)。

2. 简述老年亚临床甲状腺功能减退症患者的替代治疗原则？

答：老年亚临床甲状腺功能减退症患者的替代治疗原则：起始小剂量、调整剂量周期不能太短、密切随访防止药物过量。

## 三、病例型思考题 1 题

患者女性，75 岁，因"嗜睡乏力伴食欲不振 3 个月"就诊。患者 3 个月前无明显诱因下出现嗜睡乏力、反应迟钝、懒言少语，伴有食欲下降、大便次数增多(3～4 次/天，稀便)、胸闷心悸，3 个月以来体重下降 7 kg。患者有冠心病、房颤病史，长期服用阿司匹林肠溶片、阿托伐他汀、胺碘酮。

查体：神志淡漠，回答问题迟缓，生命体征正常，身高 155cm，体重 50kg。双侧甲状腺对称，未触及肿大、结节、震颤，血管杂音(−)，无突眼，眼征(−)，心率 95 次/分，心律绝对不齐，肺部检查无异常，四肢关节活动好，神经系统检查无异常，双下肢水肿(−)。

**思考要点**

(1)考虑患者患什么疾病的可能性最大？ 说明依据。

(2)为明确诊断，进一步需行哪些检验？

(3)如何诊断这个疾病，并初步鉴别病因？

(4)针对这位患者，应如何治疗该疾病？

(韩亭亭　胡耀敏)

## 第四节　高尿酸血症与痛风

### 一、选择题

**A1 型题 2 题**

1. 秋水仙碱治疗痛风的机制是：

    A. 减少尿酸的生成

    B. 促进尿酸的排泄

    C. 抑制黄嘌呤氧化酶

    D. 选择性抗炎作用

    E. 抑制尿酸在肾小管的重吸收

[标准答案] D

【解析】秋水仙碱是目前治疗痛风急性发作的首选药物之一，它通过降低白细胞趋化和吞噬作用，减轻炎性反应而起止痛作用。

2. Which of the following is NOT a precipitating factor for acute gouty arthritis?

    A. infection

    B. alcoholism

    C. trauma

    D. diuretic drugs

    E. vitamin C

［标准答案］E

【解析】关节局部的损伤、饮酒、疲劳、潮湿阴冷和感染等都可能诱发急性痛风性关节炎。

## 二、简答题 1 题

简述难治性痛风的概念。

答：难治性痛风是指具备以下三条中至少一条：①单用或联用常规降尿酸药物足量、足疗程，但血尿酸仍≥360μmol/L；②接受规范化治疗，痛风仍发作≥2 次/年；③存在多发性和（或）进展性痛风石。

## 三、病例分析型思考题 1 题

患者男性，77 岁，反复双侧踝关节、左手中指掌指关节疼痛 8 年。自服双氯芬酸片有效，停药后症状反复。一年前检查发现血尿酸 552μmol/L。

**思考要点**

(1)患者罹患哪种疾病的可能性最大？并说明诊断依据。

(2)为进一步明确诊断，可以行哪些检查？

(3)该患者的治疗是否规范？如果不规范，应该如何治疗？

（顾玉婷　胡耀敏）

# 第十七章　老年贫血

## 一、选择题

**A1 型题 5 题**

1. 血液系统增龄老化导致贫血的描述错误的是：

    A. 造血组织占据的骨髓空间百分比下降

    B. 正常老年人骨髓红系明显减少

    C. 正常老年人促红素水平有升高

    D. 正常老年人骨髓红系基本正常

    E. 慢性炎症患者中促红素浓度较低

［标准答案］B

【解析】随着年龄增长，造血组织占据的骨髓空间百分比从出生时的 90% 下降到 65 岁时只有约 30% ，而骨髓脂肪相应增加。对正常老年人骨髓功能评估发现红系并没有明显减少，但促红素水平有升高。慢性炎症患者中促红素浓度较低，从而导致贫血。

2. 以下哪项不是老年巨幼细胞贫血的常见原因？

    A. 胃大部切除术后维生素 $B_{12}$ 吸收下降

    B. 长期素食

    C. 因牙齿疾病食用新鲜绿色蔬菜过少

    D. 消化性溃疡导致慢性失血

    E. 长期乳糜泻导致吸收障碍

［标准答案］D

【解析】消化性溃疡导致慢性失血引起的是缺铁性贫血,而非巨幼细胞贫血。

3.下列哪一项不属于红细胞生成减少所致的贫血?

    A.缺铁性贫血

    B.巨幼细胞贫血

    C.再生障碍性贫血

    D.铁粒幼细胞性贫血

    E.地中海贫血

［标准答案］E

【解析】地中海贫血属于溶血性贫血一种,是红细胞破坏增加,其余都属于生成减少。

4.关于再生障碍性贫血的诊断依据,哪项是错误的?

    A.网织红细胞减少

    B.一般无肝、脾、淋巴结肿大

    C.骨髓巨核细胞增生,成熟障碍

    D.全血细胞减少

    E.骨髓有核细胞增生减低

［标准答案］C

【解析】再障骨髓巨核细胞减少。

5.关于缺铁性贫血诊断描述正确的是:

    A.血清铁减少,总铁结合力减少

    B.缺铁性贫血诊断的金标准是骨髓铁染色

    C.铁饱和度增加

    D.血清铁增加,总铁结合力减少

    E.确诊缺铁性贫血必须行骨髓铁染色

［标准答案］B

【解析】铁染色是缺铁性贫血诊断的金标准,但不是必要条件。

## 二、简答题 2 题

1.试述老年缺铁性贫血的常见原因。

答:(1)慢性失血是老年人缺铁性贫血最多见、最重要的原因。

    (2)慢性萎缩性胃炎,胃肠手术者,吸收不良综合征,慢性腹泻或老年性便秘长期使用缓泻剂等导致吸收障碍也是常见原因。

    (3)由于老年人龋齿,牙齿脱落,进食固体食物少,或长期使用缓泻剂,胃黏膜萎缩、胃酸缺乏致食欲减退,摄入铁不足。

2.简述贫血的诊断思路。

答:确定是否存在贫血及贫血的程度;确定是何种类型的贫血;查明发生贫血的原因。在对贫血患者的诊断中,查明引起贫血的原因是诊断最重要的环节。

## 三、病例分析型思考题 2 题

1.患者女性,72岁,两周前发热,最近感乏力、面色苍白、尿呈浓茶色。发病以来无关节痛、脱发、光过敏,无口干、眼干,进食和睡眠稍差,大便正常。既往有高血压病史,无特殊药物、毒物接触史,无偏食和烟酒嗜好,家族中无类似患者。血常规:血 Hb 58g/L,WBC $6.2\times10^9$/L,中性粒细胞 76%,淋巴细胞 21%,单核细胞 3%,PLT $110\times10^9$/L,网织红细胞 18%，外周血涂片可见 2%晚幼红细胞，血总胆红素 74$\mu$mol/L，直接胆红素 11$\mu$mol/L，Coombs 试验（＋）。

**思考要点**

(1)根据现有资料，该患者如何诊断？需要和哪些疾病鉴别？

(2)制订合理的治疗方案，治疗过程中的注意点？

2. 患者男性，69 岁。1 月前始，无明显诱因下出现面色苍白伴头晕、心悸、稍事活动感气促，伴有牙龈出血。无发热，无呕血黑粪，无浓茶样尿。当地医院查血常规：血红蛋白 45g/L，红细胞 2.0×10$^{12}$/L，白细胞 2.5×10$^9$/L，中性粒细胞 80%，淋巴细胞 20%，血小板 20×10$^9$/L，网织红细胞 0.004，为进一步诊治而转诊我院。患病以来，无明显骨、关节疼痛，无明显消瘦。食欲、睡眠尚好。

**思考要点**

(1)为明确诊断需要完善哪些检查？需要和哪些疾病鉴别？

(2)作为老年患者，在制订治疗方案中要注意哪些方面？

（韩晓凤　陈芳源）

# 第十八章　老年感染性疫病防治应对策略

## 一、选择题

### A1 型题 5 题

1. 传染病的基本特征<u>不包括</u>下列哪项？

 A. 有病原体

 B. 有传染性

 C. 有流行病学特征

 D. 有感染后免疫

 E. 有再燃和复发

［标准答案］E

【解析】传染病与其他疾病的主要区别在于其具有病原体、传染性、流行病学特征及感染后免疫四个基本特征。

2. 确定传染病检疫期限的重要依据是：

 A. 传染期

 B. 隔离期

 C. 潜伏期

 D. 前驱期

 E. 免疫期

［标准答案］C

【解析】传染病的潜伏期是确定传染病检疫期限的重要依据。

3. 病原体侵入人体后能否引起疾病，主要取决于：

 A. 病原体的致病力与机体的免疫功能

 B. 病原体的侵入途径与特异性定位

 C. 机体的天然屏障作用

 D. 机体的保护性免疫

E. 病原体的毒力与数量

[标准答案] A

【解析】病原体侵入人体后能否引起疾病取决于病原体的致病能力和机体的免疫功能。

4. 预防乙型病毒性肝炎的最佳措施是：

    A. 隔离患者

    B. 对接触者进行医学观察

    C. 接种乙肝疫苗

    D. 注射乙型免疫球蛋白

    E. 防止医源性传播

[标准答案] C

【解析】接种乙肝疫苗可有效预防乙型病毒性肝炎，乙型免疫球蛋白可用于乙肝暴露。

5. 关于抗结核药物不良反应，下列错误的是：

    A. 异烟肼：血小板减少

    B. 吡嗪酰胺：高尿酸血症

    C. 利福平：肝功能损害

    D. 链霉素：耳鸣、耳聋

    E. 乙胺丁醇：视神经炎

[标准答案] A

【解析】异烟肼的不良反应主要是肝功能异常，周围神经炎。

## 二、简答题 2 题

1. 简述新发和再发感染病。

答：新发感染病指造成地区性或国际性公共卫生问题的新识别的和以往未知的感染病，常由新型病原微生物引起，如严重急性呼吸综合征（SARS）、新型冠状病毒感染（COVID-19）、艾滋病（AIDS）、埃博拉出血热、中东呼吸综合征等。再发感染病指那些早为人们所知，并已得到良好控制，发病率已降到极低水平，但现在又重新流行、再度威胁人类健康的疾病，如结核病、性传播疾病、疟疾、狂犬病等。

2. 简述结核病的治疗原则。

答：化学治疗是现代结核病的最主要的基础治疗，其他治疗方法，如对症支持、手术治疗等均为辅助治疗。当前国际公认的化疗原则是：早期、联合、适量、规律、全程。

## 三、病例分析型思考题 2 题

1. 患者男性，63 岁，因"反复腹胀半年，加重伴腹痛 2 天"来院就诊，近 3 年未规律体检。患者有乙肝家族史。门诊查肝功能提示：ALT 28 IU/L，AST 30 IU/L，TBiL 23 $\mu$mol/L，Alb 25g/L，前白蛋白 80 g/L；乙肝二对半提示：HBsAg 阳性，HBeAg 阳性，抗-HBc 抗体阳性；HBV-DNA＜20 IU/ml；超声提示肝硬化表现，大量腹水。

**思考要点**

(1) 患者出现大量腹水的原因有哪些？

(2) 下一步还需要做什么辅助检查？目的是什么？

(3) 你认为该病例的初步诊断与鉴别诊断各是什么？

(4) 请为其制订进一步的诊疗及随访方案。

(5) 如何向患者及家属宣教该疾病的预防？

2. 患者男性，80 岁，因"反复食欲缺乏、呕吐 2 周，皮肤黄染 10 天"来院就诊。患者 2 周前生食海鲜后出现纳差,反复呕吐,近 10 日出现皮肤黄染。门诊查肝功能提示：ALT 635 IU/L, AST 548 IU/L,TBiL 190 μmol/L；AFP 15.84 ng/ml；戊肝 IgM 阳性,戊肝 IgG 弱阳性。

**思考要点**

(1)患者出现总胆红素升高,总胆红素升高的原因有哪些？

(2)下一步还需要做什么辅助检查？目的是什么？

(3)你认为该病例的初步诊断与鉴别诊断各是什么？

(4)请为其制订进一步的诊疗及随访方案。

(5)如何向患者及家属宣教该疾病的隔离及预防措施？

（阎俪　马雄）

# 第十九章　老年急危重症

## 第一节　老年急危重症的诊治原则

### 一、选择题

**A1 型题 2 题**

1.在以下各种评估量表中,哪项<u>不常用于</u>老年急危重症患者危重度的评估？

  A.急性生理学和慢性健康评分（APACHE）

  B.简化急性生理学评分（SAPS）

  C.序贯器官衰竭评分（SOFA）

  D.死亡概率模型（MPM）

  E.衰弱评估

［标准答案］E

【解析】衰弱评估可以帮助重症监护医生进行分诊,但仍缺乏 ICU 入院的数据,不适用于危重度评估。

2.年龄与老年患者的不良结果独立相关,提示不良结果的最佳年龄阈值是？

  A.60 岁

  B.65 岁

  C.70 岁

  D.75 岁

  E.80 岁

［标准答案］E

【解析】在一组 CAP 患者死亡率研究中,发现<65 岁的患者和 65～79 岁的患者的死亡率相似,80 岁以上患者的死亡率较高。这些结果表明,在评估不良结果的风险时,80 岁的阈值似乎比 65 岁更合适。

### 二、简答题 1 题

为什么老年患者容易器官衰竭？

答：导致器官储备下降有 3 个因素,包括：①生理器官衰老。②病理器官衰老。③急性应激因素。其中只有②和③会导致器官衰竭。老年患者随着年龄增加基础状态下降,更容易感染疾病和器官衰竭,并且从急性疾病中恢复得更少。

### 三、病例分析型思考题 1 题

患者男性,85 岁。既往有"高血压、糖尿病、冠心病 PCI 术后、阵发性房颤、高脂血症"等病史。本次因"进食后突发低氧、呼吸衰竭"收入院。入院查体:体温 38℃,心率 148 次/分,律不齐,血压 182/90 mmHg,呼吸 35 次/分,$SpO_2$ 93%(高浓度面罩吸氧 10 L/min)。双肺呼吸音粗,右下肺闻及粗湿啰音,左侧肢体不能活动。动脉血气:pH 7.56,$PaO_2$ 72 mmHg,$PaCO_2$ 23 mmHg,BE−3.0 mmol/L。心电图:快速心房纤颤。胸片提示右下肺渗出。

**思考要点**

(1)根据现有病史,该患者目前考虑诊断是什么? 为进一步明确诊断,该患者还应补充询问哪些病史、完善哪些检查?

(2)接诊后,首先需要采取的措施是什么?

(3)该患者在治疗过程中可能会遇到哪些难点? 如何解决?

(皋源)

## 第二节　老年脑血管意外

### 一、选择题

**A1 型题 5 题**

1.脑出血最常见的原因是:

　　A.脑淀粉样血管病

　　B.脑动静脉畸形

　　C.高血压和动脉粥样硬化

　　D.血液病

　　E.脑肿瘤

[标准答案] C

【解析】脑出血最常见病因是高血压及动脉粥样硬化,其他病因包括脑血管畸形、动脉瘤、脑淀粉样血管病、脑肿瘤、血液病等。

2.关于脑出血,最确切的诊断依据是:

　　A.60 岁以上发病

　　B.均有偏瘫

　　C.脑脊液呈血性

　　D.突然偏瘫,头部 CT 见基底节区附近高密度影

　　E.均有脑膜刺激征

[标准答案] D

【解析】脑出血多急性起病,可出现局灶性神经功能缺损体征,如肢体偏瘫、失语等,头部 CT 可及高密度病灶。

3.大脑中动脉皮层支闭塞引起的对侧偏瘫的特点是:

　　A.常不伴颅神经受损

　　B.偏瘫以下肢为重

　　C.均等性轻偏瘫

　　D.偏瘫以上肢为重

　　E.上下肢肌力 0 级

[标准答案] D

【解析】大脑中动脉的主干闭塞主要表现为对侧肢体的偏瘫、偏身感觉障碍和同向性偏盲。

大脑中动脉的皮质支闭塞会导致病灶对侧面部、上下肢瘫痪和感觉缺失,但下肢瘫痪较上肢轻。

4. 下列哪一项**不是** Wallenberg 综合征的临床表现?

    A. 眩晕、呕吐

    B. 真性延髓性麻痹

    C. 眼动脉交叉瘫

    D. 交叉性感觉障碍

    E. 同侧 Horner 征

[标准答案] C

【解析】延髓背外侧综合征(Wallenberg syndrome)是由小脑后下动脉闭塞致延髓背外侧梗死,表现为眩晕、呕吐、眼球震颤、声音嘶哑、吞咽困难、同侧共济失调、交叉性感觉障碍、同侧 Horner 征。

5. 急性脑梗死的常规急诊处理,**不正确**的是:

    A. 发病时间窗内的患者,排除禁忌后静脉溶栓治疗

    B. 甘露醇脱水降颅压

    C. 阿司匹林抗血小板聚集

    D. 他汀类调脂

    E. 预防并发症

[标准答案] B

【解析】急性脑梗死患者在发病时间窗内,排除禁忌后给予血管再通治疗,如静脉溶栓、动脉取栓等。若无血管再通治疗指征,应当予以抗血小板聚集治疗,同时予他汀类调脂,预防并发症等。脱水降颅压一般不作为急性脑梗死的常规治疗。

## 二、简答题 2 题

1. 脑血管意外有哪些常见危险因素?

答:脑血管意外的危险因素是指能够增加该病发生风险的因素。根据是否可以干预分为可干预及不可干预两类。不可干预的危险因素主要有年龄、性别、种族、遗传因素,可干预的危险因素包括高血压、心脏病、糖尿病、高脂血症、高同型半胱氨酸血症、无症状性颈动脉狭窄、口服避孕药、高凝状态、外源性雌激素摄入、肥胖、情绪应激以及吸烟、酗酒、高盐摄入、高脂饮食、缺乏运动等不良生活方式。其中可干预的危险因素是脑卒中预防的主要目标。

2. 颈动脉系统和椎-基底动脉系统 TIA 的特征性表现有哪些?

答:颈动脉系统 TIA 的特征性表现有:①眼动脉交叉瘫,病变侧单眼一过性黑蒙、对侧偏瘫及感觉障碍。②一过性言语表达或理解困难(运动性、感觉性失语)。

    椎-基底动脉系统 TIA 特征性症状有:①跌倒发作(drop attack),下肢突然失去张力而跌倒,无意识障碍,很快站立(网状结构缺血)。②发作性双眼黑蒙,系双侧大脑后动脉缺血致皮质盲。③面部肢体交叉性瘫或交叉性感觉障碍。

## 三、病例分析型思考题 1 题

    患者,男性,65 岁,既往有高血压、糖尿病史,嗜烟。因"左侧肢体活动障碍 1.5 小时"来院,查体:血压 155/86 mmHg,心率 96 次/分,律齐,神清,表达困难,左鼻唇沟浅,伸舌左偏,左侧上下肢肌力 3 级,右侧肌力 5 级,左侧巴氏征(＋)。头颅 CT:未见明显异常。血常规、凝血功能、生化指标正常。心电图:窦性心律。

**思考要点**

(1)简述该病例的诊断思路。

(2)急性期如何处理?

(3)如何进一步评估及二级预防?

(高丽　张瑛)

## 第三节　老年人常见心律失常及处理原则

### 一、选择题

**A1 型题 2 题**

1.下列哪项有助于鉴别室性心动过速和室上性心动过速?

　　A.心率 150 次/分

　　B.心室夺获或者室性融合波

　　C.QRS 宽大畸形

　　D.R-R 间期规则

　　E.既往冠心病病史

[标准答案] B

**【解析】** 在宽 QRS 波心动过速时,约有 5% 的机会发生室上性夺获和室性融合波,心室夺获和室性融合波可作为确诊室速的条件。在宽 QRS 波心动过速发作的心电图中,如果出现一个与心动过速的宽 QRS 波形态不同,而该 QRS 波又比心动过速的 QRS 波更趋向正常化的形态时,这种 QRS 波称为室性夺获或室性融合波,其间接提示该宽 QRS 波心动过速存在着室房分离,形态趋向正常的 QRS 波是心房波下传引起心室肌除极的结果。

2.以下哪项心电图表现不是病窦综合征特点?

　　A.窦性停搏或者窦房传导阻滞

　　B.非药物因素引起的窦性心动过缓心率<50 次/分

　　C.室性自主心律

　　D.窦房传导阻滞合并房室阻滞

　　E.窦性心动过缓和快速性心律失常交替出现

[标准答案] C

**【解析】** 病态窦房结综合征,根据心电图表现,符合以下 4 项中的一项(除外药物、神经或代谢功能紊乱等影响)可确诊:①窦性心动过缓≤40 次/分,持续≥1min。②二度Ⅱ型窦房传导阻滞。③窦性停搏>3.0s。④窦性心动过缓伴短暂房颤、房扑、室上性心动过速,发作终止时窦性搏动恢复时间>2s。

### 二、简答题 1 题

简述心脏起搏器安装的指征。

答:心脏起搏器安装的适应证指严重的心动过缓引起相关的临床症状,出现心、脑、肾等重要器官供血不足,表现为晕厥、黑矇、心力衰竭或者阿斯综合征,甚至因心脏停搏或者继发心室颤动而导致死亡。推荐永久起搏治疗时,强调有症状的心动过缓是考虑永久起搏的重要依据。

　　心脏和传导相关的重要结构是窦房结、房室结和左右束支。窦房结功能障碍最主要的起搏适应证就是病态窦房结综合征。房室结功能障碍的起搏适应证是指有症状的二度

Ⅱ型房室传导阻滞及Ⅲ°房室传导阻滞。

### 三、病例分析型思考题 1 题

患者女性,72 岁,因"心悸 4 小时"来我院就诊。既往否认高血压,有糖尿病病史,有陈旧性心梗病史。查体:神情,R 22 次/分,BP 123/77mmHg,HR160 次/分,心律绝对不齐。两肺底可闻及少量湿啰音。双下肢无水肿。心电图如下:

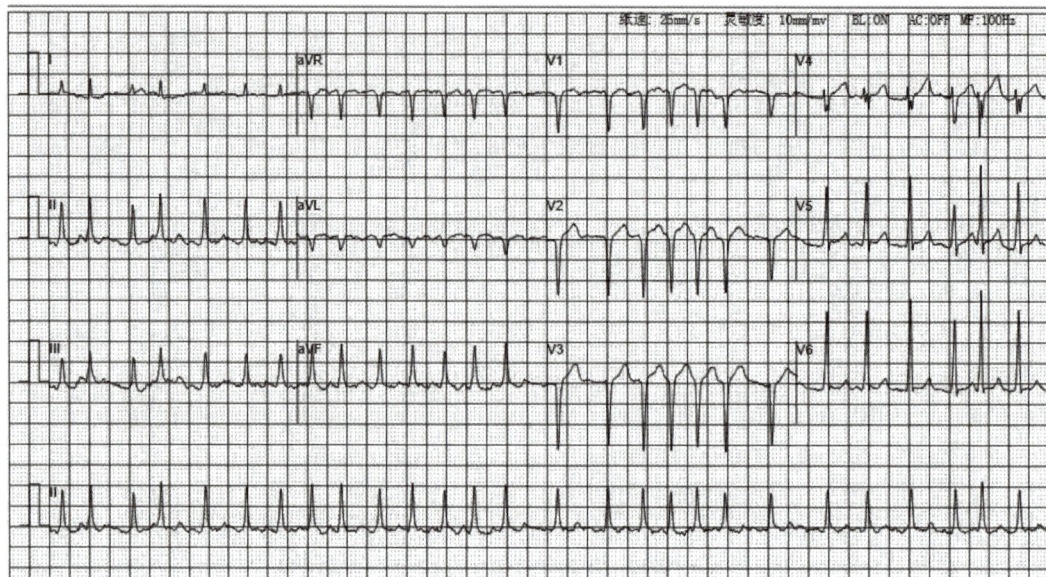

**思考要点**

(1)请问这个患者心电图诊断是什么?

(2)如何判断这个患者的心功能?

(3)如果选择药物转复房颤,可选择的药物有哪些? 针对这个患者合适的选择是什么?

(臧敏华)

### 第四节 老年人急性心功能不全

#### 一、选择题

**A1 型题 2 题**

1.下列哪项**不是**引起孤立性急性右心衰竭的原因?

　　A. 肺栓塞

　　B. 急性右心室心肌梗死

　　C. 重度三尖瓣反流

　　D. 急性前间壁心肌梗死

　　E. 系统性红斑狼疮导致的肺动脉高压

[标准答案] D

【解析】急性前间壁心肌梗死不合并右心室心梗时,通常不影响右心室功能。

2.以下哪项体征提示急性左心衰竭?

　　A. 心尖部舒张期奔马律

　　B. 吸气三凹征

　　C. 呼吸频率 35 次/分

D. 两肺底湿啰音

E. 双下肢可凹性水肿

[标准答案] A

【解析】舒张期奔马律是舒张早期血液极快地充盈到扩大的心室引起室壁或房室瓣机械波所产生的声音,常见于严重的心肌损害、左心衰竭、瓣膜关闭不全、大量左至右分流等。

## 二、简答题 3 题

1. 简述急性心力衰竭根据临床表现的分型及意义。

答:根据临床上是否存在肺/体循环淤血(干湿)和组织器官低灌注(暖冷)的临床表现,AHF可分为四型:暖而干型、暖而湿型、冷而干型、冷而湿型。其中以暖而湿型最常见。这种分类不仅提供了对病情严重程度和危险分层的起始评价,还对预后评估有一定价值。

2. 简述急性心力衰竭根据左心室射血分数的分型及意义。

答:急性心力衰竭根据左心室射血分数(LVEF)可分为以下 3 型:

(1)HFrEF(左心射血分数降低的心衰):LVEF<40%。

(2)HFpEF(左心射血分数保留的心衰):LVEF≥50%。

(3)HFmrEF(左心射血分数轻度降低的心衰):LVEF 40%~49%。

相对来说,HFrEF 是正性肌力药物使用的适应证,HFpEF 更适合抗神经内分泌治疗。另外还有一种 HFimpEF(射血分数改善的心衰)是指基线 LVEF≤40%,再次测量时>40%,且较基线水平提高 10%以上。这种心衰被认为是 HFrEF 在随访中出现的一个亚型,相对预后较好。

3. 简述 Killip 分级及意义。

答:急性心肌梗死(AMI)患者应使用 Killip 分级,可以帮助临床医生判断病情预后。

Ⅰ级　无明显心功能损伤,肺部无啰音。

Ⅱ级　轻-中度心衰,肺部啰音和 S3 奔马律,及 X 线片肺淤血。

Ⅲ级　重度心衰,肺啰音超过两肺野的 50%,X 线片肺水肿。

Ⅳ级　心源性休克,伴或不伴肺水肿。

## 三、病例分析型思考题 1 题

患者,男性,75 岁。因为"咳嗽 2 天,呼吸困难 2 小时"入院。既往有高血压、冠心病病史。

查体:神情,端坐位,大汗,气促,嘴唇发绀,BP186/96 mmHg,$S_pO_2$ 88%,听诊两肺可闻及大量湿啰音。HR113 次/分,心尖部可闻及收缩期三级吹风样杂音。双下肢水肿(++)。

血浆 BNP:1380 pg/ml。

CT 如下图:

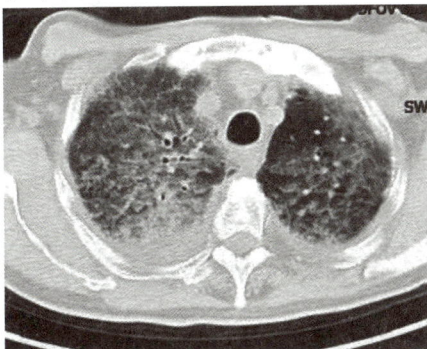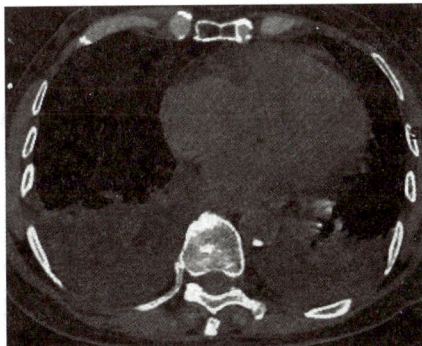

**思考要点**

(1)请问这个患者初步诊断及诊断依据是什么?

(2)该患者需要立即做哪些处理?

(3)为了进一步识别此次发病的病因,该患者需要进一步做哪些检查?

(臧敏华)

## 第五节　老年患者高血压急症　　第六节　老年患者急性胸痛

### 一、选择题

**A1 型题 1 题**

Which one of the following is the most frequent factor causing the exacerbation of chronic heart failure in elder patients?

A. exhaustion

B. fluid overloads

C. cardiac ischemia

D. ventricular premature contraction

E. respiratory tract infection

［正确答案］E

【解析】老年患者慢性心力衰竭急性发作或加速恶化的常见重要因素包括呼吸道感染、肾脏疾病加剧、体液负荷过重和高血压控制不佳,其中呼吸道感染是最常见的加剧因素。

**A2 型题 1 题**

　　患者,女,70 岁。发现血压增高 10 年,近 3 周血压持续为 $170\sim200/130\sim140$ mmHg,伴有头痛、视物模糊,眼底检查发现视盘水肿。最可能的诊断为?

A. 急性视盘病变

B. 脑出血

C. 恶性高血压

D. 脑栓塞

E. 高血压脑病

［正确答案］C

【解析】恶性高血压强调快速进展,起病突然,舒张压大于 130 mmHg,同时必须要有靶器官损害,主要包括眼、心脏、肾脏和脑血管等。比如眼睛会出现视物模糊、视盘水肿;肾脏出现蛋白尿,或发生急性肾损伤;脑血管发生急性脑卒中。

### 二、简答题 2 题

1. 老年患者急性左心衰的常规处理原则包括哪些?

答:老年急性左心衰的一般处理包括调整体位,吸氧,镇静等;限水、控制输液速度等容量管理;药物治疗包括利尿、正性肌力和扩张血管等;非药物治疗包括无创正压通气、床边超滤治疗等。

2. 什么叫作高血压急症? 高血压急症的处理原则是什么?

答:高血压急症是一组以急性血压升高(>180/120 mmHg),伴有靶器官损伤,或原有功能受损进行性加重为特征的一组临床综合征。

高血压急症的处理原则包括一般处理如生命体征监测,了解病史,及时完成相关必要的检查;评估病情严重程度;治疗原则是减少过高血压对靶器官的持续损伤,但同时要避免降压过快导致脏器灌注不足,排除此次血压升高的诱因,分三步实施安全降压步骤。

### 三、病例分析型思考题 1 题

患者男性,76 岁。因"急性胸痛 4 小时不能缓解"入院。患者入院前 4 小时晨练时突然出现左侧胸部压榨性疼痛,向胸背部和下颌部放射,伴有冷汗。否认平时有类似症状发作。休息后胸痛略微缓解,但步行回家后,又出现胸痛加剧,持续不缓解。

既往史:高血压病史 10 年,口服珍菊降压片,血压常有 150/90 mmHg。吸烟 40 年,近年减少,一天 10 支。血糖血脂不详。

查体:血压左侧 155/80 mmHg,右侧 165/85 mmHg。心率 100 次/分,心尖区收缩期吹风样 2/6 级杂音。双肺呼吸音存在,肺底可闻及少量细湿啰音。

**思考要点**

(1)下一步该患者的处理原则有哪些? 请按照时间顺序列出。

(2)老年急性胸痛需要鉴别的致命性疾病包括哪几项? 使用什么方法可以快速鉴别?

(3)老年患者急性心肌梗死的处理原则有哪些?

(黄欢)

## 第七节 老年肾功能损伤与透析

### 一、选择题

**A1 型题 5 题**

1. KDIGO 关于老年 AKI 的分期的临床指标是:

    A. 尿素氮

    B. 尿酸

    C. 白蛋白尿

    D. 肌酐和(或)尿量

    E. 胱抑素 C

[标准答案] D

【解析】老年 AKI 遵循 KDIGO 标准,以血清肌酐和(或)尿量变化作为分期指标。

2. 下列有关腹膜透析的叙述中,错误的是:

    A. 腹膜透析对中、大分子毒素的清除优于血液透析

    B. 曾有脑出血病史的老年 ESRD 患者可选择腹膜透析

    C. 对于心功能较差的老年 ESRD 患者,血流动力学不稳定者可选择腹膜透析

    D. 严重 COPD 老年 ESRD 患者可选择腹膜透析

    E. 老年急性胰腺炎患者可选择急诊腹膜透析治疗

[标准答案] D

【解析】老年患者腹膜透析禁忌证与年轻患者一致,但老年患者存在以下问题应慎行腹膜透析治疗:存在严重视力、听力、活动、认知等能力障碍,且缺乏家庭助理者;合并肺气肿等慢性阻塞性肺疾病及肺功能存在障碍者;机体代谢状态不稳定,合并有严重营养不良者。

3. 以下哪项不是老年 AKI 紧急血液透析指征?

    A. 内科治疗无效高钾血症,血钾大于 6.5 mmol/L

    B. 高分解代谢状态,肌酐上升幅度每天大于 44.2 $\mu$mol/L

C. 急性肺水肿,对利尿剂无反应

D. 内科治疗无效代谢性酸中毒,碳酸氢根小于 12 mmol/L

E. 无尿 1 天以上或少尿 2 天以上

[标准答案] E

【解析】老年 AKI 急诊透析指征同普通患者一致,包括内科治疗效果欠佳的高钾血症、酸中毒、肺水肿、高分解代谢状态、毒素急剧上升所致毒性症状(中枢神经表现)。部分无尿或少尿患者,经过病因治疗得到缓解可以不用紧急透析,所以不是绝对指征。

4. 老年 CKD 4 期(尚未行肾脏替代治疗者)患者以下哪个药物<u>不属于</u>禁忌,可以使用?

A. 对乙酰氨基酚

B. 碘帕醇

C. 氯沙坦钾

D. 阿米卡星

E. 聚磺苯乙烯钠散

[标准答案] E

【解析】聚磺苯乙烯钠散是离子交换树脂,可通过肠道内的离子交换,而达到降低血钾的目的。其余药物均有肾毒性,老年 CKD 患者,肌酐清除率低于 30 ml/min 者,需禁用。

5. 老年患者 GFR 小于 10 ml/(min·1.73m²),拟开始血液透析治疗,第一次透析最可能出现的并发症是:

A. 发热

B. 溶血

C. 空气栓塞

D. 失衡综合征

E. 呼吸困难

[标准答案] D

【解析】失衡综合征是由于血液透析使患者血液中的小分子物质很快清除,血浆中的渗透压降低,而血管外组织、细胞内的尿素氮等尚未清除,渗透压高于血浆,水分从血浆向组织、细胞内转移所引起。在中枢神经可引起脑水肿,脑压上升,导致头痛、恶心、呕吐、血压上升、意识障碍、痉挛等,常见于首次透析的患者。

## 二、简答题 2 题

1. 简述老年 CKD 根据 GFR 的分期。

答:老年 CKD 可分为 1 到 5 期,其中 CKD 3 期细分为 3a 和 3b 期,共 6 期:①CKD 1 期(G1):GFR≥90 ml/(min·1.73m²);②CKD 2 期(G2):GFR 60～89 ml/(min·1.73m²);③CKD 3a 期(G3a):GFR 45～59 ml/(min·1.73m²);④CKD 3b 期(G3b):GFR 30～44 ml/(min·1.73m²);⑤CKD 4 期(G4):GFR 15～29 ml/(min·1.73m²);⑥CKD 5 期(G5):GFR <15 ml/(min·1.73m²)。

2. 老年 AKI 患者血液净化有哪几种模式?

答:老年 AKI 血液净化模式主要包括:①连续性肾替代治疗(CRRT);②延时间歇性肾脏替代疗法(PIRRT);③间歇性血液透析(IHD);④腹膜透析(PD)。

## 三、病例分析型思考题 1 题

患者男性,68 岁,体重 65kg,因"咽痛 1 天伴发热"急诊入院。昨晚出现发热(38.5℃)伴咳嗽咽痛,自服"感冒退热"药(包装盒显示含对乙酰氨基酚),半小时后大汗淋漓,体温逐渐降至 37.8℃。今晨体温再次升至 38.6℃,伴咽痛不适,乏力,食欲缺乏,近 16 小时以来未解尿。既往有高血压病 10 余年。否认药物过敏史。否认吸烟和酗酒史。

入院查体:体温 38.6℃,血压 95/50 mmHg,脉搏 120 次/分,呼吸 28 次/分。神清,咽红,两肺呼吸音清,未及干湿啰音,心音正常,未及杂音,心率 120 次/分,律齐。腹平软,无压痛,肠鸣音不亢。双肾区叩痛阴性。神经征阴性。

**思考要点**

(1)为明确诊断该老年患者下一步需要做哪些检查?最可能的诊断是什么?需要与哪些情况鉴别?

(2)老年患者处理发热症状时,有哪些警示,尤其应避免注意哪些肾损伤的诱因?

(3)关爱这类老年人的肾脏有哪些具体措施?

(朱铭力　倪兆慧)

## 第八节　老年急腹症

### 一、选择题

**A1 型题 1 题**

下列哪项<u>不是</u>老年外科性急腹症?

A. 急性出血坏死性肠炎

B. 卵巢囊肿蒂扭转

C. 腹型过敏性紫癜

D. 胆道蛔虫病

E. 肠系膜静脉血栓形成

[标准答案] C

【解析】腹型过敏性紫癜属于非外科性急腹症中的变态反应及结缔组织病病因。

**A2 型题 1 题**

患者男性,70 岁,因"阵发性腹痛伴频繁呕吐,停止排气排便 8 小时"入院。患者 8 年前因十二指肠球部溃疡穿孔行胃大部切除术。查体:腹稍胀,上腹部压痛。此患者首先应该做的检查是:

A. 腹部 B 超

B. 上消化道造影

C. 肛门指诊

D. 腹部 X 线片

E. 胃镜检查

[标准答案] D

【解析】依据患者腹痛特点且停止排气排便,结合既往腹部手术史,考虑粘连性肠梗阻可能,上述检查中腹部立位平片是首选的检查方法。

### 二、简答题 1 题

老年外科急腹症的常见病因有哪些?

答:老年性急腹症的常见病因有 4 类:

(1)炎症感染性疾病:最常见是急性胆囊炎、急性阑尾炎、急性梗阻性化脓性胆管炎、急性胰腺炎和急性憩室炎。

    (2)脏器穿孔疾病：胃十二指肠溃疡合并穿孔最常见，其次是胃肠肿瘤或异物造成胃肠穿孔。

    (3)梗阻性疾病：肠粘连、嵌顿性疝是小肠梗阻的常见原因，肿瘤是结直肠梗阻最常见的病因，肠扭转、急性结肠憩室炎甚至粪石造成结肠梗阻在老年急腹症中也不少见。

    (4)血管性疾病：常见病因有急性肠系膜动脉栓塞、肠系膜静脉血栓形成等，可发生于肠系膜上血管、下血管或腹腔干等。

### 三、病例分析型思考题 1 题

    患者女性，76岁，因"突发上腹痛2小时"就诊。患者反复上腹部胀痛不适2月余，2小时前突发上腹痛，迅速波及全腹，右下腹最重。既往有慢性肝炎病史30年，无手术外伤史。查体：T37.5℃，R20次/分，HR96次/分，BP100/70 mmHg。神清，对答切题。头出冷汗，面色苍白。全腹平，腹式呼吸消失，腹部有压痛伴轻度肌紧张，上腹和右下腹最明显。血 WBC $9.8\times10^9$/L，中性粒细胞80%，Hb 90 g/L。

**思考要点**

(1)该患者有哪些病史特点？为明确诊断还需做哪些辅助检查？

(2)结合病史，该患者的诊断及鉴别诊断要点有哪些？

(3)结合病史，该患者的治疗原则是什么？

（倪醒之）

## 第九节　老年多器官功能不全综合征

### 一、选择题

**A1 型题 5 题**

1.在以下各种病因中，哪项是老年多器官功能不全综合征的首位诱因？

    A.高龄

    B.严重创伤

    C.感染

    D.肺源性因素

    E.急性缺氧、再灌注损伤

［标准答案］C

【解析】感染是老年多器官功能不全综合征的首位诱因，占发病诱因的64%～74%，其中，肺部感染和泌尿系感染居多。

2.下列关于蛋白质-热量营养缺乏学说的描述哪项是<u>不正确</u>的？

    A.老年人营养缺乏易出现血浆白蛋白合成障碍

    B.感染、创伤、休克时，糖皮质激素、儿茶酚胺等分泌减少

    C.机体分解代谢加强，自身蛋白质大量分解，机体处于负氮平衡状态

    D.热量供给不足加重蛋白质营养不良

    E.肠黏膜屏障功能障碍，增加肠黏膜通透性，促进细菌、内毒素移位

［标准答案］B

【解析】老年人营养缺乏易出现血浆白蛋白合成障碍。感染、创伤、休克时，糖皮质激素、儿茶酚胺等分泌增多，机体分解代谢加强，自身蛋白质大量分解，机体处于负氮平衡状态。热量供给不足加重蛋白质营养不良，肠黏膜屏障功能障碍，增加肠黏膜通透性，促进细菌、内毒素移位，导致肠源性感染的恶性发展，促进 MODSE 的发生。

3. MODSE 时,以下哪项**不**是胃肠道功能的主要改变?

    A. 肠壁水肿

    B. 胃黏膜出血

    C. 肠黏膜出血

    D. 肠黏膜弥漫性斑块状坏死

    E. 机械性肠梗阻

[标准答案] E

【解析】MODSE 时,胃肠道功能的主要改变有肠壁水肿、肠麻痹、胃黏膜出血、多发性浅表性溃疡出血、肠黏膜出血、肠黏膜弥漫性斑块状坏死、急性胆囊炎等。

4. MODSE 时,以下哪个脏器往往发生首发损害?

    A. 心脏

    B. 肝脏

    C. 肾脏

    D. 肺

    E. 消化道

[标准答案] D

【解析】肺脏是 MODSE 的主要启动器官,首衰频率高达 45.3%。

5. MODSE 有别于 MODS,以下描述正确的是?

    A. 创伤、手术、败血症、休克是主要诱因

    B. 多由一个脏器衰竭,随后序贯发生 MODS

    C. 起病急骤,病程较短

    D. 临床分型:分为Ⅰ和Ⅱ型

    E. 免疫功能正常

[标准答案] B

【解析】MODSE 的主要诱因是肺部感染、心血管急症;多由一个脏器衰竭,随后序贯发生 MODS;发病隐袭,病程迁延、反复发生;临床分型:分为Ⅰ、Ⅱ和Ⅲ型;免疫功能低下。

## 二、简答题 2 题

1. 何为老年多器官功能不全综合征?

答:老年多器官功能不全综合征,也称为老年多器官功能障碍综合征(MODSE),是指老年人(≥65 岁)在器官老化和(或)患有多种慢性疾病的基础上,由感染、创伤、大手术等因素激发,在短时间内序贯或同时发生 2 个或 2 个以上器官或系统障碍与衰竭的临床综合征。除心、肺、肝、肾及脑等重要脏器的功能发生障碍与衰竭外,也可有血液、消化、神经及免疫系统的功能障碍与衰竭。

2. 老年多器官功能不全综合征有哪些临床特点?

答:①具有多种慢性疾病的基础。②起病隐袭,病程迁延,可反复发作。③感染和慢性疾病急性发作为常见诱因。④临床表现不典型,易延误诊治。⑤肺常为首发功能障碍的器官。⑥受累器官多且难以完全逆转。⑦并发消化道出血或肾功能衰竭死亡率高。⑧发生 4 个以上器官衰竭仍有可能救治成功。⑨基础疾病多,用药复杂,治疗中矛盾较多。

## 三、病例分析型思考题 1 题

患者男性,76 岁。既往有"慢阻肺、高血压、阵发性房颤、高脂血症"等病史。本次因"反

复咳嗽、咯痰 30 多年,活动后气促 10 年,加重 5 天,近 3 天出现嗜睡,尿量减少"收入院。入院查体:体温 37.6℃,血压 166/78 mmHg,呼吸 28 次/分,心率 114 次/分,心律不齐,双肺布满干湿啰音,以湿啰音为主,双下肢水肿。动脉血气:pH 7.30,PaO$_2$ 47 mmHg,PaCO$_2$ 80 mmHg,BE ＋3.0 mmol/L。心电图:快速心房纤颤。

**思考要点**

(1)为进一步明确诊断,该患者还应补充询问哪些病史、完善哪些检查?

(2)根据现有病史,该患者最有可能发生功能不全的器官有哪些? 依据是什么?

(3)接诊后,首要处理措施是什么? 该患者诊治过程中可能会遇到哪些治疗矛盾? 如何解决?

(翁玉蓉)

# 第二十章　老年患者麻醉术前评估与决策

## 一、选择题

**A2 型题 4 题**

1.患者男性,65 岁,拟行腹腔镜下胆囊切除术。既往冠心病,近期有心肌梗死病史。查体:心率 90 次/分,血压 170/90 mmHg,心电图提示:ST 段改变。该患者择期手术一般要推迟多长时间最适宜?

　A.4 周

　B.6 周

　C.3 个月

　D.6 个月

　E.1 年

[标准答案]D

【解析】对于心肌梗死的老年患者,短期内不宜进行择期手术,尽量推迟到 6 个月以后。

2.患者男性,70 岁。胃癌根治术后,入 PACU,拔除气管导管 10min 后出现 SpO$_2$ 下降至 90%,意识淡漠。下列哪种情况可能性较小?

　A.麻醉药物残留

　B.肺不张

　C.低血容量性休克

　D.分泌物堵塞气道

　E.误吸

[标准答案]C

【解析】低血容量性休克一般首先表现血流动力学指标变化。

3.患者男性,75 岁,既往脑卒中病史,拟行择期阑尾切除术。麻醉应注意哪些方面,其中错误的是:

　A.条件具备时可联合使用麻醉镇静深度监测等,维持患者脑部氧供需平衡

　B.术前应充分地评估脑功能以及相关疾病状态

　C.术前常规给予足量抗凝药物预防脑梗死

　D.卒中或潜在的脑血管疾病,在老年患者可能表现为术后精神状态的改变或谵妄

　E.围术期使血压维持在基线水平至基线水平 120 % 以内

[标准答案]C

【解析】应根据患者病情和手术类型酌情选择抗凝药物。

4. 患者女性,72 岁,因"肠梗阻"入院,急诊开腹探查后入住重症监护室,术后生命体征平稳,2 小时后拔除气管导管,1 小时出现血氧饱和度下降和呼吸困难,吸入氧浓度为 60 %时的动脉血气分析显示:pH 7.53,$PaO_2$ 89 mmHg,$PaCO_2$ 24 mmHg。查体:体温 38.2℃,呼吸 30 次/分,双肺呼吸音清晰,胸片提示双肺外带少许渗出性病变。该患者出现低氧血症的可能原因为:

    A. 急性呼吸窘迫综合征

    B. 肺栓塞

    C. 急性肾衰竭

    D. 疼痛影响呼吸

    E. 感染未控制

[标准答案] A

【解析】急性呼吸窘迫综合征的表现:呼吸困难,呼吸频率≥30 次/分,血气分析表现为 $PaO_2$ 降低,$PaCO_2$ 降低,pH 升高,两肺外侧带浸润影。

**A3 型题 2 题**

(1～2 题共用题干)

患者男性,70 岁,既往冠心病病史 10 年,2 年前放置冠脉支架 2 枚,劳累后或情绪激动后偶有心前区不适,因结肠癌拟行腹腔镜下结肠癌根治术。

1. 术中循环管理的最佳目标为:

    A. 降低心肌氧耗,维持冠脉血流

    B. 增加心肌氧供,维持较快心率

    C. 降低心肌氧耗,降低动脉血压

    D. 增加心肌氧供,维持较高血压

    E. 降低心肌氧耗,维持较浅麻醉

[标准答案] A

【解析】冠心病患者麻醉管理需注意增加氧供,降低氧耗。

2. 术中为降低心肌氧耗采取的措施为:

    A. 给予多巴胺泵注

    B. 限制过多液体输注

    C. 给予 α 受体激动剂

    D. 给予阿托品

    E. 给予硝酸甘油泵注

[标准答案] B

【解析】过多液体输注可出现全身血容量增加,以至于增加心脏的前负荷,使心肌耗氧增加。

## 二、简答题 2 题

1. 老年患者围术期肺功能保护策略有哪些?

答:老年患者围术期肺功能保护策略包括:

    (1)对于术前伴有哮喘病史,近期上呼吸道感染等高气道反应性患者,麻醉诱导前可静脉滴注甲泼尼龙或者琥珀酸氢化可的松。

    (2)机械通气患者实施标准体重 6～8 ml/kg 的低潮气量＋中度呼气末正压(PEEP)5～8 $cmH_2O$ 策略;每小时给予连续 3～5 次的手控膨肺。

(3)FiO₂不超过60%，以防止吸收性肺不张。

(4)呼吸比例1∶2.0～1∶2.5。

(5)术中实施目标导向或者限制性液体管理方案。

2.近期急性心肌梗死患者麻醉管理注意点主要有哪些？

答：(1)对于心肌梗死的老年患者，限期手术建议在急性心梗发生后4～6周再进行。急诊手术患者需先心脏功能优化治疗，没有急性心功能衰竭和心肌缺血症状后，再进行手术治疗。术前需进行充分的心功能评估。

(2)维持心率在术前基线心率±20%。加强心功能监测。有条件可实施连续上腔静脉血氧饱和度监测。行血气以及血乳酸监测为维持全身氧供需平衡提供指导。

(3)限制性或目标导向液体治疗联合预防性缩血管药物为优选策略。

(4)围术期提供有效的术后镇痛。

### 三、病例分析思考题2题

1.患者女性，80岁，因"跌倒后致右股骨颈骨折"入院拟行右髋置换术。患者2年前因肺心病住院治疗。既往患有肾盂肾炎，高血压病史，血压自行降压药控制在正常范围。术前肾功能检查未见异常；心脏超声示主动脉瓣反流。

**思考要点**

(1)该患者需要进一步完善哪些术前评估？

(2)患者麻醉手术期间，呼吸循环管理的要点有哪些？

(3)患者行髋关节置换手术，围术期急性疼痛管理的目标和个体化镇痛方案应该如何制订？

2.患者男性，72岁，因"胆石症"拟行胆囊切除和胆总管探查术。患者诉经常发作胸前区疼痛，近期偶有心悸、心跳不规则。有冠心病家族史，双亲均在50多岁时死于心脏病。体格检查：血压180/110 mmHg，脉搏106次/分。血生化检查提示：空腹血糖8.0 mmol/L，血清钾3.9 mmol/L，胆固醇4.6 g/L。

**思考要点**

(1)引起该患者胸前区疼痛的可能原因有哪些？

(2)麻醉手术中需要进行哪些监测？循环呼吸管理要点有哪些？

(3)为了及时发现围术期心梗，围术期应该做哪项检查？

(4)患者手术结束后，复苏清醒返回病房，半小时后出现低氧血症，可能的原因有哪些？

（肖洁）

# 第二十一章　免疫系统老化与疾病

### 一、选择题

**A1型题5题**

1.以下哪项不是天然免疫的组分？

  A.机体屏障（上皮）

  B.吞噬细胞（中性粒细胞、巨噬细胞、树突状细胞）

  C.B淋巴细胞

  D.NK细胞

E. 补体系统

[标准答案] C

【解析】天然免疫的主要组分是机体屏障(上皮),吞噬细胞(中性粒细胞、巨噬细胞、树突状细胞),NK 细胞,补体系统及各种多样性细胞因子。

2. 下面关于抗体与球蛋白的说法哪项正确?

　　A. 不是所有的抗体都是球蛋白

　　B. 抗体是机体在抗原刺激下,由浆细胞合成分泌产生的具有免疫功能的球蛋白

　　C. 免疫球蛋白是 T 细胞经抗原刺激后增殖分化为浆细胞后产生的

　　D. 免疫球蛋白是执行细胞免疫功能的一组球蛋白

　　E. 所有的球蛋白都是抗体

[标准答案] B

【解析】当接触特异性抗原时,B 细胞分泌 IgM,是初次免疫应答中的主要 Ig。在细胞因子和 Tfh 的诱导下,抗体经过重链基因重排,完成类别转换,产生不同类别的免疫球蛋白,如 IgG、IgA 或 IgE。各类抗体执行不同的效应功能。

3. 下列关于细胞因子的说法,哪项不正确?

　　A. 细胞因子是由活化的免疫细胞及某些基质细胞表达与分泌的活性物质

　　B. 细胞因子的生物学功能包括介导和调节免疫应答

　　C. 细胞因子的化学本质是蛋白质或多肽

　　D. 细胞因子的生物学功能包括介导和调节炎症反应

　　E. 细胞因子是一种糖蛋白

[标准答案] E

【解析】细胞因子是由活化的免疫细胞及某些基质细胞表达与分泌的活性物质,化学本质是蛋白质或多肽,生物学功能包括介导和调节炎症反应及免疫应答。

4. 下列关于细胞表面标志物的说法正确的是?

　　A. 人类 NK 细胞表面标志主要是 CD2、CD56

　　B. B 细胞表面主要的 CD 抗原有 CD2、CD3

　　C. T 细胞表面存在 CD19、CD22 等抗原

　　D. 淋巴细胞表面标志检测是评价免疫功能的重要指标,在评价免疫功能时经常采用 CD4/CD8 比值。

　　E. 单核-巨噬细胞的典型表面标志是 CD16

[标准答案] D

【解析】淋巴细胞表面标志检测是评价免疫功能的重要指标,在评价免疫功能时经常采用 CD4/CD8 比值。

5. 自身抗体是以自身组织成分为靶抗原而出现的相应抗体,主要由 B1 细胞产生。下列哪个不属于自身抗体?

　　A. 类风湿因子

　　B. 抗结核抗体

　　C. 抗组蛋白抗体

　　D. 抗心磷脂抗体

　　E. 抗 dsDNA 抗体

[标准答案] B

【解析】自身抗体是以自身组织成分为靶抗原而出现的相应抗体,主要由 B1 细胞产生。包括类风湿因子、抗单链 DNA 抗体、抗 dsDNA 抗体、抗组蛋白抗体、抗心磷脂抗体、抗细胞骨架抗体等。

## 二、简答题 2 题

**1. 何为免疫系统老化？**

答：免疫系统是机体执行免疫应答及免疫功能的重要系统，由免疫器官、免疫细胞以及免疫活性物质组成，具有免疫监视、防御、调控的作用。随着年龄增长，免疫系统的功能发生重塑，这一过程包括免疫细胞数量的减少、功能的减退以及免疫反应的失调等，也称为免疫系统老化。

**2. 什么叫自身免疫病？列举几种老年人常见自身免疫病。**

答：机体的免疫系统除了对入侵的细菌、病毒等病原体有清除作用外，还存在自身免疫。自身免疫是一种正常的生理现象，可清除体内衰老、凋亡细胞，维持免疫自稳，然而自身免疫具有两面性，当自身耐受机制遭破坏，或者由于高滴度自身抗体和自身反应性 T 细胞使自身免疫应答过强、持续时间过长，导致组织和器官病理改变和功能障碍时即形成了自身免疫病。

老年人常见自身免疫病有类风湿性关节炎、系统性红斑狼疮、干燥综合征等。

## 三、病例分析型思考题 2 题

**1. 患者，女性，65 岁。因"反复尿频尿急 2 年余"来就诊。有高血压病史十余年，否认糖尿病史。多次于社区卫生服务中心尿常规检查提示尿路感染，自述口服抗生素治疗后可好转。此次门诊尿常规检查：pH 6.7，白细胞 2＋，镜检 50000 个/HP。**

**思考要点**

(1)为什么老年女性易发生尿路感染？尿路感染常见的致病菌有哪些？

(2)该患者还需做哪些检查？如何制订治疗方案？

**2. 患者，女性，66 岁，因"对称性多关节肿痛 1 年，加重 3 月"就诊。查体：体温 36.6 ℃、呼吸 20 次/分、脉率 96 次/分、血压 130/76 mmHg，心肺腹（－）。左手第 2、3、4 近端指间关节、右手第 3、5 近端指间关节梭形肿胀，左 2、3、4 掌指关节、右 3、4、5 掌指关节、双腕关节肿胀，压痛（＋），双肘关节活动受限，左足第二跖趾关节肿胀，双下肢不肿。辅助检查：血白细胞 $4.0 \times 10^9$/L，血红蛋白 96 g/L，血小板 $538 \times 10^9$/L；尿常规：（－）；免疫学检查：RF1280 U/ml（＋），ANA（＋），ANA1：80（斑点型）；抗 ds-DNA（－）。**

**思考要点**

(1)为明确诊断还需要做哪些检查？

(2)该患者的初步诊断及诊断依据是什么？鉴别诊断及鉴别要点有哪些？

(3)该患者的治疗原则与措施是什么？

（朱理安　吕良敬）

# 第二十二章　老年肿瘤

## 第一节　老年肿瘤特点、评估与决策

### 一、选择题

**A1 型题 3 题**

1. 以下哪项**不是**恶性肿瘤外科常用手术方式？

　A. 根治术

B. 扩大根治术

C. 姑息性手术

D. 减瘤术

E. 缩小根治术

[标准答案] E

【解析】手术切除是恶性肿瘤最有效的治疗方法,包括根治性手术、扩大根治性手术、减瘤术、姑息性手术。

2. 以下哪个是肿瘤标记物?

A. WBC

B. RET

C. PLT

D. CEA

E. RBC

[标准答案] D

【解析】肿瘤标志物又称肿瘤标记物,是指特征性存在于恶性肿瘤细胞,或由恶性肿瘤细胞异常产生的物质,或是宿主对肿瘤的刺激反应而产生的物质,并能反映肿瘤发生、发展,监测肿瘤对治疗反应的一类物质。CEA 是最常见的肿瘤指标。

3. 以下哪个不是常规肿瘤治疗方法

A. 手术

B. 化疗

C. 放疗

D. 免疫治疗

E. 水疗

[标准答案] E

【解析】肿瘤常规治疗方式没有水疗。

**A2 型题 3 题**

1. 68 岁,女性,近期食欲不佳,体重下降,右侧乳腺有一个肿块,质地硬,不活动,来院行何种肿瘤标志物检查?

A. AFP＋CA19-9＋CA21-1

B. CEA＋CA12-5＋CA15-3

C. NSE＋AFP＋CEA

D. CA50＋CA19-9＋CA12-5

E. CEA＋CA21-1＋SCC

[标准答案] B

【解析】筛查乳腺癌,常用肿瘤指标：CEA＋CA12-5＋CA15-3。

2. 70 岁,男性,一般情况好,有胸闷,胸痛,咯血,经过检查,诊断为肺癌晚期(肝、骨多发转移),以下哪个治疗方案正确的?

A. 患者年龄大,不用治疗肿瘤

B. 患者可以接受根治性肺癌切除术治疗

C. 患者可以接受化疗,而且要用足量的化疗药

D. 患者可以接受化疗,但化疗药物需要减量

E. 患者不可以接受化疗

[标准答案] D

【解析】晚期肺癌,一般情况好,能接受化疗,但年龄 70 岁,化疗需要减量。

3. 男性,70 岁,咳嗽,咳痰,咯血来院。首选的影像学检查是:

    A. 胸部 B 超

    B. 胸部 CT

    C. 胸部 MRI

    D. PET-CT

    E. 心电图

［标准答案］B

【解析】患者症状需要排除肺部肿瘤、肺部炎症等,胸部 CT 是性价比最好的。

## 二、简答题 4 题

1. 简述肿瘤外科治疗的原则。

答：①依据不同肿瘤疾病的特点,选择适宜的病例实施外科治疗;②最大限度地切除肿瘤组织,最大限度地保留器官和机体的正常功能;③充分认识外科治疗的局限性,遵循肿瘤综合治疗的原则。

2. 简述化疗的适应证。

答：①对化疗敏感的全身性恶性肿瘤,如白血病、多发性骨髓瘤等患者为化疗的首选对象。②无手术、无放疗指征的播散性的晚期肿瘤或术后、放疗后复发转移患者。③癌性胸、腹腔和心包积液,采用腔内给药或同时联合静脉化疗的方法。④肿瘤引起的上腔静脉压迫、呼吸道压迫、颅内压增高患者,先作化疗缓解症状,再进一步采用其他治疗。⑤有化疗、生物治疗指征的综合治疗患者,手术前后需辅助化疗。

3. 简述放疗的适应证。

答：放射治疗包括根治性、姑息性、术前、术中、术后及与其他治疗手段有机结合的综合治疗。随着放射治疗技术的迅速发展,放射治疗的适应证也在不断扩大。一般来说,能对放射线起一定生物效应的恶性肿瘤和一些良性疾患(如血管瘤、瘢痕瘤等),均可采用放射治疗。

4. 简述老年肿瘤的特点。

答：老年人与中、青年人在身体情况上最重要的差别是增龄性生理功能减弱.因而耐受肿瘤治疗的能力也降低。老年肿瘤有其特点：研究发现老年恶性肿瘤的倍增时间随年龄老化而延长,发展相对缓慢,癌的转移机会比年轻人少。老年人平均患有 6 种疾病,同一脏器也有不同性质的疾病临床症状轻,隐性癌比例增加,多原发癌增加,多死于并发症。老年人发病率较高且影响较大的恶性肿瘤主要包括肺癌、前列腺癌、食管癌、胃癌、结直肠癌、肝癌、膀胱癌。

## 三、病例分析型思考题 1 题

    患者,女,70 岁,自觉右侧乳腺肿块 3 月,肿块进行性增大,伴有局部肋骨疼痛,口服阿司匹林疼痛能控制。

    既往史：吸烟史 30 年,10 支/日。

    查体：血压 150/90 mmHg,神清,右侧乳腺右上象限可及一肿块 3cm×3.5cm,质硬,与周围组织分界不清。

**思考要点**

(1)该病例的病史特点有哪些?

(2)该病例的诊断与鉴别诊断的思路是什么? 诊断标准是什么?

（3）该患者的治疗原则是什么？高龄患者治疗有哪些注意事项？

（马越　王理伟）

## 第二节　老年常见血液肿瘤特点、评估与决策

### 一、选择题

**A1 型题 5 题**

1. 以下哪项<u>不是</u>判断多发性骨髓瘤骨质破坏的检测手段？

    A. 核磁共振

    B. CT

    C. PET-CT

    D. 骨扫描

    E. X 线

[标准答案] D

【解析】骨扫描判断成骨比较敏感，多发性骨髓瘤主要是骨破坏。

2. 以下哪项<u>不是</u>多发性骨髓瘤预后指标？

    A. $\beta_2$-微球蛋白

    B. 乳酸脱氢酶

    C. 骨髓浆细胞数

    D. 人血白蛋白

    E. 血清钙

[标准答案] C

【解析】骨髓浆细胞是诊断标准之一，不是预后判断指标。

3. 多发性骨髓瘤患者 $\beta_2$-MG 5.6 mg/L，白蛋白 28 g/L，肌酐 250 μmol/L，则 ISS 分期是：

    A. Ⅱ期

    B. ⅡB 期

    C. Ⅲ期

    D. ⅢB 期

    E. Ⅳ期

[标准答案] C

【解析】ISS 分期根据 $\beta_2$-MG 和白蛋白两个指标判定，$\beta_2$-MG≥5.5 mg/L 就是Ⅲ期。

4. 以下哪个是慢性淋巴细胞白血病的首选药物？

    A. 羟基脲

    B. 环磷酰胺

    C. 长春新碱

    D. 泼尼松

    E. 伊布替尼

[标准答案] E

【解析】CLL 目前一线治疗是 BTK 抑制剂。

5. 以下哪项<u>不是</u>慢性淋巴细胞白血病的治疗指征？

    A. 血小板减少

    B. 贫血

    C. 6 个月内无明显原因的体重下降≥10%

    D. 自身免疫性溶血性贫血

E. 脾肿大，左肋下 2cm

[标准答案] E

【解析】巨脾（左肋下大于 6 cm）才是 CLL 治疗指征。

## 二、简答题 2 题

1. 何为"CRAB"？

答：C：高钙血症。

R：肾功能损害。

A：贫血。

B：溶骨性破坏。

2. 单克隆免疫球蛋白可见于哪些疾病？

答：多发性骨髓瘤、慢性淋巴细胞白血病、MGUS、淋巴瘤、结缔组织病、巨球蛋白血症、原发性淀粉样变、POEMS 病、Castleman 病等。

## 三、病例分析型思考题 2 题

1. 患者女性，63 岁，反复感染伴腰痛 2 月余，腰椎 MR 示多处骨质破坏，部分腰椎压缩性骨折。血常规：白细胞 $4.6\times10^9$/L，血红蛋白 85 g/L，血小板 $230\times10^9$/L，红细胞沉降率＞120 mm/h，肝功能示球蛋白 95 g/L，白蛋白 29 g/L。

思考要点

(1) 为明确诊断，该患者需要完善哪些检查？

(2) 制订合理的治疗方案，治疗过程中的注意点？

2. 患者男性，69 岁，乏力伴消瘦半年余。查体：轻度贫血貌，颈部、腋下及腹股沟可触及多枚黄豆大小淋巴结，最大直径 2 cm，质中，边界尚清。脾肋下 2 cm，质中。查白细胞 $70\times10^9$/L，分类：中性 20%，淋巴 80%，血红蛋白 90 g/L，血小板 $230\times10^9$/L。骨髓象：增生明显活跃，幼淋 2%，淋巴 80%，细胞免疫标记示 CD5（＋）。

思考要点

(1) 该患者的诊断是什么？淋巴结肿大需要和哪些疾病鉴别？

(2) 制订合理的治疗方案。

（韩晓凤　陈芳源）

### 第三节　老年常见泌尿系肿瘤特点、评估与决策

#### 一、选择题

**A1 型题 5 题**

1. 膀胱癌最常见的组织类型是：

　A. 鳞癌

　B. 腺癌

　C. 尿路上皮癌

　D. 透明细胞癌

　E. 乳头状癌

[标准答案] C

【解析】尿路上皮癌是膀胱癌最常见的组织类型，约占 90% 以上。腺癌、鳞癌等病理类型仅占 1%～5%。透明细胞癌及乳头状癌是肾癌的病理类型。

2. 膀胱癌诊断的金标准为：

    A. MRI

    B. 膀胱镜检查

    C. B 超

    D. CTU

    E. 尿液脱落细胞学检查

［标准答案］B

【解析】膀胱镜是诊断膀胱癌的金标准，MRI、CTU、尿脱落细胞学均为辅助诊断手段，B 超是较为常用的筛查手段。

3. 局限在包膜内的前列腺癌，最佳治疗方式是：

    A. 睾丸切除术

    B. 根治性前列腺切除术

    C. 肾上腺切除术＋可的松

    D. 垂体切除术

    E. 内分泌治疗

［标准答案］B

【解析】对于局限性前列腺癌，目前最佳治疗方式仍为根治性前列腺切除术。内分泌治疗推荐用于进展性前列腺癌。

4. 关于膀胱癌的叙述，下列说法错误的是：

    A. 肉眼血尿是最常见的症状

    B. 膀胱原位癌属于低度恶性的肿瘤

    C. 肉眼血尿出现时间及量与肿瘤大小、分期无关

    D. T2 以上肿瘤首选全膀胱切除术

    E. 患者可以膀胱刺激征为首发症状

［标准答案］B

【解析】膀胱原位癌与其他肿瘤原位癌不同，是一类具有极高复发及进展概率的肿瘤。

5. 前列腺癌的内分泌治疗分为部分阻断和完全阻断，请指出何为完全阻断？

    A. 双侧睾丸切除

    B. 双侧睾丸切除＋己烯雌酚

    C. 手术或药物去势＋雄激素受体阻滞剂

    D. 双侧睾丸切除＋双肾上腺切除

    E. 手术去势＋药物去势

［标准答案］C

【解析】去势也就是 ADT 治疗，分为手术去势或者药物去势，手术去势是将患者睾丸切除，达到雄激素阻断的目的。药物去势指皮下注射戈舍瑞林，或者进行亮丙瑞林的注射，达到药物去势的目的，和手术去势可以起到相同的治疗效果。抗雄主要是指使用雄激素拮抗剂，如氟他胺或者比卡鲁胺进行抗雄治疗。而全雄阻断又叫最大雄激素阻断，也就是将去势和抗雄联合起来，以达到完全阻断雄激素的目的。

## 二、简答题 2 题

1. 简述 Gleason 评分。

答：Gleason 评分是一种用于评估前列腺癌组织学分级和恶性程度的方法。该评分系统将前列腺癌的主要组织和次要组织分别评为 1～5 分，其中 1 分代表分化最好，恶性程度

最低,而 5 分代表分化最差,恶性程度最高。总分为 2～10 分,分数越高说明前列腺癌分化越差、恶性程度越高,也就代表患者的预后越差。

2.简述膀胱癌 TNM 分期中的 T 分期。

答：Tx　原发肿瘤无法评估；

T0　无原发肿瘤证据；

Tis　原位癌；

Ta　肿瘤局限于黏膜层；

T1　肿瘤浸润固有层；

T2a　肿瘤浸润浅肌层；

T2b　肿瘤浸润深肌层；

T3　肿瘤浸润膀胱浆膜层；

T4a　肿瘤浸润前列腺/子宫/阴道；

T4b　肿瘤浸润盆壁/腹壁。

### 三、病例分析型思考题 2 题

1.患者男性,65 岁,2 个月来间歇性无痛性全程血尿,近 3 天来加重伴有血块,B 型超声双肾正常,膀胱内有 2cm×1cm×1cm 肿物,带蒂。

**思考要点**

(1)该患者进一步检查措施包含哪些,分别有什么意义？

(2)患者治疗措施的选择主要依据是什么？

2.患者男性,70 岁,因"反复尿频尿急 3 年"门诊就诊,外院曾以"前列腺增生"给予可多华治疗多年,效果不佳。

**思考要点**

(1)需要进一步询问该患者哪些病史及开具哪些检查？

(2)该患者需要进行哪些疾病的鉴别诊断？

（陈海戈　薛蔚）

## 第四节　老年女性常见肿瘤

### 一、选择题

**A1 型题 1 题**

Which of the following diseases is the most critical for the differential diagnosis of endometrial cancer?

A. Uterine fibroids

B. Ovarian tumors

C. Abnormal uterine bleeding

D. Vulvar laceration

E. Pregnant uterus

[标准答案] C

【解析】异常子宫出血是子宫内膜癌的常见临床表现。

**A2 型题 1 题**

患者女性,56 岁,绝经 2 年,未规律体检。因"左下腹胀痛不适伴食欲缺乏 3 个月余"就诊。妇科检查：子宫正常大小，子宫右上方可触及一 7 cm×9 cm 大小的偏实性肿物，活动差，轻触痛。实验室检查：CA12-5 1250 U/ml。最可能的诊断是：

A. 卵巢囊肿

B. 异位妊娠

C. 卵巢生殖细胞肿瘤

D. 卵巢浆液性腺癌

E. 卵巢转移性癌

[标准答案] D

【解析】结合患者年龄、妇科检查异常体征及肿瘤标记物 CA12-5 结果，首先考虑卵巢浆液性腺癌可能。

**A3 型题 2 题**

（1～2 题共用题干）

患者女性，65 岁，因"间歇性阴道排液 2 年余，发现盆腔包块 1 个月"入院。行剖腹探查术，术中见左卵巢表面菜花样肿物，探查子宫、右附件、阑尾、大网膜、肝脏、膈下、结肠旁沟均未见异常，腹主动脉旁见一肿大淋巴结，行肿瘤分期手术。术后病理提示：左卵巢低分化浆液性腺癌，腹主动脉旁淋巴结（1/4）见肿瘤组织转移，其余组织未见明显异常。该患者术后行紫杉醇联合卡铂化疗 6 个周期，复查 B 超及肿瘤指标无异常。末次化疗后 3 个月患者复查 CA12-5 升高，PET-CT 提示盆壁、肠间隙多发软组织灶，FDG 代谢异常增高，提示多发肿瘤种植转移。

1. 该患者手术-病理分期为：

　A. ⅡC 期

　B. ⅢA 期

　C. ⅢB 期

　D. ⅢC 期

　E. Ⅳ 期

[标准答案] D

【解析】目前临床上主要将卵巢癌分为Ⅰ期、Ⅱ期、Ⅲ期、Ⅳ期。Ⅲ期指病变累及一侧或双侧卵巢，伴盆腔以外种植或腹膜后淋巴结转移，其中ⅢA 期：病变大体所见局限于盆腔，淋巴结阴性，但镜下腹腔腹膜面有种植瘤；ⅢB 期：腹腔腹膜种植瘤直径＜2 cm，淋巴结阴性；ⅢC 期：腹腔腹膜种植瘤直径≥2 cm，或伴有腹膜后或腹股沟淋巴结转移。故该患者为ⅢC 期。

2. 该患者后继治疗应推荐：

　A. 立即再次手术＋紫杉醇联合卡铂化疗

　B. 立即再次手术＋不含铂类的联合化疗

　C. 紫杉醇联合卡铂化疗，如无效再次手术

　D. 不含铂类的联合化疗，如无效再次手术

　E. 不手术，仅行不含铂类的化疗

[标准答案] E

【解析】患者末次化疗后 3 个月复发，考虑铂类耐药，且已无手术指征，故首选非铂类药物化疗。

**二、简答题 2 题**

1. 简述卵巢良性肿瘤与恶性肿瘤的鉴别。

答：卵巢良性肿瘤与恶性肿瘤的鉴别如下：

| 鉴别内容 | 卵巢良性肿瘤 | 卵巢恶性肿瘤 |
|---|---|---|
| 病史 | 病程长,逐渐增大 | 病程短,迅速增大 |
| 体征 | 多为单侧,活动,囊性,表面光滑,常无腹腔积液 | 多为双侧,固定,实性或囊实性,表明结节状,常有腹水、多为血性、腹水内见癌细胞 |
| 一般情况 | 良好 | 恶病质 |
| 影像学检查(超声) | 为液性暗区,可有间隔光带,边缘清晰 | 液性暗区内有杂乱光团、光点,或囊实性,肿块边界不清 |

2. 简述卵巢肿瘤常用的肿瘤标记物检查。

答：①血清 CA12-5：80%卵巢上皮性癌患者升高,与 B 超联合可用于诊断,90%以上患者 CA12-5 水平与疾病进展相关,多用于病情监测和化疗后疗效评估。②血清 AFP：对卵黄囊瘤有特异性诊断价值。③性激素：颗粒细胞瘤、卵泡膜细胞瘤可产生较高水平雌激素。④hCG：对原发性卵巢绒癌有特异性。⑤血清 HE4：上皮性卵巢癌中高表达,可与 CA12-5 联合用于肿瘤良恶性鉴别。

### 三、病例分析型思考题 1 题

患者,女,60 岁,孕 2 产 1,绝经 6 年,近一个月性生活后出现出血 2 次,颜色鲜红,不伴腹痛。近 3 年未进行正规妇科体检。门诊妇检：宫颈"重糜"样改变,外院宫颈细胞学检查提示：LSIL(低度鳞状上皮内病变)。

**思考要点**

(1)绝经后女性出现阴道出血,一般考虑哪些原因？

(2)下一步还需要做什么辅助检查？目的是什么？

(3)你认为该病例的初步诊断与鉴别诊断各是什么？

(4)请简述宫颈疾病的"三阶梯"筛查诊断内容。

(5)很多老年女性认为,绝经后无须进行定期妇科体检,你认为该如何进行该内容的宣教？

(顾卓伟　赵爱民)

# 第二十三章　老年妇科疾病

## 一、选择题

**A1 型题 2 题**

1. 围绝经期综合征的防治,下列原则**不正确**的是：

　　A. 雌激素治疗应注意必须有实际需要和指征

　　B. 做好宣传,提高妇女对更年期变化的认识

　　C. 雌激素治疗为解除症状的最小剂量

　　D. 雌激素治疗的同时,在子宫存在的情况下可不使用孕激素

　　E. 雌激素治疗可能有致癌危险

[标准答案] D

【解析】雌激素治疗的同时,在子宫存在的情况下必须加用孕激素,否则将增加异常出血及

子宫内膜病变风险。

2. 预防子宫脱垂的措施中,说法错误的是:

    A. 严密观察产程及提高接产技术

    B. 放宽剖宫产指征

    C. 加强营养

    D. 防治增加腹压的慢性疾病

    E. 产后避免重体力劳动

[标准答案] B

【解析】剖宫产本身也有相应手术风险及术后并发症可能,不应为了避免阴道分娩而放宽剖宫产指征。

## A2 型题 2 题

1. 患者女性,52 岁,绝经 1 年,出现潮热、出汗、睡眠差等症状 3 月余,骨密度测定提示骨质疏松,否认内、外科慢性病史。以下治疗内容中,哪一项不合适?

    A. 替勃龙

    B. 雌孕激素连续联合治疗

    C. 单雌激素连续用药

    D. 补充钙剂及维生素 D

    E. 酌情使用镇静药物

[标准答案] C

【解析】对有子宫的围绝经期患者行 MHT 治疗,需加用孕激素以保护内膜。

2. 患者女性,70 岁,有冠心病心衰史,现子宫脱垂Ⅲ度合并阴道前后壁膨出,要求手术治疗,宜选择:

    A. 阴道前、后壁修补术

    B. 曼彻斯特(Manchester)手术

    C. 经腹子宫悬吊术

    D. 阴道封闭术

    E. 经阴道子宫全切+阴道前、后壁修补术

[标准答案] D

【解析】对于一般情况较差,无法耐受手术的盆底功能障碍患者,可以考虑阴道封闭术改善症状,提高生活质量。

## A3 型题 2 题

(1~2 题共用题干)

患者女性,65 岁,因"间歇性阴道排液 2 年余,发现盆腔包块 1 个月"入院。行剖腹探查术,术中见左卵巢表面菜花样肿物,探查子宫、右附件、阑尾、大网膜、肝脏、膈下、结肠旁沟均未见异常,腹主动脉旁见一肿大淋巴结,行肿瘤分期手术。术后病理提示:左卵巢低分化浆液性腺癌,腹主动脉旁淋巴结(1/4)见肿瘤组织转移,其余组织未见明显异常。该患者术后行紫杉醇联合卡铂化疗 6 个周期,复查 B 超及肿瘤指标无异常。末次化疗后 3 个月患者复查 CA12-5 升高,PET-CT 提示盆壁、肠间隙多发软组织灶,FDG 代谢异常增高,提示多发肿瘤种植转移。

1. 该患者手术-病理分期为:

    A. ⅡC 期

    B. ⅢA 期

C. ⅢB 期

D. ⅢC 期

E. Ⅳ期

[标准答案] D

【解析】目前临床上主要将卵巢癌分为Ⅰ期、Ⅱ期、Ⅲ期、Ⅳ期。Ⅲ期指病变累及一侧或双侧卵巢，伴盆腔以外种植或腹膜后淋巴结转移，其中ⅢA 期：病变大体所见局限于盆腔，淋巴结阴性，但镜下腹腔腹膜面有种植瘤；ⅢB 期：腹腔腹膜种植瘤直径<2 cm，淋巴结阴性；ⅢC 期：腹腔腹膜种植瘤直径≥2 cm，或伴有腹膜后或腹股沟淋巴结转移。故该患者为ⅢC 期。

2. 该患者后继治疗应推荐：

A. 立即再次手术＋紫杉醇联合卡铂化疗

B. 立即再次手术＋不含铂类的联合化疗

C. 紫杉醇联合卡铂化疗，如无效再次手术

D. 不含铂类的联合化疗，如无效再次手术

E. 不手术，仅行不含铂类的化疗

[标准答案] E

【解析】患者末次化疗后 3 个月复发，考虑铂类耐药，且已无手术指征，故首选非铂类药物化疗。

## 二、简答题 3 题

1. 简述绝经综合征的临床表现。

答：常见的临床表现有月经紊乱、血管舒缩症状（如潮热、出汗）、自主神经失调症状（如心悸、眩晕、失眠）、精神神经症状、心血管疾病、泌尿生殖道症状、骨质疏松症。

2. 简述绝经综合征患者激素替代治疗口服药物的治疗方案。

答：①单雌激素：适用于子宫已切除者。②雌、孕激素联合：适用于有完整子宫者，包括序贯和联合两种用药方式，前者模拟生理周期，在用雌激素的基础上，每后半月加用孕激素 10～14 日。两种用药又分周期性和连续性，前者有周期性出血，后者连续性用药，无周期性出血。

3. 简述盆底器官脱垂的非手术治疗有哪些内容。

答：非手术治疗对于所有的 POP 患者均应作为一线治疗方法首先推荐，其目标为缓解症状、避免或延缓手术干预。常用的方法包括生活方式干预、放置子宫托和盆底肌训练。生活方式干预：包括减重、戒烟、减少使盆底压力增加的活动、治疗便秘和咳嗽等。

## 三、病例分析型思考题 1 题

患者女性，61 岁，孕 2 产 2，绝经 3 年，潮热、出汗、眠差伴心悸 3 年，加重 2 月余。患有高血压 10 余年，长期规范口服科素亚 1# qd，自行监测血压正常，否认糖尿病等慢性病史及手术史。末次体检 4 年前。近 3 年体重增加 4 kg。

**思考要点**

(1) 该患者需要首先完善哪些检查？

(2) 如该患者确诊为"绝经综合征"且有补充性激素意愿，结合 MHT 的适应证和禁忌证，该患者是否适合使用？

(3) 该患者最合适的 MHT 方案是什么？

(4) 该患者使用 MHT 治疗期间，如何进行规范随访？

（顾卓伟　赵爱民）

# 第二十四章　老年骨与关节疾病

## 一、选择题

**A1 型题 5 题**

1. 关于骨质疏松的临床表现，下列<u>不正确</u>的是：

    A. 疼痛

    B. 身高缩短

    C. 关节畸形

    D. 呼吸功能受限

    E. 四肢乏力

[标准答案] C

【解析】骨质疏松患者多无关节红肿和变形。

2. 关于老年骨质疏松症的处理措施，下列正确的是：

    A. 治疗以药物补充为主

    B. 钙剂最好饭前服用，以利于吸收

    C. 应当进行中高强度的体育锻炼

    D. 可早期应用激素类药物

    E. 注意环境安全，防止跌倒

[标准答案] E

【解析】骨质疏松以预防为主，钙剂应饭后或随食物服用，运动应以中、低强度的多元化运动为主，激素类药物易导致骨质疏松；骨质疏松患者易发生骨折，需要避免跌倒。

3. 下列骨质疏松症的常用标志物，其中反应骨吸收的是：

    A. 血清 I 型原胶原 N-端肽（procollagen type 1 N-terminal peptide，P1NP）

    B. 25-羟基维生素 D（25-OH-VD）

    C. 全段甲状旁腺激素（i-PTH）

    D. β-胶原降解产物（β-collagen degradation product，β-CTX）

    E. 血清碱性磷酸酶（alkaline phosphatase，ALP）

[标准答案] D

【解析】常用骨吸收标志物包括空腹血清 I 型胶原交联 C-末端肽和 β-胶原降解产物等。

4. 下列骨质疏松症的常用标志物，其中反应骨形成的是：

    A. 血清 I 型原胶原 N-端肽（procollagen type 1 N-terminal peptide，P1NP）

    B. 25-羟基维生素 D（25-OH-VD）

    C. 全段甲状旁腺激素（i-PTH）

    D. β-胶原降解产物（β-collagen degradation product，β-CTX）

    E. 空腹血清 I 型胶原交联 C-末端肽（serum cross-liked C-telopeptide of type 1 collagen，S-CTX）

[标准答案] A

【解析】常用骨形成标志物包括血清 I 型原胶原 N-端肽和空腹血清骨钙素等。

5. 关于骨关节炎的临床表现，下列<u>不正确</u>的是：

    A. 女性发病多于男性

    B. 受累关节多为负重关节

C. 发病率随年龄增加逐渐升高

D. 根据放射学检查即可明确诊断

E. 患者可出现关节晨僵表现

[标准答案] D

【解析】具有临床症状的患者才诊断为骨关节炎,放射学有改变而无症状者,只能称为放射学骨关节炎。

**A2 型题 1 题**

患者女,60 岁,间断双手远端指间关节疼痛 3 年,晨僵 30 分钟,查体可见双手指的 Heberden 结节,最可能的诊断是:

A. 类风湿关节炎

B. 痛风

C. 骨关节炎

D. 银屑病关节炎

E. 系统性红斑狼疮

[标准答案] C

【解析】老年女性,双手指出现 Heberden 结节,晨僵小于 1 小时,最可能的诊断是骨关节炎。

## 二、简答题 2 题

1. 简述老年性骨质疏松症的临床表现。

答:常见的临床表现有不同程度、不同部位的骨骼疼痛,身高缩短,脊柱变形,呼吸功能受限,骨质疏松性骨折,对心理状态和生活质量的影响等。

2. 简述退行性骨关节病的阶梯治疗原则。

答:依据患者年龄、性别、体重、自身危险因素、病变部位及程度等,由轻到重选择基础治疗(运动、理疗),药物治疗(镇痛药物、关节腔注射药物),修复性手术治疗(关节镜手术、截骨手术)和重建手术治疗(关节置换术)。

## 三、病例分析型思考题 2 题

1. 患者女性,63 岁,因"全身疼痛、乏力 1 年余,加重 2 月"门诊就诊。

患者 1 年余前开始出现全身疼痛,以腰部及四肢关节疼痛为主,伴全身乏力,当时未予特殊重视。2 月前,患者自觉上述症状加重,多次自行服用布洛芬行镇痛治疗。患者平素户外活动少,饮食不佳,睡眠可,二便正常,身高较前减少 5cm。

既往史:高血压病史 5 年余,口服氨氯地平治疗,服药控制可。否认糖尿病、冠心病等慢性病史。

查体:身高 160cm,脊柱无畸形,活动无明显受限,腰部轻叩击痛,双下肢肌力、感觉无异常,病理征阴性。

辅助检查:DXA 骨密度检查提示骨密度 L2~4 T 值均低于 −2.5,余部位介于 −1.0~ −2.5 之间。

**思考要点**

(1)该患者的初步诊断与诊断依据?

(2)若你是患者的主诊医生,还建议行哪些检验和检查,以明确诊断?

(3)该疾病药物治疗的适应证和代表性药物有哪些?

2. 患者女性,71 岁,因"右膝反复疼痛十年余,加重伴伸直受限 1 年"门诊就诊。患者十余年

610

前起逐渐出现右膝活动后不适,休息后可减轻,未予重视。3 年余前逐渐出现上下楼梯和下蹲后站起时疼痛,近 1 年来患者疼痛加重,出现静息痛,同时伴有伸直受限,服用非甾体抗炎药后可部分缓解。患者无发热、食欲减退、消瘦等症状。

查体:右膝屈曲内翻畸形,关节轻度肿胀,皮温不高,大腿肌肉萎缩;内侧膝关节间隙压痛,髌骨下摩擦感,股四头肌阻抗实验(+);右膝活动受限,侧方应力试验阴性,抽屉试验阴性。

**思考要点**

(1)该患者的初步诊断与诊断依据?

(2)患者如诊断为右膝骨关节炎,需要与哪些疾病相鉴别?

(3)根据阶梯原则该患者需要采取何种治疗方法?

(董宇启)

# 第二十五章　皮肤老化与老年性皮肤疾病

## 一、选择题

**A1 型题 5 题**

1. 皮肤老化的生理改变<u>不包括</u>:

　　A. 表皮萎缩

　　B. 黑素细胞减少

　　C. 皮脂腺和汗腺减少

　　D. 胶原纤维减少

　　E. 表皮含水量增加

[标准答案] E

【解析】表皮老化后含水量减少。

2. The influencing factors of endogenous skin aging <u>do not include</u>:

　　A. Heredity

　　B. Endocrine and immune disorders

　　C. Digestion and absorption dysfunction

　　D. Excessive fatigue

　　E. Smoking

[标准答案] E

【解析】吸烟属于外源性皮肤老化因素。

3. 老年性表皮生理功能改变,以下哪一项是<u>错误</u>的?

　　A. 屏障功能受损使潜在的致敏物质更容易进入皮肤,增加过敏性皮肤疾病风险

　　B. 屏障破坏本身就可以诱发炎症细胞因子释放和炎症细胞浸润,从而导致皮肤炎症

　　C. 皮肤表面总脂质含量大幅上升,皮肤角质层的脂质含量、固醇酯及甘油三酯等含量均有改变

　　D. 水通道蛋白 3 基因表达在 60 岁以上老年中减少

　　E. 约从 55 岁开始,皮肤 pH 值酸性减弱,削弱了皮肤对微生物的杀灭作用

[标准答案] C

【解析】老年皮肤表面总脂质含量大多下降,皮肤角质层的脂质含量、固醇酯及甘油三酯等

含量均有改变。

4. 皮肤肿瘤在老年人群中高发的主要原因包括：

    A. 长期日晒

    B. 户外活动减少

    C. 基因突变而使皮肤修复能力增强

    D. 蛋白质摄入减少

    E. 缺少相关维生素

[标准答案] A

【解析】皮肤肿瘤在老年人群中高发的主要原因包括：长期日晒，基因突变和皮肤修复能力降低。

5. 老年带状疱疹的治疗原则中错误的是：

    A. 及早抗病毒治疗

    B. 适当止痛治疗

    C. 排除禁忌后使用糖皮质激素

    D. 鼓励接种疫苗

    E. 有自限性，无须积极治疗

[标准答案] E

【解析】老年带状疱疹病程长，容易出现后遗症，一旦发生需要积极治疗。

## 二、简答题 2 题

1. 皮肤老化的临床特征有哪些？

答：①皮肤出现皱纹；②皮肤弹性下降；③皮肤松弛和下垂；④皮肤色素失调；⑤皮肤增生出现良恶性肿瘤；⑥皮肤血管扩张和增生。

2. 简述老年皮肤瘙痒症的防治原则。

答：①健康生活方式；②皮肤屏障的修复；③外用药物治疗；④物理治疗；⑤系统药物治疗。

## 三、病例分析型思考题 2 题

1. 73 岁老年女性，自述年轻时皮肤白皙、光洁，无皮肤疾病。但 60 岁后，面部出现散在黑斑，四肢皮肤敏感，日晒后瘙痒剧烈。做家务后，手部皮肤容易起皮。下肢皮肤透明，搔抓后容易破溃。

**思考要点**

(1) 该患者皮肤生理学改变有哪些？

(2) 对该患者需要进行的科学管理有哪些？

2. 男性，61 岁，左侧胸背部剧痛 3 天，疼痛呈针刺样，从前胸向后背放射。查体：胸部见手掌大小的红斑，表明细小密集水疱，皮疹带状分布，蔓延至后背，皮疹未超过体表中线。两肺呼吸音清，心率 90 次/分，节律整齐，无杂音。

**思考要点**

(1) 该患者需要排除哪些疾病？

(2) 老年性带状疱疹的防治原则有哪些？

（鞠强）